您的养生大谋略

路来利　著

中医古籍出版社

图书在版编目（CIP）数据

您的养生大谋略 /路来利著 . – 北京：中医古籍出版社，2015.12

ISBN 978 – 7 – 5152 – 0935 – 7

Ⅰ . ①您… Ⅱ . ①路… Ⅲ . ①养生（中医）– 基本知识 Ⅳ . ①R212

中国版本图书馆 CIP 数据核字（2015）第 161398 号

您的养生大谋略

路来利 著

责任编辑 刘 婷
封面设计 映象视觉
出版发行 中医古籍出版社
社 址 北京东直门内南小街 16 号（100700）
印 刷 三河市德辉印刷有限公司
开 本 787mm×1092mm 1/16
印 张 31.75
字 数 730 千字
版 次 2015 年 12 月第 1 版 2017 年 3 月第二次印刷
印 数 2001～4000 册
ISBN 978 – 7 – 5152 – 0935 – 7
定 价 58.00 元

您的养生大谋略

路来利　著

　　"健康是人的第一财富，长寿是人的最大福分。"基于这种认识，祖国各地，都掀起了养生热潮。毋庸置疑，这是一件利国利民、值得推崇的大好事。然而，在这看似火热的愿景背后，却透射出诸多的隐忧和误区。为此，我们推出了《您的养生大谋略》一书，借以帮助人们消除误区，快捷地步入科学养生的坦途。

　　谨以此文献给我的老师、我的知音，献给珍爱生命的志士仁人！

【内容提要】

健康长寿是人类永恒的主题。本书针对养生热潮中显露及隐含的种种误区,为人们设计提供了养生必须三同时、三周全、三对号的一整套养生大谋略,借以弘扬博大精深的中华传统文化,传播古今中外、诸子百家的养生智慧,激浊扬清,舍弯取直,帮助人们树立正确的养生观,避免和消除误区,快捷地步入科学养生的坦途。

本书采用讲座的形式,深入浅出,通俗易懂,可谓现代人男女俱适、老少皆宜的养生宝典。

【作者简介】

路来利,男,1948 年 12 月 10 日出生,现年 66 岁,汉族,大学学历,中共党员,山东省淄博市博山人。

自幼喜好读书、好写作、好革新发明。曾担任《山东冶金报》记者,在全国各类报刊杂志发表文稿上百篇,获专利证书 3 个,名载《国家级科研功臣名录》《世界优秀人才大典》等书籍中。2014 年 11 月 19 日,受邀赴京参加了"首届全国敬老文化论坛",自撰的八千字论文《弘扬孝道文化之我见》荣获中国老龄委颁发的"优秀论文奖"。

自幼喜研医学和相关学科,明悉各种疾病的起因和中西医学的治法及利弊,尤其掌握养生保健的基础理论和中西医结合、综合治疗的各种疗法与技巧,自创秘方绝法若干。独创的路氏疗法,以"身心并治、内外同治、标本兼治、患者自治"为特征,已为众多患者甚至绝症患者解除了病痛。

目　　录

卷 首 语

　　健康长寿是每个人的梦想。由于迷恋于养生研究、热衷于卫生科普，因此，笔者常常需要登录养生课题大讲堂，或者为找上门来的朋友来点儿"保健"，或者是为其多法联用、医病疗伤。在进行此类活动的过程之中，人们经常会提出几乎相同的问题："老师，您看，我还能长寿吗？""如今我已是多病缠身，您说，我还有健康长寿的希望吗？""……"对于此类问询，笔者早已是见多不怪、习以为常了。而回复他们的答案，也是完全相同的："能，一定能！"然而，尽管笔者的答复是那样的坚定，而细观问者听后的神情，就让人悄然地感知到，大家的认识差别很大，而真正对这个答案深信不疑，进而全盘接受的，那就更是寥若晨星。

　　一方面，人们都殷切期盼自己能够健康长寿。另一方面，人们又都怀疑自己能否得到健康长寿。这是一个逻辑上的悖论。这是一个思维上的怪圈。要想解决现代人的这个难题，需要一把钥匙，需要一把能让人大彻大悟的金钥匙！

　　能够看到本书，就等于您已经拿到了钥匙。倘若，您能仔细地读完第一章，就等于把钥匙已经插入锁芯，并开始转动。如果您能有足够的耐心，坚持把本书读完，就等于锁芯已经拧转到了止点。此时，锁扣会猛然打开，您也会感到豁然开朗、胸有成竹。您会对自己说："有梦就好，希望相随。成功——指日可待了！"

第一章　确立您的养生观

"健康是人的第一财富，长寿是人的最大福分。"这似乎已经成为当今社会的喻世明言。正是基于这种共识，改革大潮中的中国，到处都掀起了养生热。毋庸置疑，这是一件利国利民、值得倡导与推广的大好事。然而，在这看似火热的愿景背后，却透射出诸多的隐忧。为了避免人们走入误区，为了引导人们走出误区，为了帮助人们战胜疾患，我们向您推出了这套《您的养生大谋略》，借以弘扬博大精深的华夏文化，传播古今中外、诸子百家的养生智慧，激浊扬清，舍弯取直，助您快捷地步入科学养生的坦途。

首先要讲的是第一章：确立您的养生观。

第一节　从"三生万物"谈起

在诸多养生大师的讲座中，我们常能听到这样一句话：

"道生一，一生二，二生三，三生万物。"

这句话出自哪里呢？这句话出自老子的《道德经》。《道德经》共有81章。这句话是《道德经》第42章的第一句，它代表了道家对宇宙起源的探索和认知。

我们知道，老子是我国远古时代的大哲学家、大思想家，是道家学派的创始人。老子在道教中被尊崇为祖师爷，到了唐代，又被武则天封为太上老君。老子名列世界文化名人，同孔子一样，属于世界百位历史名人之一。

《道德经》是老子的代表作。《道德经》《易经》，还有《论语》，是对国人影响最为深远的三部思想巨著。《道德经》共5千多字、81章，分为上、下两册，前37章为上篇《道经》，第38章以后属下篇《德经》。全书的思想结构是：道是德的"体"，德是道的"用"。

在《道德经》中，老子是以"道"来解释宇宙万物的演变的。他认为，"道"乃"夫莫之命而常自然"，所以，"道"就是客观存在的自然规律，"人法地，地法天，天法道，道法自然"。在老子的法眼中，宇宙最初就有道，道是先天而生的，道是天地的创造者。同时又具有"独立不改，周行而不殆"的永恒意义。

正是因为有了这个道，就使宇宙建立了自己的秩序，这个秩序就是统领浩瀚宇宙的"一"。此为"道生一"。由于有了这个"一"，那些相互对立而又相互统一的对应性物体、对应性概念，就随后诞生了。比如天地、父母、阴阳，等等。这就是"一生二"。有了天地、父母、阴阳……这个"二"之后，在它们之间，接着又产生了将二者联系起来的气（或者是子）。由于气（或者子）把天地、父母、阴阳紧密地联系在一起，就变成了"三"。最后，由于这个"三"总是不停地生殖、繁衍和进化，于是，就生成了宇宙的万物。所以，老子随后接着讲："万物负阴而抱阳，冲气以为和。"这也就是说，万物都是既背负着阴，又怀抱着阳，由气将它们"和"在了一起。世间万物都是由阴、阳、气三者生成的。在这里，三的直接语义是指阴、阳、气三者，而实际上，却代表了万物，囊括了一切。

在中国汉语里，三是一个数量词，1 + 2 = 3，这连上幼儿园的小朋友们都知道。然而，国人在遣词造句时，三还有另外的寓意和用途。有时，三，不一定就只是三，而是可能大于三，具有多、很多的含义。比如：三过家门而不入、三思而后行、每日三省吾身、三下五除二、退避三舍、三阳开泰、三教九流、三心二意、三人成虎、狡兔三窟、三个臭皮匠赛过一个诸葛亮，等等。此外，用三个因子来代表整体、概括事物的全部，或者把全部、把整体分成三个部分、三个类别，也是国人的用语习惯。比如：上中下、左中右、老中青。

大道至简，事不过三。在中医养生学中，"三"会被经常地用到，因为它很吉祥。故此，我们也沿袭此俗，以三立论，先从科学养生的"三要素"谈起，继而再延伸出三个"三"，分别称为"三同时""三周全""三对号"。因此，本书的书名也可叫："结缘天年——以三立论话养生"。

第二节　科学养生三要素

我们知道，养生本身是一门科学，是一种智慧。反过来，养生的过程也需要科学的导引，需要智慧的融合。我们要做到科学养生，就必须首先明白构成科学养生的三个最基本的要素，这是一个不可或缺的前提。那么，这三个最基本的要素又是什么呢？要弄清这个问题，不能不提到我国最古老的医学经典——《黄帝内经》。

《黄帝内经》简称《内经》，成书于公元前475年～公元前221年的战国时代。它是战国时期的众多医家，假借远古传说中的部落首领——黄帝之名，用记述黄帝与大臣对话的形式，引发形成的一部医学巨著。《黄帝内经》分为《素问》和《灵枢》两部，全书18卷，每部各9卷。

《黄帝内经》总结了我国秦汉以前临床医学的实践经验，全面地记述了阴阳、五行、脏腑、经络、诊法、治则、针灸等我国古代的医学思想和方法，构建了祖国古代医学的理论体系，奠定了中医学的理论基础。此外，《黄帝内经》还记有治病方药、养生保健等诸多内容。

《上古天真论》是《黄帝内经》上部《素问》的第一篇，开头的第一句是这样一段话：

昔在黄帝，生而神灵，弱而能言，幼而徇齐，长而敦敏，成而登天。乃问于天师曰："余闻上古之人，春秋皆度百岁，而动作不衰；今时之人，年半百而动作皆衰者，时世异耶，人将失之耶？"

岐伯对曰："上古之人，其知道者，法于阴阳，和于术数，食饮有节，起居有常，不妄作劳，故能形与神俱，而尽终其天年，度百岁乃去。今时之人不然也，以酒为浆，以妄为常，醉以入房，以欲竭其精，以耗散其真，不知持满，不时御神，务快其心，逆于生乐，起居无节，故半百而衰也。"

这段话是《黄帝内经》的开篇第一句。由于是文言文，不太好懂。下面，我们把它翻译成好懂的白话文：

从前的黄帝，生来十分聪明，很小的时候就善于言谈，幼年时对周围事物领会得很快，长大之后，既敦厚又勤勉，及至成年之时，登上了天子之位。因有不明，就向他的大臣天师岐伯问道："我听说上古时候的人，年龄都能超过百岁，动作灵活而不显得衰老；而现在的人，年龄刚到半百，动作就衰弱无力。这是由于时代不同造成的，还是因为人们不会养生造成的？"

岐伯对此回答说：上古时代的人，其中有些通晓养生之道的，能够遵循阴阳变化的法则，效法天地自然变化的规律，综合运用各种技术方法，饮食上有所节制，作息有正常的规律，不过度劳累和胡作非为，因而形体和精神都能保持正常，最大限度地活完上天赋予的寿命，在超过百岁以后才离开人世。现在的人就不这样了，他们把烈酒当成可以痛饮的水浆，把随心所欲作为正常，乘着酒兴进屋行房，因纵欲求乐而使阴精竭绝，因耗损精力而使真气散失，不知道保持精气的盈满，不能时时驾驭精神需求，心中只求一时的痛快，悖逆人生取乐的正途，生活起居背离正常，因而在半百之年，就早早地衰老了。

这样一翻译，这段话就好懂多了。现在，我们再掐头去尾，只取中间的一句：

"上古之人，其知道者，法于阴阳，和于术数，食饮有节，起居有常，不妄作劳，故能形与神俱，而尽终其天年，度百岁乃去。"

这句话不长，但其意义却非同寻常！我们千万不能小看了这一句，并且，应该牢牢记住这一句。因为这一句，恰恰是《黄帝内经》中最为经典的语句，也是整部《黄帝内经》的精髓之所在！

正是这一句，向我们完整地披露了构成科学养生的三个最基本的要素，让我们明晰了养生的目的、养生的主体，知晓了养生的途径与方法。

正是这一句，让我们感悟到生命的真谛，从而拨乱反正，消除误区，正确地树立起科学的养生观。

第三节　结缘天年——养生的目的

我们先来探讨养生的目的。

在《黄帝内经》经典语句的后半段是这样说的：

"……故能形与神俱，而尽终其天年，度百岁乃去。"

这段话十分明确。它向我们道明了养生的目的，那就是结缘天年、寿过百岁。

天年是一个什么概念？所谓天年，就是上天赋予我们人类可能活到、应该活到的年岁，也就是人的自然寿命。天年到底是多少岁呢？《素问·上古天真论》中说："尽终其天年，度百岁乃去。"根据这种说法，天年显然为一百岁，或者在一百岁之上。据史料记载，我国古代的医家、养生家都认为，人的自然寿命应该在一百岁到一百二十岁之间。譬如，古籍《尚书·洪范篇》中就说："寿、百二十岁也。"再如，古籍《养身论》也说："上寿百二十，古今所同。"

以上，都是古人的说法。二十一世纪是生命科学的世纪。现代生命科学的科研成果能不能为先祖们的说法提供有力的佐证呢？也就是说，我们人类可以达到的极限年龄到底应该是多少岁呢？这是一个生物学的范畴。纵观现代生物学，关于人类寿命的推算方法竟达 5 种以上。

1. 按生长期系数推算寿命

古希腊科学家和哲学家亚里士多德早就指出："自然界的动物，凡生长期长的，其寿命也长。"法国著名的生物学家巴丰，经过多年的考查与研究，得出了动物、特别是哺乳动物的寿命系数，这个系数是其生长期的 5～7 倍。依次计算，狗的生长期为 2 年，寿命应为 10～15 年；猿的生长期为 12 年，寿命应为 60～80 年；人的生长期为 25 年，寿命应为 125～175 年。

2. 生命周期推算法

俄罗斯莫斯科海洋生物研究所的所长是穆尔斯基博士，他和莫斯科大学数学系教授库兹明共同提出了生命周期推算法。他们在研究中发现，人和其他动物一样，都有几个生命周期，而每个周期的时间数值，都是 15.15 的倍数。从受孕到诞生是人类的第一个生命关键时期，而人类的第二个生命关键时期是从出生到 11 岁。这是用正常妊娠的天数 266，乘以倍数 15.15，然后将得出的乘积，从天数换算成年数，得出的就是 11 年。这与人口统计学调查得出的数据，人在 11 岁时体质最弱，结果是一致的。而人的最后生命关键期就是生命的极限。他们认为，人可以活 167 岁。167 年是用 11 年乘以 15.15 得出的。这就是生命周期推算法。

3. 细胞分裂次数和分裂周期推算法

美国佛罗里达大学遗传学研究中心主任海弗利克博士，在研究中发现，一个成年人大约由 50～60 万亿个细胞组成，这些细胞从胚胎开始，分裂 46～50 次后就不再分裂，然后死亡，根据细胞分裂次数推算，人类的寿命应是 120 年，在实验室条件下，海弗利克博士对人体细胞进行了分裂繁殖实验。他通过实验，得出了这样的结论：人体的成纤维细胞在体外分裂 50 次左右终止。许多学者重复进行了这一实验，也都证实了这一结论。这 50 次左右即培养细胞的传代次数，海弗利克博士引用大量实验资料，提出细胞在体外培养的传代次数与所组成的机体的寿命长短有关，人的胚胎成纤维细胞一般分裂 50 代（即分裂 50 次）便停止下来，进而发生分解，衰老和死亡。这一发现被称为"海弗利克限度"。人体的成纤维细胞平均每次分裂周期为 2.4 年。这 2.4 年与 50 次的乘积为 120 年。因此，人类的自然寿命应为 120 岁。这就是"细胞分裂次数和分裂周期推算法"。

4. 性成熟的时间推算法

此种推算法更为简单，仅凭性成熟的时间来推断。从大量实验和实际观察获得的结果和数据看，哺乳动物的平均寿命，通常是其性成熟期的 8～10 倍。人类属于哺乳纲的灵长目，性成熟期为一般为 14～15 年，那么，其寿命就应该是 112～150 年。

5. 按剩余寿命计算法

美欧的科学家，现在提出了一种全新的年龄概念，以此来解释为何人口在老龄化的同时，人们的精神状态却又显得更加年轻。过去，谈到年龄多大，就意味着一个人已经活了多长时间。但美欧的科学家认为，这样的定义存在明显的不足，更好的衡量尺度应该是，更看一个人今后还能活多少年。

依据这种新概念，美国纽约州立大学斯托尼布鲁克分校的沃伦·桑德森，和奥地利科学院维也纳人口研究所的谢尔盖·谢尔波夫一起，对德国、日本和美国未来人口的年龄变化进行了调查。他们的科研论文得以在《科学》杂志上公开发表。论文指出，德国人在 2000 年的平均年龄是 39.9 岁，他们余下的预期寿命还有 39.2 年，两者相加，预期寿命是 79.1 岁。到了 2050 年，德国人的平均年龄预计将达到 51.9 岁，但其预期寿命将变为 89 岁，这样，余下的预期寿命仍然有 37.1 年。因此，2050 年，德国人的 52 岁就与 2000 年的 40 岁差不多。也就是说，2050 年，52 岁的德国人比 2000 年 40 岁的德国人还要"年轻"。

6. 其他方法

此外，还有另外一些理论和计算寿命的推算法。他们甚至认为，人的寿命应该更长一些，可达 200～300 岁；而人之所以活不到这么长的时间，是因为受疾病、营养、心理状况和各种意外事件等客观因素的影响。

前几种方法虽为推理所得，但都有一定的科学依据。而且，无论你按哪一种方法推算，人的寿命都应该在 100 岁以上。相比之下，依据细胞分裂次数和分裂周期的计算法似乎更能让人接受。我国 1982 年搞人口普查，在 29 个省、市、自治区里，百岁老人共有 3，765 人，年龄最高的 130 岁。浙江省 1990 年第四次人口普查时，百岁以上老人为 93 人，到 1997 年再作调查统计时，百岁老人变成了 264 人，增加了接近两倍。由此可见，现代人寿过百岁，并不稀奇。

我们还可以看看，近代的，有关人类寿命的一些确切记录。这也足以让我们感到震惊，啧啧称奇。比如：中国的气功养生家李庆远，生于清朝康熙十八年的 1679 年，死于抗战前夕的 1935 年，享年 256 岁；中国贵州的龚来发，1996 年去世，享年 147 岁。另据世界上的长寿纪录，伊朗有 161 岁者，缅甸有 168 岁者，澳大利亚有 185 岁者，日本有 194 岁者，英国的老寿星卡恩，死时享年 209 岁，先后经历了 12 个王朝……

显而易见，关于人类能够长寿的研究已经成为一门学说。它的研究成果已被愈来愈多的事实所证明。早在 19 世纪，以美国为首的西方发达国家，已先后进入了老龄化、超老龄化社会。进入 20 世纪以来，邻国日本、韩国也陆续进入超老龄化社会。所谓超老龄化社会，是指 65 岁以上的老年人达到了国民总数的 10%。再看我国，改革开放的基本国策，带动了国民经济的飞速发展，也显著提高了人民的物质和文化生活水平。国民生活水平的普遍提高，不仅明显改善了国人的身体素质，也大大延长了国人的平均寿命。根据国家统计局的最新数据，在我国，60 岁以上的老年人已超过国民总数的 10%，这说明我国也已进入了老龄化社会。

喜哉!? 中国人口的老龄化，既给我们带来了无限的喜悦，也带来了实现高龄长寿的希望。家族兴旺，多代同堂，老年人儿孙满座享天伦，孩儿们背靠大树好乘凉，阖家欢愉，其乐融融。正可谓，不求仙山琼阁，人间就是天堂！过去被西方列强称为"东亚病夫"的中国人就这样直挺挺地站了起来，这不能不令人刮目相看。再仔细看看我们的身边和周围，百岁以上的老人到处可见。这充分说明，从"人过七十古来稀"，到

"人过百年不是梦"，再到"五代同堂乐天伦、一百二三才高寿"，中国人已经成功打造了中华牌的健康快车，登上了长寿之路的坦途。

然而，令人不无遗憾的是，在我们中间，还有相当一部分国人，对能够达到高龄长寿持怀疑态度。他们认为，决定人的寿限的关键因素是基因，是遗传。因此，尽管他们也期盼能够长寿，但在内心却不时地哀叹："命里无寿莫强求"。更有甚者，笃信什么"生死由命、富贵在天"，得过且过，放任自流。显然，他们是长寿学说的悲观论者。

对此，人们不禁要问，这样的认识对不对呢？有没有科学的依据呢？

根据现代医学、遗传学的研究成果，这种认识确有几分道理。在我们人类的遗传密码 DNA 中，有一种长寿基因，对于后代的寿限确有一定的影响。但是，生命是一个既短暂又漫长的历程。在生命的长征路途中，有时是阳光明媚、一帆风顺，有时是电闪雷鸣、风雨交加，有的还可能遇到皑皑雪山、茫茫草地……遗传学家明确指出，决定每个人寿命长短的影响因素众多，长寿乃是多因一果，基因所起的作用并不大，充其量不会超过 15%。

在上个世纪，一战结束前夜的 1918 年，起源于西班牙的大流感肆虐欧洲，席卷欧亚大陆。因流感直接死亡的人数达到了两千万，远远超过了一战炮火带来的伤亡。导致第一次世界大战匆匆结束的决定因素，不是新式坦克，竟是兵力的匮乏。因流感带来的自然减员，使双方的兵力都严重不足，战争难以为继。随后的两年，因流感继续蔓延和并发症影响，全世界又陆续死亡了两千万人。这次史无前例的流感大流行，造成了空前的浩劫，总共四千万人罹难。有的城镇、乡村，有的参战集团军，竟无一人幸免。你能说他们都没有长寿基因吗!?

世界卫生组织（WHO）在一份研究报告中明确指出：影响人类长寿的因素主要有四个，其中：遗传因素占 15%，环境因素占 17%，（社会环境为 10%、自然环境为 7%），医疗条件因素占 8%，生活行为因素占 60%。

由此报告可以看出，前面的几个——遗传、环境和医疗条件因素，是我们个人的能力难以完全自主的，但后面的一个——生活行为因素，占到了 60%，却是我们完全可以自主掌握、自主控制的。这也就是说，只要我们善加自控，及早施行自主保健，实现健康长寿的目标，人人都是大有希望的！

如果说，遗传因素的确管用，前辈的高龄的确对晚辈的长寿信念具有直接的影响，这也不是一件坏事。在长辈面前，我们都是晚辈。以此为依据，让我们在长辈的健康长寿上做做文章、下下功夫，这未尝不是一件快意人生的善举。看看那些百岁老人，哪一个不是儿孙懂事、细心伺候的结果呢？

"百行孝为先"，这是中华民族的传统美德。"养寿先养德"。孝敬父母、赡养长辈，让老人晚年幸福、健康长寿，是我们登上健康快车的阶梯，是我们跨入长寿之路的门票。为了我们自己的长寿，为了我们自己的圆满，就让我们从行孝开始吧！

还有一些朋友，对天年之说不以为然，乃是事出有因。他们认为，我已是带病之身，甚至是多病缠身，怎么还能奢想长寿呢？其实，我们可以与疾病和平共处，带病生存，照样可以延年。虽然疾病会损害我们的健康，但并不一定是长寿的绊脚石。只要好好调养，积极治疗，把身体里的正气扶持起来，就会把带来疾病的邪气打得落荒而逃。

即使疾病是不治之症，即使疾病一直存在，只要它没有肆意干扰你的生活，我们可以与疾病和平共处，带病延年，照样可以长寿。

我徒弟的父亲李师傅，是我们单位的钳工大拿。李师傅不幸在48岁时查出了胃癌，医生说只剩下6个月的寿命。家人一听都急得不得了，老伴更是痛不欲生。可他呢，却显得很平静。他说："西方路上无老少，比我早走的人多了。既来之，则安之，反正还有半年，忙碌了大半辈子，现在也该好好歇歇，享受享受了。"于是，他在服用中药治疗的同时，该吃就吃，该喝就喝，还到处游山玩水，打兔子钓鱼。结果，医生的预言没实现，他反而优哉游哉地活到了现在的88岁，连重孙子都抱上了。而比他小3岁的妻子，由于担惊害怕和劳累，早在9年前就先他而去，离开了人世。

这件事对工友邻居们都触动很大。有人说，当初的医生肯定是诊断错了。但是，我知道没有错。因为我徒弟曾经告诉我，他时常到500里外的德州，从一个老中医那里给父亲抓药，每次都是大半麻袋，什么蜈蚣、蚰蜒、白花蛇舌草……净是些有毒的。我明白药性，知道这些药虽有大毒，但是却能抗癌、治癌，好人绝对不能吃，否则肯定被毒死，李师傅没事，就说明当初的诊断没有错。

周围还有一些类似的事件，如乙肝携带者、糖尿病患者，照样活到高寿。它引发了我对"带病延年"这个概念的思考。

最初，"带病延年"这个说法，是听一个造诣很深的老中医大夫讲的。后来，我做了考证，原来是由清代医学家王孟英提出来的，在《王孟英医案》一书中就有记载。王孟英认为：老年人正气已衰，倘若患上慢性疾病，得了沉疴痼疾，是很难治愈的，医生只能对症施治，来减缓病情的不利影响，树立"带病延年"的观念，可以帮助患者树立信心，有利于病情的缓解。事实证明，这个观念的确非常有效。

人们不禁要问，为什么带病也可以长寿呢？

其实，原因非常简单。因为带病者知道了自己的弱点，又明白"将欲取之，必先予之"的道理，所以就经常学习养生知识，规范自己的行为，注意休养生息，来积蓄抗病的正气，打一场与疾病抗争的持久战。比如，进行体疗锻炼，他们不会像某些健康者那样，自恃强壮，一曝十寒，而是持之以恒，量力而行。再如，平日饮食，带病者因为没有"本钱"，所以不会放纵自己，常谨慎吃喝，辅以食疗，而不敢像强壮者那样，敞开肚皮，无所顾忌，胡吃海喝，导致体内营养过剩，垃圾累积。带病延年，胜在远虑，对于自己的身体，他们不敢再有一丝一毫的怠慢和虐待，长此以往，这些靠"零存"获得的健康财富，就变成可以"整取"的延年长寿了。

另外，带病者明白自己的体质不强，所以不敢再有奢望，不再逞强斗勇。一遇天气变化，"病身先知先觉"，他们能早作防范，因而活得从容。这样，身体内的能量代谢便相对缓慢，自然节约了"能源"，使有限的生命得以"细水长流"。

所以，我们说，疾病上身是平常事，不必恐惧害怕，否则，病魔尚未逞凶，这种消极的态度就可以把你击倒。现实生活中，许多人并不是死于检查出来的疾病，而是被自己恐惧的心态要了命！因此，我们只要端正态度，完全可以与疾病和平共处，同样可以获得长寿。

在我国民间，还有一种说法，老人们几乎都知道。"七十三、八十四，阎王不请，自己到"。再看看现实，在 73 岁，或者在 84 岁，戛然辞世的老年人也确实不少。人们可能要问，这是一种客观规律，还是封建迷信呢？

显然，人们认为，七十三、八十四，是一个人结缘天年、寿过百岁的两道坎，老年人只有跨越了这两道鬼门关，才可能有高寿的福分。

那么，这种说法究竟有没有科学依据呢？许多人对此做过考证，但都不能自圆其说。也有人做过统计，老年人的死亡，任何岁数的都有，并非只在 73 岁或是 84 岁时特别多。

事实上，民间所谓"七十三、八十四，阎王不请，自己到"的说法，可能与我国儒家圣贤孔子和孟子逝世的年岁有密切的关系。孔老夫子生于公元前 551 年，死于公元前 479 年。孟子是他的弟子，生于公元前 372 年，死于公元前 289 年。他们谢世时的虚岁，分别为 73 和 84。由于人们对孔孟非常敬仰，尊称为圣人，而圣人都是在这两个年龄死去，对平民百姓来说，就更不容易越过这道"坎"了。在孔孟那个时代，人的平均寿命只有 35 岁，73 和 84 就属于高龄了。

老年人对 73、84 的担忧，实际上是出于对死亡的惧怕，尤其是上了年纪的人，更是谈死色变，就连人们的私下议论，都非常敏感。一旦听说有人在这两个年龄去世，就立即对号入座，更加对此深信不疑。人在进入老年以后，各项生理功能都开始衰退，患上疾病的几率也会大大增加。一旦自己与心脑血管疾病、糖尿病、肿瘤、骨关节疾患、腺体增生、营养不良、焦虑、抑郁等扯上关系，老年人就会心生疑虑，担心到了 73 或 84，自己会跨不过去，有的甚至会心神不宁、焦虑不安，因而促进了病情的进展和演变，招致提前谢世。

据媒体报道，首都北京的电视台曾专门为此做过一次调查，他们启封了 30 万份死亡人口档案，发现在 73 和 84 岁死亡的人并不是特别的多，近几年来，死于这两个年龄的人，还有逐年减少的趋势。这就告诉我们，73、84，并不是什么老年人的死亡门槛。

由此不难看出，保持健康、获得长寿，对于许多老年朋友来说，的确有道"坎"！这个坎不是别的，实际上，就是我们自己。不管我们现在的年龄有多大，只要调整好自己的情绪，保持乐观的心态，老有所乐、助人为乐，多学学养生的学问，无论是什么"坎"，也都能抬起腿，迈过去！

现在，很多人都投入了养生的大潮。要进行科学的养生，我们必须首先明确养生的目的。人来到人世间，总有生老病死。我们探讨养生，学会养生，并不是提倡活命哲学，并不是惧怕死亡，而是要通过养生，养出一个健壮的体魄，养出一个鲜活的生命。健康是人的第一财富。有了这个本钱，年轻人可以建功立业、成就理想，实现自我的价值；老年人可以颐养天年、福荫后代，最起码不会成为家庭的累赘、社会的负担！生命是一个有限的历程。人总有一死，但要死得其所。因此，对我们这些唯物主义者来说，死并不可怕！可怕的是，年轻人英年早逝，死得可惜，或者"壮志未酬身先垮，长使英雄泪满襟"。可怕的是，老年人病魔纠缠，拖累子女后代，死得毫无尊严！

现在，社会上有一种趋势，让人十分的担忧。这就是，讲究养生，似乎只是老年人的事，年轻人活力足，正气旺，谋生拼搏正当时，那还顾不上养生。这是一个非常严重的误区。养生，绝不只是老年人的事，对年轻人来说，其实更为重要。许多人年轻时拼命赚钱，到老了落下了一身的病，结果还得到处筹钱救命，最后债台高筑、人财两空！这样的例子比比皆是，随处可见。难道我们还要沿袭他们的老路吗！？

第四节　知道者——养生的主体

在《黄帝内经》经典语句的前半段是这样说的：

"上古之人，其知道者，……"

这段话给我们道出了养生的主体，就是所谓"知道者"。知，就是知晓、明白、懂得；道，就是养生之道；其知道者，就是那些懂得养生之道的人。

现在，我们已经明白，所谓养生的主体，就是指谁在养生。那么，是谁在养生呢？就是那些懂得养生之道的人。

何为养生之道呢？单从字面上解释，养生之道系指修养身心、保健延年的方法。因此，在现实生活中，不少的朋友很注重学习这些方法，以为这样就是掌握了养生之道。其实不然，指导我们进行养生的方法只能叫作"养生之术"，指导我们进行科学养生的基础理论才叫"养生之道"。这二者既有密切的联系，又有很大的区别。

养生之道是先祖们的创造发明，是指导我们科学养生的纲领。它是数千年来，国人在饮食、医药、宗教、民俗、武术等领域，关于养生议题的文化积淀和理论概括。养生之道的内涵极为丰富，其主要的理论要点有以下四个：

1．顺其自然

强调在养生的过程中，充分体现"天人相应""天人合一"的整体观，既不能违背大自然的客观规律，也要重视人的主观能动性，达到人与自然、人与社会、人与自身的协调与和谐。《内经》中说："上知天文，下知地理，中知人事，可以长久。"仅此一语，可谓道破了天机。

2．形神兼养

强调在养生的过程中，既要注重身躯、形体的养护，更要重视精神、心理方面的调摄，做到"身心兼修""形神兼养""守神全形"和"保形全神"。

3．动静结合

强调在养生的过程中，动静互涵。"生命在于运动"，"动则生阳"。但也主张"动中取静""不妄作劳"。动以养体，静以养性，审时度势，量力而行。

4．审因施养

强调在养生的过程中，做到形、神、动、静、食、药……多方面、多途径地进行，而不拘泥于一方、一法、一招、一式。要因人、因地、因时之不同，分别采用不同的、适宜的调治方法，充分体现"审因施养""辨证施养"。

我们再来看看"养生之术"。

"养生之术"是在"养生之道"的原则指导下，具体采用的技术和方法，概括说来，主要有以下几种：

1．神养

包括道德修养、精神调适、心理疏导、情感驾驭、兴趣培养等方面。

2．行养

包括生活起居、衣食住行和性生活方面的行为调养。

3．气养

主要为健身气功，所谓"内练一口气"，指的就是这种"内养功"，其中凝聚了武术、宗教和中医的文化精粹。

4．形养

主要包括形体锻炼及各种强体健身方法。其中也融合了武术文化、中医文化和宗教文化的内涵。

5．食养

食养俗称食疗，为中医养生术的主要方法之一。主要涉及养生食品的选配、调制，以及食用方法。食养的内容涵盖了医、药、食、茶、酒、水，还有地域和民俗文化。

6．药养

主要内容为养生药剂的选配、组方与调制，其选材多为纯天然的中草药，当制剂与饮料、食物相融合时，人们常称为药膳、药粥、药酒、药茶。

7．术养

在以上养生之术以外，还有一类以中医经络、脏腑理论为导引的养生方法，这类方法大家喜闻乐见，非常熟悉。比如：砭石、按摩、推拿、点穴、刮痧、拔罐、针刺、艾灸、沐浴、音乐、芳香、熏蒸、放血、热敷、熨烫、药物敷贴、耳穴、足疗等。有的还结合运用了现代科学的高新技术，如磁疗、光疗、神灯照射等，可谓争花斗艳、各显风流。

以上，我们对养生之道和养生之术只是做了简单的解析，其实，这里面的学问很多、很大。眼下，养生的大潮方兴未艾，养生的大军越来越大。但是，要实现科学养生，就要成为"知道者"，即懂得养生之道的人，我们不妨称其为"养生族"。要成为完全、彻底的真养生一族，就必须系统地学习科学养生的知识，不能单靠道听途说、一知半解。否则，就很容易被所谓的明星代言所迷惑，被所谓的名家讲座所忽悠。古人有云："法无高下，有效就好""药无贵贱，中病即良""药不对症，参茸也毒""药若对症，大黄也补"，这其中蕴藏着什么道理，真养生一族，一看就会明白。如果您不清楚，那就需要学习补课了。

第五节　法于阴阳——养生的途径与方法

在《黄帝内经》经典语句的中间小段是这样说的：

"……法于阴阳，和于术数，食饮有节，起居有常，不妄作劳，……"

这段话只有 20 个字，但却明确而又具体地说明了养生的途径与方法。

"食饮有节，起居有常，不妄作劳"，指的是人平时的行为和生活方式。要求人们做到，饮食上有所节制，生活作息符合正常，有规律，不要过度的劳累，不要有损害健康的行为。这里说的"劳"，既是指的因过度劳作得来的劳，又是指过度纵欲得来的劳，国人俗称为"房劳"。

这后面的 12 个字是目。而前面的 8 个字则是纲。

"法于阴阳，和于术数"，是指导我们科学养生的总纲。读过《黄帝内经》的人都知道，整部《黄帝内经》，都是来诠释、解说这个纲领的。

"法于阴阳，和于术数"，按字面直译，就是"效法自然界阴阳变化的规律，综合运用各种养生的技术和方法。"

我们知道，纲举才能目张。这个科学养生的总原则，给了我们最为紧要的启示。那就是：在我们有限的人生历程中，必须要顺从和适应自然界的客观规律，自觉规范、约束自己的行为，从而为生命的养护提供有利的条件。

先来看"和于术数"。

"和于术数"的意思有三层。

第一层，养生有术，术就是技术、方法；术数就是技术、方法有很多种；"和于术数"就是综合运用各种技术和方法。

第二层，天地人是自然大宇宙，身心灵是人体小宇宙，它们都各有其数。例如，天有天数，每 60 年为一个甲子；每年有四季，分为春夏秋冬；每日有昼夜之别，又分为12 个时辰、24 个小时。若天数有变，我们的养生措施也需随之做出相应的调整。

第三层，人要适应世界，贵在一个"和"字，即符合道家的"和合之道"。何为"和合之道"，后面还要细讲。

再来看"法于阴阳"。

"法于阴阳"中的"法"，在这里是一个动词，含义是"效法"，或者是提高到法的高度来认识、来统御。好比我们的宪法，是国家的根本大法。而阴阳在这里是宾语，是"法"统御的对象，即自然界的客观规律。具体说来，阴和阳，是两个具有相对性的术语。我们的先人和中医都把具有相对属性的事物，以阴阳来区分、来归类。譬如，在大自然，地属阴、天属阳，月属阴、日属阳；在人类，女属阴、男属阳；老属阴、少属阳。再如，在人身上，胸腹属阴、腰背属阳，内脏属阴、体表属阳；在内脏中，五脏（心、肝、脾、肺、肾）属阴、六腑（胃、小肠、大肠、胆、膀胱、三焦）属阳；在五脏六腑中，器官的组织实质属阴，器官的功能表现属阳；对人体的功能活动和营养物质来说，血属阴，气属阳；对机体的功能来说，机能抑制、衰退的属阴，机能兴奋、亢进的属阳。

《三元延寿参赞书》是在元代成书的养生专著，在书的《欲不可绝》一篇中，有这样一段话：

黄帝曰："一阴一阳之谓道，偏阴偏阳之谓疾。"又曰："两者不和，若春无秋，若冬无夏，因而和之，是谓圣度。"

通过这段话，我们可以十分简捷地明晰，所谓阴阳，乃是自然界对立统一的普遍规律，在正常情况下，阴阳是平衡的，有了这种阴阳的平衡，就能保证身体的健康。如果阴阳失衡，偏盛偏衰，就会导致疾病的发生。

我们知道，阴阳是中国古典哲学的一对范畴。阴阳的概念，源自古代国人的自然观。古人在观察自然时，看到了各种相互对立而又相互关联的现象，如天地、日月、昼夜、寒暑、男女、老少、上下、左右等，就以哲学家的思维方式，归纳出"阴阳"的概念。早至春秋战国时代，《易经》《道德经》都有阴阳的论述。阴阳理论随之渗透到祖国传统文化的方方面面，包括宗教，哲学，历法，中医，书法，建筑，占卜等。

阴阳学说认为，自然界的任何事物都存在着阴和阳。阴阳的对立统一运动，是自然界一切事物发生、发展、变化及消亡的根本原因。正如《内经》的《素问·阴阳应象大论》中所说"阴阳者，天地之道也，万物之纲纪，变化之父母，生杀之本始。"所以说，阴阳的矛盾对立统一运动规律，乃是自然界一切事物运动变化的固有规律。

我国古代的医学家、养生家，在长期实践的基础上，将阴阳学说广泛地运用于医疗、养生领域，用以说明人类的生命起源、生理现象和病理变化，指导临床的四诊合参和辨证论治，成为中医学、中医养生学的重要组成部分，对中医学整套理论体系的形成，起到了奠基的作用，至今影响深远。例如，表里、寒热、虚实都是疾病过程中所表现的一组组既对立而又统一的正反现象。对此，中医用阴阳来加以概括。将表证、热证、实证归于阳证；里证、寒证、虚证归于阴证。阴阳成为八纲辨证中的总纲，一切病证都可以归之为阴证或阳证的大原则中。

对于"法于阴阳"，我们用辩证法来解释也非常清楚，世间一切事物，都是相互对立和相互依存的，有天就有地，有火就有水，有男就有女，有柔就有刚。在太极图中，我们可以看到，图分阴阳两面，黑色者为阴，白色者为阳。太极图来源于道家典籍，世界之始，"清气上升为天，浊气下降为地"，随后演化为，"是有太极，而生两仪"。所谓两仪，也就是阴阳两极。这两极又像两条游动着的鱼。因此，道家又把它们称为"阴阳鱼"。我们仔细看看这两条鱼游动的方向，可以发现，它们是相互介入的。而且，还是相互向对方原来的那个位置游去，而且鱼尾也是互相介入。用当今辩证唯物论的观点来看，完全符合"物质是在不断运动"的论断。道家称此为："阴阳交泰，万物乃生发。"这就是道家所说的"和合之道"。

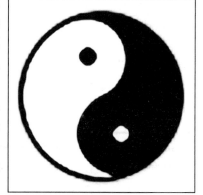

所谓"和"，就是中和，也就是取中、中庸、平和、和谐，也就是凡事都讲究"适度"。"用进废退"，但"过犹不及"，都不好。我国的传统医学叫中医，就是要取中，求得阴阳平衡。有人说，中医是中国的医学，叫中医是为了和来自西方的西医相区别。这种说法是不对的。西医才几天，只有二百年。中医是多少年？两千多年。在世界上还没有西医的时候，中医早就有了，早就取名叫中医，而不是为了区别西医才叫中医的。现今，我们上上下下都在倡导建立文明高度发展的和谐社会，用"和合之道"来指导我们的科学养生，至少应包括以下四个方面。

首先，要树立"天人合一"的整体观，人与自然要和谐。人是自然的一个组成部分。大自然养育了我们，我们就应该有感恩之心，来保护自然，保护环境，这也是在维护我们的生存条件。天有天数，天有其道，人再能，也不能胜天！与天作对，人是自取其祸。道家有个观念，就是要把地球当作一个生命体来看待，气候的变化是地球生命健康状况的外在表现。现在，人类毫无节制地开采地下资源，砍伐森林，破坏植被，温室气体大量排放，不惜破坏环境来发展经济，这种逆天悖道的倒行逆施，必然导致地球生病，灾害不断。现今，地震、火山、台风、海啸、洪水、泥石流频频来袭，气候逐渐变暖，地球就如同一个阴虚阳亢的病人，头脑发热，精神萎靡，四肢抽搐，全身酸痛，不停地发出痛苦的呻吟。身为地球人，谁不感到可惜、忧虑和气愤。对此，我们虽然无能为力，但是，积极响应政府的号召，植树造林，投入环保，节能降耗，实行低碳，自觉维护周围环境的清洁卫生，还是可以有所作为的。

第二，人有其社会性，人与社会要和谐。社会在发展，时代在前进，人要与时俱进，顺应和适应这种变化，客观地看待这种变化。现在社会上，可能有很多您原本看不惯的事情和现象，但是，你要在社会上生存，就必须超脱达观，如果怨天尤人、固执己见，这也看不上，那也看不惯，就会徒增烦恼，甚至与社会脱节。在社会中生活，必然要与人交往。与人为善，做到人与人之间关系的和谐也很重要。在同学之间，同事之间，邻里之间，都要讲团结、讲和谐。人无完人，每个人都有自己的长处和优点，也有自己的弱项和缺点。对待他人要有一颗平和的心、宽容的心。要见贤思齐，多看别人的长处。即使有你看不惯的人，也要远而敬之。避免与小人交恶，乃避祸之道，可以为你减少不少的麻烦。

第三，家庭是社会竞争的避风港，要维护家庭的和谐。家庭也是个小社会。幸福的家庭都是相似的。尊老爱幼，父慈子孝，夫唱妇随，温馨和睦，这样的家庭氛围，对所有的家庭成员来说，都能给养生加分。尤其是夫妻恩爱，更是一剂千金难买的益寿良药。如果丈夫简单粗暴，妻子委曲求全，就叫"阴虚阳亢"。如果妻子施虐成性，丈夫逆来顺受，就叫"阴盛阳衰"。妻子视老公为长不大的孩童，自愿作那无微不至的"保姆"。丈夫视老婆为鲜花一朵，自愿作那护花的"园丁"。两人相濡以沫，牵手厮守。这就叫"阴平阳秘"。这样的神仙夫妻，最有资格步入天年高寿的殿堂。

第四，人是身心的结合，人与自己的内心世界要和谐。这种和谐就是快乐的心情、平和的心态。人不要总和别人较劲，更不要和自己过不去。人比人，得死；货比货，得扔！总和优势的人比，总和走运的人比，愈比，心理就越不平衡。人应该知足常乐，随遇而安，千万不要怨天尤人，更不要自暴自弃。人的心态平和，就会形神相和、阴阳平衡。如果整日思绪紊乱，心态不平，就会心神不宁，进而导致肝郁气滞，生痰化火，引病上身，自食恶果。

第六节　三个"三"——养生之途的延伸

"法于阴阳，和于术数，食饮有节，起居有常，不妄作劳"，这段话出自《黄帝内经》经典语句的中间小段，虽然只有 20 个字，它却十分明确地向我们道明了养生的途径与方法。毫无疑问，这对我们今天的科学养生，具有极为重要的指导意义。然而，历史的车轮滚滚向前，两千多年前的远古世界，与两千多年后的现代社会，是不可同日而语的。对于我们现代人来说，由于时代的变迁，仅凭这 20 个字，还不能把我们完全带入科学养生的坦途。因此，我们必须与时俱进，将养生之路继续延伸。

延伸的结果，我们得出了三个"三"的结论，即："三同时""三周全""三对号"。

科学养生，先要实行养身、养心、养德"三同时"。

"养生先养德"，构成了本书的第二章；

"养生先养心"，构成了本书的第三章；

"养生先养气"，构成了本书的第四章。

衔接第四章的"养生先养气"，养生护气还必须做到全方位、全天候、全过程。这就是"三周全"。一个"周全"占一章，于是形成了本书的第五章、第六章、第七章。

衔接第七章的"养生必须全过程"，全过程的养生尚需做到因人而异，于是又有了健康、亚健康、不健康这三类人的"三对号"。每一类独占一章，于是，本书又有了第八章、第九章、第十章。

——至此，"确立您的养生观"这个专题就讨论完了，接下来要说的是第二章：养生先养德。欲知详情，请听下回。

第二章　养生先养德

　　在祖国的五千年历史长河中，生命的养护始终是一个长兴不衰的话题，不仅是那些乐此不疲的养生家，还有儒家、道家、佛家、医家，都对此作过深入、细致的探究，尤其是在益寿延年这个专题上，各家都有自己十分精辟的论述，可谓百花齐放，异彩斑斓，百家争鸣，各有千秋。如果我们对三教九流、诸子百家的见解作一番浏览，就会有一个惊人的发现！这个发现是什么呢？这个发现就是：尽管各家的见解各有各的特色，但是，在某一个点上，他们的观念却是出奇的一致！诸位可能要问："说了半天，这个一致的观点到底是什么呢？"这个观点就是：

　　——养生先养心、养心先养德！

　　也就是说，我们平时所说的养生，大家往往理解为对自己身体的养护，或者俗称为"强身保健"。而实际上，这种认识是肤浅的、偏颇的、不全面的。所谓养生，必须做到养身、养心、养德三同时，并且，还要摆正它们三者之间的关系，施行"养身先养心、养心先养德"。

　　为什么必须这样来养生呢？原来，我们的先哲，都非常重视道德修养在养生过程中的独特作用，他们均把"养德"放到了十分显要的位置，甚至视其为"养生之根""养生之本"。

第一节　古人论养德

　　孔老夫子是世界闻名的大思想家、大教育家，也是我国儒家的代表人物。早在两千多年前，他就在《论语》中提出了"仁者寿"的观点。他说："德润身""仁者寿""大德必得其寿"。孔子所言的"仁者"，就是我们平时所说的仁义之君，即德高望重、品德高尚的人。孔子所说的"寿"，是指人的命大、有寿限，能活到一般人达不到的高龄。"仁者寿"的意思显而易见，也就是说，只有道德高尚的人才有可能活到高龄，与此对应，那些品行不端、操守不好的人，必然会短命早亡。

　　老子是我国道教的祖师爷，也是道家的代表人物。他就教育弟子众生："少私念，去贪心"，并且，老子还十分明确地指出："祸，莫大于不知足；咎，莫大于欲得。"老子在这里所说的祸，就是我们平时说的祸害、灾难；咎，就是我们平时说的过失、错误。显然，老子这是在警示人们，一个人在物欲上应该有个尺度，如果过于贪婪，不知道知足，必然会想入非非、得陇望蜀，甚至于陷入贪得无厌、不择手段的深渊，其结果必然是既损人，又不利己，自己也会为此付出沉重的代价。那些做了亏心事的人，终日惶恐不安，神不守舍，最终都会因心理负担过重而严重损害机体的健康。

　　在我国民间，早就流传着这样一句话："人在做，天在看！天作孽，犹可恕；自作孽，不可活。"

　　这句话，最早出自庄子的《尚书·太甲》。庄子同老子一样，也是前秦时期的大哲学家、大思想家。书中的原文是："天作孽，犹可违；自作孽，不可活。"这句话的意思就是，上天带来的灾害可以躲避，若是自己造成的罪孽，可就无法逃脱了。

如果说，道教是我国土生土长的本土宗教，那起源于印度的佛教就属于舶来品了。自唐朝玄奘西天取来真经，佛教在我国逐渐兴盛，其独有的因果报应理论，在我国民间广为流传。"善有善报，恶有恶报；不是不报，时候未到；时候一到，一切都报！"这句大家都十分熟悉的俗语，就来自于佛家经典。在佛教《璎珞经·有行无行品》中是这样记载的："又问目连：'何者是行报耶？'目连白佛言：'随其缘对，善有善报，恶有恶报'。"也就是说，不管是行善，还是作恶，到头来都会有报应，人若行善，自会有好报，人若作恶，则不会有好的下场。显然，这也是在警示人们，要有好的德行。

我们都知道，四大发明是中华民族对世界文明的重大贡献。其中的火药，就是由我国唐代的大发明家孙思邈来完成的。在《丹经内伏硫黄》一书中，孙思邈详细记述了用硝石、硫黄和木炭作原料，按比例混合，来制成火药。然而，我们中的许多人还不知道，孙思邈又被世人称为——"药王"，是我国隋唐时期最著名的中医大家，史载他活到141岁才驾鹤仙游，可见他的养生，确有高招，很值得我们细加探究。

孙思邈少时因病学医，博通经史和诸子百家的学说，隋唐时，他推拒做官，隐居深山，唐太宗曾亲自进山，寻访拜会。孙思邈总结了唐代以前历代医家的临床经验和医学理论，编成了两部医学巨著——《千金要方》《千金翼方》。

在《千金要方》中，孙思邈明确指出："性既自善，内外百病悉不自生，祸乱灾害亦无由作，此养性之在经也。"随后，他又说："德行不克，纵服玉液金丹，未能延年"，"道德日全，不祈善而有福，不求寿而自延，此养生之大旨也。"这几句话的意思是，保持善良的人性，人就啥病也不容易生，也不容易受到祸乱灾害的侵害，所以，道德修养才是养生的根本；倘若德行不好，即便服用世间最好的药物——金丹玉液，也无法延长自己的寿命，自觉、主动地加强道德修养，不用祈求，寿命就会自动延长，这才是养生益寿的大要纲领。

张景岳是我国明代的大医学家，他也明确告诫人们："欲寿，惟其乐；欲乐，莫过于善。"

明代出了一部叫《寿世保元》的养生专著，书中也说："积善有功，常存阴德，可以延年"。这部书由人称医林状元的明朝大御医龚廷贤所著，成书于17世纪的万历年间。

王文禄是明代的藏书家、养生家，他在其著作《医先》中明确地指出："养德、养生无二术"。

明代的政治家、思想家吕坤也是我国历史上很著名的养生大家，他说得则更加直白："仁可长寿，德可延年，养德尤养生第一要也。"

通过上述，不难发现，我们的先人都把道德修养视作养生的根本，养生和养德是密不可分，甚至是可以等同的。当然，由于历史的局限，他们的养德观，难免有其认识上的主观片面性，但是，其积极的一面更不容轻看，那就是，注重养德，加强我们的道德修养，对于我们的摄生延年，肯定是大有裨益的。

第二节　今人论养德

历史的车轮滚滚向前，我们已经进入了 21 世纪。今天，我们现代人，又是如何看待"养生先养德"这个命题呢？

2010 年新年伊始，学苑出版社推出了一部由李俊德教授主编的新书，书名叫《国医大师谈养生》。书中记载了 30 位国医大师创造出来的养生智慧和方法，堪称现代人的养生宝典。这 30 位国医大师，平均年龄为 83.7 岁。其中，有 10 位是已过了 90 大寿，18 位过了 80 大寿，最年轻的两位也都是接近 80 岁的老人了。他们的养生经验各有高招，充分体现了祖国传统医学因人而异、辨证养生的指导思想。在他们的养生经验中，特别重视心养、食养、体养、药养这四条。"德养"就包含在第一条心养之中。在大师们的养生心得中，养德、修德被列为第一要务。例如，邓铁涛教授提出了"养生必先养德，大德方得其寿；养生必重养心，心宽方能体健"的理念。再如，王玉川教授倡导人们："静以养神，淡泊名利，修德润身"。这些理念、观点，既是对古人先见之明的传承，也是大师们用一生的心血和创造性的践行，精心编织出来的智慧锦囊。用这些理念、观点来指导我们现代人今天的养生，则更具有针对性、迫切性和实用性。

第三节　老外论养德

生命是可贵的，世人皆有好生之德，所谓的养德益寿、善恶报应，并不仅仅是我们中国人的传统信条，而对于崇尚科学、珍惜生命的外国人来说，他们也通过自己的研究，得出了与我们类似、接近，甚至是几乎相同的结论。

在南美洲的巴西，有一位很著名的学者——马丁斯医生。他就用了十多年的时间，对数百名曾经犯有贪污、受贿等腐败罪名的官员进行了追踪考察，并且以此作为参照，与同时期、同数量的廉洁官员进行对比。对比的结果是：在短寿早亡，或者患有癌症、心脏病、脑出血等重症疾病的人当中，腐败者竟比廉洁者高出了好几倍。马丁斯医生从中得出的结论是：对他们的惩罚，主要来自良心的不安，"当违反自己的伦理道德准则时，在精神上和身体上就会受到自体的攻击，引起激素分泌紊乱"，从而严重损害了自己的身体健康。

类似的研究还有美国。美国密西根大学内设的一个调查研究中心，曾经对 2,700 人进行了长期的跟踪调查。他们发现，心地与行为的善恶，会直接影响到一个人寿命的长短。心怀善念，助人为乐，能够与他人融洽相处的人，精神状态良好，寿命显著延长；而那些心怀恶意、损人利己、与他人不能友好相处的人，常常染病在身，死亡率竟比正常人高出一半多。美国著名的心脏病专家威廉斯博士，从 1958 年开始，对 225 名医科大学的同届毕业生进行了连续 25 年的跟踪调查，发现其中因罹患心脏病而死亡的人中，那些品行不端的，与操守良好的相比，差距竟高达 5 倍。这正应了我们常说的那句老话："君子坦荡荡，小人长戚戚。"

英国的逻辑学家罗素，是 20 世纪全球声望最高、影响最大的思想家之一。他就把人生总结归纳为两个部分——道德的与竞争的。他的研究结论是：前者即道德的，会给人带来幸福和快乐，而后者的竞争呢，则会给人带来烦恼与痛苦。

法国的哲学家蒙田，是 16 世纪的人文主义思想家。他认为，一个人生活的快乐来自于道德，而不是权力。他说："我们的最终目的，即使在道德方面亦是快乐……这快乐，止因为它是更健康、更强劲、更粗壮、更男性而更切实。因为这种快乐比较温柔、敦厚、自然……"他还认为，道德赐给我们的最大祝福是"不惧怕死亡"。他对人生的态度显得很平和，而且把"平和地死去"看得十分重要。

洛克是英国 16 世纪的哲学家、经验主义的开创人。也许，他的说法更加接近于客观现实。洛克认为，追求快乐是人的本性，而苦恼呢，恰恰产生于不道德的逆生命过程；逆生命过程，先是给人带来痛苦，然后就转化为苦恼。

通过上述，不难看出，西方早已把长寿作为一种科学来加以研究，并不断有推翻先前学说的新发现。

英国的米高爵士，是一位声名显赫的病理学家。他经过 30 多年的研究，最近出版了他的新书——《身分症候》。在这本书中，米高指出，一个人是否长寿，与其社会地位有着直接的关系。那些身份优越、道德高尚的人，如受过高等教育、薪资优厚、受到社会大众的爱戴尊重等，在寿命上要普遍高于那些在社会上不受重视或本人对自身现状和社会地位不满意的人。因此，米高认为，与遗传因子、饮食卫生、医疗条件等因素相比，社会地位对寿命的影响，显得更为重要。好的操守，对他人的帮助，对社会的贡献，会使人赢得好评与肯定，由此产生的自信与快乐，是胜过一切滋补品、营养品的灵丹妙药。在我们中国，早就有"宁做鸡头不当龙尾"的俗语，内中的寓意，就是对自己的社会角色和身份、地位的高度重视。毫无疑问，一个人如果能够通过自身的努力，刻苦地学习，辛勤地劳动，不断创造新的业绩，以合法的手段、正当的途径，来获得晋升、赢得财富，肯定能受到社会的认同，给自己带来鼓舞和愉悦，这也是符合社会道德规范的。反之，则会遭到非议、否定，甚至是鄙视或唾弃。这肯定会使人沮丧，令生命失去尊严。两相对照，前者必然会使人能得到更多的精神满足，从而开心康乐、益寿延年。这既符合我们现代人的生活现实，也是对养德益寿论的一种非常客观的诠释。

第四节　全人类的福音

通过前面的介绍，我们可以清晰地看出，修德即养生、养生先养德的观念，源远流长，它融汇了儒释道医，贯穿了古今中外。我们完全可以这样说，这是全人类的智慧结晶。尤其让人骄傲的是，早在两千多年前的春秋战国时期，我们的老祖宗就已经明白了其中的道理。

在《黄帝内经·素问·上古天真论》中，就有这样一句话："上古圣人，所以能皆度百岁，而动作不衰者，以其德全不危也。"这句话的意思是：远古时代的圣贤，之所以能够尽终天年，活过百岁，而且动作不衰，灵活利落，是因为他们的道德修养周全，消除了罹患疾病的危险。

《黄帝内经》成书于两千多年前，是我国，也是世界上最早的一部医学专著，其最精辟的养生论述，莫过于《黄帝内经·素问·上古天真论》。而《上古天真论》中最精辟的一句，便是"德全不危"这四个字，被人视为《黄帝内经》养生理念的精髓。其实，《黄帝内经》虽为医学专著，但是，书中真正涉及医治疾病的内容却是少而又少，所以，许多人读后，都感到诧异。这是为什么呢？因为养生便是对疾病最好的防治，而养德则又是养生的首要。只要道德修养周全了，身体自然就不会有什么危险。"德全不危"这四个字，如同画龙点睛，让我们看到了整部《黄帝内经》的凤眼龙目。

两千多年后的今天，我们特别欣慰，因为国人创造的养生智慧，在冲出国门之后，已被世界各国人民所接受，变成了全人类的共识和财富。

什么是健康？早在 1948 年，联合国下属的世界卫生组织（WTO）曾经对健康进行过定义："健康，是躯体上、心理上和社会适应上的完满状态。"到了 1979 年，WTO 又在原先的健康定义中增加了新的内容——道德健康。这是迄今为止，WTO 对健康所作的最新、最完整的定义，其原文是这样说的：

——只有在身体健康，心理健康，社会适应良好和道德健康四方面都健全的人，才是完全健康的人。

这个定义里所说的道德健康，主要是指有辨别真伪、善恶、荣辱、美丑的是非观念，能够自觉遵守社会公认的规范准则，主动地约束和支配自己的行为。

把道德健康也纳入健康概念的定义域中，是世界卫生组织关于健康概念的最新发展。这一历史性的改变，吸纳了国人"养德益寿""德全不危"的理念，这是世界文明的巨大进步，同时，它也给全人类带来了福音。

第五节　养德益寿的机理

世界卫生组织关于健康概念的最新定义，也是现代人类养生学的一项极为重大的科研成果，其所依据的，是现代医学和公共卫生学的大量实验报告和最新研究结果，有着敦厚的理论基础和充分的事实依据。

前面所说过的美国心脏病专家威廉斯博士，自 1958 年~1983 年，对同期毕业的 225 名医科大学生进行了长达 25 年的跟踪观察，结果发现：那些对社会有敌视情绪的人，死亡率高达 14%，而那些性格随和的人，死亡率则只有 2.5%。

另一位美国的科研人员，曾经对 2700 人进行了为期 14 年的跟踪调查，结果发现，那些人际关系较好、乐于助人的人，其寿命普遍较长；而那些关煞门朝天过、孤独寂寞的人，其死亡率竟是前者的 2.5 倍。

在我国，目前尚未见有这方面的信息披露。但是，人类一理，一般来讲，乐观大度、阳光透彻、操守良好的人，阳寿自然会长。而那些蝇营狗苟、利欲熏心、品行不端的人，其阳寿自然不高。这在医学上，也是有其理论依据的。

医学上讲，人的大脑能分泌一种叫内啡肽的激素。这种物质具有镇静、止痛和产生欣快感的功能，有利于人的思想放松、情感愉悦。如果人的精神状态良好，就能促进这种物质的分泌，从而改善、优化自身的神经调节功能，显著增强人体的免疫力，使人不仅不容易得病，即使染病，也能够依靠自身的调节机制、修复机制和代偿功能，实现自愈。而如果人的情绪不好，长期处于情绪抑郁、精神紧张的状态之中，则会抑制这种物质的分泌，因而影响人体神经系统的正常功能，降低人体的免疫抵抗力，从而增加发病机会，易于染病折寿。大量的科研资料证明，善良的品行、淡泊的心境，能促进人体分泌更多的此类有益激素，还有酶类和乙酰胆碱。这些物质均具有特殊的生理功能，它们不仅能将人体各部组织器官的新陈代谢调节到正常状态，而且还能将循环系统的血流量和神经细胞的兴奋度调节到最佳状态，从而增强机体的免疫抗病力，实现人体的健康和长寿。

由此可见，养德对于养生来讲，的确是不可或缺的。设想一下，一个人如果将道德修养抛之脑后，工于心计，损人利己，使自己的心理经常处于不可见人的阴暗状态，使自己的中枢神经经常处于高度紧张的活跃状态，怎能不损伤自己的机体功能，怎能不破坏自己的免疫抵抗力呢？长此以往，怎能不惹病上身呢？反之，如果一个人内心良善，乐于助人，诚实坦然，微笑阳光，受到人们的欢迎和拥戴，终日生活在轻松和谐的人际关系之中，又怎么会不健康呢？俗话说："赠人玫瑰，手留余香"，就是这个意思。

从人体生理学的角度来看，一个人道德高尚，光明磊落，性格豁达，心理宁静，有利于神志安定，有利于气血调和，从而使人精神饱满、形体健壮，各项生理功能，正常而有序。这就说明，养德可以养气，养德可以养形，养德可以养神，从而使人"形与神俱"，健康长寿。这也正如《黄帝内经·素问·上古天真论》所言："内无思想之患，以恬愉为务，以自得为功，形体不敝，精神不散，亦可以百数"。

现代心身医学的理论认为，人是由大脑统率的完善生物体。因此，心理因素对人的健康有着极其重要的作用。道德感是人的一种社会性高级情感。自我道德感的满足，缓解了这方面的情感矛盾，减少了心理冲突，并通过大脑皮层，又给这种生理机制带来良性的影响，从而有益于人的健康。所以，我国明代的养生家吕坤早就在其著作《呻吟语》中说："仁者寿，生理完也。"也就是说，道德高尚的"仁者"，生理完备，在各方面都具备了有利于生命延续的积极因素。

我们再从心理学的角度看，仁者心安理得，心平气和，这些都有利于生命安康，远离疾病，自然就会得到长寿。

与之相反，众多心理学家通过研究发现，犯有贪污罪、受贿罪的人，易于罹患癌症、脑出血、心脏病和神经过敏等病症。这是因为，这类有悖道德、胡作非为的人，大多属于明知故犯，甚至是执法犯法，必然会产生精神紧张、恐惧、内疚等思想负担，导致神经中枢、内分泌系统的功能紊乱，并对身体各部器官组织的生理代谢过程形成干扰，进而损害了免疫系统的防御能力，促使身体、器官发生各种病变。

我们再仔细看看自己的周围，那些所谓有心机的人是什么德行。他们的待人处世，总是以自我为中心，以求得私利为目的，遇事总爱与人攀比，所以，心理上总觉得自己吃亏，思想上苦闷，精神上压抑。如此心态，能得到健康与长寿吗？俗话说，"名医多高寿，皇帝皆短命"。历史上不仁不德的昏君、暴君，一般都是寿夭短命的。倒是那些胸怀宽广，高风亮节，不贪不淫，有崇高追求和高尚志趣的仁人志士，大都得以安享天寿，颐养天年。为什么说"心中无愧心坦然"？为什么说"胸底无私天地宽"？因为人的心里没鬼，坦坦荡荡，所以，就没有自私自利的偏执和妄求，也没有嫉贤妒能的忧虑和嫉恨，因此，就能保持心态的平和，得以享受泰然自若的人生。

在现实生活中，有一首流行歌曲，叫《好人一生平安》，许多人愿意唱，这反映了人们的祈望和诉求。在生活现实中，忠厚老实的人，不见得个个都能如愿以偿，获得健康长寿，但是，由于"善有善报"，那些德高义重、没有任何负罪感的好人，自然是活得舒心坦然，睡得安稳踏实，一直生活在健康、快乐之中。

人活在世上各有所求，也就各有所累。有的人为争权夺利，整天勾心斗角，你争我夺。既要殚精竭虑地"整人""制人"，又要提防对方的明枪暗箭，整天提心吊胆，惶惶不可终日。有的人欲海无边，贪婪成性，总想把天下的财富都鲸吞到手，绞尽脑汁，不择手段，疯狂搜刮不义之财，不惜贪污受贿，违法犯罪。而在其内心深处，却又时时担忧东窗事发，整日忧心忡忡、寝食不安。有的人嫉贤妒能，看到别人混得比自己好，就妒火中烧，咬牙切齿，每日都在苦思冥想，如何才能把人家踩下去，因而搞得自身心力交瘁。还有的人，为了自己也能爬上去，就施展浑身解数，奔走于权贵、名门之间，溜须拍马，趋炎附势，神经整日处于高度紧张的压抑状态，结果精神恍惚，难以入眠，只有靠安眠药才能勉强入睡。如此的苦其心志，劳其筋骨，损其肌肤，血肉之躯岂能持久？《黄帝内经》早就指出："悲哀忧愁则心动，心动则五脏皆摇。"现代医学已经有大量的研究资料证明，人体的许多疾病，就是由这类由德行不佳诱发的不良情绪所引起的。

第六节　智者的抉择

有一个人夜晚上路，看见一个瞎子提灯夜行，感到很奇怪，于是就问："您打灯干吗，你又看不见？"盲人回答说："您说得不错，我是看不到，但可以照亮别人，防止被人误撞，这样，双方都避免了麻烦！"

几乎人人都知道："瞎子点灯，白费蜡！"现在，我们还这样认为吗？瞎子点灯的做法，从表象上看，个人先是做出了只有利他、与己无益的付出，确实有点傻！但在实际上，瞎子从利他出发，却又巧妙地保护了自己，由此赢得了双方的平安。瞎子点灯所体现出来的睿智，就是现代人所说的"德商"。由此不难看出，一个人德商的高低，不仅对其事业，而且对其康寿，都有巨大的影响和促进作用。

待人处事，我们常说："要做事，先做人。"而做人的首要就是要讲文明、讲道德。显然，养德归属于做人之道。

为了康寿，我们需要养生，而"养德、养生无二术"，显然，养德也属于养生之道。

记得有个养生大师曾经直言不讳，一语道破了天机。他说："养生就是做人。养生之道就是做人之道，做人之道也是养生之道。"现在看来，"养生就是做人"的说法，还确有几分道理。因为，做个有德的好人，就是最好的养生！

然而，严酷的现实在与我们唱反调。在目前的经济转轨时期，到处都是诱惑。因此，国人的道德堤防，受到了严重的侵袭。人世间坑蒙拐骗肆虐，市场上假冒伪劣充斥，就是大白天烧杀抢掠，国人也不以为奇了。人人都知道，悬壶济世，救死扶伤，"医者父母心"。可是，就连这个原本圣洁、受人尊崇的医疗卫生行当，也不断有人爆料："乘人之危、过度医疗"，"巧立名目、大发横财"，"良心都被狗吃了"……

时下，这种道德的滑坡似乎具有传染性。对于种种缺德的行为，当我们予以谴责的时候，时常会有人不以为然。甚至，有的人会振振有词，反过来问你："良心能够当饭吃吗？""道德能值多少钱？"

在这股拜金主义、享乐主义、极端个人主义的污泥浊水面前，不少的人发出了这样的哀叹："道德沦丧，世风日下"，"好人无好报，祸害一千年！"

物欲横流，丑恶滋生。此情此景，的确让人痛心疾首。然而，本文意在研探养生的成败，无意于时弊的针砭。对于我们这些热爱生活、珍惜生命的养生一族来说，保持头脑的清醒，是至关重要的。为了实现我们各自的养生理想，自觉地排除这些消极现象的干扰，固守住自己的养德理念，坚守住自己的道德防线，矢志不渝地坚持"不放弃、不抛弃、不动摇"的三不原则，才是最为明智的选择！

——至此，"养生先养德"这个专题就讨论完了，接下来要讨论的是第三章：养生先养心。欲知详情，且听下回。

【延伸阅读】读吕坤之《养生》篇

　　吕坤，号抱独居士，河南宁陵人，生于明朝嘉靖十五年（公元1536年），明万历二年（1574年）进士，历官右佥都御史，巡抚山西，后因不满朝政，遂称病退休。吕坤家居二十年，以著述、讲学为务，时人称其著述"多出新意"，其精华在于：博宗百家，通其大意，穷其旨趣，而自得为宗，除诸子百家之"偏见"，而达于"一中"。这恰如其所自称，——"不儒不道不禅，亦儒亦道亦禅。"

　　吕坤一生著述甚多，《呻吟语》是积三十年心血而成。他在原序中说："呻吟，病声也，呻吟语，病时疾痛语也。"《呻吟语·养生》一节，是一篇发人深思的短文。由于文章不长，现在抄录如下：

　　天地间之祸人者，莫如多。

　　令人易多者，莫如美。

　　美味令人多食，美色令人多欲，

　　美声令人多听，美物令人多贪，

　　美官令人多求，美室令人多居，

　　美田令人多置，美寝令人多逸，

　　美言令人多入，美事令人多恋，

　　美景令人多留，美趣令人多思，

　　皆祸媒也。

　　不美则不令人多，不多则不令人败。

　　予有一室，题之曰"远美轩"，而匾其中曰"冷淡"。

　　非不爱美，惧祸之及也。

　　夫鱼见饵不见钩，虎见羊不见阱，猩猩见酒不见人。

　　非不见也，迷于所美而不暇顾也。

　　此心一冷，则热闹之景不能入；

　　一淡，则艳冶之物不能动。

　　夫能知困穷、抑郁、贫贱、坎坷之为祥，则可与言道矣。

　　显而易见，这个短篇是在告诫世人：如果不能抵御人世间的各种诱惑，肆意放纵自己的欲望，贪图各种享受，终将会引祸上身。轻者，身败名裂；重者，损寿丧命。

　　纵观当今社会，世风日下，人心不古，色欲纵放，物欲横流，纸醉金迷，贪图享受，好逸恶劳，丑恶蔓生。这无不源自一个人的"多欲"。如篇中所说："天地间之祸人者，莫如多。"

　　人若"多欲"，必将致祸。此乃至理名言也！我辈若属真养生一族，自当铭记在心。善哉！

第三章 养生先养心

所谓养生，很多人往往理解为对自己身体的养护，或者称其为"强身保健"，实际上，这种认识是肤浅的，也是不全面的。真正的养生，必须做到养身、养心、养德"三同时"，并且，还需要摆正它们三者之间的关系，施行"养身先养心、养心先养德"。关于"养心先养德"，上一章已经做了探讨，这一章所要说的，是"养身先养心"。

第一节 先哲诸家论养心

养身需先养心，为何要如此呢？原来，我们的祖宗先哲、诸子百家，对包括养德在内的所谓"养心"，都有极深的研究。他们发现，养心在养生过程中具有无可替代的、提纲挈领的作用，养心乃是养生的根本之所在。

调神摄生，首在养心。这种思想最早源于老庄的道家学说，后来，诸家在内容和方法上，又有不断的补充和发展。因此，我国古代的养生家都认为，养生之要在于养心。道儒佛医，诸子百家，也都有此主张："儒曰正心，佛曰明心，道曰炼心，要皆参修心学一事"，"万法唯心，万道唯心。心为人之主宰，亦为精气神之主宰。炼精炼气炼神，均须先自炼心始"，"心静则神清，心定则神凝"，"故养生莫要于养心"。据《道家养生学概要》一书记载，道家著名的养生家天玄子大师曾经这样总结道："养心之大法有六，曰：'心广、心正、心平、心安、心静、心定，心广所以容万类也，心正所以诚意念也，心平所以得中和也，心安所以寡怨尤也，心静所以绝攀缘也，心定所以除外累、同大化也'。"

人间之事，皆有根本。圣人早就有云："天下根本，人心而已"。养心乃养生之根本，这是我们必须首先知晓的。然而，要明白诸子百家的见解，就需从《周易》谈起。

《周易》是包括《易经》在内的一套古籍。《周易》是我们祖先生活实践的产物，是对自然界发生、发展、变化规律的总结。它蕴藏着深邃的哲学思想，并以精练的阴、阳二字，来解析宇宙间事物的变化规律，即所谓："一阴一阳之谓道"。《周易》上通天文，下通地理，中通万物之情，穷天人之际，探讨宇宙、人生必变、所变、不变的机理，进而阐明人生知变、应变、适变的大法则。这种学术思想，也直接影响着祖国的医学、养生学理论。诸如：中医的阴阳学说、天人相应学说，即源于易理。养生学中，顺应自然、调和阴阳、未病先防等原则，亦源于易理。故自古以来，即有"医易相通""医易同源"之说。《周易》立论的目的，在于掌握自然变化的规律，着眼于自身的安危，强调审时度势，顺应自然，力求主观与客观的协调统一，以防患于未然。这恰如《易经·系辞下》篇中所说："君子安而不忘危，存而不忘亡，治而不忘乱，是以身安而国家可保也"，"惧以终始，其要无咎，此之循易之道也。"这种居安思危，未变先防的思想，正是中医学、中医养生学的理论渊源。

先来看看道家。

春秋战国时期的道家学说，是以老子、庄子为代表的。

养生一词，最早见于道家古籍《庄子》的《内篇》，所以，养生又称"道生"。"养"，即保养、调养、补养。"生"，即是生命、生存、生长。

在道家思想中，"清静无为""返璞归真"、"形神兼养"的主张，是对养生先养心的具体诠释。

⊙ **清静无为**

清静，在这里主要指的是心神宁静；无为，在这里指的是不轻举妄动。具体地说，就是《道德经》所谓的"少私寡欲"，因为"祸莫大于不知足，咎莫大于欲得"。《庄子·天道》篇中说："水静犹明，而况精神""动则无为，……无为则俞俞，俞俞者忧患不能处，年寿长矣"。这种清静无为、养心助寿的思想，得到了历代养生家的认同，将其浸透到养生学中的养精神、调情志、气功导引、健身功法等各个方面。

⊙ **归真返璞**

老子在实际生活中观察到，凡是新生的东西，都是柔弱的，但却极富有生命力；事物若强大了，就会引起衰老，趋向死亡。所以，老子在《道德经》中明确指出："柔弱者，生之徒"。意思是说，如果经常处在柔弱的地位，就可以避免过早地衰老。所以，老子主张无欲、无知、无为，回复到人生最初的单纯状态，即所谓"归真返璞"。

⊙ **形神兼养**

在养生中，倡导去物欲致虚静以养神，但也有一定的养形作用。在《庄子·在宥》篇中说："必静必清，无劳女形，无摇女精，乃可以长生"。在《庄子·刻意》篇中说："吐故纳新，熊经鸟申，为寿而已。此道引之士、养形之人，彭祖寿考者所好也"。由此可见，我国古代的导引术是道家首先倡导的，以用于健身、治病和防病。

《管子》一书的作者，承袭了老子的道家思想，在养生方面，也十分重视精神调养的作用。在《管子·内业》篇中，作者指出："凡人之生也，必以平正，所以失之必以喜怒忧患。是故止怒莫若诗，去忧莫若乐，节乐莫若礼"，"凡人之生也，必以其欢"。这就明确地指出，养生重养心，保持乐观的心情，也是养生的重要内容，而调节情绪，则可用雅情、怡兴之法，如吟诗、奏乐、洗礼、歌唱。

再来看看儒家。

儒家学问的精髓乃一个"仁"字。仁的基本思想是，"己欲立而立人，己欲达而达人"，"己所不欲，勿施于人"。这可以概括为：恭、宽、信、敏、惠、智、勇、忠、恕、孝、弟这几个字。这几个字怎么讲？"恭"有尊敬、谦逊之义；"宽"有宽厚、宽容之义；"信"有诚信、守诺之义；"敏"有勤快、机敏之义；"惠"有惠顾、温顺之义；"智"有聪明、智慧之义；"勇"有果断、勇敢之义；"忠"有忠诚、尽心之义；"恕"有仁爱、宽宥之义；"孝"为孝顺父母之义；"弟"则同"悌"，为敬爱兄长之义。一个人如果能养心修身，做到德厚仁全，其心境必定是充实的、宽松的、欣慰的、愉悦的，而不是空虚的、紧张的、懊恼的、悔恨的，更不会有损人利己、作奸犯科后的恐惧和负罪感。

儒家在养生方面，还特别强调精神调摄。在《礼记·缁衣》篇中说："心以体全，亦以体伤"。意思是说，养心神与养形体都是养生的重要内容，然而精神与形体之间，具有统率、支配作用的是精神。养生首先要强调精神调摄，而最好的方法是减少物质欲望，即《孟子·尽心下》篇中所说："养心莫善于寡欲"。人生存有欲望是正常的，但实现欲望需在社会许可的条件下，不可有过分地要求，这就需要遵循"礼"的原则。正如《论语·颜渊》中所说："非礼勿视，非礼勿听，非礼勿言，非礼勿动。"孔子在《论语·季氏》篇中还提出了"君子三戒"："少之时，血气未定，戒之在色；及其壮也，血气方刚，戒之在斗，及其老也，血气既衰，戒之在得。"行则从礼、君子三戒，这些内容，说的都是"寡欲"。

从古至今，尊儒即仁者，而"仁"的核心，则是一个"善"字。人心向善，则能施善行，以丰人间正气。人心若恶，则会施恶行，必污世间风尘。自古以来，儒家的仁善之说，可谓根深蒂固，人们一直崇尚"惩恶扬善"的道法精神，弘扬"真善美"，贬斥"假恶丑"。正是这两者之间的争斗与较量，推动着华夏历史的车轮，促进了社会文明的进步。

因此，正如孔圣人所说："德润身"、"仁者寿"。善行者能获得内心的温暖，缓解内心的焦虑，故而少疾。恶行者终日在算计与被算计之中，自然气机逆乱，阴阳失衡，故而多病而短寿。

儒家之"仁"，就是要求人们做到与人为善、宽宏大量、风趣幽默，即温良恭俭让。立德养心，宅心仁厚，是一个人获得身心健康极为重要的内在要素。所以，近代医学名著《中外卫生要旨》中说："常观天下之人，凡气之温和者寿，质之慈良者寿，量之宽宏者寿，言之简默者寿。盖四者，仁者之端也，故曰仁者寿。"显然，这个结论与《黄帝内经》中所说："恬淡虚无，真气从之，精神内守，病安从来"，是完全一致的。

接下来，我们看看佛家。

佛门僧侣，素有"苦行僧"之称，他们崇尚简朴，长寿者却比比皆是。佛教看淡生老病死，主张四大皆空，因为敬畏生命，所以向来注重养护身心，他们用一句话概括了佛家的养生之道："养生先养心"。

佛教属于舶来品。其传入中国的时间很难考定，但一般都以汉明帝永平七年，即公元64年，印度高僧迦叶摩腾和竺法兰进入中国算起，且以明代始建的白马寺为据。佛学的传入，丰裕了我国的养生学、医药学和宗教学。佛学本身所追求的终极目标，是"彻悟成佛"，也叫大彻大悟、立地成佛。然而，如果没有健康的体魄，人就无法进行修炼。所以，在佛教教义中，也含有许多强身健体、却病延年的养生方法，其中最典型的就是"坐禅"。禅是禅那的简称，汉语意译为"静虑"，就是在平静中思虑，通常称为"禅定"。禅定时，心念需要集中专注，一心一意，参悟探究，所以又叫"参禅"。在坐禅修炼的过程中，要息心静坐，要调身、调气，习练者通过这些方法，可以使身心保持健康的状态，以保证修禅的顺利进行。

为了克制欲望、约束信徒，佛家设立了许多清规戒律，如五戒、十戒、菩萨戒等，涉及酒、色、财、气、饮、食等诸方面，以使信徒专心修禅。比如，佛家设定的五戒是：戒杀生、戒偷盗、戒淫邪、戒妄语、戒迷幻。戒杀生，可以减少残酷之心，减少对生命威胁的恐惧。戒偷盗，可以减少对受到制裁的恐惧，减少对失去财物的恐惧。戒淫邪，就不会对个人的身心和社会带来危害。戒妄语，才能有诚实、正直之心。戒迷幻，才能抵抗心理的空虚和外在的种种诱惑。

佛家的经典著作十分浩瀚，单单一本《大藏经》，即有 1076 部 5048 卷之多。《大藏经》中说："思无邪僻是一药，行宽心和是一药，心平气和是一药，心静意定是一药。"这几句话所强调的，正是心养的方法和功能。

佛家认为，凡事皆有因果，各人的身体状况与他的心理状况、生活习惯、客观环境息息相关，调整、端正心态是养生、养心的根本。因此，佛家主张"万念归一，清心涤虑""少欲而知足，知足而长乐"。"欲望"虽然与生命同来，但是，人来到世界上，不是为了享乐，而是为了感恩，所以要严以克己，宽以待人。

佛家认为，"物随心转，境由心造，烦恼皆由心生"，人类所有的问题和烦恼，其根本源头都在于"心"，而我们的"身"，只不过是心灵的反应与投射而已。在佛经《华严经·夜摩天宫偈赞品》中说："心如工画师，能画诸世间。五蕴悉从生，无物而不造"。这首五言诗的意思是：人们所患有的各种病痛，大多数都是由于心灵的蒙昧，因为心中有各种各样的烦恼与欲望，形成了"心病"，才会投射到我们的身体，从而形成身体上的各种不适与疾病。因此，佛家认为，一切药物的治疗，都是治标不治本，树立正确的生命观，远比昂贵的药物，远比危险的手术，更能帮助患者消除痛苦，战胜疾病。鉴于这种理念，佛家主张开发人们心中无量的宝藏，将恶心改为善心，并教导人们如何用心、找心、安心，从而最终达到"无心"。

在佛学中，有很多对治的方法，可以调节自己的心灵，从而恢复到人们本来明净的心。这在《佛教心理学》一书中，叫作"自治其心、自净其意"，调节躁动之心的方法是："以正见正志安心，培养报恩心、孝顺心与责任心，以正戒约束心，以不放逸防护心，以方便对治调心，以喜乐滋养心，以'舍'放松心"。在佛教教义中还提出了"慈、悲、喜、舍"四无量心，作为应对烦恼、舒缓身心的修炼之法。

慈悲，不仅是一种人格升华，更是一种生活的态度。佛经上说，佛陀视一切众生，如唯一的佛子罗苍罗；佛陀爱一切的众生，如病重的孩子。这种爱，是无疆的大爱，佛教称之为慈悲。佛陀从慈愍众生的慈悲心出发，精勤求取无上道果，最后成就了最美丽的菩提之华，而一个具有慈悲心肠的人，往往就会获得一种更为深厚的喜乐。

喜乐则是滋养我们身心的最好的营养品。这是被现代心理学家、养生家和医学家公认的最有益于身心健康的"保健品""营养药"。有研究表明，快乐、安详、无忧、无虑，是医治各种身心疾病的灵丹妙药。当人们处于愉悦、快乐的心态时，各种感觉器官就会非常敏锐，视力会改善，血压会降低，脉搏会减慢，从而成为治疗心理疲劳、心神疾患的最好药物。人们之所以无法获得喜乐，在于心头总有忧愁和牵挂，总有压力和负担。其实获得喜乐很简单，关键就在，你能否做到"无事"在心头。这种"无事"，并不是消极回避，不是去逃避承担责任，而是以一种超脱世俗、淡泊名利的豁达，去应对世间的繁杂事务，就如同大肚弥勒佛一般：

大肚能容，容天下难容之事；

笑口常开，笑天下可笑之人。

"舍"，是四无量心之中非常重要的一点。"舍"的意思，就是放下各种思想包袱，令身心放松。通过"舍"的心理锻炼，将自己的心灵修炼至平静、祥和的状态，能够涵容万物。这种"舍"，其实就是一种高级的心理放松。现代社会生活的快节奏，使人们的身心都处于非常紧张的状态，所以，减轻心理压力，放松身心，使心灵趋于宁静，成了当代心理学与医学的重要课题。现代心理学的放松疗法，即是一种改善机体功能紊乱的心理疗法。东方传统的气功、瑜珈、禅定、冥想等，也都是以放松身心为目的的自我控制训练。

佛家还有著名的《养生百字诀》，对人们颐养宁静、恬淡的心灵，颐养健康、和谐的身躯很有教益。《佛家养生百字诀》是这样说的：

晨起未更衣，静坐一支香；穿着衣带毕，必先做晨走；睡不超过时，食不十分饱；接客如独处，独处有佛祖；寻常不苟言，言出大家喜；临机勿退让，遇事当思量；勿妄想过去，须思量未来；负丈夫之气，抱小儿之心；就寝如盖棺，离床如脱履；待人常恭敬，处世有气量。

最后，我们再来看看医家。

我国的传统医学，一向重视内外兼修、身心并治。因此，古籍中早就明确记载："善医者，必先医其心，然后医其身"。推广到养生，自然也是如此。所以，自古以来，就有"下士养身，中士养气，上士养心"之说。在医家看来，养心是养生的最高境界，是养生的核心和关键。

医家认为：保健延寿之法，奥秘无穷，究其根本，必先养其心，守其神，养生重在养心。心胸宽阔，形体安定，专心一意，清心寡欲，自然百病皆消。人若欲求长寿，应先去除疾病，欲求去除疾病，当明用气，欲明用气，当先养性，养性之法，当先调心，心宽一寸，病退一丈，心治则百络皆安，心乐则百年长寿。

如同人的肉身需要各种营养、需要运动锻炼一样，人的心灵也需要有精神食粮的滋补，也需要不断地进行修炼，这样才能心安理得，祥和快乐。一种良好的心境，胜过任何良药。在达观、宁静、安详的心境下，人体自身的免疫力、代偿力、修复力、自愈力将获得最佳的组合，得到最强的发挥，各项生理机能有条不紊，和谐运行，精、气、神、形达到最佳的生命状态。人的心灵平静了，心理就平衡，生理就稳定，病理事件也就不会发生，即使发生，也能很快重新恢复平衡。

人类的绝大部分疾病，都与失衡的心理、不良的心态密切相关。它提示我们，人要养生，就必须首先养心。这里所说的"养心"，其本意并不是单指养护好人的心脏，而是特别强调调控好人的心态，平衡好人的心理，其中还包括人的思想、情感、思绪、意念等。尤其是人的心态，需要保持平和，这就好比人的体温，必须保持正常、稳定一样。

两千多年前的《黄帝内经》，从医学角度提出了"精神内守"的养心御病方略。《素问·上古天真论》中说："虚邪贼风，避之有时；恬淡虚无，真气从之，精神内守，病安从来？"《素问·生气通天论》中说："清静则肉腠闭拒，虽有大风苛毒，弗之能害。"这就给我们揭示了调摄养生的原则和方向，就是需从内、外两个方面。对外，顺应自然变化，避免外邪、毒气的侵袭；对内，谨守恬淡虚无，淡泊名利，清心寡欲，保持心神的宁静。这样外御内守，就使真气得以保护，外邪也就不能害人了。

俗话说，事能知足心常泰，人至无求品自高。"恬淡虚无"的要旨，是保持心灵的纯正，心绪的平静，从而使精气神内守而不散失，保持形神合一、身心和谐的生理状态。

在中医古籍《寿世保元》中，就有诗云："惜气存精更养神，少思寡欲勿劳心。"这就更加鲜明地指出：人欲结缘天年，寿过百岁，首先要敛气保精，以养其内在的精神。精、气、神乃人身之三宝，是人体内在的祛邪防病、益寿延年的决定性因素。精与气又都是神的物质基础。精充气足则神旺，精亏气虚则神衰。所谓神，也就是人的精神状态。神是整个人体生命活动的外在表现，具有首要的表征意义。中医文献明确指出："得神者生，失神者死"。神的充耗、安乱、旺衰，直接关系到人的身心健康。因此，中医养生家又强调指出："神强必多寿。"所谓"神强"，即为脑神健全之意。只有脑神健全，才能主宰生命活动，协调脏腑，使肢体灵活、五官通利，全身处于阴阳平衡的正常生理状态。所以说，精足、气充、神强，为养生益寿之根本，而调摄精、气、神的关键又在于养神。养生先养心，养心重养神。人们若能遵循中医古训，修德养性，健脑全神，方能有幸结缘天年，享有百年之上寿。为此，著名的医家石天基专门作了一首《祛病歌》，歌词是这样说的：

"人或生来气血弱，不会快活疾病作。病一作，心要乐，病都却。心病还将心药医，心不快活空服药。且来唱我快活歌，便是长生不老药。"

根据老年人的精神情志特点，宋代名医陈直撰写了《养老奉亲书》，元代的名医邹铉在此书的基础上，又续增三卷，更名为《寿亲养老新书》，内容颇为详尽，是老年医学专书。

为了保持老年人的情绪稳定，维护老年人的心理健康，陈直在书中指出："凡丧藏凶祸不可令吊，疾病危困不可令惊，悲哀忧愁不可令人预报……暗昧之室不可令孤。凶祸远报不可令知，轻薄婢使不可令亲"。为了说明"心病还需心药治"的情志保健法则，邹铉还在《寿亲养老新书》中载入了这样一首诗："自身有病自身知，身病还将心自医，心境静时身亦静，心动还是病生时"。这首诗告诉我们，要想有效地去除疾病、恢复健康，积极、主动地进行自身的心理调适十分重要。心理健康了，身体才会平安。

关于"养生先养心"一题，医家还有众多精辟的见解，在后面的章节之中，我们还会述及。

第二节　养心的概念

我们现在探讨养生，强调先要养心，为此，那就必须首先明白"养心"的概念。而要明白养心的概念，尚需首先明白"心"的概念。

心是什么？关于心的概念，有多种说法。祖国传统医学——中医学、现代医学——西医学、新兴的心身医学，都有各自的解释。这些说法，大致可以分为三种。第一种，心是能看得见的有形之心，即人体的器官——心脏。第二种，心是看不到的无形之心，是指人的心理、思想、情感、态度和精神状态。第三种，心既是前者的实体肉心，又是后者的心灵之心，两种相依相成，密不可分。

先来看有形之心，这是西医学和人体生理学里的概念。

心脏是人类和脊椎动物的组织器官之一，是机体血液循环系统中的动力源头，有血泵之称。人的心脏如本人的拳头大小，外形像桃子，位于胸腔内，在横膈之上，处于两肺之间而稍微偏左。心脏是一中空的肌性器官，内有左心房、左心室、右心房、右心室四个腔，在左、右心房之间和左、右心室之间，均由心肌组织间隔，故互不相通，在左心房与左心室之间、右心房与右心室之间有瓣膜，这些瓣膜如同单向阀，使血液只能由心房流入心室，而不能倒流。在生命的进程之中，心脏始终不停地跳动着，而且很有规律。

"心跳"就是心脏工作的表征。实际上就是心脏在不停地收缩和舒张，以实现血液的泵出与输送。显然，心脏的任务就是推动血液在人体全身的循环流动，以血浆为载体，向器官、组织提供氧，以及各种营养物质，并带走代谢产生的各种废物，如二氧化碳、尿素、尿酸等。体内各种内分泌激素，也要通过血液循环将它们运送到靶器官或靶细胞。此外，血液防卫机能的实现，以及体温相对恒定的调节，也都要依赖血液在血管内的不断循环，而血液的循环是靠心脏的"泵"血作用来实现的。成年人的心脏重约300克，它的作用是十分巨大的。例如，一个人在安静状态下，心脏每分钟约跳72次，每次泵血70毫升，每分钟的泵血量就达5升。如此推算，一个人的心脏一生泵血所做的功，相当于将3万公斤重的物体向上举升，从海平面一直举升到喜马拉雅山的顶峰。

在判断人的生死的生命体征中，共有4个参数，分别为：血压、脉搏、呼吸、体温。前两个参数直接取决于心脏的健康强壮。而后两个参数也与心脏的功能密切相关。

由上可知，心脏对人体健康、对生命存亡的重要性是不言而喻的。然而，对于心脏的养护却常常被人忽视。生活、工作引发的精神压力，不健康的生活方式，不均衡的饮食习惯，常常会导致心脏超负荷工作，引起心脏的无谓损耗和人为伤害。据世界卫生组织（WHO）的历年统计，心血管疾病已经成为目前全球发病率最高的疾病，也是死亡率最高、致残率最高、并发症最多的疾病。并且，心脏病的逐渐低龄化，也已成为一个世界性的难题。以前，发生心肌梗塞的患者，主要集中在60岁以后的老年人，而现在，20多岁的年轻人，罹患急性心梗已非罕见；在40岁以后的中年人中，心梗的发病现象更是屡见不鲜。现今，人们的生活水平提高了，应该说健康更有保障，但是，各种富贵病却呈高发趋势，心脏健康更是红灯频亮，心梗、中风等心脑血管疾病，成为损害国人健康、夺取国人性命的第一杀手。众多声名显赫的公众人物，众多功德卓著的专家志士，因此而英年早逝，这不能不令人心痛，这不能不令人惋惜，这不能不令人深思！

现在，我们在这里强调"养生先养心"，其初衷并不是据此而来。我们之所以在此略加解析，也是在祈祷，在提醒，希望能对大家有所警示！

接下来，我们再来看中医学中的"心"。

根据中医学的脏腑理论和脏象学说，心位于胸中，隔膜之上，有心包裹护于外。心为神之居、血之主、脉之宗，在五行中属火。心，统率、配合其他所有脏腑的功能活动，起着主宰生命的作用。因此，《黄帝内经》的《素问·灵兰秘典论》中说："心者，君主之官，神明出焉。"

所谓"君主之官"，是说心在五脏六腑这些脏器中的官职相当于君主、皇帝，对作为臣僚的其他器官具有调摄作用，乃是五脏六腑的首领与统帅。这样一说，心在人体中的重要性就很容易理解了。

心的生理功能主要体现在主血脉、主神志这两个方面。心在志为喜，在液为汗，在体合脉，开窍于舌，其华在面。心的经脉——手少阴心经，与小肠的经脉——手太阳小肠经，在人的手指部相连。因此，心与小肠互为表里关系。

心的外围有一层肉质的包膜，中医称之为"心包络"，简称为"心包"。"心包"为心脏的外围组织，从这一点来看，"心包"颇像西医学中的"心脏"，但又不全是。

心包的经脉——手厥阴心包经，与人体三焦的经脉——手少阳三焦经也在人的手指部相连，因而形成表里关系。

在生理功能方面，由于心包裹护着心脏，为心之屏障，所以中医学认为，心包能通行气血，代心行令；又能代心受邪，保护心脏免受伤害。当邪气来袭时，必先伤害心包。因此，在中医温病学中，将外感热邪引起的神志昏迷、谵语等神志症状，称为"热入心包""痰蒙心窍"。这些症状，实际上都是心脏的疾病。因此，一般认为，心包在人体中不能算是一个独立的器官，它是附属于心脏的。

1. 心的生理特性

心的生理特性，可以概括为以下两个方面：

（1）心为阳脏而主阳气

心居上焦，属于阳脏，而主阳气。《血证论》中说："心为火脏，烛照万物。"即指心的阳气相当旺盛，既能温煦人体，又能推动血液运行，营养全身，维持生命，凡脾胃之腐熟运化，肾阳之温煦蒸腾，以及全身的水液代谢等，均依赖于心阳的温化作用。所以，古人把心脏比喻为天体中的太阳。

在中医脏腑理论中，常用到"主"这个字。"主"在这里，是个动词，有主管、统御、控制等多重含义。

（2）心与夏气相通应

天人合一，人与自然界是一个紧密联系着的统一整体，人的五脏，分别与自然界的四时阴阳之气相通应。心通应的是夏气，这与心为阳脏而主阳气的特性是一致的。心的阳气，在夏季最为旺盛。如果人的心脏有病，到了夏季，由于得到自然界阳热之气的滋助，则能使病情缓解，尤其是心阳虚衰的患者，其自觉症状的减轻，更为明显。

2．心的主要生理功能

（1）心主血脉

所谓心主血脉，包括主血和主脉两个方面。血，即血液。人体全身的血，都在脉中运行，依赖于心脏的推动作用而输送到全身。脉，即血脉，是气血流通循行的管道。心脏是血液循环的动力来源，它推动血液在脉管内按一定的方向循环流动，从而提供营养，维持各脏腑和全身所有组织器官的正常生理活动。中医学把维持心脏的正常搏动、推动血液循环的动力，称之为心气。另外，心与血脉相连，心脏所主之血，称之为心血，心血除参与血液循环、营养各脏腑组织器官之外，又为神志活动提供物质能量，同时贯注到心脏本身的脉管，维持心脏的功能活动。因此，心气旺盛、心血充盈、脉道通利，心主血脉的功能才能正常，血液才能在脉管内正常运行。若心的气血不足，推动血液循环的力量减弱，则会产生各种病变。例如，若心血瘀积、血脉阻滞，则会导致血运不畅、供血不足，患者就会出现胸闷、心悸，甚至心前区剧烈疼痛等不适症状。人们俗称为"心口痛"，中医称之为"胸痹""真心疼"，西医则称之为"心绞痛""冠心病"。

（2）心主神志

心主神志，即心主神明，或称"心藏神"。神的概念有广义和狭义之分。广义概念的神，是指人体生命活动的外在表现，是对生命活动的高度概括，人的整体形象，以及面色、眼神、言语、反应等，均包含在神的范围。而心主神志的神，属于神的狭义概念，是指人的思想，包括人的精神、意识、思维活动等。在古代，人们没有认识到人脑的存在和功能活动，因而把一切精神、意识、思维活动都归之于心。孟子就曾说过："心之官则思"。中医学的这种认识，自然与现代医学大相径庭。现代医学认为，人的精神、意识、思维活动等，应该归属于大脑的生理功能，是大脑对外界客观事物的反映。但是，中医学从整体观念出发，认为人体的精神、意识、思维活动是各脏腑生理活动的反映，因此又把神分为五个方面，分别与五脏相应。故《黄帝内经·素问》中说："心藏神、肺藏魄、肝藏魂、脾藏意、肾藏志。"人体的精神、意识、思维活动，虽然与五脏都有关系，但主要还是归属于心的生理功能。心是藏神之所，是神志活动的发源地。

"心主神志"与"心主血脉"的生理功能，也有十分密切的联系。这是因为，心血是神志活动的物质基础。所以，心的气血充盛，心神得到荣养，人的神志活动才能正常，人才会精神振奋，神志清晰，思考敏捷，反应迅速，能与外界环境协调统一。若心有病变，主神志的功能失常，人就会出现精神、意识、思维活动的紊乱与异常。例如，心的气血不足，则必然影响到心神，表现为失眠、多梦、健忘、神志不宁；如血中有热，扰动心神，则表现为烦躁、谵语，甚至昏迷，不省人事；若痰火扰动心神，神志昏乱，则表现为狂躁不安、哭笑无常、打人毁物、登高而歌、弃衣而走。以上这些论述，都表明心有病变，会直接影响到人的神志，使人出现种种神志异常的病态表现。

3．心的附属功能

（1）在志为喜

中医脏象学说认为，外界信息引起人的情志变化，是由五脏的生理功能所化生，故把"喜、怒、思、忧、恐"称作五志，分属于五脏。

心在志为喜，是指心的生理功能和精神情志中的"喜"密切相关。喜，一般说来，是人对外界信息的正向反应，是属于良性的刺激，有益于心主血脉等生理功能，也有益于人体健康。但是，凡事皆有度。人若喜乐过度，则又可损伤心神，故有"大喜伤心"之说。

（2）在液为汗

由于汗为津液所化生，血与津液又同出一源，因此中医有"汗血同源"之说。而血又为心所主，故又有"汗为心之液"之称。人若自汗、盗汗，或因剧烈运动、天气炎热，导致汗出太多，则会心慌意乱，甚至虚脱昏迷。

（3）在体合脉

脉是指血脉。心合脉，即是指全身的血脉都属于心。心气的强弱，心血的盛衰，可从脉象上反映出来。心合脉，成了中医切诊把脉的理论根据。心脏有节律地跳动，与心脏相通的脉管亦随之产生同节律的搏动，这称之为"脉搏"。在人体的某些部位，可以直接触及到脉搏的跳动。例如，在人的手腕部，称为寸口脉；在人的颈侧部，叫人迎脉；在人的足背部，叫趺阳脉。中医通过触摸这些部位脉搏的跳动，来了解心气的强弱，判断全身气血的盛衰，以作为四诊合参、诊察疾病的依据。这被称之为"脉诊"。

（4）其华在面

中医学认为，人体内在脏腑的功能强弱，人体内在脏腑的精气盛衰，均可以显露在人体外表的组织器官上，这称为"荣华外露"。五脏各有其华，如肾之华在头发，肝之华在指甲，肺之华在皮毛，脾之华在嘴唇。而心之华呢？则在人的脸面。其华在面，是说心的功能强弱，以及气血的盛衰，均可以显露于面部色泽的变化上。人的面部，血脉丰富，皮肤嫩薄，又易于外人观察，所以，中医望诊中的望面色，常用作推论心脏功能强弱、人体气血盛衰的依据。若心的功能正常、气血充盈旺盛，则人的面色，就会红润，有光泽。若心脏发生病变，气血受损，也会在面部有所表现。例如，若人的气血不足，可见面色㿠（㿠，读：huāng；荒）白、晦滞；若人的心血瘀阻，则面部青紫；若人的血分有热，则面色红赤；若人的心血暴脱，则面色苍白或枯槁无华。

（5）在窍为舌

"窍"的原意为孔洞，即孔窍。窍主要指头面部五个器官，即鼻、目、口、舌、耳，包括七个孔窍。习惯上称为五官七窍。另外，人的前阴——尿道和后阴——肛门，亦称为窍，故又有七官九窍的说法。在中医学理论中，脏腑开窍于体表的器官孔窍，用来说明脏腑与体表官窍之间的内在联系，亦属于中医学整体观念的一部分。心开窍于舌，肺开窍于鼻，肝开窍于目，脾开窍于口，肾开窍于耳和二阴。五脏六腑深处于体内，官窍则居于体表、头面，但在它们之间，存在着极为密切的联系。这种联系不仅表现在生理上，而且在病理上，也是相互影响。

心开窍于舌，是指舌为心之外候，又称"舌为心之苗"。舌主司味觉、表达语言。心的功能正常，则舌质柔软，语言清晰，味觉灵敏。若心有病变，可以从舌上反映出来。故临床上，可通过观察舌的形态、色泽变化，来推论心的病理变化。例如，若心血不足，则舌质淡白；若心火上炎，则舌尖红赤，甚至舌质糜烂生疮；若心血瘀阻，则舌质紫暗，或有瘀斑；若热入心包或痰迷心窍，则可见舌强语謇（謇，读：jiǎn；见）。观舌诊病，在中医学上称为望诊中的"舌诊"。

接下来，我们再来看无形之心。这是现代心身医学的概念和心理学的范畴。

心理学认为：所谓心，即指人的心理，指人的精神、意识、思维、情感等高级神经活动。这是人脑的高级机能，是人的大脑对外界事物的反应。可以概括为个体与环境（特别是社会环境）相互作用的精神活动。

现代心身医学认为：人是身与心的统一，灵与肉的结合。两者相互依存，密不可分。身是人的外在和物质表现形式。它是看得见、摸得着的。心则是人的内存和主宰。心是非物质的，也是肉眼看不到的，彷如祖国医学所讲的"心主神志"，"司七情六欲"，也如现代医学所讲的"心为人脑的功能"，"统管意识、思维、语言等一切高级神经活动"。因此，"身"可以解读为身体、躯体、肉体、机体等；而"心"则可以解读为思想、意识、精神、心理、心灵、灵魂等。显而易见，心不能离身而独立存在，它必须附着于人的肉体。身则成为心的寄居地。有了心的附着，有了心的存在，身才有了精—气—神。所以，人间有"人之悲哀，莫大于心死"一说。

二十世纪以来，心理及社会因素对健康长寿的影响，越来越被科学界所重视，人们开始认识到，心理及社会因素不仅与许多疾病的发生密切相关，而且对疾病的进程、预后也有相当大的影响。同时，通过心理干预、心理治疗，的确能治好很多疾病。因此，研究心理及社会因素与人体疾病关系的"心身医学"也应运而生。这和祖国医学"形神理论"中的有关内容颇相吻合。养心就是要达到心理健康，进而达到身心健康，因为身心健康才是完整的健康。

综合上述，我们就可以对"养生先养心"中的"心"，形成一个比较清晰、相对完整的概念了。如果我们把人的身体比喻为一台电脑，那么，电脑中的关键部件，常被人们称为控制中枢的系统盘——C盘，就相当于人的心脏。C盘的硬件部分，是一个硬质圆盘，有可见的物质形态，就相当于人的有形之心。C盘的软件部分，盘上载入的应用程序，可以进行复杂的功能活动，但却没有物质形态，是不可见的，就相当于人的无形之心。我们借助输入的杀毒软件，对电脑的运行进行监控，并经常进行病毒、木马的查杀，就相当于人的"养心"。

据此，我们就可以推导出"养心的概念"：

——人是心与身、神与形、灵与肉的统一。所谓"养心"，就是在"天人合一""天人相应"的整体观念导引下，通过怡养心神、调节心态、净化心灵、统摄情志、化解思想矛盾、消除心理冲突等方法，达到形神和谐，实现人的心理健康，进而达到身心健康，从而全面提升人的健康水平。

什么是健康？体强曰健，心怡曰康。我们要得到的"健康"，已经不是人们平素所理解的通常意义上的健康，已经不仅仅是没有虚弱和疾病，而是指人还要有良好的精神、平和的心态，具备适应自然、应对社会的能力。现今，由精神紧张、思想压力和心理冲突引发的各种心因性疾病，日渐攀升，愈来愈多，已经逐渐成为当代社会的流行病和多发病。因此，重视人的精神卫生，强调人的心理健康，旗帜鲜明地倡导"养生先养心"，既具有深远的历史意义，又具有迫切的现实意义。

第三节 正心——养心之紧要

众所周知，态度决定一切。我们要成为真正的养生族、彻底的养生族，就必须首先提高认识，端正态度，有一个正确的心态。而这端正态度，有一个正确的心态，就是本节要谈的"正心"。"正心"，乃养心之紧要！为什么会这么说呢？从下面的史料中，我们可以得到启示。

"滚滚长江东逝水，浪花淘尽英雄……"根据历史名著《三国演义》改编的电视连续剧，可能人人都看过。中原逐鹿，群雄蜂起，其中三个重要人物的命运归宿和寿命考究，给我们留下了很大的联想空间，值得我们细加推敲。这三个重要人物都有谁呢？他们是周瑜、诸葛亮和司马懿。

周瑜英年早逝，仅仅活了 36 岁。诸葛亮壮志未酬，也只活了 54 岁。而司马懿呢？却年逾古稀，寿达 73 岁。这三人分属吴、蜀、魏三国，可谓学富五车、才高八斗，都是三军的最高统帅。他们均为同一时代的精英，又均未殒命于沙场的厮杀之中，为什么寿命差别还会如此之大呢？皆因他们的心态不同。

先来看周瑜，由于他心胸狭窄，只经"三气"，就死了。

周瑜血气方刚，文韬武略，具有辅政相国之才，深得吴王孙权的赏识，说他"文武筹略，万人之英"。少年得志的周瑜，由于仕途平顺，因而心高气傲，自命不凡，不愿居人之下，一旦受挫，便承受不起。曹操大兵压境，孔明对他说，只要把"江东二乔"送于曹贼，曹操即可退兵。周瑜听后，倍感受辱，随即怒火中烧。赤壁战前，万事俱备，周瑜山顶视察，因见北风大作，瑜即由此联想，这个季节肯定没有东风，自己火攻曹军的计划也必然会因此落空，于是便急火攻心，大叫一声，口吐鲜血，不省人事，自此埋下病根。周瑜气量非常狭小，当发现孔明的智谋高人一筹时，便心生嫉恨，必欲杀之而后快。他先是派孔明袭击曹军粮道，后又限 10 日之内，令孔明造足 10 万支弓箭，企图借这些看似不可能完成的任务，名正言顺地把孔明杀掉。此后，周瑜不顾抗曹大局，屡屡设计诛杀孔明，在连遭失败之后，三次诱发老病，屡屡昏厥。最后一次昏厥醒来，竟仰天长叹："既生瑜，何生亮！"连叫数声之后，一命呜呼。世人只知周瑜是被孔明"三气"而死，实际上，周瑜是毁于德行不克、心术不正的心病。人啊，若不修身养德，又心眼太小，难免会遭遇非命！

再来看看诸葛亮，由于操劳过度，结果被活活累死了！

诸葛亮受先帝重托，一心匡扶汉室，鞠躬尽瘁，死而后已，确实为人楷模。他虽然死于沙场，却不是战死，而是死于心力交瘁。他说自己"受任之败军之际，奉命于危险之间"。他替刘备制定了先三分、再统一的目标。可是，由于蜀国在人力、物力、军力诸方面均不如曹魏，所以，孔明的内心，承受着巨大的压力。虽然，孔明聪明绝顶，智慧过人，但却不知节制，事必躬亲，由于操劳过度，因而白白虚耗了许多心力。司马懿五路兵马来犯，孔明不发动部属研究对策，也不上朝理事，急得后主刘禅亲自上门。原来，大敌当前，孔明茶饭无思，只好关门闭户，苦思冥想，自寻退敌之策。如此以来，必然严重损害身体的健康。所以，司马懿预言："孔明食少事烦，活不长。"中军帐执事杨颙曾力劝孔明："丞相亲理细事，汗流终日，岂不劳呼?"最终，孔明六出祁山，劳而无功，命丧五丈原。

沙场厮杀，刀枪无眼。既要消灭敌人，更要保护自己。只有先保护好自己，才能更好地消灭敌人。因此，伟人毛泽东指出："保护自己是第一位的，消灭敌人是第二位的。"孔明若明此理，就不会"壮志未酬身先死，空使英雄泪满襟"。每逢读到这千古佳句，后人无不为之惋惜，而又倍感心酸。

最后再看司马懿，由于人家心态好，所以能尽享天年!

司马懿活了73岁，寿命比周瑜、孔明都长出许多。在那个年代，"人过七十古来稀"，这就是长寿高龄了。能有如此寿限，这得益于懿的心态平和，心胸开阔，达观超脱，能够自行疏解心理压力。魏主中了孔明的反间之计，将懿削职为民，司马懿并不计较，而是平静地接受，回到故乡宛城，逍遥自在，坐等时局变化。果然不久，魏军连败，魏主只好又请懿复职挂印。新魏主曹芳即位后，削了懿的兵权，将懿由大将军升为太傅，实为明升暗降，懿却一句怨言不发，推病不出，还让两个执掌兵权的儿子也退职闲居，以明哲保身。

司马懿虽然也是足智多谋，却与孔明相反，处事非常低调，连孔明都惧其三分，称"司马懿深有谋略，为蜀中之大患。"而懿却谦虚谨慎，反过来称赞孔明。得知马谡占领街亭，赞"孔明是神人!"孔明巧布空城计，得以脱离险境，他知道后，竟赞誉说："我实在不如孔明啊!"孔明生病，用计巧妙退兵，班师回朝。孔明离去五日，懿方得知。他长叹说："孔明真有神出鬼没之计，吾不能及也!"大都督曹真出师不利，连败回朝，魏主令司马懿挂帅，取代曹真。懿亲自去曹真家里，以取帅印。两人见面，他却不提帅印之事，只问曹真病情。曹真急了，主动将大都督的帅印取出。懿仍谦让不接，待真再三交付，懿方接受。

荣辱不惊、心理稳定，是司马懿的一个突出特点。魏国两面受敌，连遭败仗，魏帝惊慌失措，封他为大都督，挂印出征。与蜀军对阵之际，他认为开战的时机未到，就令全军坚守不出。蜀兵激惹，部下劝战，他不为所动。孔明无奈，给他去信，并送上女人服饰。信上说："你不出战，跟妇人有什么区别!"懿不拘羞辱，坦然接受，并款待使者，问孔明近来吃饭、睡觉怎样，军务忙不忙，还与使者说："孔明食少事烦，怎么能活得长久呢?"使者把情况回报给孔明。孔明说："他深知我也!"从此一病不起。在这场心态的角力中，司马懿明显地占了上风。面对孔明的屡屡挑衅，部下又对坚守不满，强烈要求出战。懿就给皇上写了一个奏折，说"我将效死一战，以报朝廷"。皇上知道了他坚守不战的用心，就传圣谕，令勿出战。懿巧妙地借助皇上之令，制服属众，平息了将士们的怒气和怨气，为终将到来的胜利铺平了道路。

古人云："心宽出少年"，"心为身之主，身乃心之友。"古人又云："何为健康? 体强曰健，心怡曰康。"身强体健、心旷神怡，才叫健康。这都离不开一个珍爱生命的正确心态。司马懿有了如此的心态，寿命自然会长。周瑜、孔明没有这样的心态，必然会身心不和，短命早亡。由此可见，树立正确的态度，善待生命，珍惜健康，看破悟透，和谐身心，乃是通向长寿之路的敲门砖。我们说，正心，乃养心之紧要，原因就在这里。下面的两个故事，会给我们更进一步的启示。

第一个故事是这样的：

两个秀才一起进京会考，临近京城的路上，遇上了出殡的队伍。眼看着黑漆漆的棺材擦身而过，其中一个秀才老于世故，甚感晦气，从此郁闷不乐。而另一个秀才呢？却在心中暗自高兴，因为他觉得，棺材棺材，有官有财，这一定是个吉兆。两人一起进了考场。前者由于愁绪郁结，思绪纷乱，没有考出应有的水平。后者呢？由于精神爽快，文思泉涌，结果发挥良好，拔了个头筹，自此一举成名。

第二个故事是这样的：

1965 年 9 月 7 日，世界台球冠军争夺赛在纽约如期举行。1 号种子路易斯十分得意，因为他早已领先了对手，只要再得几分，便可稳登冠军的宝座。然而，事不凑巧，正当他全力以赴，准备拿下比赛时，发生了一件小小的意外，一只苍蝇突然落到了主球上。起初，路易斯并未太在意。他一挥手臂，把苍蝇赶走，接着俯下身，准备出杆击球。然而，这只苍蝇好像故意要和他作对。他一俯身，苍蝇又飞了回来，落在了主球旁边，惹得在场的观众开怀大笑。此景此情，令路易斯大为恼火。他顿时丧失了理智和冷静，愤怒地用球杆去击打苍蝇，没想到，球杆竟碰动了主球，被裁判判为不击球，从而失去了一轮赢球的机会，改由本以为败局已定的对手约翰迪瑞出杆击球。约翰迪瑞看到路易斯垂头丧气，自己反而信心骤升，勇气大长，最终赶上并超过路易斯，大爆冷门，夺得冠军。眼看到手的世界冠军被苍蝇给搅黄了，没有人欢呼致意，路易斯一个人沮丧地离开了赛场。第二天早上，有人在河里发现了他的尸体。尸检证明，他自己投水自杀了。

在第一个故事中，两个秀才的天赋、底蕴可能难分伯仲，他们的遭遇也一模一样，遇到出殡的队伍，看到黑漆漆的棺材。但他们的心情迥然不同，前者大感晦气，郁闷不乐。后者却认为吉星高照，机会降临，反而因此神清气爽。结果是，前者名落孙山，后者一举成名。第二个故事呢，简直有点骇人听闻，眼看冠军即将到手的路易斯，由于心烦气躁，竟然被一只苍蝇击倒。在将冠军拱手让人之后，居然又赌气自尽，白白赔上了宝贵的生命！

这是两个关于心态的故事，的确让人回味。我们无论做什么事情，都离不开心态，这充分说明，心态对于成功是何等的重要。这两个故事一反一正，一古一今。由此可见，一个人，他拥有的天赋、底蕴及其所处的环境，并非是获得成功的唯一条件。一个好的心情，也许就是决定成功的关键性因素。我们常常听到有所谓垂头丧气、晦气、霉气等说法，这都是对心情不好的形象表达。其实，态度决定一切。世上很多事情，就取决于我们对它的态度。这在心理学上，叫作"透射"作用。生活是镜子，你哭它也哭，你笑它也笑。你认为它好，便就是好；你认为它不好，便可能就真的不好。因此，学会用一种超然和从容的态度，去看待自己所遭遇的一切，是最佳的人生态度，也是养心的最高境界。人生之事，不如意者占八九。喜怒哀乐，生老病死，意想不到的事情，随时都有可能发生。当你遭遇天灾人祸时，需要的是从容应对；当你面对挫折、不幸时，需要的是坦然处之。或者对自己说，灾难、不幸既已发生，我还去想着它，那不是更大的灾难和不幸吗？何必让忧伤继续折磨自己呢？

一位哲人说："你的心态，就是你真正的主人。"

一位伟人说："要么你去驾驭生命，要么是生命驾驭你。你的心态决定谁是坐骑，谁是骑师。"

一位艺术家说："你不能延长生命的长度，但你可以扩展它的宽度；你不能改变天气，但你可以左右自己的心情；你不能控制环境，但你可以调整自己的心态。"

狄更斯说："一个健全的心态比一百种智慧更有力量。"

这些话听起来非常简单，但却十分的经典与精辟。一个人有什么样的精神状态，一个人对人生有什么样的态度，就会产生什么样的生活现实。一个好的心态，可以使你乐观豁达、卓尔不凡。一个好的心态，可以使你信心十足，能够战胜任何苦难。一个好的心态，可以使你淡泊名利，享受人生，过上真正开心快乐的生活。人类文明几千年，这是给予我们的最好忠告，我们要想获得幸福和财富，我们要想赢得健康与长寿，就必须先拥有一个正确的心态。

第四节　乐心——养心之胜境

在人类大家庭的成员之间，尤其是在亲朋好友之间，人们会礼尚往来，相互问候，其中使用频率最多的一句祝福话语是什么呢？那就是——祝您快乐！由此可见，快乐是人类的天性，快乐表达了人类对人生幸福的期盼和诉求。人们欢迎快乐，人们讴歌快乐！人们还用自己的智慧创造出众多美妙的言辞，来表征快乐。譬如，愉快、愉悦、欢喜、欢乐、欢欣、喜悦、高兴、兴奋、痛快。这样，人们仍觉得还不过瘾，于是，又编排出了许多成语和短句。譬如，快快乐乐、欢欢喜喜、欢天喜地、乐不可支、兴高采烈、欢欣鼓舞、乐不思蜀、赏心悦目、乐开了花、笑破了肚皮。就是饮酒划拳，也在行令中加上了"快当当""全家乐"。甚至，文人墨客还归纳出了人生最为快乐的四大胜境，这就是："久旱逢甘霖、他乡遇故已、洞房花烛夜、金榜题名时"。这一切的一切，都充分说明，追求快乐、享受快乐乃是人类追求的生活主旋律。快乐是人生幸福圆满的酵素，也是生命乐章中最高亢、最能振奋人心的音符。在这里，我们所要特别强调的，是快乐与长寿的关系。我们不仅要知道，快乐是人生五味瓶中最甜的的一味；我们更要知道，快乐是长寿的温床。因为，只有精神舒畅、心境快乐的人，才有可能越过重重险阻，到达健康长寿的彼岸，实现结缘天年的理想。

在我国长春，研究长寿的著名学者胡夫兰德在《人生延寿法》一书中指出："在一切对人不利的影响中，最能使人短命夭亡的，莫过于不好的情绪和恶劣的心境。如忧虑、颓丧、惧怕、贪求、怯懦、嫉妒和憎恨等。"而在俄罗斯，世界著名的生物学家巴甫洛夫更是一针见血地指出："愉快可以使你对生命的每一跳动，对生活的每一印象都易于感受。不管是躯体，还是精神上的愉快，都是如此。它可以使身体发展，身心强健。一切顽固沉重的忧悒和焦虑，足以给各种疾病大开方便之门。"现代生命科学的研究成果，已经为这些见解提供了十分有力的佐证。

人生是一个非常有限的历程，趋向衰老是生命历程末期不可避免的现象。人的衰老可以分为生理性衰老和病理性衰老两种类型。衰老可以诱发疾病，患病也可以加快衰老。在当今60岁以上的老年人中，只有一成的人是健康的。其余九成，都程度不同地患有这样或那样的慢性、衰退性、虚损性疾病。在这其中，又有接近一成的人，每日与病床为伴，等待死亡的来临。对所谓健康的老年人来说，随着年龄的自然增长，身体也会逐渐趋向老化，这就是生理性衰老。人的生理性衰老，具有随时光进展的渐进性。它是由于人体元气的不断耗损，导致脏腑功能逐渐退化，先是阴阳两虚，继而向亡阴、亡阳迈进。显然，这个进程是天然的、不可逆转的。但是，如果我们知晓了其中的玄机，采取正确的途径和方法，滋阴补阳，培元固本，积极主动地进行自我保健，就可以显著地推迟、减慢自己衰老的进程。

现代的医学研究已经查明，人体内的自由基逐渐累积增多，将会不断地对机体造成损伤，这是引起人体生理性衰老的直接原因。所谓自由基，是生命体内氧代谢的产物。人体经呼吸道吸入的氧，能被人体消耗利用的只有98%，余下的2%则转化为氧自由基。对某些人来说，体内自由基的获得，除了这种内源性的之外，还有另一个来源，它是机体在外界物理和化学因素作用下生成的，具有外源性。如电磁辐射、紫外线、吸烟、酗酒、空气中的臭氧和有害化学物质，摄入被污物、毒物污染了的食品、饮料和水等。由于自由基的化学性质非常活泼，很容易与相邻的组织分子发生化学反应，对人体造成多方面的危害。例如：损坏细胞膜；形成脂褐素，产生蝴蝶斑、黄褐斑、雀斑、老年斑；破坏激素、生物酶的结构和活性；破坏蛋白质的结构；损坏人的免疫系统；引起人体细胞 DNA 的变异，产生癌细胞，诱发肿瘤和癌症。对于健康人而言，尤其是生命力旺盛的年轻人，自由基虽然不断产生，但也会不断地被清除掉，因而处于动态平衡的状态，不至于对人体的结构与功能带来危害。但对于老年人，情况就不同了。由于自然年龄的不断增加，器官的功能也会逐渐退化，人体自动清除自由基的自洁能力也会逐渐减弱，由此导致自由基在人体内慢慢累积，并逐渐增多，从而使人出现衰老的趋势和征象。

现代医学已经查明，人们通过膳食摄入和自身合成的各种抗氧化剂和抗氧化酶，都具有清除氧自由基的功能。

抗氧化剂主要有维生素 C、维生素 E、β－胡萝卜素和微量元素硒。抗氧化酶又叫抗氧化物歧化酶。这是一类含有金属离子、能在体内合成的金属酶，英文缩写为 SOD。目前已经发现的有三种，即含有铜锌离子的 CuZn－SOD、含有铁离子的 Fe－SOD、含有锰离子的 Mn－SOD。新近又发现一种含硒的谷胱甘肽过氧化酶，也有很强的清除氧自由基的能力。因此，通过膳食摄入，食用富含维生素、矿物质的蔬菜、水果和功能性保健食品，可以显著提高人体清除氧自由基的自洁能力，延缓生理性衰老的进程。这就是我们倍加推崇的食疗。

另外，生活中的众多实例还告诉我们，长寿的人都乐观，快乐的人都老得慢。为什么快乐和长寿存在着某种必然的联系呢？这一直是困扰医学界的一个未解之谜。最新的医学研究成果，终于为我们破解了其中的奥秘。原来，愉悦的心境能使人体产生众多能够化解、对抗氧自由基的生命因子，尤其是人们在欢愉时产生的那种亢奋的激情和快感。所谓"激情燃烧的岁月"，燃烧的正是人体内那些有害的氧自由基。现以查明，快乐的心情、甜美的睡眠都能使人的大脑分泌出一种叫内啡肽的物质。它能使人产生一种快感、一种满足和轻松的享受。内啡肽中最著名的 5－羟色胺被称为快活荷尔蒙和生命长寿因子。它是氧自由基最要命的克星。人为万物之灵，这个秘密不可不知！

至此，我们完全可以得出这样的结论，快乐不仅是人生幸福的酵素，更是生命之树长青的酵素和必不可少的精神营养。谁若想得到高寿，就必须先取得快乐，这是您迈入长寿之路的通行证。

快乐是一种观念。它属于苦乐观、幸福观的组分，也是人生观的一个范畴。我们细细想来，人生虽长，却只有三天：昨天、今天和明天。昨天已去，明天未来，我们实际拥有的，也只是一天，那就是今天。忘掉昨天的烦恼，丢掉明天的忧虑，让我们只生活在一个快乐的今天里！快乐是一天，不快乐也是一天，何不快乐度过？道法自然，大道至简。现在，许多人终于明白了这个本来十分简单的道理。他们慈悲为怀，助人为乐，修桥铺路，慈善募捐，扶弱助贫，积德行善。显然，这是一种造福社会、福荫后代的仁者之为，也是一种利他又利己的智者之举。对此，我们应该充分肯定，我们应该大力倡导，为其加油助威，为其喝彩叫好！当然，当今社会，泥沙俱下，鱼龙混杂，还流行着一种"及时行乐"的观念，很受某些人的推崇。"当日有酒当日醉、休管明日饱或饥"，"青春不乐，等于白活"，就是他们的口头禅。于是，一股寻欢找乐的阴风暗流，竟然在人世间悄然涌动。有人以巧取豪夺为乐，有人以坑蒙拐骗为乐，有人以挥金豪赌为乐，有人以泡妞纵欲为乐，有人以网聊神侃为乐，有人以猛吃海喝为乐……显而易见，这种信马由缰、随心所欲的纵情求乐，不仅有悖法律、道德和人伦，而且与我们养生先养心、养心先养德的养生宗旨也是背道而驰的。有的，甚至有可能是为自己打开地狱之门。游戏可以重来，生命则不会重生！以只有一次的人生作为筹码，我们能赌得起吗？！

古人云："天下根本，人心而已"；今人又道："心有多大，舞台就有多大"。现在，很多人都认同二十一世纪被称为"心生活、心经济、心时代"的新观念。因为，自二十一世纪开始，人们的理想，已从"丰衣足食"的"身经济"转变为"心满意足"的"心经济"，从注重物质上的富足转移到了更多地追求精神上的富足与心灵上的快乐。如今，愈来愈多的专家学者更加关注国民的心理健康、心灵净化，研究在高竞争、快节奏的社会条件下，如何使人们放松身心，释放压力，体验快慰，提高生命质量。不少的国家和地区，在评估人民的生活水准时，不再单看 GNP（国民生产总值的指数）的增长速度，而且更加看重 GNH（国民生活幸福的指数）的升降。借助 GNH 数值的升降，当政者可以看到人们的内心感受。从而知晓——他们对现实满意吗？他们生活的快乐吗？

据国家权威部门的专门调查，二十世纪八十年代末，中国国民的幸福指数只有64%；九十年代初，这个指数上升了近十个百分点，达到73%；九十年代中后期，这个指数却又下跌到了68%。为何我们的 GNH 数值会升而又降呢？有一句话叫："端起饭碗吃肉，放下筷子骂娘"。这说明，虽然时代发展了，社会进步了，物质财富增多了，但由于信仰的缺失、思想的空虚，人们在享受物质文明成果的同时，却又产生了极为复杂的心灵饥渴！绝大多数人温饱不愁了，不少人还奔向了小康，但他们的生活似乎并不像人们想象的那样开心！有的人整日沉浸在那些残缺的、苍白的记忆里，以至于对眼前的一切都毫无兴趣，即使每日锦衣玉食也感到索然无味。有的人总觉得老天不公，自己得到的太少，付出的太多，事事不如别人，由于盲目攀比，因而变得愤世嫉俗，整日郁郁寡欢，甚至患上了精神抑郁症。有的人老感到自己怀才不遇、有志难伸，被人们漠视，被社会闲置，以致心灰意冷、牢骚满腹。更有的人总以为自己应当拥有更多的财物，应该比别人生活得更好，由于贪心作怪，以至于放弃了对自己的约束，不该拿的也偷着拿，革命了一辈子，最终落了个晚节不保。这类现象很多，我们不可能一一列举。虽然每个人都是事出有因，但无不与他们的心态失控密切相关。好像社会的发展，文明的进步，更使人难以得到快乐，更使人难以获得"心满意足"的幸福感。

社会变革带来的利益交错，是个极为复杂的政治问题。我们无力改变社会现实，但是，我们可以改变自己。对于我们养生族来说，解决这一问题的答案非常简单，那就是"转变心态"，也就是要转变观念，改变视角，学会两分法，辩证地看问题。如果我们能知足常乐，换位思考，使自己拥有一颗平常的心、达观的心、感恩的心、智慧的心，问题自然会迎刃而解，甚至根本就没有产生的可能。

学会唯物辩证法，能够从正反两面看问题，古已有之。其中最脍炙人口的，莫过于"塞翁失马"的故事。这个故事记载在《淮南子·人间训》里。说的是住在边塞的老翁，突然丢失了一匹好马，大家都为他惋惜，不料几个月后，丢失的马却又自己跑了回来，另外还带回了一匹小马。老翁甚喜，小孙子乘兴骑上小马，企图遛弯，没想到又被小马摔下，而跌断了腿。后来，人们就用"塞翁失马，焉知非福"来比喻世事。坏事可以变成好事，好事也可变成坏事。世事没有绝对的好，也没有绝对的坏。正如老子所言："祸兮福之所倚，福兮祸之所伏"。任何事都有它的两面性，甚至是多面性。尽管我们难以做到，"不以物喜，不为己悲""先天下之忧而忧，后天下之乐而乐"，但我们可以用两分法来分析问题，看待事情。社会、人生，都好比一个大舞台。人生如戏场场异，世事如棋盘盘新。得官三日人求我，离官三日我求人。其实，所谓好与坏、得与失，都只在人的一念之间。人若能学会辩证地看事情，并善于发现事情好的一面、得的一面，就能感受到更多的轻松，体验到更多的快乐。

有句俗语说得好："吃一堑，长一智"。假若您是聪明的养生族，就会在看到别人"吃一堑"后，能让自己"长一智"，从而从别人的失败、错误中，提炼出正确、成功的"灵丹妙药"。转变心态，就是要知道满足，适时地调节自己内心的期望值，这样才能享受通往长寿目标的人生旅程，开心快乐每一天。诺贝尔曾说："知足是唯一真正的财富。"谁拥有了这笔"财富"，谁就能获得长久的、无限的快乐。因为谁都知道："知足者，常乐也!"

转变心态还需要学会换位思考，学会设身处地，为他人着想。我们所拥有的一切，都离不开社会的赋予和他人的帮助，因此，人要懂得回报社会、帮助他人，要学会感恩。在一首歌中，有这么一段：

"感谢明月照亮了夜空，感谢朝霞捧出了黎明，感谢春光融化了冰雪，感谢大地抚育了生灵；感谢母亲赐予我生命，感谢生活赠给我友谊爱情，感谢苍穹埋藏理想梦幻，感谢时光长留永恒公正"。

这段歌词道出了感恩的真谛。感恩是一种优秀的品质。常怀感恩之心，可以让你在严冬闻到春天的气息，让你在黑夜看到黎明的曙光，让你在生活中寻到无穷无尽的乐趣……真正的快乐发自人的心灵深处，它跟外在的物质生活并无必然的联系。只要我们对事有平常心，对己有知足心，对人有感恩心，我们的心灵深处，自然就有一方从容祥和的净土，我们的心田，就能源源不断地感受到快乐的滋润，我们的生命之光，也将因心态的转变而变得更加绚丽、更加辉煌！

　　——至此，"养生先养心"这个专题就讨论完了，接下来要讨论的是第四章：养生先养气。欲知详情，且听下回。

【延伸阅读】抵御八风？炼就金身

话说北宋时期，在四川的眉州，出了一位才高八斗、学富五车的大学士，这就是今人耳熟能详的唐宋八大家之一——大文豪苏东坡。

苏东坡姓苏、名轼、字子瞻，人称东坡居士。这位东坡居士自幼生性好友，早年就与造诣颇深的禅师佛印结为至交。公元 1092 年，苏东坡调任大江北岸的扬州，即当时的瓜洲，担任瓜洲太守。这日，苏东坡灵感骤降，诗兴大发，于是就令书童研墨。随即，大学士挥毫泼墨，在宣纸上刷出了一首豪气冲天的四言律诗。在放声念诵了几遍之后，苏东坡不禁心花荡漾、突发奇想，于是又叫书童卷好律诗，装入画筒，携带渡江，送到江南的镇江金山寺，呈给佛印禅师观赏。这首四言律诗是这样写的："稽首天中天，毫光照大千，八风吹不动，端坐紫金莲。"禅师看后，琢磨了一会，然后即批二字："放屁"，嘱咐书童将原物带回。东坡看罢批语，勃然大怒，立即搭船过江，向佛印禅师问罪。两人一见面，东坡就立即发出了诘问："老兄，我在何处得罪过你？你不夸我也就算了，为何如此讥讽与我？"佛印禅师听罢，马上做出了回复。只见佛印不慌不忙地说道："从诗言来看，你的修养已经很高，既然早就'八风吹不动'，怎么又会一屁打过江？"东坡一听，竟噤若寒蝉，无言以对，半天没回过神来，心中暗叹，自己的修养还差得远，更不及佛印禅师。

所谓八风，是人们对来自社会的各种评判性信息、各种褒贬性行为的高度概括。所谓"八风吹不动"，是指一个人在外界的各种刺激面前，能够冷静应对，不为所动。如果完全、彻底地做到这般境地，那么，他就是一个独善其身、顶天立地的人。

具体说来，八风就是外人对自己的八种态度。这八种态度分别简称为：赞、讽、毁、誉、利、衰、苦、乐。

1. 赞

即称赞说好。人前人后为你宣扬，随时随地对你表示拥护爱戴，给你赞美，给你欢喜，取悦于你，让你高兴与快乐。

2. 讽

即冷嘲热讽。对你表示厌恶与嫌弃，进行挖苦、嘲弄和讥讽，或无中生有，或添油加醋，人前人后，说长论短，让你生气，让你烦恼。

3. 毁

即诽谤中伤。流言蜚语，空穴来风，把你的为人说得一无是处、一钱不值，损毁你的名誉、信用，给你打击，给你阻难，使你颜面扫地、蒙受损失。

4. 誉

即歌功颂德。诉说你的功德，赞扬你的贡献，夸你是菩萨心肠，称你是圣贤再世，常常当众给你捧场，让你满面春风、洋洋得意。

5. 利

即给予利益。按你所需，投其所好，金钱美女、喜好物品，有的当供养送来，有的作礼品赠到，给你好处，给你实惠，让你受益，让你获利。

6. 衰

即减少所有，损坏所得。让你将成的事业功亏一篑，让你已有的资金信用忽然失去，给你贫困，给你衰减。

7. 苦

即身遭伤害，心增烦恼。让恶的因缘困扰你的生活，恶的心境折磨你的身心，给你带来艰难困苦，让你身心疲惫、苦不堪言。

8. 乐

即随心所欲，舒适安乐。给你物资上的享受、感情上的满足，让你欢欣愉悦，乐不思蜀。

以上所谓"八风"，也被称作"四顺四逆"。它就好像是人世间的八种境界风，随时在吹拂撼动人的身心。一般说来，当人们幸遇顺境的时候，就会欢欣鼓舞；当人们遭遇逆境的时候，就会烦恼惆怅。起因都是被这八种境界风所左右！人若是为"赞誉"而陶醉，人的品格修养就会在"赞誉"里损伤；人若是为"讽毁"而动心，人的事业成就就会败在"讽毁"的手中；人若是为"利乐"而迷恋，人的形象尊严就会被"利乐"所葬送；人若是为"衰苦"而屈服，人的理想意志就会被"衰苦"所击溃。

从苏东坡的"八风吹不动，端坐紫金莲"，到郑板桥的"咬定青山不放松……任尔东南西北风"，再到毛泽东的"不管风吹浪打，胜似闲庭信步"，都是叫人"任凭风浪起，稳坐钓鱼台"，不受诱惑，不受干扰，严守自己品格操守的防线。这是做人之道，更是养生之道。

第四章　养生先养气

早在第一章我们就谈到，养生必须做到"养德、养心、养身三同时"。关于"养德"和"养心"，前面的两章已经谈过。从这一章开始，我们开始探讨"三同时"所剩下的"养身"。本章要谈的是"养身先养气"，或称"养生先养气"。

第一节　养生先养气的由来

对于身体的养护，涉及到生命的方方面面，需要分清轻重缓急。养身先自养气始，乃是智者的选择。为了明晰内含的玄机，就需要先对人的生命之载体——身体，有一个概括的了解。

人，包括身体和心灵两个部分。人在《现代汉语词典》中的解释是："能制造工具，并能熟练使用工具进行劳动的高等动物。"

在生物学上，人属于真核域→动物界→脊索动物门→脊椎动物亚门→哺乳纲→灵长目→人科→人属→智人种。所谓智人，意指人是智慧的人种。人与其他灵长类动物的区别在于，人有能够直立行走的身体、高度发展的大脑，以及由高度发展的大脑而来的推理与语言能力。

在生物学中，人处于生物进化的最顶端，是地球生态系统中最高等的动物，因此，人体的功能与构造最为复杂。

现代人体解剖学证实，构成人体的基本功能单位是细胞。细胞是由细胞膜、细胞质和细胞核三部分组成的，细胞间质存在于细胞与细胞之间，对细胞起着支持、保护、联结和营养的作用。一个正常成人的细胞约有60万亿个。众多形态相似、功能相近的细胞组合而成的细胞群体叫作组织。构成人体的组织有上皮组织、结缔组织、肌肉组织和神经组织四种类型。以一种组织为主体，几种组织有机地结合在一起，可以形成具有一定形态、结构和功能的器官，构成人体的器官共有一百多个，譬如包覆人体全身的皮肤，就是人身上最大的器官。一系列执行某种同一功能的器官有机地联系在一起，就形成了具有特定功能的系统。构成人体的系统共有下述的八个。

1. 运动系统

由骨、关节和骨骼肌组成，构成坚挺的骨支架，赋予人体基本形态。骨骼支持体重、保护内脏。骨骼肌附着于骨，在神经系统支配下，以关节为支点产生运动。成人有206块骨，可分为颅骨、躯干骨和四肢骨。

2. 神经系统

包括中枢部分的脑与脊髓和遍布全身的周围神经，以及作为特殊感受装置的感觉器官。它们感受人体内外环境的各种刺激，并产生适当的应答。

3. 呼吸系统

由鼻、喉、气管及肺组成，是人体的气体交换之所。主要为人体提供氧气，并排出二氧化碳。

4. 循环系统

又称心血管系统，由心脏、血管及血液组成。功能是为全身组织器官提供营养物质并运输代谢产物。

5. 消化系统

由口腔、咽、食管、胃、小肠、大肠、肛门、肝、胆、胰等组成。功能为消化食物，吸收营养，排出消化吸收后的食物残渣。

6. 泌尿系统

由肾脏、输尿管、膀胱及尿道组成，主要负责排除机体内溶于水的代谢产物。

7. 生殖系统

具有繁衍之功能，产生生殖细胞并形成新个体以延续种族。男性生殖系统由生殖腺/睾丸、输精管、射精管、精囊、前列腺、阴茎等组成。女性生殖系统由生殖腺/卵巢、输卵管、子宫、阴道等组成。

8. 内分泌系统

由身体不同部位和不同构造的内分泌腺和内分泌组织构成，其对机体的新陈代谢、生长发育和生殖活动等进行体液调节。

构成人体的各个系统，既具有本身独特的形态、结构和功能，又在神经系统的统一支配和神经、体液的调节下，相互联系，相互制约，协同配合，共同完成统一的整体活动和高级的意识活动，以实现与瞬息万变的内外环境的高度统一。

伴随现代科学技术的高速发展，现今的生命科学也在不断地向纵深延伸。由肉眼观察到显微镜，由普通的光学显微镜再到高分辨率的电子显微镜，人体的剖分由器官到组织，再到细胞、亚细胞，现在已经细化到了基因、分子一级。从新材料、新设备到精细至微的手术，从器官置换到干细胞移植，现代医学在救死扶伤方面大显身手、屡建奇功，可谓令人瞠目结舌、赞叹不已。然而，人的生命是一个活生生的整体。养生所追求的最高境界，是"不战而屈人之兵"，即"不治已病治未病"。因此，养生就是养命，养命就不同于救命，即使现代医学的高精尖手术能给人植入长寿基因，也未必能让人益寿延年的欲望如愿以偿！

祖国传统文化对人体的认识，是以"天人合一"的整体观为基础的。其基本理论认为，人体是一个有机的整体，人体的生理机能，对自然界的一般变化，是能相适应的。人体的结构，可以大略地分为脏腑、经络和气血津液三部分。五脏六腑是人体生命活动的中心。遍及全身的经络是运行气血、传递生命信息的"高速公路"。由脏腑活动生成的气血津液是人体进行生理活动的物质基础。气，是不断运动着的、维持人体生命活力的物质精微。血，是心血和气血的总和。津液，是机体内部一切水液的总和。气血津液的阴阳属性不同。气具有推动、温煦等作用，属于阳。血和津液，具有濡养、滋润等作用，属于阴。气血津液的生成，及其在机体内的新陈代谢，都依赖于脏腑、经络等器官、组织的生理活动。而这些组织器官进行生理活动，又必须依靠气的推动、温煦，以及血和津液的滋润、濡养。因此，无论是在生理的还是在病理的状况下，气血津液与脏腑、经络三者之间，始终存在着相互依存的密切联系。此外，构成人体并维持人体生命活动的基本物质还有"精"。"精"的含义有广义和狭义之分。广义之"精"，泛指构成人体的一切精微物质，不仅包括气血津液和从饮食得来的营养物质，而且还包括筋脉骨肉皮毛和脏腑的实质。狭义之"精"，则指肾中所藏之精，这种精与人体的生长、发育和生殖都有直接的关系。气、血、津液与精，均为构成人体和维持人体生命活动的基本物质，它们在生理上相互依存、相互制约、相互为用，病理上相互影响、互为因果。

佛家有云："天有三宝——日月星，地有三宝——水火风，人有三宝——精气神。"

"人身三宝——精、气、神"，意思是说，对于人的生命来讲，精、气、神是最为重要的。但从三者之间的关系来看，它们对生命养护的重要程度，依然存在着很大的差别。千古名方——补中益气汤的发明人，是金元时期的医学大家李东垣。李东垣在其著作《脾胃论·省言箴》篇中明确指出："气乃神之祖，精乃气之子，气者精神之根蒂也，大矣哉！积气以成精，积精以全神，必清必静，御之以道，可以为天人矣。"这句话的前半段告诉我们，"气乃神之祖，精乃气之子"，精与神要赖气而生，故气为精与神的生化之根，精、气、神三者之间是以气为首的。因此，站在养身这个层面，养气即为养生的根本。这句话的后半段告诉我们，"积气以成精，积精以全神……可以为天人"，翻译成白话就是，通过养气能成为天人。这里的所谓天人，就是医家所追求的真人，即修真得道之人，或者我们平时说的养生水平最高之人。究其原因，是他能够正确掌握和运用精、气、神三者之间的关系，用自己的真元之气修炼成精，又使精逐渐积累起来，达到人的主宰——神的健全，若再能使神志清静，并控制神不外弛，这样就成为修真得道之人。

此外，在中医文献《难经·八难》中说："气者，人之根本也"。在养生名著之一的《养生肤语》里亦云："人生天地间，虽可见者——形，所以能长久者——气。"从这一论断中，我们可以进一步领悟到，气是人体生命活动的根本，直接关系着人体的健康与长寿。以至于后来，我国明代著名的医学家张景岳就直截了当地向人们道明："夫生化之道，以气为本，天地万物，莫不由之……人之有生，全赖此气。"

"人之有生，全赖此气"！这就更为清楚告诉我们，气是人体生命的动力和根本，对于人的生命活动，对于人体的盛衰寿夭，具有极为重大的决定性意义。俗话说："人争一口气，神争一炉香。"人有气才能活，才有命。气机旺盛、平衡、畅达，是人体生机勃发、身心安康的决定性条件。气若调顺长存，人必健康长寿。气若损耗殆尽，生命就将告终。人们习惯上将死亡称之为"咽气"或"断气"，就是这个道理。因此，我们要想养好身体，必须从养气开始。此即"养生先养气"的由来。

第二节　气的认识论

一、气的概念

气的概念，来源于东方的古典哲学。我们的先哲认为，气是构成世界最基本的物质，宇宙间的一切事物，都是气的运动与变化的结果。

"气"有着气体的流动特性。在中医学中，首先，气用来泛指一切无形的物质。如外感六淫、时疫、瘴疠及其他致病因子，就称为邪气；饮食获得的营养，就称为谷气；吸入的含氧空气，就叫作清气；胃肠道内产生、经肛门排出的气体，就称为矢气等等。第二，气用来专指人体内构成生命的"能量"，这种能量会流动而遍布全身，以维持人体的生命活动。我们在本章养生先养气中所说的气，就是这层含义。

气是人体生命活动的根本和动力。宋代名著《圣济总录》提出："万物壮老，由气盛衰"的观点，并认为"人之有形也，因气而荣，因气而病"。气是构成人体及维持人体生命活动的基本物质，并由此形成了人体脏腑及经络的生理功能。位列金元四大家之首的金朝名医刘完素还特别强调养气对防病延年的重大意义。他说："故人受天地之气，以化生性命者，是以形者生之舍也，气者生之元也，神者生之制也。形以气充，气耗形病，神依气立，气纳神存。"这就十分清楚地指明，气的强弱决定了人体的盛衰、寿夭，它充满全身，运行不息，乃是人体生命的动力和根本，关系着人体的健康与长寿。

二、气的生成

人体之气有两个来源。第一，来自父精母血，通过遗传得来的"气"，这称为"先天之精气"。第二，来自后天呼吸和饮食的摄入，包括空气、食物及水。来自大气的含氧空气称为"清气"，来自食物和水的营养物质称为"水谷之精气"。这两种气作为原料，并通过以下脏腑的加工及转化而形成人体之气。

首先，肾会将先天之精气往上输送，并与脾化生的水谷之气结合，然后这气会继续向上，与肺所吸入的清气结合而化为人体之气。

由此可知，饮食、呼吸是保持身体健康的极为重要的因素，健康的生活方式，特别是健康的饮食习惯对于养气非常重要。因为只有透过健康的饮食，我们才可从饮水、食物中获取最宝贵的精微物质，以化生人体之气。

三、气的功能

1. 推动作用

风是自然界的高度活跃之气。就如风推动了帆船及转动风车一样，气是人体重要的能量，对机体的各种功能具有推动作用。气能激发人体的生长发育，促进人体脏腑、经络及组织的生理功能。此外，气能促进血的生成及循环，以及津液的代谢。人体若出现气虚的情况，气的推动作用便会减弱，生长发育就会变得迟缓，而脏腑、经络的生理功能也会因此而减弱，血与津液的生成亦会出现不足，从而给人带来一连串的健康问题。

2. 温煦作用

在自然界中，气态较液态更能含有较多的热能。同样，人体中的气亦有像热能般的温煦作用。作为身体热力之源，气为身体提供温暖，保持了人体体温的正常与稳定。若是气虚，便会引起体温下降、恶寒怕冷及手足不温等阳虚症状。

3. 防御作用

人体的致病因素众多，其中之一为外邪的侵袭。外邪是导致人体发病的外界环境因素，它们分别为风、寒、暑、湿、燥、火六淫和时疫、瘴疠。气能通过抵御外邪，来保护人体的健康。气对外邪的防御功能，可以理解为人体自身免疫功能的一个重要组成部分。

4. 固摄作用

固摄有统摄、控制及固定的意思。气的固摄作用表现为对身体形态及脏腑的巩固，并让身体内的组织、器官维持于正确及应有的方位。气使血液运行于脉管之中，防止其逸出脉外。这些气亦控制了汗液、尿液及唾液的分泌及排泄，防止津液流失。还有，气能固藏精子，防止其遗泄，并有固定脏腑器官的位置及防止位移、下垂的作用。若是气虚，气的固摄功能便会减弱，引致出血、多汗、尿频、早泄、胃下垂之类的健康问题。

5. 气化作用

气化是指在气的作用下，人体内所发生的各种变化。透过气化作用，气能将身体的物质相互转化，转化为气或其他精微物质。例如，食物经过气化作用后，会化为水谷精微，然后转化为气及血。同样地，食物残渣经过气化作用后，亦会化为尿液及粪便，排出体外。整体地说，气对机体精微物质的转化及代谢有着重要的作用。

综上所述，气对于人体的生命活动是十分重要的。要想延年益寿，就必须注意养护、调补人体之气。

四、气的运动

气透过不同的运动进行各种功能。气的运动在中医理论上称为"气机"。气的种类不同，其运动形式也不同。气的基本运动形式有四种，分别为升、降、出、入。气的正常运行非常重要，若是一旦停止，人的生命亦会终止。

不同的脏腑之气，各有其独特的运动态势。例如，脾气有向上升的特性，会将水谷精微向上输送，这一功能称为"升清"；而胃气则有向下降的特性，将食物残渣往下输送，这一功能称为"降浊"。有些脏腑之气并不只限于一种运动形式。譬如肺气，就是升降出入四种均具，在呼气时为"出"，在吸气时为"入"，在宣发时为"升"，在肃降时为"降"。

气的各种运动形式必须相互协调与平衡，做到升与降的运动相协调，出与入的方向相平衡。这种运动形态的协调平衡，对保障组织、器官、脏腑及经络的正常生理活动非常重要。倘若人体内的气机失调，就会出现各种健康问题。如肺气的下降运动受阻，就会出现咳嗽，中医称之为"肺气不降"。再如胃气上逆，就会引起反酸嗳气、恶心呕吐等问题。

五、气的种类

由于气的来源不同、分布各异，其功能表现也不尽相同。气可以按照功能、特性及运动形式的不同，分为不同的类别，赋予不同的名称。它们分别为元气、宗气、营气及卫气。

1. 元气

元气是人体最重要、最原本的气，所以又叫"原气"。元气乃属先天性的物质，它先由肾所藏的先天之精化生，之后又依赖脾胃化生的后天之精所充养。元气发于肾间之命门，并通过三焦循行全身，内至五脏六腑，外达肌肤腠理。元气是人体所有生命活动的原动力，除了促进人的生长和发育，还负责维持组织、脏腑及经络的功能。

《黄帝内经》明确指出："气聚则生，气壮则康、气衰则弱，气散则亡。"若人体的元气充足，则脏腑功能强盛，抗病力强，身体强壮而少病。反之，因先天禀赋不足，或因后天久病劳损，则会出现元气虚衰，而导致诸病丛生。平时，人们所说的"元气大衰""元气已去"，即说明病情相当严重，因为是人的根本之气受到了伤害。

2. 宗气

宗气，有诸气之始祖、祖宗之含义。宗气来源于清气和谷气。体外的自然之气，即含氧的空气，是谓"清气"，由鼻吸进，然后入肺。体内的水谷精微，即从饮食得到的营养物质，是谓"谷气"，由脾化生，上输于肺。两气结合，称为"宗气"。宗气上出喉鼻以行呼吸，下贯心脉，随血流输布全身，成为人体新陈代谢和生命活动的根本能量。宗气主要聚集于胸中，促进肺的呼吸运动，并控制着语言及声音的强弱。因此，人的呼吸及话语、声音的强弱均与宗气的盛衰密切相关。又由于宗气贯注于心脉，推动及调节心脏的搏动以及血气的运行，所以，气血的运行、肢体的寒温和活动能力均与宗气有关。

3. 营气

营气是具有营养作用的气，它经常在脉中（血管中）运行，与血有着密切关系，由于营气与血常一起运行于脉中，故亦有"营血"的统称。营气主要由脾胃运化的水谷精微所化生，它从中焦开始，经肺进入血脉，周流全身。营气有阴的特性，能将气转化为物质，注入于脉中，使营气成为血液的组成部分，并促进了血液的化生。营气亦会为全身的生理活动提供营养。

4. 卫气

卫气是负责保卫及抵抗外邪的气，它可以被理解为身体免疫系统的一部分，能保卫身体免受疾病的侵袭。与营气阴的属性相比，卫气属阳，并有较多的功能性特质。

卫气与营气一样，都由脾胃运化的水谷精微所生成，但它们循行的位置却不同，营气行于脉中，卫气行于脉外。营气主要散布于横膈膜及胸腹内，而卫气则在体外循行于皮肤之中。一方面，卫气保卫了身体并抵御外邪的入侵，另一方面，它调节及控制汗孔的开合与汗液的排泄，以及为脏腑、肌肉及皮毛提供温养作用。若卫气虚，可见皮肤干枯、毛发失泽，或易感风寒，或表虚自汗、津液自泄。

营气及卫气同出一源，各行于脉中与脉外，透过营气（阴）及卫气（阳）功能协调，身体维持了健康的发汗、恒温及免疫功能。

气之于机体，属于整体作用的主要有以上四种。如就局部而言，则人体的各个脏腑又各有其气，另外还有经络之气等。为了进一步了解它们各自具有的功能，我们将在后面，专题进行探究。

但需特别强调的是，不管是具整体作用的气，还是作用于局部的气，他们均为互相资生、互相联系、密不可分的整体，且其总的生成，都是以胃气为根本。就如张景岳所说："盖胃气者，正气也，犹言人之正气，即由于胃气之所出。"

六、气的概念辨析

在中医学、养生学的书籍中，在医学大师、专家学者的健康讲座上，人们经常会见到、听到关于气的论述和解说。由于气的名称、叫法众多，因而很容易产生歧义、误解和混淆。为了避免此类情况的发生，我们把最常用的称谓再作一些介绍和辨析。

1. 真气

真气为人体生命活动的原动力，由先天之气和后天之气结合而成。真气实际就是人体的元气。在道家的养生典籍中，将修炼"性命双修"功法的所得之气，亦称为真气。真气的称谓出自《黄帝内经》，共有四处，各有所指。

（1）指真元之气

《素问·上古天真论》中说："恬淡虚无，真气从之。"

（2）指经脉之气

《素问·离合真邪论》中说："真气者，经气也。"又："候邪不审，大气已过，泻之则真气脱，脱则不复。"

（3）指正气

《灵枢·邪客》中说："如是者，邪气得去，真气坚固，是谓因天之序。"

（4）指肾气

《素问·评热病论》中说："真气上逆，故口苦舌干，卧不得正偃，正偃则咳出清水也。"

2. 正气

正气同真气一样，同指人体内的元气，即人体的防御、抵抗和再生、自愈的功能。当相对于邪气时，就称为"正气"。

在《黄帝内经》中，有一句十分精辟的断语，叫作："正气存内，邪不可干"（《素问·刺法论》），书中又说："邪不能独伤人"（《灵枢·百病始生论》），"邪之所凑，其气必虚"（《素问·评热论》）。

正气的反义词叫：邪气。邪气是与人体正气相对而言，泛指各种致病因素，诸如风寒暑湿燥火之外邪六淫、时疫、瘴疠，以及潮热、食积、痰饮等，均为邪气。

正气的强弱反映了人体对外邪、内患的防御和抵抗能力。人体若正气旺盛，则抵御力强大，就不会受到病邪的侵害。反之，则容易中邪发病。

早在两千多年前，古希腊名医波西克拉底就十分明精辟地指出："病人的本能就是病人的医生，医生是来帮助病人恢复本能的。"大家知道，人与生俱来的本能很多，而波氏在这里所说的本能，就特指人的免疫抵抗力，也就是人的正气。当人体招致病邪时，体内将会发生"正邪相搏"的激烈斗争，双方的力量对比将决定较量的结果。如若正气虚、邪气盛，以致正不胜邪，人体就会发病。此时若能及时就医，打针吃药，就可以扶助我们体内的正气，借以帮助我们战胜病邪，重获健康。

正气和元气都是人体内的真气，只是由于对应的视角不同，所以才有不同的叫法，其实本来就是一回事。

3．阳气

阳气是与阴气相对应时的称谓。就人体组织器官的形态实质与生理功能而言，阴气是指形质，阳气是指功能。就人体脏腑的生理功能而言，阴气是指五脏之气，阳气是指六腑之气。就营卫之气来说，阴气是指营气，阳气是指卫气。就运动的方向和性质来说，凡行于内里的、向下的、抑制的、减弱的、重浊的即为阴气；凡行于外表的、向上的、亢盛的、增强的、轻清的则为阳气。

在《黄帝内经》的《素问·生气通天论》中说："阳气者，若天与日，失其所，则折寿而不彰"，"阳气者，精则养神，柔则养筋"。

人体阳气的来源有二。一为先天性，秉承父母，即父精母血。二为后天性，主要从呼吸、饮食中吸收的清气和水谷精气转化而来。而人正常的机体运转，以及学习、工作、运动、性生活、情绪波动、适应气温变化、修复创伤等生命活动，都需要消耗阳气。

阳气是人体物质代谢和生理功能的原动力，是人体生殖、生长、发育、衰老和死亡的决定因素。人的正常生存需要阳气支持，所谓"得阳者生，失阳者亡"，"阳气"越充足，人体就越强壮；阳气不足，人就会生病；阳气完全耗尽，人就会死亡。阳气具有温养全身组织、维持脏腑功能的作用。阳气虚就会出现生理活动减弱和衰退，身体的御寒能力也会随之下降。随着年龄的增长，人的阳气会逐渐亏耗。所以，《黄帝内经》中说："人到四十，阳气不足，损与日至。"

保护阳气和阴精，是中医养生学的一条重要原则。人之生长壮老，皆由阳气为之主。精血津液之生成，皆由阳气为之化。所以，养生必须养阳气。但善养生者，又必须保护其阴精。因为精盈则气盛，气盛则神全，神全则身健。

4．精气

精气是人体精与气的统称。精气的称谓出自《黄帝内经》，共有8处，各有所指。

（1）指生殖之精

《素问·上古天真论》："二八，肾气盛，天癸至，精气溢泄，阴阳和，故能有子。"又云："此虽有子，男不过尽八八，女不过尽七七，而天地之精气皆竭矣。"

（2）构成生命和维持生命的基本物质和功能体现

《素问·生气通天论》："阴平阳秘，精神乃治，阴阳离绝，精气乃绝。"

（3）水谷之精微

《素问·奇病论》："夫五味入口，藏于胃，脾为之行其精气。"《素问·经脉别论》："饮入于胃，游溢精气，上输于脾。"

（4）指五脏之气

《素问·宣明五气篇》："五精所并，精气并于心则喜，并于肺则悲。"

（5）精和气的合称

《素问·调经论》："人有精气津液，四支九窍，五脏十六部，三百六十五节，乃生百病。"

（6）指日月星辰

《素问·五运行大论》："虚者，所以列应天之精气也。"

（7）精阳之气

《素问·奇病论》："其母有所大惊，气上而不下，精气并居，故令子发为颠疾也。"后来，王冰为之作注："精气，谓精阳之气也。"

（8）指正气

《素问·通评虚实论》："邪气盛则实，精气夺则虚。"《素问·调经论》："按摩勿释，出针视之，曰我将深之，适人必革，精气自伏，邪气散乱。"

第三节　脏腑之气

人体脏腑由五脏、六腑和奇恒之腑共同组成。所谓脏腑之气，即是它们各自的生理功能。

一、五脏

五脏，是心、肺、脾、肝、肾的合称。五脏的生理功能，有其共同点，主要体现在以下两个方面：

一是五脏都与精神活动有关。如《黄帝内经》中所说："五脏者，所以藏精神血气魂魄也。"这就是说，心、肺、脾、肝、肾五脏都与精神活动有密切的关系。这里所说的"精、神、血、气、魂、魄"，即代表着不同的精神活动，并分别归属于五脏："心藏神、肺藏魄、脾藏意、肝藏魂、肾藏志。"

二是五脏都与面部五官有关。如《黄帝内经》中所说："鼻者，肺之官也。目者，肝之官也。口唇者，脾之官也。舌者，心之官也。耳者，肾之官也。"

五脏各自的生理功能差异很大，下面分别作以说明。

1. 心

心即心脏。在祖国医学中，心被称为"君主之官"。君主者，至高无上是也。显然，心的功能特别强大。

（1）心主血脉，其华在面

血即血液，具有营养全身的功用。脉即血管，是血液循环的管道。在生理上，心脉相连。血液能在由动脉、静脉和毛细血管组成的循环系统内川流不息，循环往复，其运行的动力来自心脏的舒缩跳动，即心气的推动。因此，中医文献有"气为血之帅""气行血亦行"的说法。并且，一个人心气的盛衰强弱、血液的盈亏多少，也都可以从其颜面、气色，以及手腕动脉的脉象上反映出来。如果人的心气充足、血液丰盈、心脏鼓动有力、血运循环畅通，则人的手腕脉象就会均匀、平和、充实，人的颜面气色就会红润、光泽、有神。反之，假若人的心气不足，血液亏损，推动无力，血行不畅，则人的脉象就会沉细微弱，人的面色就会晄白无光。倘若心血瘀阻，则人的面色还会晦暗青紫、呈现明显的病态。所以说：心主血脉，其华在面。

（2）心开窍于舌

"舌为心之苗"，"舌为心之外候"，是说心与舌的关系极为密切。心的病症，往往从舌的活动及颜色上反映出来。例如，血虚时舌质淡白；血热时舌质红绛；心火上炎时舌尖红赤，或舌体糜烂；血瘀内阻时舌质紫暗；邪入心包或痰阻心窍时，舌强而言语不利等。故有"心开窍于舌"的说法。

（3）心主神志

神志，是指人的精神意识、思维活动。在古代，人们没有认识到人脑的存在和功能活动，因而把一切精神意识、思维活动都归之于心。孟子就曾说过："心之官则思"。中医文献称："心主神明"。神明即神志。如心悸、惊恐等症候，多属心阳不足；失眠、健忘等症候，多属心阴不足；发狂、哭笑不休等症候，多属心阳偏亢；神昏谵妄、舌强不语等症候，多属邪入心包或痰阻心窍。

根据现代医学的研究成果，所谓"主神志"，应是人脑的功能。因此，这时的"心"，应是人的大脑。

（4）心主汗

人的汗液分泌与心的功能具有十分密切的关系，因此，人们认为："汗乃心之液"。当人的精神过度紧张、情绪过于激愤时，汗液分泌便会骤然增加。反过来，汗出过度也会影响心的功能。当心阳不足，腠理不固时，即可出现"自汗"或大汗淋漓。当人入睡后，阳当内守，如果心阴不足，则阳无所附，汗则随阳外泄，便可出现"盗汗"。所谓"心主汗"的说法即是由此而来。

【附】心包的功能

心包是心脏的外膜，附有脉络，是气血通行的路径，故通常称为"心包络"。它的作用主要是作为心的外卫，护卫心不致直接受邪。当热邪侵袭人体后，影响心的正常功能，出现神昏、谵语等脑神经症状，辨证上认为是"邪入心包"。除了血液和汗液的变化外，心与心包的病症，没有大的区别，只不过是邪之深浅、病之轻重不同而已。

2. 肝

肝在祖国医学中被称为"将军之官"，其功能之显要可想而知。

（1）肝藏血

所谓肝藏血，说的是肝脏对血液的贮藏和对血量的调节功能。人体各部器官组织的血液，保持相对的恒量。在休息、睡眠时，需血量减少，一部分血液就贮藏在肝脏内。当劳作或失血时，需血量增加，肝就排放出所需的血量来满足和适应机体的需要。中医文献称："人卧则血归于肝。"说的就是肝脏对血液的贮藏和血量的调节功能。中医文献又称："怒则伤肝。"是说人若生气，就会严重影响肝的藏血功能，使人血涌上脸，面红耳赤，甚至吐血、咯血。

（2）肝主疏泄

中医文献称："肝为刚脏"，"肝主疏泄，性喜条达"。所谓刚脏，即为刚强之脏，表示对精神情绪的变化冲动很敏感，易生肝火。所谓疏泄、条达，就是舒畅通达、没有阻碍的意思，表示肝脏喜好人的精神舒畅、情绪安定。肝的这种功能，中医称之为肝气。它与人的情志变化、生理活动、血液的循环、胃肠的消化吸收、毒物的化解、代谢废物的排泄、肢体的运动、妇女的月经周期等，都有着十分密切的关系。如精神舒畅、情绪稳定，人就会肝气调和，一切生理机能都能保持正常。如精神抑郁、情绪激奋，肝气就会失去疏泄的作用，人便会出现烦躁、胸闷、肋痛、情绪低落抑郁的"肝气郁结"，或者导致头昏、头痛、情绪冲动暴躁的"肝阳上亢"等病证。

（3）肝开窍于目

肝与眼睛有着极为密切的关系。肝的精气上注于目，两眼的视力依靠肝血的濡养。当肝脏发生病变，肝功能受到损伤，往往可以从双眼上反映出来，所以有"肝开窍于目"之说。如果肝的阴血不足，则人的视力减退，两眼干涩，视物不清。如果肝火上炎，则两眼疼痛红肿。如果肝胆湿热，则酿成黄疸，双目泛黄。再如老年人，由于肝的精血渐衰，常会出现视力减退，人称"老眼昏花"。因此，在治疗眼病时，常需从肝入手，才能从根上治起，取得好的疗效，达到标本兼治的目的。

（4）肝主筋

附着于人体骨关节的肌腱，中医称之为筋。筋具有维持肢体运动和实现关节伸、展、曲、旋等活动的功能。筋要维持这些正常的功能，必须能得到肝血的濡养。如果出现手足抽搐、痉挛，或躯体出现角弓反张等症候，这就不仅只是筋的病变，而且也是肝的病变。对此，中医称之为"肝风内动"。再如身体虚弱的老年人，或年轻人患病之后，由于肝阴不足或肝血亏损，常会出现肢体麻木、行动迟缓，或手足拘挛不展的症候，中医认为是"血不荣筋"的缘故。所以有"肝主筋"之说。

肝主筋的筋，还有另一种解释，是专指男性的外生殖器。男性阳痿，中医称为"筋痿不起"，即是这一含义。

3．脾

脾在祖国医学中被称为"仓廪之官"。脾以升为和，喜燥恶湿。脾脏有病，则运化失职，血不归经。

（1）脾主运化

对于食物的消化与吸收，胃只能"腐熟水谷"，起到初步的消化作用，而其中最主要的工作，还需依靠脾的运化作用才能完成。故称为"脾主运化"。由于脾的运化作用，才能将营养物质输送到全身各组织，以维持人体的正常生命活动。如果脾气虚弱，或者饮食不足、过量、失衡，就会造成脾的运化功能失常，出现营养物质不能输布全身各部组织，产生营养不良或营养失衡的疾患，或者出现食物停留而成积滞，引起咳喘、胀肚、腹泻、水肿、肥胖等病症。中医称之为"脾失健运"。同时，由于脾具有消化食物和向全身输送营养物质和水液的功能，对维持人体的生命活动和生理功能具有举足轻重的作用，因此，中医认为："脾为后天之本"。

（2）脾主统血

所谓统血，是指脾吸收营养、生化血液的功能，并能统摄全身血液，使之在血管内正常循环运行，不致于溢出血管之外。中医认为，人的血液是由脾摄取食物中的营养物质化生而来的。脾的运化功能强健，能将营养物质源源不断地输送入血，血液才能充足，脏腑功能才能正常。如果脾气虚弱，不但吸收营养的功能减退，血液的生化来源匮乏，导致血量不足，出现缺血，而且还会出现各种出血，如崩漏、便血、月经过多等"脾不统血"的病症。所以说，"脾统血"。

（3）脾主肌肉、四肢

脾主肌肉，是说肌肉所以能维持正常的状态，全靠血液的滋养，如果脾的功能正常，营养均衡充足，人的肌肉就会丰满强健。反之，如果脾气虚弱功能减退，出现营养吸收障碍，就会导致肌肉萎缩、人体消瘦的现象。同时，脾主肌肉，还包括内脏器官的肌肉。如果脾气虚弱，还会导致某些内脏器官的肌肉举升无力、弛缓下垂，出现脱肛、胃下垂、子宫下垂及其他内脏器官下垂等。故中医文献称，"脾主一身之肌肉"。所谓"脾主四肢"，是由于四肢的运动，有赖于肌肉的伸缩。肌肉强健，四肢才能活动自如、强劲有力。如果脾的功能失调，则营养不良，肌肉萎削，四肢也就活动不灵，动作无力，故有"脾虚则四肢不用"之说。

4．肺

肺在祖国医学中被称为"相傅之官"。肺为娇脏，位居胸腔，职司呼吸，外邪侵袭，多先犯肺。

（1）肺主气

气，乃是人体赖以维持生命活动的重要物质。中医所称之气，是指来源于体外的自然之气和体内吸收生化的水谷精微。体外的自然之气，由肺吸入，体内的水谷精微，由脾上输于肺。两气结合，称为宗气。

宗气，上出于喉，以行呼吸，下贯心脉，输布全身。故"肺主气"的含义，不仅是指肺的呼吸功能，而且还与人的吸收、排泄、分解、合成等诸项功能有关。当肺气虚弱或病邪犯肺，以致肺气失于宣通时，均可产生"气"的病变，使人出现喉痒、咳嗽、气促、喘逆、胸肋胀满等症候，严重的还可导致其他脏器也出现功能失常。如果肺的功能减退，发生严重的呼吸障碍，人体可以出现全身机能紊乱和功能衰竭的危象。

（2）肺主宣发、肃降和通调水道

所谓"宣发"，即宣通、发散之意，是指肺把人体新陈代谢所必需的营养物质布散全身，并保持呼吸气道的通畅。所谓"肃降"，肃为肃清，降指下降，肃降的意思即为肺气宜清宜降。例如风寒犯肺，若肺气不宣，则喉痒、咳嗽；若肺气不降，则咳逆而喘。所谓"通调水道"，是指对体液流通、汗液蒸发和尿液排泄的调节。中医认为，人体内水液的运行主要依靠肺气的肃降、通调，以及脾气的转输、肾气的开阖。如果外邪犯肺，肺气不降，失去通调水道的作用，水液输布和排泄出现障碍，即可形成水肿。故中医文献称："肺为水之上源"。

（3）肺开窍于鼻

鼻腔是呼吸的主要通道，为肺之外窍，又具有嗅觉的功能，乃五官中的要员。肺气调和，则鼻腔通畅，呼吸顺利，嗅觉灵敏。如果肺气受损，就会影响到鼻腔。例如风寒袭肺，便会出现鼻塞、流涕；若肺热炽盛、痰火内阻，又会出现鼻翼煽动。所以，中医文献有"肺气通于鼻"的说法。

（4）肺主皮毛

皮毛，是指皮肤、汗毛，这里还包括汗液的分泌、皮脂腺的排泄和体温的调节等作用。当气候寒冷时，人体皮肤毛孔收缩，就很少出汗。当气候炎热时，人体皮肤毛孔开放，汗液分泌增加。人体皮肤毛孔对体温的调节功能，中医认为与肺有一定的关系，故称"肺主皮毛"。

在临床上，一般肺气虚的病员，由于皮肤汗毛孔对于气温变化的适应能力减弱，容易出汗、感冒。另一方面，当人体感受风寒病邪，出现发烧、无汗、气急、咳嗽时，经服用发汗药物，或针灸、推拿，即汗出热退，咳嗽气急也显著减轻，这也是根据肺主皮毛的理论开方论治的。

5. 肾

肾在祖国医学中被称为"作强之官"。肾是人体非常重要的器官，一向被誉为"水火之脏"，"真阴真阳所居之处"，更有人体"先天之本"的美称。由于肾的部位在腰，肾有病时，常会出现腰部酸痛的症候，所以，中医又有"肾为腰之子""腰为肾之府"的说法。

肾的功能很多，主要的有如下几个方面。

（1）肾主藏精

肾藏精，其含义有两层。一层是指五脏六腑之精，即饮食的精华，经脾胃的消化吸收和转输，贮藏于肾，以维持人体的生命活动。另一层是指肾脏本身所藏之精，此精乃为人类生殖交配、生长发育的基本物质。后者属于"先天之精"，前者属于"后天之精"，而"先天之精"又赖于"后天之精"的补充滋养；而饮食水谷之所以能化生为"后天之精"，又赖于"先天之精"的活动能力。

由于肾精包括繁衍生殖、生长发育和维持人体生命活动的所有营养物质，所以中医认为，肾乃人体"一身阴精之根本"。这既说明了肾精和五脏阴液的关系，又指明了肾精和肾阴的同一性质。

肾精，由脾胃水谷之气不断化生和滋养，而各脏腑的基本物质，如心阴、肝阴、肺阴、脾阴等，都由肾阴来补充。例如，心脏的功能活动，即心阳，需要心阴不断地供给，而被消耗了的心阴，又需要肾阴来补充。

（2）肾主命门之火

"命门之火"属于肾阳的范畴，是肾脏的主要功能活动。命门的主要功能可以概括为：一是生命活动的根本力量；二是推动人体生长发育的动力；三是具有促进生殖机能成熟的作用；四是具有推动体液合理输布的作用；五是具有推动血液内废物、毒物排泄的功能。比如心脏的跳动（属于心阳），不仅需要由脾胃吸收而来的营养物质（心阴）作为基础，还必须由命门之火（肾阳）的推动。倘若肾阳不足，"命门火衰"，在生长发育方面，便会出现智力障碍、发育不良或者早衰；在生殖机能方面，便会出现阳痿、性冷、不孕、月经不调；在泌尿排泄方面，便会出现水肿、尿毒症等。

（3）肾主水液

肾主水液，主要是指肾脏的泌尿功能。水液在人体内的输布和排泄的过程，包括脾的运化转输，肺的通调水道，膀胱的尿液排放，这主要依靠肾阳的推动。肾阳对水液的推动作用，中医学上称为"阳能化气"，俗称"气化"。假如命门火衰，肾阳不足，气化作用减弱，排泄功能就会出现障碍，水液便潴留在体内，小便明显减少，出现水肿、癃闭等症候。

（4）肾主骨、生髓、通于脑

中医文献称："脑者，髓之海，诸髓皆属于脑，故上至脑，下至尾骶，皆精髓升降之通路"，"肾主骨，骨生髓，髓通于脑，肾壮则脑健"。这就是说，肾能藏精，精能养骨，骨能生髓，髓聚为脑，肾壮必脑健，人就会精神充足，发育正常。假如肾精不充，人就会发育缓慢，动作无力，骨瘦软弱，甚至不能站立行走。根据这一理论，中医采用补肾壮骨之法，治疗再生障碍性贫血，获得成功，有力地证明了"肾主骨、骨生髓"这一理论的客观性。

中医文献又称："齿为骨之余"，是说牙齿的坚固与松落同肾气的盛衰有关。譬如：青壮年肾气丰，牙齿多坚固；老年人肾气衰，牙齿多松动脱落。由此可见，人体的齿、骨、髓、脑都与肾有关。

（5）肾开窍于二阴和耳，其华在发

肾为泌尿的器官，也是生殖机能的器官。如水肿、阳痿、遗精、早泄、五更泄泻，都与肾阳有关，所以称为"肾开窍于二阴"。二阴即指前阴——男女的外生殖器和后阴——肛门。临床上见到的耳聋、耳鸣证候，都与肾阴虚有关，所以又称为"肾开窍于耳"。人体头发的生长发育，也反映了肾阴充足与否。肾阴充足，头发乌黑、茂密而有光泽，肾阴虚弱，头发枯槁、变白而又稀疏、脱落，所以说，"其华在发"。

（6）肾主纳气

所谓肾主纳气，主要说明人的呼吸运动，虽然为肺所主，但当肾不纳气，或肾精不足时，也可直接对人的呼吸带来不利影响，导致呼吸困难或喘证。例如，老年人肾气亏损，纳气无力，就会出现呼得多、吸得少的气喘虚证。老年人常见到的肺气肿病例，就属于这一范围。治疗肾虚气喘，中医采用补肾之法，气功疗法采用呼吸导引、意守丹田之法，均获得了很好的效果，这都说明了肾主纳气确有治疗上的实际意义，所以，中医文献有"肺为气之主、肾为气之根"之说。

【附】脑的功能

祖国医学对脏腑功能的认识，经受了数千年医疗实践的检验，其科学上的合理性是不言而喻的。但是，由于社会发展和历史条件的限制，中医对人脑的认知却是肤浅的，而把人脑的功能统统归之于"心"，则更是有失偏颇。以致我们至今仍然沿袭这种习惯，把与脑有关的事件，常常用"心"来描述，如操心、费心、伤心、烦心、上心、安心，等等。现代医学把对人体生理的研究推向了纵深和微细，使我们对人脑的认识，提升到一个更为科学、更为全面、更为切合实际的新高度。

　　生物学家的研究证明，人类之所以能成为地球万物的主宰，全赖于人类具有高度复杂、高度智能化了的器官——脑，这为其他任何生物所不及。尤其是人的大脑皮层发展相当充分，大脑半球能够进行极为复杂的高级神经活动，如感知、记忆、分析、计算、理解、判断、思考、推演等等。此外，人脑的各个不同的部分尚有严格的分工，既各司其职，又相互配合。如人体的随意运动可由大脑支配，而小脑则随之掌管人体各部动作的协调，以及人体姿态的平衡。

　　人脑是调节机体、实现内外统一的最高司令部。粗略地划分，人脑可以分为大脑、小脑和脑干三个部分。脑干包括延髓、桥脑、中脑和间脑。脑干上接大脑，下接脊髓，后接小脑。从大脑到小脑、从大脑到脊髓的神经纤维均取道于脑干。脑干不仅是人体中枢神经的重要枢纽，而且还是众多神经核的发源地。间脑中的下丘脑部分就是交感神经和副交感神经的皮质下中枢，与体温、食欲、血管反应等多种生理功能有密切的关系。延髓则是呼吸、心跳、血压、血管运动等中枢的所在地。医学上把人的体温、血压、呼吸、脉搏称为生命体征。生命体征是人存活的标志。由于控制生命体征的神经中枢都在脑干，所以，如果脑干受到损伤、发生病变，生命体征就会变差，甚至完全消失，从而直接危及人的生命。

　　大脑由两个半球形结构组成，在两个半球之间有多种神经纤维相接。大脑每个半球主要控制对侧的肢体活动。左侧半球控制右侧手足，右侧半球控制左侧手足。某些特殊器官，如眼、耳、鼻、舌、膀胱等，则有双侧半球共同管理。这是因为此类器官高度分化、功能非常专一，双侧大脑都能掌控，可以避免一侧半球发生病变、受到损伤时，特殊器官的功能遭到破坏。大脑两侧半球从功能上看，是既对称又不对称。譬如语言中枢，大多在左侧半球。人写字、取物、做事，都习惯用右手。左侧大脑半球在言语、逻辑思维、分析判断，以及计算方面起决定作用。所以，左侧大脑病变时，除了右侧肢体偏瘫外，还可能会失语。右侧大脑半球有高级认识中枢，主要在音乐、美术、综合能力、空间和形状识别、短暂的视觉记忆，以及识别不同的面容等方面起决定作用。当然，大脑具有相互协同的整体功能，大脑皮质各部在整体功能的基础上各有其独特的作用。

　　目前，科学对人脑的认识还很不够，仅了解其20%左右的功能和分工。

二、六腑

　　六腑是与五脏具有表里关系的六个器官。所谓表里，原本是中医辨证八纲：寒热、虚实、表里、阴阳中的两纲，专门用来描述病位的深浅，或者表达病势的轻重。但是，祖国医学也认为，人体内的五脏六腑，由于经络上的相互联系，彼此具有相互络属的关系，其中，腑属阳为表，脏属阴为里，腑络属于脏，互为表里，一一对应。例如，小肠络属于心，心与小肠相表里。其他脏腑的表里对应关系分别为：肝－胆、脾－胃、肺－大肠、肾－膀胱、心包－三焦。

　　有关五脏的功能，前面已经述及，下面说说六腑的功能。

1. 胃

胃是人体消化道的主要器官之一，具有"受纳"和"腐熟水谷"的作用。受纳，即接受、容纳。腐熟水谷，即为消化食物。这说明胃有接纳和消化食物的功能。食物首先由胃来消化，然后再由脾来运化，故胃气的强弱，对维持人体正常的生理活动具有十分重要的意义。在人体患病时，则更显示了其无可替代的重要性。因为纳食的多少，直接关系到正气的盛衰，对机体的抗病能力具有极大的影响，特别是那些重病、久病的患者。如果胃气未伤，说明病情尚不到十分严重的阶段，或者表示病情出现了好的转机与趋向。倘若胃气衰败，饮食不进，则往往表示病情十分严重，或趋向恶化与危重。因此，中医文献中说："有胃气则生，无胃气则死"。

胃不仅有受纳和消化食物的功能，还具有主通降的作用。食物入胃后，胃只能进行初步的消化，更重要的是要把初步消化过的食物，通过幽门向下传送给小肠，以便进行进一步的消化和吸收。因此，胃气必须通顺、下降，才能使消化道的其他器官顺畅、持续地发挥各自的功用。如果胃的功能紊乱，胃气就会停滞、上逆，使人出现恶心呕吐、嗳气返酸、脘腹胀满、大便秘结等证候。

脾与胃均位于上腹部。内属脏腑、发自脾胃的足太阴脾经和足阳明胃经，两者经络相连，互为表里。胃为腑属表，脾为脏属里。胃主降，水谷得以下行；脾主升，水谷精微才能输布全身；两者分工合作，共同完成消化吸收的任务。如果胃气上逆，出现呕吐或不纳，或者脾不运化，出现胀满或腹泻，临床上称为——脾胃升降失司。

2. 小肠

小肠的功能主要有两个，一是"化物"，二是"分清别浊"。"分清别浊"里的"清"，是指食物中的精华；"浊"，则是指食物中的糟粕。所谓化物，就是把胃转送来的食物进行进一步的消化。所谓分清别浊，就是把充分消化后的食物区分为精华和糟粕，将精华部分予以吸收，将剩余的糟粕部分转送到大肠和膀胱，生成大小二便，排出体外。所以，小肠有病变时，常常会出现小便短赤、排尿时二阴灼痛和大便溏泄、小腹胀痛等症状。

小肠位于下腹部，心脏则位于胸腔，但是，二者通过手少阴心经和手太阳小肠经，经络相连，互为表里。小肠属腑为表，心属脏为里。当心经有热、舌红糜烂时，往往伴有小便短赤、血尿、尿频、尿痛等症候，临床上称为"心移热邪于小肠"。

3. 大肠

中医和西医关于人体脏器的认识，并不完全相同。中医对于脏腑功能和病变的认识，一方面是指形态上的脏器，这同西医无异；而另一方面，在更大程度上，则是指从医疗实践中观察、推论、总结出来的功能和病变规律，并不完全是形态学上的实质脏器。所以，中医文献有"脏象"的说法。"脏"指内在的脏器实质，"象"指外在的体征表象。"脏"居于内，"象"见于外，故称"脏象"。这第二层意思，同西医是迥然不同的。

大肠是人体消化道的末端器官。中医学上的大肠和西医学上的大肠基本上没有区别。大肠的功能为"传送"和"转变"。所谓"传送"，是指将小肠推移下来的糟粕，即消化道的代谢废物继续推移输送。所谓"转变"，是指大肠对糟粕中的水分和少量营养物质的最后吸收，终而将代谢废物转化为粪便，经肛门间隔性地排出体外。如果大肠传送和转变糟粕的功能失常，则会出现腹胀、腹痛、腹泻、便秘、大便不成形等病症。

大肠与肺的关联，也是通过经络。手阳明大肠经和手太阴肺经，经络相通，互为表里。大肠属腑为表，肺属脏为里。临床上遇到肺虚的病人，常有肠火，引起大便秘结。而大肠有疾，便溏、便秘的患者，又常有肺虚的证候，故有"肺与大肠相表里"的说法。

4．胆

胆附于肝，是一中空囊性器官。胆的主要生理功能，是贮存和排泄胆汁。胆汁是在肝内生成，由肝化生分泌。胆汁生成后，则循胆管流入胆囊，由胆囊贮存。胆汁又称精汁，故胆又称"中精之府"。

中医文献称，胆汁的形成，"由肝之余气，溢入于胆，积聚而泄"。由于胆承肝的余气，故胆汁有疏泄功效。胆汁呈黄绿色，味极苦，在进食后，通过肝的疏泄作用，胆汁排入肠道，对促进胃肠的消化、吸收具有重要的作用。如肝胆感受热邪，或过多食用油腻、肥厚之物，让湿热聚结于肝胆，或因情绪过于激愤，以致引发胆汁分泌和排泄障碍，就会出现胸肋疼痛、腹中胀气、食欲不振、口苦咽干、黄疸、口吐黄水等症候。采用清热祛湿、舒肝利胆之法，方能解决病症。

肝与胆有经络相连，即足厥阴肝经与足少阳胆经经络相接，互为表里。胆属腑为表，肝属脏为里。肝与胆的关系，密不可分，所以有"肝胆相照"之说。如肝火旺盛，或胆火旺盛，均会出现胸肋疼痛、口苦咽干、烦躁易怒等症候。在治疗上，泻肝火与泻胆火，具有同样的功效。

由于肝胆关系密切，肝的功能正常，则胆汁化生有源，胆汁的排泄通畅，消化才能正常。若肝有病，则会影响到胆汁的生成、排泄，使消化功能失常。例如，胆气上逆，胆汁上泛，则口苦；胆汁排泄障碍，不能顺利排入肠道，则出现厌食、腹胀、便溏等症状；胆病及胃，又可引起恶心、呕吐；若肝胆疏泄失职，胆汁不循常道，反而溢于肌肤，则可发为黄疸；若胆汁滞留，蕴而化热，湿热蕴结，进一步煎熬胆汁，又可形成砂粒、结石。

胆虽为六腑之一，但主藏精汁，为清净之府，又不直接接受水谷糟粕，与其他五腑有异，所以胆又属奇恒之腑。

5．膀胱

膀胱的主要功能是储存和排泄尿液。尿液由肾生成，经输尿管统调而储于膀胱，再经膀胱的控制作用，从尿道排出体外。如膀胱虚弱，不能约束，就会出现遗尿。如膀胱积热，就会出现小便不利，排尿困难，甚则出现癃闭无尿的危象。

肾与膀胱所属的经络是足少阴肾经和足太阳膀胱经，两者经络相连，互为表里。肾属脏为里，膀胱属腑为表。必须清楚的是，膀胱并不单纯是一个储存、排放尿液的独立器官，它的储尿和排尿功能，还受肾气的影响和左右。倘若肾气失常，便会出现膀胱排尿困难。如果肾气不固，则会出现膀胱失控，导致小便失禁，淋漓不止。假若膀胱感受湿热等病邪，也会牵累肾脏发病。

6. 三焦

三焦为六腑之一，是上焦、中焦、下焦的合称。在形态上，一般认为三焦是包罗人体所有内脏的一个大腑，所以又称为"孤府"。

从总体上看，三焦的主要功能是主持诸气、总司人体的气化和运行水液等。

（1）主持诸气

诸气，即全身所有之气，例如脏腑之气、经络之气、呼吸之气、营卫之气等。三焦主持诸气，是指三焦和各脏腑、经络、组织器官的生理活动都有密切关系。三焦之所以能主持诸气，主要是源于元气。元气根源于下焦，发源于肾，由先天之精所化。但元气运行，只有借助于三焦之道路，方能布散、通达全身，从而激发、推动各个脏腑组织器官的功能活动，因而三焦起到了主持诸气的作用。

（2）总司全身的气机和气化

气机，即气的运动，表现为气的升降出入。三焦是气升降出入的通道。气化，是指各种物质的复杂变化，尤其是饮食水谷的受纳、消化，以及营养物质的吸收、布散和代谢后糟粕的传导和排泄等。气化过程是在多个脏腑参与下共同完成的，而三焦在气化过程中发挥着极为重要的作用。三焦是运化水谷、排泄糟粕的通路，为全身精气运行的始终。

此外，三焦通行元气，为气化功能的动力源泉，促进了人体的新陈代谢。

（3）运行水液

三焦具有疏通水道、运行水液的作用，是水液升降出入的道路，是参与水液代谢调节的脏腑之一。正如《黄帝内经》中所说："三焦者，决渎之官，水道出焉。"这说明三焦的主要功能是完成人体津液的气化过程，保证水道通畅。若三焦有病，气机阻塞，则气停水停，可见水肿、腹水等症状。对此，常采用通利三焦之法治之。

（4）表明人体的三个部位及其各自的生理功能

在中医理论中，三焦也是划分躯体部位的一个概念，即膈以上部位为上焦，包括心、肺；膈以下、脐以上的部位为中焦，主要包括脾胃；脐以下为下焦，包括肝、肾、大小肠、膀胱、女子胞等。其中肝脏，按其部位来说，应划为中焦，但中医学认为，肝肾同源，生理、病理关系十分密切，故将肝肾同划为下焦。由于上焦、中焦、下焦包括不同的脏腑，所以其生理功能也各不相同。

◉上焦如雾

"雾"，是指水谷精微物质的一种弥漫蒸腾状态。上焦如雾指上焦有宣发卫气，以雾露弥漫的状态营养于肌肤、毛发及全身各脏腑组织的作用。故上焦的功能，实际体现为心肺的气化输布作用，关系到营卫气血津液等营养物质的输布。故上焦功能的变异，也主要反映为心肺功能之异常，治则以调理心肺为主。

◉中焦如沤

"沤"，在这里是指饮食物经腐熟和发酵状态的形象。中焦如沤是指中焦脾胃对水谷精微的运化。中焦的功能主要是指脾胃的生理功能，例如水谷的受纳、消化，营养物质的吸收，体液的蒸化，化生精微为血液等。实际上中焦为气机升降之枢纽，气血生化之源。所以，中焦的功能被形容为"如沤"。中焦功能的变异，主要反映为脾胃功能的异常，治则以调理脾胃为主。

⊙ **下焦如渎**

"渎"，即水沟，为排水渠道之意。下焦主分清别浊、排泄二便，这个过程实际上包括了肾、小肠、大肠、膀胱的功能。故下焦功能的变异，主要反映为肾与膀胱功能的异常，治则以调理肾与膀胱为主。

三焦与心包有经络相连，即手厥阴心包经与手少阳三焦经经络相接，互为表里。三焦属腑为表，心包属脏为里。

三、奇恒之腑

奇恒之腑，包括胆、骨、脉、脑、髓、命门、女子胞等七个脏器组织。它们在形态上多为中空器官，与六腑相似，但在生理功能方面主藏精气，这又与五脏相同。

1．胆

胆既是六腑之一，又属奇恒之腑。这因为胆排泄的胆汁，直接有助于摄入食物的消化，所以为六腑之一；但胆本身并没有受盛和传化水谷的功能，且藏"精汁"，有"藏"的作用，故有别于其他五腑。所以，胆又属奇恒之腑。胆的功能已在六腑中述及，故在此从略。

2．脉

脉，即血脉、脉管。它密布全身，无处不在。脉与心、肺两脏的关系较为密切。心与血脉相通，构成一个相对独立的系统。而肺主气，朝百脉，助心行血，故心肺两脏的生理、病理都和血脉的功能有密切关系。

脉的生理功能主要有两个：

一是形成气血运行的管道。气血在体内循环贯注，运行不息，是在血脉内流行的。血脉对气血有一定的约束力，使之循着一定的方向，按着一定的轨道运行。

二是运载水谷精微，以布散全身。水谷精微物质，只有通过血脉才能营运周身，滋养脏腑，维持各脏腑组织器官的正常生理活动。

血脉之所以能输送营养、运行气血，是和心、肝、脾及肺等脏腑功能活动有关的。所以，血脉的病变，实际上是上述脏腑病变的具体反映。若这些脏腑功能失常，则血脉的功能将受到影响，临床上可见到出血、瘀血和脉管变硬或弯曲等病变。

另外，自然界的寒邪侵犯到血脉，可使血脉挛急，因而产生四末不温，肢体疼痛，甚至坏死等病症。

3．骨

骨即骨骼。骨的功能有二：

一是贮藏骨髓。由于骨为髓之府，髓对骨有滋养作用，所以，骨的生长、发育和骨质的坚脆，都与髓的盈亏有关。

二是支持形体，保护内脏。骨具有坚刚之性，能支持形体，为人体之支架，使人保持一定的体态。如骨有病变、损伤，将直接影响人体的体态和活动能力。骨骼有一定的坚度和韧性，可防外力对脏腑的伤害，对内脏和脑有保护作用。

4．髓

髓是分布于骨腔内的一种膏脂样物质。由于髓所在的部位不同，而名称也不相同，如骨髓、脊髓、脑髓。其中脊髓与脑髓上下相通，故合称为脑脊髓。

髓的生成和先天之精、后天之精都有关系。从根本上来说，髓由肾精所化生，即肾藏精，精生髓。另外，饮食物所化生的精微，经过骨上微孔而补益骨髓，骨髓又不断地补益脑髓。所以，先天之精不足或后天之精失养，都可直接影响到髓的生成。

髓的生理功能，概括起来有三：一是养脑，二是充骨，三是化血。髓补益脑髓，骨髓滋养骨骼，已于肾的功能中述及。关于髓化血，古典医籍中论述较少，但也有初步认识。临床上，对于某些血液系统疾病如再生障碍性贫血，中医学认为其根本在于肾虚，故用补肾阴、填肾精的方法治疗，结果功效明显。这是以精髓能够化生血液的理论为依据的。

在我国民间，历来有"一滴精十滴血、一滴髓十滴精"的说法，可见养肾惜精、养骨护髓甚为重要。

5．脑

脑居颅骨之内，由髓汇集而成，是人体内髓最集中的地方，故名"髓海"。

关于脑的生理作用，古人虽未明确，但已初步认识到以下两点：一是把脑与精神活动联系起来。如明代药王李时珍明确提出"脑为元神之府"，指出脑是神的发源所在。二是认为脑与听觉、视觉、嗅觉及思维、记忆、言语等功能有关。如《黄帝内经》早就指出"髓海不足"或"上气不足"，皆可出现"脑转耳鸣""目无所见""懈怠安卧"等视觉、听觉及精神状态的病理变化。清代医家汪昂提出："人之记性，皆在脑中"。而名医大家王清任，则更明确地把思维、记忆及听、视、嗅、言等功能，皆归于脑。对脑功能的认识，这在古代医家，是最为全面的记录。

中医藏象学说，将脑的生理和病理统归于心，而分属于五脏，即心藏神、主喜；肺藏魄、主悲；脾藏意、主思；肝藏魂、主怒；肾藏志、主恐。其中特别与心、肝、肾关系更为密切。这是因为心为"君主之官"、"主神志"，"为五脏六腑之大主"；而肝主疏泄，调节情志；肾藏精、生髓、通于脑。正因为脑与五脏都有关，故在临床实践中，很多属于脑的证候和治疗，都包括在五脏的辨证论治中。

6．命门

命门之词，始见于《黄帝内经》，系指眼睛和睛明穴。如《灵枢·根结》篇中说："太阳根于至阴，结于命门。命门者，目也。"而将命门作为内脏提出的，则始于《难经》。但历代中医文献，有关命门的论述并不一致，对命门的认识未能统一。主要有以下几种：

（1）右肾为命门说

《难经·三十六难》提出："肾两者，非皆肾也，其左者为肾，右者为命门。"《难经·三十九难》又说："其左为肾，右为命门，命门者，诸精神之所舍也，男子以藏精，女子以系胞，其气与肾通。"这对命门的重要意义和生理功能作了简单的论述。从这段论述中可以看出，命门具有肾的功能，肾也具有命门的功能。

（2）两肾之间为命门说

此说以明代医家赵献可为首倡。赵氏认为，命门独立于两肾之外，位于两肾之间，命门的功能，就是真火，主持人体一身之阳气。赵氏与大医家张景岳同为明代时人，命门为真火的论点同出一辙。这种观点一直影响到清代。

（3）两肾俱为命门说

元代的医家滑寿，虽承认左肾为肾，右肾为命门，但他又认为："命门，其气与肾通，是肾之两者，其实则一尔。"到了明代，虞抟在《医学正传·医学或问》中则明确指出："两肾总号命门"。

（4）命门为肾间动气说

此说认为，虽然两肾中间为命门，但其间非水非火，而只是存在着一种元气发动之机。同时认为命门并不是一个具有形质的脏器。倡导此说者，首推明代孙一奎。他认为命门的部位虽在两肾之间，但它不过为肾间动气之所在，是一种生生不息的造化之机枢而已。肾间动气虽为脏腑之本、生命之源，但不能认为是火。

虽然，人们对命门的认识见解不同，但对命门生理功能的认定，却基本一致。命门的主要功能是元气的根本，是人体热能的发源地，对各脏腑组织器官具有温煦、生化作用，能促进各脏腑的功能活动。命门之火与脏气中的肾阳基本相同，之所以作为命门，主要是强调其重要性而已。

7. 女子胞

女子胞，又称胞宫，即女性的子宫。它位于下腹腔内，与阴道相连，为女性的生殖器官。其生理功能，主要有二：

一是主持女性的月经。一般而言，女子从十四岁开始，到四十九岁左右，每月都要行经，即"月事以时下"。而行经则属于子宫的生理功能之一。人体的发育，会随着肾气的盛衰，而发生有规律的变化。当肾中精气达到一定水平时，天癸这种物质就随之产生，在天癸的促进作用下，胞宫发育成熟，月经即应时而至，同时具备排卵、受孕、坐胎的生育能力。待人到老年，由于肾中精气的衰减，则子宫的生理功能也随着发生变化，月经逐渐闭止，并丧失生殖能力。

另外，月经又和冲脉、任脉关系密切。这两条经脉属奇经八脉的范围，同起于胞中，与月经来潮有密切关系，所以它们也受天癸这种物质的影响和调节。任脉与足三阴经交会于腹部，能调节全身阴经，故有任脉为"阴脉之海"之说。天癸至，则冲任二脉气血流通，并充盛起来，注于胞宫而成为月经。所以又有"任主胞胎""冲为血海"的说法。人到老年，天癸逐渐衰少，冲任二脉的气血也日渐衰少，出现月经不规律，最后停经。因此，临床上，如果冲任二脉功能失调，则可见到女子月经的病理变化，如：痛经，月经周期紊乱，甚则闭经。

二是孕育胎儿。一旦女性胞宫发育成熟，则月经规律，如男女两性之精媾合，就能在胞宫中逐渐发育成胎儿，直至十月分娩，而胎儿的营养也要靠胞宫供给。

中医认为胞宫的生理功能，除了和肾、冲任二脉有关外，还和心、肝、脾等脏腑有关。因为月经的来潮和孕育胎儿，都要依赖血液的滋养，而心主血、肝藏血、脾统血、肾藏精。所以，只有心、肝、脾、肾四脏的功能正常，胞宫才能保持正常的生理功能。当各种原因导致上述脏器、经脉的功能出现异常时，都会影响到胞宫的功能，引起月经不调、不孕不育等病症。因此，在治疗上述病症时，中医常需辨证论治，并且，还要从调理以上脏器和经脉入手。

第四节　经络之气

国人方兴未艾的养生热，带动了养生产业的空前繁荣，健身房、养生堂、健康屋到处可见，遍地开花。尽管经络作为一种人体组织的名称，至今没有得到现代人体解剖学的物证支持，这就如同您在断电后的电脑硬盘上找不着程序软件一样。而在养生堂、健康屋里，人们对针刺、艾灸、推拿、刮痧、拔罐、按摩、洗浴、药物贴敷等外治疗法的亲身体验，以及人们对佛家的"坐禅"、道家的"性命双修"和八段锦、太极拳、五禽戏等养气功法的亲身修炼，却为我们提供了无可辩驳的实证。因为这些技法的依据，都是先哲们独创的经络学说。

"经络"一词，首见于《黄帝内经》，在《灵枢·邪气藏府病形》篇中，是这样说的："阴之与阳也，异名同类，上下相会，经络之相贯，如环无端"。

在中医学中，研究经络系统的生理功能、病理变化及其与脏腑之间的关系的理论称为经络学说。经络学说是中医基础理论的重要组分，是医家分析人体生理、病理和对疾病进行诊断治疗的主要依据之一。经络学说对指导中医临床各科，尤其是对针灸、推拿等治法的运用，具有十分重要的意义。正如《灵枢·经脉》篇中所说："经脉者，所以能决死生，处百病，调虚实，不可不通"。因此，历代医家都极为重视经络学说对指导临床的重要作用，甚至认为："不识十二经络，开口动手便错。"这句话就出自中医文献《医学入门》的《运气》篇。

经络学说的内容十分广泛。《黄帝内经》系统地论述了十二经脉的循行部位、络属脏腑，以及十二经脉发生病变的症候，对奇八脉也有分散的论述。《黄帝内经》还记载了约160个穴位的名称。此外，《黄帝内经》还提出了经络中气血运行同自然界水流和日月运行相联系的观点。针灸临床治疗时的辨证归经、循经取穴、针刺补泻等，无不以经络理论为依据。《灵枢·经别》指出："夫十二经脉者，人之所以生，病之所以成，人之所以治，病之所以起，学之所以始，工之所以止也。"说明经络学说对生理、病理、诊断、治疗等方面均具有重要的意义。

一、经络的概念与组成

《黄帝内经·灵枢·本脏》篇中说："经脉者，所以行血气而营阴阳，濡筋骨，利关节者也。"《灵枢·海论》篇中又说："夫十二经脉者，内属于脏腑，外络于肢节"。这两段文字，向我们说明，经络是人体平衡阴阳、运行气血的通道，能够联络人体的脏腑肢节，沟通人体的上下内外。

经络，包括经脉和络脉，经脉是主干，络脉是分支。经脉大多循行于深部分肉之间。络脉则循行于体表较浅的部位。经脉以纵行为主，络脉则纵横交错，网络全身。

经脉有十二正经和奇经八脉。络脉是经脉的分支，有别络、孙络、浮络之分。别络是络脉中较大者，一般认为别络有十五条。

十二正经对称地分布于人体的两侧、分别循行于上肢或下肢内侧和外侧，每一经脉分别属于一个脏或一个腑。因此，每一经脉的名称，包括手或足、阴或阳、脏或腑三个部分。

手三阴经是肺经、心包经、心经，全称手太阴肺经、手厥阴心包经、手少阴心经。手三阳经是大肠经、小肠经、三焦经，全称手阳明大肠经、手太阳小肠经，手少阳三焦经。足三阳经是胃经、膀胱经、胆经，全称是足阳明胃经、足太阳膀胱经、足少阳胆经。足三阴经是脾经、肝经、肾经，全称是足太阴脾经、足厥阴肝经、足少阴肾经。

十二正经的走向如《灵枢·逆顺肥瘦》篇中所说："手之三阴，从胸走手；手之三阳，从手走头；足之三阳，从头走足；足之三阴，从足走腹。"这就清楚地说明：手三阴经起自胸腔，行至手指的末端；手三阳经起自手指的末端，行至头面部；足三阳经从头面部起，行至足趾；足三阴经从足趾起，行至人的腹腔，有的终于人的胸腔。

奇经八脉是十二正经之外的八条经脉，包括督脉、任脉、冲脉、带脉、阴跷脉、阳跷脉、阴维脉和阳维脉。

奇经八脉与十二正经不同，不直接隶属于十二脏腑，也无表里配偶关系，但与奇恒之腑中的脑、髓、骨、脉、胆、女子胞联系密切，故称为"奇经"。奇经八脉中的督脉、任脉、冲脉皆起于胞中，同出于会阴，称为"一源三歧"。督脉可调节全身阳经脉气，故称"阳脉之海"。任脉可调节全身阴经脉气，故称"阴脉之海"。冲脉可涵蓄、调节十二经气血，故称"十二经之海"，又称"血海"。

奇经八脉中，除带脉横向循行外，其他均为纵向循行，纵横交错地循行分布于十二经脉之间。奇经八脉的主要作用体现在两方面：其一，沟通了十二经脉之间的联系，将部位相近、功能相似的经脉联系起来，起到统摄有关经脉气血、协调阴阳的作用；其二，对十二经脉气血有着蓄积和渗灌的调节作用。若喻十二经脉如江河，奇经八脉则犹如湖泊。

在奇经八脉中，只有任督二脉有其所属的腧穴，故与具有腧穴的十二正经相提并论，合称为"十四经"。

二、腧穴的概念与种类

腧穴是人体经络之气输注于体表的部位，又是疾病反映于体表的部位，还是针灸、推拿等疗法的施术部位。穴位疗法具有"按之快然""驱病迅速"的神奇功效。《黄帝内经》论及穴名约160个，并有腧穴归经的记载。晋代皇甫谧所著《针灸甲乙经》记载周身经穴名349个。北宋王惟一撰写了《铜人腧穴针灸图经》，详载了354个穴名。元代滑伯仁所著《十四经发挥》载经穴穴名亦为354个，并将全身经穴按循行顺序排列，称"十四经穴"。明代杨继洲《针灸大成》载经穴名359个。清代李学川《针灸逢源》定经穴穴名361个。延续至今，人们一般认为，经穴总数为365个。

人体的腧穴有经穴、奇穴、阿是穴三种。

经穴是归属于十二正经和任督二脉的腧穴。奇穴因不在十四经上，故称"经外奇穴"。阿是穴是指既无固定名称，亦无固定位置，而是以压痛点或阳性反应点作为施术部位的一类腧穴。唐代孙思邈《备急千金要方》中记载："有阿是之法，言人有病痛，即令捏其上，若里当其处，不问孔穴，即得便快成痛处，即云阿是，灸刺皆验，故曰阿是穴也"。

三、经络的生理功能

经络的生理功能，实际是指"经气"的功用。所谓经气，即经络之气，概指经络运行之气及其功能活动。经气活动的特点是：循环流注，如环无端，昼夜不休。人体通过经气的运行，以调节全身各部的机能活动，从而使整个机体保持协调和平衡。经络的生理功能主要为以下五种。

1. 沟通表里上下

人体是由脏腑、四肢百骸、五官九窍、皮肉脉筋骨等组成的，它们虽然各有不同的生理功能，但又共同组成了一个有机的整体，使机体表里上下、内外左右，保持高度的协调和统一。这种有机的联系，主要是依靠经络的沟通、联络而得以实现的。十二经脉及其分支纵横交错，出表入里，相互络属于脏腑。奇经八脉通上达下，沟通十二正经，联络筋肉皮肤。这样，就把人体的脏腑组织和所有器官都有机地联系起来，从而形成了一个表里相接、上下沟通、联系密切、协调共济的统一体。

2. 通行气血

人体各个组织器官，都要得到气血的濡养，才能维持其正常的生理活动。而气血之所以能通达全身，发挥其营养脏腑组织器官、抗御外邪、保卫机体的作用，则必须依靠经络的传注。经络遍布全身内外，能将气血输送到全身各部，所以，《灵枢·本脏》篇中说："经脉者，所以行血气而营阴阳，濡筋骨，利关节者也。"《灵枢·脉度》中也说："气之不得无行也，如水之流，如日月之行不休，故阴脉荣其脏，阳脉营其腑，如环之无端。莫知其纪，终而复始。其流溢之气，内溉脏腑，外濡腠理。"

3. 感应传导

感应传导，是指经络系统对于针刺或其他外来刺激的感觉传递和信息通导作用。针刺、艾灸中的"得气"和"灸感"，就是这种感传作用的表现。

4. 调节功能平衡

经络能运行气血和协调阴阳，使人体功能活动保持相对的平衡。当人体发生疾病时，出现气血不和及阴阳偏盛偏衰时，即可运用针灸等治法以激发经络的调节作用，如《灵枢·刺节真邪》篇中所说："泻其有余，补其不足，阴阳平复。"实验证明，针刺有关经络的穴位，可对脏腑功能产生双向的调节整复作用，即原来亢进的可使之抑制，原来抑制的可使之兴奋。

早在1956年，我国的医学界就专门就此进行了一系列的科学实验。张纯亮就曾在X线透视下发现，针刺中脘、合谷、曲池、胃俞、手三里和承山等穴，可使痉挛着的胃立即弛缓，幽门不开的立即开放，蠕动迟缓者立即好转起来。后来，张天皎等人用钡餐检查，共进行了72人、77例次的实验观察，发现针刺足三里后，多数表现为胃蠕动波行缓慢，针刺手三里后，多数表现为胃蠕动波行加速。不久以后，汪绍训等人对218例正常人进行针刺对胃运动功能影响的观察，结果发现，针刺手三里后，主要表现为胃蠕动的增强，针刺足三里后，主要表现为胃蠕动的抑制。无论是手三里或足三里，实行针刺刺激后，蠕动弛缓的胃可以变得增强，紧张痉挛的胃可以变得松弛。针刺足三里与中脘后，能使幽门开放的时间加速，并对胃的蠕动速度有调整作用。

5．抗御病邪

营气行于脉中，卫气行于脉外。经络"行血气"而使营卫之气密布周身，在内——和调于五脏、洒陈于六腑，在外——抗御病邪，防止内侵。外邪侵犯人体由表及里，先从皮毛开始。卫气充实于络脉，络脉散布于全身、密布于皮肤，当外邪侵犯机体时，卫气首当其冲发挥其抗御外邪、保卫机体的屏障作用。如《素问·缪刺论》篇中所说："夫邪客于形也，必先舍于皮毛，留而不去，入舍于孙脉，留而不去，入舍于络脉，留而不去，入舍于经脉，内连五脏，散于肠胃。"

第五节　气和血的关系

一、血的概念

气血气血，血离不开气，气也离不开血，气与血是一个密不可分的整体。我们要明白气，还需知道血。

如何来理解、看待血呢？诚然，中医和西医所说的血，指的都是流通在血管中的红色液体，然而，两者的含义和概念却并不等同。

西医认为，血是由红细胞、白细胞、血小板及其他蛋白质及电解质所组成。基于组分的不同，血液具有多种功能，除了循环功能之外，血亦涉及人体的内分泌、免疫等功能。

中医对血的认识与西医不同，它并不从细胞、组分的角度来分析，而是从一个整体的角度来看待。按照中医的理论，血是为人体全身提供营养的红色液体，但其对营养的输送，并不只限于在血管内流动的所谓心血，还包括那些在经络内运行的气血。

二、血的来源

《黄帝内经·灵枢·决气》篇中说："中焦受气取汁，变化而赤，是谓血。"人体血液的生成，既有先天肾精的作用，也与脾胃对水谷精微的运化密切相关。一方面，食物会透过脾胃的运化而化为水谷精微，并上输于肺，借着心与肺的气化作用而化生为血；另一方面，贮藏于肾的肾精会贯注于骨，化生为髓，健康的骨髓便会化生为血。故有"一滴髓十滴精，一滴精十滴血"和"精血同源"之说。

如上所述，脾脏对于血的化生十分重要，故称脾为"气血生化之源"。由于饮食会直接影响脾的健康，而脾的健康直接影响气血的生成，因此，要维持健康的身体，我们必须注意营养均衡，饮食有节，建立一个科学、健康的生活模式。

三、血的功能

血的主要功能是营养及滋润全身。血循行脉中，内至脏腑，外达皮肉筋骨，对这些脏腑组织起着营养和滋润作用。

1. 为脏腑、经络、组织提供营养

人体的脏腑、经络、组织需要有充足的血液濡养，才能保持健康。若血液充盈，则面色红润，毛发润泽，而爪甲、肌肉、骨骼亦会健康强壮。

2. 维持健康的身体活动及感官功能

《黄帝内经》这样说："肝受血而能视，足受血而能步，掌受血而能握，指受血而能摄"。这正说明了血对于肌肉运动及感官功能的重要性。若出现血虚的情况，便会引发头晕眼花、视物不清、耳鸣、四肢无力等症状。

3. 维持健康的精神活动

中医认为，血的供应对精神健康十分重要。一方面，若血的滋养充足，则会使人精力充沛、神志清晰。另一方面，若是血的滋养不足，则会引起精神不振、失眠健忘等问题。问题严重的话，甚至还会导致神志失常等病症。

四、气与血的密切关系

气的功能以推动、温煦为主，在阴阳属性上，气属阳。血的功能以营养、滋润为主，在阴阳属性上，血属阴。气血之间存在着"气为血之帅""血为气之母"的关系。

1. 气为血之帅

气为血之帅，是指气能生血、气能行血及气能统血。

（1）气能生血

血的化生过程离不开气化。无论是饮食营养转化成水谷精微、水谷精微转化成营气和津液、营气和津液转化成血液的过程，还是精转化成血的过程，均需要依靠气的推动、温煦作用。气盛，则生血充足；气虚，则影响血的化生，甚而出现血虚。

（2）气能行血

血液在脉中的循行有赖于气的推动，即所谓"气推血运、血载气行"，"气行血亦行，气滞则血瘀"。心气的推动、肺气的宣发布散、肝气的疏泄条达均与血液的运行密切相关，无论哪个环节功能失调，均可导致血行不畅。

（3）气能统血

气对血液具有统摄作用，使之循行于脉中，而不致外溢。气的统摄作用主要是由脾气来实现的。如脾气虚，则不能统血，临床上就会出现各种出血病证，这被称为"气不摄血"。

2. 血为气之母

血为气之母，是指血是气的载体和气的营养来源。

首先，气不能脱离血而独自存在，血脱则使气无所依附，从而导致气随血脱，生命

垂危。第二，气血同源，气能生血，血也能生气，气的化生过程离不开血的濡养。如果人体出现血虚，则会使气营养无源，导致血虚气亦虚。

五、气血是否充足的自我判断

⊙看头发

发为血之余。若头发乌黑、浓密、粗挺、柔顺，代表气血充足；若头发干枯、黄白、开叉、掉落，说明气血不足。

⊙看耳朵

耳朵圆润、肥大、饱满，说明气血充足。耳朵瘦小，形状不雅，摸着有干瘪、僵硬感，说明气血不足。

⊙看眼睛

有句俗话叫"人老珠黄"，说的是眼白的颜色发黄，变得混浊，甚而能看到血丝，这就表明，气血已经亏虚。出现眼袋，眼睛干涩，视物不清，也说明气血不足。视物清晰，眼睛明亮、有神，随时都能睁得大大的，则说明气血充足。

⊙看面色

面色红润，白里透着粉红，有光泽，没有或极少皱纹，代表气血充足。反之，面色萎黄，没有光泽，发暗、发黄、发白、发青、长斑，或看到血丝，都代表气血不足。

⊙看牙龈

牙龈出现萎缩，代表人的气血不足。牙齿的缝隙变大，食物越来越容易塞在牙缝里，对中老年人来说，是气血亏虚、衰老加快的信号。

⊙看皮肤

皮肤细腻，富有弹性，没有斑痕，说明气血充足。反之，皮肤粗糙，没有光泽，出现斑痕、皱褶，都代表气血不足。

⊙摸手温

手温接近体温，一年四季都是温暖的，说明气血充足。如果手温偏低，感到冰冷，或者只是手心偏热，容易出汗，都是气血不足。

⊙看指甲

指甲根部有白色的月牙，正常情况下，应该是除了小指，其余四指都有，并且月牙的大小不超过指甲面积的1/5。

如果五个手指均没有月牙，或只在大拇指上有月牙，或月牙的面积偏小，说明气血不足，体内寒气重，循环功能差。如果月牙过多、偏大，说明人体湿热内蕴，易患甲亢、高血压等病。如果手指甲薄弱，出现纵横条纹，甚而凹陷，说明人体已气血两亏，严重透支，是肌体衰老的表征。

⊙看运动

运动时，身体有力，灵活自如，运动后身心轻松，说明气血充足。如果运动中，关节僵硬，不听使唤，感到胸闷、气短，就说明气血不足。

第六节 养气之纲要

一、气的病理性变化

气，既是颐养生命的营养物质，也是强身健体的生理功能。气，既是维持人体生命活动的动力，又是招致人体患病的元凶。气，运行于人体全身上下、五脏六腑、四肢百骸、血脉经络，川流不息，无处不在。气血同源，相生相依。气推血运，血载气行。气为血之帅，血为气之母，气顺血亦顺，气行血亦行。气血充盈、协调平和，人体就会四季如春。然而，气虚血亦虚，气滞血亦瘀。气机失调，气血亏虚，人体就会百病丛生。人的衰老与患病都与气的不良状态密切相关。譬如，气虚、气滞、气郁、气逆等疾病证候的形成，均是源自机体气血的亏虚、气机的紊乱，因而导致了正不胜邪的病理性结果。人若正气不足，则机体免疫力低下；卫气不固，则更易让外邪乘虚而入。所以，《黄帝内经·灵枢·百病始生论》篇中说："风雨寒热，不得虚，邪不能独伤人。卒然逢急风暴雨而不病者，盖无虚。"《灵枢·口问》篇中又说："故邪之所在，皆为之不足。故上气不足，脑为之不满，耳为之苦鸣，头为之苦倾，目为之眩。中气不足，溲便为之变，肠为之苦鸣。下气不足，则乃为痿厥心悗，补足外踝下留之。……盖因正气不足而生奇邪之证也。"

另外，人的情志精神，若变化过于剧烈，也可导致气机的失调。它不仅会造成人的神经系统功能紊乱，而且还会影响到内分泌、血液循环、消化及免疫功能。这些病理变化，就是"气郁"和"气逆"的表现。如肝气郁结，就会使人头晕目眩，胸肋胀痛。如气逆在上，则会出现中风卒倒、偏瘫失语。因精神因素而产生"火"的病证，乃是气郁或气逆的另一种表现。宋元时期的名医大家朱丹溪在《丹溪心法》中指出："气有余便是火。"这说明火的病变也是气的病变。朱丹溪认为："气血冲和，百病不生，一有怫郁，诸病生焉"。

所谓"气有余"，是指人体机能处于过分亢盛、神经处于过分紧张或兴奋的状态。由于阳气偏盛，阴液不足，由此引起目赤、咽痛、牙龈肿痛等虚火上炎的证候，也包括由于五志过极、色欲无度、相火妄动、饮食肥甘厚味等引起的阴虚阳亢、气郁化火等证候。

精神、情志因素中的喜、怒、忧、思、悲、恐、惊，谓之"七情"。若是动情过度，以及生活习性中的五劳七伤，均能伤气。故《黄帝内经·素问·宣明五气》篇中说："久视伤血、久卧伤气、久坐伤肉、久立伤骨、久行伤筋。"此谓"五劳"。"七伤"是：大饱伤脾，大怒气逆伤肝，强力举重久坐湿地伤肾，形寒饮冷伤肺，忧愁思虑伤心，风雨寒暑伤形，恐惧不节伤志。

《黄帝内经·素问·举痛论》中说："余知百病生于气也。怒则气上，喜则气缓，悲则气消，恐则气下，寒则气收，炅则气泄，惊则气乱，劳则气耗，思则气结。"并且指出："喜伤心，怒伤肝，忧思伤脾，悲伤肺，惊恐伤肾。"由于临床上很多疾病都与气的关系非常密切，所以，医家和民间都有"气为百病之根"的说法。

前面曾经提到"炅则气泄"，炅（jiong，读：窘），是一个生僻字，其含义为"日晒太过"。

谈到气的病变，还有另外一种情况。由于人的先天禀赋不同，后天环境有异，因而所形成的体质也会千差万别。在某些人的身上会出现一种极为反常的情况，中医称之为"特禀体质"，西医称之为"过敏体质"，民间的说法是"自己克自己"。诸如荨麻疹、过敏性鼻炎、过敏性哮喘、过敏性紫癜、红斑狼疮这一类的疾病，都与之有关。这就是《素问·四时刺逆从论》篇中所说的："正气内乱，与精相搏。"《素问·上古天真论》篇中提到："虚邪贼风，避之有时"，就是告诫人们，要特别注意规避。

二、气的生理性退变

祖国医学所说的人体之气，有一个最显著的特点，那就是"动"。动的第一层含义是运动、运行，时刻处于动态。气本无形，必附于血，气推血运，血载气行。人体是一个非常复杂的巨系统，大至每一个器官，小至每一个细胞，都是具有生命的个体。它们相互联系而又相对独立，每一刻都离不开血液的温煦、滋养。正是由于气的推动，才使血运畅达，确保了它们各自的生命活力，再由它们协调一致，共同来完成人的生命活动。动的第二层含义是变动、变化。血有虚实凉热，气有顺逆盛衰，它们都无时无刻不在变化之中。在气的变化证候中，最容易见到的是"气虚"。所谓气虚，是指人体全身或某些脏器出现了机能衰退的现象。这气虚之证，常见于禀赋不足或忽视养生的年轻人、年事已高而又体弱的老年人，也见于急性病患者的预后恢复期。显然，这些人的"气虚"，与疾病并无多大的直接关联，应该归属于生理性的功能退变。

气虚的证候很容易鉴别。如果自我感觉体力开始下降，精力不如先前，行事、做事似有力不从心的感觉，这便是气虚的开始。气的生理性衰退是一个渐进的、人人都会经历的过程。它的起步时刻则因人而异，通常在 40~60 岁之间，目前，大有提前的趋势。如果不加以调节控制，就会较快地发展成为中医所谓的"阳虚"。阳虚之始叫气虚，气虚之渐叫阳虚。它的典型表现为：精神不振，疲倦乏力，面色无华，气短自汗，食欲减退，喜静厌动，懒言声沉，舌质淡，胖嫩，脉虚无力。严重的，还会出现阳痿、阴冷、脱肛、遗尿、胃或子宫下垂等病态征象。气虚的更进一步，就是气滞血瘀证的形成。自此，就为心脑血管疾病、糖尿病、肿瘤、慢支、老年痴呆症等众多慢性疾病，准备好了滋生的温床。

三、气虚的中医治疗

中医治疗气虚，往往采用补益之法。补益就是补充、促进。人们所熟知的灵芝、人参、鹿茸被称为名贵的补气头三宝，其次为奇缺难得的冬虫夏草。而临床上常用的补气药物主要有黄芪、党参、白术、大枣、炙甘草、葛根、怀山药、陈皮、升麻、柴胡、枳壳等。方剂如补中益气汤、四君子汤、升阳举经汤。

在中医的病证中，还有一个血虚症。治疗上也采用补益之法。补血药物有阿胶、当归、熟地、何首乌、红枣，同时配合补气、补阳的药物，如黄芪、党参、鹿角胶、紫河车等。方剂如四物汤、当归补血汤。成药如河车大造丸、八珍颗粒、人参归脾丸等。由于血为气母、气能摄血，因此，中医在临床上往往气血不分家，补血必益气，补气必顾血，均为气血双补，气血同补。

眼下，在药品、保健品的广告文宣中，"亚健康"一词频频出现，使用率很高。所谓亚健康，其实就是气虚。而现代医学又将人的衰老归咎于一种叫作"氧自由基"的代谢垃圾在人体内的逐渐累积。而现代的药理研究恰恰证明，中医常用的一些补养气血、延缓衰老的中草药，就具有清除氧自由基的作用。如单味中药：灵芝、人参、虫草、黄芪、白术、甘草、枸杞、当归、黄精、女贞子、茯苓、川芎、五味子、麦冬、淫羊霍、枣仁、茶叶、桑叶等。它们所含的某些成分，均有抗氧化、抗衰老、清除氧自由基的作用。临床实验证明，由人参、生地、天冬、当归、枣仁五味中药组方的成药——清宫寿桃丸，就对氧自由基具有很强的清除作用。现在，不仅药品，就是某些所谓"保健品"，也在组方中或明或暗地配伍上述中草药，并且声称具有扶正固本、补益气血、强化免疫、益寿延年的功效。单从药理上看，虽然有些夸张，但也并非全是妄谈。

四、养气之纲要——全面防护

通过前述，我们可以清楚地看出，气的功能很多，它是我们从一降生，就从娘胎里带来的"安身立命之本"。何为本？汉字的"本"，很有讲头。在"木"这个字的底部，再加上一横，就变成了"本"。这就是说，所谓"本"，指的就是树木的底部。树木的底部是什么？就是树的"根"。由此，我们可以推出：气乃是人体的生命之根。

如果说生命是一棵树，这气就是树的根。根深则叶茂。树根深深地扎入地下，长得肥壮，绿树自然就枝繁叶茂，郁郁葱葱，不怕风吹雨打。

如果说生命是一盏灯，那气就是灯里的油。把灯头适当地拧小，油就烧得慢，灯就燃得长。如果再不断地往灯里加油，这灯自然就火红光亮，长明不熄。

显而易见，只要气足了，人体就能生机勃勃，充满活力，长久地保持身体的康健和年轻态势。养生先养气，实乃"牵一发而动全身"，名为只养一气，实际得益的则是我们人体的全身。

现今，在养生保健领域的众多所谓"健康讲座"上，人们推出了一个颇有创意的新概念，叫作"储蓄健康"。对这种广为人知的说法，也有的人不以为然。他们认为，健康又不是货币，怎么还能储蓄呢？实在是有点牵强附会，这不过是商家为了推销他们的保健新品而哗众取宠，又炒作出来的新概念。仁者见仁，智者见智。对此，我们无意去参与这种论战，更不去探讨谁是谁非，因为我们所关注的命题是如何养生。我们的观点是："健康是可以，并且能够储蓄的！"

人体之元气是什么？人体之元气，对于我们的肉体，就是积蓄，就相当于"金钱"。提到钱，人人都知道，钱的作用可大了。你饿了，它就是饭菜；你渴了，它就是饮料；你要创业，它就是你注册的资本，你要成家娶亲，它就又变成了车子、房子和娘子……在现今的社会条件下，你说，要是你的腰包干瘪，没有大把的现钞伺候，银行里再没有点存款，若是摊上个人情时事、头疼脑热，或者遭遇意外、天灾人祸，这小日子该咋过？

同样的道理，我们在身体里储备、积蓄的元气，就是用来应对风吹草动，并且随时可以变现的存款。你若外伤出血，它就立即变成了新血；流感、非典来了，它就变成了你的御病免疫力。同样的环境，同样的条件，别人可能染病上身，不得不住进医院，而你呢，却安然无恙，照样的潇洒。因为你——"正气存内，邪不可干"！

时下，有这样几句很时髦的大实话：

聪明人储蓄健康使健康增值；

明白人重视健康使健康保值；

普通人疏忽健康使健康透支。

糊涂人损耗健康使健康贬值。

还有一个很时髦的新词，叫作什么"健商"。这是人们仿照智商、情商的说法，编造出来的新概念。健商高低，代表了一个人在养生益寿方面的知识积淀，决定了一个人对养生保健的理念和态度。

我们说，小命不保，人没了，世间的一切，再好的东西，对您还有什么意义？因此，健商高的才是世界上最聪明的人。而悟透人生的聪明人必然会慧眼独具、主动养生，自觉地去储蓄健康。这储蓄健康的正确途径，自然就是养气！

如何养气，人们自然就会想到一个字。什么字？——补！对此，我们是既不反对，也不推崇。因为补，乃是每个人生来就会的本能。小孩子一离开娘胎，就会哭，拼命地哭，这是在呼吸；就会张着小嘴找奶头，这是为了吃奶。呼吸得到的是"清气"，吃奶得到是"谷气"，两者结合，就变成了"宗气"，也就是后天得来的元气。我们时时都在喘气，我们天天都要吃饭喝水，这就是"补"！既然我们生来就知道补，每时每刻都已经在补，这还有强调的必要吗？

我们说，养气确实需要调补，但更需要的则是"防护"。所谓"防"，就是避免受到伤害；所谓"护"，就是要守住，避免跑冒滴漏。我们知道，真得了气虚之证，确实需要补，但补气的进程却是渐进的、缓慢的，非常的不易。但要说到伤气、泄气，却实在是太容易了！稍有不慎，会引祸上身；稍一疏忽，就可能惹上大麻烦。因此，防护比补养更为重要。

人体若气机调顺，就是健康。我们对气机的保护，就是对健康的呵护。实际上，对我们每一个人来讲，健康与长寿是一个非常复杂的大问题。它伴随人的每时每刻，贯穿人的一生一世，又与人的衣食住行、行为习惯息息相关，乃是一个涉及方方面面的系统工程。世界卫生组织（WHO）曾在《维多利亚宣言》中为世人提出了防病保健的四大基石。这四大基石就是大家所熟知的——"合理膳食、适量运动、戒烟限酒、心理平衡。"毋庸置疑，这些对全球民众的警示，来自当代众多专家的精心提炼，可谓"放之四海而皆准。"但是，由于地域不同，国情有异，在我们发展中的中国，单单依靠这四块石头，实在难以支撑国人的生命大厦。因此，我们还必须要做到全面，即全面防护。为了保障国人的安康，我们推出了《康寿秘诀》。这套秘诀共有八句话，现在披露于下：

营养均衡巧补弃，洁水净气境相宜。

兴趣广泛勤锻炼，戒烟限酒去陋习。

意外伤害防在前，心态平和会调理。

自主保健早起步，体检就医要及时。

有人可能要说："怎么这么麻烦？"这话一点不错！人生就是充满了麻烦。一个人来到这个世界上，就是为了解决麻烦才来的。这就是作为人的使命和责任。人生的价值、人生的意义全在这里。所以，只有勤劳、智慧，具有使命感、责任感的人，才可能会拥有健康的人生。所谓健康，乃是一门学问，一种哲学，一种方兴未艾的新文化。这是一个人与自然、与社会、与他人相互适应、和谐共生的结果。全面防护乃是我们适应自然、适应社会、适应环境，科学地进行自我保护，争取获得健康、赢得长寿的有效对策。记住它，理解它，融会贯通，身体力行，对您来说，才是养生的上上之策，才是最为明智的选择。

生命是什么？到底应该怎样诠释？许多人至今仍不十分明白。生命是宝贵的、生命是唯一的，可又是极端脆弱的。她好比是一个缺少支撑的玻璃瓶子，易碎！你必须当好她的守护神。她好比是一棵风雨飘摇中的大树，易折！你必须当好她的园丁。健康学家的研究表明，许多人之所以得病短寿，除了遭遇厄运、不幸之外，大多数竟然是由于懒惰与无知。现在有许多名不见经传的疾病在人群中广为传播。比如：现代病、文明病、富贵病、节日病、空调病、汽车病、装修病、网络病、辐射病、吃出来的病、喝出来的病、吸出来的病、抽出来的病、想出来的病、玩出来的病、闲出来的病、找乐子找来的病。可谓，五花八门，形形色色。显而易见，这些疾病的罹患，就源自我们的愚昧！结果，在不知不觉之中，我们让随心所欲、为所欲为、纵情享乐、不计后果，充当了自己的健康杀手。生命，每人只有一次的生命，就这样被我们自己蹂躏了、糟蹋了。在我们的周围，到处都有这样的人。他们不作自己的健康卫士，而是作了那个引狼入室、为残害自己的病邪大开方便之门的罪魁与帮凶。人间每天都有悲剧上演，难道我们还要紧步他们的后尘吗！？

再来看看我们生活中人人都可能经历过的一件小事，它可能会给我们带来重大的启示。自行车人人都骑过。倘若自行车的车轮没气了，我们会怎么办？自然就是找气筒，给车胎补气。可是，打了好一会，车轮就是不鼓，这时候，我们才想到，很可能是带轧了，气都跑了，也可能是气门皮坏了，慢撒气。必须得先补带、换气门皮，先消除漏气、慢撒气。

现在一谈到治病疗伤、养生益寿，许多人都知道"补"。也有的朋友看了很多养生的书，听了很多健康专家的讲座，还真有收获。一谈到补，无论是补气、补血、补阴、补阳，还是补肝、补肾、补骨、补钙，应该吃什么、应该喝什么，他是口若悬河、津津乐道，一听就是个内行。但是，有许多人照着去做，补了半天，却并无什么起色。其实，这是一个很大的误区，甚至是一个误人的陷阱。补，是我们先哲的教诲。但是，老祖宗所说的补，最紧要的并不是叫人去补给、补充、补加，去大吃大喝，而最紧要的是收藏、是保护、是不泄、是不漏。保存拥有，就是最大的补、最好的补、最有效的补。这就好比车胎轧了，你不去补胎堵漏，光一个劲地打气，能有什么用？那么，我们应该怎样做才是全面防护呢？这就是要做到"三周全"，即全方位、全天候、全过程。

"三周全"涉及的内容较多，需要分别加以说明。第五章准备先谈"养生必须全方位"。欲知详情，且听下回。

第五章　养生必须全方位

【引言】

在上一章"养生先养气"中，我们曾经谈到，养生必须做到"三周全"：全方位、全天候、全过程。那么，我们怎样去做，才是"三周全"呢？

"生命在于运动"，这是人人皆知的至理名言。还有人可能会说，"生命在于保健"，"生命在于营养"，"生命在于……"。显然，类似的说法，还有许多许多。毋庸置疑，这些说法，都是具有一定道理的。但是，若从生命的本质、生命的真谛来看，任何如此这般的说辞，都是不完整的、不全面的。生命的本质是什么？生命的真谛又是什么？要使生命之树长青，要使结缘天年的理想如愿，究竟要靠什么呢？

健康长寿，是人类永恒的话题，从古至今，人们一直都在苦苦地探索。古时的封建君主，个个大权在握，没有一个不想长生不老真"万岁"的。中华文明五千年，一共经历了67个王朝、446位帝王，其中能活到古稀之年的也仅有武则天、梁武帝、乾隆爷等，满打满算不到10个，其他的都是短命早亡。凡能查明生卒年龄的封建皇帝共有209人，平均寿命仅为39岁。平时都有御医伺候，什么灵丹妙药，什么珍稀补品，样样都不缺，应该说是条件优越，无与伦比，为什么他们的寿命也不够长，有的还不如平民老百姓呢？

现代生命科学的研究已经为我们揭晓了谜底，症结就在于生存模式。再讲得通俗一点，就是人们日常的生活方式。世界卫生组织（WHO）明确指出：在影响人类健康长寿的决定性因素中，遗传因素占15%，社会环境因素占17%，医疗条件占8%，而生活方式则占到了60%。现代医学的研究也证明，保持良好的、健康的生活方式，就可以使高血压的发病率减少55%，脑中风减少50%，糖尿病减少60%，癌症减少35%，急性传染病减少一半以上。

我国古代的大思想家、大哲学家老子，早就明确地告诫人们："天下大事，必做于细"，"我命在我不在天"！这也就是说，除去不可抗力这个我们不能控制的因素之后，我们每个人的生命实际就掌握在自己的手中。千里之堤，溃于蚁穴之穴。人生如棋，时时充满凶险。细节决定成败，细节决定命运。我们必须审时度势，每一步都需要谨慎地走好。如果一着不慎，走出软着，可能就要付出沉重的代价。如果疏忽大意，一步走错，可能就会导致全盘皆输的恶果。记得前几年，有几句歌词非常流行，叫作"人间潇洒走一回"、"何不游戏人生"。可是，游戏可以重来，生命却不能重生。有一次聆听养生大师的讲座。这位大师在回答一位"三高"患者的现场咨询时，非常赤诚。他语重心长地说："老人家，生命是你自己的，你知道吗？你看看你，每日抽烟喝酒，经常大吃大喝，随心所欲，任性妄为，动不动就大动肝火，你对自己的身体如此虐待，能不引火烧身吗？无形之中，您已触犯了天条，老天爷生气了，这'三高'就是对您的惩罚！"令人没有想到的是，大师的直言不讳，竟引来全场好一阵热烈的掌声。

我们都知道，公元 2011 年 3 月 11 日，日本东部海域发生了高达 9 级的强烈地震。地震引起的海啸，以摧枯拉朽之势，袭击了日本的西海岸，导致临海的福岛核电站出现了严重的核泄漏。自此，核辐射的阴云密布了全球上空。这时，国内的许多民众才知道了一个新名词——辐射病。出于对辐射病的恐慌，药店里的碘片、市场上的海盐竟被不明就里的民众抢购一空。其实，辐射病早已有之。因室内装修材料的辐射量超标，导致室内居民罹患怪病的事例，还有手机辐射、电脑辐射、电视辐射，还有其他家用电器、车用电器发出的辐射，早就见诸于报端，广播、电视也没少报道。而我们中的许多人，竟然好像压根就毫不知晓。

许多朋友都喂过鱼、养过花。当爸爸、当妈妈的，都养育过儿女。那是一种什么态度？八个字：无微不至、百般呵护！在日常生活中，我们需要面对各种各样的问题，我们需要处理各种各样的事务，吃喝拉撒，衣食住行，工作学习，社交应酬，情趣娱乐，运动锻炼……生活就是这样，丰富多彩，夜以继日，大江东去，紫气西来，生命在不知不觉中悄然延续，时光在不知不觉中悄然流逝。在生命的进程之中，在生活的方方面面，如果我们都能自觉地把其与养生保健挂起钩来，首先争取有益，继而争取无害，如果实在无法或者不能做到无害，也要争取将伤害降低到最低限度，并且 360 度，滴水不漏，不留任何死角，这就叫"全方位"。不论早晚，不分昼夜，每天 24 小时，天天如此，坚持不断，不留一点空当，这就叫"全天候"。不论老幼，不分壮衰，悟透即行，持之以恒，这就叫"全过程"。这一章先要探讨的，是"养生必须全方位"。

第一节　日晒与养生

一、利用自然乃养生的首选

由于现代科技的进步，许多朋友开始经常光顾养生堂、健身房，或者自购先进的养生、健身器材，足不出户，即可进行运动锻炼，无疑，这对我们的健身养生大有裨益。但是，我们还应该看到，在大自然中，还有许多纯天然的元素，我们尚没有好好地加以利用。如果我们能及早地认识到这一点，将它们充分地善加利用起来，那肯定会对我们的养生更有帮助。譬如，利用日光、水流、空气中的温度、紫外线、气流等因素，来刺激、锻炼我们的身体，使我们的身体产生耐受力，当自然界的气候发生剧烈变化的时候，由于我们的身体已经具备了相应的适应能力，我们就不会因此而患病。因此，巧妙地利用各种自然因素来强身健体，应该是我们的首选。下面要谈的，是我们在养生实践中，最经常采用的自然手段——日光照射。

二、日晒养生的功用

上了年纪的人都知道，在二十世纪那个火红的年代，有三首革命歌曲非常流行，其中的两句歌词，人们仍然记忆犹新，那就是："大海航行靠舵手，万物生长靠太阳。"人是自然界的万物之灵，自然也离不开太阳。俄罗斯著名学者启米尔列捷夫曾称人是"太阳之子"，即人是太阳的孩子。这种对太阳的赞誉，并非言过其实。阳光是一切生命的源泉。人和一切生物在地球上的生存、繁衍，正如四季交替、江河奔流、花红苗绿、庄稼生长一样，都离不开太阳的能量。

太阳是人类目前能接触到的最大的光能和热能来源。太阳的能量对人类健康来说，是须臾也离不开的。有句谚语说得好："阳光不到的地方，是医生常去的地方。"

太阳辐射的各种光线，按照波长的不同，可以排列成光谱。太阳的光谱包括可见光、红外线和紫外线。太阳照射到地面上的光线中，含40%的可见光、59%的红外线和1%的紫外线，它们都有很强的生物学作用。当阳光照射我们的机体时，能通过人体的视觉分析器和皮肤感受器作用于中枢神经系统，经复杂的反射作用，调整人体各组织器官的功能，促进机体的生长发育和健康。

紫外线带有很大的能量和很强的化学性刺激作用，它能使人体皮肤中的7-脱氢胆固醇转化为维生素D_3。维生素D_3又叫阳光维生素。它能促进钙、磷在肠道的吸收和促进骨基质的钙化，可以防止幼儿罹患佝偻病，防止成人尤其是孕妇和乳母罹患软骨病。紫外线还能活跃全身的功能，增强新陈代谢，刺激骨髓的造血机能。同时，紫外线还有杀灭细菌和病毒的作用。适量的紫外线照射，可使人体内的抗体增高，免疫力增强。紫外线还能将皮肤晒黑，促进黑色素合成，从而增强皮肤的御病抵抗力。可见光能促进新陈代谢，调节免疫功能。可见光由红橙黄绿青蓝紫七种单色光组成，通常所见，是其混合成的白光。可见光照射人体时，通过视觉和皮肤感受器，作用于中枢神经，再通过反射，调整各组织器官的功能，产生不同的作用。如红光令人兴奋、绿光使人镇静，柔和的粉光可降低血压，紫光和蓝光有抑制作用等。红外线又叫作热射线，主要作用是热效应。照射机体后，可使人体表皮的温度增高，血管扩张充血，代谢活动加快，促进细胞增生，从而提高人体的免疫功能。此外，红外线还具有消炎、镇痛和活血化瘀的作用。实践证明，通过日光的综合作用，可以有效地预防风湿病、佝偻病、软骨病、贫血、神经衰弱等多种疾病，所以，在许多地方，民间流传着这样一句谚语："太阳常临门，医生莫进门"，这是很有道理的。

祖国传统医学认为，接受日光照射，是以天时的阳气补益人体的阳气。人体奇经八脉中的督脉，走行于人体脊背的正中，总督人体一身之阳经，故为"阳脉之海"。背日照射，可使日光直接补益督脉的阳气。

日光照射能提高中枢神经系统的兴奋性，使交感神经的兴奋性增高，眼睛的视野扩大。日光照射可以训练温度调节中枢，增强人体的新陈代谢，血液循环和呼吸系统产生一系列的生理变化，红细胞中的血红素增加，血液的流速加快，心输出量增加，血压下降，呼吸加深，肺通气量增大。日光照射还能大大改善人体全身的自觉症状，使人头脑清醒，精神振作，学习、工作的能力和效率显著增加。

三、日晒养生的方法

1. 日光浴疗法

某些疾病的患者应该多晒太阳。多晒晒太阳，在医学上称为"日光浴疗法"，即让体表皮肤直接暴露在阳光下，按一定顺序和时间要求进行系统照晒，利用太阳光的辐射作用治疗疾病或强身健体。关于阳光与人类健康的关系，古人早有论述。在《黄帝内经》中就有"夏天要夜卧早起，无厌于日，冬天要早卧晚起，必待日光"等说法。《列子》一书中说，每年冬去春来之时自曝天日，可以延年益寿。清代医家赵学敏在《本草纲目拾遗》中专门列了"太阳火"一节来论述日光浴的作用，说能除湿止寒僻，舒经络；寒冷以体曝之，则血和而病去。

2. 日光浴分类

日光浴可分为局部照射和全身照射两种。局部照射是只让日光照射身体的某一部位，不照射部位需用白布单或衣物遮掩。全身照射则是裸体置身于阳光下，取坐位或卧位两种姿势。坐位时先照射背部与下肢，后照射腹部与上肢。卧位时先是俯卧位，继而改为左侧卧、仰卧、右侧卧。

照射时间一般可选择在上午9～11时，或下午3～5时。夏季以上午为宜，冬季以下午为佳。夏季进行日光浴时，先从每日照射5分钟开始，以后逐日增加3～5分钟，经1周后，达到每日30分钟。若无不良反应，再隔日增加5分钟，逐步达到每日60分钟。冬季的日光浴时间，可以相对长一点。

物品准备主要有：白布单、草帽或遮阳帽、太阳伞、太阳镜、治疗床或睡椅、卧垫、日照计。

选择日光浴场地的原则是空气清新，没有污染，如草地、公园、河边、海滩、沙滩、旷野、林间尤佳。在城市，可选择空气流通、干燥向阳的屋顶、阳台、广场或日照充足的阳光室等。带领幼儿进行室外日光浴时，应先在庇荫处做空气浴5～10分钟，以使机体适应室外的气温环境。

日光浴的方法，通常有下面三种：

（1）背光浴

以照晒背部为主，也可适当转身。临床用于阳气虚弱、肾虚精亏、禀赋不足引起的疾病如老年阳虚怕冷、慢性久咳、虚损、肾亏腰痛、眩晕、小儿佝偻、解颅、智能低下等症。

（2）面光浴

仰面对日坐定，戴上墨镜或闭目，让日光充分照晒面部，当面部自觉热度时，适当转身。面光浴主要用于青年人面部痤疮、疣等症。

（3）全身日光浴

不断变换体位，让身体各部都能接受到光照。全身日光浴一般用于老年人摄生保健，或病后康复。

3. 日光浴应用

（1）病情在静止期的肺结核患者，患神经官能症、心血管系统疾病、关节炎、慢性肠炎、佝偻病等病的患者，经过日光浴锻炼，一般都能收到不同程度的良效。

（2）充分的日光浴可以提高女性的生育能力，增加怀孕的几率。有研究表明，在日照充裕的季节，女性受孕的几率明显高于其他季节。

（3）日光浴可以减少患乳腺癌的几率。当暴露在阳光下的时候，体内维生素D的含量会激增，而维生素D被认为是抑制癌细胞生长的有效物质。在春夏两季，每天15

分钟的日光浴就可以让体内产生足够的维生素 D。

4. 日光浴注意事项

（1）冬天注意保暖，防止感冒。夏日防止中暑，当气温高于 30℃时不宜进行，最好戴草帽和墨镜，以保护头眼。

（2）用餐后 1 小时后进行较好，空腹及饭后 1 小时内，都不宜进行。

（3）凡出血素质、较重心脏病、妇女经期、分娩后、尿毒症、活动期肺结核等，均不宜多晒太阳。

（4）患有热调节障碍、日射病、日光性皮炎、结膜炎、白内障、体重减轻等，不能进行日光浴。

（5）进行日光浴时，不可入睡，应使用防晒油膏，以防止 B 段紫外线伤害。

四、日晒不佳对健康的危害

1. 日晒不足的危害

日晒对人体养生保健的重要作用是众所周知的。日光照射不仅对机体有温暖的热效应，而且会在人体组织内引发一连串的生化反应和生物学变化。适量的日光照射，会使人身体健壮、容颜俊美，还可改善人的心理状态，使人精神振奋、心情舒畅。这显然对我们实现益寿延年的目标非常有利。然而，也有的人，不喜欢晒太阳，以致光照不足，这对人体健康自然不利。长期的光照不足，可导致人的体质下降、贫血、免疫功能低下，从而易于罹患各种慢性疾病。长期规避阳光照射，人就会气血亏虚，面色晦暗，苍白无华，头发也会逐渐变白。此情虽然不多，但应引起足够的重视，一定要转变认识，主动地多接受一些日照，毕竟健康是最为重要的。

2. 日晒过度的危害

接受日光照射，进行日光浴，虽对养生保健有益，但也不是多多益善，尚需根据日光的强度和个人机体吸收的程度，严格地控制尺度，因为背离"适度"，过多地接受日光照射，也会对健康有害。早在两千多年前，《黄帝内经·素问·举痛论》中就已明确告诫我们说："余知百病生于气也。怒则气上，喜则气缓，悲则气消，恐则气下，寒则气收，炅则气泄，惊则气乱，劳则气耗，思则气结。"这段话里有一句是"炅则气泄"。炅（读：jiǒng，窘），是一个生僻字，现代人很少用。"炅"是一个会意字，上面一个"日"，下面一个"火"，意思是说，烈日当头，人如在火中烘烤一般，其含义就是"日晒太过"。"炅则气泄"，是说过度的日光照射，可导致人体元气泄露，引起中暑或昏迷，甚至会危及生命。

过强的太阳辐射持久地作用于人体，还可导致皮肤灼伤和体温调节障碍，从而引发"日射病"。紫外线强烈作用于人体裸露的皮肤，会使皮肤粗糙、干裂、皮下细胞变性受损，进而会引起日光性皮炎，出现红斑、瘙痒、水泡和水肿等，甚至会造成皮肤癌。过强的红外线辐射人体，可使皮肤温度升高，导致皮肤发生损伤、变性，增加人体红细胞的破坏，使人贫血，并引起机体的全身反应。强烈的红外线持续照射未防护的头部，还可使颅骨和脑髓之间的温度升高到 40℃~42℃，导致脑膜和脑组织充血，形成日射病，甚至中暑死亡。

在炎夏酷暑时节，由于阳光的辐射过强，我们在外出或露天劳作时，应采取相应的防护措施，如劳保器具、太阳伞、太阳帽等，并涂抹防晒霜、防晒露等，以保护皮肤。

3. 预防日晒过敏

有一种疾病，非常蹊跷，叫作"日光过敏症"。属过敏体质的人，食用了光敏性食物，若在食后不久又接受了日光照射，这三个条件凑齐了，就会三点连成一线，引起"过敏"的发作，医学上称之为"光敏性皮炎"。

现已查明，引发"日光过敏症"的缘由是下面几种：

（1）食用了属于感光过敏性食物的蔬菜，比如：灰菜、苋菜、萝卜叶、猪毛菜、芥菜和菠菜等。

（2）接触使用了四环素软膏、煤焦油类制剂、补骨脂素、白芷素等过敏性药物。

（3）外搽药物中的香料及佛手柑精油、柠檬油、檀香油等的接触使用。

（4）四环素、灰黄霉素、氯丙嗪、双氢克尿噻、速尿、利眠宁及阿斯匹林等内服药物的使用。

有"日光过敏症"疾患的朋友，需要格外的注意。

第二节　吸气与养生

一、吸气养生的功用

呼吸空气，对维持人体生命活动的作用是至关重要的。空气进入人体，直接参与人体的气体代谢、物质代谢，以及体温调节等生理过程。在正常情况下，一个人每分钟呼吸 16 次，每次 500 毫升，一天吸入的空气量为 11,000 升，为每天饮食总量的 10 倍。一个人若绝食 5 周，或断水 5 天，尚能生存。而如果断绝空气，只要超过 5 分钟，就会死亡。

在通常的情况下，大气中的气体含量基本稳定。其大致含量，氮气为主，占 79%；氧气次之，占 21%；二氧化碳较低，占 0.02%，其他为极少量的惰性气体，可以忽略不计。空气经我们的鼻孔，经气管、支气管，被吸收入肺，最终进入肺泡。由于气体在浓度差作用下会发生扩散，于是在肺泡中，气体自动交换。肺泡微细血管中的二氧化碳大量析出，使其含量略有升高。而氧气则大量进入肺泡的微细血管，其含量随之略有降低。因此，在人体呼出的气体中，氧气由 21% 降为 16%，二氧化碳由 0.02% 升高为 4%，只有氮气没有任何变化，仍为原来的 79%。

显然，呼吸是人体与外界环境进行气体交换的过程。人的呼吸包含三个互联的环节。先是外呼吸，即肺的吸气、换气和呼气。第二是吸入的氧气在血液中的输布。最后是内呼吸，即组织细胞与含氧血液之间的气体交换。

正常成人在安静状态，呼吸放慢，每次 6.4 秒为最好。当人用力吸气，直到不能再吸，然后用力呼气，直到不能再呼，这时呼出的气体总量叫作肺活量。正常男子的肺活量为 3,500~4,000 毫升，女子为 2,500~3,500 毫升。肺活量是肺功能的一个重要指标。人体正常呼吸与脉搏的比例为1：4，男性及儿童以腹式呼吸为主，女性以胸式呼吸为主。

在上一章——"养生先养气"中，我们谈到，肺主人体一身之气，这气就是宗气，宗气是由脾胃化生的水谷之气和经呼吸得到的清气相合而成。现在我们明白了，所谓清气，实际上，就是我们呼吸的空气中所含的氧。

现代人体生理学已经探明，氧是维持人体生命活动最重要的能源，如同食物和饮水，氧是人体健康最基本的要素之一。人每时每刻都在不停地呼吸，吸入氧气，呼出二氧化碳。正是这样毫不间断的吐故纳新，使人体获得了生命的能源。俗话说："人活一口气。"这就十分明确地奠定了氧在生命能源中"老大"或"第一"的位置。

氧是维持机体免疫功能和生命活力的关键物质。人在得到充足的氧的情况下，食入的营养物质才能经过氧化，转化为能量，供给各个组织器官，被细胞利用。人若缺氧，各器官的功能和免疫力就会大大下降。医学专家指出："没有氧，人的生命活动就会停止；缺少氧，就会造成人的器质性病变。"日本当今的最高医学权威是野口英世，他就曾经尖锐地指出："缺氧乃万病之源。"

氧对人体自身的代谢起着关键作用。氧决定了人体代谢的速度和质量。各种营养物质必须同氧结合，完成生理氧化过程，才能变成生命活动所需要的能量。而人体内部的氧储备极少，据测定，健康人体内的存氧量只有1.0~1.5升，仅能支撑3~4分钟的消耗，远远不能满足人体维持生命活动的需求。

生物学家认为，人之所以成为世界的主宰，成为万物之灵，是因为人有高度分化了的器官——人脑。虽然，人脑的体积重量仅占人体的1/50，但它却需要人体血液的1/5。有人测算，如果把人脑的全部血管连接起来，长度可达120千米，这是由于脑细胞特别娇嫩，功能又特别复杂，因而需要更多的血液供应。如果人的大脑因缺血导致缺氧，仅一分半钟，人体就会昏迷猝倒，缺氧超过五分钟，大脑皮质的神经细胞就会变性死亡。我们常见到中风患者致死、致残，就是由缺血、缺氧造成的。

人体代谢所需要的氧，全靠呼吸器官不断地从空气中摄取。如果环境空气中的氧含量低于20.9%，即为缺氧环境。假若我们生活的环境缺氧，即便是轻度的缺氧，长期在其中生活，也会对我们现实和未来的健康带来不同程度的损害。调查显示，在人口密集、车辆众多、工业发达、空气被严重污染的大都市内，有高达九成的人处于缺氧的环境状态。由于缺氧，导致人体能量不足，活力下降，带来了代谢紊乱综合征。由于程度不同、体质各异，这种代谢紊乱综合征呈现出多种表现。有的人面色苍白、食欲不佳。有的人头痛、头晕、失眠、多梦。有的人疲劳乏力、记忆力减退。有的人则是免疫力低下、容易染病。

通过上述可知，吸气养生极端重要。但国人对此的认识和态度却大相径庭，明显呈现出两极化的趋势。一是少数人的"早悟"。谈到导引、吐纳、腹式呼吸、以意领气这一类的概念，他是一点都不陌生。若问他的养生经历，必有太极拳、八段锦、五禽戏、"性命双修"或其他气功、招式的锻炼修为。与此相对应的是多数人的"茫然"。一谈养生保健，吃啥大补、喝啥大养，他会心领神会，举一反三。若说呼吸空气也是养生，则立现茫然，甚于疑惑。因此，更新观念，提高认识，端正态度，走出误区，依然是人们科学养生的当务之急。

二、吸气养生的方法

吸气养生应该如何进行，应因人而异。对大多数人来讲，改进呼吸方式，提高吸气质量，尽量消除和避免空气污染，似乎具有很强的共性。

呼吸是一种正常的生理现象，同时又是一种重要的养生之术。医学家们发现：人的肺，大约有两个足球那么大，但世界上的大多数人，在一生之中，却只使用了其中的三分之一。美国健康学家的一项最新调查显示：不论在发达国家，还是在发展中国家，城市人口中至少有一半以上的人呼吸方式不正确。很多人的呼吸太短促，往往在吸入的新鲜空气尚未深入肺叶下端时，便匆匆地呼气了，这样等于没有吸收到新鲜空气中的有益成分。坐办公室的人，由于坐姿的局促和固定，通常是浅短、急促的呼吸，每次的换气量非常小，结果造成通气不足，体内的二氧化碳累积，加上长时间地脑力劳动，机体的耗氧量很大，进而造成脑部缺氧。于是，白领们经常出现头晕、乏力、嗜睡等办公室综合征。要解决呼吸方式的问题，祖国传统医学中的五十营呼吸养气法就首先派上了用场。

1. 五十营呼吸法

中医认为，人体的经络之气，在一个昼夜的 12 个时辰内要运行"五十营"，也就是在人体的 12 经脉系统运行 50 遭。为了符合营气和卫气的流动节律，我们的呼吸节律就要放慢，由平时的 4 秒/次，放慢至 6.4 秒/次，就是最好的。呼吸放慢了，我们的脉搏也会渐渐放慢，进而我们的生命进程也会随之放慢，我们的寿命就会跟着延长。所以说，慢呼吸，长寿命。所谓五十营呼吸养气法，就是要求我们把呼吸放慢到 6.4 秒 1 次，并逐渐成为一种习惯。

首先，吸气的时候，我们让腹部隆起；呼气的时候，我们让腹部收缩。《老子》曾经说过，天地就像一个风箱，人体在呼吸时，如能让腹部有节律的隆起和收缩，就像是在拉风箱，这就达到要求了。

其次，呼吸过程有四个要求，即"深、长、匀、细"。深，就是一呼一吸都要到头。长，就是时间要拉长放慢。匀，就是整个过程要自然、匀称。细，就是要细微，不能粗猛。

再者，还要做到"吸入一大片，呼出一条线"。吸进去的是自然环境中的清气，要吸入一大片，呼出来的是体内的浊气，要慢慢地呼出，呼成一条线。

2. 腹式呼吸法

五十营呼吸养气法简便易行，就是要把呼吸的节律由平时的 4 秒/次放慢到 6.4 秒/次。如果以此为基础，再进一步地放慢，就变成了现代养生家所极力推崇的腹式呼吸法。

人类的呼吸方式实际有两种，即胸式呼吸法和腹式呼吸法。胸式呼吸是以肋骨和胸骨活动为主。吸气时，空气直接进入肺部，故胸腔会因此而扩大，腹部则保持平坦。大多数人，特别是女性，都采用胸式呼吸，只是肋骨上下运动及胸部微微扩张，由于处于肺叶底部的众多肺泡，没有得到彻底的扩张与收缩，因而呼吸比较短浅。腹式呼吸是以膈肌运动为主，让横膈膜上下移动。吸气时，由于横膈膜下降，就把腹部脏器挤到下方，因而腹部会膨胀，而非胸部膨胀。在呼气时，横膈膜将会比平时升高，因而是深度呼吸，能够吐出更多积存、停滞在肺叶底部的二氧化碳，换气相对充分。

实行腹式呼吸，每呼吸一次的时间为 10～15 秒，能吸入约 500 毫升的新鲜空气。腹式呼吸时，由于横膈膜下降，腹压增加，人的感觉就好像空气直接进入了腹部。这时，若把手放在肚脐上，会感到手在上下移动。

可以把腹式呼吸视为一种功法。在练习时，最好取仰卧位，或者是舒适的冥想坐姿。仰卧时，平躺于床上，松开腰带，放松肢体，去除杂念，放松全身。

吸气时，最大限度地向外扩张腹部，胸部保持不动。呼气时，最大限度地向内收缩腹部。循环往复，保持每一次呼吸的节奏一致。细心体察腹部的一起一落。

经过一段时间的练习之后，就可以将手拿开，只是用意识关注呼吸过程即可。

练习腹式呼吸，不要紧张，也不要刻意勉强。如果是初学者，就更应该注意练习的过程和对身体的影响，吸气时，感觉气息开始经过鼻腔、喉咙，充分地注入肺部，在肺部容积逐渐增大的过程中，保持胸廓不动，迫使横膈膜下沉，同时腹部略向外鼓起。呼气时，向内收回腹部，横膈膜向上提升，使大量浊气得以呼出体外。

腹式呼吸的关键是：无论是吸，还是呼，都要尽量达到"极限"量，即吸到不能再吸，呼到不能再呼为度。同理，腹部也要相应收缩与胀大到极点，如果每口气直达下丹田，则为更好。

做腹式呼吸的时间长短，由个人灵活掌握，也可与胸式呼吸相结合，这便是呼吸系统的交替运动。如能长年坚持每天做腹式呼吸，就会收到保健强身、益寿延年的奇效。

腹式呼吸的优点显而易见。腹式呼吸能够增加膈肌的活动范围，而膈肌的运动直接影响肺的通气量。研究证明：实行腹式呼吸，膈肌每下降 1 厘米，肺的通气量可增加 250 至 300 毫升。如果坚持半年，即可使膈肌的活动范围增加 4 厘米。这对于心肺功能的改善大有好处，因而是老年性肺气肿及其他呼吸障碍的重要康复手段之一。另外的收获是，腹式呼吸还可以改善腹部脏器的功能。一是能改善脾胃功能。二是有利于舒肝利胆，促进胆汁的分泌。三是增强了胃肠道的动力，有利于加速排除聚积在肠道内的粪便、毒素和代谢废物。此外，腹式呼吸还可以通过降低腹压来降低血压，这对高血压病人也是大有好处的。

3. 负离子养气法

眼下，空气污染令人们忧虑，人们渴望呼吸到新鲜的纯净空气，于是，养生海景房、森林氧吧之类的新概念应运而生，由此引出了"负离子养气法"。

空气负离子，又称为阴离子，即空气分子中各种带有负电荷的离子。根据大地测量学和地理物理学国际联盟大气联合委员会的理论，空气负离子是由 OH^-（H_2O）n、O_2^-（H_2O）n 和 CO_4^-（H_2O）n 共同组成的。医学研究证明，空气中适当浓度的负离子对人类的健康和生态环境的优化具有十分有益的作用。天然空气中的负离子不足，是产生心脑血管疾病、神经系统和呼吸道疾病的原因之一。而富含负离子的空气对支气管炎、心绞痛、冠心病、脑血管病、神经衰弱、溃疡病等 20 多种疾病均有较好的医疗效果，能辅助治疗Ⅰ、Ⅱ期高血压、哮喘病、肺结核、失眠症和疲劳过度，同时还能起到镇静、镇痛、止痒、利尿、增强食欲、加快伤口愈合等一系列医疗保健的效能。例如：《南国早报》曾经报道，在我国南疆的广西北海市，冬季空气中负离子含量为500个/cm_3，高出全国各地负离子平均含量的一倍以上。原来患有高血压、支气管哮喘等疾病的外地客人，来到广西北海市后，普遍的自我感觉是——好多了。促成这一种自然疗效的，就是北海市空气中含量极高的负离子。另外，据医学家在天然空气中进行的负离子浓度测试结果：在海滨、瀑布地区，空气中负离子可达5，000个/cm_3；而在森林上空或山顶，空气负离子为2，000～3，000个/cm_3。因此，人们来到这些地方，会有心旷神怡、头脑清醒的感觉，也正是由于负离子浓度高的缘故。

空气是由无数气体分子组成的。由于受到自然界中宇宙射线、紫外线、土壤和空气放射线的影响，有些空气分子就释放出了电子，在通常的大气压下，被释放出的电子很快又和空气中的中性分子结合，而成为带有超额电子的负离子。譬如：高山丘陵中的瀑布、溪流，由于"喷桶电效应"，会产生大量的负离子；森林山地土壤中的放射性气体和土壤空气中的负离子，会逸入大气，增加负离子的含量。再如，植物叶片的表面，在短波紫外线的作用下，会发生"光电效应"，放出电子，使空气中的电荷增加，负离子数量升高。

负离子不仅具有降尘、灭菌、净化空气的作用，而且对人体有良好的保健作用。到森林中去呼吸新鲜空气，可舒张支气管，加速纤毛运动，杀灭细菌、病毒，并兴奋呼吸中枢，因此，对呼吸系统疾病有显著的治疗效果。此外，负离子对免疫机能、造血机能、消化机能以及代谢过程均有良好的生理效应。有人把负离子称为"空气维生素"，有的甚至认为空气负离子与长寿有关，称它为"长寿酵素"。

空气中负离子的多少，受地理条件特殊性影响而含量不同。公园、郊区田野、海滨、湖泊、瀑布附近和森林中的含量较多。因此，当人们进入人群拥挤的超市，就会产生沉闷、嘈杂、呼吸不畅的感觉，而进入上述场地的时候，就会感到头脑清新、呼吸爽快、心情舒畅。负离子可使大脑皮层功能及脑力活动加强，使人精神振奋，工作效率提高，睡眠质量改善。负离子还可使脑组织的氧化过程力度加强，使脑组织获得更多的氧。负离子有明显扩张血管的作用，可解除微动脉痉挛，达到降低血压的目的。负离子对于改善心脏功能和改善心肌营养也大有好处，有利于高血压和心脑血管疾患病人的病情恢复。研究证实，负离子能使血中含氧量增加，有利于血氧输送、吸收和利用。负离子对呼吸系统的影响最明显。这是因为负离子是通过呼吸道进入人体的，它可以提高人的肺活量。有人曾经做过专门试验，在玻璃面罩中，吸入空气负离子30分钟，肺的吸氧量增加了2%，而排出的二氧化碳量则增加了14.5%。显然，负离子有改善和增加肺功能的作用。

人们渴望富含负离子的环境，于是，负离子发生器作为一种医疗器械见诸于世。近日，市场上又出现了一种负离子环保涂料，在具备传统涂料耐擦洗、弥盖细微裂痕、抗碱防霉、气味芬芳、防水等五种功能的基础上，又增加了释放负离子、净化环境的功能。其机理是：涂料中添加了一定比例的负离子材料，涂覆成膜后，室内空气中的水蒸气分子，可以透过高分子膜的微细孔隙，与涂料中的负离子材料碰撞接触，在负离子粉体颗粒电极附近的强电场作用下，水分子（H_2O）电离成氢氧根离子（HO－）和氢离子（H^+）。氢氧根离子进入空气，吸引空气中的水分子，形成水合羟基离子，即为空气负离子。

三、高度重视空气污染

随着社会经济的快速发展，污染似乎是其必然的产物。谈到吸气养生，人们自然就联想到肺癌。汉字"癌"的组成，很有讲究，病字旁，里面是三个"口"，压着一座"山"。俗话说："病从口入。"两个鼻孔，加上一张嘴，正好三个"口"！如此看来，"病从鼻入"要胜过"病从口入"，难怪感冒一直高居我国疾病发生率的榜首，难怪肺癌一直高居我国癌症发生率的榜首。我们的老祖宗早有先见之明，两千多年前，就在《黄帝内经》里告诉我们：肺为娇脏，外邪来袭，必先犯肺。因此，对空气污染对人体健康的危害，对于当地的空气污染程度，愈来愈受到人们的重视与关注。

一个成年人，每天要呼吸 2 万多次，吸入的空气总量高达 15～20 立方米。如果空气被污染，那对我们的健康必然有直接的影响。下面，我们先来看一看大气污染。

1. 大气污染

（1）大气污染的概念

地球表面有个大气层。大气是由氮气、氧气、二氧化碳、水蒸气和固体杂质微粒组成的混合物。在标准状态下，按体积计算，氮气占 78.08%，氧气占 20.94%，氩气占 0.93%，二氧化碳占 0.03%，其他气体大约是 0.02%。

各种自然变化往往会引起大气成分的急剧改变。例如，火山爆发时，大量的火山灰和二氧化碳会喷射到大气中，造成烟尘弥漫；雷电等原因引起的森林火灾也会增加二氧化碳和碳烟颗粒的含量；化工企业事故，引发有毒气体泄漏弥散；大风引起沙漠地域尘沙飞扬，波及风向下游地区，形成沙尘暴。一般来讲，这种变故往往是短时的、局部的。随着现代工业和交通运输业的蓬勃发展，人们向环境中排放的废弃物质越来越多，由此引起了大气成分的持续性变化，当大气中的有害物质达到一定层级时，就构成了大气污染。

（2）大气污染的主要源头

大气污染的源头很多，主要的是以下几个。

①工业

工业生产是大气污染的一个重要来源。工业生产排放到大气中的污染物种类繁多，有烟尘，硫、氮的氧化物，有机化合物等。有的是烟尘微粒，有的是气体。

②生活炉灶与采暖锅炉

民用生活炉灶和采暖锅炉需要燃煤。煤炭燃烧会释放大量的灰尘、二氧化硫、一氧化碳等有害物质。特别是在冬季采暖期，往往使当地烟雾弥漫，污染严重。

③交通运输

汽车、火车、飞机、轮船是当代的主要运输工具，燃煤或烧油都会产生很多的废气。尤其在城市，汽车数量越来越多，尾气排放日趋严重，成为城市空气污染的主要源头。汽车尾气中的一氧化碳、二氧化硫、氮氧化物、碳氢化合物和含铅微粒，致癌性强，危害性大。

（3）大气污染的危害

大气污染不仅破坏环境生态，而且对人体健康有多方面的危害。其主要表现是呼吸道疾病与各种生理机能障碍，以及眼鼻等黏膜组织受到刺激而患病。比如，1952年12月5日～8日，英国伦敦发生连续3天的烟雾事件，造成4,000多人死亡。人们把这次灾难的烟雾称为"杀人烟雾"。据事后分析，这是因为出事的那几天，伦敦是无风有雾，工厂烟囱和居民取暖排出的大量废气烟尘，一直在市区弥漫，经久不散，烟尘的最高浓度达到每立方米4.46毫克，二氧化硫的日平均浓度竟达到每立方米3.83毫升。二氧化硫遇到大气中的水蒸气生成了硫酸或亚硫酸，硫酸液沫附着在烟尘或凝聚在雾滴上，随着呼吸，大量进入人体，使人迅速发病，并使慢性病患者加快死亡。

由上例可知，大气中污染物的浓度很高时，会造成急性污染，使人中毒，或使病情恶化，甚至在几天内夺去人的生命。其实，即使大气中的污染物浓度不高，人若成年累月地呼吸这种污染了的空气，也会引起慢性支气管炎、支气管哮喘、肺气肿及肺癌等疾病。

（4）识读大气污染指数

空气中的各种污染物都有自己的污染指数。我国重点城市空气质量的监测项目，统一规定为二氧化硫（SO_2）、二氧化氮（NO_2）和总悬浮颗粒物（TSP），用0～500之间的数字来表示空气污染指数，作为评价空气质量的依据。

0～50：一级，空气质量为优秀，对人体健康没有影响。

51～100：二级，空气质量为良好，对人体健康没有显著影响。

100～200：三级，空气质量为轻度污染，健康人群会出现刺激症状。

201～300：四级，空气质量为中度污染，健康人群普遍出现刺激症状。

大于300：五级，空气质量为严重污染，健康人群会出现严重刺激症状。

2001年12月30日，中国环境监测总站发布的全国重点城市空气质量状况中，兰州的空气污染指数为448，就是空气质量为五级，属重度污染。

2012年2月29日，国务院总理温家宝主持召开国务院常务会议，同意发布新修订的《环境空气质量标准》，部署加强大气污染综合防治重点工作。

新标准增加了细颗粒物（PM2.5）和臭氧（O_3）8小时浓度限值监测指标。根据安排，2012年在京津冀、长三角、珠三角等重点区域以及直辖市和省会城市开展细颗粒物与臭氧等项目监测，2013年将在113个环境保护重点城市和国家环境保护模范城市开展监测，2015年将覆盖所有地级以上城市。自然保护区、风景名胜区和其他需要特殊保护的地区执行PM2.5一级标准。城镇规划中确定的居住区、商业交通居民混合区、文化区、一般工业区和农村地区、特定工业区执行PM2.5二级标准。

PM是"颗粒物质"的缩写，悬浮在空气中，直径小于等于2.5微米的称为PM2.5，又称"细颗粒物"。PM2.5对人体健康威胁很大，极易富集于肺部深处，因此又被称作入肺颗粒物。与较粗大的颗粒物相比，PM2.5富含更大量的有毒有害物质，而且能在大气中停留更长时间，输送距离也更远，对大气环境及人体健康的影响也更大，是导致黑肺和雾霾天的主要凶手。

大气污染是人体健康的大敌，我们应该关注当地或出行目的地的天气预报与空气质量预报，以便采取适当的措施，减少恶劣天气和空气污染可能造成的危害。

2. 居室装修污染

如果说，在狭窄、拥挤、潮湿、脏乱、嘈杂、污浊的居室或集体宿舍内，室内空气的污染，容易被人们察觉和重视，那么，因新房装修所带来的室内空气污染，则容易被人们所忽视。下面，我们先来看一看室内装修所带来的污染物。

（1）常见污染物及其危害

①甲醛

甲醛是一种无色、易溶、具有较高毒性的刺激性气体。装修所用的刨花板、密度板、胶合板等人造板材，以及胶粘剂和墙纸，是室内甲醛的主要来源，其在室内的释放期竟长达 3～15 年。甲醛对人体健康的危害具有长期性、潜伏性和隐蔽性。在我国有毒化学品优先控制名单上，甲醛高居第二位。甲醛已被 WHO 确认为致癌和致畸形物质。研究表明：甲醛具有强烈的致癌和促进癌变作用，长期吸入含有甲醛的空气，可以引发鼻咽癌、喉头癌。

据文献披露，甲醛对人体的危害主要表现在刺激、过敏、嗅觉异常、肺功能异常、肝功能异常等方面。当室内空气中的甲醛浓度达到 0.06～0.07mg/m³ 时，儿童就会发生轻微气喘；达到 0.10mg/m³ 时，就有异味和不适感；达到 0.5mg/m³ 时，可刺激眼睛，引起流泪；达到 0.6mg/m³，可引起咽喉不适或疼痛；浓度更高时，可引进恶心呕吐、咳嗽胸闷、气喘，甚至肺水肿；达到 30mg/m³ 时，会立即致人死亡。

长期接触低剂量甲醛可引起各种慢性呼吸道疾病，引起青少年记忆力和智力下降；引起鼻咽癌、结肠肿瘤、脑瘤、细胞核基因突变、抑制 DNA 损伤修复、月经周期紊乱、妊娠综合征、新生儿染色体异常，甚至可以引起白血病。在接触者中，儿童、孕妇和老年人对甲醛尤为敏感，危害也就更大。

②苯类物质

苯类物质主要有苯、甲苯、二甲苯及苯乙烯等。

苯是一种无色、挥发性强、具有特殊芳香气味的液体。装修所用的胶液、溶剂、油漆、涂料和黏合剂是室内空气中苯的主要来源。苯的蒸汽可经呼吸道被人体吸入，其液体也可经皮肤吸收。它们主要对眼、呼吸道和皮肤有强烈的刺激性作用。苯及苯系物质被人体吸入后，可出现中枢神经系统麻醉作用，可抑制人体造血功能，使红细胞、白细胞、血小板减少，可致贫血、感染、皮肤出血，使再生障碍性贫血患病率增高，还可导致女性月经异常，胎儿先天性缺陷等。长期低浓度接触，会使人的神经系统、肝、肾受到损害，导致听力、视力减退，引起头痛、头昏、乏力、苍白、平衡功能失调等问题。皮肤反复接触，将导致红肿、干燥、破裂、起水疱、皮炎及中枢和周围神经功能障碍，对人体有致癌作用，能发展为白血病。

③氨气

氨是一种无色、易挥发且有强烈刺激气味的液体。装修所用的混凝土防冻剂、防火板中的阻燃剂等是其主要来源。氨的蒸汽对人的眼睛、喉咙、上呼吸道有强烈的刺激作用，可经皮肤及呼吸道吸收，引起中毒，轻者引发充血、肺水肿、支气管炎、皮炎，重者可发生喉头水肿、喉痉挛，也可引起呼吸困难、昏迷、休克等。

氨是一种碱性物质，它对皮肤组织也有强烈的腐蚀和刺激作用，可以吸收皮肤组织中的水分，使组织脂肪皂化，破坏细胞膜结构。氨的浓度过高时，还可通过三叉神经末梢的反射作用吸收至血液，而引起心脏停搏和呼吸停止。部分人长期接触可能会出现皮肤色素沉积或手指溃疡等症状。氨被吸入后，易经肺泡进入血液，与血红蛋白结合，破坏红细胞的运氧功能。短期内吸入大量氨气后可出现流泪、咽痛、声音嘶哑、咳嗽、痰带血丝、胸闷、呼吸困难，可伴有头晕、头痛、恶心、呕吐、乏力等，严重者可发生肺水肿、成人呼吸窘迫综合征。

④氡

氡是一种无色、无味、无法察觉的惰性气体。装修所用的水泥、砖沙、大理石、瓷砖等建筑材料是氡的主要来源。氡及其子体随空气进入人体，或附着于气管黏膜及肺部表面，或溶入体液进入细胞组织，能形成体内辐射，诱发肺癌、白血病和呼吸道病变。

氡是由镭衰变产生的自然界唯一的天然放射性惰性气体。氡原子在空气中的衰变产物被称为氡子体。常温下氡子体在空气中能形成放射气溶胶而污染空气，容易被呼吸系统截留，并在局部区域不断累积而诱发肺癌。科学研究表明，氡对人体的辐射伤害占人体一生中所受到的全部辐射伤害的 55% 以上，其诱发肺癌的潜伏期大多都在 15 年以上。世界上 1/5 的肺癌患者与氡侵害有关，氡是除吸烟以外引起肺癌的第二大因素，号称导致人类肺癌的第二"杀手"。WHO 已把氡列为使人类致癌的 19 种物种之一。

⑤TVOC

挥发性有机化合物（VOC）是室内空气中的异类污染物，由于它们单独的浓度低，但种类多，一般不予逐个分别表示，而以 TVOC 表示其总量。TVOC 包括甲醛、苯、对（间、邻）二甲苯、苯乙烯、乙苯、乙酸丁酯、三氯乙烯、三氯甲烷、十一烷等。室内建筑和装饰材料是空气中 TVOC 的主要来源。研究表明，即使室内空气中单个 VOC 含量都低于其限含量，但多种 VOC 的混合存在及其相互作用，就使危害强度增大。TVOC 表现出毒性、刺激性，能引起机体免疫水平失调，影响中枢神经系统功能，使人出现头晕、头痛、嗜睡、无力、胸闷等症状，还能影响消化系统，使人出现食欲不振、恶心等症状，严重时可损伤肝脏和造血系统。

（2）室内装修污染的危害表现

①每天清晨起床时，感到憋闷、恶心、甚至头晕目眩。

②家里有人容易感冒，且经常重感。

③虽然不吸烟，但经常感到嗓子不舒服，有异物感。

④家里小孩容易呼吸不畅，经常咳嗽、打喷嚏，新装修的房子，孩子不愿意回家。

⑤家人常有皮肤过敏发生，而且是群发性的。

⑥家人常有同一种疾病或不适之感，而且在离家之后，症状就会明显缓解或好转。

⑦新婚夫妇久而不能怀孕，且查不出原因。孕妇则在正常怀孕的情况下，出现胎儿畸形。

⑧搬入新家或室内装修后，室内的花草难以正常生长，枝叶容易发黄、枯萎。家养

的宠物猫、狗或者热带鱼，也常会莫名其妙地死去。

⑨新装修的写字楼工作间，一上班就感觉喉咙不适、疼痒、呼吸道发干，时间一长就头晕脑胀，容易疲劳，下班以后就自动好转，而且同楼的其他人员也有同感。

⑩新装修的家庭和写字楼的房间，或者新添置的家具、器物有刺激性的感觉，而且超过半年仍然能闻到异味。

（3）认识上的误区

装修污染对人体的危害性很大，媒体也对此做过很多的披露，而人们对此似乎毫不在意，依然乐此不疲。之所以会出现这种情况，是因为人们在认识上，存在很多的误区。下面略举几例。

例1，有的朋友说，我的新家像花园，放置了很多绿色植物来吸毒，即使有点污染，也问题不大。

我们说，此言大谬！不可否认，某些绿色植物，对有害气体有吸收作用，然而，花草所吸之量，微乎其微，对于污染的清除，基本上作用不大！况且，绿叶植物的光合作用，只发生在有阳光的白天，夜晚、阴天时，它跟人一样，是吸入氧气，放出二氧化碳！一个人一天吸入的空气量，约为20千克。家中的绿色植物一天能吸收的有害气体很少，而呼出的二氧化碳则很多，反而会得不偿失！

例2，有的朋友说，我的新房装修后，开窗通风好多天，已经闻不到刺激性气味，该不会有污染超标的问题了。

我们说，此种想法具有很大的盲目性。当室内甲醛超标在3倍以下时，一般是闻不到刺激性气味的；如果能闻到刺激性气味，则已超标4~8倍，足以让人深受其害。而这种闻不到的气味的情况则更可怕，因为它会害人于无形，让人在不知不觉中受到毒害，当病成发作时，则为时已晚。尤其是在炎夏，气温很高，甲醛等有害物质的释放量也很高，倘若把门窗关紧开空调，室内空气不能与外界对流互换，有害物质就会累积起来，危害也就越大。况且，每个人对甲醛等有害气体的感觉均不一样。有位孕妇由于怀胎在身，对甲醛就特别敏感，一到卧室就感觉浑身不适，嗓子干涩、喉咙发痒。后经检测，含量只有0.10mg/m³，刚好达标。在治理以前，她宁愿睡在通风条件良好的会客大厅，再也不敢睡在卧房。

例3，有的朋友认为，俺在装修时，用的全是环保材料，装修后，又用了芳香剂、柚子皮、茶叶、醋等来消毒，这样一弄，就该行了。

其实，使用芳香剂，只是用一种气味来掩盖另一种气味，甲醛等有害物质的气味似乎没有了，但却并没有中和与消除任何有害物质，而用柚子皮、茶叶、醋等手段来吸附有害物质，则只能让人中毒更深，因为它们的吸附能力实在有限，且不确定！

例4，有的朋友说："完工时，装修公司的污染物检测值都是合格的，怎么可能会有污染超标的问题呢？"

其实，装修公司所关注的，只是他的装修工程，而不会对您购买的家具和饰品负责。室内空气污染物超标的来源，主要集中在定做的墙体柜、厨柜、吊顶，以及与之配套的电视柜、衣柜、床垫、沙发上。

WHO的相关统计资料表明，因室内空气污染，全球每年的死亡人数达到280万！

在我国，每年由室内空气污染引起的超额死亡数达 11.1 万，超额门诊数达 22 万人次，超额急诊数达 430 万人次。室内装修污染作为新形势下的"隐形杀手"，对女性、儿童和老人的伤害最为严重。装修之后，室内已闻不到异味，并不等于没有污染，因为甲醛超标 4 倍以上才能闻到刺激性的气味。为了我们的健康，必须高度重视装修污染的严重性。

3. 汽车空气污染

伴随轿车进入家庭，我国的汽车保有量呈急剧增加之势。由之带来的是，交通事故频发，尾气污染日趋严重，而过去很少提及的车内空气污染问题，也开始提上了人们的议事日程。由于汽车内室的空间狭小，车内空气的流量有限，加上现代汽车的密封性好，因此，车内有害气体超标，对人体健康的危害愈来愈大。

（1）车内空气污染的严重程度

据权威部门的检测，车内空气污染的严重程度竟数倍于室内。在北京市的一项抽查检验表明，室内空气污染严重，居民住房内的甲醛超标率高达 95%。另一项报道更为惊人："目前中国每年室内空气污染引起的超额死亡数已经达到 11.1 万人，超额急诊数达 430 万人次，直接和间接经济损失达 107 亿美元"。这是室内空气污染的基本概况，但是说到汽车，车内空气污染物的实际含量，比室内空气污染更加严重。近日，美国的 AnnArbor 环境集团，就此发表了一个专门的报告。报告中说，车内空气中普遍存在有害化合物，其含量是家居和办公室中的 5～10 倍。该报告称，曾经对 11 个著名汽车品牌进行随机采样，根据随机采集的车内灰尘样本，以及挡风玻璃薄膜样本，化验分析后得知，车内普遍存在对人体有害的物质，而消费者对此却知之甚少。报告称：车内座椅、地毯、扶手和电线胶皮等，都会发出对人体健康十分有害的化学物质。

（2）车内空气污染物的来源

现在的有车族越来越多，但是，许多人并不知道，车上竟有三类污染源，其中两类不好治。

首先，在车辆生产过程中，内饰件要使用大量的塑料制品和黏合剂，这些都是产生车内空气污染的元凶。可以引起白血病的"苯"，就来自于黏合胶、人造革、漆面和皮革等，甲醛则主要来源于座椅套、车门衬板等针织品。

第二，发动机一投入运转，不但其产生的热量会增加车内污染物的挥发，而且它本身也产生胺、烟碱等有害物质。

第三，很多爱车族喜欢在车内摆放一些毛绒玩具、靠垫等饰物。但如果这些饰物是劣质商品，就会增加车内"甲醛"的释放源。一般来讲，车内装饰越多，产生车内空气污染的可能性就越大。另外，一些人喜欢在车里喷洒香水，很多香水是化学合成物，其本身就含有害物质，这样只会加重污染。

还有的车主在购车后，为了享受经销商提出的送装饰优惠，结果把劣质的内饰装入车内，无形之中，又增添了新的污染源。上述前两类污染源目前还难于从根本上解决，这与汽车工艺的发展水平有很大关系。而第三种来源，属于车主造成的"二次污染"，如果车主在平时的使用中，加以注意，尚可以避免。

（3）车内的主要污染物

产生于车内的污染物主要有下述的5种。

①甲醛

前面说过，甲醛是一种无色、有强烈刺激性气味的气体。甲醛在常温下是气态，通常以水溶液形式出现。脲醛树脂在制胶过程中不可避免地残留一部分游离甲醛向外散发。甲醛超标，会让人感到头晕、乏力、喉咙不适。其藏身之处是，用甲醛做防腐剂的涂料、化纤地毯，多用于车内装饰。

②苯

苯是一种无色透明的易燃液体。苯的蒸气可经呼吸道吸收，液体经消化道吸收，皮肤也可少量吸收。处于苯浓度较高的环境中，会引发白血病。其藏身之处是，主要用于制造洗涤剂、杀虫剂和油漆清除剂。苯可作为汽油的一种成分，其含量＜2％。

③甲苯/二甲苯

甲苯是无色、易挥发的液体，气味似苯，用于制造苯、甲酚、苯甲酸、苯甲醛、混合二硝基甲苯、邻甲苯、磺酰胺等。二甲苯为无色透明液体，具有芳香气味，易燃、有毒。用于化工及制药工业。二者可经呼吸道和消化道吸收，或经皮肤吸收。其藏身之处是，上述中间体是车上合成纤维、染料等的原料。此外，也用作汽油添加剂和各种用途的溶剂。

④TVOC

TVOC是由一种或多种碳原子组成，容易在室温和正常大气压下蒸发的有机化合物的总称。它们是存在于车内环境中的无色气体。TVOC能影响中枢神经系统的功能，引起机体免疫功能失调，严重时可损伤肝脏和造血系统，出现变态反应。其藏身之处是，主要来源于各种涂料、黏合剂及各种人造材料等。

⑤一氧化碳

一氧化碳为煤气中毒的主要罪魁。其纯品为无色、无臭、无刺激性的气体。长期接触低浓度一氧化碳，可对人体健康造成两方面的伤害。一是神经系统症状：头晕、头痛、耳鸣、乏力、睡眠障碍、记忆力减退等。二是心血管系统伤害：心电图可出现心律失常、ST段下降、QT间期延长，或右束支传导阻滞等异常。一氧化碳在车内呈弥散态，由于它无色、无味，因而很难察觉。

事实证明，车辆越新，污染物的含量就越高。有车一族，不能不慎加防范！

第三节　饮水与养生

一、饮水养生的功用

前面说过，人体的后天之气，是由肺吸入的清气和脾运化上输的水谷之气相合而成。这水谷之气中的水，就是饮食得到的水。因此，我们要补养元气，就应该多喝水。

1. 水是生命之源

人人都知道，生命起源于水，水乃生命之源。颐养生命的要素包括氧气、水分、蛋白质、脂肪、碳水化合物、矿物质、维生素和膳食纤维，水则是仅次于氧气的第二要素。人要维持正常的生命活动，需要不断地从外界吸收各种养分，水则是人体新陈代谢不可缺少的中间媒介。人体既要通过水来把各种营养物质输送到身体的各个部位，又要通过水来排泄代谢所产生的各种垃圾和毒素。因此，水是维持人体内循环的重要环节和组分。

人若口干舌燥，渴了，就需要喝水，这可谓生活常识，人人都知道。人若脸干面皱，干燥，就需要补水，凡是钟情于美容养颜的女士，个个都明白。而我们身体的内脏器官和组织细胞呢，也会缺水，那该怎么办呢？许多人可能从来就没有考虑过这个问题。我们的躯体构成，水分占了大部。男性平均为 61%，女性平均为 55%，婴儿则高达 80%。肌肉中 70% 是水。血液中 80% 是水。就是坚硬的骨骼，水分也占了三成。因此，水是构成我们人体的重要成分。我们的机体一旦缺水，各组织、各器官就会在体内展开一场争水大战，这争不到的，就必然会发生各种生理性甚而病理性的变化。例如，血液内水分不足，其循环总量就会减少，血液的黏稠度也会跟着增加，为了维持血运和流量，人体内的自主神经就发号施令，指挥心脏加剧收缩，并且关闭部分毛细血管，从而使血压升高，久而久之，就在人体内酿成了原发性高血压。这下一步的发展趋势，自然就是冠心病和心力衰竭了。与此同时，我们的肾脏也不甘心寂寞，它会因为机体缺水而自动减少尿液的分泌，这又为尿路结石、静脉血栓和尿毒症的形成，准备好了滋生的土壤。有的朋友说，我的胃口不好，消化不良，吃不下饭。有的朋友说，我的肠胃不好，大便发干，小便短赤。其实，这都与您平时不爱喝水有关。您可能要问，这是为什么呢？看看下面的数据，您就明白了。为了完成食物的消化和营养的吸收，我们人体内的消化腺，每时每刻都在制造和分泌各种消化液。那么，我们一天要分泌多少消化液，你知道吗？您肯定不知道！一个健康的成人，胃粘膜一天分泌的胃液是 1，000 毫升，胰腺分泌的胰液是 1，000～2，000 毫升，肝脏分泌的胆汁是 500～1，000 毫升，小肠分泌的肠液 2，000～3，000 毫升，再加上口腔唾液腺分泌的唾液 1，000 毫升，总共是 8，000 毫升，合 16 市斤。你说，这要是喝水少了，能行吗？人体的水分排泄，主要是通过小便、大便和汗液，但也有一部分水，是在我们的不知不觉之中，通过皮肤表面散发走的。即使在寒冷的冬季，水分也在蒸发。我们每时每刻都在呼吸，在呼出的气体中，也富含水蒸气。我们严冬呼气见到的"白雾"，就是水蒸气冷凝所形成的。人体每天从皮肤蒸发及呼气中消耗的水分约为 800～950 毫升，接近 2 市斤，约为一天排水总量的1/3。你看，这要是补水不及时，能满足我们的生理需要吗？

人体内的水分不足，中医辨证为"阴液不足"或"津液亏损"，属于气阴两虚。诸如便秘、结石、胃溃疡、动脉硬化、静脉曲张等众多非传染性慢性病，都与其有着十分密切的关系。国人都知道，民以食为天，需饮食水谷，以化生水谷之气。望文知义，这饮在食前，谷在水后，可见饮水重于吃饭。人若绝食5周，方能毙命，而断水呢，则仅需5天！因此，及时补水，乃是荣养元气的必要条件。同时，饮水也是我们养气固本、防治疾病的第一要法。它比其他任何疗法都显得重要。现在，有许多年轻人到处求人减肥，就是不知道，喝水乃减肥第一妙法。多喝水、多小便、多活动、多出汗，必然就瘦身，根本用不着到处花钱买罪受。

2. 水对人体健康的作用

要正确认识饮水在养生中的重要意义，我们还必须全面了解水对人体健康的作用。

（1）水是人的健康之本

水分直接参与和促进血液循环，帮助消化，传送养分，排泄代谢废物，保持呼吸功能，润滑关节和调节体温。水还直接参与生物大分子的构建，水与生物大分子共同完成了人体的物质代谢、能量代谢和信息传递。

（2）水能防止人的容颜早衰

人的面部经常暴露在外，受风雨、冻晒刺激最多，水分损失也就最大，天长日久，就会因缺水而脸干面皱，如能及时补水，即可使脸部湿润柔嫩。

（3）水能防治血管疾病

血液缺水，会使血液黏稠，流动缓慢，也会使血管内壁加厚变窄、弹性变差、硬化结栓。如能及时补水，就能大大减少和延缓心脑血管疾病与外周血管疾病的发生。

（4）水能坚实骨质

骨骼中含有1/3的水分，连指甲、牙齿都需要一定的水分。如果补足水分，就会减少骨质疏松、骨质增生和骨折的发生率。

（5）水能促进食物消化

食物的消化主要依靠胃肠的蠕动和消化液的生化作用。保持水分，就能促进营养物质的消化吸收，还能减少便秘、肠梗阻、息肉、结石等疾病的发生。

（6）水能调节体温

水有导热功能，热天可通过血液、汗液把多余的热量传到体表散发，使体温保持稳定。

（7）水能排除体内毒素

体内的代谢废物和毒素，可由肾脏分解过滤，借助尿液排出体外，尿液的主要成分是水。

（8）水能保持呼吸功能

肺对氧气的吸收和二氧化碳的呼出，都要靠水来滋润。如体内水分充足，不仅呼吸功能正常，还能减少哮喘、肺气肿等疾病的发生。

（9）饮水还能使人获得重要的营养

水是一个氧原子与两个氢原子构成的氢氧化合物，其分子式为 H_2O。在我们的饮水中，除含氢、氧两种元素外，通常还含有少量的矿物质和微量元素，比如钙、镁、钠等。这些与人体健康息息相关的营养物质恰恰是人体所必需的。通过饮水，即可在无形之中得到补养，我们何乐而不为呢？

二、饮水养生的要求

为了养生保健，我们应该怎样喝水呢？

1. 饮水量

首先，喝水讲究平衡。只有感到口渴了，才想到需要喝水，一喝起来，就要喝个饱，这是一种误区，也是一种不利健康的陋习。多次、少饮，细细品味，这才是正确的、科学的饮水习惯。

那么，作为正常人，我们一天应该喝多少水为好呢？

养生的要义在于平衡。当我们的身体处于稳定状态的时候，每天需要补水 1，500～2，500 毫升，这其中包括我们通过吃饭、喝汤、食用水果得到的水。饮水和吃饭一样，一定要细品慢咽，不可暴饮。尤其是在高温环境下，或是在剧烈运动大量出汗之后。暴饮不仅不能起到补水作用，反而会容易造成脱水。如果人体在短时内大量饮水，就会增加我们心、肝、肾等脏器的负担，甚至会打乱机体的生理调节能力。

正确的做法是，在高温环境中，在大量出汗的运动中，应每隔 20～30 分钟喝一次水，补水量以 50～150 毫升为佳。

2. 养生该喝什么水

（1）白开水

饮水养生，第一是喝白开水。

在济南市某保健品公司举办的一个"老年病防治"专题讲座上，一位老年朋友突然站起来，向我发问："老师，我们都很想知道，什么是当今世界上最好的保健品？"我一听，有点猝不及防，就脱口说道："补品万千有一珍，白开水里有黄金。早知水中黄金贵，杯不离手频频饮。"只见老人坐下后，一脸的愕然。其实，我说的完全是大实话。养生喝水，应该首选白开水。白开水是自己烧开的放心水，既卫生，又安全，还很容易得到。在美国，著名的医学博士巴特曼先生就曾写过这样一本书，书名是——《水是最好的药》。这本书已在国内翻译出版，许多人都读过。

（2）茶叶水

饮水养生，第二是喝茶叶水。

有人认为，喝茶不过是一种个人嗜好，也是一种很流行的待客之道。这话当然不错。但是，也有不少的朋友早就知道，喝茶不仅是一种生活习惯，一种文化品位，而且是一种养生之术，一种很好的医疗保健措施。

【附】饮茶养生的渊源与功效

祖国医学博大精深，源远流长。把茶作为解毒治病的良药可以追溯到约在公元前两千多年的神农时代。"神农尝百草，日遇七十二毒，得茶而解之"的说法，在《史记》《淮南子》《本草衍义》等古代典籍中均有记载。唐宋时期，关于茶疗的理论已经基本形成。一千二百多年前，也就是公元780年，世界上第一部权威性茶叶专著《茶经》在我国问世。该书的作者是茶圣陆羽。他在《茶经·茶的效用》一节中指出："因茶性至寒，最宜用作饮料"，"如感到体热、口渴、凝闷、脑疼、眼倦、四肢疲劳、关节不舒服的时候，喝上四、五口茶，就即刻显效。"陆羽所列举的上述症状，与现代医学所说的肺炎病例就很接近。唐代医学家陈藏器在《本草拾遗》中还写道："止渴除疫。贵哉茶也"。著名宦官刘贞亮在《茶十德》中也把"以茶除疬气"列为茶德之一。到了宋代，由官方颁布的医学文献，专门设有介绍药茶的篇章，例如《太平圣惠方》第79卷，载有"药茶诸方"，列举茶疗组方十余种。到了明代，药王李时珍对茶的药用研究更为深入，在《本草纲目》中，对茶的功能主治作了精辟的论述，还附载了治疗气虚头痛、热毒下痢、解除中毒等茶疗药方16个。

从目前我国的现状来看，茶疗可以说是高度普及，深入人心。近年来，有许多中外学者，运用现代科学技术，专门对茶叶进行了深入的研究。现已查明，茶叶中含有300多种化学物质，既具有很高的营养价值，又具有养生保健、疾病防治的多重功效。下面略作介绍。

（1）提神醒脑，兴奋中枢神经

茶叶的药理作用，主要由其所含的黄嘌呤衍生物——咖啡因和茶碱所产生。咖啡因和茶叶中的芳香物质都是兴奋剂，能兴奋高级神经中枢，特别是大脑皮层，因而可以改善思维活动，使精神振奋，思想活跃，提高学习和劳作的效率。据研究，喝茶和喝咖啡都能提神，但是，常喝咖啡容易导致动脉硬化，而喝茶却能软化血管，抑制动脉硬化的发生和发展。这是因为茶叶中含有较多的茶多酚和维生素C，有益于血管保持原有的柔性和弹性。

（2）增强血液循环

咖啡因、茶碱可直接兴奋心脏，使心肌收缩力增强，扩张冠状动脉和末梢血管，增进血液循环。茶叶中的鞣质，具有维生素P的活性，能保持或恢复毛细血管的通透性，增强血管的柔性和韧性，还可以降低血中胆固醇，防止脂肪在血管壁沉积。这对增强心脏功能，防治冠心病、动脉硬化、高脂血症、慢性心功能不全症十分有利。

（3）灭菌消炎抗感染

茶叶浸剂或煎剂，对痢疾杆菌、沙门氏菌、金黄色葡萄球菌、霍乱弧菌等病原菌具有明显的杀灭作用。茶叶中的鞣质，其抑菌效能与黄连不相上下。茶叶中的硅酸，可促进肺结核病变部位形成瘢痕，制止结核菌扩散。硅酸还能使血中白细胞增多，对增强人体抗病能力很有帮助。

近代，医药界对茶叶保健防疫作用的研究更加深入。美国科学家在发表于2003年《美国科学院学报》的研究报告中说："茶叶中名为'茶氨酸'的化学物质，可以使人体抵御感染的能力增强五倍。"

（4）抗病毒作用

茶叶中的茶黄素等物质可与感染性病毒的核酸组织相结合，能减弱、阻碍病毒的毒性。印度科学家的研究证实，茶水对肠道病菌和病毒的生长繁殖有抑制作用，其中对脊髓灰质炎病毒、埃克病毒、柯萨奇病毒的抑制率在 99.75% 以上，其有效成分为儿茶多酚和咖啡因。生活实践证明，坚持用茶水漱口，可以有效地预防流感。

（5）增强免疫功能

经常饮茶，可以使人体血液中白细胞和淋巴细胞的数量增加，活性增强，也能促进脾脏细胞中白细胞间质素的形成，因而能够提高人体的免疫功能，尤其对化疗、放疗中的肿瘤患者的免疫功能，有明显的保护作用。近年来，有人对粗老茶叶中的茶叶多糖进行了体液和细胞免疫实验，表明其具有明显的双向免疫增强作用。这对提高机体的细胞免疫功能，特别是对体质衰弱、抵抗力下降的老年人来说，意义重大。

（6）抗癌作用

中国医学科学院肿瘤研究所的研究发现，绿茶中的儿茶素具有很强的清除氧自由基，以及抑制细胞基因突变、癌变的功效，尤其可以抑制由吸烟引起的肿瘤发生。研究表明，绿茶还有抗癌和抑制癌细胞扩散的作用。喝茶抗癌的机理，主要是通过如下途径来完成的：

①抑制致癌物在人体内的合成；

②抑制致癌物的致癌作用；

③抑制癌细胞的生长与扩散；

④增强机体的免疫功能。

例如，茶叶能够有效地阻断亚硝胺在人体内的合成，用 3～5 克茶叶泡水饮用，就可以起到完全阻断的作用。胺和亚硝酸盐，是食物中广泛存在的物质，它们在 37℃ 的温度和体液酸化的情况下，极易生成强致癌物——亚硝胺，使人罹患癌症。茶多酚和咖啡因，是绿茶的重要成分，两者所产生的综合作用，除了醒脑提神，更具备增强人体免疫功能和抗癌的功效。近年来，美国化学总会发现，茶叶不仅对消化系统癌症有抑制的功效，而且对皮肤及肺癌、肝癌也有抑制作用。科研已经确认，茶叶中的有机抗癌物质主要有茶多酚、茶碱、维生素 C 和维生素 E；茶叶中的无机抗癌元素主要有硒、钼、锰、锗等。中、日科学家一致认为，茶多酚中的儿茶素，抗癌效果最佳。

（7）明目作用

据药理研究，茶叶中含有多种维生素和微量元素，大多与人的视力密切相关。例如，维生素 A 原（即 β—胡萝卜素），维生素 B_1、B_2，维生素 C，都是维持正常视力不可缺少的营养物质。维生素 A 是眼底视网膜的重要营养来源，如果缺乏，可引起夜间视力障碍，发生夜盲症。维生素 B_1 是维持神经系统功能的营养物质，如果缺乏，可引起视神经障碍，视物模糊不清。维生素 B_2 在营养代谢过程中，对眼部上皮细胞起营养作用，如果缺乏，也会影响视力。维生素 C 是眼内晶体的必需营养素，保证供给，是保持正常视力的必要条件。

（8）利尿降压

茶叶中的咖啡因，特别是茶叶中的生物碱，能抑制肾小管的再吸收功能，增加肾脏的排泄量，因而有明显的利尿作用。由于茶叶还有抗菌消炎作用，故排尿量增多，对肾盂肾炎、膀胱炎和尿路感染、泌尿系结石具有辅助治疗作用。饮茶尿多，还有间接的降压作用。西药中的降压药，有的实际上就是利尿药，吃药后让人多排尿，通过减少体内血液的循环总量，来降低人的血压。

（9）下气消食

茶叶中的咖啡因能刺激胃液分泌，增进食欲，促进胃肠道的消化功能。茶叶中所含的 B 族维生素和芳香油，也是健脾开胃、下气消食的有效物质。对胃口不佳者，可提高其食欲；对食积呆滞者，则有疏导下行的功效。

（10）降脂减肥

通过饮茶来降脂减肥，是现今最为普遍、最受推崇，也是最为简便易行的方法。当今品牌众多的减肥降脂茶，皆以茶叶为主体。早在两千多年前，古籍《神农本草经》一书就已提及饮茶的减肥作用，书中说："久服安心益气……轻身不老。"以后的《本草求真》中说："茶味甘气寒，故能入肺清痰利水，入心清热解毒，是以垢腻能涤。"《本草备要》更进一步指出："饮茶有解酒毒、油腻、烧灼之毒。多饮消脂，最能去油。"所以，古语有云："久食令人瘦。"

饮茶减肥，以绿茶最好。绿茶所含的各种物质，就好比一个特大的复方。它们的综合作用，具有良好的降低血脂、瘦身减肥的功效，并且可以软化血管，延缓动脉硬化，防治冠状动脉粥样硬化性心脏病。如要进一步探究其中的奥秘，是因为茶叶中含有大量的茶多酚、黄酮类、槲皮素及多种维生素，尤其是维生素 C 含量大。而茶多酚能溶解脂肪，黄酮类、槲皮素能降低血中胆固醇，维生素 C 能帮助利尿，促进胆固醇排泄。绿茶中的叶绿素，能分解破坏食物中的胆固醇，阻碍胆固醇的消化吸收，从而达到降低血脂和减肥的功效。

现代科学研究及临床实验证实，饮茶能够显著地降低血液的黏稠度和血脂的含量，令身体变得轻盈，这是因为茶里的酚类衍生物、芳香类物质、氨基酸类物质、维生素类物质能够综合作用、相互协调，尤其是茶多酚、茶素和维生素 C 的综合作用，能够帮助消化，促进脂肪的氧化代谢，产生降脂减肥的效果。此外，茶叶，特别是绿茶，富含茶甘宁。茶甘宁可以提高人体血管的韧性，使血管不容易破裂。美国心脏学会《循环》杂志 2002 年 5 月刊登一份研究结果显示，经常喝茶，有助于降低因心脏病而死亡的危险。美国哈佛大学医学院的研究人员共对 1,900 名心脏病患者进行跟踪调查，这些患者主要是 60 岁以上的老人，调查结果发现，那些平均每周喝茶超过 14 杯以上的患者，其在心脏病发作后约三年半时间内死亡的风险，比不喝茶的患者要低 44%。研究还表明，即使患者平均每周喝茶少于 14 杯，也有可能使心脏病死亡率降低 28%。

（11）清热泻火

茶的清热泻火作用是人所共知的。唐代的《食疗本草》最早记载茶叶有"去热"的功效。其后的《本草拾遗》载其"破热气"，《随息居饮食谱》载其"涤热"等。现代的《中华药海》中说："（饮茶）可治膀胱湿热之小便不利证。茶叶苦寒，入膀胱经，苦可燥湿降泄，寒能清热泻火，湿去热除则诸证自愈"。据临床验证，饮用温热茶水后 9～10 分钟，发热患者的体温可以下降 1～2℃。药王李时珍在《本草纲目》中说："茶苦而寒，阴中之阴，沉也，降也，最能降火……火降则头目清矣"。饮茶能明目，为什么？因为肝开窍于目，肝火一旦上亢，则心烦目浊。饮茶既能清热泻火，自然能起到疏

肝明目的作用

（12）延寿抗衰

茶叶中的茶多酚能阻断人体内致癌物硝基化合物的形成。绿茶的阻断率最高，可达90%以上，一般茶叶的阻断率也在55%以上。这就能够降低罹患癌症的风险。茶叶中的单宁可控制人体中产生的过氧化脂质，其中脂肪酸过氧化的抑制率达到74%，大大超过了维生素E。这对防止脑血栓形成，避免发生脑中风十分有利。

茶叶中的儿茶素对导致人体衰老的氧自由基和羟自由基具有很强的中和清除作用，可以延缓人的衰老。现代科学研究证明，老年痴呆症是老年人晚年罹患的一种难治之症，而每天喝两杯绿茶，就可以有效地避免此病的发生。美国疾病防控中心的最新报告指出：绿茶中含有丰富的乙酰胆碱，坚持常年喝绿茶，是预防老年痴呆症的唯一有效方法。老年痴呆症是许多平时身板挺硬朗的老年人，很容易罹患的一种退行性疾病。这种以发现者的名字命名、叫作阿兹海默症的疾病，现已查明，其病变部位在大脑深处的海马区，与体内严重缺乏乙酰胆碱有关，假若一旦发病，即很难逆转。1986年，在任的美国总统里根开始出现记忆力下降。1994年，这位卸任总统开始失忆，接着就被确诊得了这个病。随后，子女们让他住进美国最好的医院，请上全世界最好的医生，一治就是九年，花费不计其数，却依然是毫无起色，不治身亡。假若咱们这些平民百姓得上这个病，那一家人可就惨了。现在，这种病的患者，在我国65岁以上的老年人中，已经超过600万。看看我们身边，可能就有这样的实例。患者能吃能喝，却啥事也不能自理，不是大骂二嚼，就是屎尿遍地。出门就找不到家；刚吃完饭就说还没吃，逼着你再作。一家人受其拖累，真是苦不堪言。那种人不像人、家不成家的日子，多咱能有个头？看到这个凄惨劲，谁不愁煞？

大家都知道，我国西藏号称"世界屋脊"，地处高寒。为了应对这恶劣的生存环境，早在数百年前，藏民就开辟了专门运送茶叶的茶马古道，人人皆称："可以几日无食，不可一日无茶"。由此可见饮茶的神奇魅力。以致在藏民的日常生活中，它竟占有如此重要的地位！

饮茶对人体的延寿抗衰作用，起源于茶叶的若干有效成分及多种维生素的相互协调，尤其是其中的茶多酚、咖啡因、维生素C、芳香物、脂多糖等。它们的协调作用，能够增强人体心肌的活动和血管的弹性，抑制动脉硬化，减少高血压和冠心病的发病率，增强人体的免疫力，从而延缓人体的衰老，使人获得长寿。现代医学研究证明，茶多酚除了能降低血液中胆固醇和甘油三酯的含量，还能增强微血管的韧性和弹性，这对防治高血压及心脑血管疾病等中老年人的常见病极为有利。茶叶中含有硒元素，而且是有机硒，这比粮油中的硒更容易被人所吸收。美国的理查德·派习瓦特博士认为，若在食物中配合加入硒与维生素C、维生素E这三样营养物质，就可以延长人的寿命。而在茶叶中，恰恰富含这些十分有益于生命之树长青的奇异元素。

饮茶能够延年益寿，古今中外均有案例可证。自唐宋以来，国人就有了饮茶的习惯。据宋代医家钱乙的《南部新书》记载，唐宣宗大中三年（公元849年），东都洛阳出了一位130多岁的老和尚，皇帝向其征询养生之道，他说："臣少也，素不知药，性本好茶，到处唯茶是求。"清朝乾隆皇帝，在位60年，活到89岁，在446个皇帝里寿命最长，是封建帝王中的最高寿星。有个大臣曾对他说："国不可一日无君"，他则脱口而出，对了一句："君不可一日无茶"。原来，每天必饮茶，是乾隆的养生妙法之一。史料记载，上海市最年长的老寿星、晚清的最后一名秀才苏局仙，生活中的一大习惯就是坚持每天饮茶。他活到110岁，超过了"茶寿"——108岁（按：汉字中的"茶"字，偏旁部首可拆开为"艹"与"米"。"艹"为"二十"，"米"为"八十八"，二者合起来为108。同理，88岁称为"米寿"）。临终前的第20天，苏秀才还为诗集《当代诗人咏茶》一书题写了咏茶绝句。1994年，获得上海市"寿星夫妇"桂冠的袁敦梓、王惠琴夫妇，双双进入104岁，其长寿之道也是"每日品茶"。被尊称为"当代茶圣"的中国茶叶学会名誉理事长吴觉农教授，在欢庆90大寿时，向好友们披露了他和夫人的长寿奥秘，就是平时多喝茶、多吃水果。吴老活到91岁，他的夫人陈宣昭则活到98岁。韩国陆羽茶经研究会会长崔圭用先生，一生嗜好饮茶，活到100岁，于2002年4月5日逝世。印度西北部的米亚安老人，当地政府正式认定的年龄为125岁。米亚安老人讲到他的长寿秘诀时说："喝茶是我唯一上瘾的东西"。埃及有一位农夫寿星，名叫米夏尔，他每天都要喝茶，至少6杯，竟然活到130岁！

《本草纲目》中说："茶为万病之药"。茶能养生抗衰，延年益寿，这毋庸置疑。但需持之以恒，方可见到功效。

（13）其他作用

茶叶中的茶碱能松弛平滑肌，因而可以治疗支气管哮喘、胆绞痛等症。茶叶中的单宁酸能和金属或碱类物质结合，使其沉淀，有延续人体吸收毒物的作用，故能解毒、排毒。茶叶中含有微量的氟化物，可以防治龋齿。茶叶中的多酚类物质，能吸收人体中的放射性物质锶90，甚至能将深入骨髓中的铯90吸出，使之从粪便中排出体外。临床应用表明，茶叶制剂具有抗辐射损伤和升高白细胞的作用，对接受放射治疗的病人、对因从事放射性职业引起的白细胞减少症患者有一定的治疗作用。茶叶还有消毒抗菌作用，用浓茶水冲洗皮肤溃烂处，可防止发炎，加速伤口的愈合。此外，饮茶还有抗疲劳、抗忧郁、抗过敏、抗溃疡、抗凝血、抗暑渴等多种作用。

茶叶之所以有如此众多的作用与功能，是与茶叶中所含的极为丰富的营养成分密不可分的。现已查明，在茶叶所含的300多种化学物质中，既有蛋白质、氨基酸、脂肪、碳水化合物、各种维生素和无机盐，还有膳食纤维。这全为人体所需要的营养素。除此之外，茶叶中还含有许多具有药效的成分，如茶多酚、咖啡因、脂多糖等。具体说来，主要分为：

①脂溶性维生素：VA、VD、VE、VK、VP、VPP等。

②水溶性维生素：VC和维生素B族，如VB_1、VB_2、VB_9。

③脂多糖。

④蛋白质和氨基酸。

⑤碳水化合物。

⑥类脂：包括磷脂、硫脂、糖脂和若干脂肪酸。

⑦无机盐：钾、氟、锌、铁、锰、镉等。

⑧茶多酚：主要有儿茶素、黄酮类、黄酮醇类化合物。

⑨咖啡因。

⑩其他：如芳香油、单宁、酶等。

茶为万病之药，茶为养生之宝。茶叶作为中国传统的养生保健饮品，已有数千年的历史。几千年来，饮茶不仅代表着一种生活习惯，一种礼仪和待客之道，还代表着一种养生理念，一种文化品味。现如今，中国人发明的各种茶叶制品、药茶制品，已经成为国人和世人十分喜爱的保健珍品，有的还获得了"食"字号、"健"字号，甚至是"准"字号的国家批准文号。喝茶代药，以茶入药，饮茶疗法，已经成为一种令人喜爱的养生保健自然疗法。

饮茶多用绿茶。绿茶的特点是未经发酵，性味微苦，偏寒。当然，根据个人的体质、喜好和经济条件，也可以采用其他茶品，如红茶、花茶、乌龙茶、普洱茶等。红茶经过了发酵，性偏温，适合阳虚体质的人饮用。乌龙茶属半发酵型，半红半绿，气味香醇，但价格昂贵。花茶是以绿茶为原料，加鲜花窨制而成，气味芬芳，能疏肝益气。紧压茶经模压而成茶砖，味偏苦、涩，能消脂腥、解秽气。

饮茶可以代替饮水，并且胜过单饮白水。香烟有毒，吸烟有害，但喝茶可解六成以上的烟毒。所以，烟民朋友务必牢记，烟茶不分家，借以降低烟毒的危害，减缓自己慢性自杀的进程。如果我们能真正明晰吃茶之妙，杯不离手，茶不离口，常年坚持，成为习惯，那么，有众多的疾病，可能会与您永远无缘了。

（3）药茶水

饮水养生，第三是喝药茶水。

将三种常见的果品药材，各取5～10克，放入保温杯中，用沸水冲泡8～15分钟，然后代茶频饮，这就成了大名鼎鼎的中药汤剂——三红汤。其组方所用的三种药材是：枸杞子、大枣和山楂。据考证，这三种果品营养丰富、药食两用，能大补人体气血，且价格不高，便宜易得。冲泡而成的药茶汤汁，酸甜可口，可谓方便实惠、老少皆宜。

先说第一味——枸杞子。

枸杞子为茄科落叶灌木宁夏枸杞的成熟果实。

《本草纲目》说其"滋肾，润肺，明目。坚筋骨，耐老，除风，去虚劳，补精气。甘平而润，性滋而补，补肾润肺，生精益气。"

《本草良方》说其"滋补肝肾、益精明目、强壮筋骨。用于虚劳精亏，腰膝酸痛，晕眩耳鸣，内热消渴，血虚萎黄，目昏不明。"

《本草再新》说其"甘、微温，滋肝补肾，生精助阳，补虚劳，强筋骨，利大小肠。治消渴，养营除烦，去风明目。"

《本草述》说其："疗肝风血虚，眼赤痛痒昏翳。治中风晕眩，虚劳，诸见血证，咳血，痿，厥，挛，消瘅，伤燥，遗精，赤白浊，脚气，鹤膝风。"

《调疾饮食辨》说其"子可代茶常饮，久而不辍，必无皮肤、骨节之风，及虚劳、吐血、目疾、痈疽、消渴等病。夫妇俱饮，其子女亦必无病"。

现代药理研究发现，枸杞子含甜菜素约1%，还含有玉蜀黍黄素、酸浆素及胡萝卜素、VC、VB$_1$、VB$_2$、烟酸、β-谷甾酸，及微量元素钙、磷、铁等。

枸杞子性味甘、平，入肝、肾、肺三经，既能滋阴，又能升阳，实为平补之佳品。

常吃枸杞子，能够补肾养精、强筋健骨、美容养颜、明目安神、平肝明目、润肺养血。其功用甚多，主要体现在以下几个方面：

①滋阴壮阳，安神养血，益智健脑，美容驻颜。

②补虚损，强筋骨，长肌肉，肥健人。

③用于肝肾阴虚、头晕目眩、腰膝酸软、失眠、健忘、遗精、劳嗽等症。

④治疗虚劳、下焦虚伤、小便频数、消渴等症。

⑤治疗肾精虚亏，眼目昏花，目赤生翳，迎风流泪。

⑥治疗慢性肝病，如肝硬化、慢性肝炎、中毒性或代谢性肝病。

枸杞子是一款很奇特的保健珍品。它药食两用，阴阳双补，香甜可口，老少皆宜。其香甜的味道，出自其所富含的枸杞多糖。由于枸杞多糖的性质不同于能使人血糖升高的单糖——葡萄糖，并且还能治疗消渴症。这对那些喜爱甜食的糖尿病人来说，可谓是一味不可多得的炙口良药。凡气虚血亏、肝肾不足之人，应作为补品首选，既可以入药、入酒，也可以做粥、作茶。枸杞子性偏滑润，对食积、便秘者尤其对路。但凡脾虚有湿、腹泻便溏者，应暂缓勿用。若单味作茶，每次 10～15 克为宜。若入复方，每次 5～10 克即可。有的人喜欢把枸杞子和茶叶合在一起冲泡，此法欠妥。因为，茶叶中析出的鞣酸，极易与枸杞中最具有化学活性的微量元素化合，生成人体不能吸收的鞣酸盐。让最有价值的营养就这样不知不觉地被自己白白糟蹋，岂不十分可惜！

再说第二味——大枣。

大枣为鼠李科植物大枣的成熟果实。其性味甘、温，归脾、胃二经。大枣的营养价值很高，含有蛋白质、脂肪、碳水化合物和微量元素钙、磷、铁、镁、钾，以及皂甙、黄酮、生物碱和维生素 A、VB_2、VC、VP 等。由于 VP 的含量之高为百果之冠，所以有"天然维生素丸"的美誉。

大枣是民间补益气血的常用补品。

《本草纲目》说其："主治心腹邪气，安中，养脾气，平胃气，通九窍，助十二经，补少气、少津液，身体虚弱，大惊，四肢重，和百药。长期服食能轻身延年。"

《名医别录》说其："补中益气，强力，除烦闷，疗心下悬、肠癖。"

《本草再新》说其："补中益气，滋肾暖胃，治阴虚。"

《日华子本草》则说其："润心肺，止嗽，补五脏，治虚劳损，除肠胃癖气。"

大枣为气血双补之佳品，居有开胃养心、生津补血、补脾益气、调和营卫、解除药毒之功效。可以治疗肝炎、肺结核、胃虚食少，脾弱便溏，气血亏损、津液不足，营卫不和，心悸怔忡，妇人脏燥，疲倦乏力，面黄肌瘦，烦闷不安。

现代药理研究发现，大枣还具有抗变态反应、保护肝功能、降低血清胆固醇、增加血清总蛋白和白蛋白、促进白细胞再生、抑制癌细胞增殖等功效。可用于过敏性紫癜、慢性肝炎、低血压、高胆固醇血症、白细胞减少症。由于红枣富含具有抑制癌细胞功能的三萜类化合物，因而常吃红枣能够抗癌。此外，大枣所富含的维生素 C 和维生素 P，能软化人的毛细血管，对防治心脑血管疾病有重要作用。实践证明，经常吃枣能增强人的免疫功能，起到防病抗衰、延年益寿的作用。民谚有云："一日吃仨枣，一生不显老。"现在看来，的确很有道理。大枣做茶应切片去核，取其果肉。单味每次 5～8 枚，复方每次 3~5 枚。大枣虽好，但勿多食。因其味甘而能助湿生热，令人中满。凡湿盛苔腻、脘腹胀满者，应当忌用。

最后，再说第三味——山楂。

山楂为蔷薇科植物山里红和野山楂的成熟果实。山楂味酸、甘，性微温，入脾、胃、肝三经。山楂可以健脾开胃，促进消化，尤其是善消油腻肉食之积滞。另外，山楂还可以破血瘀，散血结，行气散瘀，消胀止痛。

《随息居饮食谱》说其"醒脾气，消肉食，破瘀血，散结消胀，解酒化痰，除疳疾，止泻痢"。

《本草纲目》说其"化饮食，消肉积，癥瘕，痰饮痞满吞酸，滞血痛胀。"

《本草再新》说其"治脾虚湿热，消食磨积，利大小便。"

山楂在很多人的眼里，属于很一般的普通果品，但却具有很高的营养价值。在100克鲜品中，所含的维生素 C 高达89毫克，仅次于鲜枣、猕猴桃；含钙高达85毫克，这在鲜果中也是名列前茅的。

现代药理研究得出，山楂所含有的三萜类和黄酮类组分对人的心脏和血液循环系统居有多方面的药理作用。例如，增强和调节心肌张力，增大心房、心室运动振幅，防止由于电解质分布不均衡而引起心律紊乱。再如扩张血管，降低血压，消减血脂，增加心脏冠状动脉血流量。在其黄酮类成分中，还有一种能抗癌的壮荆素化合物，对防治癌症很有裨益。此外，山楂还有增强胃消化酶活性和收缩子宫的作用。临床上常用来治疗胃脘胀满、肉食积滞、泻痢腹痛、瘀血经闭、产后瘀阻、心腹刺痛、疝气疼痛、高脂血症。其药理特点是作用和缓，化瘀血不伤新血，开郁气不伤正气。气滞血瘀、纳呆、消化不良、吸收能力较差的人，应该经常食之。山楂作茶应去核切片。单用每次 10~25克，复方每次 5~10 克。

上面介绍的药茶水，所用三味皆为人们喜闻乐吃的果品，甜中带酸，芳香醇厚，很适合中老年人的口味。三味又都是功效显著的药品，能够去滞化瘀、平衡阴阳，这又很适合老年人气虚带滞、血亏有瘀的生理特点。可谓切中病机，对症下药。在此配方中，枸杞子领衔为君，大枣紧随为臣，山楂相辅为佐，白水融和为使，四位一体，相得益彰，齐心合力，共奏扶元固本、大补气血之凯歌。

3．饮水养生的最佳组合

白开水、茶叶水、药茶水，就是能补养元气的三种水。它们可以单用，也可以联用。其最佳组合是：

（1）晨起一杯白开水，以清利食道，润肠通便。

（2）上午一杯茶叶水，以清利头目，提神醒脑。

（3）下午一杯药茶水，以补气养血，调理全身。

三、饮水健康的概念

当今社会，水污染问题日趋严重，尤其是生物污染和化学污染，早已成为世界性的难题，现在又多了核污染，更让人添了心病。世界卫生组织（WHO）的调查表明：全球80%的病症是由于饮用水被污染造成的；全球50%的癌症与饮用水不洁有关。因此，饮水健康开始受到世人的关注。

1. 健康水

所谓健康水，是指能够满足人体基本生理功能和生命维持的需要，对人体健康无害，可以长期饮用的水。那么，什么水是可以放心饮用的健康水呢？健康水的标准如下所述。

（1）水体没有遭受污染。水质必须清洁、干净、无毒、无害，不含杂质，没有异味。

（2）水质硬度适中。水质硬度主要是指水中钙和镁的含量，且以钙和镁的合计值来决定。含量多的水叫硬水，含量少的水叫软水。当自来水的硬度过高时，水在杯中呈白浊色，烧水的壶底有白色沉淀物，也就是水垢。

（3）满足人体健康的营养需求，指水中含有一定量的有益矿物质和微量元素，如钙、镁、钠等。

（4）水质呈中性，或 pH 值呈弱碱性。

人体的内环境呈微碱性，血液的 pH 值在 7.35～7.45 之间。而体表则呈微酸性。这种 pH 值相对恒定的现象，现代医学称为酸碱平衡。现在，由于生活水平的提高，很多人血液的 pH 值已降至 7.35 以下，这就为慢性病的滋生提供了温床。中性水的 pH 值为 7.0，若是超过此值，饮用 pH 为 7.4～7.8 的弱碱性水，对遏制体液的酸化肯定有益。

2. 不能喝的水

下面的几种水，显然不符合健康水的条件，所以不能喝。

（1）自来水

自来水是自来水厂生产出来的居民生活和生产用水。它先由水厂汲取江河湖泊的地表水或地下水，并经过沉淀、消毒、过滤等工艺，最后通过配水泵站，输送到各个用户。

自来水在输送过程中，由于受到管道结构，特别是蓄水塔与管道材料的影响，由机泵通过输配水管道供给用户的水，往往达不到政府颁布的《国家生活饮用水相关卫生标准》，所以，必须将其烧开煮沸后方可饮用。

如果我们熟悉了自来水的来龙去脉，就自然明白其中的道理了。

首先，必须把水从水源地的取水口抽取到水厂。不同地区的水源都有程度不同的原始污染。水源对一个地区的饮水质量具有直接的影响。

然后，经过沉淀、沙滤、消毒、入库（清水库），再由送水泵打压，输入供水管道系统，最终分流到用户的水龙头。现在国家规定要用 PP 管，而不是以前常用的铁管。因为时间一长，铁管就会发生锈蚀，会对水造成二次污染。

现在，自来水消毒大都采用氯化法。氯化的目的就是杀灭病原微生物，防止自来水传播疾病。这种方法至今已有 100 多年的历史。用氯气对自来水消毒具有消毒效果好，费用较低的优点。但近年来的科研发现，氯化消毒后的自来水，能产生十多种致癌物质。目前，业内专家正在研究改进或替代措施。

目前，世界上最安全的消毒方法是臭氧消毒。不过，这种方法的费用昂贵，而且，经过臭氧处理过的水，保留时间很有限，到底能保留多长时间，至今仍没有一个确切的说法。所以，只有少数发达国家在使用这种方法。

（2）蒸锅水

蒸饭、蒸馒头的蒸锅水喝不得。蒸锅水中原有的重金属和亚硝酸盐会浓缩，含量增高。重金属摄入过多可造成相应危害；亚硝酸盐进入胃中后，会在胃酸作用下与蛋白质分解的产物二级胺反应生成亚硝胺，而亚硝胺是一种致癌物质。

（3）重开水

有人习惯把热水瓶中的剩余温开水重新烧开后再饮，目的是节水、节煤（气）、节时，但这种"节约"不足取。因为水烧了又烧，使水分再次蒸发，亚硝酸盐含量会升高。常喝这种水，亚硝酸盐会在体内积聚，引起中毒。

（4）千滚水

千滚水就是在炉上沸腾了很长时间的水。这种水因煮沸的时间过久，重金属成分和亚硝酸盐的含量很高。

（5）长存水

科学研究表明，长期存放的桶装或瓶装水，亚硝酸盐的含量会逐渐增高，而亚硝酸盐可进一步转变，生成致癌物亚硝胺。未成年人饮用这种老化水，细胞的新陈代谢会明显减慢，影响生长发育。中老年人饮用这种老化水，会引起消化、神经、泌尿和造血系统疾病，使人早衰。水的存放期最好不超过 7 天。同时，要定期清洗饮水机，以免造成二次污染。

四、饮水疗法

水对养生具有极其重要的作用，但是，忙于谋生的现代人却常常忘了及时补水。常常缺水就容易带来危害健康的隐患。如水分摄取不足，极易酿成尿路结石或感染；尿酸偏高的人会加速痛风形成。有的人还会出现便秘、干眼症、口腔溃疡和皮肤干燥的问题。如何将水的养生功效发挥到极致？祖国传统医学中的饮水疗法，就告诉我们，应该学会有选择地多喝水，尤其是有下列疾病发生时。

（1）感冒发烧

感冒发烧会使体温升高，水分过多散失，应该多饮水。饮水多尿，也能帮助散热降温。

（2）肠胃炎

肠胃炎引起的腹泻会使体内水分排泄过多，所以需要多饮水。如果症状较轻，补充白开水即可。如果症状较重，需要补充淡盐水，以防止电解质流失过多。胃酸过多的慢性胃炎患者，也宜多饮水，以稀释胃酸，防治胃溃疡的形成。

（3）便秘

多喝水可以使大便变得柔软，从而易于排出。

（4）卧床休养的患者

许多卧床休养的病人，为了减少起床小便的次数，会故意减少饮水量，其实，这样会因小失大，可能会引发尿路结石。因为如果饮水太少，排尿量就会减少，由于体内累积的代谢废物增多，就容易酿成微小的结石，还会诱发尿路感染。因此，长期卧床休养的病人，在病情允许的情况下，应该较多的饮水，以增加排尿量，从而促进病体的康复。

（5）痛风

痛风主要起因于血中的尿酸浓度过高，尿酸结晶后，堆积在组织中，从而引起了肢体关节的疼痛。如果有痛风病史的患者，增加每天的饮水量，就可以促进尿酸的排泄，防止血液中的尿酸值过高。因此，患有高尿酸血症的痛风病人，每天至少饮水 2500 毫升以上，晨起即饮用 250～500 毫升，日间每隔 1 小时，即饮用 1 次，晚上临睡前，也可适量饮水。

（6）尿路结石或尿路感染

在泌尿系的多种疾病中，多饮水是非常必要的辅助疗法。对于尿路结石者，每天至少要有 2000 毫升的排尿量，如果所喝之水不足以排出如此多的尿液，就难以把结石排出。膀胱炎等尿路感染的患者，也要多喝水。尿路感染是逆行性细菌侵袭，也就是细菌经由尿道口到膀胱，再经输尿管到肾脏。由于病发之后，撒尿会有灼热、疼痛感，而且次数增多，所以，有的患者就不敢多喝水，结果使病情更加严重。其实，患上尿路感染，一定要频频地多喝水，和尿路结石一样，一天喝上 3，000 毫升也没有害处。因为水分可以稀释细菌、毒素和结石，有利于将其排出，使病情缓解和痊愈。

（7）前列腺增生

前列腺肥大的病人，会有小便不畅、尿频、尿急、尿痛的问题。白天要多喝水，以利于尿液的顺利排出。但晚上就不要多喝了，以免夜尿多，影响睡眠。

（8）支气管炎

水分也是很好的止咳化痰药，所以，不断咳嗽时，可以多喝水，除了补充因咳嗽散失的水分，还可以稀释痰液、润泽气管，易于将病原微生物和毒素，通过咳嗽，顺畅地排出。

（9）血液黏稠

有的老年人，担心夜尿影响睡眠，所以夜晚就限制饮水。现代医学的研究表明，老年人睡前过度限制水分，有引发心脑血管疾病的危险。为了预防中风或心梗，老年人，尤其是血液黏稠的老年人，睡前应该注意补充水分。因为体内的水分不足，血液就会更加黏稠，起床前后，很容易发生不测。所以，血液黏稠的老年人，晚间最好备好一杯水，以便起夜后，能够很便捷地补充。

（10）烦躁郁闷

人的精神情志和生理机能密切相连。联系二者的物质就是激素。通俗地讲，激素也分成两种类型，一种让人产生快感、一种让人感到痛苦。大脑制造出来的内啡肽，就被誉称为"快乐荷尔蒙"。而由肾上腺制造出来的肾上腺素，通常被称为"痛苦荷尔蒙"。当一个人烦躁不安，或心情郁闷时，肾上腺素的分泌就会增加，让人感觉痛苦不堪。但是，如同其他毒物一样，肾上腺素也可以排出体外，最便捷的方法就是多喝水、多排尿。此时，如果来点体力活动，加以辅助，肾上腺素也会随汗水一同排出。此时，若能大哭一场，让肾上腺素随同泪水一起排出，功效就会立刻显现。

（11）口服药物

因病吃药时，一定要多喝水。一是帮助药物的快速吸收，二是洗刷消化道，避免药物沾黏在食道，或附着在胃肠黏膜上，带来伤害。因此，在服药之后，适当多喝一些水。

五、饮水的禁忌

饮水对养生十分重要，不爱喝水显然对健康不利。因此，有的专家就推荐人们多饮水，一天喝上 3，000 毫升 8 大杯，是目前很流行的说法。诚然，这种严格定量的做法，实在没有可操作性，因为，不会有人是把每天的饮水先计量好，然后再去喝。而且，任何事情都有两面性。如果不加区别，全是这个喝法，有人可能就承受不了了。因为水喝得太多，也会造成水中毒。水分摄取过多，寄存在肾脏、心脏、肺脏，造成器官负担过重，功能受到伤害，就是水中毒。

科研发现，人的心脏每分钟可泵出 5 升的血液，其中的 1/5 到肾脏，也就是每分钟有 1 升的血液到肾脏。一天 24 小时，约有 1，440 升的血液流到肾脏，而经肾小球过滤后，约有 180 升的尿液产生，但最终排出体外的，只有 1% 的水分，其余 99% 的水分，又由人体再回收。

当人体喝水太多时，就会增加心脏和肾脏的负担。所以，对于肾脏病、心力衰竭、肝硬化的患者，多饮水绝不是好主意。这些患者都必须限制饮水。心功能不良的人，若水分摄取过多，还会造成肺水肿，严重者可能丧命。肾功能不全、需要透析的尿毒症患者，则因水分无法正常排出，以致引起肺水肿及心脏衰弱。肝硬化有腹水和脑水肿的患者，也不能多饮水，否则，不仅会加重病情，而且会造成下肢浮肿，使病情更加复杂化。

第四节　饮食与养生

一、饮食养生的重要意义

宗气是人体的后天之气。宗气是由肺吸入的清气，加上脾胃上输的水谷之气，二者相合而成的。这脾胃上输的水谷之气中的"谷"，就是指谷物，也就是我们吃的粮食和各种营养物质。由此可见，我们要补养元气，就必须好好吃饭。

俗话说："民以食为天"。饥饿是个什么滋味，连续的饥饿是个什么感觉？现在的年轻人命好，他们是不知道的。但是，对于接近或已经过了"耳顺之年"的老年人来说，却依然记忆犹新。时光倒流 55 年，我们回到二十个世纪的六十年。那时，连续三年的自然灾害，全国到处闹起了饥荒，人们常年难有一顿饱饭。地瓜秧、玉米骨头，都要限量，若能吃上，就很不错了。许多人因吃野菜、树叶而腿脚水肿，人们相互问候的话语都是："你吃了吗？"那个时候，能够塞满肚子，就是最大的幸福了！而我们的先祖，也早就对此深有体会，正如元代古籍《寿亲养老新书》中所说："主身者神，养神者精，益精者气，资气者食。食者，生民之天、活人之本也。"

"食者，生民之天，活人之本"，说得多么中肯、多么深刻、多么准确啊！并且，书中还进一步告诉我们："至于药饵，往往招徕真气之药少，攻伐和气之药多。故善服药者，不如善保养。"

好一句——"善服药者，不如善保养"！现在，我们终于明白了，什么叫"饮食养生"。

所谓饮食养生，是指运用祖国传统医学的理论，充分认识饮食对养生的重要作用，做到合理进食，以达补充营养、健身防病、益寿延年之目的。这也就是说，我们每天需要吃饭，这不单单是为了充饥饱腹享口福，而且，我们还可以通过合理的膳食，来实现健体养形、防病治病的养生功效。

二、饮食养生的由来

1. 药食同源

饮食是人体赖以生存、不可或缺的基本生命要素，故有"民以食为天"，"饮食不可一日废之"的说法。人是铁，饭是钢。中国人重视饮食，讲究食疗，早就在世间形成了独具特色的中华饮食文化。这要得益于我们是具有五千年文明发展史的中华民族，我们是华夏的后裔，我们是炎黄的子孙。

为什么说我们是炎黄的子孙呢？何为炎黄？炎就是我们的先祖炎帝，黄就是我们的先祖黄帝。也就是说，炎帝和黄帝是我们共同的祖先，我们都是炎帝和黄帝的后人、传人。有的朋友可能要问，这又能说明什么呢？如果您想追根溯源，非要探个究竟、弄个明白的话，这里面的学问可就大了。可能，在我们中间，有许许多多的朋友，至今在思想上并没有形成明晰的概念，这就是：

——在我们每个人的脑海里，在我们每个人的血液里，都蕴含着非常丰富的、我们中国人所独有的——中医学、中药学和中医养生学的遗传基因。

为什么会这么说呢？这是因为，所谓的炎帝与黄帝，他们不仅是远古时代，我们中华民族部落联盟的首领，更是我们祖国传统医学的开山之祖。

有一个故事，叫作神农氏尝百草，流传久远，至今不衰。这神农氏也就是炎帝。司马光在《史记》的《补三皇本记》里作了这样的记载："神农氏作蜡祭，以赭鞭鞭草木，尝百草，始有医药。"在古籍《淮南子·修务训》中，也有这样的记载："神农……尝百草之滋味，水泉之甘苦，令民知所避就。当此之时，一日而遇七十二毒。"

从这些历史记载中，我们至少明白了两个问题。

第一，药食同源。为了生存，早在远古的神农时代，我们的祖先就遍尝百草，以找寻可以糊口的食物，并由此发现和积累了对中医中药的知识和经验。

第二，日遇七十二毒，是说炎帝神农氏在一天之中，就连续品尝72种植物，辨识了它们的偏性、味道。药食皆有偏性。偏性弱、来源广，可以经常食用的为食；偏性强、来源窄，不能长期食用的为药。药之性味，乃是药的偏性。若是用对了，就能治病救人；若是用错了，就会伤人害命。由此可见，神农尝百草，乃是一种为了民族的生存、繁衍，不惜舍生忘死的伟大义举。我国第一部医药学专辑——《神农本草经》，起步撰写于先秦，最终成书于东汉，历经数百年，融汇了好几代医药学专家的睿智和心血。这样一部伟大的医药学巨著，它到底有多少作者，谁也说不清。可是，它的所有作者，全都隐去了自己的姓名，而冠以"神农"的名号，将其定名为《神农本草经》。这里面虽说有托古之风的影响，但是，这更是对我们的先祖——神农氏炎帝的尊崇和纪念！与此类同的，就是那中国第一部中医典籍《黄帝内经》。

黄帝轩辕氏，是最早统一"中国"的部落联盟的首领。他不仅是中华民族的农耕之祖，而且，也是最早向人们传授防病保健知识的医学之祖。我国最早的医学经典也是假托其名，而定名为《黄帝内经》的。《黄帝内经》以黄帝问、臣子答的形式编写而成。由于黄帝的首席大臣岐伯对医学最为精通，所以，书中对二人问答的记载最多，后世也将中医学称为"岐黄医学"。

通过上述，我们可以看出，药食同源，药物是从食物中分离出来的特殊食物，食物也有偏性，即药性。珍爱生命、关注健康，乃是我们中华民族一脉相承的优良传统。天佑中华有中医！因此，我们才有了博大精深、源远流长的中医学、中药学和中医养生学。

饮食者，人之命脉也。养生，必须从重视饮食做起。

饮食养生，源远流长。从远古时期的神农尝百草开始，我们的先祖就已经认识到，药食同源，许多食物具有药性。据古籍《周礼·天官篇》中记载，早在3，000年前的西周时代，我国就建立了世界上最早的医疗体系，在医事体制中，已设有营养食疗的专职人员。当时，医生分为四类，即食医、疾医、疡医和兽医。"疾医"即现在的内科医生，用"五味、五谷、五药养其病"。"疡医"即现在的外科医生，则"以酸养骨，以辛养筋，以咸养脉，以苦养气，以甘养肉，以滑养窍"。周代医疗体系以"食医"为先。"食医"的任务是："掌和王之六食、六饮、六膳、百馐、百酱、八珍之齐"。即调和食味，确定四时饮食，预防疾病。这是迄今为止，人类关于"饮食疗法"和"营养医学"的最早开创与实践。

中国历代名医对饮食养生的重要性留下来众多的论述。譬如，战国时期的名医扁鹊说："君子有病，期先食以疗之，食疗不愈，然后用药。"清代医家黄宫绣指出："食物入口，等于药之治病，同为一理，合则于脏腑有益，而可却病卫生；不合则于人脏腑有损，而即增病促死。"唐代药王孙思邈指出："安身之本，必须于食，不知食疗者，不足以全生"，"食能排邪而安脏腑，悦情爽志以资气血"，"为医者，当晓病源，如其所犯，以食治之。食之不愈，然后命药。"

2.《黄帝内经》的饮食平衡说

《黄帝内经·素问·藏气法时论》中说："毒药攻邪，五谷为养，五果为助，五畜为益，五菜为充，气味合而服之，以补精益气。"

这段关于饮食养气的经典论述，既是医学领域的至理名言，更是指导我们饮食养生的重要原则。

现代营养学认为，只有全面而合理的膳食营养，即平衡饮食，才能维持人体的健康。在世界饮食科学史上，最早提出平衡饮食的，就是我们中国的《黄帝内经》。"五谷为养，五果为助，五畜为益，五菜为充，气味合而服之，以补精益气"，以及后面所说的："谷肉果菜，食养尽之，无使过之，伤其正也"，这些记载，精辟地提出了饮食平衡的理念，透射出科学而又朴实的哲理。

"五谷为养"中的"五谷"，是指黍、秫、菽、麦，稻等谷物，"五谷"是养育生命的主食。黍、秫、麦、稻富含碳水化合物和蛋白质，菽则富含蛋白质和脂肪。我国人民的饮食习惯，是以碳水化合物作为热量的主要来源，而人类的生长发育和自身修补，则主要依靠蛋白质。所以，"五谷为养"是符合现代营养学的。

"五果为助"中的"五果"，是指枣、李、杏、栗、桃等水果、坚果，"五果"对养生健体具有辅助之功。水果、坚果富含维生素、纤维素、糖类和有机酸等多种营养物质，是平衡饮食中不可缺少的辅助食品。

"五畜为益"中的"五畜"，是指牛、犬、羊、猪、鸡等禽畜肉食，"五畜"对人体气血具有补益作用。动物性食物多为高蛋白、高脂肪、高热量，而且含有人体所必需的多种氨基酸，是人体正常生理代谢及增强机体免疫力的重要营养来源。作为平衡饮食的主要辅食，五畜能弥补主食五谷的营养之不足。

"五菜为充"中的"五菜"，是指葵、韭、薤、藿、葱等蔬菜，添加"五菜"为食，能够补充主食五谷营养的不足。各种蔬菜均含有多种微量元素、维生素、纤维素等营养物质，有增食欲、充饥腹、助消化、补营养、防便秘、降血脂、降血糖、防肠癌等作用，故对人体的健康十分有益。

3. 食物的性味

由于药食同源，所以祖国医学认为，食物同样有"四气""五味"。"四气"即寒、热、温、凉，依据食物在人体内引起的反应而定。"五味"即辛、甘、酸、苦、咸，根据食物本来的滋味而定。食物的气，又称为性。讲究食物的性味和功能，是中医饮食疗法的基础。熟练地驾驭饮食疗法，因时、因地、因人制宜地进食某些食物，既能补充营养，又能祛邪治病。正如唐代名医药王孙思邈在《千金要方》中所说："凡欲治疗，施以食疗，食疗不愈，后乃用药尔。"

寒性、凉性食物一般具有清热泻火、解毒养阴之功，适于体质偏热者或暑天食用，如粳米、小米、绿豆、赤小豆、豆腐、豆浆、西瓜、梨、柑、柿、甘蔗、鸭肉、兔肉、猪肉、蟹、甲鱼、田鸡、蜂蜜、竹笋、苦瓜、黄瓜、白菜、蕹菜、萝卜、番茄、菠菜、荸荠等。

温性、热性食物大多能温中、散寒和助阳，适于体质虚寒者或冬令季节食用，如面粉、糯米、豆油、酒、醋、大枣、荔枝、红糖、羊肉、牛肉、狗肉、虾、鸡、鲫鱼、鲢鱼、葱、姜、韭菜、大蒜、辣椒、胡椒等。

此外，祖国医学又把食性平和的食物列为平性，健康者可长年食用，如黄豆、黑豆、番薯、马铃薯、南瓜、莲子、葡萄、苹果、菠萝、椰子、香菇、蘑菇、白糖、鸡蛋、鲤鱼、黑鱼等。

食物之五味既能满足每个人不同的嗜好，又有不同的功效。五味对人体的功用在《黄帝内经》的《素问·宣明五气》篇中讲得很明白："五味所入：酸入肝、苦入心、甘入脾、辛入肺、咸入肾。"由此可见，药味不同，其进入的脏腑、器官就不同。另外，药味不同，其对人体所产生的功效、作用也各有千秋。

酸味入肝，能收能涩，具有收敛、固涩的作用。固涩是中医的专用术语，说具体一点，就是止泻、止血。山楂味酸，所以，能收敛止泻，治疗消化不良引起的腹泻。酸味食物如青梅、柠檬等，含有有机酸，有收敛、固涩之利，但过食则会引起组织痉挛。

苦味入心，能泄能燥，具有泻火、燥湿、通泄下降的作用。说具体一些，就是能祛邪败火、驱除体内的湿气，通利大小便，让体内的代谢废物和毒素排出体外。俗话说，良药苦口利于病。黄连味苦，但能清胃热、泻心火、使大便通畅，还能养颜美容。苦菜、苦菊、苦瓜也有类似的功效。只可惜，现代人都喜甜怕苦。殊不知，"不吃苦中苦，难成人上人"。苦味食物如苦瓜、杏仁等，多含有生物碱、甙类、苦味质等物质，有燥湿、泻下之益，但多食则骨重、破气，易于伤正。

甘味入脾，能补能缓，有补益、和中、缓急的作用。这里的和中，就是调和中气，中气就是脾胃之气。缓急，就是减轻身体的痛苦或不适。枸杞、大枣味甜，都有补益气血、健脾养胃的功效，这是人所共知的。但是甜味性润，易于生湿成痰，所以不宜多食。民谚有云："一日吃仁枣，终生不显老。"所以，大枣应该常吃，但以三五个为好，吃多了反而上火，长痘痘。甘味食物如白糖、大米等，富含糖类，有滋补、缓和之力，过食则壅塞郁气。

辛味入肺，能散能行，有发散、行气、滋补、润养的作用。辣椒开胃增食欲，芥末上头治鼻塞，生姜散寒暖脾胃，这都是辛辣之味的补养之功。辛味食物，大多含有挥发油，有散寒、行气、活血之功，但过食则有气散和上火之弊。

咸味入肾，能软坚润下，有软坚、散结、泻下、潜降的作用。人身上若有了瘿瘤、瘰疬、乳癖或组织增生，多吃点海带、紫菜、牡蛎，会有很好的治疗作用，因为它们都是来自大海的咸味食品。咸味食物如食盐、紫菜等，钠盐较多，有软坚、润下之功，但多食则导致血凝不畅，易生瘀症。

以上，是五味所入脏腑，和功能作用上的区别。明白了其中奥妙，我们就可以有的放矢地选择食物，使其味道对应所入的脏腑，发挥其特有的清泄、调理和补养作用。

日常饮食，坚持五谷、五果、五畜、五菜和四气五味的合理搭配，不偏食、不偏嗜、不过食、不暴食，在患病时，以"热症寒治""寒症热治"的原则为指引，合理选择饮食，这既是古老而又经典的中医食疗学观点，也是现代营养学所大力倡导的平衡饮食新理念。

三、人体所必需的营养素

维持人体生命活动和生理功能的基本条件叫作生命要素。生命要素包括阳光、空气、水分和营养素。而蛋白质、脂肪、碳水化合物、维生素、矿物质和膳食纤维，则是人体所必需的六大营养素。营养素在人体内主要发挥三方面的生理作用。一是作为能源，供给人体所需要的能量，这主要由蛋白质、碳水化合物和脂肪来完成。二是作为人体的构建材料，这主要由蛋白质来完成。三是作为调节物质，调节人体的生理功能，这主要有维生素、矿物质和膳食纤维来完成。这六大营养素分布于各种食物之中，只有做到食物多样化，才能充分满足人体健康的需要。

营养素是维持人体生命正常运转的物质基础。我们的日常饮食，就是为了从食物中全面、足量地摄取营养素。因此，了解各种营养素的功能和食物来源，以及营养素的摄取和利用，是实现平衡饮食、均衡营养的前提。

1. 六大营养素简述

（1）蛋白质

蛋白质作为生命的基本形式，是由氨基酸组成的具有一定架构的高分子化合物。氨基酸共有 22 种，其中人体必需的氨基酸有 9 种，分别为：异亮氨酸、亮氨酸、赖氨酸、蛋氨酸、苯丙氨酸、苏氨酸、色氨酸、缬氨酸、组氨酸。蛋白质的基本成分是碳、氢、氧、氮，有的还含有硫、磷、铁、碘等成分。

蛋白质是构成组织和细胞的重要组分，其含量约占人体总固体量的 45%，约占人体总重的 14%～20%。每克蛋白质含热量 4.5 卡路里。可为人体提供总能量的 10%～15%。

①蛋白质的主要功能

蛋白质在人体中的主要功能是构成组织和修补组织。人体的大脑、神经、肌肉、内脏、血液、皮肤乃至指甲、头发等，都是以蛋白质为主要成分构成的。在人的生长发育过程中，随着机体内新陈代谢的不断进行，部分蛋白质分解，组织衰老更新，以及损伤后的组织修复，都需要不断补充蛋白质。因此，人每天都需要补充一定数量的蛋白质，以满足机体的正常需要。另外，人体内的化学变化几乎都是在酶的催化下不断进行的，激素则对代谢的调节起着重要作用，而酶和激素都直接或间接来自于蛋白质。

蛋白质在人体内还有防御功能和运动功能。人体免疫力的强弱，取决于人体中抵抗疾病的抗体的多少，抗体的生成与蛋白质有着十分密切的关系。近年来，被誉为"病毒克星"和"抗癌生力军"的干扰素，就是一种复合蛋白质，它是由蛋白质和糖结合而成的。有了肌肉的收缩，人体才有躯体运动、呼吸、消化及血液循环等生理活动，而肌肉的收缩，则需依赖于肌球蛋白和肌动蛋白。

人体需要的能量，主要来自于糖类及脂肪。当蛋白质在人体内的储量超过人体的需要，或者饮食中的糖类、脂肪供给不足时，蛋白质也会分解，从而为人体提供热量。在人体新陈代谢过程中，被更新的组织蛋白，也可氧化，产生热能，来满足人体的需要。不论是营养素的吸收、运输和储存以及其他物质的运输和储存，都有特殊蛋白质作为载体。如氧和二氧化碳在血液中的运输、脂类的运输、铁的运输和贮存都与蛋白质有着密切的关系。

②蛋白质的食物来源

蛋白质有优质和非优质之分。优质蛋白质主要来源于肉类、奶制品、蛋类、禽类、鱼类、豆制品和坚果类。在这些食物中，其所含的氨基酸比例，与人体本身的蛋白质相似，因此被称为优质蛋白。粮食、蔬菜、水果等食物中，也含有一定的蛋白质，但其构成成分多为非必需氨基酸，其蛋白质与优质蛋白相比，质量相对较差，所以被称为非优质蛋白。

③蛋白质失衡对健康的影响

人体内缺乏蛋白质，如果是青少年，会引起发育迟缓、和体弱消瘦两种营养不良的症状；若是成人，则会出现浮肿、免疫力低下、伤口久不愈合等严重后果。如果人体摄取的蛋白质过多，对健康也无益，甚至还会加重肝脏和肾脏的负担。若是动物性蛋白摄入过多，会造成体内硫氨基酸过剩，加速骨骼中钙质的流失，从而导致骨质疏松症。

（2）脂肪

脂肪是机体的重要组分。脂肪是脂肪酸、甘油及类脂的总称。类脂主要有磷脂、糖脂、胆固醇及胆固醇酯等。

脂肪由碳、氢、氧组成。约占人体总重量的18%左右。每克脂肪含热量9卡路里，提供人体总能量的20%～25%。

有的人认为脂肪会导致人体发胖，影响体形，引起疾病，因此在饮食中，刻意减少脂肪的摄取。其实，这种观点有点片面，脂肪也是人体不可缺少的营养素。

①脂肪的主要功能

脂肪是组成人体组织和器官的重要组分，是细胞膜结构的基本原料，脂肪还是某些荷尔蒙的合成前体，参与激素的合成。脂肪还有利于脂溶性维生素的吸收，以维持人体正常的生理功能。

脂肪是人体内能量供应的重要贮备形式，为氧化代谢提供能量，是人体热量的重要来源之一。脂肪所提供的热量是等量蛋白质或碳水化合物的2倍。

作为热的不良导体，体表脂肪能防止体内热量的散失，还能阻止外热传到体内，这有助于维持体温的恒定，保护体内各种脏器，以及关节等，不致受到伤害。

②脂肪的食物来源

脂肪的食物来源，可分为易见和不易见两类。脂肪的易见来源主要有动物油、花生油、豆油、橄榄油以及动物外皮（如鸡皮、鸭皮、鹅皮）等；不易见来源主要是不被人们察觉注意的那部分食物，如瘦肉、蛋类、奶制品、动物内脏、豆制品，还有坚果，如花生、瓜子、核桃、杏仁、开心果、松子等。即使在谷类、蔬菜、水果中，也含有微量的脂肪。

③脂肪失衡对健康的影响

如果人体内出现脂肪失衡，就会严重影响人体健康。如果摄入的脂肪太少，会引发营养不良、生长迟缓和各种脂溶性维生素缺乏症，尤其是影响皮肤健康和视力的维生素A缺乏症。如果脂肪摄入过多，会患上肥胖症，诱发高血脂、高血压、心脏病等心脑血管疾病，还能引起骨质疏松症。

（3）碳水化合物

碳水化合物又叫糖或糖类，是由碳、氢、氧三种元素组成的高分子化合物，其分子式中氢和氧的比恰好是2：1，看起来像是碳和水的化合，故称为碳水化合物。碳水化合物由单糖、双糖、多糖组成，每克含热量4.5卡路里，约占人体总重量的13%。人体每日约需总热量2，000～4，000卡路里。碳水化合物能提供总热量的60%～70%，是维持生命活动所需能量的主要来源。

①碳水化合物的主要功能

碳水化合物也是构成人体组织不可缺少的重要成分，是组织细胞的重要组分，并参与人体的新陈代谢过程。

碳水化合物可在人体细胞内转变为其他物质，如脂肪、胆固醇等，还能与蛋白质、脂肪等形成活性成分。

碳水化合物又称为糖，它能转变成糖原储存在细胞内，其中以肝脏和肌肉存储为主。糖原是人体的备用能源，可在机体需要时，分解成葡萄糖入血，以供给组织细胞利用。

碳水化合物还具有保肝解毒和对抗产生酮体的作用。

②碳水化合物的食物来源

碳水化合物的食物来源主要有小麦、稻米、小米、大麦、青稞、燕麦、荞麦、玉米和高粱等粮食作物。其次是红薯、土豆、山药。在水果、蔬菜中含量很少。

③碳水化合物失衡对健康的影响

如果人体内缺乏碳水化合物，会导致能量不足，疲乏无力，血糖量过低，引起头晕、心悸和心脑功能障碍等。严重者会导致低血糖昏迷。如果碳水化合物摄入过多，会在人体内转化成脂肪，使人过于肥胖而导致各类慢性病，如高血压、高血脂、糖尿病等。

（4）矿物质

矿物质又叫无机盐，目前发现共有70多种，人体必需的有21种，分为两大类：常量元素和微量元素。其中常量元素7种，即钙、磷、钾、钠、镁、氯、硫；微量元素14种，即铁、铜、锌、锰、钴、铬、钼、硒、矾、氟、镍、硒、碘、硅等。

①矿物质的主要功能

矿物质是构成人体组织的重要原料，也是人体酶系统的活化剂。矿物质参与调节人体内的酸碱平衡、肌肉收缩和神经反应等生理活动。

矿物质中的钾、钠、镁，是体液电解质中的主要阳离子。它们可调节体内的水液，起到稳定人体内环境、平衡电解质阴阳离子的作用。

矿物质中的钙与磷，主要存在于骨骼、牙齿、血清中。人体如果缺钙，就会发生佝偻病、软骨病、骨质疏松症，还容易引发高血压和糖尿病。磷不但是骨骼中的重要元素，还是核酸、磷脂的组成部分。

一些微量元素，如铁、氟、硒、锌、铜、钴、钼、铬、锰、碘等也是人体所必需的。一旦缺乏，则会影响人的生长、发育、生殖和寿命。缺铁可引起缺铁性贫血；缺铜会引起心脏病；缺碘可能会引起单纯性甲状腺肿；缺氟则可能影响牙的生长，易患龋牙；氟过多，可引起氟中毒和氟斑牙。

身体的一切器官都含有锌元素，生长发育不能缺锌。而硒则能促进生长、减缓衰老，具有抗氧化、抗肿瘤等作用。

②矿物质的食物来源

钾的主要食物来源是谷物、肉类和各种新鲜蔬菜、水果。

钠的主要食物来源是食盐、咸味的调味料和腌渍食物。

镁的食物来源主要是绿叶蔬菜、水果、坚果、谷物、杏仁果、鱿鱼、大豆及其制品。

微量元素铬的食物来源是高铬酵母、牛肉、肝脏、蘑菇、啤酒、土豆、麦芽、蛋黄、带皮苹果、蛤蜊、鳗鱼、糙米、荞麦粉。

含锌多的食物主要有牡蛎、扇贝、蛤蜊、蚶子等水产品，其次是肉、肝、蛋等动物性食物，豆类、谷类胚芽、燕麦、花生、全麦制品等食物中也有一定量的锌。

含硒的食物主要有鱼类、肉类、谷类、蔬菜。

（5）维生素

维生素又名维他命，是维持人体生命活动的低分子有机化合物。维生素是多种酶的活性成分，参与人体的物质代谢和能量代谢，是保持人体健康的重要活性物质。维生素分为水溶性和脂溶性两大类，共有 13 种：维生素 A、C、D、E、K、B_1、B_2、B_6、B_{12}、叶酸、泛酸、烟酸、生物素。人体需要量比较大的有 7 种：维生素 A、C、D、E、B_1、B_2、烟酸。

①维生素的主要功能

维生素不提供能量，也不是构成机体的成分，但人体内却不能缺少维生素。如果人体内缺乏某种维生素，就有可能引起代谢紊乱，使人体进入病理状态，从而形成某种维生素缺乏症。

维生素 A 具有维持人体视觉反应、维持人体上皮组织正常形态与功能、维持人体骨骼发育、维护皮肤细胞功能的作用。维生素 A 可使皮肤柔软细嫩，防止皱纹产生。

B 族维生素是一个大家族，它们可以改善人体神经系统的功能状态，防止外周神经炎合并症的发生。维生素 B_1 是将血糖转变成能量的酵素，与血糖值升降有重要的关系。维生素 B_2 又叫核黄素，负责将脂肪燃烧成能量，如果维生素 B_2 不足会引起高脂血症。

维生素 C 又叫抗坏血酸，它具有促进胆固醇转化、降低血清中胆固醇含量，预防心脑血管疾病的作用。此外，维生素 C 还可促进胶原的形成，以维持血管壁的弹性。

其他维生素，如维生素 D、维生素 E，以及维生素 K 等，对身体也非常重要，维生素 K 虽然很少提到，但却是血液凝固不可缺少的物质。烟酸也称作维生素 B_3，或维生素 PP，烟酸在人体内转化为烟酰胺，烟酰胺是辅酶Ⅰ和辅酶Ⅱ的组成部分，参与体内脂质代谢，组织呼吸的氧化过程和糖类无氧分解的过程。

②维生素的食物来源

维生素 A 的食物来源：富含维生素 A 的食物有两种，一是维生素 A 原，即各种胡萝卜素，主要存在于植物性食物中，如绿叶菜类、黄色菜类以及水果类，菠菜、苜蓿、豌豆苗、红心甜薯、胡萝卜、青椒、南瓜等含量较多；二是来自于动物性食物的维生素 A，此类维生素 A 可直接被人体吸收、利用，主要存在于动物肝脏、奶及未脱脂的奶制品及禽蛋中。

富含维生素 B_1 的食品有谷类、豆类、瘦猪肉、动物内脏、蛋类等食物。

富含维生素 B_2 的食品有肝、牛奶、纳豆等。

富含维生素 B_{12} 的食物有动物内脏、蛋类、肉类等。

维生素 C 主要存在于新鲜蔬菜、水果中。绿叶蔬菜、青椒、番茄、大白菜含维生素 C 较多。富含维生素 C 的水果有枣、橘子、山楂、柠檬、猕猴桃等。

维生素 D 多存在于鱼虾、蛋黄、蘑菇、茄子等食物中。

维生素 E 多存在于大豆、麦芽、植物油，以及各种未经过精细处理的谷类制品和坚果中。

　　维生素 K 可以通过多吃肉类、奶酪、蛋黄、青菜、鱼卵，以及胡萝卜、西红柿酱等食物来进行补充。

　　（6）膳食纤维

　　膳食纤维成为营养素有点名不符实，它不能被人体的小肠消化吸收，而是在人体的大肠内，能够部分或全部发酵的植物性成分、碳水化合物及其类似物质的总和，包括多糖、寡糖、果胶、树胶、抗性淀粉、粗纤维，以及相关的植物物质。粗纤维是膳食纤维中最常见的组分，其主要成分是纤维素、半纤维素和木质素。

　　①膳食纤维的主要功能

　　膳食纤维尽管营养价值很低，但它在人体中具有其他营养素不可代替的生理功能。膳食纤维具有润肠通便、调节控制血糖浓度、降血脂等多种生理功能。人体内如果缺乏膳食纤维，会引起人体代谢的紊乱。

　　膳食纤维虽然不能被人体消化吸收，但在预防人体胃肠道疾病和维护胃肠道健康方面功能突出，因而有"肠道清洁夫"的美誉。膳食纤维具有吸水溶胀性，能增加食糜的体积，软化粪便，刺激胃肠道的蠕动，促进排便和增加便次，减少粪便在肠道中的停留时间和粪便中有害物质与肠道的接触，保持肠道清洁，并防止便秘，从而减少和预防胃肠道疾病。

　　膳食纤维可降低人体对胆固醇的吸收，预防高脂血症和高血压，防止心脑血管疾病的发生。

　　膳食纤维能够延缓和减少铅、汞等重金属物质的吸收，减少和预防了这类有害化学物质对人体的毒害。

　　膳食纤维还可调节胃肠道微生物菌群的组成，能有效抑制有害菌，并促进有益菌生长，维持胃肠道的微生态平衡，增强人体的免疫抵抗力，而且有利于某些营养素的合成。

　　水溶性膳食纤维具有很强的吸水溶胀性能，吸水后膨胀，体积和重量增加 10～15 倍，既能增加人的饱腹感，又能减少食物中脂肪的吸收，相对控制和降低膳食的总能量，避免热能过剩而导致体内脂肪的过度积累，既可解决饱腹而不挨饿的问题，又可达到控制体重、防止肥胖的目的。

　　糖尿病专家在研究中发现，膳食纤维还可改善人体神经末梢对胰岛素的感受性，降低对胰岛素的需求，调节糖尿病患者的血糖水平；在控制餐后血糖急剧上升和改善糖耐量方面，可溶性膳食纤维效果最佳。膳食纤维能够延缓葡萄糖的吸收，推迟淀粉等可消化性糖类的消化，避免饭后血糖急剧上升。膳食纤维还可直接影响胰岛 a—细胞的功能，从而改善血液中胰岛素的调节作用，提高人体耐糖的程度，有利于糖尿病的治疗和康复。研究表明，膳食纤维含量充足的饮食，无论是在预防还是在治疗糖尿病方面都具有特殊的功效。

　　②膳食纤维的食物来源

　　膳食纤维可分为可溶性及不可溶性两种，其主要成分包括纤维素、半纤维素、木质素、果胶、藻胶、琼脂及其他复合糖等。可溶性纤维包括水果中的果胶、海藻中的藻胶，以及由魔芋中提取的葡甘聚糖等。其食物来源主要是稞麦粉、酸梅、柿子干、荞麦、魔芋、海藻等。不可溶性纤维包括纤维素、木质素、半纤维素等。主要存在于谷物的表皮、全谷类食物中，如麦麸、麦片、全麦粉、糙米、燕麦、荞麦、莜麦、玉米面等，蔬菜的茎叶、豆类及豆制品里也有部分不可溶性纤维。

③膳食纤维失衡对健康的影响

1998 年，美国食品药品管理局（FDA）提议，补充适量的膳食纤维，可有效地预防肥胖症、糖尿病、冠心病、直肠癌、结肠癌等。

实践证明，膳食纤维特别适于下述人群：大便干结、习惯性便秘、腹胀、消化不良、结石、肥胖者；心脑血管疾病如高血压、高血脂、动脉硬化等；糖尿病人士，特别是餐后血糖不稳定者；色斑沉着、面部暗黄、长痘者。

如果人体内膳食纤维摄入过少，易于出现便秘、痔疮等疾病，还可能引发直肠癌、结肠癌。

膳食纤维有妨碍消化与吸附营养的副作用。因此，胃不好的人，吃了富含膳食纤维的粗粮就会感觉胃不舒服。膳食纤维摄入过多会加重肠胃负担，导致腹部不适，增加肠蠕动和增加产气量，影响钙、铁、锌的吸收，引起骨质疏松症，还会降低蛋白质的吸收利用率。

【附】膳食纤维的新宠——甲壳胺

甲壳胺，学名（1.4）－2－胺基－2－脱氧－β－D－葡聚糖，医学名称"几丁聚糖"。科学家称之为继蛋白质、脂肪、糖、矿物质、维生素之后的第六生命要素。它是增强人体健康必须的一种重要营养食品。

甲壳胺，也称甲壳质。主要存在于甲壳类动物的表皮，如虾、蟹的外壳，以及木耳、蘑菇及真菌类的细胞壁中。

甲壳胺从本质上来说，是一种动物纤维素，因此它具有食物纤维的通性与作用，它能吸收水分、增加大便容积、促进胃肠蠕动；能有效抑制胃肠道有害菌并促进有益菌生长。因此，它不仅能润肠通便，解决顽固性便秘，而且对胃肠道疾病有着良好的治疗功效，并有效防止大肠癌的发生。由于甲壳胺化学结构上的特殊性，使它与一般植物纤维素不同，在被人体内的溶菌酶等多种酶类分解后，可被人体消化吸收，从而对人体生理功能起到全方位的调节作用。如活化细胞、抗老防衰；活化人体免疫功能、防治疾病；调节人体生理功能、保持人体生命节律平衡；预防和治疗疾病，促进疾病痊愈。其具体作用可归纳为三调、三排、三降、三抑制。

三调：调节免疫，调节 pH 值，调节内分泌。

三排：排除有害胆固醇、重金属，排除体内毒素。

三降：降血脂、降血糖、降血压。

三抑：抑制癌细胞防止癌症的复发；抑制癌症的转移；抑制癌毒素。

2. 饮食极易缺失的营养素

人体所需的六大营养素是维持生命正常运转的物质基础，缺一不可。然而，全国第三次营养调查却指出，我国百姓中普遍存在维生素和矿物质摄入不足的现象，中国家庭面临着严重的营养失衡问题。

下面的八种，是国人饮食中易于缺乏的营养素。前面的三种为严重缺乏，后面的五种为相对缺乏。

（1）钙

钙是国人普遍缺乏的第一营养素，全国人均每天摄入量是405毫克，仅为RDA日需量800毫克的49.2%。缺钙会使人出现脚抽筋、盗汗、腰酸及骨质疏松等症状。

上面提到的RDA，是现代营养学上的一个参考标准，即每日摄取某种营养素的推荐量，该数值称为RDA值。RDA是为了保障居民既不患营养缺乏病又不患营养过剩病所提出的食物营养素供应标准。

（2）维生素B_2

维生素B_2排在国人易缺营养素的第二位，人均每天摄入量是0.8毫克，仅为RDA1.3毫克的58.4%。当人体缺乏维生素B_2时，会出现嘴唇脱皮、皮肤发痒的症状。

（3）维生素A

维生素A是缺乏程度排名第三的营养素，人均每天摄入量是476微克，其中157微克为维生素A，319微克为维生素A原，即来自β-胡萝卜素的转化。这仅为RDA800微克的61.7%。人体一旦缺乏维生素A，会出现皮肤干燥、粗糙，眼睛干涩、怕光等症状。

（4）锌

锌也是国人易于缺乏的营养素之一，全国人均每天摄入锌12.0毫克，比RDA要求量要少20%。尤其是儿童、青少年，缺锌现象比较严重。如果儿童、青少年缺锌，会影响智力和身高的正常发育。

（5）维生素B_1

由于饮食结构的改变，全国人均每天摄入维生素B_1的量为1.2毫克，距离RDA的要求量要差11.3%。

（6）硒

全国人均每天硒的摄入量为42微克，距离RDA的要求量要差11.7%。

（7）铁

尽管人们每天摄入的铁，已达到RDA的要求量，但由于食物中的铁主要来自于大米、坚果、黑叶蔬菜等植物中，这不是原血红素铁，人体的利用率较低，吸收率也远远低于动物性食物中所含的铁。此外，由于人们所吃的谷物中含有浓度较高的植物酸，这种植物酸会抑制铁的吸收。因此，尽管摄入了一定量的铁，但真正被人体所吸收的铁，并不能满足人体的需要，人们依然存在着缺铁性贫血的现象。

（8）维生素C

尽管人们摄入维生素C的数量已达到了RDA的要求，但是，由于人们对食物的加热烹制方法的缘故，食材中的维生素C大部分都被破坏，人体实际吸收利用的必然就会不足。

3. 饮食一般不缺的营养素

下面的几种，是饮食中通常不缺的营养素。

（1）磷

调查发现，我国人均每天磷的摄入量为 1,058 毫克，而 RDA 为 700 毫克，超出 358 毫克。过量摄入磷，会影响人体对钙的吸收和利用。

（2）铜

我国人均每天铜的摄入量为 2.4 毫克，而 RDA 为 2.0 毫克，超过 0.4 毫克。摄入太多的铜，会严重影响身体的健康，而且铜的摄入过量，还会导致人体内锌的损失。

（3）维生素 B_5（泛酸）

国人不缺乏泛酸，这是因为泛酸广泛地存在于各类食物中，而国人的食物种类繁多，一般不会出现缺泛酸的情况。

（4）维生素 E

调查显示，我国儿童、青少年人均每天摄入的维生素 E 偏高，达到 RDA 的 300%。这主要是因为我国多食用豆油、麻油等植物油。维生素 E 对提高成年人生育能力、抗氧化有很大的促进作用，但儿童、青少年摄入过量，则有一定的风险。因此，家长应注意不要让儿童、青少年摄入过多的维生素 E。

（5）镁

目前，国人并不缺乏镁，只有那些腹泻、呕吐严重，以及呼吸不良症的患者，才会发生缺镁的症状。镁的摄入过量会引起运动肌障碍，还会妨碍体内铁的利用，因此，国人不要盲目地补镁。

（6）维生素 B_{12}

维生素 B_{12} 可以存储在人体的肝脏内，其储存量可以满足 3～6 年的耗用需求。因此，国人通常不缺维生素 B_{12}。

4. 营养素补充的误区

由于营养学知识的缺乏，许多人在补充营养素时，经常会陷入下面这几种误区之中。

（1）盲目按照西方国家的营养配方补充营养素

许多人都认为，西方国家的营养配方肯定会比中国的好，因此，就按西方的配方来补充维生素和矿物质。事实上，我国的膳食结构与西方国家大不一样，中国人以吃米、面、谷类和植物性食物为主，而西方则以动物性食物为主，这就造成了国人和西方人营养素缺乏的状况明显不同。所以，我们不能盲目地照搬西方人的做法。

（2）单一补充

许多人在补充营养素时，时常会陷入单一补充的误区。比如，有的人昨日发现自己缺钙，就立即去买含钙的补品服用；今天又发现自己贫血，就又马上购买含铁的产品服用，结果导致自己体内的营养仍不均衡，甚至出现某种营养素过量存在的问题，使身体受到伤害。

（3）盲目补充

目前，社会上有很多人，为了个人和家人的健康，盲目听信所谓专家的宣传说教，经常大剂量服用维生素 C 和维生素 E。这种做法很不可靠。我们都知道，"良物不可多用"，"适者为好"。维生素过量服用，也会因中毒而危害健康。譬如，每天摄入维生素 E 达到 100 毫克以上时，就有可能出现服用过量的症状。因此，我们在为家人补充维生素和矿物质时，最好接受专业医生或营养学专家的指导。自己也可以先学习一些营养学的知识，然后从总体上判断自己或家人，到底缺乏何种营养素，然后再制定适合的补充方案。

5. 正确识读缺乏营养素的信号

"营养均衡巧补弃"，是饮食养生的指导原则。

自己或家人缺不缺营养，是许多人非常关心却又不易判断准确的大问题。事实上，如果缺乏营养，身体就会向我们发出营养缺乏的信号。"亡羊补牢，为时未晚"，如果，我们能读懂这些信号，就能及时地拿出适宜的补救措施。

（1）头发变细、干燥、易断、脱发

如果出现头发变细、干燥、易断、脱发的情况，说明体内可能缺乏蛋白质、能量、必需脂肪酸、微量元素锌。应该调整家庭的饮食结构，增加主食的摄入量。每日保证能吃上 3 两瘦肉、1 个鸡蛋、250 毫升牛奶，以补充优质蛋白质，同时还可增加必需脂肪酸的摄入。每周可吃 2～3 次海洋水产品，如海鱼、海虾，也可多吃些牡蛎，以增加微量元素锌。

（2）夜晚时视力降低

如果夜晚时，视物模糊，看不清平时能看清的东西，这是身体向我们发出了维生素 A 缺乏的信号。如果不能及时纠正，任其发展，就有可能进一步发展为夜盲症，并出现角膜干燥、溃疡等，严重危害视觉功能。

解决维生素 A 缺乏的对策非常简单，可在日常饮食中增加胡萝卜和猪肝等食物。这两种食物分别以植物和动物的形式为人体提供维生素 A，其中猪肝的吸收效率更高。由于维生素 A 是溶解于油脂而不溶解于水的维生素。因此，为了提高维生素 A 的吸收率，我们可用油来烹炒胡萝卜。

（3）舌炎、舌裂、舌水肿

如果出现舌炎、舌裂、舌肿的现象，说明饮食中缺乏 B 族维生素。B 族维生素属于水溶性维生素，在体内储存的时间较短，必须每天都进行补充。我们在洗米时，淘洗的次数过多，洗菜时，先切后洗，容易造成 B 族维生素大量流失。而喜欢吃精细米面、素食，同时又没有其他的来源补充，也极易造成 B 族维生素的缺乏。为了能补足 B 族维生素，应做到粗细搭配、荤素搭配。如果个人习惯吃素，应每日补充一定量的复合维生素 B 族制剂。

对于老人，由于胃肠道的吸收功能减弱，更要注意 B 族维生素的适量补充。现在，伴随饮食结构的改变，越来越多的家庭饮食过于精细，加上烹制方法不妥，导致维生素大量流失。因此，对老年人应特别关照，注意适量补充维生素。

（4）牙龈出血

牙龈出血是经常遇到的情况。如果自己或家人在刷牙时出现牙龈出血的情况，可能是自己家的饮食缺乏维生素 C。维生素 C 是人体易于缺乏的维生素，由于光线、温度的作用，由于储存和烹调方法的不当，维生素 C 极易发生破坏或流失。因此，应经常食用新鲜的蔬菜和水果，每日摄入 1 斤左右的蔬菜，和 2～3 个水果，是最佳的。在做菜肴时，热炒和凉拌相结合，就容易保留维生素 C。

（5）味觉减退，鼻子两侧发红、油腻光亮、经常脱皮

如果吃什么也不香，感到吃什么也没味，这可能发生了味觉减退。而味觉退化可能是体内缺锌的讯号。锌这种微量元素，是人体必需的矿物质，对机体的性发育、性功能、生殖细胞的生成有着举足轻重的作用。如果缺锌，可在饮食中增加海产贝壳类食品，如牡蛎、扇贝等。如果每天能确保 1 个鸡蛋、3 两红肉和 1 两豆类的食物，也能收到补锌的功效。

如果鼻子的两侧发红，出现油腻、光亮、脱皮的现象，这也是缺锌的讯号。因此，要改变偏食的习惯。因为大部分食品中都有锌，只要不偏食，缺锌会很快得到纠正。

（6）嘴角干裂

如果出现嘴角干裂的情况，说明饮食中可能缺乏维生素 B_2（核黄素）和维生素 PP（烟酸）。富含烟酸的食物主要是动物肝脏，尤其是猪肝、鸡肝。富含核黄素的食物主要有动物肝脏、鸡蛋黄、奶类等。因此，每周应食用 1 次猪肝，人均 100～200 克；每日应补充牛奶 250 毫升、鸡蛋 1 个。对谷类食品进行加工，可造成维生素 B_2 的大量丢失。如，精白米的维生素 B_2 保存率仅有 11%，小麦标准粉的维生素 B_2 保存率仅有35%。因此，饮食结构要合理，特别注意粗细巧搭配。

（7）其他

若身体出现其他不适征兆，应参考营养学的相关文献，请教咨询营养学专家，或到医院进行体检化验，听取专业医生的指导。放任不管、盲目滥补，都是不可取的。

四、膳食指南与平衡膳食宝塔

改革开放以来，我国城乡居民的生活水平大幅度提高，膳食状况明显改善，营养不良患病率显著下降。与此同时，国民的生活方式、膳食结构也发生了重大的变化，与之相关的众多慢性、非传染性疾病，如肥胖症、高血压、高血脂、糖尿病、癌症、老年痴呆症等患病率逐年增加，已成为影响国民健康的突出问题。为了指导居民合理营养、保持健康，中国营养学会受卫生部委托，于 2007 年9 月颁布了《中国居民膳食指南》，简称《指南》。《指南》以最新的科研成果为依据，阐述了国民当前的营养需要及膳食中存在的问题，提出了实现平衡膳食的合理方案，具有普遍的指导意义。

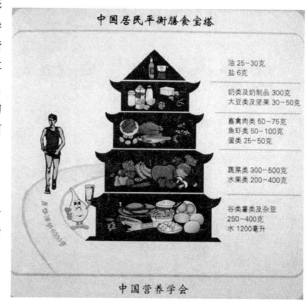

2007 修订版的《指南》由一般人群膳食指南、特定人群膳食指南和平衡膳食宝塔 3 部分组成。

1. 一般人群膳食指南

适合于 6 岁以上的正常人群，

共有 10 条。

（1）食物多样，谷类为主，粗细搭配；

（2）多吃蔬菜、水果和薯类；

（3）每天吃奶类、大豆或豆制品；

（4）常吃适量的鱼、禽、蛋和瘦肉；

（5）减少烹调用油量，吃清淡、少盐膳食；

（6）食不过量，天天运动，保持健康体重；

（7）三餐分配要合理，零食要适当；

（8）每天足量饮水，合理选择饮料；

（9）如果饮酒，应该限量；

（10）食用新鲜、卫生的食物。

2. 特定人群膳食指南

是根据特定人群的生理特点，及其对膳食营养的需要而制定的。特定人群包括孕妇、乳母、婴幼儿、学龄前儿童、儿童青少年和老年人群。其中 6 岁以上特定人群的膳食指南，是在"一般人群膳食指南"的基础上，进行增补而形成的。

3. 平衡膳食宝塔

为了帮助一般人群践行《指南》的主要内容，《指南》还附带图解《中国居民平衡膳食宝塔》，非常直观地展示了每日应摄入的食物种类、合理数量及适宜的身体活动量。膳食宝塔的使用说明中还增加了食物同类互换的品种以及各类食物量化的图片，为合理调配膳食提供了可操作性指导。

膳食宝塔共分五层，包含每人每天应摄入的主要食物种类。宝塔利用各层位置和面积的不同反映了各类食物在膳食中的地位和应占的比重。

（1）第一层

谷类食物位居最底部的第一层。每天应摄入 250g～400g。

（2）第二层

蔬菜和水果位居第二层。每天应摄入蔬菜 300g～500g、水果 200g～400g。

（3）第三层

鱼、禽、肉、蛋等动物性食物位于第三层。每天应摄入 125g～225g。其中：鱼虾类 50g～100g，畜、禽肉 50g～75g，蛋类 25g～50g。

（4）第四层

奶类和豆类食物合居第四层。每天应吃相当于鲜奶 300g 的奶类及奶制品，和相当于干豆 30g～50g 的大豆及制品。

（5）第五层

烹调油和食盐位于塔顶第五层。每天烹调油不超过 25g～30g，食盐不超过 6g。由于我国居民现在平均糖摄入量不多，对健康的影响不大，故膳食宝塔没有建议食糖的摄入量，但多吃糖有增加龋齿的危险，儿童、青少年不应吃太多的糖和含糖高的食品及饮料。

此外，新膳食宝塔还增加了水和身体活动的形象，强调了足量饮水和增加身体活动的重要性。

水是膳食的重要组成部分，是一切生命必需的物质，其需要量主要受年龄、环境温度、身体活动等因素影响。在温和的气候条件下，轻体力活动成年人每日至少饮水1200毫升（约6杯）；在高温或强体力劳动条件下，应适当增加。饮水不足或过多都会对人体健康带来危害。饮水应少量多次，要主动，不应感到口渴时再喝水。

目前，我国大多数成年人身体活动不足或缺乏体育锻炼，应改变久坐少动的不良生活方式，养成天天运动的习惯，坚持每天多做一些消耗体力的活动。建议成年人每天进行累计相当于步行6,000步以上的身体活动，如果身体条件允许，最好进行30分钟中等强度的运动。

根据《指南》的要求，参照膳食宝塔的内容，科学地安排日常饮食和运动锻炼，是我们获得健康的必由之路。随着经济的快速发展，城市化速度将逐步加快，与膳食营养相关的慢性疾病，对国民健康的威胁将更加突出。在此敏感的关键时期，适时地进行干预，将会起到事半功倍的良好效果。

五、一日三餐学问大

"人是铁，饭是钢，一顿不吃饿得慌！"一天吃三顿饭，是国人由来已久的习惯。如何吃好这一日三餐，可是大有学问的。吃对了，就补气养血，对健康大有裨益；吃得不对、不好，就会损害我们的健康，甚至引病上身。所以，以倡导平衡饮食为己任的营养学家们，都非常重视一日三餐的合理性。他们殚精竭智，编出了两条说辞。

第一种是：早饭像皇帝，午饭像苦力，晚饭像乞丐。

第二种是：早餐吃得好，午餐吃得饱，餐饭吃得少。

这两种顺口溜式的说辞，简短精炼，高度概括，朗朗上口，易懂好记。目前，许多人会脱口而出，让人惊叹不已。若问提炼这些说辞的科学依据，竟然源自中国营养学会的热量配比。原来，为了引导国民的平衡饮食，中国营养学会给出了一日三餐的热量配比。这就是在人们全天摄取的总热量中，早餐占25%～30%，午餐占30%～40%，晚餐占30%～40%。依据这个比例，我们可以根据自己和家人的职业特点、劳动强度和生活习惯，来安排一天的饮食。

1. 早餐一定要吃好

早餐是否吃得好，对人的一天都有重要的作用。早餐若是吃得好，我们一头午都会精神饱满，气力充足；反之，则会神疲乏力，影响工作，甚至还会出现头晕、心慌等症状。

早餐宜安排在晨起后不久，通常为每天的六点半到八点。此时，人的食欲最为旺盛，易于消化吸收。

（1）早餐的营养价值要高

早餐的营养素热量，一般应占全天总热量的25%～30%。食物的制备要合理。所谓合理，首先是指早餐的营养价值要高，富含水分和各种营养素；二是品种要多。主食应该有谷类、豆制品类，副食应该有奶类、蛋类、肉类、蔬菜、水果等，做到粗细搭配、荤素搭配，使食物的各种营养素配比相对均衡，营养互补。

（2）早餐要吃温热、稀软的食物

中医认为，吃"热食"才能保护人的"胃气"。所谓"胃气"，其实并不单指胃的功能，还包括脾胃的消化吸收和运化输布能力等。晨起后，人体内的肌肉、关节、神经、血脉等组织，依然处于尚未完全舒展的半收缩状态。倘若此时吃喝寒凉的食物，会刺激体内的组织器官，使其回缩，甚至发生挛缩，更加不能舒展。长此以往，就会老觉得胃口不好，大便发稀不成形，免疫力下降，小毛病频频出现。

晨起后，人体的脾胃尚处于困顿、呆滞的状态。经一夜的消化，胃常常已经排空。因此，早餐不宜先进食干硬和刺激性大的食物，否则，极易导致胃粘膜受伤。因此，早餐宜先食用温热、稀软的食物，如热牛奶、热豆浆、汤面条、稀粥、馄饨等。先软后硬、先稀后干、先汤后食，是应遵循的顺序。若能在稀粥中加些莲子、红枣、山药、桂圆、薏米等，营养作用就更大了。

（3）早餐的食物配备要丰富多样

下列食物，搭配食用，将会使早餐既美味，又富有营养。

①富含蛋白质的食物：鸡蛋、酱肉、豆腐干、香肠等。

②富含维生素 C 的食物：果汁、蔬菜、水果等。

③富含碳水化合物的食物：面包、馒头、花卷等。

④富含水分的液体食物：米粥、牛奶、豆浆等。

⑤开胃口、增食欲的食物：番茄酱、果酱、酱菜等。

2. 午餐一定要吃饱

午餐承上启下，在一天的营养补充中起着极为重要的作用。数量充足、营养丰富的午餐，可以补足上午的消耗，让人全天都能精力充沛，胜任工作，效率提高。现在，生活节奏加快，许多都市人忽视午餐，只是在外吃点快餐，或者自备的方便食品，能填饱肚子就行。这样随便对付，必然会影响营养的均衡，损伤肠胃的消化功能。长此以往，将会导致体质下降、加速衰老，还会引发各种急、慢性疾病的发生。那么，午餐应该怎样吃呢？

午餐摄取的能量应占全天总能量的 30% ~ 40% 。因此，午餐宜吃含糖丰富的米面主食和豆制品，还要有一定量的瘦肉、禽蛋、牛奶、豆浆等副食，以及适量的蔬菜和水果。

同时，还要注意，不能经常用糕点、方便面、快餐代替午餐，因为这些食品的营养价值很低。尤其是洋快餐，以烘烤、油炸为主，属于高脂肪、高蛋白、高热量的三高"垃圾食品"。经常吃洋快餐，能量摄入偏颇，容易导致肥胖症、高血脂和脂肪肝，对健康十分不利。据营养学家测算，一包 120 克的炸薯条，一个双层的汉堡包，可提供 60 克的脂肪，热量高达 920 千卡。脂肪的供热量占了总热量的 58% ，大大超出了正常量的数值——25% ~ 30% 。由于脂肪的可供热量超过一个成人的全天所需，因此就会有剩余。剩余的脂肪就变成了使人肥胖的皮下脂肪，或者成为使人加速动脉硬化的血中胆固醇了。

3. 晚餐一定要吃少

过分重视晚餐，是许多人的惯常作法。结束了一天紧张的劳作，晚上做上一顿丰盛的饭菜，来慰劳一下自己，或者全家人下馆子，大"撮"一顿，来弥补一下午餐的不足。这种做法，貌似合理，实际上，不论对自己，还是对家人，都是有害健康的不智之举。那么，晚餐应该怎样吃呢？

（1）晚餐不宜吃得过饱

晚餐不可过饱，七八分饱即可。如果晚餐吃得太多，会使胃囊鼓胀，消化不良。信息传向大脑，会使大脑兴奋，诱发失眠或多梦之类的神经衰弱症状。中医学中的"胃不和则卧不安"之说，就是源于此理。

晚餐吃得过多，会使部分蛋白质不能得到充分的消化吸收，反而会产生大量的毒性物质，诱发大肠癌的发生。晚餐吃得过多，还可引起胆固醇升高，刺激肝脏制造更多的低密度与极低密度脂蛋白，诱发动脉粥样硬化。长期晚餐过饱，刺激胰岛素大量分泌，往往造成胰岛素细胞提前衰竭，为糖尿病种下祸根。晚餐过量的最直接的后果是导致肥胖。肥胖症是众多慢性疾病的温床。肥胖者患上高血压、高血脂、高血糖和心脑血管疾病的概率，要比常人大出好几倍。

（2）晚餐不宜吃得太晚

通常，晚饭安排在晚六点到八点为宜。研究表明，晚餐早一点吃，可以大大降低尿路结石的发病率。一般而言，人的排钙高峰期是在餐后 4～5 小时。如果晚饭吃得太晚，不久就得上床。在睡眠状态下，血液流速变慢，小便排泄也随之减少，而饮食中吸收的钙盐，除被人体吸收利用外，余下的部分，需经尿道排出。如果晚餐拖到晚上八九点，排尿高峰会出现在深夜零点以后，此时人正酣睡，溶入尿液中的高浓度钙盐在尿道中潴留，极易与尿酸结合，生成草酸钙。当草酸钙的浓度较高时，可在尿路中析出结晶，经沉淀、积聚而形成结石。因此，晚餐宜早，睡前一定先排尿。

（3）晚餐不宜吃得太油

晚餐摄取的能量，应占一天总量的 30%～40%。因此，晚餐宜吃碳水化合物和膳食纤维丰富的食物，而蛋白质、脂肪应该相对少一些。晚餐应有两种以上的蔬菜，适当吃些粗粮，可以少吃一点鱼类海产品，尽量少吃甜点和油炸食品。

晚餐不宜吃得太油，不要大量食用肉、蛋、奶等高蛋白的食品。否则，会使尿中含钙量增加，一方面降低了体内的钙贮存，易诱发儿童佝偻病、青少年近视和中老年骨质疏松症；另一方面，由于尿中的钙浓度走高，患上尿路结石的可能性就会大大增加。此外，蛋白质摄入过多，人体吸收不了，就会滞留于胃肠道中，产生氨、吲哚、硫化氢等毒物，对肠壁带来不良刺激。同理，脂肪摄入过多，会使血脂升高，引发肥胖。而较多地食用富含碳水化合物的主食，可对健康有益。因为碳水化合物可在人体内生成更多的血清素，能够发挥镇静安神的作用，这对晚间的安详入睡尤为有益。

六、中医食养学问多

通过饮食来养生保健，中医养生学中的学问很多，"八食利身心"的说法，就是很有代表性的一种。所谓"八食"，就是八种饮食养生的方法，八法相互衔接，各有其妙。

1. 博食

所谓博食，就是对一切食材、各种食物，都要品尝食用，而不要有所偏嗜。这正符合现代营养学广博取食、混合搭配、营养互补的理念。中医养生学认为，药食同源，食物同药物一样，有四气（温、热、寒、凉、平）、五味（酸、甜、苦、辣、咸）、五色（绿、红、黄、白、黑），以及补、泻等特性味色之分。如果我们在生活中，长期对食物有所偏嗜，就会使人体的营养偏颇，失去平衡，导致疾病的发生。因此，只有品种多样化，才有可能从各种食物中获得全面、均衡的营养，从而满足健康的多方面需要。

2. 配食

所谓配食，即对饮食的取材进行合理的调配。饮食调配，近似于中药的组方配伍，要按规矩、循准则、无偏过，方可有益于身心。配膳中，要注意主粮与杂粮搭配、荤食与素食搭配、寒性与热性食物搭配、酸性和碱性食物搭配、五味恰当的搭配，以达到营养平衡。还要注意烹调方法，否则就有可能降低食物的营养价值，影响机体对多种营养素的吸收。

3. 熟食

所谓熟食，就是对食物进行加温处理后再食。高温熟食，可以杀菌消毒，且利于消化吸收。熟食还可以增进美味，祛除恶味。高温处理以后，食物中原来对人体不利的成分经过分解化合，有的挥发掉了，有的则转化成另一种无害的成分，同时，食物内部的有效营养成分释放出来，因而可口愿食，且符合营养与卫生的要求。生食则做不到。食物原料除部分可以直接生食外，其他一般都必须进行热加工处理，否则将会危及人的健康。比如，我们常吃的芸豆，就含有一种叫豆素的皂甙类有毒物质，煮不熟就吃，会使人中毒。有的学校和职工食堂，就曾因此而发生过集体中毒。古人烹饪强调"断生""断红"，就是这个道理。有人做过试验，蔬菜煮熟，确实丧失了一部分营养素，但是由于加热分解，有利于所含养分的吸收，权衡利弊得失，结果得大于失。

4. 热食

所谓热食，就是烹调成熟的膳食要趁热吃。注重热食，同中医饮食保健有关。中医认为：人之热腹，不宜承受过多的冷食，用热脏腑去暖冷食，于人体健康无益。即使盛夏，也不主张冷食。中医还认为：温热食物一般无害人之危，而低温冷食则不然，常常有害于人的健康。比如，肠胃有炎症时，不宜贪食生冷，否则会加重病情，严重者可能导致某种危险。再如，负伤流血过多、出汗干渴时喝冷水、饮料，极易发生血栓，导致死亡。

5. 节食

所谓节食，就是对饭量进行控制，节制饮食，不能过量。如中医文献《黄帝内经》中所说"食饮有节"。关于节食，中医古籍中有很多精辟的论述。譬如，"食无求饱"，"无使过之"，"不欲过饥，饥则败气。食戒过多，勿极渴而饮，饮戒过深"等。

6. 时食

所谓时食，是说进食的时机要恰当。古人主张，先饥而后食，先渴而后饮，关键是

"适时"。也就是说，不要不饥不渴而强食，也不要过饥甚渴才欲食。一日三餐，宜定时定量，否则，即容易导致疾病的发生。如果饮食缺乏时间间隔，零食不离口，必然会使胃不断地受纳食物，频于消化而得不到休息，久而久之，就会引起消化功能的失常，出现食欲减退和胃肠疾病。另外，饮食、配膳、调味也要讲究时令。

7. 精食

所谓精食，就是对食材进行精细处理和加工后，再食用。孔子曾说："食不厌精，脍不厌细"，老子则推崇"甘其食，美其服，安其居，乐其俗"，都是这个意思。食材的精细处理，首先是清洁、卫生，其次是分门别类，精心调制，做到色香味形俱佳，使人在饱享口福的过程中，获得所需要的营养。众所周知，精食的观念乃中华饮食文化的一大亮点。

8. 医食

所谓医食，就是利用食物来预防和治疗疾病，即"饮食疗法"，简称"食疗"。中医文献《本草经集注》，就将食材中的"果菜米食"列为药物的一个类别，专门加以论述。至于什么食物治什么病，什么食物利于人体哪一部分，什么食物有禁忌，或相克、相畏，什么样的人有什么禁忌等，我国古代医书上都有记载，并且内容丰富。目前，饮食疗法已经成为人们防病保健、祛邪治病的一个重要手段。

七、不良习惯大揭秘

"病从口入"，是我们人人熟知的生活常识。"管住你的嘴、迈开你的腿"，则是当代负责任的医学家、营养学家和康寿专家向我们发出的忠告。由此可见，饮食与健康的关系非同寻常。饮食养生不仅仅是解决该吃什么、该喝什么的问题，其最首要的关键是我们的饮食习惯。因为不健康的饮食习惯，正在悄然地蚕食我们的身体，损害我们的健康。

饮食习惯属于生活方式的范畴。我们的不良习惯存在那些问题呢？且听下面的揭秘。

1. 缺食

一日三餐是国人的习惯，但有人却将其省略，有的不吃早饭，有的是不吃午饭，还有的是不吃晚饭。这显然不符合膳食平衡的原则，对健康不利。在这三种情况中，尤以不吃早饭最为有害。有的朋友不吃早点，是因为懒惰，不愿做饭。有的则是早上贪睡，来不及做。有些小青年，晚上网上冲浪，看体育赛事转播，或者夜生活丰富，晚上睡得很晚，甚至通宵达旦，次日一起床，就急急乎乎上班，只好把早饭舍弃了。有很多小青年，刚工作不几年，就把胃搞坏了，访查其原因，其中最主要的，是自恃年轻体壮，很少好好吃过早饭。

2. 多食

与缺食者相反，有的人吃饭不按时按顿，随心所欲，小零食不断，真正到了该吃饭的时候，却又食欲不佳，只能勉强塞上几口完事。一天下来，啥时候吃的饭，一天吃了几顿，自己也搞不清。以"美食家"自诩，口袋里、背包里，总是不缺"好吃的"，是这种朋友的特征。尽管身体已经亮起了红灯，却依然乐此不疲，直到身体罢工、生病入院，美食家才幡然悔悟，有所收敛。

3. 节食

所谓节食，不是经济困难，节衣缩食，也不是《黄帝内经》所说的"食饮有节"，而是故意不吃、少吃主食，甚至只是吃点水果、蔬菜度日。是谁在节食呢？大多为年轻的女性朋友。为什么节食呢？原因竟有好多种！一是为了"减肥"。某些肥胖者急于求成，节食就成了她们择定的快捷措施。二是为了圆梦。一些青年女性，并不属于真正意义上的肥胖者，但为了实现自己的明星梦、模特梦，就用节食来把自己打造成"骨感美人"。三是为了与情敌竞争。有的中青年女性，为了讨得男方的欢心，就用节食来"美体"，借以增加在竞争中克敌制胜的筹码。

4. 偏食

现在，2＋1的三口之家很多。母亲每天盘算着如何在饮食上"节约"创新，以保持或者得到苗条的身材。父亲呢，则忙于应酬，下馆子，陪客人，佳肴美酒，猛吃海喝，还美其名曰：事业需要、为了工作。而孩子呢，则今天进了"肯德基"，明天盘算"麦当劳"，洋快餐成了家常便饭。此情此景，就是我们某些现代人的生活缩影。毫无疑问，这种饮食习惯、饮食方式上的误区，很容易给身体带来严重的损害。现在，我国的疾病图谱，慢性、非传染性疾病占了很大的比重，这几乎都与不健康的饮食习惯有着直接的关系。

喜食肥甘厚味，是偏食的主要表现。健康的饮食是全面、均衡，以谷物类为主，禽肉类为辅，搭配瓜果蔬菜，做到饮食平衡。如果嗜好大鱼大肉、膏脂厚味，则极易患上肥胖、"三高"、痛风之类的"富贵病"。

5. 嗜糖

还有的人，尤其是幼儿、青少年，特别喜欢甜食。他们糖不离身，口不断糖，每日与糖为伴，天天必食，就像肚里藏有糖虫子一样。殊不知，吃糖过多，也对健康十分不利。

①吃糖过多导致龋齿

吃糖，给口腔细菌提供了大量繁殖的条件，从而使牙表的珐琅质被溶蚀，加上糖的酸性，必然会因腐蚀，形成龋齿。

②吃糖过多引起营养不良

大量吃糖，可使血糖升高，产生饱腹感，导致食欲减退，进食量减少，时间一长，就会造成营养素的缺失，引发多种营养缺乏性疾病，从而出现厌食、呕吐、消化不良、烦躁不安等神经系统症状，严重时出现面色苍白、肌肉松弛、抵抗力下降等营养不良的表现。

③吃甜食过多影响视力

吃糖过多，致使血糖增高，可从两方面对眼睛带来损害。糖具有酸性，能中和钙、铬等碱性元素。钙和铬是眼球弹性的维持条件。营养平衡时，体内的钙、铬元素不缺，能保持眼压的正常。钙、铬不足时，则使眼球壁的弹性下降，不能保持正常的眼压。我们再长时间地紧张用眼，就会使眼轴拉长，从而造成近视。此外，血糖增高，会引起和加速眼睛的晶状体变性，导致眼睛晶状体和房水渗透压的异常改变，由于屈光度增加，因而变成近视。现今，从大学到小学，戴眼镜的人越来越多，甚至连幼儿园的小朋友也不稀罕，这爱吃糖，不能不说是一个重要的原因。

5. 口重

还有的朋友，"口重"喜咸，导致盐分摄入过多。现代医学的研究已经证明，大量摄入盐分，对健康非常不利，特别是会增加高血压的发病风险。

世界卫生组织（WHO）推荐的盐分摄入量为：

①健康人，每日吃盐量不超过 6 克；

②糖尿病非高血压患者，不超过 5 克；

③高血压患者，不超过 3 克；

④糖尿病高血压合并患者，不超过 2 克。

然而，调查数据表明，我国人均每日食盐量为 12～14 克，达到 WHO 推荐值的 200%～230%。我国北方的一些地区，人均每日吃盐量竟高达 18～25 克，并且还有进一步增高的趋势。这必将大大增加高血压发病的风险。

目前，一些人吃盐量过高，是因为嗜好腌制食品，如酱菜、豆瓣酱、小咸菜、咸鱼、腊肉、火腿、香肠等。这些食物不仅含有很高的钠盐，而且均含有较高的硝酸盐。由于硝酸盐可以还原成亚硝酸盐，所以，对人体的危害很大。以很多人喜食的泡菜为例，其原料都是新鲜蔬菜，虽然含有少量的硝酸盐，但对人体健康并无大碍。然而，在用食盐腌制的过程中，硝酸盐会还原成大量的对人体有害的亚硝酸盐。待我们食用入胃以后，泡菜中的亚硝酸盐就在胃酸及硝酸还原菌的作用下，与膳食中蛋白质的分解产物二级胺发生反应，生成强致癌物质——亚硝胺。显然，这会大大增加罹患食管癌、胃癌、肝癌、小肠癌和大肠癌的发病几率。因此，从保健防癌的角度看，减少腌制食物的摄入是极为必要的。

6. 暴食

所谓暴食，是指在短时间内进食大量食物。细嚼慢咽，在品享美味的乐趣中实现饮食养生，是最值得推崇的饮食习惯。而暴饮暴食，则会急剧增加胃肠道的负荷，导致消化功能的紊乱，极易引发急性胃扩张、急性胃肠炎、急性胃溃疡、急性胃穿孔，甚至会诱发急性心脏病。此外，暴饮暴食还是诱发急性胰腺炎的一大元凶。

古人早就给我们提出了"细嚼慢咽""食不过饱"的警示。从近期的现实反应看，饱腹暴食会严重损害胃肠道的生理功能。从远期的长久反应看，饱腹暴食会使体内的热量潴留、营养过剩，从而引起肥胖等富贵病，并会加速脏腑功能退化和人体衰老的进程。胰腺炎、胰腺癌都是医学上的难治之病。若要避免，就需摒弃暴食的习惯。

7. 嗜酒

喜好饮酒、大量饮酒或经常饮用烈性酒，被称为嗜酒。嗜酒者往往有酒仙、酒鬼、酒混子之类的美名或绰号。

酒是纯阳之物，其主要成分是乙醇。乙醇俗名酒精，是一种纯热量物质，每克酒精可提供大约 7 千卡的热量，远远超过了主食的产热量。这也是嗜酒者长期饮酒，易导致摄入热量过剩而产生肥胖的原因。

饮酒可谓"有利有弊"。两者的差别，在所饮之酒的质地与所饮之酒的数量。如果只是少量地饮用葡萄酒之类的果酒，或者低度的白酒，可以提高食欲，增加胃液分泌，促进食物的消化与吸收。适量饮酒，还能温阳燥湿，促进血液循环，具有活血化瘀、消除疲劳的功效。但如果是饮酒过量、嗜酒如命，经常的大量饮用烈性酒，则会刺激损伤胃黏膜，引起消化不良、胃炎、胃溃疡、胃出血、酒精肝、胰腺炎等消化系统疾病，还会损害肝、肾和神经系统的功能，增加罹患高血压、心梗、中风等心脑血管疾病的风险，严重的，还会导致酒精中毒，导致癫狂、痴呆，短寿早夭。正如药王李时珍在《本草纲目》上所言："少饮则和气血，壮神御风，消愁遣兴；痛饮则伤神耗血，损胃亡精，生痰助火"。

8. 嗜药

所谓嗜药，就是喜好吃药。

地球人都知道，这嗜药是美国人的癖好。美国的一家周刊——《华盛顿观察》就曾载文指出："美国人爱吃药的程度达到了惊人的地步。"文章还列举了一组统计数据：美国的人口，不到世界总人口的 5%，但却消费了全世界处方药总量的 42%。仅在 2006 年，美国人的医药花费就高达 2，500 亿美元。美国人现在的生活，就如同世界杯足球赛的歌曲《生命之杯》之所唱，被"前进、前进、再前进"这三个词所导引：每天早上都要吃点药，以保身体没有一点异常，然后再出门上路。可见美国人的爱吃药，确实达到了惊人的地步。

而在我们中国，早就有两句古训："是药三分毒"和"病不自医"。所以，国人对待就医和药物的态度，一向都是持非常谨慎的态度。

然而，现今情况却变了。自从药品变成了商品，自从媒介上有了铺天盖地的药品广告，自从厂家、商家、医家都祭起了"恫吓营销"的大旗，国人的固有观念，就仿佛那"千里之堤，溃于蚁穴之穴"，嗜药之风，悄然兴起。倘若身体稍有不适，不管是正常的生理反应，还是异常的病理表现，就急忙到药店自行购药。有医疗保险的，还走关系"住院"，以花少量的钱，套购大量的药。各家都有小药箱，箱内都有各种各样的药，早已成为公开的秘密。

不仅如此，保健品市场的红火，又得益于嗜药族外延的扩展。目前，保健品似乎已经成为国人食谱中的新宠。

所谓保健品，乃是保健食品的简称。根据我国《保健食品管理办法》的规定，保健食品具有专门的定义。它是指具有某种特定保健功能的食品，即适宜于特定人群食用，具有某种调节机体功能，不以治疗疾病为目的食品。保健食品的基本特点是：

①一定是食品，具备所应具备的所有特征；

②必须具备至少一种可被整体实验所验证的特定而确定的保健功能，并以此与普通食品区分开；

③对人体的保健作用，应定位于"调理"和"预防"，而非"治疗"，这点与药品存在根本性的不同；

④其应用范围远远小于一般意义上的普通食品，应用对象是某特定人群而非全体人群。这当然不排除某些保健食品可能拥有较为广泛的应用群体，但可以肯定地说，适宜于全体人群的保健食品是不存在的。

目前，国内保健品市场很不规范，而人们对保健食品的认识，也并不清晰，误解很多。最常见的误区是：盲目听信商家的宣传，用保健品替代药品，结果贻误了时机，耽搁了专业的正规化治疗，导致病情没有好转，反而趋向恶化。第二是用保健品替代一般食品，结果导致能量及营养素摄入不足或失衡，甚至导致营养偏颇和营养过剩。事实证明，在没有对应指征的情况下，盲目滥用保健品，必然不会获得预期的保健效果，只能是带来无谓的经济付出，让自己多年来省吃俭用才有的一点积蓄，白白打了水漂。

有一种保健品叫作"深海鱼油"，价格不菲，声称原料来自深海鱼类。而其包装盒另一面的英文说明，翻译成中文，则是取自三文鱼。三文鱼市场上常见，哪是什么深海鱼类？据专家考证，从营养学的角度来讲，与其花巨资去吃高价的所谓深海鱼油，还不如直接食用既廉价、又新鲜的三文鱼。

还有一种保健品叫作蛋白粉，目前很多人正在大量食用。其实，这是一种早就有的辅助性药品，专供有消化吸收功能障碍的伤病员食用。普通人根本不需要。现代营养学的研究早已明确，对大多数成年人而言，正常的饮食摄入，即能满足机体对蛋白质的营养需要；只有特殊人群，如婴幼儿、少年儿童、妊娠期及哺乳期妇女，或者处于创伤修复期的病人，才需要摄入更多的蛋白质。但在实际生活中，有许多人受到商家的蛊惑，在既无蛋白质缺乏的指征，又无功能性障碍的情况下，天天进补蛋白粉，认为这样，就可以"大大提高免疫力"。比如，有的家长爱子心切，早饭让孩子饮用加入蛋白粉的汤汁，午饭又把蛋白粉加入米饭等主食中。还有的办公室"白骨精"一族，也喜好食用蛋白粉来抗癌、防癌。实际上，蛋白粉的不当使用，过高的蛋白质摄入，对人体不但无益，反而会带来诸多的负面影响。

一个健康的成年人，每日约需蛋白质60克左右。分解代谢亢进的患者，如烧伤患者等，以及合成代谢增强的特殊人群，如孕产妇等，确实需要高蛋白饮食，每日约需蛋白质90克左右。一些肾功能不全的患者，则需严格限制蛋白质的摄入，每日以不超过50克为宜。

长期的高蛋白摄入，无疑会增加人体肝脏、肾脏的负担，而使脾胃的消化功能退化。蛋白质摄入过多，还能促使骨钙从骨质中溶解析出，增加钙的流失，使罹患骨质疏松症的风险大为增加。尤其不能忽视的是，蛋白质过量摄入，还可诱发三大并发症——高尿酸血症、代谢性酸中毒和渗透性利尿，这不仅不能增强抵抗力，反而对身体极为有害。

反过来，如果我们不用蛋白粉，而是单靠饮食，能否达到身体对蛋白质的需求呢？答案是肯定的。比如每天需要蛋白质90克左右，可采用如下的食谱：主食7~8两、牛奶半斤、鸡蛋1个、肉类2~3两、鱼虾2~3两、豆腐3~4两、水果8两、蔬菜1斤。

第五节　睡眠与养生

一、睡眠养生的重要意义

谈到养生，很多朋友都嫌麻烦。如果说，不作不为，只要闭上眼睛，美美地睡上一觉，就能收到非常显著的养生效果，是不是非常省事呢？是的！这就是世界上最省事、最受欢迎的养生大法——睡眠养生。

1. 养生当以睡眠为先

大家都知道，在人的生命历程中，大约有三分之一的时间是在枕头上度过的，睡眠与健康可谓是一对"终生伴侣"。著名的中医典籍《养生三要》是清末医家袁开昌编纂的一部养生学专著，书中曾经这样说道："安寝乃人生最乐。古人有言：不觅仙方觅睡方……睡足而起，神清气爽，真不啻无际真人。"祖国传统医学历来重视睡眠与养生的密切联系，认为"眠食二者，为养生之要务。能眠者，能食，能长生。"清代康熙年间的养生家李渔甚至这样说道："养生之诀，当以睡眠为先。"

古人历来把睡眠看作是与饮食同样重要的养生要务，并且指出，睡眠好的人胃口也好，二者结合，就能实现延年益寿的愿望。而睡眠本身，不仅可以休养身体，并且还能颐养心神，所以，就对养生更为重要。古人说："卧，休也。""休"即休息，既包括身体的，也包括心理的。睡眠过程中，我们的身体、心理都由动态转入了静态，自然有益于身心健康。由此可见，睡眠养生是古人"以静养生、动静结合、动以养形、静以养心"原则的实际运用。

养生以睡眠为先，其中蕴含着深奥的道理。早在两千多年前，先哲们就已明确地提了出来。如《黄帝内经》所说："人卧血归于肝。肝受血而能视，足受血而能步，掌受血而能握，指受血而能摄"。何为"能"，乃动能、力量也。人的目视、足步、掌握、指摄等生命活动的能量，都是通过睡眠，通过肝的作用，源源不断地积蓄起来的。

常言道：吃得好，不如睡得好！睡能养血，睡能益气，睡能健脾强胃，睡能强筋壮骨。现代医学的研究证实：睡卧时，进入肝脏的血流量显著增多，竟是站立时的 7 倍。肝血的增加，有利于增强肝的代谢功能，提高解毒能力，并加快蛋白质、氨基酸、糖、脂肪、矿物质、维生素等营养物质的利用和代谢，从而稳定机体的内环境。人在夜晚熟睡时，分泌的生长激素是白天的 5~7 倍。这对儿童和青少年来说，可以显著地促进生长发育。这对中老年人来说，可以激活体内的各种活性酶，加速新陈代谢，延缓机体的衰老。

人在熟睡的状态下，脉搏减慢，血压降低，呼吸变深，基础代谢率下降，脑血流量减少，有助于大脑能量的积蓄。体内也会发生一系列有利于生理、生化的变化，如协调大脑皮质的功能，有利于增强记忆力，使人思维敏捷，反应灵活，这便是美美地睡个好觉后，感到神采奕奕、精力充沛的道理。美容专家指出：夜间的 1~3 时，是皮肤代谢的高峰期，这时，源源不断的血液供应，给皮肤以之充足的营养，使皮肤吐故纳新，保持健康和弹性。睡眠好的人容光焕发，面色红润，就是这种"美容觉"的作用。

祖国传统医学一贯倡导"治未病"，重视形体和精神的调养，主张"未病先防"，"顺四时而适寒暑，和喜怒而安居所，节阴阳而调刚柔"，强调以提高正气为主旨的养生观，以求"正气存内，邪不可干"。通过生活方式的优化调节，来养生保健、防病治病，是中医养生学的精华之所在。于是，便有了这睡眠养生。

所谓睡眠养生，就是根据宇宙与人体阴阳变化的规律，采用合理的睡眠方法和措施，以保证良好的睡眠质量，从而消除疲劳，恢复精力，养阴培元，养精蓄锐，达到防病治病、强身益寿之目的。

足够的睡眠是健康长寿的保证。睡眠可以消除疲劳、补充能量、保护大脑、促进发育、增强人体免疫力。

睡眠是如此的重要！所以，欧洲的大师莎士比亚，就把睡眠称为"生命宴席"上的"滋补品"，"睡眠是一切精力的源泉，是病人的灵药。"俄罗斯的巴浦洛夫则称"睡眠是神经系统的镇静剂。"而世界卫生组织（WHO）则破天荒地把"睡得香"，列为衡量健康的一个重要指标。

2.　睡眠养生的玄机

战国时，有位名医叫文挚。齐威王向他讨教养生之道。文挚对齐威王说："我的养生之道，就是把睡眠放在头等位置，人和动物，只有睡眠才生长，睡眠帮助脾胃消化食物，所以，睡眠是养生的第一大补，人若一晚不睡觉，其带来的损失，一百天也难以恢复。"

从 21 点到凌晨 5 点，为人的有效睡眠时间。从凌晨 5 点到晚上 21 点，为人的有效活动时间。白天的活动，产生能量。到了晚上以后，则开始休整，进行细胞分裂，把能量转化为新的细胞。这是人体细胞休养生息、推陈出新的规律性时间，也是地球旋转到背向太阳一面属阴的时间。阴主静，是人睡眠的吉时良辰。此时入眠休息，才能收到养生的功效，才能有良好的身体和精神状态。睡觉多的婴儿长得胖、长得快，缺觉、闹觉的孩子往往发育不好就是这个道理。睡觉是养生的一大功法。养生就是用健康的新生细胞去取代消亡的老细胞。倘若一夜没睡着，就不会有细胞的更新。假若白天消亡细胞一百万，晚上只补回来五十万，身体自然就会出现亏欠。这时间一长，人自然就糠了，糠萝卜是咋糠的？想想就明白了。看看世上的百岁老人，都是每晚九点以前准时睡觉。植物白天吸收了太阳光的能量，到夜里才开始生长。所以，到了夜晚，在农田里，常可听到庄稼拔节的声音。人类和植物一样，同属于生物，细胞分裂的时间段也大致相同，如果错过了夜里睡觉的良辰吉时，细胞的新生就会远远地追不上消亡，人的身体就会过早的衰老。天人合一，人要顺应自然，顺应天时，就应跟着太阳走，即天醒我醒，天睡我睡。

3.　睡眠的本质

据测算，如果按每日平均睡觉 8 小时计算，一个寿达 75 岁的人，睡眠就占去了 25 年。也就是说，人类生命的三分之一是在睡眠中度过的。如果这三分之一过得不佳，势必会影响到其余三分之二时间的有效利用。

人在睡眠时，其身体活动已减少到最低点，古人将此概括为"形闭"。"形"即形体，指有形的肉体，自然也包括肉体的感知器官。"形闭"是说人在睡眠时，肉体的各种感知器官都对外界关闭起来，不再与外界的事物打交道。这样一来，人的各系统、各器官的活动也就相应的减弱，从而减少了能量的消耗，使疲劳的身体逐得以恢复。

人在睡眠时，其心理活动也已减少到最低点，古人将此概括为"神藏"。"神"即精神，指在生命活动尤其是大脑活动基础上所产生的心理活动。"神藏"是说人在睡眠时，有意识的活动停止，只有无意识的活动仍在继续，从而降低了精神能量的消耗。

总之，在古人看来，睡眠是一种很好的休息，它有益于恢复身体功能，增强心理能量，对身心健康极为有利，这与现代医学的有关理论是基本吻合的。

现代生理学认为，在度过婴儿期以后，人的生命节律就开始与大自然同步，每24小时重复一次。在这种生物节律调配下，生命活动将会交替出现睡眠与觉醒两种状态。因此，睡眠是生命的一种主动的生理调配行为，也是人的大脑皮层由兴奋转为抑制，抑制状态不断扩散与加深的结果。世界著名的生物学家、俄罗斯的巴甫洛夫就曾指出："睡眠的本质是神经抑制过程扩散到整个大脑皮层的结果，它是由神经疲劳引起的，同时是大脑皮层细胞活动的保护性抑制。"

人在睡眠中，首先是嗅觉、听觉、视觉、味觉和触觉等感觉器官的功能下降。其次是全身骨骼、肌肉的反射运动和紧张度减弱，植物神经的功能控制阈值逐渐下调。如血压下降10%，心率和呼吸减少20%。此外，体温下降、瞳孔缩小、尿量减少、基础代谢率降低。总之，人体的一切生命机能均降低了，减慢了，进入了休息、恢复和能量、精力重新积累的状态，从而为次日的生活、劳作做好准备。由此可见，睡眠是消除疲劳、恢复精力的必要手段，是生命的一种自有本能。如果经久不眠，就会加剧疲劳。过度疲劳就会造成机体的生理功能发生紊乱，神经系统的调节功能出现失灵，还会使人的抗病免疫力显著下降，最终导致生命趋向衰竭。

4．睡眠的其他功用

（1）医疗免疫作用

最近的医学研究表明，睡眠还有不可忽视的医疗作用。

美国哈佛大学的医学研究者发现，人在睡眠状态，结肠内的巨细胞在肠道微生物的作用下，可以制造出一种叫作"胞壁酸"的物质。这种胞壁酸具有神奇的功用，它既可以促进睡眠，又能增强人的免疫力。胞壁酸可促使白细胞增多、吞噬细胞活跃、免疫功能和肝解毒功能增强、体内代谢速度加快，从而将侵入体内的细菌和病毒快速杀灭。如果睡眠不足，人的免疫力就会下降，若受到细菌、病毒或其他致病因子的侵袭，身体就很容易发生感染性疾病，感冒就是其中最常见的一种。发烧是许多感冒患者共有的症状。这是机体的一种应激性保护反应，可以提高杀灭细菌和病毒的能力。同时，发烧也有促进体内胞壁酸增多的作用。胞壁酸能使感冒患者的睡眠量增加，而多睡，又反过来促使体内生成更多的胞壁酸。这样一来，人的免疫力就会随之增强，加速了感冒的痊愈。感冒时，医生让患者多喝水、多睡觉就是这个道理。

（2）防癌作用

更为神奇的是，睡眠可以防癌。澳大利亚的专家通过研究发现，正常细胞在裂变过程中变异为癌细胞，大多是在夜晚中进行，且与睡眠不良有关。如果睡眠是深沉的、高质量的，就可以有效地防止癌症的发生和发展。

（3）影响内分泌

人体内分泌系统的分泌量均受昼夜周期的影响，在睡眠过程中，内分泌功能将出现明显的变化，其中，生长激素和催乳素的变化尤为突出。

先来看生长激素。人在觉醒状态时，其分泌非常稳定，几乎无任何变动，但在入睡30～40分钟后，则开始急剧上升，90～100分钟后，达到高峰。生长激素的这种分泌特性与睡眠时间同步。如果睡眠时间推迟，生长激素分泌的增加也随之向后推迟。由此可见，生长激素的分泌不是遵循24小时的周期性规律变化，而是通过睡眠来自行调节的。

生长激素的分泌与年龄、性别有一定的关系。新生儿在其全部睡眠中分泌均处于旺盛状态，没有前述之分泌增加和分泌高峰。16周之后方出现分泌曲线的双相性高峰期。到了青春期，睡眠中生长激素的分泌量增加超过了任何年龄段，而且在觉醒状态下，亦显示分泌增加超过任何年龄段。青春期生长激素的分泌量约为此期之前的7.5倍，也多于此期之后的成年段。50岁之后，生长激素的分泌量明显减少，即使在睡眠中，也难以检测出生长激素。在性别差异上，从总体上看，女性在睡眠或觉醒的整个时间，分泌量均多于男性。

再来看看催乳素。在觉醒状态下，其分泌量较低，而且波动不大，但在夜晚入睡的50～60分钟后，即开始缓慢地增加，直到次日早晨的6～8点钟左右，催乳素的分泌量方达到高峰。一经觉醒，其分泌量便急剧减少，并可持续到上午10点左右。此后，则恢复和保持低分泌量的水平。实行母乳喂养的妈妈，必须有充足的睡眠，其道理显而易见。

（4）促进婴幼儿发育和青少年成长

睡眠对婴儿的智力发育作用重大。科学研究发现，婴儿熟睡后，脑部血液流量明显增加，这可促进脑蛋白质的合成及婴儿智力的发育。如果睡得很好，宝宝醒来后，会很活跃、很精神，这就能接受更多的信息。同时，睡眠对儿童的体格发育也作用重大。"小孩睡觉长个子"，虽是民间的说法，其实，这和前面所述的生长激素的分泌量增加有关。因此，优质的睡眠，对婴幼儿的发育和青少年的成长均干系很大。

二、祖国医学对睡眠机制的认识

祖国传统医学对于睡眠机制的认识，是基于"天人合一"原理上的。由此形成了阴阳学说、卫气运行学说和神主学说这三种观念。

1．阴阳学说

阴阳学说认为，人的生理活动分为睡眠和觉醒两种状态，这是由人体的阴阳消长和出入变化所决定的。《黄帝内经·素问·阴阳应象大论》中说："阴阳者，天地之道也，万物之纲纪，变化之父母，生杀之本始，神明之府也。"阴阳是自然界的规律，我们对睡眠的认识，也离不开阴阳学说的统摄。

天人合一，自然界的阴阳变化，具有日节律，而人体的阴阳消长与其相应，也自然会有明显的日节律。正如《素问·金匮真言论》中所说："平旦至日中，天之阳，阳中之阳也；日中至黄昏，天之阳，阳中之阴也；合夜至鸡鸣，天之阴，阴中之阴也；鸡鸣至平旦，天之阴，阴中之阳也。故人亦应之。"天地阴阳的盛衰消长，导致世间每天都有昼夜、晨昏的节律变化。天人相应，故人体的阳气亦随之有消长、出入的日节律变化。平旦，即早晨，人体阳气随外界阳气的生发由里外出，人应起床活动。中午，人体阳气最盛。黄昏，阳气渐消。入夜，则阳气潜藏于内，人就应上床休息。此为"阳入于阴则寐（读：mèi，妹），阳出于阴则寤（读：wù，悟）。"《灵枢·口问》篇中说："阳气尽，阴气盛，则目瞑；阴气尽，而阳气盛，则寤矣。"阴主静，阳主动。阳气衰，阴气盛，则寐，发生睡眠；阳气盛，阴气衰，则寤，人即觉醒。这种阴阳盛衰主导睡眠和觉醒的机制，是由人体的阳气出入来决定的。

2．卫气运行学说

睡眠的卫气运行学说，应包含于阴阳学说之内，因为阴阳学说中消长出入的阳气，指的就是卫气。卫气运行学说认为，当卫气运行于阳经时，人就觉醒；当卫气运行于阴经时，人就发生睡眠。

卫气来源于水谷精气，营运不休，属于人体阳气的范畴。《灵枢·营卫生会》篇中说："人受气于谷，谷入于胃，以传于肺，五脏六腑，皆以受气。其清者为营，浊者为卫；营在脉中，卫在脉外，营周不休，五十而复大会。阴阳相贯，如环无端。"《灵枢·口问》篇中说："卫气昼日行于阳，夜半则行于阴。阴者主夜，夜者卧…… 阳气尽、阴气盛，则目瞑；阴气尽而阳气盛，则寤参。"

卫气在人体 12 经脉运行的规律是：白天，运行于阳经之外 25 周，夜间运行于阴经及五脏 25 周。平旦时，卫气出于目，循行于足太阳膀胱经、手太阳小肠经、足少阳胆经、手少阳三焦经、足阳明胃经、手阳明大肠经，再从手阳明大肠经入掌中，足阳明胃经入足心，行阴分至目，此为 1 周。夜间，卫气运行于阴经及五脏，如《灵枢·卫气》篇中所说："阳尽于阴，阴受气矣。其始入于阴，常从足少阴注于肾，肾注于心，心注于肺，肺注于肝，肝注于脾，脾复注于肾为周。"以肾、心、肺、肝、脾五行相克的顺序周行。白天卫气行于阳，人体阳气盛于外，温煦周身，卫外而为固，人醒寤而活动。夜间卫气运行于阴经及五脏，人卧寐而休息。卫气通过阴跷脉、阳跷脉，来司目的闭睁。遵循卫气昼夜运行的规律，人体即出现寤与寐的不同生理状态。

3．神主学说

睡眠的神主学说认为，睡眠和觉醒是由神的活动来主宰的。明代大医家张景岳就曾一语道破，他说："盖寐本乎阴，神其主也。神安则寐，神不安则不寐。"

中医所说的"神"，是指人体生命活动的外在表现，又指人的精神、意识、思维活动。《灵枢·本神》篇中说："生之来谓之精，两精相搏谓之神。"神随先天之精而生，孕育于父母，分为神、魂、魄、意、志五种，分藏于五脏，主宰于心。《灵枢·邪客》篇中说："心者，五脏六腑之大主也，精神之所舍也。"心主神明，统摄协调五脏，主持精神意识和思维活动。神在人体具有重要的地位，神旺则身体强壮，神衰则身体虚弱。神的活动，具有一定的规律性，随自然界阴阳消长而变化。白天属阳，阳主动，故神营运于外，人寤而活动；夜晚属阴，阴主静，故神归其舍，内藏于五脏，人卧而寐则休息。中医文献《血证论》中说："寐者，神返舍，息归根之谓也。"又说："肝藏魂，人窹则魂游于目，寐则魂返于肝。"神安静守舍则能寐，若神不能安其舍，游荡飞扬，则会出现不寐、多梦、梦游、梦语等病症。

中医关于睡眠的三个学说，相互关联，共同组成了中医睡眠的理论体系。睡眠的阴阳学说是中医睡眠理论的总纲领，揭示了睡眠与觉醒的基本原理；卫气运行学说是阴阳学说的具体化，揭示了睡眠的运动本质；神主学说则突出了中医的整体睡眠观，揭示了睡眠是人体的生命活动形式。现代医学关于睡眠机制，有抑制扩散学说、中枢学说、睡眠物质三大学说，随着脑科学、细胞生物学和分子生物学等学科的进展，各学说还需不断蕴蓄证据，与时俱进，与时俱新。《黄帝内经》的三种学说虽与现代研究未尽合拍，但别具意蕴，能神实用，并有三个特点：

第一，是认识到睡眠—觉醒时序与大自然的昼夜交替存在统一性，人体营卫之气昼夜循行50周，至夜营卫都会于阴，营卫相会时人入睡，叫作"合阴"。五十营为日周期，是人体生命节律之一。

第二，是指出失眠发生机制的多元性，可从不同脏腑论治睡眠障碍。以失眠为例，在卫气行于五脏六腑之时，不论哪一环节，只要发生卫气"不得入于阴则气虚，故目不瞑矣。"还明确指出："夫卫气者，昼日行于阳，夜行于阴，故阳气尽则卧，阴气尽则窹。"以此，五脏六腑之阴虚以及营气不足都可以导致失眠。

第三，是在两千多年前就把睡眠和体质、免疫功能联系在一起。《灵枢·大惑论》指出，睡眠还与肠胃的大小和体质有关，说肠胃大者多卧，肠胃小者少眠，痰湿偏盛体质者因气机不畅而多寐，阳气偏盛体质因气机流畅，卫气留于阳也，久而睡眠少。

与之相应的是，美国哈佛大学的研究者，发现了引发睡眠的睡眠因子——胞壁酸，它既能促进睡眠，又有免疫功能。当进食后，胞壁酸分泌增多而有睡意，同时还可以解释患流感和麻疹病人嗜睡的原因，此系胞壁酸分泌增加，睡眠也随之增加，吞噬细胞活跃，免疫功能和肝解毒功能增强，体内代谢速度加快，从而提高机体抗病能力。《黄帝内经》不仅把睡眠归于有免疫功能的卫气，更用营卫循环的机理为睡眠奠定了理论基础。

三、现代医学对睡眠机制的探索

现代医学研究认为，睡眠乃是动物在经历长期进化后获得的一种生理功能。自古以来，人们就对这种生理现象表现出极大的兴趣，对它的各种解释也众说纷纭。大体看来，曾有血液中毒学说、睡眠中枢学说、网状系统上传阻断学说和自律神经系统学说等。而最近的研究表明，引起睡眠的内源性化学物质有22种，其中有一种叫作ASP5-a-DSIP的物质，具有调节人体"24小时节律"的编程效应。

近年来神经生理研究表明：脑干蓝斑核和中缝核是产生和维持睡眠的特异中枢。蓝斑核头部向上发出纤维至大脑皮层，与网状结构上行激活系统一起维持醒觉；中缝核头部向上发出的纤维与睡眠的产生和维持有关。蓝斑核和中缝核尾部都参与睡眠过程。去甲肾上腺素（NE）与5-羟色胺（5-HT）是维持睡眠和醒觉状态起决定作用的一对介质。当脑内NE含量不变或增高时，降低5-HT的含量可引起失眠；当脑内5-HT含量正常或增高时，降低NE含量则引起嗜睡。

在近些年来对睡眠中枢的探索中，以色列海法市医学院睡眠中心，通过扫描发现脑蓝斑核还是主管睡眠时做梦的神经中枢。美国科学家发现，大鼠的人脑中有一个主管睡眠的"开关"，是位于大脑深处的微小细胞核团，此即大鼠睡眠中枢。意大利研究者，通过对家族性失眠病例的研究，在病理上发现有丘脑退化现象，推断人也应该有睡眠中枢。而科学家们通过神经细胞的电生理实验，初步认为，在眼后侧脑的前部存在控制睡眠的睡眠中枢。美国麻省理工学院的沃特曼和他的助手们，发现了松果体分泌的褪黑素有致眠作用。同时，他们还发现，儿童夜间血液中褪黑素含量是300，成人只有100，而老年人最高不过是40，以此数据，可以解释儿童睡眠为何多于老年。

"从古至今，所有人都一样有福享受的睡眠降临了。它像一件大氅覆盖了整个的人，人的思维和全身。睡眠好像肉食之于饥饿，甘泉之于大渴，温暖之于久冻，凉爽之于暑热，好像一种硬通货可以用以贱买下世上所有的愉悦。无论国王或牧童，无论大智或大愚，睡眠都一视同仁。关于睡眠，我所不喜的唯一之处在于，睡去很有几分像是死去，人生睡眠的第一次和最后一次几乎没有不同。"

以上是几百年前，西班牙作家塞万提斯对睡眠的描述。话出名家，精彩而又生动。其实，这也是千百年来，人们对睡眠认识的概括。虽然，睡眠现象与生具有，虽然，人们对于睡眠的兴趣，也是与史具有，但是，人们从生理学与医学的角度，真正地了解睡眠，却是在脑电图得以应用之后，距今也就只有几十年的时间。

千百年来，人们一直把睡眠看成是一个完全被动的过程，"入睡"就是当外界事物不再被人感知，人的大脑停止了活动。所以，塞万提斯才会说，睡眠像是死去。即使在医疗卫生业内，专业人士对睡眠也是所知甚少。但是，睡眠却是生命活动的一个重要组成部分，任何人都把生命三分之一的时间用到睡眠上。对于人体的健康来说，睡眠和饮食，至少是同样的重要。

现代医学生物科学的一个主要进展就是发现睡眠本身是一个独立的过程，并非只是清醒状态的简单停止。清醒状态的维持，有赖于脑干的网状上行激活系统接受外界的刺激，然后向有关的中枢发送信号，来保持大脑的清醒。入睡的确是主管清醒的神经细胞进入休息，但这些细胞之所以会开始休息却是因为接受了主管入睡的神经细胞传来的抑制信号。因此，睡眠是一个自行发生的主动过程，和死亡乃至昏迷都是截然不同的。

觉醒与睡眠是人体对应的两个生理过程，随着昼夜周期而互相转化。每个人的睡眠时间要占人生的1/3，而每一天的睡眠时间却因年龄、个体和工作性质而异。成人需8～9小时，新生儿需18～20小时，小学生不少于10小时，中学生至少9小时，大学生需8小时，老年人需5～7小时，60岁以上可睡10～12小时。

睡眠能够恢复精力和体力，使机体保持良好的工作状态。充足的睡眠可延缓衰老，提高免疫力，增加记忆力。睡眠时，机体与环境的联系大为减少，一般生理活动降低。根据脑电图显示的特征，成人的夜间睡眠分为慢波睡眠和异相睡眠，多数睡眠时间处于前一种状态，机体的循环系统、呼吸系统和植物神经系统的活动降低，但相当稳定。同时，闭目，瞳孔缩小，眼球不再快速转动，而脑血流量则变化很少。

科学研究发现，人体的生物钟在晚10～11点出现一次低潮，此时最容易入睡，而且睡眠质量最高。所以，在夜深人静时，可进入不容易唤醒的深睡状态。后一种状态占睡眠时间的 20%～25%，机体的循环系统、呼吸系统和植物神经系统的活动变化不规则，肌肉松弛，但脑血管扩张，脑代谢增加。当血压升高和血脂高时，容易发生脑出血和脑血栓，这可能是发生心脑血管病的部分原因。如果有发病的自觉症状时，则应缓慢地起床，可减轻发病的严重程度。

据科学测定，人体皮肤的新陈代谢时间是在前半夜的 22 点到下半夜的 3 点之间进行。这时皮肤的细胞正在进行分裂，皮肤的毛细血管处于松弛状态，血液流到皮肤的各个部位，供给更新细胞所需的各种营养物质。因此，充足的睡眠，可使皮肤有光泽，富有弹性，减少皱纹，延缓衰老。

人在睡眠时，与外界环境之间的联系减弱甚至消失。因此，长久以来，人们都一直认为，睡眠是机体消除疲劳所需要的一种完全休息的过程。可是，给人和动物测定脑电活动却发现，在睡眠阶段的脑活动并非处于静止状态，而是表现出一系列主动调节的周期性变化，此时机体的各种生理功能，如感觉功能，运动功能和自主神经功能也随着睡眠深度的变化在不同程度上进行着规律性的活动。国际上通用的方法是根据睡眠过程中脑电的表现，眼球运动情况和肌肉张力的变化将睡眠分为两种不同的时相，即 NREM 和 REM 睡眠相。

（1）非快速眼动睡眠期（NREM 睡眠）

这一时期又称正相睡眠或慢波睡眠，正常睡眠首先由此期开始。随着睡眠由浅入深，脑电图上的波幅增高，频率变慢。眼动图上无眼球的同向快速运动。这一时期的特点为：全身代谢减慢，呼吸平稳，心率减慢，血压下降，体温降低，全身感觉功能减退，肌肉张力降低，但仍然能够保持一定姿势，无明显的眼球运动。按照夜间多导睡眠脑电图的改变，NREM 期又可分成 4 期。第 1 期为入睡期，第 2 期为浅睡期，第 3 期为中度睡眠期，第 4 期为深度睡眠期。

（2）快速眼动睡眠期（REM 睡眠）

这一时期又称去同步化睡眠或异相睡眠。眼动图上出现两眼同向的快速协同运动，为该期的特征性表现。这一时期的特点有：自主神经系统活动不稳定，呼吸浅快而不规则，心率增快，血压波动，瞳孔时大时小，体温调节功能丧失，各种感觉功能显著减退，肌肉张力显著降低呈完全松弛状态，不能维持姿势，支配眼球运动、中耳听骨运动和呼吸运动的肌肉持续活动，以及男性的阴茎、女性的阴蒂出现勃起等表现。此期觉醒阈最高，一般的外界刺激不易唤醒。在 REM 睡眠期，交感神经兴奋，表现为呼吸由深慢、均匀而变得浅快、不规则，脉搏、血压升高等。同时全身肌肉松弛，出现弥散而频繁的肌肉抽动，尤以面部和手部为多见，婴幼儿常见微笑、皱眉等动作。多梦是本期的另一主要特征，在该期被唤醒者，绝大多数主诉正在做梦。此期一般持续 20～30 分钟，之后又转入 NREM 睡眠。如此周而复始，约 90 分钟重复一次，构成一个完整的睡眠周期。梦境一般只发生在 REM 期，因此该期也称梦睡期，眼球同向快速协同活动越明显，梦境也越丰富。

正常成人入睡后数分钟，即进入 NREM 睡眠的 1、2 期，大多于入睡后 30～45 分钟，即进入 NREM 睡眠的 3、4 期。一般在入睡 75～90 分钟后，进入 REM 睡眠，5～20 分钟后又逐渐进入 NREM 睡眠的 1、2 期，约 90 分钟后再次出现 REM 睡眠。夜间睡眠中，第一次 REM 睡眠的持续时间较短，一般仅 5～10 分钟，眼球运动、梦境及不规则呼吸的强度较弱。在随后的周期中，REM 睡眠的持续时间逐渐延长，上述生理活动的强度也逐渐增加，至最后的睡眠周期中，REM 睡眠可持续 30～60 分钟。全夜睡眠的周期数取决于睡眠的长短，一般每夜为 4～6 个周期。在前几个周期中，NREM 睡眠的第3、第 4 期较长，后几个周期中 REM 期较长。在整个夜晚睡眠中，REM 期约占 20%～25%，NREM 期约占 75%～80%。在 NREM 睡眠中，第 1 期占 5%～10%，第 2 期占50%，第 3、第 4 期各占 20%。此外，尚有次数不等的短暂觉醒期，但晨起一般不能回忆。儿童第 3、第 4 期较多，随着年龄的增长，第 3、第 4 期逐渐减少，老年人一般没有第 4 期。

从 NREM 睡眠与 REM 睡眠的循环转换，我们可以看出，人的睡眠过程颇有一点戏剧性，并非一入睡就由浅入深，并一直持续到天明，而是深一阵，浅一阵，深浅不断地交替，直至完全地觉醒。

四、睡眠养生的要求

1. 睡眠的时间要求

睡眠是维持生命活动的必要条件，也是保持人体健康的基本要求。因此，充足而又香甜的睡眠就是人人所必须具有的。那么，一个人每天应睡多长时间为好呢？这要看不同的年龄、体质、习惯、处境及季节变化而定，单就年龄段来说：

学龄前儿童——9～10 小时；

青少年则需——8～9 小时；

成人一般需——7～8 小时；

老年人可睡——5～6 小时。

由于个体的睡眠习惯千差万别，因而不能一概而论。一个人应睡多长时间为好，应以次日精神饱满为标准。从养生保健的角度看，凡是在病中，以及病后的康复期，均应有较长时间的睡眠。

当然，衡量睡眠的好坏优劣，并不全在"量"上，还有"质"的要求，即睡眠的深度。深沉而恬静的睡眠，敲鼓打雷也不受影响，一觉直到天明，第二天晨起神志清醒、精力充沛，这是最理想的。难怪多少年来，众多志士仁人梦寐以求的是——不寻仙方觅睡方，只盼早进温柔乡。有的人虽然睡得好像不短，但却质量不高。一是浅睡，好做梦，或者好梦不长易惊醒，或者噩梦连连被吓起。二是偏睡，部分睡，或咬牙切齿，或梦话不断，还有的起身夜游。这些表现似乎不属于失眠，但由于大脑中某些区域在睡眠中未得到充分抑制，时间久了也会出现类似失眠的后果。我们不妨将其称为半失眠或亚失眠。

古代养生家认为"少寐乃老年人之大患"，认为睡眠好，可以延长寿命。但是如果认为，睡得越多，就必然越好，却并不尽然。美国心脏病学会研究发现，每晚睡 10 小时的人，比仅仅睡 7 小时的人，因心脏病死亡的人数要高出一倍，因中风而死亡的人数高出三倍半。民谚说的"早睡早起，没病惹你"，确实有一定的道理。睡眠不足，对身体有害，不仅影响事业和工作、学习，而且影响身心健康，引发各种疾病。但同样，睡眠过多也有害。睡眠过多，身体就懒散，注意力就涣散不聚，各种机能就会趋向呆滞，久而久之，必然致病。由此可见，睡眠不可短缺，但也不可懒惰贪睡。

以下，是睡眠累积时间的参考标准：

（1）新生儿，每天应睡 18 ~ 22 小时；

（2）1 岁以下的婴儿，每天应睡 14 ~ 18 小时；

（3）1 ~ 2 岁的儿童，每天应睡 13 ~ 14 小时；

（4）2 ~ 4 岁的儿童，每天应睡 11 ~ 12 小时；

（5）4 ~ 7 岁的儿童，每天应睡 10 ~ 11 小时；

（6）7 ~ 15 岁的少年，每天应睡 9 ~ 10 小时；

（7）15 ~ 20 岁的青年，每天应睡 8 ~ 9 小时；

（8）20 ~ 60 岁的成人，每天应睡 7 ~ 8 小时；

（9）60 ~ 80 岁的老人，每天应睡 5 ~ 7 小时；

（10）90 岁以上的高龄老人，每天可睡 8 ~ 10 小时。

2. 睡眠的时机要求

养生向来讲究"天人合一"的整体观，不仅要维持自体的和谐，还要与自然界的外部环境相适应。天有春生、夏长、秋收、冬藏的四季变化，人体保健就有"四时养生"之说。比如，时逢秋冬季节，自然界的阳气收敛，此时的起居作息，就要注重保养内守之阴气。"秋季早卧早起，冬季早卧晚起"即为此时的睡眠养生之法。每晚应在亥时（21 点 ~ 23 点）上床，争取在子时（23 点 ~ 次日 1 点）入睡。

中医学认为：阴气盛则寐（入眠），阳气盛则寤（醒来）。所以，夜晚应该在子时以前上床，在子时进入最佳睡眠状态。因为按照《黄帝内经》的睡眠理论，夜半子时为阴阳大会，水火交泰之际，这称为"合阴"，是一天中阴气最重的时候。阴主静，所以夜半应深睡沉眠。

我们要提高睡眠的质量和养生功效，首先是睡子午觉。子午觉是古人睡眠养生法之一，即是在每天的子时、午时入睡，以达颐养天年之目的。中医认为，子午之时，阴阳交接，盛极而衰，否极泰来，体内气血阴阳极不平衡，必须静卧，以候气复。"子时"和"午时"，是人体经气"合阴"及"合阳"的时间，有利于养阴及养阳。晚上子时以前入睡，最能养阴，睡眠效果最好。午觉，只需在午时（11 点 ~ 13 点），休息 20 ~ 45 分钟即可，因为此时是"合阳"的时间，最能养阳，所以睡眠效率最高。但午睡时间也不宜过长。觉醒后，可先睁开眼，静卧一会，使大脑完全清醒，然后起床，用温热水洗洗脸，喝点茶水，再开始活动。这样，就可以使人体平和舒缓地从睡眠状态转入清醒状态，对下午的学习、劳作特别有利。

近来，现代医学的研究也发现，夜间的 0 点至 4 点，人体各器官的功能活动降至最低，中午 12 点至下午 1 点，是人体交感神经最疲劳的时间。因此，子午睡眠，确有一定的科学道理。统计数据表明，老年人若是能睡子午觉，可以降低心脑血管疾病的发病率，确实有防病保健意义。

午睡原来只是中国人的习惯。近来，西方的科学家发现，西欧和北美人的冠心病发病率高，似乎与不睡午觉有关。为此，他们专门进行了一系列的午睡试验。结果证明，如果能保证午睡，西方人的冠心病发病率，就可以降低三分之一。

另外，对老年人来讲，时常打盹小憩，会对健康有益。老人喜爱闭目养神，在看电视、阅读书报时会打盹，几分钟后又自动醒来，显得很有精神。

人的睡眠时间会随着年龄的增长而逐渐减少。老年人由于活动量减少，代谢率降低，一夜最多睡五六个小时。而由于生理性地躯体衰老，又使老年人易于疲劳。因此，老年人就会白天打盹或小睡片刻，以补充夜间睡眠的不足。这正是老年人消除疲劳、重获精力的一种特有的生理调节方式。相关的研究表明，老年人打盹是健康的标志、长寿的象征。白天有打盹习惯者，晚上入睡时，更易进入梦乡，也睡得深沉。当然，白天打盹的次数不宜过多，时间也不宜太长。一般每天打盹 2 ~ 3 次，每次 10 ~ 15 分钟即可。否则，会使老年人体虚发胖、头昏乏力、食欲减退，反而对健康不利。

3. 睡眠的姿势要求

睡眠的姿势，因个人习惯不同，有仰卧、俯卧和侧卧三种。伏卧睡眠，压迫人的胸部和腹部，既影响呼吸、心跳，又影响胃肠的消化。仰卧睡眠，有利于全身的血液循环，但若不经意把手留在胸部或者腹部，会有压抑感，易引起噩梦。侧卧可使全身肌肉松弛，也有利于肠胃的蠕动。侧卧时，腿要自然弯曲，如古人提倡的"卧如弓"。侧卧有左侧卧与右侧卧之别。从养生角度看，以右侧卧位、两脚弯曲如弓状为佳。佛教圣地普陀山的卧佛便是右卧位，可见一千多年前，古人就已科学地认识睡姿。曾有人做过调查，长寿老人常侧卧及仰卧交替，而以侧卧较多，占68.3%，尤以右卧位为多。

中医养生家认为，一般的常人，选择右侧卧为最佳睡卧姿势。这是因为，右侧卧可使心脏在胸腔中受压最小，有利于减轻心脏负荷，使心输出量增多。此外，右侧卧时，肝脏处于最低位置，肝藏血最多，加强了对食物的消化和营养物质的代谢。右侧卧时，胃及十二指肠的出口均在下方，有利于胃肠内容物的排空，也利于胆囊中胆汁的畅流，帮助消化。对于女性来说，侧卧较仰卧和俯卧都好。俯卧可使颜面皮肤的血液循环受到阻碍，致使颜面的皱纹增加。仰卧则对妇女盆腔的血液循环不利，容易引发各种月经病。对于孕妇，最好取左侧卧，尤其已进入中期和晚期妊娠的，左侧卧最利于胎儿的生长，可以大大减少妊娠并发症。对于老年人，仰卧、俯卧、左侧卧均不适宜，以右侧卧最好。对于心衰病人，咳喘发作的患者，宜取半侧位或半坐位，同时将枕头与后背垫高。对于肺病造成的胸腔积液患者，宜取患侧卧位，使胸水处于最低位置，至少不对健侧肺的呼吸带来妨碍。对于已有瘀血症状的心脏病、肺心病患者，一般不宜取左侧卧或俯卧，以防加大心脏的负荷。对有下肢疾患如静脉曲张、深静脉血栓的病人，可以将脚部垫高，以利于血液回流。

4. 睡眠的方位要求

关于睡觉的方位要求，人们的说法各有不同，不免令人困惑。有的说，头足的朝向，以东西向为宜，避免头北脚南。也有的研究指出，由于地球磁场的影响，人睡觉时采取头北脚南的方位，使磁力线平稳地穿过人体，可以最大限度地减少地球磁场的干扰。而我国古代养生学家却认为，人的睡觉方向应该随春、夏、秋、冬四季的交替而改变。唐代著名的医学家孙思邈，就在《千金要方》中提出："凡人卧，春夏向东，秋冬向西。"这是基于"应四时所旺之气而卧"的考虑，因"五季"与"五方"相应，有"春东、夏南、长夏中、秋西、冬北"之说，因此，睡眠的方位选择要与时节相应。

尽管这些理论都有一定的道理，但在实际生活中，由于受到房屋朝向和家居布局的制约，而存在很大的限制。明智的做法是，顺其自然，不必太在意，不必太拘泥。

5. 睡眠的卫生要求

通过培养或改变生活习惯来增加或改善睡眠在医学上称为睡眠卫生。如果理解了上述睡眠生理知识，睡眠卫生的原则其实都属于常识。既然睡眠需求有很大的个体差异，每个人的睡眠卫生也应该不尽相同。以下只是一般性的归纳。

（1）建立自己的作息时间

绝大多数人的生命节律吻合地球的昼夜周期，按照大自然的周期，安排自己的作息，应该是所有人的最佳选择，这就是"天人合一"的体现。国人向来是"日落而息、日出而作"。这种按时作息的习俗，对于促进人的入睡实际起着强大的暗示作用，与其说是在遵守时间，不如说是在服从自然。

（2）减少睡眠时的外界干扰

对睡眠的外界干扰，大多属于随机性的社会与环境因素，个人可能极少在取舍把握上有所作为。但在个人完全可以自主自控的范围内，应该尽量为自己创造良好的睡眠条件。譬如，完善卧室的装备，最大限度地遮蔽外来的声光。

（3）睡前不要大量进食

睡前两小时内，倘若大量进食，那么，随之而来的消化吸收，会引起一系列的神经体液因素活动，饱腹满载的胃肠，会增加腹腔的压力，此时平躺在床上，会使胆汁反流或胃液反流的几率大大增加。

（4）睡前避免剧烈运动

睡前两小时内，倘若剧烈运动，运动时的体力活动会引起一系列的神经体液兴奋，循环代谢加快，继而引起中枢神经更加兴奋清醒。实际上，运动是抵抗与消除睡意的一个极为速效的因素。例外的事件只有同房之性事。此时的体力消耗却会使人产生自然而又强烈的睡意。但是，性事过频却是健康的大忌，应该有所节制。

（5）睡前避免情绪激奋

情绪平稳，心神安定，是恬淡虚静、安然入睡的前提。而忧思、焦虑，甚至烦闷、恼怒，则使人情绪振荡起伏，不易于顺利入眠。老年人由于交感神经的活动兴奋性增强，因此，在入睡之前，更应避免情绪波动，如不看惊险、刺激的电视节目或体育赛事。

（6）睡前避免烟酒茶和咖啡类饮品

睡前两小时内，应避免烟酒茶和咖啡类饮品。如正在服用处方药物，还应该了解其可能对睡眠带来的影响。许多物质可以影响人脑的功能，其影响往往不只是限于妨碍入睡，而且，还可能更会影响睡眠的质量。

（7）建立自己的"睡眠仪式"

"睡眠仪式"可依据个人喜好，或繁或简，可始于轻轻的舒展动作来松弛肌肉，或者听听喜欢的轻音乐来放松身心。而漱口刷牙、排尽尿液、热水洗脚则更宜变为例行。

不管我们选择何种方式，几乎每晚都做同样的事，很快就会成为催生睡意的最好暗示。

（8）纠正一切不好的小毛病

没有睡意就上床，张着嘴睡觉，没有关灯就睡觉，口里含着东西睡觉，蒙着头睡觉，睡觉打呼噜等，都是必须重视、必须改正的小毛病。

亮着灯睡觉，令人产生睡意的褪黑色素荷尔蒙受到光线的刺激，就不易分泌出来，所以人就难以入睡。睡觉蒙头掩面，必然呼吸困难，还容易吸入自己呼出的二氧化碳及身体散发出来的有害物质，肯定不利于健康。睡中张口呼吸，会使肺脏受到凉气和灰尘的直接侵袭，明显有损健康。若是儿童，张口睡眠久了，还会影响颌部的正常发育，易使前门牙突出，影响咀嚼功能和美观。口含糖块、食物或其他物品入睡，在儿童中易见，这不仅易生龋齿，还有窒息的危险。睡中打鼾，不仅会影响到睡伴，而且，还可能是罹患睡眠呼吸暂停综合征的病理表现。此病有些凶险，应该尽早医治。

6. 睡眠的环境要求

（1）卧室要清洁、宁静，光线宜幽暗、柔和。室内空气要清爽、新鲜，温度、湿度适宜。最适合睡眠的室内温度是25℃，湿度约为50%至60%。若想睡个好觉，湿度比温度的影响力更大。

有人喜欢在卧室放上几盆花木，以为这样可能有利于入眠。事实证明，睡前闻闻薰衣草的香味，可以酣然入梦。但其他花草的香味，可能会扰乱睡眠，绿叶植物夜里又会吸收氧气，所以，将其放在卧房可能事与愿违，并不恰当。

（2）床铺要平坦，硬度适中，不能太软，最好采用硬质木床，否则，会引起身体的下沉，对腰部造成额外的负担。床上的铺垫用品要适宜。被褥、床单要干净、柔软、舒适。

（3）枕头的高度，不宜过高，合适的枕头，应在人躺下时，颈椎曲线呈S形，脸部的倾斜度约5度，所以，枕头的高度相当于颈椎的曲线深度，取枕高5～8厘米，相当于自己的一个半拳头，呈哑铃状为宜。枕芯应选用透气性大、流动性好的材料，以荞麦皮、谷壳最为理想。

（4）适宜的光线和颜色有助于安眠。对某些特别怕黑的人来讲，完全的黑暗并不可取，点上一盏低瓦数的小夜灯，似乎更好！如果卧室内充斥大红、橘红或鲜黄等易于叫人振奋的颜色，会使人不易入睡，而紫色、黄褐色或海军蓝等深暗的色调，可能会使人心情沉重。作为卧室主色的最佳选择，应属淡蓝、淡绿或略带其他色彩的白色。

（5）房内维持适度的阴暗与安静，有助于达到深沉睡眠的理想。窗户设计成两层，选用双层双色的窗帘，不仅可以防止早晨的光线太早地透射进来，还具有保温和隔音的双重效果。

（6）选择适宜的睡衣。睡衣应该宽松、舒适，以纯棉材质为佳。有些减肥中的女性，喜好穿着紧身的束腹内裤，有的甚至穿着全套的塑身内衣上床，由于身体被紧紧地绑捆，自然得不到轻松、安详的睡眠。

五、失眠问题剖析

睡眠的优劣，会直接影响我们的身心健康。良好的睡眠是功能正常、身心健康的表征。如果人的睡眠功能发生障碍，就会导致中枢神经系统，尤其是大脑皮层活动的失常，从而严重危害我们的健康。据世界卫生组织（WHO）的调查，全球27%的人，受到过失眠问题的困扰，其中女性的发病率是男性的2倍。为唤起全民对睡眠重要性的认识，国际精神卫生组织主办的全球睡眠和健康计划于2001年发起了一项全球性的活动——将每年的3月21日，即春季的第一天定为"世界睡眠日"。2004年世界睡眠日的主题是"关注睡眠健康"。2014年世界睡眠日的主题为"健康睡眠，平安出行"。

再据国内某睡眠研究会的抽样调查，我国大约有3亿人，患有各种各样的睡眠功能障碍，其中尤以失眠问题为重，并且，国人的睡眠模式通常会随年龄增长而变化，因此，绝大多数的睡眠疾病是随年龄增大而出现的。

1. 失眠的表现

所谓失眠，大家都不陌生，它通常是指一个人夜晚不能正常入睡、睡中易醒、醒后难以再睡的现象。

众所周知，白昼清醒劳作、夜晚睡觉休眠本是人的正常生命节律，也是人的一种正常生理功能。显然，失眠是一种生理功能上的障碍和异常。世界上几乎人人都曾有过失眠的经历，但其表现却各不相同。有的是入睡困难、寐而不酣；有的则是时睡时醒、梦境不断；还有的是辗转反侧、彻夜不眠……由于失眠破坏了人的正常作息规律，因而使人产生了一系列功能失常的现象。例如，头晕眼花、心神不定、无精打采、丢三落四等等。

在祖国传统医学中，失眠被称为"不寐""不得眠""目不瞑"，认为本病是因气血惊扰导致阴阳失衡、脏腑失和。因此，通过生活作息和药物调理，使气顺血畅、阴阳平衡，让脏腑功能恢复正常，就成为中医对失眠症的治疗原则。

现代医学认为，失眠并不是一个独立的疾病，而是某些疾病的一个表现症状，与之相关的疾病主要有神经衰弱、神经官能症、焦虑症、抑郁症、更年期综合征、大脑皮质弱化综合征。利用安眠药、镇静药进行催眠，是目前西医通行的治疗方法。

2. 失眠的分类

一般情况下，失眠可分为偶然性失眠与习惯性失眠。偶然性失眠具有一过性、自愈性，通常不作为病症看待。习惯性失眠则具有稳定性、长期性和反复性的特点。我们平时常说的失眠，即是这种类型。

（1）按出现时机分类

失眠按其出现时机的不同，可以分为以下三种类型，分别为：起始失眠、间断失眠、终点失眠。

①起始失眠

又叫入睡困难型失眠。患者常常是上床后精神亢奋，辗转反侧，直至后半夜或凌晨才能入睡。

②间断失眠

又叫熟睡困难型失眠。患者常常是睡眠浅，很容易被惊醒，醒后久久难以入睡。

③终点失眠

又称睡眠早醒型失眠。患者常早早醒来，一醒，就再也无法入睡，上午很不精神，下午才有好转。

（2）按病理表现分类

失眠按其病理表现的不同，可以分为以下四类类型。

①抑郁型失眠

常见于一些专业技术人员，特别是性格内向、不爱与人交往的职业女性。其失眠的表现为表情冷漠，缺乏自信，凌晨2~3点易醒，醒后，再也难以入睡，第二天醒来后，心绪繁杂，难以平复，有头晕脑胀等不适症状。如遇到问题，不善于表达，容易产生低沉、忧郁的情绪。

②压力型失眠

一些企业家、公务员、高管和科研人员，常会出现压力型失眠。失眠的表现为入睡难、睡得浅、多梦、易醒。通常，这部分人到夜晚，虽然躺在床上一大会，但脑海中还在不停地思考各种难题，无法安然入睡，即便勉强睡着了，梦中也会浮现各种影像，以致第二天晨起后，依然昏昏沉沉，头脑难以清醒。

③焦虑型失眠

通常多见于中年以后的领导者，比如企业老总、高层主管。其失眠表现为焦躁、恐慌，夜间易被惊醒，惊醒后无法再次入睡。这部分人正处于事业提升的关键时期，而事业、家庭、人际关系，问题纷至沓来，无一不牵动其敏感的中枢神经，由于情绪波动，因而很容易引起失眠。

④嗜好不良型失眠

通常，艺术家、经纪人、自由职业者、创意策划人员、文化公司职员以及与时尚有关的工作人员，易于出现这种类型的失眠。其失眠的表现为：因有难以启齿的不良嗜好，常常会有心理冲突，以致夜晚入睡困难，噩梦连连，次日醒后，神志恍惚，懵懂不清。

（3）按照时间长短分类

按照病症延续时间的长短，失眠可分为以下三种类型。

①短暂性失眠

时间少于一周。有的人在罹患疾病、遭遇意外，或处于压力、激奋、焦虑等心理状态时，或者进入高海拔地区，或者因时差、倒班引起睡眠规律改变时，易于出现这种短暂性失眠。这类失眠一般不用治疗，通常会随着事件的消失、事态的改变，或时间的拉长而淡化。

②短期性失眠

时间大于一周至月余。严重的持续性压力，如重大身体疾病或需要手术开刀，亲朋好友过世，严重的家庭、工作或人际关系问题等，可能会诱发这种短期性失眠。这种失眠与压力的大小和外界刺激的强弱具有明显的相关性，但也与个人的承受能力关系密切。

③迁延性失眠

也叫慢性失眠，时间在一个月以上，甚至延续数年、十几年、几十年。造成慢性失眠的原因很多，并且复杂，有的则是由于多种原因的汇合与叠加，共同造成的。

3. 失眠的原因

偶尔失眠不能算病。长期失眠大部分都是由神经衰弱引起的，并且，失眠又成为神经衰弱恶性病理循环中的一个关键性环节。神经衰弱的病人，大脑皮层的兴奋和抑制过程出现失调，抑制过程减弱，而兴奋过程增强，原来正常的生物钟被打乱。许多患者夜晚精神难入睡，白日恍惚无精神。有的人甚至每到夜晚，一临床就心有余悸，"预感"自己会——今夜无眠！此时，由于大脑仍呈兴奋状态，患者平素不能感觉的一些"内感觉"，譬如呼吸、心跳、胃肠蠕动等，现在也能清晰地感觉到了。也有的人，只要一躺下，脑子就开始过电影，越不愿回想的往事越是出现，陈芝麻、烂谷子，一幕接着一幕，愈想睡愈睡精神，愈着急愈是睡不着。由此，病理性的恶性循环便形成了：神经衰弱→失眠→加重衰弱→加重失眠→……最终，酿成了顽固性失眠、习惯性失眠。

当年，宋朝的大学士邵康节曾经写过一首叫《能寐吟》的诗，历数失眠的原因。诗中说："大惊不寐，大忧不寐，大病不寐，大喜不寐，大安能寐。何故不寐，湛于有累；何故能寐，行于无事。"可以说，凡是失眠的缘由，邵公基本都说全了。由此不难看来，造成失眠的起因，主要与人的心情和处境有关。

中医典籍《黄帝内经》中说："喜、怒、忧、思、悲、恐、惊，谓之七情"，"余知百病皆生于气也。喜则气馁，怒则气上，忧则气耗，思则气结，悲则气消，恐则气下，惊则气乱"，"喜伤心，怒伤肝，忧思伤脾，悲伤肺，惊恐伤肾"。常言道，气为百病之根。由于七情扰气，内伤脏腑，因而气血失和、脏腑失调、阴阳失衡，因而导致了失眠。

现在是高速发展、高度竞争的社会。生存的艰难、不幸事件的冲击、各种难题的困扰，让许多人的心情和处境并不轻松。思想上的压力，精神上的紧张，情感上的波折，心理上的失衡，必然会直接影响到人的心境。亢奋、愤怒、焦虑、忧愁、悲痛、惶恐、惧怕、烦恼、沮丧、悔恨、抑郁、失望、无助……这种种恶劣的心境，成了让人挠心失眠的火种。尤其是那些性格不怎么开朗，心胸不怎么宽阔，遇到难题、矛盾好想不开、放不下，或者好认死理、钻牛角尖的人，更容易罹患失眠症。

除此之外，有些人的失眠，还可能与下述因素有关。

（1）躯体不适

如腹痛、腹胀、肠鸣、仅酸、打嗝、抽筋、尿频、便秘、过饱、饥饿等。

（2）疾病折磨

患有疼痛性疾病，或某种一时难以治愈的慢性病，如高血压、冠心病、乙肝、恶性肿瘤等。

（3）就寝环境不良

如声响、光照、拥挤、异味、闷热、潮湿、寒冷，或缺乏安全保障等。

（4）睡眠习惯不佳

如睡无定时，睡得过晚，睡前喝茶、看书、聊天、上网，棋牌娱乐无节制等。

还有个别人的失眠，具有如下很特殊的原因。

（1）过度紧张无节奏或过度散漫无规律的生活方式。

（2）摄入过量的咖啡或其他兴奋剂。

（3）酒精类饮品或麻醉品滥用。

（4）某些药物使用不当。

（5）生理节奏被打乱。比如，经常倒夜班。再如，刚刚经历跨越时区的乘机旅行，打乱了人体自身的生物钟。

（6）与周围的环境因素有关，如突发令人难忘、不安、心有余悸的案件或意外事件。

4．失眠的西药治疗

失眠让人痛苦。顽固性失眠更让人苦不堪言、难以忍受。苦于失眠者，服点安眠药，以求香甜的睡眠，是无可厚非的。这不仅能保护大脑，消除大脑的病理性兴奋灶，打断顽固性失眠的恶性循环，而且有助于人体恢复精力，有利于保护人体的身心健康。

目前使用的安眠药主要有苯二氮䓬、巴比妥和其他三类。临床上，一般首选苯二氮䓬类，常用的有：安定、硝基安定、替马西洋、艾司他唑仑、氟安定、舒乐安定、好尔睡、速眠安等。其实，这三类药物的镇静与催眠作用并无太大的区别。小剂量即产生镇静作用，可减轻患者的焦虑与不安。增大剂量后，即产生催眠作用，用以诱导入睡，减少觉醒和延长睡眠时间。这些药物的特点是，起效非常迅速，服药20分钟后，即可对中枢神经产生抑制作用。然而，这些药物的使用范围，却有诸多的限制和禁忌。一是孕妇、15岁以下的儿童、重症肌无力的患者不能使用。二是老年人，或者肝功能、呼吸系统功能有欠缺者必须慎用。三是服药期间不能饮酒。因为酒中含有乙醇。如果药物和乙醇同用，会对中枢神经的抑制产生有害的协同作用。患者可以出现精神恍惚、焦躁不安、头昏眼花、运动失调、行为脱序等十分不利的后果，在劳作中，尤其是驾驶车辆、操作机器时，很容易发生事故。

为了解决睡不好觉的问题，有的患者不得不经常服用安眠药。其实，这种做法是不可取的。西药治疗虽然能迅速起效，但其产生的诸多不良后果，以及对人体健康的危害，也是不容忽视的。

（1）服药之后，常有延续效应

采用服药催眠，迫使中枢神经系统强制进入抑制状态，由此带来的睡眠，与正常入睡差别很大，尤其是在患者的感觉和效果上。服药以后，觉是睡着了，但次日晨起，患者往往会感到萎靡不振、困倦乏力，有的还出现头脑不清、麻木嗜睡等倾向。

（2）人体会对药物产生耐受性和依赖性

长期用药，会导致人体对安眠药产生耐受性和依赖性。对此，许多老患者都深受其害，体会多多。其表现就是，刚吃还可以，但随后却越吃越不灵，越吃量越大，甚至使人迷恋成瘾，再也离不开。

（3）导致药物的慢性中毒，造成中枢神经和器官损伤

长期服药，首先会使人思维减慢、反应迟钝、记忆力下降、情绪不稳、工作效率减退。严重者还会出现语言呐吃、步态不稳、动作不协调等大脑/小脑功能损害综合征。其次，长期服药必然会加重肝、肾的代谢负担，对肠胃肝肾的器质和功能带来损害。并且，这种做法，极易造成慢性、累积性药物中毒，有的"药物肝"病例就是这样形

成的。

（4）停药产生戒断反应

有些安眠药在长期服用后，如果突然停用，患者会出现剧烈的戒断反应。如烦躁不安、心神不宁、肢体震颤、抽搐发作等，有的甚至会出现精神突然失常的极端情况。

由上所述，我们不难看出，用长期用服安眠药来医治失眠，无异于饮鸩止渴，对人体健康是十分有害的，尽管这类药物也在不断地更新换代，使药物的毒副作用有所降低，但尚不能完全避免慢性的药物中毒和成瘾。有的患者"病急乱投医"，自行购买，不明就里地长期滥用更是不可取的。

现在，已有很多医学专家向人们呼吁，最好能不用西药来强制入眠。因为西药是人工合成的化学物质，功效只在于刺激神经中枢，强迫神经元发生变化，来使人体产生睡眠意识。神经元经长期刺激，就会改变其本身的自动辐射能力，从而对药物产生依赖性，用药的力度越大，神经元遭到的破坏也会越大。

5．失眠的中药治疗

临床上，能治疗失眠的药物很多，运用中药治疗失眠的效果就更为理想，不仅毒副作用小，而且还可以辨证施治、标本兼治。因为中药汤剂或成药，大都取材于天然的野生动植物，不含任何化学成分，用于失眠的调治，可使气血通畅，阴阳平衡，脏腑功能恢复正常。

（1）治疗失眠的单味中药

患者可以根据自己的病情，选择单味中药进行治疗。

①**酸枣仁**

酸枣仁性平、味甘，可入心经、肝经，具有养心安神、益阴敛汗的功效。适合有烦躁不安、惊悸怔忡、烦渴、盗汗等心肝阴血不足症状的失眠患者服用。取酸枣仁15～30克，捣碎后水煎15～20分钟，晚上临睡前一次服完。

②**合欢皮**

合欢皮性平、味甘，可入心经、肝经，具有安神解郁、活血消肿的功效。适合有郁闷寡欢、烦躁不安、失眠健忘、情志抑郁的患者服用。取合欢皮10克，水煎，睡前服用。

③**柏子仁**

柏子仁性平、味甘，可入心经、肾经、大肠经，具有养心安神、润肠通便的功效，适合有头昏目眩、面色少华、唇甲色淡、惊悸、盗汗、便秘等血不养心症状的失眠患者服用。取柏子仁5克，水煎，睡前服用。

④**远志**

远志性微温，味辛、苦，可入肺经、心经，具有宁心安神、祛痰开窍的功效。适合有健忘惊悸、神志恍惚、咳痰不爽、乳房肿痛、心神不安、多梦等症状的失眠患者服用。取远志3克，水煎，睡前服用。

⑤**夜交藤**

为多年生草本植物何首乌的藤，性平、味甘，可入心经、肝经，具有养心安神、通络祛风的功效。适合有多梦、多汗、肢体关节疼痛等症状的失眠患者服用。取首乌藤

10 ~ 15 克，水煎，睡前服用。

（2）治疗失眠的中成药

①安神补心丸

凡是入睡困难或多梦易醒的失眠患者，如果还伴有心悸、心烦、咽干口燥、盗汗、耳鸣、头晕，适合吃这个药。

②牛黄清心丸

这种失眠是心火烧的。除了失眠还有头昏、心烦、便秘、舌质红，热象比较突出的人可以选择。

③朱砂安神丸

这是李东垣的方子，药里有去心火的黄连。这种失眠的人心里觉得很烦，甚至有点心神不宁、坐立不安的，还可能有精神抑郁，这个时候吃朱砂安神丸就比天王补心丸合适，既能清热又能用朱砂这种矿物类药物重镇一下浮越的心神。

④加味逍遥丸

治疗因为精神紧张、烦躁易怒所导致的失眠更合适，可以起到疏肝解郁、改善睡眠的作用。

⑤柏子养心丸

既然是养心，补的成分就多一些，病人体虚明显，失眠健忘且有气虚的表现。这种人稍微运动就会感到心慌，有点响声就被吓一跳，常说的"一惊一乍"的，胆小，实际是心虚，所以药里用了黄芪补气。

⑥天王补心丹

适于阴虚血少明显的患者服用。由于心血被火消耗，所以不仅失眠健忘，心里一阵阵发慌，而且手脚心发热、舌头红、舌尖生疮。

⑦七叶安神片

有些老年人晚上会觉得胸闷，有冠心病的病人睡眠也受影响，用七叶安神片可以缓解，因为这药除了活血还能安神，治失眠。如果还经常有胸痛、胸闷发作，可以加服血府逐瘀汤（口服液或胶囊）。

⑧解郁安神颗粒

适于因情绪不畅导致的入睡困难。这种人多梦，睡得很浅，一点小声就容易醒，还可有心烦、健忘、胸闷等症状。

⑨敖东安神补脑液

敖东安神补脑液有两大特点：一是优先考虑补脑；二是立足于补脑基础上的辨证论治和全身调理，抓住了治疗的主要矛盾——益气养血、生精补髓、滋阴壮阳、健脑安神。特别适用于气血亏虚型的神经衰弱，主要的病理表现为失眠健忘、腰膝酸软、神疲乏力、面色无华、舌淡、脉细无力等。作为首批国家中药保护品种，敖东安神补脑液已通过了美国食品药品管理局（FDA）的认证，进入了美国的主流社会。

六、心因性失眠的自我调理

1. 心病还得心药治

导致患者长期失眠的根本原因，各不相同。在治疗层面，应因人而异、区别对待，采取适宜的对策，有的放矢地帮助患者拔除引起失眠的病根。对相当一部分患者来说，由神经衰弱、抑郁、焦虑、心理疲劳导致的失眠，可能属于"心病"。

在现今高度竞争的社会条件下，各种心因性、心理性疾病呈多发之势。失眠既可以说是这类"心病"的一个共有特征，也可以说是其中的一个典型代表。心病本应心药治！但是，不管是先进的现代医学，还是传统的祖国医学，都是既无"心药"，又乏良方。现在，人们依然在通用的安定类西药，虽然有催眠、镇静的功效，但却只能解患者躯体上的一时之痛，并不能从根本上解决问题。由于是靠化学药物之力，强制性地抑制人体的中枢神经系统，这就必然会对人体的正常组织和正常功能带来损害，实在是难脱药物麻醉之嫌疑。结果是原病未去，又添新疾，让患者雪上加霜。如今，人世间又多了一种过去从未听说过的新的疾病类型，叫作"药源性疾病"，比如药物肝、药物肾、药物中毒性耳聋等，都在此列。实际上，这都是由滥用药物造成的。近年来，新兴了心身医学，既关注躯体，更重视人的思想和心理。本来，它可为"心病"的治疗提供有效而又广泛的帮助。然而，事非人愿，令人失望。因为它只关注那些严重的极端性病例，对失眠这类所谓不起眼的"小病"似乎不屑一顾，加之社会大众又多有误解与偏见，这就使其不受大众青睐而难有建树。

2. 解铃还得系铃人

借助现今中西医学的最新成就，区别病因，对症治疗，是失眠患者摆脱疾病困扰的必由之路。病由心生，心病自生，心病只有自己知，心病还得自己治。对那些久经治疗而无果的心因性失眠患者来说，"解铃还得系铃人"，实行自主保健，积极主动地进行自我调理，乃是战胜疾病、脱离苦海的快捷方式，甚至是唯一的最佳选择。基于此种认识，个人为此类失眠患者提供了进行自我调理的建议性方案。虽然，其中既无灵丹，又无妙药，但是，却反响不俗，连连成功！

【附】致失眠患者的康复建议案

1. 正确认识失眠问题

①顽固性失眠——小菜

人们都说，顽固性失眠很顽固、很难治。然而，一支玫瑰两样看，有人看到的是花，有人看到的是刺。何以如此？其着眼点不同也。用自我调理治失眠，如同张飞吃豆芽——实乃小菜一碟！

②釜底抽薪——心病尚需心药治

人生如潮，生命如歌，生活就是酸甜苦辣。谁都有难过的坎，谁都有难念的经。烦恼、困惑、难题、愁事、委屈、意外变故……磨难纷沓而至，不幸接踵而来，犹如泰山压顶，让人活得实在太累了。对许多人来讲，病根在其心，失眠只不过是心病在躯体上的反映而已。古人早就有云："心病尚需心药治"！用药物来催眠，实乃自我麻醉——扬汤止沸，不如来一个追根溯源、彻底拔除——釜底抽薪！只有这样，您才能穿过黎明前的黑暗，迎来充满希望的朝阳！

③潜能无限——自我调理有妙方

人体是一架进化完善、制备精良的机器，具有修复再生、自我调理的巨大潜能。拿定主意，决心依靠自己的智慧和意志，来应对久治无果的失眠，乃是慧眼明君的睿智选择！现在，您已经成功了一半。如果，再坚持采用实践下面的生命节律调理法，那么，用不了多少时日，您就会走向成功。它将让您风光再现，重塑开心、快乐的人生。

2. 生命节律调理法

①白昼提神醒脑法

（1）喝水饮茶

水乃生命之源。多喝水既能补水清脑，又能加速排毒。泡一杯好一点的绿茶，从早上起，一直喝到午后，可以显著地提神、醒脑，大大提高工作的效率。据最新科研成果报道，如果每日饮绿茶1升半，还能抗病祛邪，就是活至百岁，也不得那老年痴呆症，能让人延年益寿，无疾而终。

（2）多晒太阳

室内工作者应多晒太阳，尽量接受光照刺激。日光缺少时，不妨用灯光代替。一个人的精神状态，是由体内荷尔蒙来决定的。肾上腺素通常被称为"痛苦荷尔蒙"，每当我们惊恐害怕或者生气发怒时，它的分泌量就会增加。还有一种叫褪黑激素的荷尔蒙，它只在夜晚由大脑松果体分泌，具有催人入眠的作用。而在白天，如果没有日光抑制，它也会趁机分泌，使人无精打采，情绪低落。光照可促使痛苦荷尔蒙裂解消退，无疑是一剂醒脑提神的良药。

（3）自我按摩

揉按太阳穴能止痛醒脑，点按百会穴效果更佳。百会穴位于头顶中心，乃百脉相会之所。施行点按，可运行气血、疏通经络，提调全身之正气，为人不可不知。

（4）十指梳头

十指连心，人人皆知。搓热自己的双手，用双手十指作梳，自前额向后颈梳理头发。每日两次，每次49（女）下，或者64（男）下。坚持不断，肯定会有意想不到的出奇效果。它不仅能振奋精神、提升士气，还能舒经活络、壮阳乌发，让您面色红润，气血畅通，越活越年轻。

（5）努力工作

劳心者用心，劳力者出力。为了多出成果、多创效益，不妨让自己全身心地投入工作。这既是为人的价值体现，又是奋发、振作的妙招。许多人都知道，"革命尚未成功，同志尚需努力！"战胜忧虑和失眠的最好办法，就是把精力用在目前最需要您去干的事情、任务上，用在尚未完成的学业、事业、工作上！

（6）别让大脑闲着

逸则生乱。在日间，千万不要让大脑闲着。如果实在无事可做，不妨将本案随身携带，反复阅读，争取背过。待有了见解体会，就和同病者相互交流。用不了多久，您也会成为受人欢迎的心理医生。

（7）好景常忆

很多人都曾有过这样的体验，脑子时常不听使唤，夜晚过电影，白昼忆往事，陈芝麻烂谷子，让人魂不守舍，懊恼不已。其实，人皆非圣贤，岂能无过失！若能倒着活，谁都能变成伟人。然而，文章可以修改，游戏可以再来，而人生却不能重演。如果让只有一次的人生，变成在痛苦中熬煎，活着又有何益？纵观天下失眠者，除了极少数"亏心"之人外，大都是重情、重义的性情中人、热血之躯。人人也都有自己过五关、斩六将的传奇与辉煌。前事不忘，后事之师。英雄常忆当年勇，方能雄风依旧，再创新的辉煌。

（8）与乐观结缘

闲暇之余，工作空间，应多和豁达乐观的人联谊聊天。情绪具有传染性。近朱者赤，近墨者黑。常和快乐的人交流，您也会变得快乐。快乐是一天，不快乐也是一天，何不快乐度过？人，没有过不去的火焰山！若能时时保持平和的心态、快乐的心境，在任何困难面前，您都能从容以对，拿出最好的破解之法。

（9）取消午睡

如有午休时间，只可小憩，来点闭目养神，决不能躺下大睡。最好是聚友拉呱，下棋打牌，以求让大脑在日间保持不间断地满负荷运转。只有这样的连轴转，大脑才能彻底的疲劳。它才会支撑不到半夜而自动"罢工"，心甘情愿地将您送入梦乡。

（10）限制饮酒

曾有诗云："何以解忧，唯有杜康。"更有人笃信什么，"一醉解千愁。"殊不知，此大谬也！因为酒水对人的中枢神经具有强烈的麻醉和抑制作用。嗜好酒水，只会使人昏昏沉沉，更不振作。所以，许多人又都发出了这样的感慨：抽刀断水水更流，借酒浇愁愁更愁！更要命的是，酒水中的乙醇属于化学物质，它能与失眠者体内的安眠药残留产生协同作用，严重损害人的神经系统和肝脏、肾脏的功能，促生新的药源性疾病。因此，失眠者白天应限制饮酒，小酌尚可谅，大饮不可行！

②夜晚放松利眠法

（1）改变饮料

喝水饮茶能祛病保健，晚上也要充分利用。但是，由于喝茶能使人兴奋，因此，对失眠者来说，到了晚间，决不可再用。临睡之前，喝一杯牛奶或蜂蜜水，则有利于入睡，对中老年人尤佳。若喝点为您推荐的药茶，效果将会更好。

（2）控制晚餐

早餐宜好，午餐宜饱，晚餐宜少。晚上这顿饭，决不可暴食，平和清淡、七八分饱就可以了。肥甘厚味、不易消化、有刺激性的食物、食品、饮料都应在限制、禁止之列。

（3）运用食疗

食疗胜于药疗。注意调剂晚餐花样，交替食用一些为您推荐的有利于入眠的食物，馋酒的也可适当喝点为您推荐的利眠药酒，都是有益的。

（4）适量运动

晚饭后来点散步，既有利于消化，又能使身心进一步放松。若是脑力劳动者，如果感觉身什还不够累，可以适当地加大一下运动量，也是一种不错的选择。

（5）整理寝室

寝室的居住条件和环境氛围对睡眠也很重要。整洁、安静、温度宜人是最基本的要求。既对光照敏感，又特别害怕黑暗的，可以事先准备一盏小夜灯。

（6）放松身心

准备入睡前的两个小时之内，都要放松身心，不要再做任何使大脑兴奋活跃的事情，譬如思考明天的工作、讨论让人费心劳神的难题、看书、上网、打牌、下棋、玩游戏。更不能吵架生气，徒增烦恼。可以欣赏一下轻音乐，谈论一些令人轻松的话题，从而使白日紧绷的神经逐渐地放松、平静下来。

（7）热水泡脚

睡前用热水泡脚，更有利于身心的放松。若此时进行利眠反射区的按摩刺激，将会取得更佳的效果。

（8）选好入睡点

每个人都有自己易于入睡的敏感时刻，通常称为入睡点。因此，上床的时刻一定要选择好。早了不好，晚了则更不行。晚上九点到十点半，是大多数国人适宜入睡的时间段。少数人亦有早睡或再晚一点的习惯。这是人体的生物钟在起作用。应注意掌握，避免误时错过。

（9）节制房事

夫妻同床同睡，免不了云雨。这有利于入眠。房事带来的快感来源于大脑在激情迸放时分泌制造出来的内啡肽。内啡肽中最著名的 5 - 羟色胺被称为"快活荷尔蒙"。这种蛋白质先是带来肉体上的极度满足，随后即为彻底的放松，十分益于轻松入眠。但房事频过会损耗男方的精气，对健康不利。所以应该有所节制。若为治夫，可用间歇法。若为治妻，应用多交少泄法。

（10）戒减药物

顽固性失眠患者大都有长期用药的经历。西药中的镇静、催眠药乃是靠化学药物之力强制抑制人的大脑，并非真睡。长期用药将会成瘾、中毒，原病未祛，又添新疾。自我调理属于自然疗法，不用吃药，即可奏效。因此，安眠药物应该戒掉。但是，有的人用药久了就会有依赖性，一旦停用，便会发生强烈的"戒断反应"，令患者难以适应。为此，您可以采取逐日减量的办法。

潮起潮落，月满则亏。乐极生悲，物极必反。生命节律也是如此。釜底抽薪祛病根，昼紧夜松巧调理。我的健康我做主，求人不如求自己。相信自己的智慧，相信自己的意志！那么，用不了多长的时间，您就会脱离苦海，终成正果！

3．辅助方法

（1）有益入眠的食品

①小米

性微寒，具有健脾胃、助睡眠的功效。科学研究发现，小米富含多种营养素，尤其是色氨酸的含量很高，在谷物中独占鳌头。色氨酸能促进大脑细胞分泌出一种使人昏昏欲睡的神经递质——5 - 羟色胺，令大脑受到暂时的抑制。小米熬粥，睡前食用，可使人安然入睡。

②水果

富含果糖、果酸，具有浓郁的芳香气味，可诱发机体发生一系列生化反应，生成血清素，使人轻松如梦乡。

③莲子

味涩性平，有养血安神之功效。《中药大辞典》中说，可以治疗"夜寐多梦"。

④核桃

味甘性温，是很好的滋补食品。可治神经衰弱、失眠健忘、白发脱发、肾虚便秘。可取核桃仁、莲子、黑芝麻与小米煮粥，睡前服食。

⑤蜂蜜

具有补中益气、健安五脏、解百毒、和百药之功效，对中老年人失眠、便秘疗效显著。取蜂蜜 15～25 毫升，温开水冲开，睡前喝下。

⑥花生酱

富含能引人入睡的色氨酸，可调拌凉菜食之。

（2）助眠药茶

①**酸枣仁茶**

配方：炒酸枣仁、石菖蒲各 6 克，五味子、枸杞各 5 克。

制法：热水冲泡，下午和睡前服用。

②**合欢花茶**

配方：合欢花 10～15 克。

制法：热水冲泡，下午和睡前服用。

（3）助眠药酒

①**双花酒**

配方：白梅花 5 克，合欢花 10 克，黄酒 50 毫升。

制法：三味一同置碗内，隔水炖沸，候凉，晚饭中或饭后 1 小时内饮用，每日 1 剂。（单用合欢花 20 克亦可）

②**三参养心酒**

配方：枸杞子、党参各 25 克，玄参 15 克，丹参、茯苓、天冬、麦冬、柏子仁各 20 克，酸枣仁、生地各 30 克，桔梗、当归各 12 克，远志、五味子各 10 克，白酒 2500 毫升。

制法：上药捣碎，入酒密封，每日摇荡一次，十日可成。每晚服 1 次，每次 15～25 毫升。

（4）助眠药粥

①**枣仁莲子粥**

炒酸枣仁、白莲子肉各 10～20 克，粳米 100 克，共煮粥，晚餐服食。

②**枣仁核桃粥**

炒酸枣仁、核桃仁各 10～20 克，粳米 100 克，共煮粥，晚餐中服食。

第六节　排泄与养生

【引言】

排泄也是养生吗?

补乃养生,人人皆明。而泄亦养生,却鲜有人知。

何为泄?象打喷嚏、流眼泪、流鼻涕、吐痰、出汗、呼气、撒尿、大便、放屁等生理活动,均为人体之泄。凡是人体代谢所产生的废物、毒素,以及外界侵入的细菌、病毒等有害物质,皆可经由此泄,而排出体外。所谓泄,乃是人体排泄的简称。那么,我们为什么会说"排泄也是养生"呢?这得慢慢加以解析。

俗话说:"人生无大事,吃喝拉撒睡。"言外之意,这吃喝拉撒睡才是维持生命的所谓大事。关于吃、喝、睡,我们在前面已经做了探讨,剩下的就只有拉撒了。拉者,拉屎——大便也;撒者,撒尿——小便也。这大小便是什么?乃是人体对外的排泄物。

所谓排泄物,就是我们向外界排泄的各种物质。它通常是指人的尿液和粪便。由于直言尿液和粪便,往往让人产生污秽的联想,因而,人们都喜欢采用隐晦、委婉的说法,将其称为排泄物。这种口语说法,在医疗卫生领域最为常见。

显然,我们在日常习惯中所说的"排泄",包括了撒尿与大便。然而,在生物学中,排泄却另有所指,大便则不在排泄之列,它的正确称谓叫作"排遗"。

在生物学上,排泄具有严格的定义,它是指机体将新陈代谢所产生的最终产物排出体外的生理过程。有生命的动植物都会有排泄。对于人体而言,排泄是指呼吸、排汗以及排尿。糖、脂肪在代谢过程中,会完全氧化成水和二氧化碳。蛋白质、氨基酸的代谢是先脱去氨基,剩余的碳链也氧化成水和二氧化碳,而氨基则进而转化为氨、尿素或尿酸。人体代谢所产生的二氧化碳,主要通过呼吸排出体外,而氨、尿素、尿酸这类含氮化合物,以及多余的水分的排泄,则主要是通过排泄器官来完成。

由此可见,排泄的对象都是细胞代谢所产生的废物,这些无用的废物必须及时地排出到人体之外,否则会破坏人体内环境的稳定,导致人体中毒。比如,肾脏是人体最重要的排泄器官,人若罹患肾炎,排尿就会发生障碍,从而形成会危及生命的尿毒症。

还应看到,人体排泄的过程,同时也是保持体液稳定的过程。排泄器官的主要功用就是将一部分体液转变成尿液,排于体外。排尿作用受人体激素中的抗利尿激素所控制。抗利尿激素能增加肾脏远曲小管重吸收水的能力,并透过改变其自身的浓度,来合理地控制人的排尿量。这种激素是由人的脑小丘制造,并由脑下垂体进行分泌及储存。

排汗是人体的另一种排泄过程。它可以排出水分及盐分,这个机制的主要目的是调节体温。

在生物学里,排泄仅仅局限于排出体内的代谢废物,而大便的排泄就不可能是此种意义上的排泄,因为大便是未被消化吸收的食物残渣,它从未经过人体内的细胞,也就谈不上所谓代谢废物了。

我们常说"天人合一"。这天,就是浩瀚无垠的大宇宙,就是大自然。天是一个巨系统。这人，就是我们的肉身躯体。人体虽是天的一个微小的组分，但也是一个结构十分复杂的小宇宙，也是一个大系统。在天与人之间，在这两个系统之间，无时不在进行信息、能量和物质的双向交流，或者叫作交换，其最简捷、最通俗的称谓就是"吐故纳新"。我们听了一堂课，我们看了一本书，获得了新知识，摒弃了旧观念；我们闻悉亲人的噩耗，会悲痛欲绝，大哭一场。这就是人与外界的信息交换。天寒地冻，我们都喜欢晒太阳，赤日炎炎，我们又会解衣散热，这就是人与外界的能量交换。而吃喝拉撒，则是人与外界的物质交换。正是这些交流与交换，才构成了我们的多彩人生。在这些交流与交换中，物质的交流与交换，具有特别重要的决定意义，因为它是生命赖以维持的基础性要件。外界对应于人体，吃喝为输入，为纳新。人体对应于外界，拉撒为输出，为吐故。假若光出不入，生命就不能维持；而光入不出，生命也不可能继续。因此，二者是对立统一、相互依存，也是相辅相成，缺一不可的。显然，二者对健康的作用是同等重要、不分伯仲的。所以，我们说，补益是养生，排泄也是养生，道理就在这里。

不难看出，养生学意义上的排泄，并不等同于生物学意义的排泄，其内涵更为丰富，其外延更为宽阔。它包含人体向外界排出物质的所有生命活动或生理行为，不管是正常的、必要的，还是异常的、有害的。对此种排泄作一番仔细地探究，从而扬长避短，趋利避害，这对于我们的养生保健来说，肯定是非常有益的、必要的。

排泄就是排毒！人体对外界的排泄物极为复杂。从形态上看，既有可见的，也有无形的，既有固态、液态、气态，也有几种混合的。从排泄的通道和途径来看，既有五官七窍、前后二阴，也有全身的皮肤。

对于人体健康而言，排泄具有二重性，既有维护健康的正面作用，也有损害健康的负面作用。它的正面作用不言而喻，几乎人人都知道，这就是排毒，即排除我们体内的毒素。对此，人们可能要问，我们体内的毒素是哪里来的呢？这是一个必须首先探明的问题。

我们体内的毒素，是对各种有害物质的统称，从人体的外部侵入，是它的第一来源。在我们所处的外部环境中，有毒、有害的危险因素无处不在。你看，外邪六淫—风寒暑湿燥火，瘴疠、时疫，苍蝇、蚊子、老鼠、疯狗，细菌、霉菌、病毒，支原体、衣原体、寄生虫……现在，我们虽然进入了文明高度发展的现代社会。但是，文明的进步，却让人类自身付出了惨痛的代价。文明首先鼓励了战争狂人的野心，使其变成了人世间最凶残的动物。动物都会保护自己的同类，而人类却迷恋于自相残杀。高新科技首先用于原子弹、氢弹、中子弹、细菌弹、毒气弹和各种炮弹、子弹的发明制造。战火产生的硝烟，事故带来的核泄漏，让有毒的烟气，在大气中四处弥散。而温室气体的排放，无时不在破坏我们赖以生存的生态环境。市场上假冒伪劣的盛行，则又使我们陷入永不消停的急慢性自杀之中。猪肉中的瘦肉精，奶粉中的三聚氰胺，谷物、蔬菜、水果、茶叶、中草药中的催长激素和农药残留，米粉、豆粉、花生中的黄曲霉素，咸鱼、泡菜中的亚硝胺，小食品中的防腐剂、着色剂、苏丹红，新车、新房中的甲苯、甲醛，自来水中的虫卵、病菌、漂白粉，香烟中的尼古丁，美酒中的甲醇，染色的大米、绿茶、衣服、凉席子，各式各样的假酒、假油、假水、假药，还有电视、电脑、条石、瓷砖发出的辐射，工业生产排出的废水、废气、废渣、粉尘、重金属，汽车尾气和工厂烟囱冒出的一氧化碳、二氧化硫、碳氢化合物、氮氧化物、煤烟，阳光中的高强度紫外线，环境中的刺耳噪声……到底有多少，实在难以说清。

　　说了外部，我们再来看看内部，这是由我们的身体自己制造出来的。我们每天都要吃饭、喝水，以补充营养，补充能量。我们还时常会闹点小病小灾，需要打针吃药。据营养学家的测算，假若一个人的寿命是70岁，那么，他这一生，吃进的食物就高达60吨，吸进的空气就高达10吨。这样一算，平均每年就是1吨，1，000千克。在我们体内，每一个组织器官，以至每一个细胞，每时每刻都在进行新陈代谢，进行各种生化活动。这就不可避免地要产生很多的代谢废物。据最新的检测数据，在人体的血液中，目前发现的有害物质已经达到365种。这些血液垃圾如果长期滞留在体内，就会使人体中毒患病，更会使已经衰老、退化的细胞发生基因变异，从而蜕变、化生为令人闻之色变的癌细胞。癌细胞不是外邪，而是内鬼。来自人体外部的各种致癌物质，与产自人体内部的各种有害毒素相结合，就会使人体衍生出这种对自身极为有害的异常组织。由于它和正常组织混聚、生长在一起，要对付它可就不那么容易了。不管是放疗、化疗，还是手术开刀，若不怕相邻的好组织一起受罪，你就来吧！您说，这癌是不是坏极了！它就好比大厦里的蛀虫、河堤上的蝼蚁、粮囤里的米仓鼠、拉清兵入关的吴三桂。更好比党内的贪官、国民的败类、家里的逆子。谁都知道，堡垒是最容易从内部攻破的！如果一旦让癌细胞在我们体内安营扎寨，那么，我们可就大难临头、在劫难逃了。

　　然而，天无绝人之路，造物主让我们的身体具备了排泄的功能，不管是通过吃喝、呼吸、皮肤接触侵入的外部毒物，还是由于新陈代谢自产的内部毒物，我们的躯体，都能通过排泄而将其逐出体外，使其无机可乘。因此，从这个意义上讲，排泄就是排毒。那么，我们的躯体是通过哪些途径来排泄的，排泄的负面作用有哪一些，下面将分别做一探讨。

一、小便

　　小便即尿。尿是人体为了新陈代谢的需要，经由泌尿系统及尿路排出体外的液态物质。尿液的排泄可以清除血液中的代谢废物，还能调节机体内水和电解质的代谢及酸碱平衡，具有维持人体内环境相对稳定的功能。

1. 尿液的生成

　　尿由人体的肾脏生成，经由输尿管、膀胱、尿道口排出体外。尿中含有大量的代谢终产物。水为尿的主要组分，约占总量的96%～97%。其余的为尿素、尿酸、肌酐、氨等含氮化合物，以及各种无机盐。尿的比重（密度）为1.015～1.025，最大变动范围为1.001～1.035。尿的酸碱度受食物性质的影响，变动很大，pH值一般为5.0～7.0，其最大变动范围，有时可达4.5～8.0。

　　泌尿系统是人体最主要的排毒渠道。肾脏是人体最大的排毒器官。人都有左右两个肾脏，每个肾脏有100万个肾单位，肾单位主要由肾小球、肾小囊、肾小管组成。肾小球有一层过滤膜，具有良好的通透滤过功能。肾单位的所有部分，均参与尿的生成。来自肾动脉的血液，先经肾小球滤过，血浆中的液形组分，及可透过肾小球毛细血管的物质，被滤出到肾小球的囊腔内。在肾小球囊腔内的滤出物，被称为原尿。原尿在流经肾小管到达集合管时，由于肾小管能将原尿中某些物质重新吸收入血，或将血液中的某些物质排放或分泌到肾小管中，故当肾小管内的液体离开集合管而进入肾盏时，其成分已有很大的改变。这些离开集合管而进入肾盏的液体，被称为终尿。

2. 小便正常与否的判断

（1）尿量

小便是否正常，每日的排尿量是一个最重要的指标。

如果小便正常，一个人一昼夜的排尿量在1，000~2，000毫升之间，一般为1，500毫升左右。如果情况异常，人体的排尿量会显著地增多或减少。一昼夜的排尿量长期保持在2，500毫升以上，称为"多尿"。每昼夜的排尿量只有100~500毫升，则称为"少尿"。如果每天尿量不足100毫升，可称为"无尿"。尿量太多，则体内的水分和电解质丧失过甚，会导致电解质失衡或脱水。尿量过少，代谢尾产物将聚积在体内，会给机体带来诸多不利的影响。而无尿的后果则更严重，甚至会直接危及生命。

（2）尿色

小便正常时，尿的颜色一般呈现淡黄色，略带一点臊味。精于饮水养生的人，平时喜欢饮水的人，小便的次数相对较多，尿的颜色也很淡，并且清澈透明，几乎闻不到一点异味。但是，在某些特殊的情况下，尿的颜色也会发生改变，可能呈现出红、黄、棕、绿、蓝、白、黑等多种不同的色彩。如果问题是由泌尿系统或其他器官的异常所引发，就是所谓病理性的变色尿。在变色尿中，白色浑浊的蛋白尿最易于见到。

从肾脏的结构和功能可知，循环过程中的血液都会流经肾脏。肾小球将血浆内的水分和中、小分子物质滤过，形成原尿。但是，由于肾小球的滤过膜带有负电荷，血浆中的蛋白质也带有负电荷。根据同性相斥的原理，血浆蛋白就会在血浆中保留，不易被滤过，仅有极少量的血浆蛋白，可能会"漏网"。但是，当它们混在原尿中，流经各段肾小管时，又会被重新吸收，回到循环的血液之中。从肾小球滤过的原尿数量，每日可达180升之多，但经过肾小管的重吸收、再分泌作用，最后浓缩排出的终尿，仅有1.5~2.0升左右。终尿中所含蛋白约为40~100毫克。如此微量，用通常的尿蛋白定性方法是测不出来的。

蛋白尿并非都是病态尿。它有功能性蛋白尿和病理性蛋白尿之分。功能性蛋白尿也称为生理性蛋白尿，多见于健康的年轻人。在剧烈运动、发热、高温、受寒、精神紧张等因素的影响下，由于肾血管痉挛或充血，导致肾小球滤过膜的通透性增强，因而使血浆蛋白大量"漏网"。正常孕尿中蛋白可轻度增加，这与体位和肾流量加大、肾小球滤过率增加有关。功能性蛋白尿在诱因解除后，就会自行消失。故又称为可逆性蛋白尿，或一过性蛋白尿。

尿中是否含有蛋白、蛋白的含量是多少，有一个十分简便的粗略验法。我们可收集少量尿液，然后把尿液加热，煮沸即止。此时，尿液中可出现白色的混浊物，加入5%的醋酸5~10滴后，再次煮沸。如果此时混浊消失，说明尿中无蛋白，尿蛋白定性试验为阴性；如果混浊不消失，反而有所增加，呈现紫状沉淀，或者凝块，则尿蛋白定性试验为阳性。

病理性蛋白尿是疾病的讯号。它是由人体某个系统或脏器发生病变所导致的。此时，尿液中会持续出现蛋白，一昼夜尿液中的蛋白含量超过 150 毫克。常见十二种情况：

①肾小球性蛋白尿

因多种原因所致，肾小球的毛细血管壁发生损伤，导致肾小球通透性增高。当超量的血浆蛋白滤过后，超出了肾小球的重吸收能力，造成蛋白尿。引发的原因有狼疮性肾病、糖尿病肾病，以及急、慢性肾炎等。

②肾小管性蛋白尿

肾小管发生功能缺陷或病变时，对"漏网"蛋白的重吸收减少，或分泌蛋白增加，导致尿液中的蛋白含量增加。引发的原因有肾小管酸中毒、抗生素的肾毒表现、镇痛药引起的肾病等。

③溢出性蛋白尿

也叫作凝溶蛋白尿。患者尿液加热到 40℃ 时出现混浊，60℃ 摄氏度时发生凝固，达 100℃ 摄氏度时出现溶解。引发的原因有骨髓瘤、巨球蛋白血症、原发性淀粉样病变等。

在病理尿中，红色尿在中老年人中易于见到，引起的原因有很多种。血尿是红色尿中最常见的一种。泌尿道任何部位的损伤出血均可引起血尿，如急性肾炎、泌尿道结石、结核、肿瘤、泌尿系统的先天畸形或运动性血尿等。此外，某些全身性疾病，如血液病、传染病也可出现血尿。当肌肉受到严重的挤压伤害时，由于肌红蛋白进入了血液，通过肾脏排出，尿液也会呈现暗红色。

像浓茶一样的黄褐色尿，大多数为黄疸性疾病患者。常见的有急性黄疸型肝炎，或者胆道梗阻。

似酱油一般的棕褐色尿，多为溶血引起的血红蛋白尿，比如因血型不合引发的溶血性输血反应，再如蚕豆病等。

尿液呈现白色，常见到两个类型，一是丝虫病引发的乳糜尿，二是泌尿道化脓感染引发的脓性尿。

通常，在尿液出现颜色改变的同时，还会伴有其他的相关症状。虽然尿的颜色变化可能预示某些疾病，但是，也不必为此而惶恐失措。因为在大多数情况下，尿色的改变是由服食药物和食物引起的。比如，服用黄连素、核黄素（VB_2）后，尿液会发鲜亮的黄色；服用中药大黄后，尿液会呈现深黄色，如浓茶一样；一次大量进食胡萝卜后，尿液会出现黄亮色。

3.　化验单的解读

虽然，每日如厕，大家已习以为常，但却很少有人会关注那些污秽难闻的排泄物。我们不妨借助现代医学的尿常规检验项目，从医院出具的尿常规化验单中，解读出内含的关于自体的健康信息。

尿液和人体的新陈代谢、营养状况，以及循环系统、内分泌系统的功能，都有十分密切的关系。尿常规化验单，能够及时、客观地反映出这些方面是否存在问题。通常的尿常规检查，主要有颜色、透明度、酸碱度、比重、尿蛋白、尿糖、红细胞、白细胞等指标。我们该如何解读呢?

(1) **颜色**

正常为黄色或淡黄色。

红色:表示患者可能患有急性膀胱炎、急性肾炎、泌尿系统结石或外伤等。

乳白色:可能为化脓性泌尿系统感染。冬季气温低时,正常尿液在放置后也可能呈乳白色,或有粉红色沉淀,需参考其他指标再做诊断。

深黄色或浓茶色:表示可能患有黄疸型肝炎或服用其他药物,如大黄、黄连素等。

(2) **透明度**

正常为透明。若为"浑浊",可能是急性尿路感染、蜜月性膀胱炎的病理表现。

(3) **pH 值**

pH 值为酸碱度指标,正常参考值:5.5~8.0。

增高:可能患有膀胱炎、尿路感染或服用碱性药物等。

降低:可能患有糖尿病、少尿或服用酸性药物等。

饮食对尿液的酸碱度影响较大,多食果蔬时易呈碱性,多食荤腥时易呈酸性。临床医生在诊断时,常需结合血液的酸碱度指标。尿液的 pH 值长期偏低,可能会形成结石。

(4) **SG 值**

SG 值为密度(比重)指标,正常参考值:1.015~1.030。

增高:表示肾脏过滤功能出现问题,可能患有急性肾炎、糖尿病或身体缺水。

降低:表示肾脏的重吸收功能有问题,可能患有慢性肾炎、尿崩症、尿毒症等。

(5) **PRO**

PRO 为尿蛋白含量,正常参考值:阴性(-)。

阳性:可能患有急慢性肾炎、糖尿病性肾病、高血压性肾病、泌尿系统感染、甲亢、败血症、白血病等。

"+"的个数多少:表示尿蛋白滤出的严重程度。

"±":表示只有极少量的尿蛋白。这很可能与食用高蛋白食物、精神激动、剧烈运动、长时间受寒有关。妊娠中的孕妇,也会出现暂时性的蛋白尿。

(6) **GLU**

GLU 为尿糖含量指标,正常参考值:阴性(-)。

阳性:可能患有糖耐量异常、糖尿病、肢端肥大症、甲状腺机能亢进、肾上腺皮质机能亢进等。

"+"的个数多少,表示尿糖含量的严重程度。糖尿病患者的"+"号,通常可达 2~3 个,若同时检测血糖指标,也会有明显的增高。此外,短时的大量吃糖、葡萄糖滴注,或者情绪过于激动时,也会出现短暂的尿糖。

(7) **RBC**

RBC 为红细胞含量指标,正常参考值:0~3/HP。

红细胞增多:可能患有急慢性肾炎、肾结核、泌尿系统结石或尿道出血等。生育期女性在月经期前后化验尿液,因尿液中可能混有血液而检测出红细胞,因此,不宜在经期前后检测尿液，以避免产生误诊。

（8）WBC

WBC 为白细胞含量指标，正常参考值：0～5/HP。

白细胞增多：表明泌尿系统出现炎症，可能患有急慢性肾炎、膀胱炎、肾结石、输尿管结石、膀胱结石、前列腺结石、肾结核、膀胱结核，甚至患有膀胱癌、前列腺癌。

（9）UBG

尿胆原指标，正常参考值：阴性（－）或弱阳性（±）。

阳性：可能为溶血性黄疸。

阴性一般为正常，但也有发生阻塞性黄疸的可能。

（10）KET

KET 为酮体指标，正常参考值：阴性（－）。

阳性：可能是糖尿病、营养不良、呕吐、腹泻或其他慢性疾病的讯号，也可能女性妊娠受孕的表示。

4. 排尿异常为健康报警

中老年人的尿路健康容易出现那些问题呢？

（1）尿急、尿频、尿痛

尿急、尿频、尿痛是中老年人尿路健康最容易出现的第一类报警信号。

所谓尿急，是指人一有尿意，就迫不及待，并且难以控制。所谓尿频，是指在一个时间段内，排尿次数较平时显著增多。小便正常的成人，一般白天排尿 3～6 次，夜间 1～2 次。如果不是饮水增多、天气寒冷或者精神紧张等原因，排尿次数异常增多，很可能就是尿频的表现。所谓尿痛，是指排尿过程中，在生殖器区域、会阴部和尿道内出现剧烈的疼痛或难忍的烧灼感。如果以上三种情况同时出现，十有八九，就是尿路发生了炎症。这几个症状，是很多泌尿系统疾病共有的特征。中老年人更应特别警惕。尤其是合并发生了血尿、多饮、尿线细等症状，必须尽快求医诊治。

（2）尿不净

尿不净是中老年人尿路健康出现问题的第二类报警信号。所谓尿不净，就是中医所说的"尿潴留"，通俗地讲，就是每次撒尿，都尿不干净，膀胱里还剩有余尿。与第一类报警信号相比，可能伴有尿频，或者伴有尿急，但无尿疼，其痛苦感相对较轻，神经系统灵敏性差的，甚至基本没有任何自觉症状。

女同事王娟，今年 56 岁。去年春节之前，王娟无意中触摸到肚脐下面有一硬块，既不痛，也不痒，由于忙年，就没太在意。春节一过，王娟感觉肿块似乎越长越大，身体也大不如前。女儿是学医的，感到不妙，就带她去市中心医院做检查。放射科的李主任是王娟的老乡，他亲自给王娟做了腹部 CT，发现腹腔内有一个很大的囊性肿块，推压其他脏器都变形移位。甚至找不着膀胱的影像。莫非肿块就是尿潴留形成的变形膀胱？为了验证这一假设，李主任让护士给王娟插上了导尿管。没想到，随着大量尿液的急速流出，王娟下腹的肿块竟越来越小，最后尿液不流了，肿块也完全没有了。原来，王娟下腹根本没有所谓的肿块，而是存有大量剩尿的膀胱。王娟这才恍然大悟，她不无感慨地说："我不一会就感到要尿，但每次都尿得不多，总有没尿完的感觉，原来都存在尿脬（尿脬，读 sūipāo，碎泡。膀胱的俗称）里。"随后，经全面检查后确诊，王娟罹患了隐匿性糖尿病。尿频只是表象，尿潴留才是实质，糖尿病是引发的病根。这是糖尿病若干并发症中的一种。糖尿病是一种富贵病，因尿中含有糖分，招来蚂蚁吸食而得此名。伴随着生活水平的提高，我国糖尿病的发病率已比十年前翻了一番。"三多一少"即多饮、多食、多尿、消瘦是糖尿病的典型症状。但也有很多人，在罹患糖尿病后，早期并无这类表象。这就意味着，许多人已经得了糖尿病，自己却并知道，待因出现其他症状而求医时才被发现。而糖尿病性排尿障碍就是其中之一。下面是本单位同事的另一个真实的病例，表现却不尽相同。

老孟曾干过一段厂办主任，退休后好打扑克牌，由于一坐就是好几个钟头，时常憋尿，结果不到一年，就有了尿频和排尿不畅，有时小腹胀得厉害，明明有不少尿，可就是尿得不多，有时还会尿失禁，不知不觉地尿湿了衣服、被褥。他听到别人说，可能是老年人常有的前列腺肥大，就到邻厂的一个大医院检查。医生给他做了肛门指诊和 B 超检查，都确认前列腺大小正常，前列腺疾病完全可以排除。从医院回来，孟主任又向本人咨询。本人给他做了背部膀胱经刮痧验病，发现胰腧、肾腧、膀胱腧痧癍紫黑，鉴于孟主任好酒并且海量，就劝他到本厂医院先验一下血糖和尿糖。化验单显示尿糖阳性，三个（＋），血糖也严重超标，比正常人高出一倍还多。本厂医院确诊为——糖尿病性排尿障碍。

由糖尿病引起的排尿障碍，又称——糖尿病性膀胱病。其表现为：小腹发胀、尿频、尿急、小便淋漓不尽、排尿与中断交替出现、尿线无力、排尿时间延长，症状酷似老年性尿失禁，更像前列腺增生的早期表现。这是因为糖尿病有众多并发症，除了可引起心脑血管病变，如高血压、冠心病、中风之外，还能损害人的肾脏和神经系统。人的排尿行为受膀胱逼尿肌和括约肌控制，而支配膀胱逼尿肌和括约肌活动的则是植物神经的交感神经和副交感神经。当人有尿意临厕时，括约肌松弛，逼尿肌收缩，排尿才能完成。平时，逼尿肌松弛，括约肌收缩，人才不至于遗尿。有人患上糖尿病后，引发了植物神经功能紊乱，导致膀胱逼尿肌或膀胱括约肌功能失调，排尿过程就无法正常地进行。进而就导致了尿潴留的发生。有时，患者所谓的撒尿并不是正常的神经反射控制，而是一种溢尿。因此，虽然排尿的次数多，但尿量少，天长日久，膀胱会越撑越大，很像腹腔肿瘤。另外，当此种情况出现时，还常并发便秘即大便不畅，因为控制大小便的是同一组神经。尚需注意的是，尽管糖尿病性膀胱病是糖尿病的一种并发症，但它与糖尿病的严重程度并不平行。有些隐匿性的糖尿病患者，在还没有出现糖尿病指征时，就先行出现了排尿障碍，所以，很容易误诊。

对于老年男性来说，前列腺增生和前列腺癌也是影响排尿的常见疾病。一般通过肛门指诊和 B 超，即会做出明确的诊断。如果一时难以定论，可进行试验性治疗来加以鉴别。因为按照糖尿病治疗，可使糖尿病性膀胱病的症状迅速缓解，而对前列腺疾病引起的排尿障碍，则毫无功效。

5. 尿路的卫生保健

（1）及时饮水

细心的人，都会在如厕时，观察一下自己的尿，有时候见到尿液发黄，或者出现白色的浑沖，就急忙跑到医院验尿，结果却没有发现什么问题。

说到尿路卫生保健，主要是养成良好的习惯。首先要及时的饮水、补水。饮水多，暂时储存在膀胱里的尿液，就不至于过于浓缩，由于析出晶体的可能性减少，这样得尿路结石的几率也就会大大降低。另外，饮水多，就会尿得多，对尿路的冲刷清洗也就多，这可以大大降低罹患尿道炎症的机会。这对于因为生理所决定，特别容易罹患尿路感染的女性来说，尤为重要。

有些健康人，由于在寒冷季节喝水少，有时尿液也会出现白色的混浊物，这是因为尿液中含有大量的盐类，并非得了什么病。这时，只要比平时多饮一些水，就能使尿液很快变清，从而避免盲目乱求医，招来不必要的所谓"治疗"。

（2）不要憋尿

有人在乘客拥塞的列车上长途旅行，由于无法排尿而将膀胱撑破的实例，媒体已有报道。这是不得已而为之的憋尿。

也有的人是自觉不自觉的憋尿。比如夏日林荫下常见的牌友、棋友们，他们一坐就是好几个小时，散场之后，个个又急急乎乎奔向厕所。诸如此类的事例，并不鲜见。

我们已经知道，尿液是人体产生的代谢废物，让其较长时间地存留在体内，必然会对我们的健康带来诸多的危害。

首先，尿液在体内的滞留和增加，会将膀胱不断地撑大，导致膀胱的壁厚减小变薄。当膀胱的存储能力达到极限时，必然会被憋爆，后果极为严重。并且，尿液潴留过多，超过膀胱的膨胀储量之后，还会经输尿管倒流，返回到肾脏，时间一长，很可能会演变为尿毒症。同时，憋尿使膀胱的括约肌紧张过度，日久也会变得松弛，引起尿失禁。据调查，尿失禁在老年人，特别是老年女性中，相当普遍。这憋尿的不良习惯，就是最大的元凶。

第二，尿液不能及时的排泄，对盆腔也是个十分有害的不良刺激。长此以往，日积月累，会使盆腔器官因受到挤压而功能紊乱。对于一些老年男性来说，伴随器官功能的不断衰退，经常憋尿，更会导致前列腺肥大，更容易引发各种排尿障碍。

第三，在尿液中，含有多种矿物质，无机盐类，还含有多种微量元素、尿酶及有机物质。这些成分与尿路结石的形成，有着极为密切的关系，尿液的某些成分本来就是形成结石的主要组分，例如钙、尿酸、草酸等。显然，憋尿对尿路结石的形成具有推波助澜的作用。

因此，在正常的境况下，千万不能憋尿。一旦有了尿意，一定要及时地排出体外。

二、汗液

汗液是人体在天热、运动或其他因素作用下，通过皮肤表面的毛孔排出体外的液体。汗液的主要成分为水，约占总量的 98% ~99%，其余的 1% ~2% 为少量尿素、乳酸、脂肪酸等物质。NaCl 含量约为 300 毫克/100 毫升。其密度（比重）介于 1.002 ~1.003 之间，pH 值介于 4.2 ~7.5 之间。

1. 汗液的形成

汗液是由皮肤表层下面的汗腺分泌出来的液体。由于大气温度升高，或者体内产热增加所引起的发汗，称为知觉发汗。这种出汗，发汗区域遍布全身皮肤，尤以前额、颈和躯干的前后、腰部、手背，以及前臂等部位最多；其次为颈和躯干的侧面，以及四肢的大部；再次为下肢大腿的内侧面，以及腋下；最少的是手掌和脚部。人若受到惊吓，精神过于紧张，也会引起发汗。发汗中枢受控于人体的中枢神经。即使没有发汗，正常人在一昼夜之内，也会通过皮表，蒸发掉大约 600 ~ 700 毫升的水分，此为无知觉发汗。

通常，人体出汗可以分为主动和被动两种。所谓被动出汗，是指由天气炎热、心情烦躁而引发的出汗，这种出汗方式有利有弊。相反，人体服食温热食物、饮料，或劳动、运动而出汗，属于主动出汗。主动出汗有利于散发热量，维持体温的恒定，对身心健康有益。

2. 出汗对养生的有益作用

（1）维持体温恒定

出汗的生理机制就彷如我们身体的"空调器"。我们的机体虽说是一台精良的机械，但是，如果不能出汗，那可就大事不妙。天气炎热、运动劳作，都会使血运加快，体温升高，此时，人会毛孔开放，自动出汗，将体内多余的热量带出，使体温得以下降。天凉了，人的汗腺和毛孔就会自动地收缩封闭，不再流汗，从而避免了热量的过多散失，保持了体温的稳定。

（2）帮助身体排毒

出汗还是我们身体自洁排毒机制中的一种方式。从生物学的角度讲，人体的排毒方式只有三种，第一是喘气，第二是小便，第三就是出汗，出汗也是一种简捷、有效的排毒方式。按照中医养生学的"应天之序""天人相应"之说，春生、夏长、秋收、冬藏，夏天就是人应该出汗的季节。因为夏季是万物生长的旺季，人体的新陈代谢也会特别旺盛。中医认为，"血汗同源"。在夏季，由代谢所产生的废物、毒物，即血液垃圾也会特别多，此时若能较多地出汗，有利于人体新陈代谢的正常进行，也有利于人体内环境的平衡与稳定。如果怕热、怕流汗，贪图舒适，老躲在空调房、空调车里，憋着不出汗，时间一长，毛孔的开阖功能就会发生障碍，皮肤也就不会呼吸了。当通过皮肤出汗来排毒的渠道出现问题后，人体的肝肾不得不单独承担排毒的重任，这无疑会加重它们的负担。

3. 出汗对保健的不利影响

（1）出汗会引发皮肤病变

汗液是人体内的代谢产物，可以分为无机成分和有机成分两个类别。属于无机成分的，主要为氯化钠、碳酸钙等盐类，有的呈酸性的，也有的呈碱性的。这些物质在体表的过多堆积，会直接腐蚀表皮，破坏体表的组织细胞，导致皮肤损伤和老化。汗液中有机成分布散在体表，会在氧和温度作用下，发酵氧化，这对有害微生物在体表的大量繁殖极为有利。由于存在于皮表的细菌、霉菌、寄生虫等，会分解汗液中的有机成分，生产出多种新的有毒物质，并释放出带有酸臭异味的气体，因而导致人的体表"汗味"严重，甚至引发多种皮肤疾患，比如汗斑、湿疹、丹毒、毛囊炎、疖子、痱子等。

（2）出汗过多会削弱人的免疫力

人的体表，除了汗腺，还有皮脂腺。皮脂腺开口于毛干的根部，能够分泌油性皮脂，也能排出少量的废物。一个成人，每天大约分泌皮脂 20～40 克，其成分主要是油酸、软脂酸、脂肪酸和胆固醇等。皮脂有滋润皮肤和养护毛发的作用，使皮肤柔润，毛发亮泽。皮脂还能在表皮形成一层保护膜，有保温、阻止水分蒸发、防止水溶性物质侵入和抑制某些病原微生物的功能。如果皮脂分泌过少，可导致皮肤干燥，头皮常有干燥的片状鳞屑。如果皮脂分泌过多，则会阻塞毛囊孔，引发痤疮和脂溢性皮炎、脂溢性脱发。雄激素和雌激素都有促进皮脂合成的作用，故痤疮易发生在激素分泌相对旺盛的年轻人身上。当人体的汗液和皮脂的分泌都正常时，二者就会在皮肤上混合，形成略呈酸性的皮脂保护膜。倘若出汗过多，皮脂保护膜就会被汗液冲刷而变薄，导致皮肤由正常的弱酸性变为碱性，这就削弱了对病原微生物的抵抗力，杀菌力也会显著降低。有人会因此而衍生皮肤病，有人会因此而使皮肤生皱起纹，变得粗糙无华。我们知道，"肺主皮毛""肺主一身之气"。某些皮肤的病变是人体正气不足的表征。有的人出汗引发过敏，有的人出汗导致感冒，就是这样酿成的。

（3）出汗过多会导致脱水。

烈日、高温下的汗如泉涌，连续劳作、剧烈运动后的挥汗如雨，服食清热退烧药后的大汗淋漓，固然能排掉一些代谢废物，减轻一点体重，但需清楚，这也会导致体内水分、电解质的过分流失。汗液中主要的电解质是钠和氯离子，还有少量的钾和钙。而钠离子和氯离子的悄然流失，就使人无法对体液、体温等生理变化做出适时地调节。

显而易见，虽然出汗是一种生理调节机制，但是，急骤的大量出汗，很容易导致脱水。轻者，使人口渴、无尿、疲乏、心慌胸闷、肌肉抽筋。重者，使人中暑虚脱、恍惚眩晕，甚至昏迷休克，直接危及生命。这时，虽然大量饮水可以补充水分，但却不能解决电解质流失的问题，反而会进一步稀释血液中的电解质浓度，导致或加剧低血钠症的发生。此时，最好的补救措施是能喝点运动型的饮料。因为在这类饮料中，不但含有急需补充的水分，更含有急需补充的钠、氯、钾、钙离子及糖分，可以迅速补充人体流失的电解质。

4. 汗情为健康报警

（1）古人论治多汗症

如果说，在酷暑炎夏，人体会自动出汗，是再寻常不过的了。然而，也有的人，不论炎夏，还是严冬，吃顿饭，做点事，或稍一紧张，便会挥汗如雨，身上经常汗津津的，衣服上尽是盐嘎啦。若是属于此种情况，很可能是某些疾病在作怪了。从中医学的角度看，"心主血"，而"汗为心之液"，所以有"汗血同源"之说。若出汗过多，会耗气伤津而损及心血，导致人体阴阳失衡、气血双亏，实在不可轻视。在该出汗的时候就应该出汗，这是人的生理功能正常的标志。但是，在不该出汗的情况下出汗，甚至是大量的出汗、局部地出汗，则属于超常规地出汗异常，中医称之为多汗症。古人将其归纳为五种：

①脱汗：汗出如珠、冷汗不止，中医学上称之为"绝汗"。这是正气亏散、体质极虚的表征。中医辨证为亡阳之兆，是病情危重的表现，需要高度重视。

②自汗：凡不是因劳作、运动、天气炎热等因素的作用而出现的全身性出汗，中医称为自汗。自汗者常伴有精神不振、腰膝酸软、疲乏无力、食欲较差、喜热恶寒、容易

感冒等症状。中医辨证为气虚，多属心阳虚衰、卫阳不固。

③盗汗：汗出在夜间的入睡状态，一醒即停，中医称之为盗汗，有将汗液悄悄偷走之意。盗汗者常伴有低热、两颧潮红、口干咽燥、心烦失眠、手心发热等症状。中医辨证为阴虚，多属阴虚内热。易发生于肺结核患者，以及处于更年期的女性。

④黄汗：汗液发黏，汗色变黄，汗渍易将内衣染上黄斑，中医称之为黄汗。黄汗者常伴有烦躁不安、面色潮红、口苦、小便黄且量少等症状。中医辨证为湿热内蕴。多因大汗后冷水冲浴，导致汗液疏泄失常，汗中尿素、尿酸含量增多所致。

⑤头汗：出汗以头面部为多，中医称之为头汗。多因肝胃有热，以及正气虚损所致。若同时并发胸闷气短、呼吸困难、四肢发冷之症，中医辨证多为阳虚。正在治疗中的重病患者，倘若突然出现额头大汗，则是病情转危的讯号。

中医认为，多汗症的发生，起因于阴阳失调、营卫失和、腠理不固，无法固涩毛孔，以致汗液外泄失常。因此，治疗以补气、固表、滋阴、升阳为主。多年来的医疗实践证明，中医典籍《临床医案医方》中记载的中药配方"止汗汤"，具有益气固表、养血补心、滋阴降火，以及清热化湿的作用，可以消除造成毛孔松弛的病根，免除患者的汗水淋漓之苦。

中药治疗，除了上述的"止汗汤"外，也会搭配其他单方，比如玉屏风散，就是治疗容易感冒、过度流汗的首选验方，其他的还有白虎汤、白虎人参汤、补中益气汤等。由于每个人的体质、病情各有不同，因而所采用的方子也会有所不同。这就需要求助专业的医师，实行辨证施治。

（2）今人论治多汗症

现代人对多汗症的研究更加透彻、更加深入。多汗症还被分为全身多汗和局部多汗两个类型。

全身多汗症通常是由发热性疾病、代谢性疾病以及精神紧张等因素引起的。譬如：

①低血糖：一旦发生，可使人面色苍白、冷汗骤出。

②高血糖：由于出现植物神经功能障碍，常常有全身出汗异常增多的现象，如果还伴有多食、多饮、多尿和体重减轻的症状，显然就是糖尿病了。

③甲亢：患者怕热、多汗，因基础代谢率增高，还会有食量大，吃喝多，消瘦，心慌，精神紧张等症状。

④嗜铬细胞瘤：最常出现的症状就是淋漓多汗，多见阵发性出汗，有时也可持续性出汗。发作时心慌、手抖、四肢发凉，常伴有明显的血压升高。

此外，高血压以及更年期综合征的患者，也常会出现全身多汗的情况。

属于局部多汗症的，出汗的部位也各有不同，常见的是如下的几种：

⑤鼻汗：每在精神紧张、心情激动、工作劳累、讲话过多时排汗。汗水从鼻梁和鼻翼的两侧向外渗出，缓缓而下，汗珠晶莹可见。多见于过敏性鼻炎患者，以及容易罹患感冒的免疫力低下者。

⑥额汗：出汗如蒸笼透出热气，部位仅局限于前额，故有"蒸笼头"的俗称。凡外感六淫、脾胃郁热及脏腑内伤者，均可引起额汗，也多见于身体阳气偏盛，或消化功能亢进者。

⑦半身汗：指身体半边出汗、多汗，而另一半无汗、微汗。多因气血不足内阻经络所致。常见于肾性高血压症、中风偏瘫、半身不遂、青年人高血压脑病的患者。

⑧心口汗：心窝部和两乳房之间的部位多汗，多因忧思过度或经受惊恐刺激而伤及心脾所致，常见于脑力劳动者。

⑨半边头汗：整个头部以鼻中分成两半，一半头出汗，另一半头滴汗不见。此系在大病之后，夫妻过早同房，引发阴阳双亏并寒阻经络所致。

⑩手足汗：凡脾胃湿热、内蒸不宣、血虚阳亏、中气不足，均可导致手足多汗。重者无论寒暑，手足均会多汗。

⑪手足心汗：多发生于紧张或激动时或在公开场合说话时，常在青少年时发病，多半是心情紧张、精神压抑引起。

⑫会阴汗：汗出局限于会阴和外生殖器部位，凡湿热下注、肾阳虚衰，均可导致会阴部有异味汗出。女青年如患有外阴瘙痒症、阴道炎等妇科病，亦可出现异味的会阴汗。

⑬腋臭汗：汗臭如狐骚气味，夏天出汗多时味更浓烈，这是因为分布于腋窝、腿腋等处的大汗腺分泌异常所致。多见于中、青年，女性多于男性，尤以青春期姑娘更多见。

当身体出现上述"汗情"时，既不必过于紧张，又不可掉以轻心，应及时就医，辨明"汗情"性质，征询专业医生的意见，以尽早消除疾病，恢复人体正常的排汗机能。

三、大便

大便又叫粪便，俗称为屎。消化道内未被消化吸收的食物残渣，通过大肠，从肛门排出体外，即为大便。

1. 大便的形成

食物经口腔、食管入胃，在胃和小肠内进行消化，主要是依靠胃液、胰液、胆汁和各种消化酶的作用。大肠内不产生酶，只有细菌起消化作用。大肠分为盲肠、结肠、直肠三段。结肠又分为升结肠、横结肠、降结肠、乙状结肠四段。结肠内有很多细菌。其中，大肠杆菌占70%，厌氧杆菌占20%，还有链球菌、变形杆菌、葡萄球菌、乳酸杆菌、芽胞和酵母等。另有极少原生动物和螺旋体。细菌的作用非常重要，其一是生产人体所需要的某些营养物质，如食物缺乏维生素时，可在肠道内合成维生素K、维生素B_1、B_2、B_6、B_{12}、叶酸等。细菌也能引起食糜发酵，产生吲哚、粪臭素、硫化氢等带有恶臭味的气体物质。经过小肠吸收养分后的食糜，通过回盲瓣，断续进入大肠。每天24小时，约有500~1,000毫升。食糜中所含的水分，陆续被结肠所吸收，尤其是右半结肠段。食糜随肠道蠕动逐渐向终端移动，并逐渐变干、变硬，进而积聚在乙状结肠和直肠内，形成粪便，等待排出。

正常粪便的形状是圆柱形，长10~20厘米，直径2~4厘米，重100~200克。正常粪便的颜色发黄而稍有棕色，人称"香蕉便"，由于食物不同或服用药物，亦可变为其他颜色。正常的粪便呈碱性，其碱性高低与在结肠内存留的时间长短成正比。稀薄的大便是酸性的，可刺激肛门周围的皮肤而引起疼痛。

结肠内约有 100 毫升左右的气体。其中，主要是 60% 的氮、10% 的二氧化碳、25% 的甲烷、5% 的硫化氢和少量的氧气。这些气体的来源，主要是随饮食和呼吸吞入的空气，约占 70%。另外是细菌对碳水化合物的分解发酵而产生的，豆类、白菜、葱头产气较多。细菌发酵产生的气体，有的能燃烧，氢元素含量高达 20.9%、甲烷 7.2%，接触火星、电灼时可引起爆炸。这一特性在疾病治疗中，应特别注意，以避免医疗事故的发生。肠内存有气体，可使结肠轻度膨胀，帮助肠道蠕动。气体越多，肠道越容易活动，腹内会发出微细的噼啪咕噜声，此谓"肠鸣"。气体过多时，可使肠壁过度扩张，牵拉神经，引起疼痛。此谓腹胀、腹痛。若肠道持续扩张膨胀，可使肠壁血管受压，妨碍水分的吸收，进一步加重胀气，由此形成恶性循环。肠气内压升高，向下由肛门排出，谓之放屁。倘若向下受阻，改由向上，由食管排出，谓之打嗝、呃逆。在结肠、直肠黏膜内，有一种杯状细胞，能分泌碱性黏液，既能保护肠壁黏膜，又能滑润粪便，可以起到帮助排便的作用。越是远段，黏液的分泌越多，直肠的分泌量就更多。肛腺也能分泌腺液，潴留于肛窦内，在排便时被挤出，以滑润粪便，利于大便的顺畅排出。

2. 大便的排泄

大便形成后，由于结肠蠕动，使各部结肠收缩，就将粪便逐渐推向结肠的远段，到乙状结肠潴留。人在进食后，或早晨起床后，由于产生胃、结肠反射或体位反射，而引起结肠大蠕动，乙状结肠内存有的粪便被推入直肠。如蓄积数量足够，达到 300 克左右时，粪便对肠壁产生的压力达到临界值，则触发排便反射，使人产生便意。

大便反射包括不随意的低级反射和随意的高级反射，是一个复杂的综合性动作。通常，直肠是空虚的。当大便充满时，便刺激直肠内壁的感受器，发出神经冲动，传入腰骶部脊髓内的低级排便中枢，同时上传至大脑皮层，产生排便意向。在如厕或环境许可时，大脑皮层即发出指令，使排便中枢兴奋，引发乙状结肠和直肠收缩，肛门括约肌舒张。与此同时，人的肺脏会有意识地先行深呼吸，关闭喉部声门，加大胸腔压力，促使隔肌下降、腹肌收缩，增加腹腔内压，把大便从松弛的肛门口排出体外。

人在产生便意后，如果环境、条件不允许，则由腹下神经和阴部神经传出冲动，肛管外括约肌随即收缩，以制止粪便的排出。肛管外括约肌的紧缩力，要比肛管内括约肌大出 30%~60%，因而能有效地制止大便由肛门口排出，这可拮抗大脑的神经反射。在经过一段时间后，直肠内的大便，又返回到乙状结肠或降结肠内。这种抑制便意的粪便逆向蠕动是一种保护性抑制。但若经常抑制便意，则可使直肠对大便的压力刺激逐渐失去其应有的敏感性，即排便感麻木失灵。同时，由于大便在大肠内停留时间过久，水分被过多的吸收而变得干硬，导致排便困难，因而成为引发便秘的重要原因之一。因此，经常憋便是不可取的。另一方面，排便既然可以随人的意志而延滞，我们可以借此养成定时排便的习惯。当人们晨起产生体位起立反射，或早饭后产生胃、结肠反射，引发结肠集团蠕动，产生排便反射时，我们应及时排便。这既符合生理要求，又对预防肛管直肠疾患具有重大的意义。

祖国传统医学对人的正常排便次数曾有这样的论述："胃为水谷之海，日受其新以易其陈，一日一便，乃常度也。"但从现实考察来看，正常人的日排便次数存在很大的差别，这与人们的生活方式、饮食习惯和个体差异都有关联。有人每天排便一次，有人每天排便两次，有人则是 2～3 天一次。据调查给出的数据是，六成以上的人为每天排便一次。应该说，只要没有排便困难的症状出现，这均应归属于正常。

3. 影响大便正常排泄的主要因素

大便的排泄要做到及时、通畅，首先决定于神经系统的排便发射。排除肠道的器质性病变这个因素，神经系统不能产生正常的排便发射，就是造成大便不能及时排泄的主要原因。影响排便反射正常产生的因素众多，主要的是以下几点：

（1）进入乙状结肠和直肠内的粪便量过少，不能对直肠壁产生足够的压力，致使直肠壁内的感受器不能产生神经冲动，因而亦无排便反射产生。这种情况，多见于摄食中缺乏膳食纤维而过于精细者，亦见于进食过少的节食减肥者和胃口不好者。

（2）直肠对粪便产生的肠腔内压刺激，丧失应有的敏感性，不能产生正常的神经冲动，因而就没有排便反射产生。这种情况，多见于长期不注意排便卫生的经常憋便者，亦见于经常灌肠或者喜好导泻药物者，极少数属于长期滥用泻药的成瘾者、依赖者。

（3）外伤或感染，造成神经系统受到伤害或发生病变，如多发性神经根炎、截瘫等，致使传导冲动的神经受损，不能产生正常的排便反射。

排便反射能够正常的产生，人就会产生便意。人在便意产生之后，随即会自动地如厕排便。但也有些因素，却会在此时影响大便的及时排泄。这类起干扰作用的因素，可以归纳为以下两点：

第一，大脑对便意的抑制。人在工作繁忙、精神紧张、过度劳累、烦躁抑郁，以及出行在外找不到厕所等特殊情况下，均可自觉不自觉地抑制便意。另外，直肠、肛门发生病变，如痔疮、肛裂之类，由于排便会引起剧烈疼痛，便意也会因此而受到大脑的抑制。

第二，排便无力。久病体虚、年老体弱的人，由于膈肌、腹肌、肠道平滑肌均会收缩乏力，导致缺乏推动粪便的足够力量，即使已经临厕，也会自觉不自觉地抑制便意。

上述种种因素，是导致大便难以正常排泄的常见原因。倘若时间一长，很容易酿成习惯性便秘。

4. 大便排泄对养生的重要意义

自古以来，先哲们都极为重视大便排泄对养生益寿的重要作用。东汉时期的儒家思想家王充在《论衡》中说："欲要长生，肠中常清；欲要不死，肠无渣滓"。道家文献中说："若要不死，肠中无屎；若要长生，小便常清"。中医文献中说："欲无病，肠无渣；欲长生，肠常清"。

现代医学也认为，人体的衰老，其中一个重要的原因，就是肠源性毒素进入了血液，破坏了人体组织器官的正常功能。诺贝尔医学奖的获得者、俄罗斯医学博士梅契尼可夫更是一针见血地指出："大肠积聚的食物腐败之后，形成的有害物质，引起自身中毒，于是就会发生疾病和衰老的现象"。

通过上述可知，人体通过及时大便来排泄肠道毒物的生理机制，对于我们的防病保健，对于我们的养生益寿，实在是意义重大。如果大便排泄不能及时，肠道毒素就会乘机侵入血液，周游我们的全身，危害我们的组织器官，使人过早地衰老，短命早亡。据实际的医学检测，一个健康人，即使每天都能正常排便一次，仍会有3千克左右的宿便，滞留在肠道内。因此，养生专家都主张，为了保证健康，实现长寿，最好能一天排便两次。

人的肠道，俗称肠子，是由小肠和大肠相连构成的。小肠较细、很长，其长度通常为身高的3倍，大约5～6米，主要发挥消化食物、吸收营养和水分的功能。大肠较粗、较短，长约1.5米，主要是吸收食物残渣中高达九成的水分，使粪便成形，变得黏稠，以利积存，便于排出。肠道由黏膜、肌肉、血管和神经等组织共同组成。其中构成肠道的肌肉是平滑肌，有收缩和松弛作用，可以调节肠道的运动。肠黏膜是肠壁的最内层，它的细胞种类繁多，结构复杂，尤其是小肠的肠黏膜，除了消化、吸收之外，还有分泌激素、增强免疫等功能。因此，为了我们的健康长寿，必须首先确保肠道的健康。我们要确保肠道的健康，保持大便排泄的及时与通畅，就显得特别重要。

5."肝肠循环"与大便排毒

现代的人体生理学，把大便排泄称为排遗，而排除在人的排毒机制之外，不能不说是一种缺陷，甚至是一种谬误。因为它忽略了包含在大便排泄过程中那些鲜为人知的排毒情节。为了明晰内中奥秘，我们不妨先来看一看粪便的成分。

食物残渣在肠道内，其中的一部分水分和电解质等被大肠黏膜吸收，余者经过细菌的发酵和腐败作用，即变成粪便。粪便中含有食物中不能被消化的膳食纤维、不能被吸收的养分和大量细菌，以及消化道脱落的上皮细胞、黏膜碎片，还有未被吸收的消化道分泌物，如黏液、胆红素、粘蛋白和消化液等。如果不吃水果、蔬菜和粗糙谷类食物，粪便的组分相对稳定，即水分占65%，固体成分占35%。在固体部分，以细菌为最多，可达总量的1/3～1/2，当粪便排出后，绝大部分的细菌已经死亡。另有2%～3%的含氮物质，10%～20%的无机盐，如钙、铁、镁盐。脂肪的含量约占10%～20%，其中一部分是未被吸收的分解脂肪，另一部分是由细菌和上皮细胞、黏膜残片而来的中性脂肪。此外，还有少量的胆固醇、嘌呤基和维生素。

我们知道，大便乃是消化道内未被消化吸收的食物残渣，然而，当我们对上述的大便成分细加分辨的时候，就会发现，大便中的某些组分，竟来自于人的肝脏。原来，大便排泄，不仅是消化道排遗的一条通道，而且也是肝脏排毒的一条通道。这又是怎么一回事呢？必须从认识肝脏谈起。

现在，一谈到疾病，人们都知道，心脑血管疾病、癌症、糖尿病是威胁人类健康的三大杀手。实际上，这只是疾病发展至末期的一个表现，一个最终的结果。而其最初的起因，则是人们对肝肾功能保护的淡漠和轻视。在我国民间，早就有"男怕伤肝、女怕伤肾"的说法。其实，肝肾同源，哪一个都不能受到伤害，否则，后患无穷！

回归正题，肝脏是如何排毒的呢？

肝脏是人体内脏里最大的器官，重量约为1250克。肝脏位于腹腔的右上方，在右侧横隔膜之下，是人体消化系统中最大的消化腺。有人称肝脏为人体的"化工厂"，这只表达了肝脏的一部分功能。肝脏的功能很多，包括：解毒、代谢、免疫、分泌胆汁，以及造血、储血和调节循环血量等。肾脏是人体最主要的排毒器官，肝脏则是人体最主要的解毒器官。人体血液中的各种毒素，由肝脏经过一系列的生化反应，先变成无毒或低毒物质，然后，一是借助血运，从肾脏排出体外，二是直接通过胆道，再经肠道排出体外。

谈到胆囊炎、胆息肉、胆结石、胆道蛔虫病，许多人都不陌生。但说到肝脏还能经胆道排毒，许多人可能闻所未闻。

胆汁是由肝脏产生的，一天 24 小时，肝细胞都在不断地分泌胆汁。平时，肝脏分泌的胆汁就暂时贮存在胆囊内，当人体吃了食物后，胆汁才直接从肝脏和胆囊内大量排出，经胆管进入十二指肠，以帮助食物的消化和吸收。胆汁的生成过程非常复杂，每天的生成量约为 500 ~ 1，000 毫升，并随着人们的活动、饮食的质和量以及饮水量的不同而变化。人在进餐时，肝脏产生的胆汁要比平时多得多。

肝细胞刚分泌出的肝胆汁呈金黄色，而胆囊内的胆汁因经过浓缩而变成深绿色。肝胆汁呈弱碱性，pH 值为 7.4。胆囊胆汁因碳酸氢盐被吸收而呈弱酸性，pH 值为 6.8。

胆汁味道极苦，组分非常复杂。其中绝大部分是水，在肝胆汁中，水分约占 97%。在水中，溶有多种物质，主要是能帮助脂肪消化和吸收的胆汁酸，还有卵磷脂、胆固醇、钠、钾、钙、磷酸盐和碳酸盐等，以及少量蛋白质如甘氨酸或牛磺酸等成分。此外，胆汁中还含有与消化无关的肝的排泄物胆红素。胆汁的颜色，主要由胆红素的含量多少来决定。

胆汁有两大作用，一是作为消化液，帮助脂肪在肠内的消化和吸收；二是作为肝脏排毒的渠道，将某些代谢产物从肝脏内排出。

胆汁不含消化酶，作为消化液，主要是胆汁酸的作用。胆汁酸是机体内胆固醇代谢的最终产物，也是脂类食物消化必不可少的物质。当接受进食的刺激后，胆囊开放，肝脏分泌的肝胆汁和储存在胆囊中的胆汁，同时流入小肠首段的十二指肠。胆汁酸随胆汁流入肠道后，能促使脂类乳化，以便于消化吸收。与此同时，胆汁酸受到小肠尾段的回肠及大肠近端结肠内细菌的作用，由初级胆汁酸转变为次级胆汁酸。在肠道内，大约有 95% 的胆汁酸被肠壁重新吸收入血。重吸收的胆汁酸与肠道吸收的养分一道，经门静脉返回肝脏，经肝细胞处理后，与新合成的胆汁酸结合，再经胆道，排入肠道，参与脂类消化。这一循环过程，被称为"肝肠循环"。胆汁酸在人体内的含量很少，仅为 3 ~ 5 克，即使全部倾入小肠，也难以达到消化脂类所需的临界浓度。然而，由于在每次进餐后，肝肠循环均能进行 2 ~ 4 个轮回，这样，有限的胆汁酸，就最大限度地发挥了作用，从而维持了脂类食物消化吸收的正常进行。

胆汁中的胆盐，为胆汁酸与甘氨酸或牛磺酸结合的钠盐或钾盐。胆盐、胆固醇和卵磷脂等均可降低脂肪的表面张力，能使脂肪变为极小的微粒，大大增加脂肪与胰脂肪酶的接触面积，不仅有利于脂肪的分解和吸收，还能促进脂溶性维生素 A、D、E、K 等营养物质，随同脂肪的分解产物，一起被肠道吸收。胆盐还能刺激肠道的蠕动功能，抑制肠道细菌的生长，胆盐和卵磷脂还有促进胆固醇溶解的作用，从而使胆汁保持良好的液体状态。

前面说过，胆汁中还含有与消化无关的胆红素。这就是我们把大便视为肝脏排毒渠道的理由之所在。对此，只要剖析一下胆汁中胆红素的来源就很清楚了。

在人体的循环血液中，有大量负责载运血氧的红细胞。红细胞的寿命，只有100～120天。人体内的胆红素，80%～85%来自血液中衰老死亡的红细胞。另约15%～20%，来自骨髓中无效红细胞的崩解，和组织细胞内一些含铁卟啉辅基的血色蛋白。衰老的红细胞被单核巨噬细胞吞噬破坏，血红蛋白转变成胆红素。这种胆红素没有酯化，被称为间接胆红素。间接胆红素进入血液后与白蛋白结合，随血浆到达肝脏，其中绝大多部分与葡萄糖醛酸结合形成胆红素－葡萄糖醛酸酯，这种胆红素即称为直接胆红素，占胆汁中胆红素的90%。直接胆红素随胆汁排入肠道，只有很小的一部分被肠道吸收，经门静脉重新回到肝脏，而其中的绝大部分，则随粪便一起，被排出体外。胆红素具有一定的毒性，如果在血液内、肝脏中含量过高，将会酿成黄疸类疾病。肝脏通过胆汁途径将其排出体外，就巧妙地起到了排毒的作用。

6. 大便异常为健康报警

现代医学认为，大便的颜色、形态或性质发生异常，常常是罹患某种消化道疾病的表现症状。

（1）大便带有鲜血

在大便后，有鲜血滴下或附着在大便表面，且不与大便相混，常见于内痔和肛裂。倘若没有或者不是痔疮和肛裂，又见血液附在大便表面，呈扁平的带子状，则应高度警惕直肠癌的危险，尤其是年龄较大的老年人。如果是结肠癌，大便表面亦可见到鲜血，但形状会呈现持续性的变细。

（2）大便暗红似果酱

大便颜色暗红，如同果酱，并有较多的黏液和较大的恶臭味，常为阿米巴疾病。阿米巴是一种寄生虫，它常在肠道中到处乱窜，还能窜进肝脏、肺脏等器官。

（3）大便红白带脓血

大便似鼻涕样，并带有脓血，这是感染急性细菌性痢疾的特征。患者常有腹痛、发热、里急后重等表现。这种带有脓血、黏液混合物的大便，也见于感染血吸虫和罹患慢性、溃疡性结肠炎的人。

（4）大便发红带糊状

大便鲜红或暗红，带糊状，并伴有腹泻、腹痛，多为急性坏死性小肠炎。这是一种很危险的疾病，常由大吃大喝及进食不洁食物引起，需要紧急抢救。

（5）大便发白带泡沫

大便颜色很淡，伴有白色油脂状物质飘浮其上，常为消化不良综合征的表现，多见于幼儿及胰腺功能低下的患者。

（6）大便灰白似陶土

大便灰白，似陶土一般，同时皮肤、巩膜又发黄（黄疸），则表示胆汁进入肠道的通道被阻塞，胆汁只好反其道而通过血液循环至皮肤。胆结石、胆管癌、胰头癌等多见此种大便。

（7）大便发黑似柏油

大便颜色漆黑，似沥青一般，常为上消化道出血，尤其是胃溃疡、十二指肠溃疡出血的警报。一般出血量达 60 毫升以上时，才呈现黑便。倘若一次进食大量猪血、猪肝，也可出现此情，需细加分辨排除。

（8）大便坚硬如羊屎

大便坚硬，如羊粪蛋一般，为肠道易激综合征的表现，患者常伴有阵发性腹痛，可在排便之后，暂时缓解。大便中含有黏液，但无脓血。

与西医不同，中医看病讲究辨证论治，对患者大便的次数、时间、数量、颜色、质地、气味和排便时的感觉等病情资料，都要详细问询、全面掌握，以求对病证做出准确诊断，然后对证施治。

（1）大便秘结

便秘是人体五脏六腑阴阳失衡的表现，通常分为热秘、气秘和虚秘三种，治疗需从全身调理入手。

热秘的表现为：大便干结，小便短赤，面红心烦，口干口臭，腹满胀痛。

气秘的表现为：排便困难，嗳气频作，肋腹痞闷胀痛。

虚秘的表现为：面白神疲，虽有便意而临厕努挣乏力，挣则气短，汗出，便干如羊屎弹，便后疲乏，头晕耳鸣。

（2）大便溏泄

大便溏泄，纳少腹胀者为脾阳虚。

黎明前腹痛泄泻，为"五更泻"，证见脾肾阳虚。

腹痛泄泻，泻后痛减，脘闷嗳腐，为积滞伤食。

情志抑郁，腹痛作泄，排便不爽，为肝郁乘脾。

（3）其他证候

大便里急后重，见于痢疾、脱肛，属湿滞大肠。

大便带血，颜色鲜红者为近血，其病在大肠或肛门痔疮。

大便带血，血色黑暗或呈柏油状为远血，多属食管、胃及十二指肠出血。

大便血色灰暗，并伴有贫血者，为小肠内有能吸血的寄生虫，如钩虫等。

7. 便秘的综合治理

大便排泄为人体排遗、排毒的重要渠道，关键是要及时、顺畅，为此必须消除便秘。

便秘俗称干结，是指大便干硬、难以排泄的现象。其特点是，每天排便的次数明显减少，得 2～3 天，或更长时间，才有一次，并且，粪质干硬，排泄困难。

正常情况下，人在进食后，经过胃肠道消化吸收，食物残渣变成粪便，由肛门排出体外，约需 24～48 小时。若从进食到排便的间隔时间过长，内含水分将会被肠道过分吸收，当水分含量低于 70% 以后，粪便将会秘结，变得又干又硬，以致排泄困难，这就是发生了便秘。腹胀肠鸣，肛门坠痛，头晕乏力，心烦意乱，往往是便秘的伴生症状。

从医学上看，便秘并不是一种独立的疾病，而是不良生活习性的一种外现，也是可能罹患某种疾病所呈现出来的病症。大便排泄本是人的正常生理功能。它主要依靠大肠的正常舒缩与蠕动、正常的吸收多余水分和肠道保持滑润通畅。

如果肠道因故过敏而发生痉挛，导致了排便困难，就叫痉挛性便秘。如果肠道发炎、水肿或长有肿瘤，导致肠道狭窄，就叫阻塞性便秘。如果腹壁与肠道肌肉收缩乏力，则难以将大便及时排出，这就是无力性便秘。我们平时说的便秘，主要指的就是这种由无力性功能障碍所引起的病症。如果这种功能性便秘时轻时重，迁延日久，就成为习惯性便秘。

便秘在程度上有轻有重，在时间上有长有短。由于引起便秘的原因很多，也很复杂，因此，一旦发生便秘，尤其是病情严重、持续时间较长的便秘，应及时到医院检查，确认引起便秘的原始病因，以免延误对原发疾病的诊治。

有些朋友，为图省事，常常自购导泻药物来解决便秘的痛苦，一来二往，久而久之，结果酿成了继发性便秘。

继发性便秘，亦称习惯性便秘，多见于长期依靠果导、番泻叶等导泻药物来通便的人。由于药物的长期作用，导致其肠道丧失了正常的蠕动能力，只能依赖泻药度日。人体是一个有机的整体，人体的器官都遵循"用则进、废则退"的原则。人体的自然排毒，依赖于脏腑功能的正常。长期使用泻药来排便，消化道的自然排便功能必然会逐渐退化。人都是喜欢偷懒的，结果是越歇越懒。其实，人体的器官也一样。我们万不可只图一时之便，而盲目地使用泻药。

老年人易于发生无力性便秘。这是由于老年人消化系统的运动功能逐渐退化。其表现为，大肠蠕动减少，肠道松弛，收缩无力，直肠对内容物膨胀的感觉减退，肛门括约肌的敏感度降低。如果老年人体弱多病，更会加重便秘的趋势。

成年女性易患习惯性便秘。这与女性的生理特点和成年后的社会生活有关。一是女性多为无力型体质，易患胃与结肠下垂，直肠黏膜对内容物膨胀的刺激，感觉迟钝，因而便意也就来得差迟。二是一般女性对生理压迫的承受能力比男性差，因而身体易于产生迁就性的生理反应和变化。例如：在妊娠期，由于受到胎儿压迫，大肠的运动会受到阻碍和限制；在生产后，由于腹腔猛然松弛，可使大肠的运动减弱乏力；在哺乳期，由于婴儿吃奶导致体内水分减少，夜间哺乳劳累少睡，易使大肠功能紊乱。三是女性如果忙于家务、工作或社交应酬，会自觉不自觉地抑制便意，失去排便的最佳时机。因此，成年女性易于罹患习惯性便秘。而对老年女性而言，则更具有普遍性。

习惯性便秘的酿成还与认识上的误区有关。许多人认为，便秘不过就是上火，吃点导泻败火药，痛痛快快泻一下就行了。但是随着时间的推移，人们才发现，泻药是越来越不灵，各种并发症也接踵而来了。

不可否认，便秘时常困扰现代人，尤其是中老年人。便秘给人带来腹部的不适，食欲减退，消化不良，甚至精神颓秃、情绪不安。便秘也是导致痔疮、肛裂及肠道肿瘤等疾病的诱因。患有心、脑血管疾病的患者，血压偏高，血管硬化，很容易因如厕奋力而诱发心梗或脑血管意外，甚而引发猝死。因此，便秘的危害不可忽视，应积极地进行调理或治疗。

健康人每天排便 1～2 次，而便秘患者可能超过 48 小时还不能如意排便。有人的便秘可能是暂时性的，原因排除后即可恢复正常。有的人的便秘则是习惯性的，常年大便秘结，排泄困难，苦不堪言。有些中老年人，由于身体机能逐渐减退，不好活动，以致肠道张力及蠕动减弱，排便反射迟钝，因而易发便秘。工作压力大，精神紧张，缺乏运动，不好喝水，膳食中缺乏纤维性食物等原因，是导致年轻人尤其是白领女性便秘增多的常见原因。此外，饮食不节，喜食辛热厚味，嗜好烟酒，而使胃肠积热上火；思虑过度，久坐少动，而致气机不畅，肠道气滞；病后气血不足、津液亏耗，而致肠道失运等，都可以引发便秘。

便秘的危害不可小觑。有的人认为，便秘只是小灾小病，不必太在意。这实在是一个误区。实际上，便秘不仅仅是让人因排便困难而痛苦，而是对人体的健康具有众多的、后果十分严重的危害。

由于便秘，粪块变得干硬粗糙，当强力通过肛门时，会将肛门过度撑大，造成肛裂。由于便秘，使直肠与肛门过度充血，久之易生痔核，引发痔疮。而肛裂、痔疮患者，由于畏惧排便痛苦，又会抑制便意，推迟如厕，对便秘起到了催生促进作用。两者互动，此起彼长，形成恶性循环。

由于便秘，使粪便长时间滞留在肠道内，腐败发酵，产生大量毒素，让人出现中毒反应。如心神不宁，烦躁乏力，腹胀肠鸣，食欲减退，皮肤瘙痒，口臭无味，面部发生色素沉着，或萌生皮疹、痘斑。长年便秘，有害毒素吸收过多，可降低人体免疫力，引发多种并发症。长期便秘还有导致结肠癌和直肠癌的危险。老年人若有习惯性便秘，也是晚年罹患老年痴呆症的诱因之一。伴有高血压的患者，由于排便费劲，心烦气躁，可使血压进一步升高，造成脑部缺血，头晕脑胀，此时极易摔倒，致伤致残。患有冠心病的患者，由于排便用力，可造成心肌缺血，轻者心慌气短，重者心梗猝死。患有肝硬化的患者，由于用力排便，肝火更旺，可致门静脉破裂，内脏大出血。因此，常闻有人在如厕时溘然辞世。人们只知道其人患病，却不知，便秘才是使人丧命的催命鬼。

要消除便秘，应从改变生活习惯入手，进行综合治理。

（1）保持平和的心态

便秘危害大，很烦人，必须积极治疗。但是树立从容、平和的心态也很重要，千万不可急躁。否则，越急越厉害。

（2）适当增加运动量

缺乏运动是致病的诱因之一。生命在于运动，肠利在于活动。应避免久坐久卧，多到户外进行活动锻炼，借以促进肠道的舒缩蠕动。小步慢跑、快步走、大步行、左右踢腿、上下楼梯、跳绳、打太极拳等都是一些很好的运动、保健项目。应坚持每天进行锻炼，至少45分钟。

（3）适当的多饮水

每天应饮水2，000～2，500毫升。特别是养成晨起空腹喝一杯温开水的习惯，以润湿肠道，软化粪块，缓解大便困难。

（4）养成良好的饮食习惯

饮食宜粗混、滑润，有所侧重，多食润肠、水分含量大、高纤维素、易生肠道气体、能滑肠利便的果蔬和食品，以增大食物的体积，刺激肠道蠕动，减少粪便在肠道内的停留时间，降低粪团的干硬度，迅速缓解症状。少食麻辣、辛热、甘腻、油炸、熏烤之品。限量饮酒。忌食如辣椒、姜、烈性酒之类的辛辣刺激性食物。

（6）养成定时排便的习惯

养成规律性定时排便的习惯是防止发生便秘，尤其是习惯性、顽固性便秘的最佳良方。即使没有便意，也应每天到点定时如厕，以利于良好习惯的逐渐养成。

晨起、餐后是肠道蠕动剧烈的时刻，易生便意。选择此时排便，最容易成功。上班族最佳的排便时刻是早上起床后。

（6）自我按摩

早晨起床前做一次穴位按摩，可增强肠蠕动，促进排便。

①指压中脘穴

右手中指附着于肚脐上方的中脘穴，用力进行点压，至有酸痛感，以 36～64 次为宜。

②揉按天枢穴

两手中指附着于肚脐两侧的天枢穴，用力进行点压，至有酸痛感，以 36～64 次为宜。

③揉摩肚脐

两手搓热，将右掌心按于脐部，左手掌按在右手掌背上，作顺时针揉动约 36～64 次，用力可稍轻。

④顺时针摩腹

按照升结肠→横结肠→降结肠→乙状结肠的位置与走向，进行腹部按摩，通过按摩刺激增加结肠蠕动，使粪便到达直肠部，刺激肠壁神经感受细胞产生神经冲动，传入大脑，催生便意。方法是：搓热双掌，将右掌心置于右侧下腹部，左手掌心放在右手掌上，从右下腹按摩上提至右侧肋部，再横向推至左侧肋部，后向下按摩到左侧下腹部。如此按顺时针方向，反复按摩 36～64 遍即可。此摩腹之法，在平日有闲暇时，在夜晚上床入睡之前，亦可进行，多多益善。

（7）注意自我保护

注意肛门卫生，常洗淋浴。如有肛周疾患，可进行热水坐浴。水中可加入灰锰氧 5 克，以杀菌消炎。如有原发疾病应积极就医除根。如因服食药物（如止痛药、安眠药、止咳药、止泻药等）引起便秘，应换药或停用。有高血压、冠心病者，如厕时应有人陪护，以防不测。

四、屁

屁是人体从肛门中排出的气体的俗称。屁有难闻的臭味，是一种令人厌恶的臭气。

1. 屁的由来

人会放屁，起因于肠道蠕动。因为人的肠子总是在不断地蠕动，只要肠蠕动存在，就会有消化道的气体从肛门口排出，人就会放屁。那么，这些消化道的气体是从哪里来的呢？这是因为我们在进食后的消化过程中，由于消化道正常菌群的作用，产生了较多的气体。这些气体，随同肠蠕动向下运行，由肛门排出。排出时，由于肛门括约肌的作用，有时还产生响声。所以，屁虽臭，但放屁是一种正常的生理行为，是肠道正常运行的一种表现。相反，如果一个人一天到晚不放一个屁，或放屁过多、过臭，则是一种生理上的异常。一年到头，都不曾放屁的人，极有可能是胃肠道出了毛病，这显然对健康不利。

2. 屁的性质与组分

屁的物理性质是：无色，有刺激性气味，密度比空气小，不易溶于水。屁的化学性质是：可燃。屁的主要成分为：氮、氢、氧、二氧化碳、甲烷，另有微量的氨、吲哚和粪臭素。

屁是由肠道内的大肠杆菌和其他肠道细菌一起制造的。这些寄生在肠道内的细菌，悠然自得地吃着肠道内发酵的食物，然后一起微观地放屁，即向人的肠道排放气体。加上随同饮食咽下的少量空气，以及肠道中的碱性分泌物，这就是屁的来源。大致算来，在人放出的屁中，大约含有59%的氮、21%的氢、9%的二氧化碳、7%的甲烷和4%的氧气。从这个组分来看，这些气体全部都是无味的。但是，在屁中还有极少的、不足1%的其他化学物质，比如氨、吲哚和粪臭素。正是这些化学物质散发出令人难以忍受的恶臭气味。有时，人的屁里面还会含有硫化氢，使屁带上类似臭鸡蛋般的臭味。据化学家的检测，在一份空气中，只要含有一亿分之一这样的气体，人的嗅觉就能闻出来。

3. 影响屁味屁量的因素

营养学家的研究证明，屁的气味和产量与食物种类和饮食习惯关系重大。

当食物中蛋白质含量较高如食用肉类时，屁中硫化氢、吲哚和粪臭素的含量升高，此时，屁的臭味比较浓烈。当食物中碳水化合物含量较高如食用薯类时，屁中二氧化碳的含量升高，由于二氧化碳的增加量明显大于硫化氢、吲哚和粪臭素，因而屁的产量明显增多，且气压增大，放屁时，气流的冲劲大，屁也就更响。然而，由于二氧化碳没有气味，所以，民间早有"响屁不臭，臭屁不响"的说法。

某些食物，因其内含有特殊的组分，能使屁的产量或气味发生显著的改变。比如：

红薯：含有气化酶，在胃酸的作用下，容易产生大量的二氧化碳气体，所以食后屁多声长。

白萝卜：性味辛寒，有顺气理肠之功，能促进胃液分泌，强化肠道蠕动，其所含的淀粉酶和木质素，能疏理肠气，所以生食后放屁多，且有特殊的臭味，人一闻即知，名唤"萝卜屁"。

洋葱、韭菜、大蒜：因含有刺激性组分，过量食用，会导致屁中有洋葱、韭菜、大蒜的味道。

大豆等豆类：含有大量寡糖和蛋白质，可以产生大量的气体和恶臭物质，故屁多且臭。

由此可知，屁的多少与人们的饮食品类有关。有些人爱吃洋葱、生姜、生蒜，有的人喜食薯类、甜食、豆类和面食，由于上述的这些食物，均含有可在肠道内生成氢、二氧化碳、硫化氢等气体的基质，所以，会使人废气大增，臭屁不断。

在屁中，约占七成的气体，是随着饮食，一起吸入的空气。饮水急、吃饭快，喜欢狼吞虎咽的人，就容易屁多。与此相反，吃东西细嚼慢咽的人，自然就屁少。

影响屁味屁量的因素，还与人消化系统的功能强弱密切相关。当人的胃肠不适、消化不良时，由于肠道细菌的发酵快，容易产生更多的气体，而使人排屁增加。

有个生理学家通过调查发现，一个人一天放的屁，数量累计，大约为14次；体积累积，大约在500毫升左右。

一般来说，健康人的消化道内，平时有100毫升左右的气体。而要形成能放出的屁，肠道气体的数量，成年男性是每天100～2800毫升，浮动范围相当大。人的膳食结构和饮食种类均有差异，在食用薯类和豆类后，会使肠道产气量增加2～10倍。欧美等西洋人，平时放屁的量次很少，这是因为他们的膳食精细，食物中的纤维素比较少，不过，由于其食肉较多，屁味特臭。

4. 放屁异常为健康报警

在祖国传统医学里，屁有一个很文雅的名称，叫作矢气。中医学将放屁归属于气的范畴。放屁异常，也是人体发出的健康警报，最常见的以下几种。

（1）放屁增多

正常放屁是人体的一种排毒机制。如果放屁的量次异常增多，在中医学里，就认为是浊气下行。肝胆不宣、心情忧郁、烦闷寡言的人，由于肝胆、脾胃功能失调，导致气机不顺，积聚于小肠，而成浊气以下行。

有时屁多，与偏食有关，如甜食、红薯、土豆等。多吃面食的人放屁也多。这类食物会使肠菌产气过多，导致放屁增多。此时应减少淀粉类食物，使饮食达到平衡。

另外，罹患"激躁性大肠症候群"，在临床上也会有腹痛、腹胀以及放屁增多等现象产生。

（2）放屁很臭

臭屁有两种情况。一是大便稀溏，屁放出来屎臭味很浓，如果大便排出，屁便中止，人们都说，"屁乃屎头"。二是屁的臭味特别浓烈，臭气熏天，臭不可闻。这是过多的蛋白质类食物，在肠道内长时间滞留的结果。滞留的蛋白质食物在消化道内被细菌分解后，产生了胺类。这种恶臭味就是胺类气体所独有的。

（3）没有屁放

如果长时间不放屁，问题就更加严重。新生儿不放屁，要检查是否为无肛症或肛门发育不全。大人没有屁放，说明浊气都被肠壁吸收，已经中毒入血。如果久不放屁，导致腹压升高，膨胀如鼓，就要考虑肛门、直肠、结肠是否已有病变，如便秘、溃疡、炎症、肿瘤、痔疮等。在必要时，需进行肛门插管，以排气减压。

如果无屁可放，并伴有腹痛、腹胀、便秘、肠鸣音亢进、肠鸣音消失、肠鸣音如水流涌动声等异常症状，则可能是发生了肠梗阻、肠套叠或肠扭转。这是因为屁被肠子堵住，没有出路。如果腹胀如鼓，无屁放出，并伴有剧烈的肠绞痛，此为要命的"急腹症"，必须紧急送医，作为急诊进行抢救。

此外，胃穿孔、阑尾炎穿孔形成的腹膜炎，腹部发硬，触之剧痛，也可无屁。有过腹部手术史的患者，由于肠蠕动会出现反射性的抑制，造成胃肠道内气体和液体积滞，也会出现无屁的情况。

（4）其他症见

若屁虽多，但不臭，可能有胃炎、消化性溃疡等胃部疾病，以及肝、胆、胰等消化器官疾病。

若屁奇臭难闻，可能有消化道出血、菌痢、阿米巴痢疾、溃疡性结肠炎、出血性小肠炎等病症。在恶性肿瘤的晚期，由于癌肿组织糜烂，蛋白质发生腐败，细菌的发酵作用增强，放屁也会奇臭无比。

5. 放屁的学问

有屁就放，放屁也是排毒。尽量减少肠道气体的产生，尽量减少消化道对这种有害气体的吸收，是放屁排毒的关键之所在。

首先，应改善膳食结构和饮食习惯。习惯于在饮食中摄入过多动物性蛋白质和脂肪的人，应该改换成以根菜类和薯类、豆类、海藻类等富含膳食纤维的食物，以改善肠道的内环境。当肠道内的乳酸杆菌等有益菌增加时，屁气易于排出。反之，当有害菌增加后，屁气则不易排出。抗生素易造成肠道内菌群失调，千万不可滥用。少食易于产气的食物，适当多食易于消除体内屁气的富含乳酸菌的食物，比如酸奶、奶酪、奶油、乳酸菌饮料，还有黑麦面包和酱油。

另外，在一日三餐中，尽量在早餐和午餐时摄取较多食物，而在晚餐，因胃肠的功能减弱，则要注意减量。

此外，压力也会使肠内有害菌和废气增加。应注意调节心态，改善心情，以尽量消除和减少压力带来的不良影响。

五、痰

1. 痰的概念理解

痰是人口的排泄物之一。人体气管、支气管和肺泡所产生的分泌物，经口排出体外，即为痰。

（1）痰的来源

在正常情况下，人体的呼吸道分泌物甚少，所以，基本无痰排出。当呼吸道黏膜受到烟呛、异味之类的刺激，导致分泌物增多时，痰也会随之增多，由于此痰多为清晰的水样液体，并无临床意义。但在病理情况下，如肺部肿瘤、肺与气管发炎时，痰量会大增，痰液由分泌物和炎性渗出物共同组成。口腔唾液和鼻咽分泌物亦可混入痰内，一并排出，但并非痰的组分。

（2）中医之痰

以上所述，是现代医学中关于痰的概念理解。但说到中医，两者对痰的认识理解存有一定的差异。中医学认为，痰是机体水液代谢障碍的病理产物，这种病理产物一经形成，就会成为一种致病因素而作用于人的机体，导致脏腑功能失调和引发多种病变。中医痰的概念有广义和狭义之分。狭义之痰，是针对视之可见、触之可及、闻之有声的实质性痰浊而言，如咳嗽之吐痰、喘息之痰鸣。这狭义之痰，易被观察及理解，且类似于西医之痰。广义之痰，是指诸饮的总称。它是由于机体气机瘀滞与阳气衰微，不能正常敷布津液及润泽肌肤、毛发，不能化生为营血，而反在体内作局部或全身停聚的病理性产物。所以，中医有"脾为生痰之源，肺为贮痰之器"之说。

2. 痰液的组分与生成

我们知道，人的气管、支气管内壁，都覆盖着一层由纤毛柱状上皮和杯状细胞组成的黏膜，在黏膜的下层，生有较多的黏液腺和浆液腺，腺体导管开口于黏膜表面。

在正常情况下，杯状细胞和腺体会分泌少量的黏液，覆盖在黏膜表面，以保持黏膜的湿润，并能黏附吸入气管、支气管内的尘埃颗粒、细菌、病毒，防止其进入肺组织深处，同时，纤毛柱状上皮的纤毛如麦浪一般，朝向口腔方向，不停地摆动，把它们驱赶到气管上端的喉头部位，经口腔咳出，此即为痰。

当气管、支气管和肺脏受到有害因素的刺激或致病菌感染而发生炎症时，呼吸道的黏膜充血、水肿，血管扩张，炎性渗出物增加，黏膜层的杯状细胞和黏膜下层的腺体增生肥大，黏液分泌大量增多，以利于清除异物。此时，由于黏液分泌过多，就加重了纤毛柱状上皮的负担，在细菌及其毒素的毒害作用下，一些组织细胞发生变性坏死，进入黏液之中，与炎性渗出物一道，都成为痰的组分。

对那些患有慢性鼻炎、鼻窦炎、过敏性鼻炎的人来讲，他们的痰属于鼻源性，多是鼻黏膜炎症反应下分泌出来的浓稠黏液。这些黏液，由纤毛从鼻腔运输到鼻咽处时，即粘附在鼻咽处，也成为痰的一个组分。

3. 痰的危害

痰是保护呼吸道的生理分泌物，所以，健康人也会有痰。但如果罹患呼吸系统疾病，受到致病微生物的感染，就会产生大量的有毒痰液。在痰中，不仅隐藏着成千上万的病菌、病毒，而且痰的性质也会发生变化，可以由黏痰变成黄脓痰。比如：患有支气管扩张症、肺化脓性炎症时，或者肺结核空洞形成时，黄脓痰的量就会增加，而且，在痰里含有大量的致病菌。非典型肺炎、肺结核、流行性感冒、霍乱、麻疹等疾病，都可以借助痰液来传播。如果我们随地吐痰，其他人都有可能被传染。因为痰中的致病微生物会蒸发、飞散到空气中，健康人一旦吸入这种含有病菌、病毒的空气，就很容易引祸上身。

痰是我们呼吸道排泄出来的有毒废物。小小一口痰，细菌千千万！为了保护环境，为了不伤害他人，我们务必记住，不能随地吐痰！但是，有痰必吐，绝不能强忍，咽到肚子里。因为痰液里面含有大量的病毒、细菌和毒素，如果咽下去之后，虽然有一部分致病微生物会被胃液杀死，但是，其中的漏网者会进入肠道，引发肠道疾病。如果痰中带有结核杆菌，则可能会引发肠结核。更危险的是，结核杆菌还能透入血液，流窜到肝、肾、脑膜、骨骼等部位，导致这些部位染上结核病。有痰憋住不吐，也会伤害自身。如果让痰在呼吸道内积聚，将导致呼气不畅、吸气困难，进而演变成肺气肿。有些重病号，常因有痰无力咳出而堵塞气道，导致其死亡的直接原因，并非原病，而是呼吸衰竭。有些病人的痰液，还具有抗原性，可引发过敏性哮喘。因此，有痰必吐，一吐为快！但不要乱吐。可用纸巾接住包好，再扔到垃圾桶里。

随地吐痰是一种恶习。中华文明，源远流长。早在东汉时期，名医华佗就在《中芷经》中指出，结核病是"传尸者，非一门相传而成也，或问病吊丧而得，或朝走暮游而译。"由此可见，那时的华佗，已经想到结核病是通过空气来传播的，只是没有明确道出："痰、飞沫、空气、人"这个翻给而已。痰是呼吸道疾病传播的元凶，这个道理已经众所周知。所以，随地吐痰应该受到谴责，我们都应该养成良好的卫生习惯。这既是为他人负责，也是为自己负责。

4. 痰多为健康报警

痰虽然是保护呼吸道健康的正常生理分泌物，但是，如果痰量异常增多，就可能预示着呼吸道发生病变。下面是引起痰多的几种常见疾病。

（1）慢性支气管炎

慢性支气管炎常被人们称为老慢支。遇寒着凉后易犯，患者又咳又喘，痰量增多。若经久不愈，可形成肺气肿及肺心病。如果合并细菌感染，痰黄黏，且有发热证候。

（2）支气管肺炎、大叶性肺炎

会有铁锈痰，并伴生发冷、发热证候。

（3）肺结核

形成肺空洞时，痰量增多，痰液化验能找到结核杆菌，痰液可伴有血丝。

（4）支气管扩张症

痰量很多，痰液可分成较稀、黏稠、特黏稠三层，也可伴有咳血。

（5）肺脓肿溃疡

痰量大增，而且发臭，伴有高烧出现。

（6）呼吸道绿脓杆菌感染

痰呈现绿色或黄绿色，比较黏稠，伴有发热。

（7）肺癌

咳痰或稀或稠，有时带有血丝，临晚期时，痰有臭味。

为了准确查明痰多的病因，应及时到医院详细检查，如痰液化验、胸透拍 x 光片。怀疑有肺癌时，应照断层片或胸部 CT 检查，化验痰液，查找癌细胞，最好能做气管镜检查，以便早确诊、早治疗。如果疑为病菌感染，应做痰液细菌培养，查明致病菌后，还需做药物灭菌的敏感性试验，以便选择富有针对性的灭菌抗生素。

六、涎

涎（读：xián、闲）即口水，是人的一种口腔排泄物。所谓流涎，就是口水从口中流出的现象。在我国民间，人们将口水的主动排泄称为"吐唾沫"，而将不由自主地排泄称为"淌邪涎"像"唾沫星子满天飞""垂涎三尺"，都是民间对涎的一些形象说法。实际上，祖国传统医学早就对流涎问题给予了高度关注。口角流涎，在《黄帝内经》中被称为"涎下"，在汉代医圣张仲景的《金匮要略》中被称为"口吐涎"，在隋代名医巢元方的《诸病源候论》中则称为"滞颐"，《诸病源候论》还明确指出："滞颐之病，是小儿多涎唾流出，渍于颐下，此由脾冷液多故也。"

1. 涎的成分与来源

涎为人的口水，也就是唾液、唾沫。在一般人看来，唾沫很寻常、不值钱，用不着吝惜，甚至有的人会像电影《泰坦尼克号》中的男女主角那样，玩耍吐唾沫比赛。其实，人的唾液非常珍贵，古代的医家、养生家都把它称为人的"金津玉液"。在《黄帝内经》中，就有"脾为涎，肾为唾"的说法，并且认为，多唾或久唾，会耗伤人的肾中精气。也有的古代医家，根据舌边有水即为"活"字，引申出"唾液为生命的泉源"的理念，认为顾护唾液就是顾惜生命，就可延年益寿，并且以此为据，创立了古老的"咽津"养生法。现存的一些明、清时期的中医养生文献，都有咽津能"令人躯体光泽"的记载。还有赞美咽津美容的诗词，至今在民间流传。其中一首诗这样写道："津液频生在舌端，寻常嗽咽入丹田。于中畅美无凝滞，百日功灵可驻颜"。

人的唾液，来自唾液腺的分泌。在我们的口腔内，有大大小小的多个唾液腺。小唾液腺分布在口腔各部的黏膜中，有唇、颊、舌、腭四种腺体。三个大唾液腺是主要的唾液分泌器官，分别为腮腺、舌下腺和颌下腺。唾液的分泌，受控于人的大脑皮层，而饮食、环境、年龄以及情绪或唾液腺病变等因素，也会施加一定的影响。"望梅止渴"的典故，即为例证。正常人的每日唾液分泌量约 1,000～1,500 毫升。正常的唾液，无色无味，pH 值为 6.6～7.1，近于中性，主要成分是水，占 98.5%～99%，其余是含钠、钾、钙、氯、硫等离子的盐类，以及淀粉酶、溶菌酶、粘蛋白等。

唾液的生理功能是湿润和清洁口腔，杀灭产生齿垢的细菌，溶解有害于牙齿的物质，软化食物以便于吞咽。唾液中的淀粉酶还能分解淀粉，帮助消化。一般体质强健的人，唾液分泌比较充盈旺盛。年老体弱者唾液分泌不足，常出现口干舌燥、皮肤干燥、体力日衰、耳鸣重听、面部失去光泽、大便秘结等情况，运用咽津养生法，可重拾青春，抗衰延老。

2. 流涎现象辨析

唾液具有重要的生理功能和养生保健作用。护惜生命，就要顾惜唾液。吐唾沫、流口水都是不可取的。

唾液从人的口角不自主地流出在医学上称为流涎。如果人的唾液分泌过多，或者唾液的正常吞咽受到了阻碍，都有可能产生流口水的现象。

(1) 小儿流涎

对于小儿来说，流涎是出牙前的正常生理现象。这起因于将要萌出的牙齿，会对牙龈的感觉神经带来一定的机械性刺激，加上婴儿的口腔浅，吞咽功能差，尚不会调节口腔内的唾液量，所以，唾液就会常积储于口腔内，而自然流出。随着年龄增大，孩子牙齿得以萌出，这种流涎即会自动中止。但是，如果二三岁以后，牙齿长齐了，孩子依然流口水，就改称为"淌邪涎"。称谓中带了个"邪"字，问题就由生理性变成了病理性。小儿流涎是由于口腔内患上了各种炎症，如卡他性口炎、细菌感染性口炎、霉菌感染性口炎，还有因感染疱疹病毒引起的口炎、咽炎，这都是导致小儿流涎的常见原因。与此同时，孩子常会伴有发热、流涕、咳嗽等上呼吸道症状。如果患上疱疹性咽炎，由于孩子疼痛得厉害，不仅会流涎，而且会拒食和哭闹。

另外，家长还应仔细查询，小儿有无牙齿、牙周、咽喉等处急性病变的发生。有的小儿周而复始地罹患口腔溃疡，疼痛难忍，直接影响到正常的饮食，出现流涎症。不光这些，更令人担忧的是，流涎还可能与神经系统的疾患有关。譬如，若属先天不足、发育不良的无脑儿、痴呆儿，常是面带傻相、口角流涎。这是因为，唾液腺由交感、吞咽神经所支配，主管上述神经的中枢神经受损就会造成不断流涎的症状。另外，面神经麻痹、唾液分泌功能亢进、脾胃功能失调、吞咽障碍、脑膜炎后遗症等均可引起病理性流涎。

（2）成人流涎

对于成人来说，在清醒状态下流涎，基本上都是病理性的，这可大致分为唾液分泌过多和唾液去路受阻两种情况。

造成唾液分泌过多的主要病因为：

①口腔炎、口腔溃疡、咽炎、舌炎、齿龈炎等口腔疾病；

②配装的假牙不合适，引起机械性刺激；

③汞、铅、碘、砷等毒物超标中毒；

④烟草中的尼古丁和氯氮平等药物，引起中毒或刺激；

⑤脑血管病、脑炎、脑瘫、癫痫、帕金森氏综合征、脑外伤后遗症、面神经麻痹、三叉神经痛、癔病、植物神经功能紊乱等神经系统疾病；

⑥突眼性甲状腺肿、糖尿病等内分泌系统疾病。

造成口腔唾液去路受阻的常见原因有：

①食管狭窄、发炎或肿瘤、瘢痕等引起通路障碍；

②口腔、咽喉等部位受伤、手术后，引发吞咽神经麻痹，导致口腔唾液难以顺利咽下；

③面神经、舌咽神经以及下颌运动功能障碍。

（3）睡眠流涎

人在入睡后，各种生理指标会普遍下降，如果睡眠中的姿势不当，面部一侧受压，迫使口唇张开，也可能导致口水流出，浸湿枕头。这虽不正常，但却属生理现象，不必过分担心。然而，除此之外，绝大部分的睡眠流涎，却是病理性的。比如，罹患口腔炎、口腔溃疡、口舌牙齿疼痛等疾病，可使唾液分泌增加，再加上睡眠时体位不当，导致过多的唾液不能顺利下咽，就容易造成外流。

牙齿畸形也是引起睡眠流涎的一个原因。尤其是前牙向前明显凸出的患者，睡觉时唇部很难完全覆盖前牙面，上下唇常自然分开，出现开唇露齿，这就容易流口水。进行牙齿矫正，是最好的解决之法。

除了口腔问题外，还有些全身性疾病也可能引起睡眠流涎。患有神经官能症，或其他植物神经功能紊乱的患者，入睡后可能出现副交感神经的异常兴奋，会促使大脑发出不正常的指令，引起唾液分泌量增加。

如果有睡觉时流涎的情况出现，应特别注意以下几点：

①晚饭后不要马上就寝。

②晚餐不要吃太过肥甘黏腻、不易消化的食物，更不要吃得太饱。

③饭后要漱口，就寝前要刷牙。

④就寝前不要剧烈活动，也不要过于用脑。

在正常的情况下，我们入睡以后，是不会流口水的。倘若常有此象，按照中医的说法，即显示身体肾虚、气虚，或者叫"阳虚"。所谓"阳"，即指人体的功能。阳虚之人，肌肉弹力不足，容易松弛，因此容易张口入睡，形成口水外流。如果此情常现，最好请中医把脉诊察。自己也应多加注意保健养生，及时调补。

3. 咽津养生法

唾液的养生保健功用，自古就受到人们的高度重视。医家、养生家为了强调它的重要性，将其取名为"金津""琼浆""玉液""甘露""玉醴""华池神水"等，皆为美称。

在药王李时珍的《本草纲目》中，曾有这样的记载：

人舌下有四窍，两窍通心气，两窍通肾液。心气流入舌下为"神水"，肾液流入舌下为"灵液"，可灌溉脏腑，润泽肢体。故修养家咽津纳气，谓之"清水灌灵根"。人能终日不唾，则精气常留，颜色不槁；若久唾，则损精气，成肺病，皮肤枯涸。故曰："远唾不如近唾，近唾不如不唾。"

这最后一句，深得近代的众多医家所推崇。如今，许多当代名医，包括西医在内，都主张护惜唾液，提倡咽津养生，推广普及咽津养生法。此法极为简单，即用舌尖微顶上腭，想象有津液涌出，待唾液泌出充满口腔后，用舌头多番搅拌，涮洗内外牙龈，然后，以意念引导，缓缓咽入肚中，此谓"下注丹田"。如果条件允许，一日可反复数次。

近年来，生物化学的研究发现，人的唾液与血液的成分类似，能杀灭有害微生物，有利于保持口腔卫生，而且，在唾液内，富含脯氨酸的钙结合唾液蛋白，可在牙齿上形成一层保护膜，对保护牙齿十分有益。在唾液中，还含有许多生物活性物质，如生长因子、血管活性丝氨酸蛋白酶及一些调节肽。有的科学家认为，唾液中含有的这些生物活性物质，与增强机体素质和延缓衰老有关。这就从现代科学的角度，证明了中医咽津养生理论的正确性。

七、鼻涕

鼻涕是人的鼻孔排泄物。人的鼻腔黏膜，时时都会分泌黏液，借以湿润吸入的空气，并粘附由吸气带入的粉尘和微生物，保护鼻黏膜。这种鼻腔黏液，就是鼻涕。

1. 鼻涕的组分、生成与功能

在人的鼻腔内壁表面，生有一层完整的黏膜。在鼻腔黏膜的上面，是很多具有分泌功能的杯状细胞。在鼻腔黏膜的下面，是不断进行分泌活动的黏液腺。水分是黏液腺的主要分泌物，可对鼻孔吸入的空气进行湿润。同时，黏液腺还经常分泌少量的黏液性物质。黏液均匀地分布在鼻腔黏膜的表面，以粘黏吸气中携带的粉尘和微生物。在黏液中，还含有溶菌酶。溶菌酶具有抑制和溶解细菌的能力，对呼吸道的健康具有保护作用。

位于鼻腔黏膜上面的杯状细胞，能制造和分泌出很多的黏蛋白，粘蛋白大量地吸收黏液腺分泌的水分，成为鼻涕的重要组分。还有一部分鼻涕，其实就是泪液。我们眼睛中的泪腺，也在不断地制造泪水，以湿润和保护眼睛。有些泪水通过连接眼睛和鼻腔的泪管，流到鼻腔里，也成为鼻涕的一种组分。

擤鼻涕是人人都有的经历。但鼻涕的转归去向是哪里？竟少人所未深究，说来耐人寻味。因水分蒸发，干燥结块，鼻涕变成了鼻屎，这是人人都知晓的。然而，这只是鼻涕中的一小部分。大部分的鼻涕哪里去了？——听了可别恶心！大部分的鼻涕都被我们咽到肚子里去了。

这是因为，在我们的鼻腔黏膜上，长有纤毛，这些纤毛会像麦浪般的从前向后摆动，鼻涕也就被逐渐推向深处，往后送到咽部。由于鼻腔不仅联通气管，而且和食道也是相通的。于是，在不知不觉之中，大部分的鼻涕都被我们吞咽到胃中。我们尚需知道，一个健康人的鼻子，每天要生成和处理的鼻涕高达 500～1,000 毫升！由杯状细胞制造的粘蛋白，在分泌到细胞外头后，由于大量地吸收水分，体积能剧烈地膨胀 600 倍！杯状细胞只需一天制造出 1 毫升的黏蛋白，就可以满足鼻腔保护的正常需要。

鼻涕的生理功能不可轻视。鼻涕是保护我们呼吸道健康的第一道屏障。鼻涕能防止鼻腔黏膜干燥，温煦、湿润吸入的空气，粘黏由吸气带入的尘埃、花粉、微生物，以免它们刺激我们的呼吸道，或者引发感染而生病。

我们在伤风感冒时，会流鼻涕，这是人体的又一种用以自洁的排毒渠道。许多人常常用打针吃药来解决鼻塞、流涕的不适症状，却不知，这也会破坏我们固有的这种天然的排毒机制，如果采用吸入蒸气的方法来克服问题，倒是一个既省钱又有效的好办法。

2. 流涕为健康报警

伤风感冒引起流鼻涕是众所周知的。但有的人感冒好了，依旧经常流鼻涕。这是为什么？感冒时流涕，称为急性鼻炎。此时，由于鼻腔黏膜充血，肿胀，腺体分泌增多，即有鼻涕经鼻孔流出。起初，鼻涕为清水样的，3～5 日后，渐渐变为发黄的脓涕。通常，感冒在 7～10 天后，可自行痊愈。如果急性鼻炎反复发作，鼻黏膜长期充血、肿胀，甚至变得肥厚，即转为慢性鼻炎，于是，就会经常流鼻涕了。

流鼻涕不仅见于急慢鼻炎，还可见于鼻息肉、鼻窦炎等鼻腔疾患。常见的流鼻涕的原因，可以归纳如下。

（1）感冒初起为清涕或者黏液性，后期可为脓涕。

（2）慢性鼻炎，流涕不断，多为黏液质，量可多可少。

（3）过敏性鼻炎，以流清水样涕为主，量较多，可以伴有哮喘，鼻痒感，打喷嚏。

（4）慢性鼻窦炎、副鼻窦炎，鼻涕多，流涕不断，多为黏液脓性，伴有鼻塞、头昏、记忆力下降等。单侧发病时，要考虑牙源性鼻窦炎。

（5）鼻息肉也可出现流清水涕，感染时可变为流脓涕。

（6）常流黄水样分泌物，可能鼻窦内萌发囊肿，可就医作 CT，或排摄鼻窦 X 光片，以诊断鉴别。

（7）萎缩性鼻炎，以鼻干痂为主，鼻涕稠厚，少且臭。

（8）涕中带血，可以参照鼻出血的常见原因。

（9）其他的还有脑脊液鼻漏，但比较少见。

3. 鼻涕过多的危害

鼻涕过多，危害多多，必须及时清除。擤鼻涕方法要正确，先按住一侧鼻孔，擤出对侧，然后同法再擤余侧。擤鼻涕要在鼻腔通畅的情况下进行，否则，副鼻窦内的鼻涕不易擤出，而鼻腔内的脓涕可以进入副鼻窦内，亦可可进入咽鼓管，造成中耳炎。

鼻涕不能及时清除而在鼻腔长时间停留，不断堆积，可带来如下不良后果。

（1）病菌、病毒、霉菌得以大量繁殖并侵入人体，引发感冒、鼻炎、气管炎、肺炎等呼吸道疾病。

（2）堵塞鼻窦口，病菌在鼻窦内大量繁殖，引发鼻窦炎、副鼻窦炎。

（3）长期的鼻腔炎症，可引发鼻腔组织的机械性病变，如鼻中隔偏曲、鼻甲肥大、鼻息肉等。病变又会加重鼻腔炎症，形成恶性循环。

4. 鼻涕过多的清除方法

可以采用洗鼻法。此法温和、彻底，不会伤害鼻腔组织。具体做法是：

在500毫升清洁温水内，溶入4.5克纯盐。将兑好的淡盐水灌入洗鼻壶中。头稍微偏向一边，将壶嘴对准高位的一个鼻孔，缓缓倒入，让水流从低位鼻孔流出。然后同法清洗另一个鼻孔。最后，稍稍用力，分别擤净两边鼻孔内的洗液，直到两边鼻道均清洗干净为止。

洗鼻法的作用广泛，可以治疗鼻炎、鼻源性咽炎、慢支等慢性呼吸道疾病，可以预防感冒、流感、肺炎、肺结核等传染性呼吸道疾病，以及尘肺等职业性呼吸道疾病。

【附】鼻屎

鼻屎也是人的鼻腔排泄物。民间俗称"鼻噶扎"。前面说过，鼻屎是由鼻腔分泌物，即一部分鼻涕干燥凝固形成的。因此，鼻屎乃鼻涕的衍生物，但鼻屎又不同于鼻涕，所以将其分离出来，单独作一叙述。

1. 鼻屎的生成

人的鼻腔有很多生理功能，其中之一就是分泌大量的黏液，以湿润吸入的干燥空气。这些黏液，由分布在鼻腔黏膜上的黏液腺分泌制造。正常人一天大约要分泌这样的黏液500～1,000毫升。感冒时，由于黏膜充血，所以黏液腺的分泌也相应增多。鼻屎是鼻腔黏液与吸气中的灰尘结合而成的。即使身体健康的人也会有鼻屎，只不过在呼吸道感染生病的时候，由于鼻腔分泌物增多，鼻屎也会随之显著增加。倘若恰逢雾霾天、沙尘暴而吸入大量不洁的空气，鼻涕会变成灰褐色，结块而成的鼻屎颜色也就会更深。而长时间和煤尘打交道的煤矿工人，其鼻孔生成的鼻屎，通常都是煤黑色。

2. 鼻屎的清理方法

鼻屎妨碍呼吸，所以，鼻屎生成后，人都会主动清除。为了确保安全和卫生，对目前人们清理鼻屎的各种方法，需要作一番探究。

用手指甲抠鼻孔，直接将鼻屎挖出，这是人人皆会的方法。此法最简捷，也最常见。但是，这种做法，既不雅观，更不卫生。用手指甲抠鼻孔，不仅容易损伤、折断鼻毛，而且还容易抠破娇嫩的鼻腔内壁，造成鼻出血。若由此继发鼻腔感染，甚而引发颅内感染，可危及生命。此种病例，已有文献报道。所以，此法应尽量不用。对于儿童、孕妇、老年人、伤病员等，应当禁用。

用纸卷成粗细适合的纸棍，伸入鼻腔抠挖鼻屎，是部分人的做法。此法与上法相比，自然优势明显，但也有一定弊端。若纸棍的软硬度、用力的大小不佳，也会损伤鼻黏膜，同时，清洁工作难以做到彻底。若用吸入蒸气的办法，先将鼻屎软化，或用洗鼻法泡软鼻屎，再用消毒的棉球棒抠挖，可获得理想的清理效果。

但需注意，洗鼻法所用之水，应为生理盐水，或者用纯净的无碘盐自配，浓度掌握在0.9%左右，以接近生理盐水的浓度。

3. 鼻屎、鼻涕过多的防治

鼻塞、流涕、鼻屎易生是很烦人的。据考证，这与伤风感冒关系密切。以下措施，既有利于问题的解决，且对感冒具有预防和治疗的功效。

（1）热水泡脚

在盆内放置艾叶20克，或野菊花20克，或两者合用各15克，再向盆内倒入开水浸泡，待水温降低至能够忍受时，将双脚放入，热水泡脚15~30分钟。泡脚的水面，以高过脚面为佳。泡后，可对双脚加以揉搓或按摩，效果更佳。

（2）按摩鼻沟

用两手食指的指肚，自上而下，按摩鼻子两侧的鼻沟36~64次。上迎香穴和迎香穴都在鼻沟内，按摩可防治感冒，亦可减轻或消除感冒后的鼻塞症状。有报道说，此法还能附带解决便秘问题。这可能与迎香穴为大肠经要穴有关。

（3）鼻孔插葱

"鼻孔插葱——装象"，是人人皆知的民间歇后语。若用此法应对伤风后的鼻塞，可收良效。方法是，在堵塞的鼻孔内插入一段新鲜的葱白，1~3小时后取出，通常一次可愈。倘若效果不显，可接着再来一次。葱条的直径、长度要适当。细了，药力差。短了，容易吸入鼻腔深部，不易取出。

（4）神阙隔姜灸

取厚度2~3毫米的鲜姜片，置于肚脐上，用艾柱连灸5~10壮。在姜片上用缝衣针插上几个孔，效果更好。

（5）呼吸热蒸汽

初发感冒时，在杯中放入菊花15克，倒入开水，脸面对着杯口，吸入飘出的热蒸汽，水温稍凉后，可将菊花水当饮料喝掉。

八、眼泪

眼泪是人眼的一种液体排泄物。人在伤心痛哭时，人在欣喜激动时，均会有眼泪从眼睛里流出。热泪盈眶，泪如泉涌，是人们描述眼泪的常用成语。

1. 眼泪的成分

眼泪是由人的泪腺分泌的一种弱酸性的含盐溶液，其味道略咸。眼泪无色透明，水分是眼泪的主要组分，约占总量的98.2%。余者为少量的无机盐、蛋白质，还含有溶菌酶、乳铁蛋白、免疫球蛋白、补体等免疫性物质。平时，我们的泪腺会分泌的少量的泪液，当我们眨眼即眼皮开阖时，就将泪液涂布于眼球与眼睑之间，使之滑润而易于眼球的转动。眼泪分泌过多时，一部分泪液即通过鼻泪管，进入鼻腔，成为鼻涕的组分。

2. 眼泪的来源

眼泪来源于泪腺的分泌。泪腺位于眼眶外上方的泪腺窝里，由细管状腺和导管共同组成。泪腺分为上、下两个部分。上部为眶部的上泪腺，形态较大，很像杏仁。下部为睑部的下泪腺，较小。泪腺有 10～12 条排泄管，泪液就由这些排泄管排出。在白天，若情况正常，泪腺大约分泌 0.5～0.6 毫升的泪液，以湿润眼球的结膜和角膜。而在入睡后，泪腺则停止泪液的分泌。

眼泪产生后，经过泪道进行排泄。泪道是由泪小点、泪小管、泪囊和鼻泪管共同组成的。泪小点在上、下眼睑缘内侧，两眼各有一个。眼泪进入泪小点，再通过长约 10 毫米的泪小管进入泪囊。泪囊专门贮存泪液，以避免泪液外流。泪囊的下方开口于直通鼻腔的鼻泪管。贮存于泪囊中的泪水，可通过鼻泪管进入鼻腔。我们在点眼药水时，需用手指按住鼻根，就是为了避免眼药水，漏入鼻泪管，进入鼻腔。

3. 眼泪的生理功能

眼泪的主要生理功能是润滑眼球表面，湿润结膜囊，改善角膜的光学性能。

泪液在结膜囊内均匀地分布，形成一层液体的薄膜，在人体生理学上，叫作泪膜。泪膜除了保持眼球的湿润外，还有一个很重要的作用，就是改善眼睛的屈光系统。角膜是眼球屈光系统中最主要的组分。当角膜上有泪膜时，泪液可使角膜变得光滑，视物也就更清楚。此外，泪膜还向角膜提供必需的营养物质。

泪腺是制造眼泪的"小工厂"，每天都在不停地制造着泪水。我们眨眼的时候，眼泪就均匀地抹布到眼球上，不仅对眼球起到湿润的作用，而且还能冲刷掉眼球表面上的尘埃异物，保持眼球的清洁。此外，泪液还有杀灭细菌的作用。概括说来，眼泪的作用主要有以下三个。

（1）滑润作用

泪液在眼角膜的表面，形成了一层厚度 6～7 微米的液体薄膜，它不但可使眼球表面保持柔滑、湿润，在眼睑与眼球的滑动接触之间起到滑润作用，使眼球的转动灵活自如，而且还使角膜表面更加细腻、更加光滑，光学特性得以改善，从而减少、减弱了散光现象。

（2）清洗作用

当风吹灰沙或空气中的飘浮异物侵入我们的眼睛时，大量的眼泪就会从泪腺中涌现出来，如同汽车风挡玻璃上的"雨刮器"一样，起到了清扫、刷洗的作用，以保护角膜和结膜不受损伤。

（3）杀菌作用

在泪液中，含有多种能够杀灭细菌的特殊物质——溶菌酶。溶菌酶能够溶解、破坏细菌的细胞壁，使细菌解体死亡。另外，泪液中所含的 β－溶素、补体、乳铁蛋白和免疫球蛋白等免疫物质，也都具有抗菌和抑菌的功能。

4. 流泪的两个类别

眼泪人人都有，但许多人并不清楚，流泪尚有两个不同的类别，分别为反射性流泪和情感性流泪。人在风沙迷眼、切削洋葱时的流泪，是由外界不良刺激引发的反射性流泪。人在极度悲伤、高兴时的流泪，则属情感性流泪。流泪的类别不同，眼泪的成分也有所不同。据测定，反射性流泪的含盐度高于情感性流泪的含盐度。情感性流泪的蛋白质含量高于反射性流泪的蛋白质含量。并且，在情感性流泪的泪液中，含有一种类似止痛剂的化学物质。

5. 流泪对养生保健的好处

流泪对养生保健的最大好处，在于流泪有助于排出人体内的某些毒素。现已查明，眼泪的分泌除了泪腺之外，还有其他腺体的参与。因此，眼泪的实际组分就异常复杂，内中不乏对人体健康有害的毒素。人体的神经传导离不开神经元。在上一个神经元与下一个神经元之间，神经冲动的传递需要一种叫作"中枢递质"的媒介来协助。如果这种中枢递质累积过多，就会引起过多的神经冲动。为此，体内要产生一种与其对应的分解酶。一旦中枢递质在体内累积过多，分解酶又不能全部将其分解，就要靠流泪时产生的泪液，把它们带出体外。过多的中枢递质对健康有害，其最直接的危害，就是让消化道溃疡和肠炎的发病率明显升高。

美国的生物学博士福雷通过研究得知，因情感激奋而流出的泪水中，蛋白质的含量要比因受洋葱刺激而流出的泪水中含量高，而且在眼泪中，还含有能改变人体情绪的蛋白质，即苯邻二酚，还含有胺作用的盐类，这些有害的化学物质，只能通过流泪，才能得以排出。

最先探明流泪是人体排毒机制的，是我们的先人。我国明代的药王李时珍，在其编撰的《本草纲目》中，对出自人体的众多排泄物、遗弃物的药性，一一进行了详述。比如，指甲、毛发、牙齿、结石、乳汁、月经、精液、大便、小便、汗液、血液、唾液、口气、胞衣等。对于眼泪，书中是这样说的："泪水肝液，五脏六腑的津液都向上通过肝液渗出。凡是悲哀或笑，则脏腑会飘摇，脉络与之有了感应，液道就会打开，津就会上溢，这样就会涕泣而出，从眼睛里涌出来。眼泪的性味：味咸，有毒。"

除了排毒，流泪的第二大好处是——缓解精神压力。

俄罗斯著名的心理医生纳杰日达·舒尔曼经多年的研究，得出了这样的结论，眼泪是缓解精神负担最有效的"良方"。我们在现实生活中看到的很多生命现象，可能就是基于这一原理的。比如，因精神紧张而诱发的心梗和中风，女性要远远低于男性。据统计，男性流泪的频率只有女性的1/5，因而男性罹患溃疡之类的与精神压力有关的疾病的几率，要大大高于女性。

美国圣保罗—雷姆塞医学中心精神病实验室的专家经过多年的研究发现，流泪可以迅速地缓解人的精神压抑感。通过对眼泪进行化学成分分析，他们发现，泪水中含有两种重要的化学物质，即脑啡肽复合物及催乳素，它们仅仅存在于情感性流泪中，而在受洋葱刺激流出的眼泪中，则丝毫测不出来。因此，他们认为，眼泪可以把体内积蓄的导致忧郁的化学物质清除掉，从而减轻心理压力。

我们在亲人遭遇意外或不幸亡故时，我们在被病痛苦苦折磨时，我们在遭受重大冤屈时，正如民间俗语所说，"一把鼻涕一把泪"，能够放声痛哭、泪如泉涌，就能把心中积聚的压力和悲情痛痛快快地释放出来，这对改善情绪、保护健康显然是大有裨益。

流泪痛哭时，人的呼吸系统、循环系统、神经系统都进入了不寻常的运动状态，这也会使人紧绷神经和激愤的情绪得以疏解和放松，从而使人变得轻松起来。而强忍痛苦，该流泪时不流泪，则是引起溃疡病、高血压和各种精神障碍性疾病的重要原因。

由此可见，不管你是悲伤挥泪，还是喜极而泣，流泪对我们的养生保健来说，的确是一件益事。风云莫测，人生无常。如果我们遭遇了不幸，如果摊上了非同寻常的难题，千万不要太为难自己！每个人的承受能力都是有限的，一旦到了难以承受的程度，就不妨抹开脸面，痛痛快快地大哭一场。

在医疗卫生行业的媒体广告中，常常会听到这样一句广告词："谁来拯救男人？""谁来拯救男人"，这个问题提得好！男人，难人，难做之人。现代医学已经查明，男人的平均寿命要比女性低上一大截。现在，有点档次的医院，都新设了单独的男科；有点规模的城市，都新建了专门的男科医院。拯救男人，已经成为当今医学领域利益竞争的新战场。那么，到底谁能真正地拯救男人呢？是融汇当代高新科技的手术和药物吗？否也！真正能拯救男人的，还是男人自己！

俗话说：喜怒哀乐，人之常情，谁都有过不去的火焰山。即便你意志坚强、性格刚烈，也不要拘泥于"痛哭流涕有损男子汉形象"的说法。所谓"男人有泪不轻弹"，与只有一次的宝贵生命相比，这种束缚男人、压抑男人的所谓做人规矩，实在是微不足道，一钱不值，没有一点可比性。敢于冲破陈规陋习，也来一个"潇洒哭一回"，对于当代那些"很男人"的男人来说，可能是最好的灵丹妙药！为什么会这样说呢？原因非常的简单——强忍眼泪，对健康不利。

心理学专家通过研究发现，人在悲伤时流出的眼泪，蛋白质的含量很高。这种蛋白质是由于精神压抑而产生的有害物质，如果让压抑物质长期积聚于体内，就对人体健康非常不利。专家认为，女子的寿命普遍高于男子的原因，除了职业、生理、激素、心理等方面的优势之外，娇女多泪，才女善哭，也是一个极为重要的因素。通常，人在哭泣以后，情绪强度会快速地降低一半。反之，若不能利用流泪来减轻情绪压力，必然会影响到身体的健康。因此，专家认为，强忍着眼泪，无异于作茧自缚，相当于慢性"自杀"。

当然，哭亦有道。大庭广众，失声痛哭，的确不雅。花前月下，潸然泪下，未尝不可。来点令人伤感的音乐、视频，陪着影视中的主人公一起流泪，也是都市人的一种优雅的选择。不过，切记一次不宜超过 15 分钟。只要压抑的情绪得以发泄，就不要再哭，更不能哭起来没完没了。否则，不仅对健康无利，反而会有害。因为人的胃肠功能对情感变化极为敏感，忧愁悲伤会伤胃，哭泣的时间过长也会伤胃，这不仅会立刻影响到食欲，甚至会引发各种胃肠道疾病。

九、眼屎

眼屎俗称眼蛆，这是来自眼睛的一种固态排泄物。

1. 眼屎的生成与功用

早上，当我们对着镜子梳妆、洗漱时，就会看到，在双眼的内眼角上，总是有或多或少的眼屎附着。昨晚睡前，我们已经洗净了脸，入睡后眼睛闭合，不可能有脏东西进去，那么，这眼屎又是哪里来的呢？

原来，在我们的眼皮里，长着一块像软骨一样的组织，学名叫作"睑板"。在睑板里，排列着许多睑板腺。睑板腺的腺口都在靠近眼睫毛的睑缘上，排成整整齐齐的一行，上眼睑30~40个，下眼睑20~30个。睑板腺会分泌一种油脂，可以滋润睑缘。在白日，这些油脂会随眨动的眼皮布散在眼皮的边缘，对内，可防止起润滑作用的泪液流出眼外，侵蚀皮肤；对外，又能防止汗液流入眼内。显然，这种油脂对眼睛有很好的保护作用。到了夜晚，我们入睡以后，虽然眼睛连续闭合，但睑板腺的油脂分泌依然如同白日一般，一刻也不停止。于是，一天内累积的油脂，连同白天进入眼睛里的尘埃，加上泪水蒸发后残留的杂质，都混合为一体，跑到了我们的眼角边上，这就生成了我们看到的眼屎。

2. 眼屎过多是眼病信号

我们都知晓，眼睛好的人，眼屎极少，甚至见不着，即使每天有少量看得到的眼屎，也属正常，用不着大惊小怪。但是，如果眼屎突然异常增多，睡醒后，眼屎长满了眼角，甚至将上下眼皮和眼睫毛都粘在了一起，使眼睛难以睁开，这可就不正常了。还有的人，大白天也能见到眼屎生了出来。这些情况，都是罹患了眼病的信号，应该及时到医院诊治。

原来，当我们的眼睛受到病毒或病菌感染以后，会引发眼睛的炎症反应。炎症反应的刺激，促进了睑板腺的油脂分泌，使眼睑上和眼角里的油脂比平时大大增多。与此同时，炎症反应启动了身体的免疫机制，眼内的血管扩张，血液中的白细胞大量聚集，以杀灭外来之敌，那些被杀死的病菌残骸，还有在御敌中"奋不顾身、舍生取义"的白细胞遗骸，都混到了眼屎之中。于是，眼屎不但显著增多，而且有的还呈现带有脓性分泌物的黄白色。所以，眼屎太多是眼睛发炎的报警信号。当我们罹患沙眼、结膜炎或其他原因导致的眼睑结膜发炎时，眼屎都会异常增多。它提醒我们，应该及时地就医治疗，以免病情恶化。

3. 清理眼屎的方法

眼屎的清理方法，值得研究，需特别注意以下几点。

（1）不能用手或不洁的手巾直接擦拭眼睛。可用消毒纱布或棉签蘸上微湿的温开水或无菌生理盐水，对眼屎及眼周进行清洗。对于幼儿，必须由大人代劳。

（2）罹患眼病后，要严格遵照医嘱，按时用滴眼液点眼，每2~3小时一次，每个眼滴入1~2滴即可。目前，最常用的抗生素类滴眼液有氯霉素、卡那霉素和新霉素眼药水等。一般治疗1周左右即可痊愈。病愈即止，否则有害。

（3）罹患眼病后，或传染性红眼病流行期间，不能与他人混合使用浴盆、毛巾等物品，即使在家庭成员之间，也应如此，以防引起交叉感染。

十、耳屎

耳屎俗称"耳髓"，是人体外耳道的一种固态排泄物。耳屎的学名叫作"耵聍"（读音：dīng níng，叮咛），通常为蜡样的淡黄色碎屑，也有油性的，或者比较干硬的、大块的。耳屎的主要生理功能是保护耳朵眼里的鼓膜，防止灰尘、沙粒、小虫子之类的异物进入外耳道，对鼓膜造成损害。

1. 耳屎的形成

在我们外耳道的外端，有1/3的软骨段。这里的皮肤和别处的不同，就是生有一种能分泌耵聍的耵聍腺，其结构类似皮肤的汗腺。在外耳道里，也生有一种专门分泌油脂的皮脂腺。平时，耵聍腺不断地将分泌物通过开口向外排出。起初，刚排出来的分泌物，有点儿象融化的蜡，它们和皮脂腺所分泌出的油脂混合在一起，附着在外耳道皮肤的表面。这就是原始的耳屎——耵聍。耵聍将耳道内的尘埃和皮肤脱落的碎屑黏合在一起，干燥之后，就成为淡黄色的疏松块状物，也有的呈现薄片状。正常情况下耵聍可借咀嚼、张口等下颌运动以薄片形式自行排出。

人和人的情况大不一样。有的人，耵聍腺和皮脂腺的分泌特别旺盛，排出很多棕黄色的油性黏稠物质，在尚未干燥前，就已堵满外耳道，有的甚至流到耳朵眼之外，凝聚成团。这些耳屎发软，医学上叫作"油性耵聍"，俗称"油耳朵"。还有一类人，不仅耵聍腺的分泌格外的旺盛，而且外耳道的耳屎粘着得厉害，自己排不出来，逐渐风干后聚集成深褐色硬块，有的坚硬如石，把外耳道紧紧堵死。这就是俗称的"铁耳屎"，医学上叫作"耵聍栓塞"。

如果我们的耳道不慎进水，引起耵聍膨胀，堵塞耳道，或者出现耵聍柱塞，都必须请专科医生处置，千万不要乱抠乱掏，以免引起耳道发炎。

2. 耳屎的功用

（1）人的外耳道皮肤上生有能阻挡尘埃颗粒的细毛，耳屎中含有的油脂可以对细毛进行滋润。

（2）耳屎和细毛共同防止小虫等微生物对耳朵的侵害。进入耳道的小虫，遇到细毛被挡住去路，耳屎"味苦"，小虫尝到耳屎的苦味，也会自动返回。

（3）耳屎中富含油脂，能使耳道保持一定的温度和湿度，可保护耳道深处的鼓膜，使其不致干涸，从而经常保持最佳的振动状态。

（4）耳屎和细毛均占有一定空间，它们能使外耳道空腔稍稍变窄，对外界传入的声波起到缓冲和滤波的作用，从而保护鼓膜，不致被强声所震伤。

（5）耳屎中富含脂肪酸，这可在外耳道的皮肤表面形成一层酸性保护膜，使外耳道经常处于酸性环境中，具有轻度的杀菌作用。

3. 耳屎干湿的类型研究

人类的耳屎，可以分为"干的"和"湿的"两种类型。我们中国人，包括朝、日、韩在内的东亚人，绝大部分人的耳屎都是干的。非洲人、欧洲人，包括美国、加拿大的北美人，其中有96%的人，耳屎都属于湿的。南亚人则是一样一半。而美洲的土著人，则和我们东亚人的一样。人口学家估计，他们是从东亚出发，跨越了白令海峡，移民到美洲的。

日本的《自然遗传学杂志》，近来发表了日本人深入研究耳屎的成果，原来，他们已经发现了决定耳屎干湿的基因，这有点意义深远。他们在研究中还发现，耳屎属于湿型的人，更容易出汗，身体也往往发出不讨人喜欢的味道，特别是在腋下部位。这也是导致欧洲人香水业特别发达的主要动因，原来是由决定耳屎干湿的基因促成的。

4．对待耳屎的正确方法

耳屎对我们的身体健康有很重要的作用，所以，千万不能随随便便就抠挖耳屎。下面是正确处理耳屎的方法。

（1）通常，耳屎积攒到一定程度，会自动掉出来，一般不需要特意地去抠挖清除。

（2）人们常用的挖耳工具，一般都未消毒，达不到卫生标准。随意抠挖耳屎，不仅会破坏耳屎对耳朵的保护作用，而且还很容易损伤外耳道，感染细菌，发炎化脓。更危险的是，稍不留意，戳破了耳道深部的鼓膜，轻者，会引发中耳炎，导致听力减退；重者，可能会永远失聪，变成聋子！

（3）如果耳道塞满了耳屎，影响听觉，确实需要清理，可用75%的酒精擦拭过的专用工具，请家人在外耳道入口处，细心地清理。如果发现耳屎较硬、较大，切勿鲁莽，一定要寻求专业医生的帮助。

第七节　性事与养生

【引言】

我国是一个具有五千年历史的文明大国。封建社会经历了漫长的阶段。我国从奴隶制社会转入封建社会后，自给自足的小农经济，以不可位移的土地作为最基本的生产资料，牢固的家庭关系成为各种社会关系的基础。由于两性关系的变化会引起社会关系的动荡与变化，使低下、有限的社会生产力遭受人为的破坏，因此，必须对家庭内部的两性关系进行约束和控制。于是，人们就自觉不自觉地产生了对两性关系的严格管束，此谓性禁锢。性禁锢所产生的直接结果就是两性之间实行一夫一妻制。由于男性在社会生产中占据主导地位，女性在社会关系中则从属于男性，甚至成为男性家族繁衍的生育工具，维护夫妻关系的稳定性就成为两性关系的基本准则。在社会的价值取向上，主张"万恶淫为首"，淫人妻女者要堕入"万劫不复的深渊"，推崇男性洁身自好、守身如玉，柳下拓的"坐怀不乱"，魏征的"糟糠之妻不下堂"，成为脍炙人口的千年美谈，成为男子效法学习的榜样。而对于女性，则推崇更为苛刻的贞操观念、节烈观念，要求女子"从一而终"，主张"饿死事小，失节事大""男女授受不亲""男女有别"，要求"男女不杂坐""男女不同席""男女不共食"等。在人们的思想观念上，男女之间的性行为成为一件淫秽龌龊、低级下流的事情，人们都忌讳莫深，不能公开谈论。站在历史的角度看，封建制度下的性禁锢和一夫一妻制，都排除了婚外性行为，禁止乱伦也成为其中一项非常重要的内容，应该说，这对于维护家庭关系的秩序性和稳定性，避免因近亲繁殖所造成的遗传基因的退化，确实具有一定的积极意义。

当社会进入现代的精神化、信息化和开放化的文明阶段，社会分工高度细化，女性走向社会，经济上取得独立地位，社会关系不再依赖于家庭和两性关系的稳定，两性关系的变化不再承受巨大的压力和阻力，不再受到严格的约束，人们对于性的认识，也越来越真实、全面和开放，并且能够越来越自由地建立和发展两性关系，于是，人们一向固有的传统观念受到了颠覆，悄然地发生了根本性的改变。改革开放的大潮，在引进资金、技术和人才的过程中，也让西方欧美的"性解放"乘机而入，其所产生的直接后果，就是对性禁锢的否定，因而使两性之间的结合变得日益松散起来。在性解放浪潮的冲击下，女性的衣着扮相越来越追求性感与时尚，躯体敏感部位的暴露越来越显眼、越来越宽松，两性之间的交往越来越频繁、越来越公开，在离婚率、再婚率大幅上升的同时，婚外性关系的隐蔽性越来越淡化，甚至成为某些强势人物公开炫耀的资本，人们可以在公开场合，无所顾忌地谈论性知识、性文化、性经验、性现象等。网络、影视、媒体的刻意渲染，各地此起彼伏的选美造势，女性形体影像的商业化，无疑对其起到了推波助澜的作用。

性解放的正向价值主要体现在：男女之间的婚姻结合更加趋向优化，丈夫不可能再把妻子当作私有财产和生育、泄欲的工具，妇女的性需求也得到充分的尊重和满足，家庭婚姻关系打破了以往的"终身制"，夫妻双方都有了危机感，都必须不断地学习进取，不断地自我完善，否则，就有被对方扫地出门的危险。

性解放所带来的负面效应也是巨大的、不能小觑的。从社会学层面来看，性解放破坏了家庭婚姻关系的稳定性，淡化了亲情与血缘，危害了子女后代的身心健康，导致青少年违法犯罪率飙升，从而降低了国民的整体素质，大大增加了社会的负担。与此同时，性犯罪率和社会的整体犯罪率有了显著地增长。从国民卫生保健的角度来看，性解放加速了艾滋病的传播，造成了性病的蔓延，泌尿道和生殖系统的疾病也呈现急剧上涨的态势。就目前的社会情势，应该如何来看待性解放，这是现代伦理道德的进步，还是传统伦理道德的沦丧，可谓仁者见仁、智者见智，而大部分人则采取了冷眼旁观的态度，持"捞不着就诅咒"的酸葡萄心理，或"闻着臭吃着香"的臭豆腐心态的，似乎也大有人在。客观地讲，对此现象的评判，应该是当政者和社会学家的分内之事。而我们的着眼点，就只能立足于国民的卫生保健。从这一现象已经产生的社会效应来看，所谓性解放，实际上就是性放纵，也可称为乱性或性滥！

圣人有云：饮食男女，人之大欲。对于成男熟女来说，性事、性关系，是个人人无法背离的大问题。既然问题已经社会化、公开化，我们就再也没有讳言回避的必要，不如打开天窗说亮话，顺理成章地对其来一番淋漓尽致的探讨。

一、性事养生的概念

俗话说："男大当婚，女大当嫁。"成家、立业乃是人生旅途中的两件最重要的大事，而成家则是人类实现生命延续的必由之路，所以就更具有无可替代的价值和意义。养儿防老，积谷防饥。男女成家以后，生儿育女就成为最为迫切的家庭大事。为了家族兴旺，为了世代延续，为了老而有靠，夫妻需同房办事，进行性生活，以求早得子嗣。这性生活就是我们所说的性事。性事乃人的本能，也是人的生命活动和社会生活的重要内容。人生是一条长河。在河的上游，我们是跟着父母过。在河的中游，我们是老婆（丈夫）孩子一起过。到了下游，孩子出飞了，只剩下老夫老妻相依为命。这样一看，在人生的长河中，还是夫妻在一起的时间长。有夫有妻即有性，性事伴随了我们人生的大部分历程。因此，自古以来，人们就高度看重性生活，把性生活与物质生活、精神生活相提并论，一起并列为人类社会生活的三大条目。我们在此讨论性事与养生，就是依据人体的生理特点，遵循生命活动的固有规律，把性事与养生保健密切地结合起来，使人们掌握急需的、必要的性常识，自觉地规范、优化自己的性行为，从而提高性生活的质量，并通过性事养生更好地实现幸福快乐、健康长寿之目的。

二、古人的性文化

中华文明源远流长。在祖国五千年的文化传承中，性文化成为色彩斑然、不可或缺的篇章。时光延至今日，源自古代的国人性文化，已经潜移默化，融入我们现代人生活的方方面面。据有人统计，对于男女之性事，人们创造了很多称谓，目前已经高达73种。在这其中，有褒有贬，有赞有毁，可谓创意迭出、雅俗共赏。目前使用频率最高的，当属性爱。

性，本来就是人与生俱有的本能。但是，自古以来，中国的文人都喜欢饰文修辞，从来不直接地谈色论性。所以，在清代以前的古籍里，"性"这个字，有多种含义，并不仅指性爱，并且，性爱作为一切文学创作的灵感源泉，又有一个比房事、同房、行房、办事等称谓更为优雅的说法。这个说法，喜爱读书的文化人都知道，这就是——云雨。性爱不叫性爱，叫云雨，古人为何要这么做呢？这要说清，话可就长了。

"一自高唐赋成后，楚天云雨尽堪疑。"这是唐代著名诗人李商隐的诗句。"江山故宅空文藻，云雨荒台岂梦思？最是楚宫俱泯灭，舟人指点到今疑。"这是唐代著名诗人杜甫的名作。由于文人们的不断鼓噪，"云雨"之说渐渐地被人们所受纳，人们甚至认为，运用"云雨"一词来描述男欢女爱，似乎更为文雅贴切，久而久之，"云雨"便成为男女行房办事的常用代称和口语。

翻翻古籍中的文学作品，不论是传奇的话本，还是言情的小说，不论像《红楼梦》这样的名著珍品，还是如《水浒传》这样的经典大作，在写到男女进行性爱的时候，无一例外的都是这样写道，"共赴巫山云雨"，或者是"不免云雨一番"。《红楼梦》的第六回，题目叫作《宝玉初试云雨情》。在这一回，贾宝玉做了个性梦，与贴身丫环袭人行房做爱，被曹雪芹写了个淋漓尽致，如同自己亲历的一般。即便是我们今天的新闻媒体，依然喜欢效法古人，如某某达官贵人，携某某美女明星，到某某度假村、某某大酒店"共行巫山云雨"，被人抓拍曝光。这样的报道，我们可能都屡见不鲜。古人把性爱暗喻为"云雨"，这种称谓竟然千古流传、沿袭至今。这又是为什么呢？许多人都想弄明白。

对此，有人曾这样解释：男女性事临高潮，人就会有一种腾云播雨、飘飘欲仙的感觉，所以，古人就将性爱称为"云雨"。这种说法不仅牵强附会，而且实在谬误！其实，"云雨"的原始出处，取自战国末期的著名词赋家宋玉的《高唐赋》。在《高唐赋》中，原文是这样说的："妾在巫山之阳，高丘之阻。旦为朝云，暮为行雨，朝朝暮暮，阳台之下。"

《高唐赋》中的巫山，在早年的楚国境内，位于现今重庆市所辖的三峡库区。长江三峡，闻名遐迩，其中以巫峡最为深邃曲折。在巫峡两侧，怪峰林立，鬼斧神工，如刀削得一般，这就是巫山。巫山历史悠久，古迹纷呈。早在204万年前，亚洲最早的直立人——巫山人，就开始在这里繁衍生息。巫山自然风光独树一帜，著名的巫山十二峰雄列大江南北，其中又以奇特的"神女峰"最为秀丽壮观。峡中云雨频作，变化多端，令人叹为观止。唐代的著名诗人元稹，有脍炙人口的千古绝句："曾经沧海难为水，除却巫山不是云"，就是对巫山奇美神韵的绝妙概括。巫山的"三台八景"，向来蒙蔽着神秘的面纱。"三台"分别为授书台、楚阳台、斩龙台。"八景"则分别为朝云暮雨、南陵春晓、夕阳返照、宁河晚渡、清溪渔钓、澄潭秋月、秀峰禅刹、女贞观石。在"八景"之中，由于"朝云暮雨"千姿百态，最蕴魅力，因此，人们就将"巫山云雨"视为最具代表性的景观，而游览三峡，观赏"巫山云雨"自然也就成为一种审美的享受。至于把"巫山云雨"改为男女之间的缠绵情爱，则是出自先秦时期的楚辞《高唐赋》、《神女赋》。在这些远古词赋中，记述了一个带有神话色彩的巫山神女朝云暮雨的迷人故事。故事的大意是这样的：

——楚襄王在侍臣宋玉陪同下游览巫山，看到远处山峰如黛，云雾缭绕，瞬息万变，楚襄王不禁问道："那是什么云气？"宋玉答道："此乃朝云。"他随后解释说道："先王楚怀王游历此地时，因劳顿困乏而疲倦入睡。梦中，一袅娜（袅娜，读：niǎo nuó，鸟诺）女子飘然而至，自称是巫山神女，听说楚怀王在这里，因仰慕其人，愿意奉献出自己的枕席，给先王享用。先王明晰其弦外有音，心中大悦，立即予以宠幸，两人一夜缠绵悱恻。到天亮时，神女执意要走。临行时，她告诉楚怀王，自己住在巫山南面，高丘险阻之处，清晨化为朝云，黄昏化为行雨。一夜销魂之后，眼看着佳人远去，楚怀王怅然若失，不觉醒了。随后他观看云气，果然如巫山神女所说的那样。"

虽说故事很古，远在两千多年以前。但在今天，用我们现代人的眼光来看，用"云雨"来表示性爱，既隐晦含蓄，又文雅贴切，这非常符合古人的心理特征，也充分体现了雅人深致、晦涩曲折的性心理。其次，性爱中，男女双方全身心地投入，尤其当性爱达到高潮时，更如腾云驾雾、天际遨游一般，此等酣畅淋漓、情意绵绵、乐不可支、妙不可言的如胶似漆、水乳交融，其情境也与"云雨"二字极为契合。所以，现代的文化人，也爱用"翻云覆雨"、"共赴巫山"来表述性爱。

显而易见，甚好理解，《高唐赋》《神女赋》等诗文的问世，在古时的文人墨客中引起了极大的反响与共鸣。从那时起，"云雨"一词就变成了性爱的代称，也越来越多地见诸于后世的众多诗文辞赋中。此种性文化的传承，生生不息、代代相传，一直延续到了今天。

三、夫妻性爱的无穷魅力

古人云："阴阳者，天地之道、男女之道也。"阴阳、天地、男女，对立统一，相辅相成，才构成了自然、社会与人类的和谐共生。所谓男刚女柔，就是世间男女合于阴阳、效法天地的精妙体现。同性相斥，异性相吸。男人保持阳刚之气，女人具备阴柔之美，是男女性事养生的重要基础。天地间风调雨顺，就会给万物带来勃勃生机。夫妻间刚柔相济，就会给家庭带来万般幸福。现代医学的研究已经证明，夫妻性事和谐、关系融洽，双方都会身心健康，免疫力良好。反之，则对家庭、对身体都有很大的杀伤力。

大量统计资料表明，夫妻间情感浓郁，性生活和谐，可以调整心态，消除精神上的不快，恢复失调的肾上腺功能，还能大量释放出一种使人持久愉悦的多肽类代谢物质——内啡呔，从而使各种心理、精神性疾病得到有效的防治。那些拥有浪漫情调的爱侣，血液中的乳酸含量大大减少，因此，他们精力旺盛，不易疲劳。此外，由于他们体内创造愉悦感的多肽类物质数量增加，因此，他们生活得很快活，不容易感受到痛苦。由于体内白细胞对抗感染的能力大为提高，他们也很少罹患感冒。对于腰背痛、关节痛、牙痛等疼痛类疾患，常因夫妻之间的性生活，促使大脑分泌出强于吗啡止痛效果 40 倍的内啡呔，而得到有效的缓解。家庭和睦、生活美满的夫妻，因为有爱，罹患癌症的风险，比生活在暴力频发家庭的人至少要减少一半。而且，即使有人不幸患上癌症，其康复的几率也很大，其存活期也相对要长。反之，生活中缺乏性爱、没有情侣的人，比同龄人患上抑郁症、狂躁症、失眠症等心理疾病的危险要高出 50% 以上。

男刚女柔，如同特性充分的正电和负电，此时，两者才最具有吸引力，否则就会相互排斥。而现实生活中，许多朋友并不知晓男女之情也是这个道理，所以生活中常常会出现角色的错位。男刚女柔是天地阴阳赋予人类的自然法则。凡是违反这一自然法则的人，家庭就会失去和谐，其身心也都会失去安定平和，心理和生理会随之陷入不正常的状态。不管你是自觉也好，不自觉也好，倘若我们违反了天地造化的规律，就会为此付出沉重的代价。但愿珍爱生命的养生族都能知晓，但愿大家都能记住：男人，以阳刚之气拥抱妻子，女人，以阴柔之美滋润丈夫，情意绵绵的性爱，对我们的养生保健来说，将会有无穷的魅力，将会有难以估价的功效。

四、国人的性事养生观

在如何对待性事这个问题上，人们的主张历来就分为三派：禁欲、纵欲和节欲。纵观古今中外，概莫如此。

祖国的传统医学——中医学认为，精、气、神，乃人之三宝，精能生气，气能生神，若要健康长寿，理应先保其精，精足则气壮，气壮则神旺，神旺则体健，体健则无病，人才能五脏安和，肌肤润泽，耳聪目明，老而益壮。因此，祖国传统文化都主张惜精节欲，既反对令人断子绝孙的禁欲，更反对令人早衰殒命的纵欲。在我国历史史上非常著名的养生专著《三元延寿参赞书》为元代学者李鹏飞所撰。书中说：人的寿命包括天元、地元、人元，天元六十，地元六十，人元六十，共一百八十岁，"天元之寿，精气不耗得之"，"地元之寿，起居有常者得之"，"人元之寿，饮食有度者得之"，意思是说，人若能固精气、常起居、节饮食，则可延年高寿。作者还明确提出了"欲不可早，欲不可纵，欲有所忌，欲不可强，欲不可避，嗣续有方，妊娠所忌"等告诫，其主要观点如下所述。

1. 性生活不可无

（1）性事乃人的阴阳之道

前面说过，阴阳者，天地之道。祖国传统的古典哲学认为，阴—阳、天—地、男—女，是对立的统一体。所谓"男刚女柔"的阴阳之道，乃是性爱的真髓与核心。孔老夫子认为：男女关系乃"人伦之始""五代之基"。孟子在《告子》篇中说："食色，性也。"《礼记·礼运》篇中也说："饮食男女，人之大欲存焉。"古之圣贤之所以把饮食和性爱相提并举，因为这的确是人的意志不可抗拒的自然法则。保护自体生命、繁衍种族后代，乃是生命体的两大使命。因此，性事与饮食一样，乃为自然界一切生命体的自然属性。人类的生生不息、繁衍昌盛，就是依从、顺应这种男女阴阳规律的结果。我国古代的先哲们很重视养生，也很重视"男女阴阳之道"的研究，不仅不把它看作"修行"的阻碍，而且把它看成是修炼的一种重要方法。食色乃人之本性。正常的性生活，使男欢女畅，阴阳调和，有益于人的身心健康。养生文献《遵生八笺》中说："黄帝曰：一阴一阳之谓道，偏阴偏阳之谓疾，阴阳不和，若春无秋，若冬无夏，因而和之，是调圣度。圣人不绝和合之道，但安于闭密以守天真也。"这就十分明确地指出，夫妻、男女之间的性生活是符合天理、人伦和生命规律的正常行为。而成熟男女的单身独居，即为处于偏阴、偏阳的失衡状态，这会使人情绪恶劣，甚而产生各种疾病。善于养生的奥妙不在于男女不交媾，而在于适度而不过分，以保护人之真气，避免精气的妄泄。养生大师李鹏飞在《三元延寿参赞书》中更是明确地指出："男女居室，人之大伦，独阳不生，独阴不成，人道有不可废者。"男女相需相爱，好比是天地相合，若男女两者不合，则违背阴阳之道。古籍《玉房秘决》也说："男女相成，犹天地相生，天地得交会之道，故无终竟之限。人失交接之道，故有夭折之渐，能避渐伤之事而得阴阳之道也。"由此可见，男女之间的性事生活本乎自然之道，这既是养生延寿的重要内容之一，也是获得健康长寿的基础要件。

（2）性事乃人的生理之需

性是人类的天性，是人的自然生理，它与呼吸、心跳、消化、排泄一样。正常的性生活是人类天性和生理之需，也是生活情趣上不可缺少的。否则，就会引起身心的病理变化，引发许多疾病。汉代《素女经》中记载，黄帝问："今欲长不交接，为之奈何？"素女回答说："不可。天地有开合，阴阳有施化，人法阴阳随四时。今欲不交接，神气不宣布，阴阳闭膈，何以自补？"并且指出："阴阳不交，则生痈瘀之疾，故幽、闲、怨、旷多病而不寿。"药圣孙思邈在《千金要方》中亦说："男不可无女，女不可无男，无女则意动，意动则神劳，神劳则损寿，若念真正无可患者，则大佳长生也，然而万无一有，强抑闲之，难持易失，使人漏精尿浊以致鬼交之病，损一而当百也。"晋代道学养生家葛洪的《抱朴子》也说："人复不可绝阴阳，阴阳不交，则坐致壅阏之病，致幽闭怨旷，多病而不寿也。"所谓"绝阴阳"指完全无性事。"壅阏之病"指气滞血瘀之类的疾病。"幽闭怨旷"指幽居、闭塞而不结婚的人。这类人多因抑郁厌世而多病短命。《三元延寿参赞书》指出："若孤阳绝阴，独阴无阳，欲心炽而不遂，则阴阳交争，乍寒乍热，久而为劳。"这些观点，都从养生保健的角度，让我们明白，男女相互依存，性生活正常和谐，可以调协体内的各种生理功能，促进性激素的正常分泌，有利于保健延寿，防止衰老。也就是说，良好的性事生活，不仅可以增强夫妻的恩爱、婚姻的情趣和家庭的幸福，而且可以使人健康长寿。所以，人们都说，性命，性命，性与生命同在。这是有道理的。实践证明，鳏寡独处或旷男怨女，多病而不长寿。因此，"独身主义"实不可取，无性婚姻应当解除，鳏寡独居的老年人再婚、搭伙应予支持和理解。正常的性事生活，可以促进夫妻双方保持健康的心理，可以疏散心情上的郁闷和精神上的压力，预防疾病的发生。健康的性爱，尚可鼓舞人的斗志，使人乐观上进，积极奋斗，事业有成。1987 年，我国医学研究人员对广西巴马县的长寿老人进行了调查，结果表明，凡是长寿老人，稳定和谐的夫妻生活，时间都比较长。国内外的医学研究都已经证明，结婚者长寿。现代医学的调查又发现，女性，若终身未嫁，或者离异、丧偶后寡居的，或者婚配后性事不遂的，其乳腺增生、乳腺癌、子宫肌瘤、卵巢癌的发病率要比一般人高出数倍。这些都告诉人们，健康适度、规律协调的性生活，对于疾病的预防，也有非常积极的意义。

2. 性生活不可早

我国古代的大思想家、教育家孔子早就告诫人们："少之时，血气未定，戒之在色。"《黄帝内经·素问·上古天真论》篇中，对人的生长发育过程及肾的重要作用曾作了明确的论述。书中说，男子到了八岁，肾气开始充实，十六岁时，肾气旺盛，以肾精为基础具有生殖机能的天癸产生，精气满溢而能外泄，两性交合，就能生育子女。但是，如果此时，倚仗血气旺盛，而性事早为，甚至乐此不疲，就会损精、伤气。犹如园中之花草，早发者必先枯萎。因此，在古籍《万氏家传养生四要》中，就有警世之语："今之男子，方其少也，未及二八而御女，以通其精，则精未满而先泄，五脏有不满之处，他日有难形状之疾。"文中还进一步指出："肾之精不足，则取给予脏腑，脏腑之精不足，则取给予骨髓，故脏腑之精竭，则小便淋痛，大便干涩，髓竭则头倾足软，腰脊疼痛……其能久乎。"祖国医学历来就有"十滴血一滴精、十滴精一滴髓"的说法。如若性事早开，不但会影响脏腑的生长发育，甚至会影响到骨髓，引发各种疾病。

"欲不可早"是中国古代历代医学家、养生家的一贯主张。《三元延寿参赞书》也说："精未通而御女，以通其精，则五体有不满之处，异日有难状之疾"，"未笈之女天癸始至，已近男色，阴气早泄，未完而伤。"清代的中医文献《寿世保元》又指出："男子破阳太早，则伤其精气；女子破阴太早，则伤其血脉。"这都说明"欲早"，会影响人体正常的生理发育，对健康危害甚大。鉴于此种认识，古代医家、养生家又提出了晚婚的主张。《泰定养生主论》中指出："古法以男三十而婚，女二十而嫁。又当观其血色强弱而抑扬之；察其禀性淳漓而权变之，则无旷夫怨女过时之瘵也。"由此可见，古人不仅主张晚婚，而且还要查看有无妨碍婚后生育的疾病，然后再作决定。这些观点与现代医学的观点是完全一致的。现代生理学告诉我们，人体骨骼的钙化过程要在 23 ～25 周岁才能完成。只有等待全身发育成熟后，婚育才可进行。不仅如此，还应提倡晚育。唐代药圣孙思邈在《千金要方》中说："子育太早，或童孺而擅气"，"生子愚痴，多病而短寿。"可见，早婚与早育不仅会耗损男女本身的精血，损害身体健康，而且会给下一代带来灾难。

国人提倡晚婚晚育，但并非越晚越好，应根据人体的生理特点来决定。《素问·上古天真论》中说："女子，四七，筋骨坚，发长极，身体盛壮"，"丈夫，四八，筋骨隆盛，肌肉满壮"。这就是说，女子 28 岁左右，男子 32 岁左右，是人一生中肾气最旺的时期，也是生育的最佳时期。《妇人大全良方》是我国宋代著名的妇科专著。书中明确指出："男虽十六而精通，必三十而娶；女子虽十四而天癸（月经）至，必二十而嫁。……阴阳完实，然后交而孕，孕而育，育而其子必坚壮长寿。"这就从优生优育的角度出发，论证了性事不可过早的观点。结合现代医学的观点，女性婚育的最佳时期是 21 ～28 岁，男性婚育的最佳时期是 24～32 岁。在这个时期生育子女，可以较好地避免后代的智力缺陷、畸形等不良后果，从而保证下一代的聪明、健康和长寿，这对家庭、对社会，无疑都是有益的。我国现行的《婚姻法》规定：男女结婚的年龄，男子不得早于 22 岁、女子不得早于 20 岁。这和古人所说的最佳结婚年龄，精神基本是一致的。

3．性生活不可纵

欲而有节不可纵，是性事养生的基本观念之一。这对于指导我们的养生保健具有重要的现实意义。为此，古人早就发出了警示："命本者，房中之事也。故圣人云：欲得长生，当由所生。房中之事，能生人，能杀人。譬如水火，知用之者，可以养生，不能用之者，立可死矣。"有人可能不信，认为古人在危言耸听。为明此理，且看下述。

（1）节欲保精的好处

首先，节欲保精是抗衰防老的重要一环，这在中医古籍里到处可见。比如《养性延命录》中说："壮而声色有节者，强而寿。"再如《金匮要略》中说："房室勿令竭乏，……不遗形体有衰，病则无由入其腠理。"药圣孙思邈更是言明："人年四十以下，多有放恣，四十以上，即顿觉乏力，一时衰退，衰退既至，众病蜂起……所以善摄生者，凡觉阳事辄盛，必谨而抑之，不可纵心竭意以自贼也。"肾为人先天之本。人若肾精充足，则身强力壮，五脏六腑皆旺，抗病免疫力强。倘若肾精匮乏，则五脏衰虚，多病早夭。节欲保精，对于中老年男性尤为重要。如孙思邈所说："四十已上，常固精养气不耗，可以不老。"从国内外的调查情况来看，长寿老人大多对性生活都有严格的节制。这也充分说明，节欲保精，对于保健益寿，具有重要的保障意义。

第二，节欲保精有益于优生优育，能提高宝宝的素质，保证子嗣的健康。孙思邈指出："胎产之道，始求于子，求子之法，男子贵在清心寡欲以养其精，女子应平心定志以养其血。"明代医家万全大师也说："男子以精为主，女子以血为主，阳精溢泻而不竭，阴血时下而不愆，阴阳交畅，精血合凝，胚胎结合而生育滋矣。"明代大医家张景岳更是明确地点明："凡寡欲而得之男女，贵而寿，多欲而得之男女，浊而夭。"由此不难看出，节欲保精，不仅有利于本人的健康长寿，而且还关系到后代子嗣，不能不令人高度重视。

（2）纵欲失精的恶果

性事不节，有两重含义。一是指纵欲无度，没有节制。二是指不讲宜忌，恣意妄为。由于性事不节，以致劳倦内伤，中医学称之为"房劳"。房劳不仅是致病因素，而且是使人早衰殒命的重要原因。在司马迁的《史记·仓公传》里，记载了 25 个病例。在这其中，病因于"内"，即属房劳者就有 8 例之多。这些病例说明，贪色纵欲，失精过度，或随心所欲，违反禁忌，必然会耗伤人的正气，导致身体虚损，百病丛生。所以，早在两千多年前，《黄帝内经·素问·上古天真论》中就说："以欲竭其精，以耗散其真……故半百而衰也。"《三元延寿参赞书》则更为明确地指出："欲多则损精。人可保者命，可惜者身，可重者精。肝精不固，目眩无光；肺精不交，肌肉消瘦；肾精不固，神气减少；脾精不坚，齿发浮落。若耗散真精不已，疾病随生，死亡随至。"

再看今之临床，性事不节的人，可谓比比皆是。他们常常表现出肾阳亏虚的共同症状；神疲乏力，腰膝酸软，头晕耳鸣，失眠健忘，面色晦暗，小便频数，男子早泄、阳痿、遗精，女子宫冷、带下、月经失调。性事不节，可直接影响人的性功能，亦可间接引起或加重某些疾病，致使疾病反复发作，迁延难愈。临床常见的一些慢性病，比如高血压、冠心病、风心病、肺结核、老慢支、慢性肝炎、慢性肾炎等，经过医者的精心调疗，病情大有好转，但因患者欲壑难平，性事又起，致使病情反复，重上加重。尤其是那些不明就里的人，反怨医者无能，为医者只能是"哑巴吃黄连，有苦无处说"因为这是"秀才遇到兵，有理讲不清"。现代医学的研究证明，人若失精过多，就会导致性激素亏损、内分泌失调，人体免疫功能减退，人体组织构建能力低下，血液循环不畅，基础代谢率降低。这不仅带来身体素质的整体下降，而且会由虚弱引发各种疾病。在古之封建社会，帝王都有三宫六院七十二嫔妃，贵族大臣也都妻妾成群，虽然他们每天山珍海味，美酒佳肴，但由于放荡糜烂、纵欲失精，到后来，依然多是恶疾缠身，难逃寿夭早亡。据历史资料统计，凡能查明生卒年龄的封建皇帝共有209人，平均寿命仅有短短的39岁。而在其中，凡注意清心寡欲、修身养性的，也能健康长寿。例如，南朝的梁武帝就活了86岁。再如，清朝的乾隆皇帝，是几千年来封建帝王中的老寿星，活了89岁，这与他"远房闱、习武备"的生活习惯，有着密切的关系。

现代医学研究认为，精液中含有大量的前列腺素、蛋白质、锌等重要生命物质。性事过频，会大量耗损这些性命攸关的重要元素，促使身体发生病理变化而加速衰老。这充分说明："纵欲催人老""房劳夺人命"的传统观念，并不缺乏科学性。

古代养生家将独宿作为节制房事和养生保健的重要措施之一。孙思邈在《千金翼方》中引用彭祖的话说："上士别床，中士异被，服药百裹，不如独卧。"《孙真人养生铭》说："秋冬固阳事，独卧是守真。"古人认为，独卧则心神安定，耳目不染，易于控制情欲，有利房事保健。故民间亦有"中年异被，老年别床"之说。现代临床所见，因房劳而伤肾者，的确并不鲜见。尤其某些年轻人不懂房事保健之法，依仗年少气旺，婚后纵欲无度，致使气损肾亏，未老先衰。当前补肾壮阳的药品、保健品市场一片火爆，即为明证。而依靠补肾来壮阳，依赖药物来给力，无异于杀鸡取卵、饮鸩止渴，只能是越补越虚，越虚越补，最终导致命门火衰，大限早至。故青壮年情欲易动难抑者，可采用分床独卧之法。老有少心，欲火难平的年长者若无所节制，依然纵欲，必然引来多病缠身，自取其祸，自找罪受。所以，名医赵献可在其编撰的《寡欲论》中，专为老年人献计献策："急远房帏，绝嗜欲。"有些慢性疾病的患者，在治疗与康复期间，均应遵照医嘱，采用独卧护生之法，暂戒房事，以利葆精护气，扶正以助驱邪，力争早日康复。

4. 性生活不可妄

随心所欲、恣意妄为，谓之"妄"。《黄帝内经·素问·上古天真论》中说："今时之人不然也，以酒为浆，以妄为常，醉以入房，以欲竭其精，以耗散其真，不知持满，不时御神，务快其心，逆于生乐，起居无节，故半百而衰也。"这就是古人对"妄"，或者"以妄为常"的概括性描述。唐代名医孙思邈说："恣其情欲，则命同朝露也。精少则病，精尽则死。"古人认为，行房做爱，恣意妄为，在大醉、过饱、愤怒、恐惧、金疮未愈、新病未好等情况下，纵欲寻欢，都会有损健康，甚至引发各种疾患。譬如，

《三元参赞延寿书》就明确指出："饱食过房事，劳损血气，流溢渗入大肠，时便血、腹痛，病名肠澼"，"忍小便入房者，得淋疾，茎中疼痛，面失血色，或致胞转，脐下急痛死。"《伤寒论》中也指出："大病新差，血气未复，余热未尽，强合阴阳，待病名者名曰阴阳易。"以上记载，有的至今仍有很强的现实意义，如大醉入房、恐惧后入房往往是发生阳痿的病因。

国人对待性事，非常重视禁忌，强调"欲有所忌""欲有所避"。所谓禁忌，就是在某些情况下要禁止同房，断绝性事。男女交合，讲究"天时地利人和"，即要定在适宜的时间、适合的环境和双方都心情欢愉的精神状态下。尤其是人的精神状态，与生活习惯、情志变化、疾病调治等诸多因素密切相关，而女性还有经、带、孕、产、哺等特殊的生理时段，所以，在很多情况下，是不宜或不能同房的。概括说来，主要在以下几个方面。

（1）醉酒之后莫行房

酒为纯阳之物，饮酒能助性，自古以来，民间就有"酒壮色胆""酒为色之媒"之说。倘若用酒来刺激性欲，在大量饮酒后行房，必然会带来诸多危害。前面已经说过，《素问·上古天真论》中明确指出："以酒为浆，以妄为常，醉以入房，以欲竭其精，以耗散其真，不知持满，不知御神，务快其心，逆于生乐，起居无节，故半百而衰也"。在《千金要方·道林养性》篇中也说："醉不可以接房，醉饱交接，小者面黑干咳嗽，大者伤绝血脉损命。"《三元延寿参赞书》说得更为明确："大醉入房，气竭肝伤，丈夫则精液衰少，阳痿不起，女子则月事衰微，恶血淹留。"由此可见，醉酒行房事，危害实在多。

现代的科学研究已经证实，古人的这一主张，的确具有科学价值。醉酒之后，欲火中烧，行为失控，动作粗暴，礼仪不周，失态往往会超出对方的可容范围，必然会导致房事不和谐，并且伤肾耗精，引发各种病变。现代临床所见的肾虚遗精、阳痿早泄、月经不调、消渴等病症，常与酒后行房事的行为习惯有关。另外，由于酒液中的乙醇，能损害人体的精细胞和卵细胞，如果经常饮酒或醉酒入房，不但有害自身，还可祸及香烟后代。在美国，有一种疾病叫作"星期日婴儿综合征"，就是父母酒后行房受孕造成的。这可使胎儿发育不良，或者发生各种各样的畸形，胎儿娩出后，先天发育不全，智力迟钝、呆傻，健康状况很差，常常是疾病不断、短命夭亡。

乘着酒兴匆忙做爱，很难顾及行房卫生。大量的临床资料证明，目前有很多疾病，就是因为性起即做，不讲卫生引起的。其中，妇科疾病有：月经不调、闭经、宫颈糜烂、急慢性宫颈炎、霉菌性阴道炎、滴虫性阴道炎、子宫内膜炎、阴道黏膜溃疡等；男科疾病有：急慢性前列腺炎、尿道滴虫病、早泄、阳痿等；男女双方都会罹患的疾病有尿路感染、尿潴留等。因此，男女双方都要养成性事之前洗涤前阴的卫生习惯。不论男女，外阴部位都是藏污纳垢之所，必须清洗干净，男性还要清洗龟头包皮内垢。这对预防目前高发的新婚"蜜月病"更有意义。

（2）七情劳倦禁绝房事

喜怒忧思悲恐惊，为人之七情。当七情出现剧烈变化时，人们常借助行房取乐，以求放松疏解。其实，不仅无益，反而有害。七情过度，已使气机滞逆失常，脏腑功能失调。在这种情况下，理应舒畅情志，调理气血，倘若再行房事，无异于雪上加霜，不仅易于引病上身，而且，如果此时受孕，还会影响胎儿的发育和未来的健康成长。同理，人在疲乏劳倦时，也应休息调养，倘若又行房事，耗精伤血，必然会使整个机体脏腑虚损，引来种种病变。对此，古人早有警示。《千金要方·房中补益》篇中明确指出："人有所怒，气血未定，因以交合，令人发痈疽……运行疲乏来入房，为五劳虚损，少子。"《三元延寿参赞书》中也说："忿怒中尽力房事，精虚气竭，发为痈疽"，"恐惧中入房，阴阳偏虚，发厥自汗、盗汗，积而成劳"，"远行疲乏入房，为五劳虚损。"这都充分说明，只有在双方心情愉悦、体力充沛时，才宜行房做爱，才能获得完美和谐的性爱，并且无碍于身心健康。

（3）天时不吉莫行房

天人合一，天人相应，在自然界突发某些异常变化时，应该禁绝房事。"人与天地相应"，大自然的剧烈变化能给人的心理带来很大的影响。譬如，地震山崩、火山爆发、日食出现、月食发生、雷电交加、狂风大作、暴雨骤降、地陷田裂、奇寒异热、太阳黑子突增等。此时，由于天地、阴阳发生错乱，男女绝不可动精行房。古籍《吕氏春秋·季春记》中说："大寒、大热、大燥、大湿、大风、大震、大雾七者，动精则生害矣。故养生者，莫若知本，知本则疾无由生矣"。天地剧变对人体的不良影响是多方面的，不仅表现在精神心理上，而且还会对人的生物功能带来巨大的干扰。倘若这种剧变超出人体自身的调节能力，就会引起阴阳失衡，造成气血的滞逆紊乱。此时妄行房事，即为触犯天条。并且。古代医家、养生家还认为，在自然条件发生异变之时受精怀孕，对胎儿的正常发育也会有一定的负面影响。《千金要方·房中补益》篇中特别强调："弦望晦朔，大风、大雨、大雾、大寒、大暑、雷电霹雳、天地晦冥，日月薄蚀，虹蜺地动，若御女者，则损人神不吉，损男百倍，令女得病，有子必癫痴顽愚瘖哑聋聩，挛跛盲眇，多病短寿"。这就警示人们，决不能此时进行房事。否则，不仅影响男女双方的身体健康，而且，如果恰得孕育，生出的子女，有可能出现先天畸形，或者先天性疾病，孕妇也会出现临盆难产等状况。我们从现今的临床统计资料来看，凡是出现先天性疾患的婴幼儿，皆与母亲受孕前的环境不良、行房的时机不好和孕期遭遇病菌、病毒感染等因素有关。这就证明，夫妇行房事，必须顾及天时，方能做到优生优育。

古人还认为，天人合一，天人相应，人与自然是一个相通的整体，人若要以房事助养生，也应因天之序，顺应天时，遵守"春生、夏长、秋收、冬藏"的时序，四季各有不同。

春天，阳气上升，万物生发。此时，房事次数可较冬季有所增加，这样才能有助于激发肌体组织的代谢趋旺，增强自身生机与活力。

夏天，阳气旺盛，万物繁荣。此时，人也应该心情愉快，使体内阳气畅通无阻地向外宣发。因此，在"阳气浮长"之际，房事可随其愿，不必过度约束，使肌体保持代谢旺盛的态势。但需注意，炎夏燥热之伏天，暑邪猖盛，易伤人之阳气，房事则应收敛减少。

秋日，天气趋凉，果木成熟，广收求丰。此时，人也需敛气节欲，降低房事频率，避免精阳之气过多外泄。

冬日，百虫蛰伏冬眠，禽兽隐匿潜踪。此时，人要封藏阳气，制欲葆精，对性事严加控制，如果恣意纵欲，则容易导致阳损肾虚，招惹疾病。

（4）地势不利莫办事

所谓"地势不利莫办事"，是说在环境不良条件不利的情况下，不能进行房事。《千金要方·房中补益》中所说的"日月星辰火光之下，神庙佛寺之中，井灶圊（读：qīng，青）厕之侧，塚（读：zhǒng，钟）墓尸枢之傍"，就在这禁忌之列。优良的环境条件，是行房办事的必备要素。不良的环境，不利的条件，可败坏男女双方的兴致，影响男女双方的情趣，损害双方行房办事的质量，甚至带来身心上的伤害，在心理上留下难以忘怀的阴影。

有利于行房做爱的环境，应是优雅的、宁静的、整洁的，没有外界的干扰，面积不大、温度适宜、明暗适度、空气清新的卧室，加上洁净的寝具用品。在此等雅致、安逸、清爽、舒心的环境中，兴起办事，肯定其乐融融，岂不悠哉！

5. 性生活不可强

夫妻欢愉，柔情似水，两情若是久长时，又岂在朝朝暮暮。性乃双方相亲相爱之事，应在双方两情相悦、性致同发，又无任何障碍时，合力而为之。因此，任何一方都不得在对方没有欲念或性趣情致不强时，勉强对方，并且，即使对方有性要求，倘若存在主观上的问题或客观上的障碍，也应劝导对方，从养生保健的大局出发，克制欲念，暂时打消念头。否则，即为"强合"。强合不仅会给人带来情感、心理上的伤害，而且还会引发各种疾病。因为强合违犯了男女阴阳顺乎天地自然的法则，必然会招来自然规律的惩罚，其结果可想而知。所以，养生家们早就警示世人——欲不可强。"强"，一是刻意勉强对方，二是为迎合对方而委屈自己，三是为图一时之快而不惜勉强自己或性伴的肉体，在不该、不宜交合之时，强行男女之事。《三元延寿参赞书》明确指出："强力入房则精耗，精耗则肾伤，肾伤则髓气内枯，腰痛不能俯仰……体瘦尪（读：wāng，王）羸、惊悸、梦泄、遗沥、便泄、阳痿、小腹里急、面黑耳聋。"强合行房的危害巨大，以下几个方面应特别注意。

（1）不在对方体力不支、心情不好时强合

在夫妻之间的两性生活中，应该相互顾念、相互体谅。如果不顾及对方的身体和情感，在对方体力不支、心情不好，或者缺乏性致时，强行合房，它给夫妻、男女之间所带来的不良影响，就不仅仅是肉体上的，而且还有心理和情感上的。现在，妻子起诉丈夫"婚内强奸"的案例见诸于媒体，人们都议论纷纷。至于法律上应该怎么判，那是法律界的事，我们将其视为强合引起的祸端，则是明白无误的。

我们的古人先哲，特别强调，性事之前，要两情相悦，有一个从精神到形体的热身、前戏过程，待双方均意念强烈、性欲高涨，才宜交合，从而其乐融融、性事美满，起到益寿延年的作用。《玉房指要》指出：正常男女"情意合同，俱有悦心"时，才能达到"女质振感，男茎盛"的登峰体验之效。《广嗣纪要》则指出："夫妇不相和悦，虽交而情不美"。如果一方意念不强，通过调情逗引、抚触拥抱之性事戏道，仍不能激发情欲的，就不应强行交合。《洞玄子》云："若男摇女不应，女动而男不从，非直损于男子，亦乃害于女人"。《玉房秘诀》还有这样一段："今欲强交接，玉茎不起，面惭意羞，汗如珠子，心情贪欲，强助以手。"这意思是说，在未达"神和意感，两情欢愉"之时，勉强交合，由于精神紧张，导致阴茎不能勃起，男方感到羞愧，汗流如珠，但内心不肯罢休，为贪片刻之欢，只好用手相助，强令阴茎勃起以成性事。其实，这样的强合，必然远远不能达到心理与生理协调一致的境界，并且很容易损害健康。

《广嗣纪要》还指出：男子如有"心性凶顽，常怀忿怨之意""爱博而不专""背弃自妻，私淫外妇"等不良行为，会给妻子造成心灵上的创伤，勉强交合时，妻子就会有被糟蹋、被蹂躏、不得不尽义务之类的联想，由于心怀"怨恶憎嫌"之意，因而"情意不向"，根本与和谐美满无缘。所以，男女双方都要重视夫妻的恩爱情缘，互相珍重，彼此忠贞，男的不要寻花问柳、好色痴迷，女的不要招蜂引蝶、红杏出墙，这样才能夫妻恩爱，性趣盎然，收到"男致不衰，女除百病，心意娱乐，气力强然"的良好效果。

性事不仅是家庭生活的一项重要内容，而且是一门生活的艺术、养生的艺术。我们都知道，凡事都有个适宜的尺度，适当则有益，误为则有害，性事自然也不例外。早在两千多年前的中医典籍《黄帝内经》中，就有"七损八益"的说法。书中曾这样写道："能知七损八益，则二者（阴阳）可调，不知用此，则早衰之节没……"那么，什么是七损八益呢？书中当时并没有详述，是后人在口口相传的过程中记录下来，载入了文献，我们后人才得以知晓。在长沙马王堆古墓出土的医学帛书竹简《天下至道谈》中，记载了"七损八益"房中养生术的具体内容。

先来看看七损：

一曰闭，是指行房时精道不通，甚至无精可泄。

二曰泄，是指行房时出现大汗，淋漓不止。

三曰竭，是指平时纵欲无节，导致阴精耗竭。

四曰匆，是指行房时阴茎勃起无力，阳痿不举。

五曰烦，是指行房时呼吸喘促，心烦意乱。

六曰绝，是指在对方毫无欲念时强行交媾（读：gòu 购）。

七曰费，是指行房时以泄为快，白白耗精费力。

再来看看八益：

一曰治气，清晨起床打坐，伸直脊背，放松臀部，收敛肛门，导气下行至下体的阴部。

二曰致沫，呼吸新鲜空气，吞服舌下津液，蹲马步状，伸直脊背，收敛肛门，通其精气，促使阴液不断产生。

三曰知时，是指交媾之前，男女先互相爱抚、嬉戏，使身心轻松，待双方精神愉悦、性欲强烈之时，再相合交媾。

四曰蓄气，交媾时，放松脊背，收敛肛门，导气下行。

五曰和沫，交媾过程，要和缓有力，不要着急粗暴，以使阴液不断滑泄。

六曰积气，双方交合，以积气为念，不要恋床贪欢。

七曰待赢，当交媾成功将要结束时，着意纳气，引其运行于脊背，然后停止交媾动作。

八日定倾，交媾高潮来临，应奋力倾泻，务必把余精射尽，然后清洗阴部。

这七损实为"应知"。这八益实为"应会"。倘若不懂气功导引之术，全做到还真有点难。若是明晰气功原理，再尽量去做，肯定会大大受益。

（2）患病期间不强合

人在染病、犯病时，人体内的正气，会全力以赴与邪气抗争，此时的所谓治疗，就是在扶助正气。倘若不明就里，此时强合，就是在漏泄和损伤正气，必然会贻误治疗，加重病情，甚至让医者的努力付之东流，导致极为不利的后果。例如，文献曾报道过这样的案例，有的人在罹患很普通的眼病——结膜炎未愈时，强合行房，结果造成视神经萎缩，导致了失明的恶果。此外，倘若病中强合而受孕怀胎，这对母体的康健和胎儿的发育来说，将蕴含巨大的风险。在《千金要方·养性序》篇中，药圣孙思邈指出："疾病而媾精，精气薄恶，血脉不充，既出胞脏……胞伤孩病而脆，未及坚刚，复纵情欲，重重相生，病病相孕。"现代医学中遗传学的研究成果证明，在病中行房受孕，所生的宝宝，由于先天不足，易于罹患遗传性疾病，并且如药圣所言，"重重相生，病病相孕"，疾病会代代相传，对后世子孙贻害无穷。

人体病逾后的康复阶段，虽然邪气已去，但是精虚气耗，元气未复，此时应静心休养，补益气血，养精蓄锐，固本复原。倘若贸然行房，强合耗精，则使正气更难复原，轻者去病复回，重者危及性命。在《千金要方·伤寒劳复》篇中，就记载着一个案例，书中是这样说的："病新差，未满百日，气力未平复，而以房室者，略无不死……近者有一士大大，小得伤寒，差已十余日，能乘马行来，自谓平复，以房室，即小腹急痛，手足拘挛而死。"这个案例足以证明，病后强合，危害极大，性连着命，实在马虎不得。现代医学的研究成果也表明，某些慢性病患者，并非一概不能行房，但决不可违背医嘱，强合泄欲。例如：高血压、冠心病、结核病、肝脏病、肾病等慢性病人，强合可使旧病复发，或者骤然恶化，不可收拾。一定要视病之轻重，适量掌握。凡病情较重，体质又弱者，应严格禁欲。

（3）不在妇女特殊的生理时期强合

妇女具有经、带、孕、产、哺等特殊的生理特点，这虽然是正常的生理现象，但在某些特殊的生理时期，对房事应有所禁忌，不可强合。

①经期禁绝行房

《千金要方·房中补益》篇中指出："妇人月事未绝而与交合，令人成病"。在女性的经期强行性事，对女性健康极为有害，很容易引发尿路和生殖道的感染，盆腔和输卵管的炎症，以及痛经、月经不调、宫颈糜烂等多种疾病。因此，在女性月经未干净之前，应该禁绝房事。

②妊娠的早期和晚期禁绝行房

在孕妇的妊娠期间，夫妻行房必须严守禁忌，谨慎从事。在妊娠初期的头三个月和晚期的后三个月，要避免性事。早期行房，易致流产，晚期行房，易引起早产和感染，对母子健康均有不利影响。《保产要录》指出："则两月内，不露怒，少劳碌，禁淫欲，终身无病。"《傅青主女科》又进一步指出："大凡妇人怀妊也，赖肾水荫胎，水源不足，则水易沸腾，加之久战不已，则火为大劫，再至兴酣癫狂，精为大泄，则肾水溢涸，而龙雷相火益炽，水火两病，胎不能固而堕矣。"明代妇科医家万全更明确地指出："孕而多堕者，男子贪淫纵情，女子好欲性偏"。因此，孕妇在妊娠期间要调集全身精血育养胎儿，强合行房最易耗散阴精，引起胎动不安，难保万全。

③产后百日禁绝行房

胎儿娩出，耗力伤血，产妇百脉空虚，体质虚弱，需要较长时间的补养，才能逐渐恢复正常，在产褥期之内，恶露未净，绝不能强合行房。否则，不仅更加耗精伤血，而且也为外邪乘虚而入洞开方便之门。孙思邈在《千金要方·妇人方》中明确指出："至于产后，大须将慎，危笃之至，其在于斯。勿以产时无它，乃纵心恣意，无所不犯，犯时微若秋毫，感病广于嵩岱……所以，妇人产后百日以来，极须殷勤忧畏，勿纵心犯触，及即便行房。若有所犯，必身反强直，犹如角弓反张，名曰褥风……凡产后满百日，乃可合会，不尔至死，虚赢百病滋长，慎之。凡妇人皆患风气脐下虚冷，莫不由此早行房故也。"所以，在分娩之后的百日之内，必须禁绝性事。

④哺乳期前段当绝欲

在哺乳期内，喂养幼儿需要大量的母乳。乳汁乃母体气血所化，若用劳损伤，致气血生化之源不足，则乳汁分泌减少且质量不佳，这不但影响婴儿的正常发育，而且还可引起软骨病、疳积、贫血等疾病。所以，孙思邈在《千金要方·少小婴孺方》中指出："毋新房以乳儿，令儿赢瘦，交胫不行"，特别是"其母遇醉及房劳喘后乳儿最剧，能杀儿也。"因此，在哺乳期的前段，应禁绝行房，即使半年以后的后段，也应节制房事，以安和五脏，保证乳母平安，这样才能让宝宝健康地成长。

6. 性生活不可滥

中国漫长的封建社会，一向推崇性禁锢，反对乱伦，反对性滥，主张男性守身如玉、女性从一而终的性道德、性观念。这对维护家庭安定、保护血统纯正和养生保健均有正面意义。然而，有人就分男女，有男女就会有性事，有性事就会有性滥之事发生。在最初的原始社会，人类杂居群婚，根本没有乱性之说，性滥自然是常事，这就是性滥最早的历史渊源。进入封建社会以后，古人主张"性生活不可滥"，不仅立足于道德律法的角度、宗族血缘的角度，而且也立足于护惜生命、养生防病的高度。因为古人们看到，性滥可以引起性病的蔓延，严重侵害人的健康，甚至使人送上性命。所谓"宁在花下死，做鬼也风流"，就是文人骚客因抗不住色诱而引祸上身，在无奈之余、无助之际所发出的自嘲之声。

圣人云："食色，性也。"病既能从口入，也能从性来。因性而得病，谓之性病。我国的古代医籍，早就有"淋证""痈疮""霉疮"等性病的记载。但是，也有的性病并非我国原有，而是从外国传染而来。比如声名显赫的梅毒，是在公元13世纪，由葡萄牙商人传入岭南广东的通商口岸，然后由南至北，逐渐蔓延开来。也有的性病，古代没有，是到了现代才有的。比如艾滋病，是二十世纪的八十年代，人们才知晓的一种性病。它源于非洲，传入欧美，后传入我国港澳台地区，随后进入内陆，开始在同性恋、吸毒者中传播，有高度的致死性。医学研究证实，这种让人闻之色变的性病，是因为感染了一种英文简称为AIDS的免疫缺陷病毒。

值得我们重视的是，虽然，性病在我国是自古就有，但是，由于改革开放，人们的活动范围大大扩展，交流日益增多，加上又受到性解放、性自由等所谓新潮性观念的冲击，两性之间的性行为变得更加随意，所以，由性滥引起的性病传播问题也变得愈来愈严重。

（1）性滥引起性病的传播

许多人爱看历史题材的电视剧和历史书籍，知道古时的皇帝都有三宫六院七十二嫔妃。然而，大家也都知道，历史上的皇帝，虽然性伴很多，却极少有染上性病的。为什么会这样呢？因为问题的关键，并不在于你曾和多少异性有过接触，而在于你本人，以及对方的身体健康状况。据史料记载，十八世纪的汤加国王，风流成性，一生之中，曾与三万七千多名妙龄少女上过床，最后是自然死亡，享年80余岁。而我国清朝的同治皇帝，因嫖娼染上花柳而驾崩，享年仅为20岁。他所接触的女人，屈指可数，绝对不能与汤加国王相媲美。由此可见，乱性得病与否，与滥交的人数多少并不成正比。若不走运，可能仅一人、仅一次，就能让人遗恨终生。

抛开皇帝不说，再来看看古代民间的那些公子哥们。在古代，繁华的地方都有妓院，"迎春楼"常常是门庭若市，生意十分的红火。有钱能使鬼推磨，花花公子们，虽然没有皇帝那样的气派，但是，也可像皇帝一样的享受，时常泡在"温柔乡"里，乐不思归。如此拈花惹草，难免不染病上身。但在那时，人们只知把寻花问柳惹上的病叫作"花柳病"，其实并不知道这病是咋得的，所以治疗只能是对症而为，按照一般恶疮，将其归因于湿毒、风热之类，自然就很难治愈。好在那时，社会相对封闭，乱性波及的范围相对较小，所以，性病传播的范围也相对有限。后来，人们才知道，这种俗称杨梅大疮的花柳病，学名叫作梅毒，是从国外进口的舶来品。当年，哥伦布发现了新大陆，欧洲人开始殖民美洲，因而从美洲当地土著民族印第安人那里传染上了这种古老的性传播疾病。梅毒从美洲传入欧洲后，欧洲人在13世纪初，到广东沿海通商，逛窑子，进妓院，此病从此传入我国，随后蔓延开来，时为明朝中叶。

早在1636年，明代医学家陈司成在其编著的《霉疮秘录》一书中，曾对梅毒作了记录："独见霉疮一症，往往外治无法，细观经书，古未言及，究其根源，始于舞会之末，起于岭南之地，致使蔓延通国，流祸甚广"，"一感其毒，酷烈匪常"，"入髓沦肌，流经走络，或攻脏腑，或寻孔窍，始生下疳继而骨痛，眉发脱落，甚则目盲，耳闭"，"甚则传染妻孥，丧身绝良，移患于子女"。梅毒一般由性滥外染的一方，借夫妻生活传染给对方。还可由母亲通过胎盘血流传给胎儿，生出先天性梅毒婴儿，也有的导致胎儿早产、夭亡。

解放以前，梅毒在我国的传播甚为广泛。据报道，一些大城市的梅毒发病率高达4.5%～10.1%，有些少数民族地区，竟高达48%。1949年以后，人民政府采取了封闭妓院、取缔妓女的果断措施，结合开展群防群治，只用了十几年，就完全控制了梅毒等性病的流行。随后，大部分性病防治机构被撤销，医学院校也取消了有关性病的课程，许多医务人员压根儿就没见过这种病，至于年轻人，甚至从未听说过这种病。

可是，就在近几十年来，梅毒和其他性病一样，在我国又死灰复燃，为了控制性病蔓延，政府卫生部门决定，各医疗卫生单位对婚前、输血、参军、招工，以及旅游、餐饮服务及个体摊贩进行体检时，恢复性病的检查，其中的项目之一就是梅毒的血清学检查，也包括梅毒螺旋体的镜检。

梅毒螺旋体是一种导致梅毒发病的病原微生物。梅毒是在艾滋病出现以前，最令人生畏的一种极难对付的性病，主要通过性交传播，除了生殖器与生殖器接触外，尚有性器官与口唇和手的接触传染。梅毒是一种慢性传染病，初起时为全身感染，病程发展缓慢，也可潜伏多年甚至终生没有症状出现。感染梅毒 10~20 年后，患者可发生内脏损害，主要是梅毒心脏病、主动脉瘤、脊髓痨、麻痹性痴呆等。先天性梅毒的幸存者可出现楔状门齿、角膜炎、神经性耳聋等。由于人类对梅毒没有先天性免疫力，也没有预防性疫苗，最好的预防之道就是严以律己，洁身自好，杜绝性滥。

（2）性病的传播与危害

在二十世纪六十年代以前，国人习惯把性病一律统称为花柳病。"花柳"一词，最早出自唐代诗仙李白的诗句：昔在长安醉花柳，五侯七贵同杯酒。自那时起，"花柳"即被后世文人暗喻为娼妓，"寻花问柳"则成为男人嫖娼宿妓的代名词，性病也被堂而皇之地冠以花柳病的称谓。从通俗意义上讲，花柳病就是特指通过不洁、不当性关系所引发的生殖器疾患，不仅有梅毒，还有淋病、软性下疳、性病性淋巴肉芽肿、腹股沟肉芽肿等很多种。

从二十世纪七十年代起，全球医学界倾向于把与性接触关系密切的一切传染性疾病，包括由类似性行为所造成的传染性疾病，一律统称为性病。这样，就把性病的外延范围大大扩张，病种也显著增多，除前面所述的几种经典性病之外，还包括由衣原体、支原体、细菌、病毒、寄生虫、真菌和原虫等感染所得的疾病，如非淋性尿道炎、生殖器疱疹、尖锐湿疣、传染性软疣、乙型肝炎、阴道毛滴虫、疥疮、生殖器白色念珠菌病，以及 80 年代新发现的所谓"超级癌症"——艾滋病，总共 30 多种。1975 年，世界卫生组织（WHO）决定采用"性传播疾病"，以代替过去的性病用语，其英文缩写为 STD。调查资料表明，性病的传播途径主要为三条：直接性接触、间接性接触、胎盘产道感染。统计资料显示，高达 90% 以上的性病是通过性交直接传染的。为了便于掌控，WHO 将性病分为四个级别：

一级：艾滋病。

二级：梅毒、淋病、软下疳、性病性淋巴肉芽肿、腹股沟肉芽肿、非淋菌性尿道炎、性病性衣原体病、泌尿生殖道支原体病、细菌性阴道炎、性病性阴道炎和盆腔炎。

三级：尖锐湿疣、生殖器疱疹、阴部白色念珠菌病、传染性软疣、阴部单纯疱疹、加特纳阴道炎、性病性肛周炎、瑞特氏综合征、B 群佐球菌病、乙型肝炎、疥疮、阴虱病、人巨细胞病毒病。

四级：梨形鞭毛虫病、弯曲杆菌病、阿米巴病、沙门氏菌病、志贺氏菌病。

单从概念上看，凡是通过性接触染上的疾病就是性病，但也有一些例外。比如艾滋病，在二十世纪的八十年代和九十年代初期，吸毒者共用一个注射器，向静脉注射毒品，导致交叉感染，是艾滋病在我国的主要传播方式。再如疥疮、乙型肝炎等疾病，世界卫生组织认为是性病，而在我国，性接触并不是它们的主要传播途径，故我国不将其归类为性病。

《中华人民共和国传染病防治法》中规定：艾滋病、淋病、梅毒属乙类传染病。国家卫生部制定的《性病防治管理办法》中所认定的性病有 8 种，即艾滋病、淋病、梅毒、软下疳、性病性淋巴肉芽肿、非淋菌性尿道炎、尖锐湿疣、生殖器疱疹。在医学研究及临床实践中，女性的白色念珠菌、滴虫、细菌性阴道炎，及阴部传染性软疣、腹股沟淋巴肉芽肿、阴虱病、巨细胞病毒感染等，人们通常也归入性病范畴。

性病是一类危害非常严重的传染病。感染之后，不仅可损害人的生殖器官，导致不孕不育，还可损害心、脑、肾等重要器官，甚至导致死亡。有的性病，如尖锐湿疣、生殖器疱疹等，一旦染上，即难以治愈。有的性病潜伏期长，患者可以没有症状，但却能传播给配偶、性伴或其他健康人。可谓一人有病，众人受害，殃及家庭，贻害后代，危害全社会。

性病既是人类最古老的疾病之一，也是世界上发病最广泛的传染病。新中国成立后，由于政府十分重视性病的防治工作，性病曾在二十世纪五十年代中期迅速减少和消失。但是在二十世纪七十年代末，性病在我国重新出现，并迅速蔓延。如 1980 年全国仅报告 48 例性病，2000 年全国报告性病 85.9 万例。由于种种原因，这里面显然存在着大量的漏诊和漏报，所以，实际的性病案例，应该比报告数值要多得多。我国的性学专家估计，性病的实际案例数量，应在报告数的 5 ~ 10 倍或以上。

性病流行已对国人健康和社会发展构成了严重的威胁。这与性滥的关系极大。"出污泥而不染，濯清莲而不妖"，如那莲藕一般，守身如玉，洁身自好，拒绝诱惑，独善其身，应是真养生一族的唯一选择，也是最为理性的明智选择。

五、现代人的性事养生指南

社会的发展，时代的进步，生活水平的提高，使现代人的身体素质普遍提高，平均寿命大大延长。因此，一些过去从未出现或极少出现的问题，现在却纷沓而来，性事问题即是其中最突出的问题之一。明白和掌握内中的奥秘和细节，对于科学地进行性事养生，是非常必要的。

1. 性荷尔蒙的作用与变化

在我们出世之前的胎儿时期，由于 DNA 遗传密码和荷尔蒙的共同作用，促使我们的身体发育成形，并预先设定了我们的性别、青春期和生殖繁衍的机能。在我们出生以后，荷尔蒙便在我们的身体内一直发挥着重要的功用，并决定了我们在中老年时期的许多生理性变化。

（1）男人的雄性激素问题

当夕阳渐近时，男人体内荷尔蒙的变化，与女人相比，显得甚为平缓，荷尔蒙在体内的浓度，继续保持相当稳定的状态，如同青春期一般，睾丸依然可以产生精子。虽然，大部分男性的睾固酮含量会逐渐下降，有些器官，如前列腺和睾丸，对睾固酮的反应也会降低，导致交合射精时，精液比较稀薄、精虫数量较少，然而除非患有严重的疾病，大部分的男性仍能保持继续产生睾固酮的能力，以致"雄风依旧、不减当年"，直至性命的终点。

睾固酮是一种具有同化作用的雄性荷尔蒙。它刺激肌肉、骨骼、皮肤、性器官等组织的生长发育，以及其他的男性体征。睾固酮是在睾丸内，由一群唤做"莱狄氏"的细胞所制造的。这些细胞在青春期时，开始分泌高剂量的睾固酮，引发精瘦肌肉的增加、性器官的生长、骨骼的形成、更低沉的声音，以及更旺盛的活力。20～25岁，是睾固酮的高峰期。当男性逐渐年老时，分泌睾固酮的莱狄氏细胞也开始衰退，于是，在40～70岁之间，睾固酮会逐渐减少，将近60%。生活方式因素，例如精神压力、嗜好烟酒、起居无常等，也会加速睾丸内莱狄氏细胞的退化，导致睾固酮剧烈下降。睾固酮对于男性健康具有非常重要的作用。然而，绝大部分男人并不十分明了睾固酮不足会引生出哪些症状。它们包括：心情沮丧、疲惫、性趣减退、性功能低落、暴躁易怒、头发与体毛逐渐稀疏、皮肤变薄变皱、体重增加、骨骼与肌肉组织退化等。某些人的阳具甚至会变小，以致勃起迟缓、无力、不坚。睾固酮分泌量不足还会扰乱体内血糖的新陈代谢，造成肥胖与糖尿病。长期不足则可能使人提早罹患骨质疏松症与心脏疾病。而睾固酮的不均衡，最终会使人容易染患某些更严重的疾病。从远古开始，男人就四处寻觅补肾壮阳、保持雄风的灵丹妙药。诚然，许多所谓补肾壮阳的药物，对于维持勃起确有助益。然而，作为男人，必须十分清楚的是，倘若体内的睾固酮确实不足，任何壮阳的灵丹妙药都不能从根本上解决你的问题。其中的缘由极为简单，睾固酮是人身自产固有的天然壮阳剂，只有它的分泌量足够，我们才能雄风浩荡、阳刚十足。

改善男性的尴尬症状，不一定都需要进行药物治疗。如果体检证实，血液中的睾固酮浓度，尚不到过于低下的程度，则通过适当的饮食调理，即能改善睾固酮浓度偏低引发的不适，获得理想的效果。可以较多地摄取新鲜蔬菜，并可多吃富有蛋白质、钙质和多种维生素的食物，例如豆类及其制品。它们不仅含有大量的植物性优质蛋白，还能提供人体必须的微量元素。此外，摄取贝壳类海鲜，以及虾肉、鱼子、动物肾脏、羊肉、韭菜和核桃、黑芝麻、桑葚等食物，也有助于提高血液中睾固酮的浓度。同时，要减少含糖量高的食物，并保持清淡、低盐、细嚼慢咽、晚餐七八分饱的饮食习惯。

"男性更年期"症状的出现，显然与男性荷尔蒙的显著下降有关，如果适当地补充男性荷尔蒙，对改善患者的认知能力、身体肌肉与脂肪的比例、骨质密度、性及勃起功能等，都有显著的帮助。但在补充之前，必须经过正规的医学检查，尤其是睾固酮的抽血化验。目前常用的药物有口服、肌肉注射及经由皮肤吸收的贴片、凝胶等多种剂型，需在内分泌或男科医师的指导下服用，在接受治疗后，每3个月进行1次定期检查，直到睾固酮浓度恢复正常范围为止。尽管补充雄性激素的好处多多，但有心、肝、肾疾病的患者，乳腺癌、前列腺（港台称为摄护腺）癌的患者，以及对睾固酮过敏的男性，均不适合。有的人在接受激素治疗后，可能会产生很大的不适或负作用，比如引发肝肿瘤、黄疸及胆汁郁滞性肝炎、精子稀少及射精量减少等；有的人还可能发生异常勃起或红细胞异常增多症。

不管是药物治疗，还是饮食调理，仍需要改变不良的生活习惯，才能更快更好的奏效。譬如，吸烟喝酒都会对睾丸带来伤害，就应该戒烟限酒。再如，高热量、高胆固醇饮食会增加男性更年期提早到来的风险，还是少吃为佳。而食物中的抗氧化剂、不饱和脂肪酸，由于能够帮助男性缓解更年期的不适症状，则应反其道而行之。再就是定期运动，以保持肌肉的舒缩及骨关节的活力。如果能够全面地做好更年期的保健工作，肯定会成为一名老而益壮、雄风不减的猛男。

（2）女人的雌性激素问题

与男人相比，女性的变化则显得极富戏剧性。在四十几岁之后，绝大部分女性，其雌性荷尔蒙的分泌，以及卵巢排卵的规律性，会开始发生异常的变化，有的可能出现得更早，在三十几岁即已开始。统计资料表明，在我国，女性平均在50岁之前，在欧美，女性平均在51岁之前，会经历最后一次月经，随后是绝经期即更年期的到来。

动情激素降低时，会给中老年女性带来许多生理上的变化。虽然，动情素可能在10～15年内，是逐渐地缓慢减少，但也有相当数量的妇女，其体内动情素的浓度，会在短短的3～4年内，呈现快速的下降。

动情素，学名雌二醇，又名求偶素，是雌性荷尔蒙的主要成分，也是雌激素中最有活力的组分。如此美妙的称谓，让人很容易看出，它对性是多么的重要。雌激素是女性所特有，主要合成于卵巢内卵泡的颗粒细胞，其中以雌二醇活性最强，雌酮及雌三醇为其代谢转化物。雌激素的靶组织为子宫、输卵管、阴道、垂体等。雌激素的主要作用在于维持和调控副性器官的功能。女性少了它，就成不了女人。世界上没有了女人，人类何以延续？人类将会被地球除名，这该有多恐怖！雌激素之重要，由此可见一斑。雌激素在人体的含量极低，尽管微不可见，但我们很容易感知它的存在。女孩子到了十几岁，胸部隆起，继而不断增大，成为蟠桃样的高耸乳房，就是雌激素分泌旺盛的杰作。

现今的医学研究发现，不仅经典靶组织具有雌激素受体，许多重要的中枢或外周器官，如下丘脑、松果体、肾上腺、胸腺、胰脏、肝脏、肾脏等，也均有不同数量的雌激素受体或结合蛋白分子。组织中的雌二醇，对水、盐分子的保留，钙平衡的维持，也都有一定的影响。雌激素在中枢神经系统的性分化中也起着重要作用，而且，由于其衍生物属于儿茶酚类化合物，与儿茶酚胺等神经介质能竞争有关的酶系，从而相互制约，形成了神经系统与内分泌系统沟通的桥梁。人们在这一领域的继续深入研究，将有助于阐明性分化、性成熟、性行为，以及生殖功能的神经内分泌调控机理。

动情素的分泌能滋润皮肤、亮丽头发，并促使女性的乳房发育增大，体现出优美的身体曲线。因此，动情激素对女性保持青春和第二性征，是必不可少的。动情素与人体的健康也有着千丝万缕的联系。据统计，有一百多种疾病，比如更年期综合征、动脉硬化、脑血管阻塞、骨质疏松症、早老性痴呆症、怠倦乏力、腰酸背痛、肩胛酸痛、性冷淡、月经不调、不规则经血、闭经、痛经、不孕不育、乳房发育不良、乳腺萎缩，以及皮肤的干燥、暗黄、粗糙、失去弹性、出现皱纹、黄褐斑等，都与女性的内分泌失调，导致动情素分泌低下有关。显而易见，动情素对女性来说，是一种极为重要、不可或缺的生命要素。然而，我们不得不接受的严酷现实是，动情素的分泌既会随着年龄的增长而不断减少，也会因疾病导致内分泌失调而骤然降低。动情素的不足或缺乏，将会给女性的身体健康带来一系列十分不利的灾难性后果。

①更年期综合征

最新的研究发现，女性体内有400多个部位，含有雌激素的受体，主要分布在子宫、阴道、乳房、盆腔，以及皮肤、膀胱、尿道、骨骼和大脑。雌激素的功用之广阔，令人惊叹不已，难怪人们会对女孩的青春发育发出"女大十八变"的惊呼！而当女性进入更年期以后，随着雌激素的大量减少，这400多处受体所在的组织、器官、系统都会随之变化。这就可以解释，妇女绝经后，为何生理上、心理上都会发生一系列的变化，而较严重的全身症状，如果集中在绝经前后发生，就形成了更年期综合征。

②子宫萎缩

子宫随雌激素水平的增高而保持着丰满，其外形像梨子。进入更年期后，随雌激素水平的逐渐下降，子宫开始萎缩，绝经十几年后，一些女性的子宫竟可缩小到只有拇指一般大小。一些放环女性在绝经后未及时取出节育环，往往会因此而出现相应的不适症状。子宫从经量、经期紊乱开始，最终以绝经而告终，妇女的生育能力到此画上了句号。

③外阴萎缩

随着青春发育，在雌激素作用下，外阴部位明显丰满，分泌物增多，加上处女膜的存在，起到了保护内生殖道的作用。更年期后，尤其接近绝经期时，外阴的萎缩日趋明显，水分减少，弹性变差，外阴不再饱满，分泌物减少，走路时在内裤的摩擦下，外阴容易受损而发炎。由于阴道口不再紧闭，而形成菱形的豁口，老年性阴道炎就在所难免。绝经后，因外阴炎造成的外阴瘙痒症就更为常见。

④阴道萎缩

一旦青春发育，阴道就开始发生显著变化，尤其在婚后性交合的刺激下，阴道迅速变宽、变长，弹性变强，皱褶变多，分泌物增多，抵抗力增强，这均归功于雌激素。进入更年期后，阴道的弹性、分泌物量、抵抗力等均明显下降，很容易引起损伤。阴道从正常的酸性转化为中性，自洁作用消失，老年性阴道炎就随之而来。阴道的枯燥、干涩，还会造成性交疼痛，甚至引起出血。

⑤盆腔脏器下垂

与男性相比，女性多了一套内生殖器。但是，女性的下腹并不因此膨出，腹部的各种器官都能稳妥的固定，即使奔跑弹跳，也不会晃动。进入更年期后，雌激素水平下降，稳定系统的功能退化，以致盆腔内的生殖器以及附近的尿道、膀胱、肠道等，纷纷下滑移位，妇女的腹部也向前松弛膨出，这就很容易造成子宫脱垂、阴道膨出、脱肛、痔疮及张力性尿失禁。一些妇女，在大笑、蹦跳，甚至咳嗽、打喷嚏时，由于腹内压力骤然升高，就会有少量的小便从尿道口急速流出，沾湿内裤，令人十分尴尬。

⑥乳房萎缩

青春期后，女性乳房像子宫内膜那样，每月一次发生周期性变化，这种变化在释放出最高浓度雌激素的排卵期最为明显。女性的乳房发育大小及丰满情况，通常取决于雌激素的分泌水平。进入更年期后，雌激素水平下降，导致乳房萎缩，松弛下垂、乳头耷拉，女性之美大打折扣。

⑦皮肤变化

皮肤有许多雌激素受体，青春的焕发使皮肤饱满滋润而有光泽，因此，凝脂样的皮肤和一头秀发成了青春活力的标志。尤其是少妇，是女性一生中最美的阶段，这均得益于雌激素的作用。但进入更年期后，尤其是绝经后，女性的皮肤开始明显缺少弹性和光泽，变干、变皱、易痒，各种色素沉着渐现，毛发变得干枯和灰白，外观上的衰老症状日益明显，所以，俗语有云：女人老得快。

如果说，雌激素的缺乏，会给女人在近期内带来一些局部的麻烦，这还问题不大，但是，若往远处看，它对女性生命质量和寿命长短的影响，则可就大不一样了。因为一些要命疾病的发生，虽然与多种内外因素的交互作用有关，但在其中，雌激素水平低下，往往是一个推波助澜的重要促进因素。由于这些疾病往往出现在早已绝经的数年，甚至十几年之后，因此，极少有人把它们与雌激素缺乏联系在一起。就是那些年纪尚轻、道业尚浅、阅历不足的临床医生，也是如此。事实上，雌激素缺乏导致的疾病名目众多，已波及现代正规医院的内科、外科、骨科、妇科、精神科、眼科、口腔和皮肤科。下面，我们只能择重而述。

①骨质疏松悄然而至

雌激素参与女性骨骼的形成，将钙质吸纳入骨，骨密度与骨骼的坚硬度随之升高。而当绝经以后，雌激素水平下降，可迅速导致逆向的生理变化，骨骼中的钙逐渐流失，以绝经后的第一到第七年，钙流失的速度最快，每年的流失量高达2%～3%，有的甚至可达7.1%。骨钙流失的结果，导致了老年女性的骨质疏松，一旦摔倒，就会发生骨折，常常使人致残。文献报道，有的少妇，因疾患切除了双侧卵巢，第二年，骨密度就下降了10%，这也佐证了上述论点。

②冠心病发病率迅速升高

绝经前的女性，冠心病发病率极低，仅为7‰，即在百人之中，还不到1个。而同龄的男性，其发病率之高，令人咋舌，竟为48‰，两者之差，接近七倍。究其原因，就是绝经前的女性，其卵巢能分泌雌激素。雌激素能保护血管，使血管不易硬化，血脂也不易升高，这无疑成了女性健康的保护神。而在绝经以后，雌激素水平急剧下降，保护神退职下岗，于是，女性的心脑血管疾患发病率迅速升高，基本达到与男性持平的水平。

③老年痴呆症可能光顾

在导致老年痴呆症（亦称阿尔茨海默病）的众多病因中，除象中风这类血管因素外，缺乏雌激素已被发现证实，是导致发病的危险因素之一。近年的医学研究进一步发现，绝经较早的女性，此病的发生机率，会大大超过绝经较晚的女性。大洋彼岸的美国，科研人员给绝经后的妇女补充雌激素后，阿尔茨海默病的发病率竟奇迹般地降低了54%。医学研究还进一步证实，补充雌激素，确能改善人脑的血流量，对人脑的神经元具有保护和修复作用，这对减少老年痴呆症的发病率，具有极大的实践意义。

其他的不利影响还有许多。比如，牙齿发生松动，接二连三地脱落；白内障、视网膜黄斑变性成为眼科门诊中就诊率极高的疾病，造成了弱视与失明的高发；结肠癌跃居女性易患肿瘤的第三位，等等。

综上所述，雌激素水平下降，将给女性带来众多的近期麻烦和十分不利的远期影响，这是一种生理性的退行性变化。为此，及时地补充雌激素是一个明智的选择。凡是有失眠、潮热、多汗、阴道干涩、心悸、情绪不稳定等更年期症状的，都应补充雌激素。

从现在的医学手段来看，补充雌激素的方法有三种，一是服用雌激素药品，二是服用雌激素保健品，三是食用含有天然雌激素的食品。

使用雌激素药品，在医学上被称为"雌激素替代疗法"，是服用人工制造、化学合成的雌激素药物。几十年来，雌激素替代疗法一直是更年期妇女的救星，甚至被众多医学家描述为能让女性永葆青春的灵丹妙药。可是，近年来的科学试验证实，长期服用雌激素，女性引发心血管疾病的比例大大增加，并使罹患子宫内膜癌、乳腺癌的危险增加8～10倍。雌激素替代疗法曾在国外风靡流行，由于其副作用巨大，2002年7月9日，美国卫生部官员宣告，他们已经叫停。雌激素替代疗法有严格的适应症和禁忌症，用于抗衰老、葆青春，弊大于利，实不可取。个别雌激素严重偏低者，可以在专业医生的指导下，服用人工雌激素，但绝不可擅自补充，因为服用不当，可能导致身体的内分泌更加失调，口服类的药品，还容易损伤女性的生殖器官。

雌激素对保护妇女健康至关重要，因而，市场上出现了众多雌激素保健品。许多人受到夸张宣传的诱惑，已经出现了滥用的问题。甚至有的人认为，只要是保健品，就没有负作用，就只会对身体有好处。殊不知，在许多情况下，其结果恰恰其反。即使是保健品，也不是人人都可以随意吃的。那么，我们应该如何安全、有效地补充雌激素呢？一是在必要时，按照专业医生的指导，服用雌激素药品进行调理。二是选择一些含有天然雌激素的食品，进行日常的饮食调理。这种类似食疗的方法，细水长流，是对内分泌进行持续性的微调，既经济实惠，又安全有效，应该是目前的最佳选择。

①蜂王浆

新鲜蜂王浆含有微量雌激素，是集医疗、食疗、美容为一体的天然药物，也是延年益寿的保健食品，可以恰到好处地弥补女性雌激素的不足。医学研究证实，鲜蜂王浆含有多种培本固原、扶正祛邪的天然珍稀成分，效果持久，无任何毒副作用。其中富含的氨基酸、维生素、微量元素和有机酸、活性酶类，能为人体补充营养素，可以调整内分泌，平衡阴阳，强壮体质，显著提高机体的免疫力。同时，它既可内服又可外用，更符合内调外护、内外兼修的医疗法则。

蜂王浆的服用方法有以下几种：

第一是含服。将蜂王浆片放在舌下含溶吸收。若是鲜蜂王浆，可与蜂蜜调匀放冰箱冷冻保存，服用时，用小勺挑取3～5克，放在舌根下含服。此法可直接由舌下黏膜吸收，直接入血，因此用量较小。

第二是吞服。将蜂王浆拌入蜂蜜或绵白糖中，不经咀嚼，直接吞下，然后，喝点温水，洗净入胃。如果实在不喜欢蜂王浆的味道，可以将蜂王浆和蜂蜜按1∶20的比例混合、充分搅拌成蜂王浆蜜汁后，再用温、凉开水或矿泉水直接冲服，日服两次，每次20～50g。吞服的时候，最好是空腹，注意不要用热开水冲服，防止破坏蜂王浆中的活性物质。

第三是注射。将冷冻蜂王浆制成注射液，供皮下或肌肉注射。在临床上对于重病或病危的患者，一般都可采用注射的方法。

第四是外用。蜂王浆可以直接涂搽于面部、肌肤，既可美容护肤，亦可治疗外伤、皮肤病。每天在护肤品中加入黄豆大小的蜂王浆，拍打涂抹在脸上，然后稍加按摩，不仅补充了雌激素，还起到了美容养颜的作用。

②大豆和豆制品

　　在一些植物中，也含有"雌激素"的类似物质，对女性体内的雌激素水平具有双向调节的神奇作用。这类植物内含的雌激素类似物质，被称为植物性雌激素。至今已发现的植物性雌激素约有 400 多种，最为常见的是异黄酮，主要存在于豆科植物中，在大豆中含量特丰，故称为"大豆异黄酮"。大豆异黄酮的结构与女性体内的雌激素相似，它既可为人体补充雌激素，亦可在体内雌激素水平过高时，阻止雌激素过量作用于人体的靶器官，从而使雌激素的活性保持平衡。因此，大豆异黄酮被誉为雌激素水平的调节器。由于异黄酮只是天然的植物雌激素，而并非真正意义上的雌激素，因而易于分解，不会在体内堆积，所以是安全的。大豆和豆制品中还含有异黄素，具有平衡雌激素的作用，这种双向平衡作用，在食物中很难再找得第二种。所以，大豆及其制品，理应成为我们食补雌激素的首选。此外，大豆及其制品，富含脂肪、蛋白、维生素、矿物质等多种人体必需的营养素，对我们的机体具有综合性的补益作用。大豆中的蛋白酶抑制素、肌醇六磷酸酶、植物固醇、皂苷、异黄酮这 5 种物质，还具有抗癌、防癌的功效，具有清除自由基、抗氧化和降低过氧化脂质的作用，从而能调节人体的免疫机能，提高我们的免疫抵抗力。大豆的保健功效实在不少，我们每天喝杯美味的豆浆，吃点家常豆腐，来点豆芽菜，就可以轻轻松松、快快乐乐地补充雌激素，又能降血脂、预防冠心病及骨质疏松，营养保健，一举数得，我们何乐而不为呢？

　　③大豆胚芽、山药和葛根粉

　　近年来的科研发现，很多果蔬谷物都含有植物雌激素，尽管含量不高，但却不能忽视，因为它们也是膳食营养素的主要食材来源。在这其中，最值得一提的是富含植物雌激素的大豆胚芽、山药和葛根粉。

◉大豆胚芽

　　大豆胚芽是在室温下，用清水浸泡 36～48 小时后的大豆，其胚芽萌发 1～2 毫米。在河北民间，大豆胚芽被称为豆嘴，是一道名菜。豆嘴具有很高的营养价值，富含蛋白质、脂肪、维生素 E、大豆异黄酮和甾醇等，其营养价值远大于大豆，也大于平常的豆芽。对营养成分的测试结果表明：豆嘴中含有 28% 的蛋白质、1.23% 的大豆异黄酮、0.37% 的甾醇、维生素 E 的含量为 190 mg/100g、8.7% 脂肪，脂肪中不饱和脂肪酸含量高达 80%，

　　大豆胚芽的提取物，含有大豆甙、大豆甙元、染料木甙、染料木素、黄豆黄素、黄豆黄素甙元这 6 种主要成分。只有这 6 种成分齐备，对雌激素才有"双向调节"的作用。未经提取和深加工的大豆胚芽，100% 含有这 6 种成分，因此，作用更好、更全面。

◉山药

　　山药营养丰富，富含碳水化合物、蛋白质、淀粉、B 族维生素、VC、VE、葡萄糖、粗蛋白、氨基酸等多种营养成分，具有诱导产生干扰素、增强人体免疫力的功用，对人体健康十分有益。山药原名薯蓣，还有一种重要成分，那就是薯蓣皂，薯蓣皂被称为是天然的性黄金（DHEA）。DHEA 中含有多种荷尔蒙基本物质，有荷尔蒙之母的称谓。它能促进内分泌荷尔蒙的合成作用，能促进皮肤表皮细胞的新陈代谢，提升肌肤的保湿功能，并对改善体质也有一定的帮助作用。现代科研表明，DHEA 主要通过下述途径来促进人的性功能：

第一，体内性黄金水平升高，可反馈性地调节下丘脑垂体性腺轴的分泌功能，促使体内性激素的分泌量增加，使体内雌雄激素的水平升高，性功能增强。

第二，性黄金还具有对男女两性的双向调节作用。对男性而言，男性体内最主要的雄激素是睾固酮。睾固酮在体内有游离睾酮和与球蛋白相结合的结合睾酮两种形式。对于性功能，主要起作用的是游离睾酮。性黄金具有对抗睾固酮与球蛋白结合的作用，从而使体内的游离睾酮含量增加，雄激素作用增强，从而使性功能增强。对女性来说，体内的少量雄激素是维持和获得性感觉的主要物质，其原理与雄激素可抑制阴蒂的萎缩，提高其敏感性，从而提高性交快感有关。性黄金除了可转化为雌激素，维持女性性欲及阴道的酸性抑菌环境和阴道壁的润滑外，还可以维持体内雌、雄激素平衡，增加性事的乐趣和顶峰体验。所以，经常吃山药，好处多多。

⊙葛根

葛根味甘、微辛，气清香，性凉，入脾、胃二经。具有发表解肌，升阳透疹，解热生津之功效。主治脾虚泄泻、热病口渴、外感发热、头项痛强、麻疹透发不畅、消渴、酒毒、胸痹、心痛等病症。

葛根取自豆科植物野葛，其主要成分是淀粉，此外含有约12%的黄酮类化合物，包括大豆甙、大豆甙元、葛根素、大豆黄酮苷、花生素等共13种。还含有蛋白质、氨基酸、糖，以及铁、钙、铜、硒等矿物质，是老少皆宜的名贵滋补品。早在汉代张仲景的《伤寒论》中就有"葛根汤"这一著名方剂，至今仍是重要的解表方。《本草正义》谓葛根"最能开发脾胃清阳之气"。

现代医学研究发现，葛根异黄酮为天然的植物雌激素，可促进女性乳房发育，激活卵巢活力，使皮肤细嫩光滑。尤其对中年妇女的丰胸、美容和绝经期妇女的养颜保健作用明显。常食葛根粉能调节人体机能，增强体质，提高机体的抗病能力，抗衰延年，永葆青春活力。

④其他食疗佳品

在几百种植物雌激素中，人们对异黄酮、木脂素、二苯乙烯类化合物这三种研究较多。异黄酮局限于豆类。木脂素主要存在于亚麻籽、扁豆、谷类，以及茴香、葵花籽、芝麻、洋葱等食物中。二苯乙烯类化合物主要来源于葡萄、葡萄汁以及葡萄酒，花生以及花生酱。

除此以外，黄豆芽中含有香豆素，人参和西洋参中含有人参皂苷类物质，柑橘科中含有柑橘素，甘草中含有异甘草素，薯蓣和野山茶中含有甾醇类等，这是另一类的植物雌激素。总之，植物雌激素广泛存在于豆类、谷类、水果、蔬菜等300多种植物中。在我们的日常饮食中，除大豆及其制品外，小麦、黑米、扁豆、薯蓣、洋葱、苹果、石榴、银杏、茴香、葵花子、咖啡和橙汁等食物中，植物雌激素的含量相对较多。每天能摄取10～15种不同的食物，均衡、多样地摄取五谷杂粮和果蔬，不但微量地为机体补充了植物雌激素，而且还为机体提供了其他营养素，这种方法既经济实惠，又简便易行的，更年期女性和爱美的女士，不妨在生活中多多采用。

2. 端正对性事养生的认识

对于真正珍爱生命的养生一族来说，不论男女，不管是否仍有性事活动，定期检测荷尔蒙的浓度、生殖器及生殖系统的生理变化情况，依然是非常必要的。因为我们个人的健康状况、衰老程度，甚至尚有的寿命多少，均可借此知晓。对成年男性而言，从40岁开始，每年必须例行检查一次。对成年女性而言，则意味着每年都应做例行的妇科检查，并且从50岁起，还应每年都做乳房的医学检查。

伴随人类平均寿命的持续攀升，老龄化社会、超老龄化社会的到来，年龄超过60岁、65岁以上的老年人越来越多。在以往，人们都普遍认为，人在年老、退休之后，老态龙钟、行动不便，疾病和死亡会紧随而来。但在医学科技高度发展、健康知识日益普及的今天，年高六十五以上，依然充满活力、继续投身工作、娱乐与养生者可谓大有人在。由此可见，在生理层面，人的身体固然会随着年龄的增长而老化，然而，这种趋势，均可通过科学的养生来减缓放慢。这种情形，均可经每年的医学体检，以及保持乐观的心态来优化改善。其次，对于绝大多数的老年女性而言，绝经后的时光，可以占到全部寿命的1/3，甚至是1/2，也可以借助安全地补充荷尔蒙来度过。我们必须预先明白的严酷现实是，对于处于非优势群体的大多数老年人而言，要想得到足够的健康照顾并非易事！就是除去经济条件这个要素，还因为社会上受过老年医学专门训练的医务人员实在是屈指可数，大部分的医师，都没有时间、没有兴趣去研读老年医学及相关领域的最新研究成果，他们对老年问题既不精专，又不敏感，当你需要的时候，实难找到具有相当素养和实践经验的医师。俗话说，求人不如求己。多学习掌握一些保健养生的知识，保持童心和性趣，把性事和养生密切结合起来，把性事和安度晚年密切联系起来，实在是一个不错的选择。早在明代，我国的中医文献《养生八笺》就十分明确地指出："阴阳好合，接御有度，可以延年。"美国的性医学研究人员，对600人所做的专题调查发现：上了年纪的人，性趣不减当年勇，维持积极的性活动，有助于长久地保持生命活力和较强的记忆力；如果老年人放弃性关系、性生活，他们的智力就会很快的衰退。显然，纵欲伤身，禁欲有害，若能行房有度，节欲求乐，无疑也是上佳的选择。

3. 性事养生的基本要求

我们已经知道，男女之事，实乃阴阳之气的交换互补，可以扶本固元，只要行之有度，对双方都大有裨益。马王堆汉墓出土的竹简文献《十问》中，专门有房事影响寿夭的记载，其大意是说，夫妇间的性生活如能遵守一定的法度，做到心安不放纵，形气相和谐，保精全神，勿使元精乏竭。这样，体虚的人可以逐渐充盈，体壮的人则愈加健实，年老的人亦可因而长寿。

所谓房事有度，即是要适度。也就是说，既不能没有，也不能随心所欲，漫无节制。这就需要解决一个数量或频度的问题。但"度"，并不绝对，而是一个与年龄相关的相对性概念。比如记述古代房中术的中医文献《素女经》就认为："人年二十者，四日一泄；年三十者，八日一泄；年四十者，十六日一泄；年五十者，二十一日一泄；年六十者，即当闭精，勿复更泄也。"但随后，《素女经》又说："若体力犹壮者，一月一泄。凡人气力自有强盛过人者，亦不可抑忍；久而不泄，致痈疽。若年过六十，而有数旬不得交接，意中平平者，可闭精勿泄也。"此外，古人还认为，季节不同，交接的度数标准也应有所变更，需遵循"春二、夏三、秋一、冬无"的比例，即以秋天每月交合的次数为基数一，则春天为二，夏天为三，冬天为零，即避免房事。孙思邈还特别提醒："人年四十以下，多有放恣"，于是，药圣又刻意强调：若不加节制，而"倍力行房，不过半年，精髓枯竭，唯向死近，少年极须慎之!"客观地讲，古人的这些论述，不乏科学的合理成分。

现代医学中的性医学认为，男女行房次数的掌控，并没有一个统一的标准，可根据双方的个体差异，加上年龄、体质、职业等不同情况灵活掌握。新婚蜜月或夫妻久别重逢的最初几日，可以较平时略频，而平时朝夕相伴的青壮年夫妇，每周 1～2 次房事，以次日不感到疲劳为把握的尺度，一般不会影响健康。但如果出现疲劳乏力、腰酸背痛的情况，说明房事已经过度，应当加以节制。对于上了年纪的老年人来说，固然应该以少为佳，但也可根据夫妻双方的身体状况，从养生延寿的目的出发，进行适当的变通。现代的老年人与现代追求新潮时尚的年轻人不同，老年人往往沿袭以往的老传统，让男人充当性事的发起者，为此，老年男性应当主动，可以采取葆精不泄、多交少泄的办法，以能体现自己的雄风依旧，让配偶呻声连连、高潮频现为己乐。若老伴因阴器萎缩而性致冷淡时，切勿强使对方就范，应摒弃以往的态势，甘当温柔的操盘手，首先准备好交合润滑液，或用自己的金津玉液（唾液）代用，然后采用缓慢、温柔的抽送动作，以免除对方的恐惧和痛苦，而做好性事的"前戏"，温柔地爱抚配偶的胴体，以提升双方的性趣，更是不可缺失的前提。

另值得一提的是，男女之事的"戏道"，还应包括经常地改变体式。《养生方》提出"十节"，均按虎、蝉、蝗、鱼、猿等动物交配时的体式，仿照命名。《素女经》具体提到"九法"，即龙翻、虎步、鹤交颈、兔吮毫等性交姿式，并作了较为细致的描述。古人认为，它们能使男女欣喜舒快，且能治疗多种疾病。其实，时常改变体式，有助于克服性生活的呆板单调，可以增添性生活的闺房乐趣和游戏色彩。现代的一些性学专家提出，采用不同的姿势、不同的方法，还可以有效地防治某些性功能障碍性疾病。现如今，不妨对古人的探索精神和认知给予肯定，来一个古为今用，老树新花。

4. 强肾助性的保健功法

中医学认为，人若肾气充足，则性功能旺盛，既可保持身心健康，也能如意地行房办事。强肾保健的种类与方法很多。只要根据个人的实际条件和身体的具体情况，选择相应的功法，均可收到良好的效果。下面介绍的几种功法，简单易行，效果显著，不会出任何偏差。只要能坚持锻炼，持之以恒，就可以达到强肾保精，延年益寿的目的。

（1）叩齿咽津翕周法

每日晨起后，首先叩齿 100 次，然后舌舔上腭及舌下齿龈，待津液泌出满口，频频咽下，意送至下腹丹田。翕（读：xī，西）周，即收缩肛门。吸气时将肛门收紧，呼气时放松，一收一松为一次，连续做 36～64 次。

此法有滋阴降火、固齿壮骨、益气葆精、补肾健腰的功效，能防治性功能的衰落退化。

（2）按摩下肢涌泉法

人取坐位。双手搓热，双掌分别紧贴双脚的脚面，从脚趾头处开始，沿踝关节至三阴交一线，往返摩擦 25～36 次。然后，再用手掌心，分别磨搓脚底的涌泉穴 36～64 次，摩擦时，要意守涌泉穴。涌泉穴为足少阴肾经的井穴，是生命之水涌出的地方。本法有交通心肾、引火归源之功，对心肾不交引起的失眠健忘、阳痿遗精等症，都有很好的防治效果。

（3）双掌摩腰法

人取坐位。两手掌贴于肾俞穴，中指正对命门穴，然后意守命门，双掌从上向下摩擦64～100次，至局部有明显的温热感。此法有温肾摄精之效，对男子遗精、阳痿、早泄，女子宫寒带下、月经不调等，均有很好的防治作用。

（4）壮阳固精法（仅用于中老年男子）

⊙兜阴囊

取半仰卧位。将双手搓热后，以一手贴敷小腹，另一手将阴囊上下兜动，连续做64～100次，然后换手，再做64～100次。

⊙拿睾丸

一手贴敷小腹，另一手抓拿睾丸，一抓一放为一次，连续做64～100次，然后换手，以同样方法再做一遍。

⊙提阳根

一手掌面紧贴丹田，另一手握阴茎和睾丸向上、下、左、右提拉各36次，然后换手再做一遍。

⊙壮阳鞭

两手掌夹持阴茎，逐次加力，来回搓动100～200次。做功时不要憋气，要放松肌肉，意念部位下丹田，切忌胡思乱想。此功法有壮阳、补肾、固精作用。未婚青年不宜练，最适用于中老年操练，久练能延缓衰老，益寿延年。

（5）培元固本法（仅用于中老年女子）

⊙揉乳房

取坐位或仰卧位。两手同时揉乳房正反方向各36～49圈，再左右与上下各揉36～49次。

⊙抓乳房

两手交叉，用手指抓拿乳房，一抓一放为一次，可做36～49次。

⊙捏乳头

两手手尖同时提住乳头，以不痛为度，一捏一放为一次，连续做36～49次。

⊙拉乳头

两手同时将乳头向前拉长，然后松回，一拉一松为一次，可连续做36～49次。

此功法对女性有滋补肝肾，培补元气，调节功能，促进发育之功效。久练可调节内分泌，提高免疫功能和抗病能力，增强性功能，延缓衰老。

（6）疏通任督法

⊙点神阙

取半仰卧位。一手扶小腹，另一手中指点按神阙穴，默数60个数，然后换手再做一次。

⊙搓尾闾

一只手扶小腹，另一手搓尾闾36～49次，然后换手再重做36～49次。

◉揉会阴

一只手或双手重迭扶在阴部，手指按在会阴穴上，正反方向各揉按 36～49 次。

◉揉小腹

双手重迭在小腹上，按正、反方向，各揉按 36～49 圈。

此功法温运任督，疏通任督，培补元气，燮理阴阳。久练可有疏通经络、滋阴补肾，调节任督冲带四脉的功能，对前列腺炎、泌尿道结石、子宫疾患有良好的防治功效。

上述六种功法，既可单做，亦可合做。只要认真坚持锻炼，就能使肾气旺盛，阴阳协调，精力充沛，从而起到防治疾病、延缓衰老的作用。

【延伸阅读】房中术探秘

一、房中术的由来

房中术，是我国古代一种关于男女性交技巧、方法和作用的实用方术。古人认为：男女交合，是人之大欲，其乐无穷，不可遏止。但遗憾的是，人们在获得快乐的同时，生命力也在不断地损耗。对此，传说中的八仙之一、五代时期的著名道士吕洞宾曾极为形象地说：

二八佳人体似酥，腰间伏剑斩愚夫，

虽然不见人头落，暗里教君骨髓枯。

这四句歌诀广为流传，成为警示国人的房室座右铭。那么，如何来解决这个矛盾呢？能不能干脆禁止男女交合，废除这种房室乐趣呢？古人认为不行，因为男女不交，会使阴阳不通，往往导致各种疾病。正如唐代著名医学家孙思邈所说："男不可无女，女不可无男，无女则意动，意动则神劳，神劳则损寿，若念真正无可患者，则大佳长生也，然而万无一有，强抑闲之，难持易失，使人漏精尿浊以致鬼交之病，损一而当百也。"

男女交合会损耗生命力，阴阳不交又会导致疾病，二律背反、两难选择，这该咋办？现代人会很容易地说：唯一的办法，就是节制房事！然而，我们的古人却不这么认为。他们想：有没有一种途径，可以既不断享受房事的快乐，又不损耗人的生命力，甚至，还可通过性事来增益人的生命力呢？正是顺着这一思路，聪明的古人在长期实践中，慢慢地探索出一套能够享乐、养生两不误的至上妙术——房中术。

二、中国古代的性科学

何谓房中术？即关于男女房中性事的功法与技术。这种以两性修为互动为实质的奇特秘术，在我国古代是秘而不宣，只能口口相传，充满晦涩、玄妙和神秘的色彩。无论是作学术研究的学者，还是搞养生实验的专家，人们都忌讳直言"房中"二字。此种做法，导致关于房中术的学术资料，长期掩埋在古代的文言文典籍之中，致使这一领域，至今依然极为封闭。一般人不仅难以得到真传，更谈不到正确鉴别、全面认识和科学利用了。

其实，作为现代人，站在现代科学技术的高度，以一颗不带任何偏见的平常心来看待，房中术根本就没有什么神秘可言。新版的《辞海》，应是我国当代最具权威性的辞典。《辞海》对房中术的解释，是这样写的："房中术，古代方士所说的房中节欲、养生保气之术。"短短一语，入木三分，完全揭掉了蒙在房中术头上的神秘面纱，一针见血地道破了房中术的所谓"玄机"。这就说明，房中术原本平常，不过是以男女性事作为研究对象的一门学问、一门技术而已。我们都知道，所谓科学，是关于自然、社会和思维的知识体系；21世纪是生命科学的世纪。人类要延续，就不能断绝性行为。世上有男女，就必然有房中之事。对房中专题的研究探索，既有紧迫的现实意义，也有深远的历史意义。就其学术价值来讲，完全可以冠以堂堂正正的术名。而那些精于此道、专于此术的探索研究者，完全有资格被称为生命大师、房中家、养生家。人类两性的修为与学问本来就不可忽视，懂不懂房中的修为与学问，不仅关系到性生活是否和谐美满，而且还关系到每个人的天赋寿命。有过房事体验的人都知道，两性的交合需要泄精耗气。而房中术研究的重心，正是探讨人在性生活中应该如何葆精护气、祛病延年。用我们今天的概念来表述，它就如同我们现代人所说的性科学，至少可以说它是关于性事这个专题的"准科学"，也可以称为"早科学"。中国古代的房中术，就和我们中华民族的四大发明一样，也是中华传统文化的一个亮点、一个瑰宝，也是炎黄子孙的骄傲。同为世界四大文明的起源地，古印度以它的《欲经》为荣，古罗马以它的《爱经》为耀。同为性学研究文献，我们的房中术不仅远远早于古印度的《欲经》，也比古罗马的《爱经》提早了不少时日。明清时代，论性谈色的言情小说冠绝一时，不仅内容丰富，而且数量空前。由于著名的西方学者李约瑟博士等有识之士的大力推介，中国的房中术得以走向世界，传至西方。这种利用阴阳调和之理，实行男女互补，并俱欢愉享乐、养生保健两大功用的东方秘术一到西方，立马令欧美人神魂颠倒、刮目相看。

从现有的历史文献来看，西方性科学的建立，应从德国科学家克拉夫特·埃宾在1886年发表《性心理病》算起，距今还不到200年。而在我国，对男女闺房性生活开始研究的时间，可以追溯至三千多年前的商周时期。因此，平心而论，我国古代的房中术，应该是全世界各民族中，起步最早、研究最深的人类性科学，是我们的先祖对人类性科学、性医学的一大探索和贡献。

在中国，对房中术研究最多的要数道家。而道教，则从一创立就与房中术结下了不解之缘。道教的创始人、人称张天师的张陵，早期受到方士的影响熏陶，利用"玄素之道"为人治病。玄女、素女都是传说中的房中家，"玄素之道"即为房中术的一个代称。据相关历史资料记载，道家房中修行的历史由来已久，早在春秋战国时代即已开始，至秦汉时期，已成为四大方技之一。在《汉书·艺文志·方技略》篇中说："序方技四种，一曰医院、二曰经方、三曰房中、四曰神仙。"实际上，房中术最初是由神仙家创立的一种方术。它以探索"房中节欲、还精补脑、性事卫生"为主旨，本是战国时期的神仙术三流派之一。汉代张陵创立的五斗米教，承袭了此术。后来，东晋的医家葛洪，也以此作为道教最重要的三方术之一，给予高度的重视。葛洪曾对人说，饮食男女，乃人之大欲，道家的修炼，如果不注重这两个方面，无异于"釜底抽薪"，是断难成功的；至于房中秘术，"此法乃真人口口相传，本不书也"。于是，葛洪这样表述道："夫天生万物，唯人最贵。人之所上，莫过房欲。法天象地，规阴矩阳，悟其理者，则养性延龄，慢其真者，则伤神夭寿。至于玄女之法，传之万古，都具其梗概，仍未尽其机微。余每览其条，思补其阙，综习旧仪，纂此新经，虽不穷其纯粹，抑得其糟粕。其坐卧舒卷之形，偃伏开张之势，侧背前却之法，出入深浅之规，并会二仪之理，俱合五行之数，其导者，则得保寿命，其危者，则陷于危亡，既有利于凡人，岂无传于万叶。"

在此，葛洪阐明了他研究房中术的目的，是在于思补古代房中家之缺遗，使人人的寿命得以长保。不过，对于房中术的作用，在历代道家口中都被吹嘘得神乎其神，这也引起葛洪的反感。他说：

"闻房中之事，能尽其道者，可单行致神仙，并可以移灾解罪，转祸为福，居室高迁，商贾倍利，信乎？……此皆巫书妖妄过差之言，由于好事者增加润色，至今失实。或亦奸伪造作，虚妄以欺诳世人，隐藏端绪，以求奉事，招集弟子，以规世利耳。夫阴阳之术，高可以治小疾，次可以免虚耗而已，其理自有极，安能致神仙而却祸致福乎？"

葛洪用辩证的眼光看待房中术的作用。认为房中之术"高可以治小疾，次可以免虚耗而已。"耻笑了那些把房中术看成无所不能的巫术，企望以房中术"单行致神仙""消灾解罪，转祸为福，居室高迁，商贾倍利"的种种妄想，并一针见血地揭露了社会上那些"欺诳世人"，靠房中术谋私利的江湖骗子。葛洪的话，辩证地指出了房中术的作用与限度，说明他的确是深得房中之道的。

房中术，作为道家养生术之一，成为道家功理功法类养生修为的专有名词。在长期流行过程中，房中术有其不断发展壮大的高峰时期，产生过许多房中家和房中医学专著，并形成一套极为隐秘、系统、完善的男女性命双修术。它不仅能满足性的需要，还能延年益寿，驱病强身。英国著名汉学家李约瑟博士认为，道教房中术承认男女地位平等，承认妇女在事物上的重要性；认为健康长寿需要两性合作，不受禁欲主义和阶级偏见的约束。这些都显示了道教与儒家、佛教的特异之处，因此，道家的生理学纵然很朴素、很原始，但在对待男女、宇宙的态度方面，比家长式统治严厉的儒家或冷淡出世后来传入的佛教都要恰当得多。

让我们知晓房中术的，是中国古代的性学专著。本来，中国古代的性学专著甚多，但流传至今，我们尚能见到的，只有凤毛麟角。1973 年，长沙马王堆 3 号汉墓出土了大批帛书和部分竹简、木简，经考古学家的细致整理，大量珍贵的古籍得以问世，发现医学著作 15 种，其中有 5 种为房中术著作，被定名为：《十问》《合阴阳》《天下至道谈》《养生方》《杂疗方》。这是我国现存最早的房中术著作，据此可以概见先秦至汉初，房中术的基本内容。同时，从这些性学专著中，我们可以看到，关于男女性事的性科学研究，早就在我国非常兴盛。并且，透过这些专著，我们还可以看到古人的性事养生观，古人不但十分重视男女之间的性事，而且早就把性事与养生结合成一体。

⊙《合阴阳》

《合阴阳》是长沙马王堆汉墓出土的竹简，简首有"凡将合阴阳之方"一语，出土时和竹简《十问》合卷在一起。帛书整理小组根据其简首语，以"合阴阳"作为题目。"合阴阳"即阴阳交合、男女性交之事。全书讨论了男女交合时的性技巧，以及性反应。其中所提的"十动""十节"，是模仿动物的十种性交姿势及其抽送动作的效果。该书还提出了"十已"，即男女双方性交最后阶段的一些征候，提出了性交时的嗅觉问题："十已之征，一已而清凉出，再已而奥如潘骨，三已而燥，四已而膏，五已而萝，六已而滑，七已而迟，八已而脂，九已而胶，十已而经，经已复滑，清凉复出，是谓大卒。大卒之征，鼻汗唇白，手足皆作，员不附庸，起而去，成死为薄。当此之时，中极气张，精神入藏，乃生神明。"从上述可知，古人对男女交合的观察，是相当细致入微的。

⊙《养生方》

《养生方》是马王堆汉墓出土的帛书药方汇集。文中有部分内容涉及性医学。例如，该书一开始就提到了"老不起"，显然是指阳痿这一男性性功能障碍，但因下文全部残损，无法确知其意。它最后几段描写了男女性生活，也有些残损，但大意还能了解，认为人必须蓄积精气，有精气则生，无精气则死，性交时男子出现阳痿，或勃起而不坚，即精气虚弱之故。饮食能滋补身体，而纵欲则损伤年寿，所以古人主张男女交合必须遵循一定的法度，性交要有节制。性交时，动作要舒缓，切忌粗暴急躁，要模仿许多动物的姿态作为性交方式，并要坚持做房中气功导引。此外，还要了解女子的阴道结构，对性交动作的高、下、深、浅、左、右等都有讲究。

⊙《十问》

《十问》是马王堆汉墓出土的竹简。出土时与另一部竹简医书《合阴阳》合成一卷，《十问》在内，《合阴阳》在外。书中采用问答的形式，通过黄帝和天师、大成、曹熬、容成、尧和舜、王子巧父和彭祖、盘度和者老、禹和师癸、文挚和齐威王、王期和秦昭王的讨论和问答，提出十个有关养生保健特别是房中养生的问题，一问一答，展开讨论。所以，帛书整理小组给它加上了一个《十问》的篇名。《十问》的主要内容和观点是：要顺应天地阴阳的发展规律，补阴养气，要善于保护性功能，强调对精液要守而不泄，要服用滋阴之品，性交应和气功相结合，并把养生、气功、房中术紧密结合，从中可见古人很讲究吸气、滋补和性事保健。

⊙《玉房秘诀》

此书最早见于东晋葛洪的《抱朴子·内篇·遗览》，以后又见于《隋书·经籍志》子部医家类，均不题写撰写人。《旧唐书·艺文志》又提到此书8卷，云称冲和子撰。《新唐书·艺文志》作《冲和子玉房秘诀》10卷，云称张鼎撰。这几部书到宋代，即已失传。只有日本人丹波康赖的《医心方》中记载引用了一些，所以流传至今。

《玉房秘诀》对房事过程中，女子的性生理和性心理变化进行了论述。书中提出，女子如果已高潮将至而男子尚未兴奋，需安心以待，不可使"阴精先竭"，否则，会引来"风寒之疾"。该书还从交合与损益的关系，探讨选择何种女子性交为宜，其中有一些科学的成分，但也夹杂了以女子为取乐玩偶的思想。该书与中医学的阴阳五行、气血经络理论相结合，含有气功导引之法，是《玉房秘诀》的重点与精华部分，显然是古代房中家实践经验的总结。此外，该书提出男女交合有"七忌"，还论述了求子与优生的一些问题。这些内容和历代房中家所提出的交合禁忌与求子方法一样，既有科学的成分，也有唯心，乃至迷信的成分。

⊙《黄帝三王养阳方》

《黄帝三王养阳方》是仿照《黄帝内经》即托名黄帝与三个王讨论房事养生的著作，大约出现在中国汉代或汉代以前。《汉书·艺文志》曾记载了房中术著作8家，186卷，其中即有《黄帝三王养阳方》20卷，今已失传。长沙马王堆汉墓出土的竹简《十问》中，记叙了黄帝与天师的对话，讨论了"食阴之道"与"复奇之方"；黄帝与大成的对话则讨论了怎样以食补阴益阳，祛老复壮；黄帝与曹熬的对话则着重讨论了闭精勿泄对长生的好处等。这些论述，有可能从另一个方面，反映出《黄帝三王养阳方》

的内容。

⊙《抱朴子》

《抱朴子》是晋代葛洪的代表作。在《抱朴子内篇·遐览》里，不仅载录了大量古代的道家著作、医学著作和炼丹著作，还收藏了不少房中术著作，如《玄女经》、《素女经》、《彭祖经》《容成经》《元阳子经》《六阴玉女经》等，其中有的已经失传，幸亏有了《抱朴子》的记载，人们才知道古代还有这么多的房中术著作。《抱朴子》强调了修习房中术的重要性。葛洪在该书的《至理》篇中说："服药虽为长生之本，若能兼行气者，其益甚速……然又宜知房中之术，所以尔者，不知阴阳之术，屡为劳损，则行气难得力也。"但是，作者又反对过于夸大房中术的作用，指出："闻房中之事，能尽其道者，可单行致神仙，并可移灾解罪，转祸为福，居官高迁，商贾借利，信乎？""夫阴阳之术，高可以治小疾，次可以免虚耗而已。"作者"还精补脑"的思想与历来的道家思想是一致的。作者又把房中术和养生紧密地联系在一起，认为善于养生是最根本的。该书《极言》篇指出："是以善摄生者，卧起有四时之早晚，兴居有至和之常制；调利筋骨，有恒仰之方；杜疾闲邪，有吞吐之术；流行荣卫，有补泻之法；节宣劳逸，有与夺之要。忍怒以全阴气，抑喜以养阳气，然后先服草木以求亏缺，后服金丹以定无穷，长生之理，尽于此矣。"

⊙《素女经》

据后人考证，《素女经》可能是在战国至两汉之间完成，并在魏晋六朝民间流传修改的。书名最早出现在晋朝葛洪的《抱朴子内篇·遐览》中，作者不详。此书在国内原已失传，但以后发现，日本人丹波康赖于982年编成的《医心方》一书中，收录了此书。我们现在所见到的《素女经》，是先由《医心方》所收集，后又被清代学者叶德辉编辑收入《双梅景暗丛书》的。《素女经》提出了初步的优生道理，强调"爱乐"是两性交合的目的，也是为了要生育"贤良而长寿"的子女。对男女性交作了较系统的论述。提出了延年益寿、巩固精关、"莫数泄精"的宏论，又提出了性交应使男女双方同享快感，共同受益，必先有"爱乐"然后行之，做到"相感而相应"。该书还涉及到性心理，强调性交的自信心。所以，《素女经》实为一本较为详细和全面论述房中术的古代性学著作。

⊙《养性延命录》

《养性延命录》是中国南朝齐、梁时人陶弘景将养生与性结合在一起写成的著作，分为上、下两卷。上卷包括教诫、食诫、杂诫三篇。下卷包括服食疗病、导引按摩、御女损害三篇。书中保存了不少后来散失的早期养生资料，其中不少都和房中术有关，其理论和道家论述一脉相承，而在某些方面，则阐述得更为具体、透彻。

在《养性延命录》中，陶弘景把养生与性事联系在一起，反复强调必须适度。他认为人体的强弱、寿命的长短主要不在于"天"，而在于"人"，这是很有进步意义的。他说："解者曰：夫形生愚智，天也；强弱寿夭，人也。天道自然，人道自己。始而胎气充实，生而乳食有余，长而滋味不足，壮而声色有节者，强而寿；始而胎气虚耗，生而乳食不足，长而滋味有余，壮而声色自放者，弱而夭。生长全足，加以导养，年未可量。"他又用这一观点，揭露一些时弊，书中说道："今时之人，年始半百，动作皆衰者，时世异耶？将人之失耶？岐伯曰：'上古之人，其知道者，法则阴阳，和于术数，房中交换之法；饮食有节，起居有度，不妄动作，故能形与神俱，尽终其天年，寿过百岁。今时之人则不然，以酒为浆，以妄为常，醉以入房，以欲竭其精，以耗散其真，不知持满，不时御神，务快其心，游于阴阳，生治起居无节无度，故半百而衰也。"以上论述，较《黄帝内经》的《素问·上古天真论》中的论述又进了一步，与现代性科学也是相吻合的。

⊙ 《格致余论》

《格致余论》乃中国元代明医朱震亨所著，是一部涉及房事养生的医书。该书共收医论41篇，其中涉及房室生活的有3篇，即《饮食色欲箴序》、《色欲箴》和《房中补益论》。作者认为"饮食"和"男女"都十分重要，但不能"沦陷溺于其中"，不可纵欲。《房中补益论》题目是"补益"，但其论点，实际上仍是节欲。作者认为，人的身体阳常有余，阴常不足，心火容易妄动，所以治病多宜滋阴降火，而房事最易耗散阴精，决不可忽视，如果行房次数太多，则有损身心。虽然性生活是"自然之理"，是人们所必需的，但必须适度，适度则无损。

三、房中术的渊源与流行

房中术即中国古代的性科学。从现代性科学的观点来看，房中术包含性知识、性技巧、性功能障碍治疗与种子受孕等内容。同时，它又并不只局限于性，而是把男女性事与养生益寿和追求长生结合在一起。从现有的史料来看，房中术最早出现于汉代，从一开始，就和道教有着不解之缘。

道教是中华民族中由汉族创立的宗教。这种土生土长的国教，起源于古代的巫术。东汉后期的汉顺帝汉安元年，也就是公元142年，由张道陵倡导建教于鹤鸣山，凡入教者，每人要贡献五斗米，所以，最初的道教也称为"五斗米道"。由于教徒们尊称张道陵为"天师"，所以，道教又叫"天师道"。张道陵是东汉时的沛国人，永平年间拜江州令，后来弃官隐居于洛阳的北邙山，章和年间朝廷累召不就，杖策游龙虎山，修炼道成。张道陵不仅是道教的传播者，而且是个房中术专家，他在中国古代的道教文化和房中术理论方面，都占有十分重要的地位。史料是这样记载他的：

"本太学书生，博通五经。晚乃叹曰：'此无益于年命'，遂学长生之道。……其治病事，皆采取玄素，但改易其大较，轻其道尾，而大途犹同归也。"

这段话所说的"玄素"，即指《玄女经》和《素女经》。《素女经》辗转反复，流传至今，《玄女经》则只有一部分内容保存下来，它们都是房中术的经典著作。由此可知，张道陵用房中术来给民众治病，确实道业不浅。文献《神仙传》中的《张道陵》篇，就记载了张道陵向其徒众传授房中术，以作为养生修炼之法。篇中说："故陵语诸人曰：'尔辈多俗态未除，不能弃世，正可得吾行气导引房中之事，或可得服食草木数百岁之方耳'。"这种修炼方法，我们今人可能难以想象，也难以理解。至于张道陵如何以房中术为人治病，现有史料也难以查考，但反面资料可为我们提供一些蛛丝马迹。北周时期，有个叫甄鸾的人，曾为官汉中郡守，他精于步算，又有功于考证之学，在中国古代，也算是一个数学家、大学问家。甄鸾原本是一个道教的教徒，后来叛道皈依佛门，后来，他写了一篇叫《笑道论》的文章，对道教进行揭发批判。书中说："臣就观学，是教臣《黄书》合弃之法，三五七九，男女交接之道。四目四鼻，两口两舌，两手两心，正对阴阳，法二十四弃之数行道。"这里的所谓"合弃之法"，是当时流行的道家术语，即指男女性事。天师教在向教徒传授修炼之法之前，还要举行神秘肃穆的仪式，称为"合气"，目的在于"释罪"。这种仪式，需在朔、望之夜，才能举行。在此之前，男女要斋戒三日。仪式一开始，先是男女舞蹈，然后再是男女们成对地实施"合气"。即甄鸾在《笑道论》中所说："男女至朔、望日，先斋三日，入私房诣师立功德，阴阳并进，日夜六时。此诸猥杂，不可闻说。"太平道《黄书》指出，男女龙虎牝牡，可以在月末、月圆之夜，合气——交媾。

张道陵死后，其妻继续传道。他的孙子张鲁将军更是了得。东汉末年，张鲁在汉中建立起政教合一的政权，长达30年，附之者甚众，三国时的黄巾军起义首领张角，就是其中的一员。后来，张鲁被强大的北魏曹军打败，投降曹操后被封为镇南将军、阆中侯。许多古籍中所说的"三张"，即指他们祖孙三人。

历朝历代，房中术都有不少传人。汉、魏之际，是房中术的高潮时期。那时的传人，首推冷寿光。冷寿光和名医华佗，是同一时代的人，史料中说他："年可百五六十岁，行容成公御妇人法，常屈劲息，须发尽白而色理如三四十时。"再就是甘始、东郭延年、封君达3人。文献《汉武内传》说："封君达，陇西人。初服黄连五十余年，入鸟举山，服水银百余年，还乡里，如二十许者，常乘青牛，故号'青牛道士'。闻有病将死者，识与不识，便以腰间竹管中药与服，或下针，应手皆愈。不以姓名语人，闻鲁女生得《五岳图》，连年请求，女生未见授，并告节度。二百余岁入玄丘山去。"

晋代著名的道士葛洪，是房中术的大理论家之一，著有《抱朴子》。南朝梁、齐时的房中家陶弘景所著《养性延命录》，对后世的影响也很大。唐代的药圣孙思邈也是一位房中术大师，所著《千金要方》中，有不少房中术的重要理论。到了北宋，宋徽宗赵佶也曾向茅山第25代宗师刘混康寻求"广嗣之法"，这种含蓄说法的背后，实际上，也是在请教房中术。到了明、清，传授房中术的道士仍不乏其人，其中最著名的是自称张天师后裔的张三丰。

房中术自西汉开始盛行，其首推者自然来自宫廷。这是因为房中术中的御女、养生等内容，完全迎合了当政统治者们既要追求淫乐，又要追求益寿延年、长生不老的心理需要。

三国时的曹操，也是一个热衷于招募方士的房中术信奉者，史载："魏时方士，甘陵甘始，庐江有左慈，阳城有郤俭。始能行气导引，慈晓房中之术，俭善辟谷不食，悉号二百岁人。凡如此之徒，武帝皆集之于魏，不使游散。"甘始、左慈和东郭延年"皆为操所录，问其术而行之"，以宫女作为试验用女子，还"亦得其验"，"行之有效"。曹操带头修习房中术，于是邺中的官僚、贵族们纷纷效仿，趋之若鹜。

翻阅历史，封建帝王们研修房中术可谓如醉如痴。再如西汉的篡位者王莽，"乃染其须发，进所征天下淑女，凡百二十人"。在媚臣们的一片欢呼声中，"莽日与方士涿郡昭君等于后宫考验方术，纵淫乐焉。"所谓"考验方术"，就是王莽和昭君等也在修行房中术。到了晋朝，宫廷中此风依然不衰，史书记载："孝武帝、会稽王道子及会稽世子元显等东晋当日皇室之中心人物，皆为天师道浸淫传染。"。直到南朝，王室及宫廷中信奉者仍不乏其人。当然，房中术的流行不仅限于宫廷，当时在民间也有很大的影响。东汉有个文学家张衡曾写过《同声歌》，以女性第一人称，描写男女在新婚之夜的心情，后世评价很高，认为此诗"丽而不淫"，"寄兴高远"，溢美之辞众多。诗云：

邂逅承际会，得充君后房。情好新交接，恐栗若探汤。

不才勉自竭，贱妾职所当。绸缪主中馈，奉礼助烝尝。

思为莞蒻席，在下蔽匡床。愿为罗衾帱，在上卫风霜。

洒扫清枕席，鞮芬以狄香。重户结金扃，高下华灯光。

衣解金粉御，列图陈枕帐。素女为我师，仪态盈万方。

众夫所希见，天老教轩皇。乐莫斯夜乐，没齿焉可忘！

这是关于房中术早期修行的重要史料。在洞房中陈列着图，应该说这就是房中术的资料，而"素女"则是传世房中术著作中经常称道引用的人物，"轩皇"即黄帝，古代房中术著作中有不少素女和黄帝讨论房中术的记述。从《同声歌》看来，当时的房中术已普及到民间，以至新婚夫妻初夜第一次性交，都要以有关资料为导引了。

史料表明，早期的道教，在全面继承方仙道术时，即将房中术纳入其道术系列之中。魏晋期间，方士道士多习此术。在曹操招募的大批方士中，"甘始、左元放、东郭延年行容成御妇人法，并为丞相所录"。后来，由左元放传于郑隐，郑隐又传于葛洪。葛洪的《抱朴子·遐览》著录房中书籍多种，计有《玄女经》《素女经》《彭祖经》《子都经》《天门子经》《容成经》等。可见汉魏两晋之时，房中术极为盛行。历晋至南北朝，不论道教内外，房中术并未断绝。南朝齐梁时的大医药学家、著名道士陶弘景在其所著的《养性延命录》中，即辟有专章《御女损益篇》，专门阐述房中术。南北朝至隋代，房中术照样盛行不衰。至唐代，著名道教医学家孙思邈在其名著《千金要方》中，又辟专节阐述"房中补益"，王焘在医书《外台秘要方》中，又引录《素女方》。由此可知，房中术在唐代亦继续流行。直至宋代，由于理学的兴起，在理学家"存天理、灭人欲"的倡言下，房中术成为首先被冲击的对象，加上当时有人专事张扬房中术之糟粕，在此情况下，房中术遭到社会的摈弃，很多人不敢或不屑于修习和研究，唐前古书亦大多亡佚，房中术渐趋湮没。直至清末，叶德辉始从10世纪日本学者丹波康赖所著的《医心方》及唐人医方中，辑录出《素女经》《素女方》《玉房秘诀》《玉房指要》《洞玄子》《天地阴阳交欢大乐赋》等各一卷，载入《双梅景闇丛书》。人们就是通过这些残篇，才得以窥探到唐朝之前房中术古籍的真实面貌。

四、房中术的多种功法

1. 多交不泄的采阴补阳大法

性事之乐，许多人皆有体验。然而，人们根本不会想到，房中术所追求的，却反其道而行之，并不是泄欲求乐，而是男子在性交过程中，一定要闭锁精关，保持不射，还要千方百计，让女方尽快达到性高潮，此谓采阴补阳的御女术。

药圣孙思邈——我国历史上最重要的房中术理论家，对此有极为清晰的论述："夫房中术者，其道甚近，而人莫能行其法。一夜御十女，闭固而已，此房中之术毕矣。"

此段论述，见于《千金要方》第27卷。

"一夜御十女"，令人惊叹不已。撇开伦理道德问题不谈，再说那些妻妾众多、奴婢成群的帝王之家、大户人家，不仅没有伦理道德问题，女人们还巴不得主子宠幸呢?!药圣之语，确实道出要害之所在。"闭固"即只交不射。从实际效果来看，如能连续御女而不泄，即所谓"握固不泄"，确实得具备葆精护气的高超能力。

南北朝时的医药学家、炼丹家陶弘景，在《养性延命录》的《御女损益》篇中，更为夸张地说道："但能御十二女而复不泄者，令人老有美色。若御九十三女而不泄者，年万岁。"他把"御多女而不泄"誉为"采阴补阳"大法，声称修炼此功法，可以延年益寿。

"多交不泄"，是人们刻意追求的境界。人们为何孜孜以求之呢？支持这一理念的主要有三条理论依据。

第一，源自"阴阳天人感应"之说。从此说引申，认为男女多多性交，是一件体天之道而利生利人的美事。其中最典型的论述为："男女相成，犹天地相生也。天地得交会之道，故无终竟之限；人失交接之道，故有夭折之渐。能避渐伤之事，而得阴阳之术，则不死之道也。……宜知交接之法，法之要者，在于多御少女而莫数泄精，使人身轻，百病消除也。"此段见于《医心方》第28卷的《彭祖》篇。

将天地交会与男女交合进行类比推理，得出男女多交利于健康的结论。这种类比与联想之法，为古代先民观察世界万物所常用，而且在先民们的眼中，这是很符合逻辑的。令人称奇的是，上面的说法，与现代性科学研究的某些结论，倒也能相互印证与吻合。

第二，是源自所谓的"采阴补阳"之说。按照此说，女性到达性高潮时，阴道分泌液就会增多，此为"阴精"，乃女之精华，男性如果交而不泄，即能采阴补阳，从中获得养生保健、祛病延年的补益。更进一步，相信女性的唾液、乳液，也有补益男性的效果。有的说法比较抽象，认为在性交时，女性释放的"阴气"，能够补益男子的阳气。这方面的典型论述，取自时间跨度长达1，800年以上的两则材料。

第一条是："待彼合气，而微动其形。能动其形，以致五声，乃入其精——虚者可使充盈，壮者可使久荣，老者可使长生……玉闭坚精，必使玉泉毋倾，则百疾弗婴，故能长生。"此段见于马王堆汉墓出土的简书《十问》。

第二条是："凡媾合，会女情姹媚，面赤声颤，其关始开，气乃泄，津乃溢。男子玉闭坚精，受气吸津，以益元阳，养精神，此三峰大药也。"此段出自明代房中家邓希贤编撰的《紫金光耀大仙修真演义》。

第一条所说的"合气"，即指男女交合。"以致五声"，是指抽动交合，以致让女性愉悦地发出各种呻吟声，此为进入高潮的标志。"乃入其精"，是指女性高潮后，男子开放精口，以意念导引，吸取"女精"。第二条所说的"玉闭坚精"，指男子闭锁精口，保持不射。房中术理论认为，女人的阴精对男子的身体极具补益作用。阴精深藏于女子的胞宫，因交合高潮而外泄。房中术文献《秘戏图考》进一步指出，有益于男子健康的物质除了阴精，还有女子的唾液和乳汁。不过，这里所说的唾液不是通常的一般唾液。它产生于女子舌下的两窍，即："红莲峰"中。中医学称为金津，《秘戏图考》称之为唾精。男子如果用舌头采取女子的唾精，纳于丹田，将有生气生血的功效。乳汁出于女子的双乳，即"双莽峰"中。《秘戏图考》称之为琼浆。男子如果吸取女子的乳汁，纳于丹田，能"养脾胃，益精神"。女子的阴精又唤玉液，出于女子的胞宫，即"紫芝峰"中。《秘戏图考》称为月华。男子吸取女子的月华，可以"益元阳，养精神"。由于唾液出于"红莲峰"，乳汁出于"双莽峰"，阴精出于"紫芝峰"，所以，《秘戏图考》就将其合称为"三峰大药"。"三峰"的民间说法是，女子的舌头、耸起的双乳，阴谷两侧的阴唇，分别为上、中、下三峰。三峰的分泌物唾液、奶水、阴精合称为三峰大药。唾液号称"金津"，人乳有"琼浆"的美名，二者的成分都与血液类似，其补益之功不言而喻。而阴精又叫"玉液"，所谓"采阴"，即是葛洪在《抱朴子·内篇·极言》篇中所称："服阴丹以补脑，采玉液于长谷。"熟女阴谷的分泌物，尤其是排卵期间的阴液，含有易于精子游动和孕卵着床的生命物质，已被现代科研所证实。因此，是否可以这样认为，采阴补阳、三峰大药的理论学说，虽然尚无直接的证据，但也不排除，内中蕴含相当的科学成分。

古代国人认为，男女交欢，致使男子阳精外泄，这对男子极为有害。因为他们认为，阳精富含对人体生命极为有用的物质，此为元精，也叫元阳或真元。真元是男子的天生禀赋，这种先天禀赋极为有限，当把真元耗尽时，生命也就走到了尽头。元精损耗的主要途径就是男女交媾。正因为古人把阳精看得如此重要，所以，他们一再强调，阳精不可轻泄。手淫自然也在禁止之列，因为这意味着元气的散失。

然而，对一般男人来说，泄欲以求欢，若无卖力抽动后的射精之快，性事将变得索然无趣。对此，古人却又有十分独到而精辟的见解。譬如，《玉房秘诀》中写道："一动而不泄，则气力强；再动不泄，耳目聪明；三动不泄，众病消亡；四动不泄，五神咸安；五动不泄，血脉亢长；六动不泄，腰背坚强；七动不泄，屁股益力；八动不泄，身体生光；九动不泄，寿命未央；十动不泄，通于神明。"此种说法，实在颇有说服力。不过时间一长，未必能持，于是，古人又把目光转到女人身上。他们认为，在通常的交合中，女人往往处于极为主动的有利地位，女人让男人获得泄精之快的同时，自己既得到了极度欢愉，又获取了男子的阳精，这对身体不仅毫发无损，而且还具有"采阳补阴"的功效。男女生理上的这一差异，促使男人们视交合的女人为"对手"，必须从其身上入手，寻找补偿之法，以弥补男子的生命力之亏。而这种寻找的结论就是：男子用阴茎吸收性高潮时的女性阴道分泌物，会有助于男子的性能力与健康！古人认为，这种女性达到性高潮时的分泌物，是人之"真阴"，此种真阴吸收得越多，补益作用越大，对男子的健康越有利，并且，最好是能多多地吸收不同女子的真阴，因为经常吸收同一女子的真阴，其真阴就会越来越少，对男子就没有多大补益作用了。后来，又有了三峰大药之说，从而把采阴补阳的理论推向了极致。

第三，是源自"还精补脑"之说。这种学说认为，在性交过程中，如果男子抑制不住，即将射精，至此瞬间，可用手指压迫输精管，就能使精液不能射出，从而改道上行，顺督脉直达脑中，起到还精补脑的补益作用。在房中术的理论体系中，男性的精液被视为男之精华，是极为珍贵的生命之液，任何一次射精，都是男子精气的巨大损失，只有在为了得到子嗣，而让女方受孕时，才值得为之牺牲。基于此种认识，"还精补脑"还被古代房中家视为不可轻易传人的绝活秘技。下面是关于还精补脑之道的经典论述：

"交接精大动欲出者，急以左手中央两指却抑阴囊后，大孔前，壮事抑之，长吐气，并齿数十过，勿闭气也；便施其精，精亦不得出，但从玉茎复还，上入脑中也。此法仙人口口相授，皆饮血为盟，不得妄传，（妄传者）身受其殃。"

此段为《医心方》第28卷引自《仙经》的说法。《仙经》是一本已经佚失的古籍。其实，《仙经》所说的所谓"还精补脑"，只是古人的一种幻想或幻觉。事实的真相是，若按上法去作，用手指强压会阴处，输精管受压被阻断，精液的确不能射出，但射精的压力，却使精液改道，沿输尿管逆行，进入膀胱之中，以后可随小便一起排出，根本不可能流向脑中，实现"补脑"之梦想。此种做法，60岁左右的老年人都知道，这是我国曾经推行的一种避孕方法，在二十世纪六十年代的计划生育宣传资料中，就有记载。有趣的是，现在世界上，依然有不少民族，在用上述的"还精"之法来实现避孕，对于喜欢即兴而性的现代欧美人来说，尤其大受青睐。

既然多交不泄值得追求，那么，应该如何来达到呢？却没有让人一学就会、一试就灵的妙招。最基本的还是要求男子用自己的意念来控制，再辅以相应的动作。其经典论述有两则。

第一则是这样说的："御女当如朽索御奔马，如临深坑，下有刃，恐堕其中……精大动者，疾仰头张目，左右上下视，缩下部，闭气，精自止。"此段引自《医心方》第28卷。

第二则是这样说的："稍觉欲泄，速将腰身一提……按定心神，存想夹脊之下、尾闾之穴，有我精气，为至宝，不可走失。"此段引自《紫金光耀大仙修真演义》。

这种用意念来抑制射精的办法，确有实效。从中医学的观念来看，此法不仅有助于提高男子的性交能力，而且保护了男子的肾气，具有扶正固本的功效。此外，古代房中家还用"九浅一深"、"弱入强出"等辅助的抽动技巧，来实现多交不泄的目的。

男子要通过"交而不泄"来"采阴补阳"，还要求女子必须达到性高潮。因为此时，女子的阴精——玉液大量涌出，男子才能获得"补益"。为此，如何尽快、尽早地让女子进入性高潮，就成为房中术的一个研究重点。研究房中理论的养生家，又将注意力投向了女子的性反应周期，以及相应的性前戏技巧。比如马王堆汉墓简书《合阴阳》中的"五欲之征"、《天下至道谈》中的"八观"，再如《医心方》28卷中的"五征""五欲""九气""十动"等，都属此类。现以《医心方》中的"十动"为例，一观其妙：

"素女曰：十动之效，一曰两手抱人者，欲体相薄，阴相当也；二曰伸其两臂者，切磨其上方也；三曰张腹者，欲其浅也；四曰尻动者，快善也。五曰举两脚拘人者，欲其深也；六曰交其两股者，内痒淫淫也；七曰侧摇者，欲深切左右也；八曰举身迫人，淫乐甚也；九曰身布纵者，支体快也；十曰阴液滑者，精已泄。见其效以知女之快也。"

这样的记载，显然是以实际情况的细致观察和综合归纳为基础的，因此，具有相当的性行为学的史料价值，对于增进性爱技巧肯定也大有助益。千方百计让女方达到性高潮，以便使男子获得补益，即是其目的之所在。

为了促成男子交而不泄，而让女性尽快达到高潮，借助于药物是另一便捷的办法。用于男子的，无非是补肾壮阳之类，力求使阳具硬度能够持久。用于女方的，则以催情提兴为主。求助药物，与拥抱、接吻、抚摸之类的前戏技巧有异曲同工之效。药物分为内服、外敷两类，前者男子多用，女子则多用后者，有时男方施药于龟头，目的仍是对阴谷进行药物刺激。

2. 交必求泄的采阳补阴大法

在房中术中，与男子的"采阴补阳"相反的是女子的"采阳补阴"。即女性在性交过程中，竭力促使男方达到高潮，导致射精，从而吸取男方的"元阳"，以补益自身的"元阴"，从而使自己青春长驻、容颜不衰，进而求得长生不老。这种专利于女性的养生延寿之法，主要采用神话故事、民间传说的形式。但是这类传说，却为后来的明清话本、小说提供了创作的思路和素材，成为《株林野史》《昭阳趣史》之类的色情小说中，刻意渲染的情节。关于女子的采阳补阴，下面是两则早期的传说。

第一则是这样说的："冲和子曰：非徒阳可养也，阴亦宜然。西王母是养阴得道之者也。一与男交而男立损病，女颜色光泽。"此段引自《医心方》第28卷。

第二则是这样说的："女丸者，陈市上沽酒妇人也，作酒常美。遇仙人过其家饮酒，以素书五卷为质。丸开视其书，乃养性交接之术。丸私写其文要，更设房室，纳诸年少，饮美酒，与止宿，行文书之法。如此三十年，颜色更加二十时。仙人数岁复来过，笑谓丸曰：'盗道无私，有翅不飞。'遂弃家追仙人去，莫知所之云。"此段引自《神仙传·女丸》。

从这类故事中可以看出，男子虽然通过性交获得了泄欲之乐，但在无形之中，也成为性事养生中的奉献者；而女子则一举两得，既得到了纵欲之乐，又获得了阳精的"补益"而年华永驻。《老子》的第61章中曾说："大国者下流也，天下之牝（读：pìn，聘）。天下之交也，牝常以静胜牡。为其静也故宜为下。"此话翻译成白话的意思就是：大国善处下游，它就可以像天下柔静的雌牝一样，变得更加强大。天下雌雄之间的交合，雌牝通常以柔静而胜过俊躁的雄牡。这是因为她柔静而适应于处下的缘故。

在此引用此话，有科学道理吗？有！从现代医学的角度来说，在男女的交合中，男性总爱扮演主动进攻的征服者和施予者的角色。科学研究表明，男性精液里含有多种易于精卵结合的营养物质，其所含有的胞浆素，能阻止细菌核糖核酸（DNA）的合成，并能像抗生素那样杀灭葡萄球菌、链球菌等致病微生物，对女性来说，乃是防治各类妇科炎症、癌症的特效药。而从祖国传统医学的角度来看，也有"一滴精十滴血"的说法，转译成现代医学的话来说，男性就是义务的献血者。

"采阴补阳"与"采阳补阴"是两种房中大法的理论依据。在此理论的诱惑下，性交似乎成为一种征服欲极强的危险游戏，成为一种两性之间的战争！因为谁先达到高潮，就意味着谁先战败，成为被征服的一方，他（她）的"精气"就成为补益对方的战利品，导致助人而损己的不利后果。正是基于这种观念，撰者多为男性的房中术著作，特别喜欢使用战争术语，将"御女"视同"御敌"，甚至干脆就将女方称作"敌方"、"敌人"，将女方进入性高潮称为"投降"或"宾服"。尤其是明代的房中术专著

——《纯阳演正孚佑帝君既济真经》，全篇均以军事术语叙述，不明内里者初见，极有可能认为是一部兵法专书。对此，人们很可能会问：让人神魂颠倒的性事，却如履薄冰、如临深渊，这还有什么乐趣可言呢？实际上，精于此道的房中家们早已预料，并且预先做出了解答。比如《医心方》第28卷引用《玉房秘诀》如是说：

采女问曰："交接以泄精为乐，今闭而不泄，将何以为乐乎？"彭祖答曰："夫精出则身体怠倦，耳苦嘈嘈，目苦欲眠，喉咽干枯，骨节解堕，虽复暂快，终于不乐也。若乃动不泄，气力有余，身体能便，耳目聪明，虽自抑静，意爱更重，恒若不足，何以不乐耶？"

在中国古代，对于多妃的封建帝王，对于多妻的男性家主来说，上面的这番说辞，肯定很有说服力。

3. 男女俱仙之道

在古人的房中术理论中，还有一派，带有男女平等的色彩，被称为"男女俱仙之道"。这一派认为，当男女性交之时，如果同时实施某些气功、咒语之类，就可使双方都能获益，从而同登长生不老之境。下面的两则重要论述，都是出于道教经典：

第一则是这样说的："男女俱仙之道：深内勿动精，思脐中赤色大如鸡子，乃徐徐出入，精动便退。一旦一夕可数十为之，令人益寿。男女各息意共存之，惟须猛念。"此段出自《养性延命录》的下卷，

第二则是这样说的："于是男女可行长生之道。其法要秘，非贤勿传。使男女并取生气，含养精血，此非外法专采阴益阳也……先须忘形忘物，然后叩齿七通而咒曰……男子守肾固精……女子守心养神……若久久行之，自然成真，长生佳世，不死之道也。"此段出自《云笈七签》第105卷。

这些说法，确实令人玄虚，不置可否。但没有科学依据和事实佐证却是肯定无疑的。不过，由于夫妻之间充满情趣的性生活本来就有益无害，即使枉信了这种男女俱仙之道，遵而行之，作而求之，即使未能如愿，但对夫妻的情爱关系和双方的身体健康，也不会有任何损害，况且它又主张男女平等，让夫妇在性交的欢愉中展开双双成仙的美丽幻想，岂不也是美事一桩乎！

五、房中术的多种功能

1. 房中术的社会功能

古代的中国社会，多子多福的观念根深蒂固。要想多子，就需多妻。所以，帝王之家，嫔妃众多；大户人家，妻妾成群。此种背景，正是理解中国古代房中术理论何以蔚为大观的关键。那些封建帝王，那些多妻之家的男性家主，既然名正言顺地占有了众多的女人，那么，他同时也就具有了一项任务，或一项义务，即与他的女人交合，让她们受孕生子，让她们获得适度的性满足。但是，一个人的性能力实在太有限了。如果按照通常的方式性交，那么，在射精之后，由于男性有"不应期"，他就不能连续"作战"，更难做到经常的一夜御多女，因此，妻妾们的独守空房之怨也就在所难免了。古代的国人，将"怨旷"视为非常严重的问题。因为在《礼记·内则》中规定，妻妾若未满50

岁，为大者"必与五日之御"！为了让妻妾和睦、闺房欢乐，为了维护自己男子汉的尊严，男人们必须寻求使妻妾尽量获得性满足的方法。这方法别处没有，只能求之于房中术。下面是明代某个多妻家庭男性家主的经验之谈——

"（妻妾）督米盐细务，首饰粉妆，弦索牙牌，以外所乐，止有房事欢心。是以世有贤主，务达其理，每御妻妾，必候彼快。……街东有人，少壮魁岸，而妻妾晨夕横争不顺也；街西黄发伛偻一叟，妻妾自竭以奉之，何也？谓此谙房中微旨，而彼不知也。"

古代女性，幽居深闺，大门不出，二门不迈，生活圈子极为狭小，精神天地更被封闭，她们的社会地位无从谈起，只不过是男性家主的附庸。这样一来，性爱在她们生活中的重要性，绝非一夫一妻制的现代都市女性所能想象、所能体悟的。因此，房中术中那些"夜御十女""百战不殆"的性爱技巧，以及那些"采阴补阳""还精补脑""男女俱仙"的理论号召，大受多妻家主的欢迎，就很容易理解了。由此可知，房中术鼓励男子"交而不泄""夜御十女"，对建立正常的夫妻性关系具有指导意义。对于中国古代社会的一夫多妻制来说，这完全属于婚内性关系的范围。在这类一夫多妻的家庭内，性关系的平衡变得极为重要，因为争宠邀幸、明争暗斗会在这类家庭中此起彼伏，极易因闺阁之争引起激烈的矛盾冲突，从而危及家庭内部的团结和睦，甚至导致家庭的破裂解体。从这层意义上讲，房中术可谓"雨中送伞""雪中送炭"，为他们解决了现实中的一大难题。

多妻家庭的实际需要，让我们看到了房中术的社会功能，这是它得以流行的社会土壤。这一方面的更有力证据，就是房中术与古代帝王的特殊关系，因为那些封建帝王，正是古代社会中最大的多妻家主。

2. 房中术的医疗功能

追求长生不老的理论和实践，在中国古代生生不息，源远流长，数千年来传承不绝。在我国古代，长生之术有四大流派：行气、导引、服食和房中术。行气即现今的气功，导引大体相当于现在的体操锻炼，服食就是服用各种补药，也包括炼"外丹"、辟谷等技术。在四大流派之间，相互也有联系或交叉，例如，修炼房中术，同时也可以服食补药；在性交过程中，也可用气功辅助；而性交采用的特殊的体位、姿势和抽送动作，也有导引的技巧。由此可见，房中术实际上是四管齐下、多术并用。

作为一种长生之术，房中术除了"阴阳采补""男女俱仙"等功效理念之外，还有一项更为"实在"又"实用"的功效——健身去病！因为房中家们相信，有很多疾病，可以借助性事，通过特殊体位姿势的性交，来达到治愈的目的，"七损八益"之说，即是其最突出的一个例证。所谓"七损八益"，其说渊源久远，最早见于《黄帝内经》，而在马王堆汉墓出土的简书《天下至道谈》中，就又被反复强调：

"故善用八益、去七损，五病者不作。"

"故善用八益、去七损，耳目聪明，身体轻利，阴气益强，延年益寿，居处乐长。"

在房中术文献中，对如何"去七损"，如何"用八益"，有更为详细的叙述。"七损八益"中的所谓"八益"，是指八种不同的性交体位姿势，男女要有的放矢地选用其中的一种进行性交，并且每天要进行多次，若干天为1个"疗程"。当然要求男方多交不泄，不能射精。这样性交，可使男方扶正固本、身体强健，并可借以治疗女方的一些与生殖系统有关的疾病。所谓"七损"，是指七种不宜性交的情况，如果性交，将会导致男方的身体不适和性功能障碍。而对这些不良后果的调治方法，却仍是采用"八益"那样的不同体位姿势，连续进行不射精性交来医治。这种"性交所致之病，仍以性交治之"的思想理念，确实耐人寻味。下面两个例证，引自《医心方》第28卷，由此可见一斑：

"六益曰畜血。男正偃卧，令女戴尻跪其上，极内之，令女行七九数，数毕止。令人力强，又治女子月经不利。日七行，十日愈。"

"六损谓百闭。百闭者，淫佚于女，自用不节，数交失度，竭其精气，用力强泄，精尽不出，百病并生，消渴目冥冥。治之法：令男正卧，女跨其上，前伏据席，令女内玉茎，自摇，精出止；男勿快。日九行，十日愈。"

这类性治疗法，听起来有点荒唐，又让人觉得玄妙。但是，其中内含的科学成分之高，可能要大大出乎现代普通人的想象！例如，"六益曰畜血"，"畜血"的叫法实在不雅，但却是一种女居上位的性交模式，这种模式，正是现代性科学在医学上推荐采用的一种医疗方法，专门用于治疗女性的性欲低下和高潮障碍。再如对"七损"的治法，要求双方采用特定姿势，多次性交，谓之"日九行，十日愈"。此种性事操练之法，也是现代性医学推荐采用的一种医疗方法，专门用于医治男方的性功能障碍。最令人惊叹不已的例证，是《医心方》第28卷所载的"七损"中的"百闭"之症及其治疗方法。指明的疾病是因纵欲过度而导致的男方不能射精，推荐的性交体位是女上位，并且要求，由女方来完成抽送动作。而西方权威的性医学家对于不能射精的医疗，推荐采用的是完全相同的方法。古代的中国与现代的西方，地域远隔千里，时间相差千年，对同一病症，推荐采用的是细节上极为吻合的同一疗法，这能不令人惊诧万分、叹为观止吗！

除了用于治疗的另类性交方式之外，从整体上看，夫妻恩恩爱爱，性事适度甜美，确实有利于家庭的团结和谐，有利于男女双方的身心健康，也有利于子女后代的抚育培养，这对社会的安定、民族的复兴都是有百利而无一害的。因此，将房中术视为一种祛病延年的养生之法，看作一种调侃夫妻情趣的性爱游戏，这与国人一向重视男女大欲的传统是完全吻合的，与"法于阴阳""和于术数"的养生之道也是并行不悖的。可以预见，房中术的这一重要功能，必然会被现代人加以开发和利用。

3．房中术的种子功能

国人向来有多子多福，将子嗣视为香烟后代的传统。因此，在所有房中文献中，几乎都有"种子""求子""怀上"的专门篇章。这方面的内容，就是在那些完全不涉及房中术的各种中医书籍中，也经常可见。种子方术在房中术中的地位之显要，由此不难周知。《医心方》的第28卷，即《医心方》的《房内》篇，是房中文献中最完备的经典篇章，内容总共30节，其中最长的一节，超出各节平均篇幅的5倍以上，题目是：求子第廿一。用于让女方怀孕的"多子术"，主要是三个方面的见解和方略。

（1）易于受孕的日期

首先是易于受孕的日期，以及这些日期如何决定胎儿的性别。但从现代科学的研究成果来看，我们的先人实际上是犯了一个持续两千多年的大谬误，这对将子嗣后代看得极端重要的国人来说，不能不说是一个莫大的讽刺。在马工堆汉墓出土的帛书《胎产书》中，就有这样的记叙："禹问幼频曰：我欲殖人产子，何如而有？幼频答曰：月朔已去汁耶，三日中从之，有子。其一日男，其二日女也。"

这段话的意思是，只有在妇女月经干净后的第 3 日性交，才能受孕，且头日生男，次日生女。这种认识，在古代的房中理论家和中医学家中，几近一致。下面是《医心方》第 28 卷中记载的 3 个证例：

凡欲求子，候女之月经断后则交接之，一日三日为男，四日五日为女。（引自《洞玄子》）

以妇人月经后三日，夜半之后，鸡鸣之前，嬉戏令女感动，乃往从之，……有子贤良而老寿也。（引自《素女经》）

妇人月事断绝洁净三五日而交，有子，则男聪明才智老寿高贵，生女清贤配贵人。（引自《彭祖》）

现代人体生理学早已查明，生育期妇女的排卵，通常发生在月经周期的中段，在这段日子里性交，方有受孕的可能。而古代房中理论家和医家的认识，恰恰违背了现代科学的常识。因为古人认为宜于受孕怀胎的"月经后三（五）日"，恰恰是现代的"安全期避孕法"所认定的，没有受孕之忧的时日。

上面的谬误虽然由来已久，但是，华夏后裔照样人丁兴旺，成为全球人口第一的泱泱大国，那是因为民众大多不曾闻说有此种子之法，性交是很随意的，结果倒也怀上了孩子。而那些照法行房事，严格"遵从医嘱"，只为"种子"而性交的，却难以如愿以偿。顾炎武晚年纳妾求子失败的故事，就是一个非常典型的实例。

顾炎武（1612～1682 年）是我国著名的思想家、史学家、语言学家，与黄宗羲、王夫之并称为明末清初三大儒，撰有《日知录》《肇域志》《音学五书》《亭林诗文集》等著作。顾炎武强调做学问必须先立人格："礼义廉耻，是谓四维"，千古名句"天下兴亡，匹夫有责"，即出自《日知录·正始》篇中："保天下者，匹夫之贱，与有责焉耳矣。"下面是顾炎武本人对此事的自述，见《亭林诗文集》第六卷的《规友人纳妾书》：

"炎武年五十九，未有继嗣，在太原遇傅青主，浼之诊脉，云尚可得子，劝令置妾，遂于静乐买之。不一二年而众疾交侵，始思董子之言，而瞿然自悔。立佺议定，即出而嫁之。"

因为未有子嗣，顾炎武听信名医傅山之言，以 59 岁的高龄纳妾求子，结果过多的性生活使他的健康状况在一二年间迅速下降，幸好他悬崖勒马，将妾嫁人，才了结了这段求子闹剧。

让顾炎武纳妾求子的，是当时大名鼎鼎的医家傅山（1606～1684 年）。傅山，字青主，是明末清初的思想家、医学家，传世医书有《傅青主男科》《傅青主女科》、《傅氏幼科》等，特别是《傅青主女科》一书，对后世影响深远，至今仍是中医妇科学者们的必修教科书，可见傅山造诣非凡。然而，在指导顾炎武纳妾求子一事上，傅山却栽了一个大跟头。顾炎武为了晚年得子而纳妾，只为"种子"才性交，结果却是——"不一二年而众疾交侵"，孩子却始终未能怀上。就是这种谬误所导致的结果。

高风亮节的顾炎武，为何在子嗣问题上也未能免俗呢？我们可能并不知道，在那个时候，需要顾炎武关注献身的事情很多，有奔走南北的反清复明大业，有呕心沥血的学术研究著述，然而，即便如此，子嗣问题仍是他心目中挥之不去的心病，所以，在纳妾求子失败后，最终仍要议定，立侄为嗣，才算心安。

子嗣问题何以如此备受重视呢？这绝非我们现代人最容易想到的诸如财产继承之类的问题，因为这类问题在古人的心目中，并不具有重要意义，而古人最关心的根本点是对于家族延续的神圣义务！每个男子都有义务使本家本族，枝繁叶茂、生生不息。若是"一脉单传"，那义务就会更重，万一无后，祖宗之鬼魂，就要不得"血食"、断了"香火"，无人供奉祭祀了。所以，自古以来，"不孝有三，无后为大"！其罪之大，在于绝了血脉，自灭其门，实在是一件对不起列祖列宗的大事。以致现今，"断子绝孙"，咒人最狠，"重男轻女"，根深蒂固，皆传统使然也。

（2）种子禁忌

其次是种子禁忌，即有关性交怀孕的众多禁忌，以及犯忌可能带来的后果。这类禁忌之说，在房中术著作和中医文献中均很常见。下面是引自《医心方》第28卷《产经》中的"九殃"之说："夫合阴阳之时，必避九殃，九殃者：日中之子，生则欧逆。夜半之子，不喑则聋盲。日蚀之子，体戚毁伤。雷电之子，必易服狂。月蚀之子，与母俱凶。虹之子，若作不祥。冬夏日至之子，生害父母。弦望之子，必为乱兵风盲。醉饱之子，必为病癫，疽痔有疮。"

九殃之说的第一殃即所谓"日中之子，生则欧逆。"意思是指夫妻在太阳正中时性交怀孕得到的孩子，由于犯禁，生下后，不是孩子自身伤残不幸，就是长大后祸及父母。余者可以此类推。

下面是引自《医心方·玉房秘诀》中的"七忌"之说：

晦朔弦望——生子必刑残；

雷风天地感动——生子必痈肿；

新饮酒饱食——生子必癫狂；

新小便，精气竭——生子必妖孽；

劳倦重担，志气未安——生子必夭残；

新沐浴，发肤未燥——生子必不全；

茎坚盛怒，茎脉痛——内伤有病。

诸如此类的说法还有很多，但在今天看来，并无多少科学依据。当然也有合于科学的，比如大醉、劳倦时性交，可能会对胎儿不利等。

（3）胎教和孕期卫生

这第三部分，是关于胎教和孕期卫生的一些理论。多子方术在这个方面的内容，含有较多的科学成分。比如《医心方·洞玄子》篇中，有这样一段记载："凡女子怀孕之后，须行善事，勿视恶色，勿听恶语，省淫欲，勿咒诅，勿骂詈，勿惊恐，勿劳倦，勿妄语，勿忧愁，勿食生冷醋滑热食，勿乘车马，勿登高，勿临深，勿下坡，勿急行，勿服饵，勿针灸。皆须端心正念，常听经书。遂令男女如是聪明智惠，忠真贞良，所谓胎教者也。"

看看这些说法，竟与我们现代科学所大力普及的孕期卫生常识，还有胎教理论，极为相似乃尔。当然，由于时代更替，内中细节有的也会与时俱进，变迁更换，比如"常听经书"，现在可能就是"常听古典音乐"。再如，古代的马车，与现代的汽车、火车比起来，就是颠簸振荡，没有平稳可言，所以，要求孕妇"勿乘车马"，就很合于常理的。

关于胎教的理论，古人早已有之。下面是常被后人引用的文献《大戴礼记》第3卷《青史氏之记》中的记载：

"古者胎教，王后腹之七月，而就宴室。太史持铜而御户左，太宰持斗而御户右。比及三月者，王后所求声音非礼乐，则太师（即太史）瑟而称'不习'；所求滋味非正味，则太宰倚斗而言曰：'不敢以待王太子。'……"

如此这般的"胎教"，看上去更像是一种仪式，极具象征性。而那可怜的孕妇，虽然贵为王后，则几乎像被软禁一般的严密看管。相比之下，上则《医心方》中所记载的，似乎更为合理，更为实用。

第八节 运动与养生

"生命在于运动"，几乎是人人皆知的喻世明言。通过运动锻炼来养生保健，是目前参与面最广，也是出问题最多的一种养生方式。因此，如何科学地进行运动养生，是本节探讨的主题。

一、运动养生的概念

"动则不衰"是国人养生保健的传统理念。自古以来，人们都希望自己健康长寿。随着社会文明的进步和科学技术的发展，人类的平均寿命不断延长。人们对健康长寿的追求也愈来愈强烈。现在，越来越多的人知晓了"运动养生"的概念，开始崇尚健康的生活方式，步入科学的养生之途。

"运动养生"，是"运动"和"养生"两个词语的有机组合。这个概念似乎很古老，但却又是一个现代才有的新名汇，大约出现在二十世纪的九十年代。而在我国的古代，并没有这样的称谓，运动养生多属于导引和内功拳法等养生修炼的范畴，譬如人们熟知的五禽戏、八段锦、太极拳等修练功法，都在此列。

运动源于人类的生存本能。从人类的诞生之日——距今300万年前的旧石器时代，到文明高度发展的现代社会，再至无限久远的未来，运动将始终伴随着我们。因为这是人类最基本的生存本能，也是求得生存与发展的需要。将运动与养生密切地结合起来，则是人类主动适应自然、不断自我完善的必然。

天生万物，物竞天择，优胜劣汰，适者生存。为了生存，我们的祖先必然要与自然万物进行"竞争"。早期人类为了满足最低的生理需要，必须接受自然挑战，为自己创造生存的基础。为寻找食物而攀山涉水，为捕杀猎物而掷石投棍，为追捕或摆脱猛禽野兽而跨壕越沟，以完成植物采集和捕鱼狩猎等觅食活动。与此同时，他们还要经常进行长途跋涉、异地迁徙，以躲避寒暑、风暴、洪水和动物的侵袭，这就需要进行大量的身体运动。此外，为了安全和防卫，他们还必须掌握格斗、游泳、奔跑、攀崖、爬树等技能。这样，就使他们长期处于无休止的征战状态，运动过度的矛盾极为突出。在那个年代，距今 4，000 年左右，医药还没有发明，面对各类疾病和健康问题，我们的祖先最先采用了"导引"，即所谓"舞以宣导"的歌舞运动这种最原始的方式进行调养、治疗。我们现在所见的五禽戏、易筋经、八段锦、太极拳等多种传统养生方法，则是这种"导引"之术的延伸和发展。

站在保健养生的角度来看，运动养生，是研究如何通过"运动"来解决人体的健康问题，从而提高人类生命质量的养生手段和方法。对这一点，走在全球文明前列的各国先哲们，先后提出了各有侧重又大致相同的真知灼见，可谓仁者见仁、智者见智，英雄所见略同。

运动保健，又叫强体健身术，是指运用传统的肢体活动方式来进行运动锻炼。我们中华民族的先哲们，最早认识到自然界，尤其是人类的生命活动具有运动的特征，因而积极地倡导运动保健。

早在两千五百多年前的春秋战国时期，就已经开始把运动锻炼作为健身防病的重要手段。譬如，在古典文献《庄子》的《刻意》篇中，就有这样的记载："吹呴呼吸，吐故纳新，熊经鸟申，为寿而已矣。此导引之士，养形之人，彭祖寿考者之所好也。"由此可知，当时用运动形体的导引之术来养生的人，已经大有人在。在那个时代，运动养生的首推者当属秦朝的开国元勋、战国末期的杂家吕不韦。在《吕氏春秋》的《尽数》篇中，吕不韦倡言道："流水不腐，户枢不蠹，动也。形气亦然。形不动则精不流，精不流则气郁。"在这里，吕氏以流水和户枢为喻，说明了运动养生的意义，并从形与气的关系上，明确指明了运动的好处、不运动的危害。动则身健，不动则衰的观念还体现在两千多年前的中医典籍《黄帝内经》里，提倡"形劳而不倦"，反对"久坐""久卧"之类的论述，在书中多处可见。

一千八百多年前的东汉三国时期，名医华佗对运动养生的意义认识得更加深透。据史书《三国志·华佗传》的记载，华佗曾对此进行了更为深入完整的表述。他说："人体欲得劳动，但不当使极尔。动摇则谷气得消，血脉流通，病不得生，譬犹户枢不朽是也。"基于此种认识，华佗还创出了闻名遐迩的"五禽戏"。史书最早记载五禽戏名目的是南北朝陶弘景的《养性延命录》。五禽戏又称"五禽操""五禽气功"，是华佗模仿虎、鹿、熊、猿、鹤五种动物的动作创编的一套防病治病、延年益寿的医疗气功。它是一种外动内静、动静兼备、刚柔并济、内外同练的仿生功法，其健身效果被历代养生家赞誉首肯。据传华佗的徒弟吴普因长年习练此功而寿达百岁高龄。1982 年 6 月 28 日，中国卫生部、教育部和当时的国家体委发出通知，把五禽戏等中国传统健身法列为医学类大学中推广的"保健体育课"内容。2003 年，中国国家体育总局又把重新编排后的五禽戏等健身法作为"健身气功"的内容，向全国宣传推广。时至今日，这种健身性、趣味性俱佳的运动项目，依然广受大众的欢迎。

到了晋唐时期，主张运动养生的养生家多了起来。晋朝的张华，在《博物志》中所载青牛道士封君达养性法的第一条，便是："体欲常少劳，无过度。"南北朝时期，陶弘景在所辑的《养性延命录》中说："人欲小劳，但莫至疲及强所不能堪胜耳。人食毕，当行步踌躇，有所修为快也。故流水不腐，户枢不蠹，以其劳动数故也。"唐代名医孙思邈也很重视运动养生，他在《保生铭》中提出："人若劳于形，百病不能成。"他本人一直坚持步行运动，认为："四时气候和畅之日，量其时节寒温，出门行三里，二里及三百、二百步为佳。"到了宋代，对运动保健养生法的研究又前进了一步。如养生家蒲虔贯在其所著《保生要录》一书中，专列"调肢体"一章，主张用导引运动形体。明代著名养生家冷谦著《修令要旨》、王蔡传撰《修真秘要》，均提倡用导引来锻炼身体。现在，在我国流传极广的太极拳，据说是明代抗倭名将戚继光根据民间拳术总结出来的拳经 32 势。清代养生家曹庭栋创立"卧功、坐功、立功三项"，作为简便易行的导引法，专供老年人锻炼之用。始于明末的文圣拳功法，以其养生保健、愈病强体的良好作用，生生不息地在教门中秘密流传几百年，为人类的健康长寿做出了巨大贡献。文圣拳学不是一般的跑步打拳及常见体育运动项目，而是以顺应自然、合乎自然的阴阳五行动态平衡运动方式，以动静相合、内外同练的运动与气意相结合的整体运动，加速气血循环，使气血在人体各器官组织中正常运行，修复生命细胞，开发智慧潜能，真正起到防病祛病、益智、抗衰老的作用。长期修炼文圣拳的百岁老人很多，所以，文圣拳又叫"长寿拳"。

以上足以说明，自古以来，国人是非常重视运动养生的。"动则不衰"，不仅是中华民族保健养生的传统理念，而且同现代医学的认识是完全一致的。

说完了中国，再来看看外国。

两千四百多年前，世界医学之父——古希腊的西波克拉底指出："阳光、空气、水和运动，是生命和健康的源泉。"

两千三百多年前，世界著名的哲学家——古希腊的亚里士多德向世人宣示了他的醒世名言："你想健康吗？运动吧！你想聪明吗？运动吧！"并将其刻在了山崖上。在奥林匹克运动会的发源地——奥林匹斯山的一块岩石上，也刻上了古希腊的民间谚语："你想变得健康吗？你就跑步吧！你想变得聪明吗？你就跑步吧！你想变得美丽吗？你就跑步吧！"

三百多年前，法国十八世纪的思想家、哲学家伏尔泰提出了千古绝句："生命在于运动"。此句一出，点破了生命诞生和生命存在的奥秘，就如同吹响了"生命运动"的号角，进一步推动了全世界运动健身活动的全面发展。

二百多年前，法国著名的医生蒂索指出："运动就其作用来说，几乎可以代替任何药物，但是世界的一切药品并不能代替运动的作用。"这话的前半句似乎有点过分，但后半句则是确定无疑的。

看完了中外先哲们的论述，对运动养生的概念，我们就不难理解和体悟了。适度的运动锻炼，使我们的工作充满活力，使我们的生活充满乐趣，可以增强我们的体质，提高我们机体的适应和代偿能力，增加我们对疾病的免疫抵抗力。总之，运动可以使我们健全精神、强壮体魄、延缓衰老、延长寿命，这就是"生命在于运动"的真谛！

运动养生是指运用活动四肢、运动身体的方式，来维护健康、增强体质，以求减缓衰老、延长寿命。中华民族运动养生的特点是：以阴阳、脏腑、气血、经络等中医养生学理论为基础，以养精、练气、调神为主旨，强调意念、呼吸和躯体运动相配合。国人传统的运动养生，经过历代养生家的不断总结和补充，逐渐形成了运动肢体、自我按摩以练形，呼吸吐纳、调整鼻息以练气，宁静思想、排除杂念以练意的一整套保健方法。运动的实质就是运气动血。通过肢体运动，或各种体育运动来进行体格锻炼，借以活动筋骨、舒通经络、调节气息、畅通血脉，以求强身健体、益寿延年，此种养生之法，即为运动养生。

　　早在数千年以前，运动就被人们用作防病治病、健身益寿的重要手段而广为普及。运动养生离不开体育运动，而体育运动中的大众体育则与运动养生具有密不可分的联系，甚至可以这样说，大众体育本来就是我们实现运动养生的一条重要途径。但是，大众体育与竞技体育截然不同，它不是那种以竞赛输赢、夺取名次为目的的极限运动，而是一种以健身、娱乐、休闲、医疗、康复为目的的兴趣活动。大众体育具有群众性的特点，其开展的广泛性和社会化程度，取决于一个国家国民经济的繁荣、生活水平的提高、闲暇时间的富余以及社会环境的安定。从我国的发展趋势来看，大众体育作为现代体育事业发展的一项重要标志，无论普及程度或开展规模，都已不亚于竞技体育，从而成为祖国现代体育运动的重要组成部分。

　　1952年6月10日，中华全国体育总会宣告成立，毛泽东主席挥笔题词："发展体育运动，增强人民体质"。半个世纪以来，新中国的体育事业沿着题词所指引的方向，把增强人民体质作为根本任务，大力开展群众性的体育活动，努力提高人民的身体素质。1995年，全国人大常委会通过了《中华人民共和国体育法》。同年，国务院颁布了《全民健身计划纲要》，为我国大众体育事业赋予了新的形式和内容。

　　半个世纪以来，在普及和提高相结合，大众体育和竞技体育两相协调的发展方针指引下，我国竞技体育水平也得到了迅速提高。截至2002年2月，我国运动员在国际竞技场上共夺得1500个世界冠军，1054次创造或超过世界纪录。新世纪伊始，我国成功举办了2008年国际奥运会，是继续贯彻《全民健身计划纲要》和《奥运争光计划纲要》的又一丰硕成果，令世人刮目相看。

　　"发展体育运动，增强人民体质。"毛泽东同志的题词告诉我们："强身健体"是体育运动的本质功能。体育以身体运动为基本表现形式，通过科学组合的形体锻炼，给予人体各器官一定数量、一定强度的刺激，促进身体在形态结构、生理机能等方面发生一系列适应性反应和趋优变化，从而增强体质，增进健康。由此可见，大众体育作为现代体育运动的一个组分，大众体育作为全民健身运动的一种形式，就其本质而言，与我们现在所探讨的运动养生是完全一致的。

二、运动养生的意义

　　祖国的传统医学——中医学认为，精气神乃人之三宝，这三宝与我们人体的生命活动与天赋寿命息息相关。精能生气，气能御神，若要健康长寿，理应先养其精，精足则气壮，气壮则神旺，神旺则体健，体健则无邪上身，人才能五脏安和，肌肤润泽，耳聪目明，老而益壮。以运动来养生，则将精、气、神这三个环节全都紧紧地抓住，通过运动肢体、活络关节来运气动血，使全身的经络、血脉畅通无阻，全身的组织器官得到温煦和营养，从而养精蓄锐、气血充盈、内外相和、形神俱佳，让机体达到"阴平阳秘"

的平衡状态，时时保持旺盛的生命活力。

动物学家的考察研究证明，野外生活的大象可以活到200岁以上，如若进了生活条件比野外优越的动物园，寿命却往往活不过80岁；野兔的平均寿命为15年，而自幼养尊处优的笼养家兔，平均寿命却只有4～5年；同样，野猪的平均寿命，要比家猪长出一倍还多。为什么动物的野生要比家养寿命长呢？其中最重要的一条，就是野生动物为了觅食、自卫、避敌和摆脱恶劣的气候及一切不利生存条件的侵害，需要经常地东奔西跑，从而使身体得到了很好的运动锻炼。这样的情况代代相传，遵循优胜劣汰的自然规律，优秀的得以存活，体质自然就好，寿命自然就长了。同理，人类也是如此。经常参加文体活动、进行运动锻炼的人，体质就好，寿命就长。这个道理非常浅显——运动乃健康长寿之本。

1．运动养生的理论依据

运动养生的理论依据主要有以下几条。

（1）动以养形

中医文献《寿世保元》指出："养生之道，不欲食后便卧及终日稳坐，皆能凝结气血，久则损寿。"而运动则能使人气血畅达，生命活力大增。故著名的中医世家张子和反复强调："惟以血气流通为贵。"人体的肢体运动，主要是活动肩、肘、腰、髋、膝、踝等大关节。这些关节，都分布有韧带、肌腱和若干的肌群。经常进行运动锻炼，既能消除脂肪，又增强了肌肉的力量，还能发育长成直立、周正、对称、健美的正常体形。运动医学的研究证明，经常从事体育锻炼，还可提高青少年的身高和其他各项生理功能。

（2）动能健脾

名医华佗指出："动摇则谷气得消，血脉流通，病不得生。"谷气乃水谷之气，是食物的精华。华佗这是在告诉我们，运动可以促进饮食的消化和营养的输布，具有强健脾胃的功能。脾胃乃人的气血生化之源，脾胃健旺，气血生化充足，人自然就能获得健康长寿。

（3）动能强心

国外某心脏病研究所，曾专门做过一个缺乏运动对身体影响的试验。试验对象为20～30岁的健康男子，分为试验组与对照组，试验对象连续20个昼夜躺在床上，规定试验组不准坐起、站立或在床上运动，对照组则允许在床上设置的专门器械上，每天锻炼4次。当试验进行到3～5天时，试验组的人纷纷诉说腰背肌肉酸痛、食欲不振，出现便秘。20个昼夜过后，试验组的人肌力极度衰退，肌肉开始萎缩，许多人一从床上站起就头晕目眩，心跳加速，脉搏细弱，血压下降，有的竟进入昏厥状态。但对照组却全然不同，他们依然保持试验前的工作能力与机能水平。另据美国哈佛大学对17，000名毕业生进行的一次健康普查，统计研究报告指出：经常进行运动锻炼，可使心脏病发作的风险降低35％。

（4）动能益肺

经常锻炼的人，胸围的呼吸之差能达到9～16厘米，而很少锻炼的人，此值只有5～8厘米。一般人的肺活量大约在3，500毫升。经常锻炼的人，由于肺脏弹性大为增加，呼吸肌力也大为增大，其肺活量要比常人超出 1, 000 毫升左右。此外，运动又可使呼吸的深度增加，呼吸的效率提高，经常锻炼的人，每分钟呼吸的次数可以减为 8 ~ 12 次，而一般人通常为 12 ~ 16 次，其好处在于能使呼吸肌有较多的休息时间。一般人由于呼吸浅，每次吸气量只有 300 ~ 400 毫升左右，而经常锻炼的则可达 450 ~ 500 毫升，运动员则高达 600 ~ 650 毫升。还有，经常运动锻炼，又可增强卫阳的功能，能适应气候的剧烈变化，从而有助于预防呼吸道疾病。

（5）动能强筋壮骨

这是因为运动促使新陈代谢趋向旺盛，代谢废物大部分是通过肝脏解毒、肾脏排泻的，这可使人的肝肾功能得到很大的锻炼。中医学认为，肝主筋、肾主骨。而运动可以强筋壮骨，不少中老年人常见的骨质疏松、骨质增生、关节挛缩等疾病，均可通过经常的运动锻炼而得以预防。

（6）动能开心解郁

运动锻炼可以促进人的血液循环，改善心肌细胞和大脑细胞的血氧和营养供应，延缓心脏和中枢神经系统的衰老过程，提高其功能效率。尤其是轻松的运动，可以缓和精神紧张，收到放松镇静的效果，这对神经官能症、心情郁闷、精神抑郁、失眠健忘等精神心理性疾病，都有良好的防治作用。正如美国医生怀待所说："运动是世界上最好的安定剂。"近年来，神经心理学家通过实验已经证明，精神紧张与人的情绪状态密切相关。不愉快的情绪通常和骨骼肌肉及内脏肌肉绷紧的现象同时产生，而运动锻炼能使肌肉在一张一弛的条件下逐渐放松，有利于解除思想压力和肌肉的紧张状态，从而开心解郁，避免或减少不良情绪的发生。

2. 运动锻炼的益处

现代运动医学的科研证明，经常进行运动，对机体的健康益处多多。

（1）可以显著促进机体的血液循环，增加大脑的血流量，改善大脑的营养代谢，强化大脑的功能，确保神经系统的健康，使人保持旺盛的精力和稳定的情绪。

（2）可以促进和改善体内各脏器的血液供应、营养代谢，有利于确保五脏六腑的生理功能。尤其可以强化心肌，使心脏收缩有力，保证全身的血运畅通，心、肺的功能增强，末梢循环状况良好。

（3）可以增强横膈膜、胸肌和腹肌的力量，促进胃肠道的蠕动，防止食物残渣在胃肠道中滞留，有利于消化吸收，有利于消除便秘。

（4）可以改善肌肉关节的营养，增强筋骨关节的活力，使人动作轻巧、灵便，对外界事件的反应快速、敏捷。

（5）可以显著提高机体的免疫功能，优化神经传导和内分泌功能，从而使人体的生命力更加旺盛。

（6）可以优化人的形体，达到强壮、健美的目的。

古代生产力低下，食物短缺，营养不良、身体瘦弱者居多，所以人们都希望自己能胖一点，谓之"富态"，而"瘦"这个字，则带病字旁，意味着"病态"。而现在，意味着"富态"的肥胖症已成为很多人的心头之患。这导致肥胖的原因，其一是营养过剩，其二就是缺乏运动。其实早在西汉时期，文人枚乘就在《七发》一文中，告诉患病的楚国太子："夫出舆入辇，命曰蹩痿之机。"现代人生活好了，又有了电视，有了电脑，有了汽车，有了棋牌，经常地把自己长时间地"囚禁"在一个狭小的空间之内，让"蹩痿之机"大行其道，能不肥胖吗？

而重视运动养生，经常进行适度的运动锻炼，可以显著增强人的心、脑、肺、胃肠、神经内分泌和免疫系统的功能。美国哈佛大学的一份研究报告表明，人在中年以后，以上这些功能，每年都以 0.75% ~ 1.0% 的速率，趋向退化，而不喜欢运动的人，喜欢坐着的人，其退化的速率明显加速，几乎是经常锻炼之人的两倍。美国宇宙航行局的科学家们证实，一个人三天不活动，肌肉的最大力量就会丧失 1/5。据我国浙江省的一份研究报告，经常进行适度运动的人，其免疫功能明显增强，平均发病率仅为 1.9%，而那些平时缺乏运动的人，其平均发病率竟高达 11.1%。由此可见，运动对中老年人来说，是生命进程中极为重要的一件大事。美国疾病控制中心的一份研究报告指出，适度运动可使血液中好胆固醇（高密度脂蛋白）的含量上升 4 成，而使坏胆固醇（低密度脂蛋白）的含量下降 5%，动得过少，甚至不动，则有损健康，不动已成为全世界引起死亡或残疾的前十项原因之一。

三、《维多利亚宣言》的警示和解读

1992 年，世界卫生组织（WHO）在加拿大维多利亚召开了国际心脏健康会议。WHO 在会议发表的《维多利亚宣言》中明确指出："当前主要的问题是在科学论据和民众之间架起一座健康金桥，使科学更好地为民众服务。这座健康金桥有四大基石，它们是：合理膳食，适量运动，戒烟限酒，心理平衡。这四大基石构成了健康的生活方式，它能使高血压减少 55%，脑卒中减少 75%，糖尿病减少 50%，肿瘤减少三分之一，平均寿命延长 10 年以上，而且不花什么钱，因此健康方式很简单，效果非常好。"

"适量运动"，是《维多利亚宣言》提出的健康四大基石中的第二块。《维多利亚宣言》为什么要这么说呢？下面我们就来加以解读。

民间俗语有云："健康长寿永远轮不到懒人！"我们知道，运动、阳光、空气与水，是维系生命活动的四大基本要素。那些勤劳、爱动的人，自然与这四大要素的接触都比一般人多，因此，他们的健康就更有保证。然而，运动不足的普遍存在，却把很多人推到了疾病和死亡的边缘。

随着文明的进步和生活水平的提高，现实中，需要人们付出体力的机会越来越少了。出门远行有汽车，上下楼梯有电梯，作文写信有电脑，洗衣做饭有电器，生活变得越来越轻松、越来越省力。然而，"福兮祸所伏、祸兮福所倚"，世上很少有完美无缺的事，生活变得如此美好，相伴而来的却是健康问题频发警报。

世界卫生组织的一份研究报告指出，由于工作紧张、缺少运动而丧命的，全球每年高达 200 多万人。体力活动不足，以及膳食不合理，加上饮酒吸烟，导致心血管疾病过早发生的患者，占了此病全部患者的 84%。研究报告还警示人们，到 2020 年，因生活方式，即所谓的"长期生活习惯"所引发的非传染性疾病，将占到全球疾病总数的 70%，肥胖症、心脑血管病、糖尿病等都在其中。研究报告同时提示，即使中等程度地改变生活方式，就足以避免 60% 的 Ⅱ 型糖尿病的发生，当然，这其中包含了"适量运动"。由此设想，只是中等程度地改变，就能防止60%的Ⅱ型糖尿病，如果我们能彻底地告别一切不良的生活方式，那收益岂不会更大！

运动不足的危害居然如此之大，实在有点匪夷所思！但静心一想，人毕竟也是动物吧，动物，那就得动，动得少了，肯定会出问题。动物学家就曾做过这样的试验，他们把兔子、夜莺和乌鸦分别关在笼舍里，只让它们吃喝、睡眠，经过长时间的笼养之后，把它们放出，然后观察它们出笼后的反应。结果难以想象，兔子刚跑了几步就一命呜呼，夜莺没飞多高就坠地而死，乌鸦还没飞到树上就坠地而亡。将尸体解剖发现，导致它们死亡的直接原因，有的是心脏破裂，有的是动脉撕裂。其病理基础都是长期缺乏运动，以致内脏器官特别是心肺的功能不良，难以适应因为运动而血压升高的情况。

运动不足已经成为危害现代人健康的重要问题，世界卫生组织在1995年就将运动不足和严重缺乏运动列为导致心血管疾病的主要危险因素。

目前，在全球范围内，人们缺乏运动的情况越来越严重。在发达国家，半数以上的成年人几乎不运动。仅在美国，因与缺少运动有关的疾病导致死亡的人数，每年高达30万。在欠发达地区，问题就更为严重。由于人口稠密、交通拥挤、空气污染等因素，加上缺乏绿地、公园和体育、游乐设施，人们的运动就更少了。因此，由运动不足而造成的亚健康人群数量庞大，生活方式疾病的发病率呈高发态势。而在我国，情况似乎也并不乐观。

在国人的下意识里，脸面特别重要，于是，出门就打的，出行来自驾，显得有头有脸、很有气派。而走路、骑车则很掉价、没面子。无形之中，恰恰把有限的体力活动都取消了。加上为了体面，名目繁多的请客吃饭非常流行，人们在吸收了大量的能量后得不到消耗，营养过剩的危害也随之出现。

2000年，国家体育总局和教育部等11个部委局联合行动，在全国31个省市自治区开展了"2000年国民体质监测"，如此大规模的国民体质监测，是1949年以来的第一次。根据此次监测的结果——《2000年中国学生体质和健康调研报告》（以下简称《报告》），人们发现，我国国民的体质和健康状况，存在着诸多不容忽视的严重问题。

（1）肥胖成为危害青少年健康的重大隐患

根据《报告》，到上世纪末，我国学生群体的身高比20年前有了明显的增长，但体重增长得却更为迅速，肥胖儿童所占的比例逐年都在增长。以首都北京为例，近两年来，胖墩数量的增长速度让人震惊。在全市的中小学生中，肥胖儿童高达15%，比10年前正好翻了一番。现代流行病学的研究证实，肥胖对青少年的身心健康将有深远的负面影响，儿童肥胖将导致成年肥胖，同时，还会引起高血压、冠心病、糖尿病等老年性慢性病的早发。

（2）青少年的生理功能和运动体能出现下降

《报告》显示，反映学生生理功能的肺活量，与20年前相比，有所下降，城市的男女学生尤为明显。反映学生运动体能的速度、耐力、力量、爆发力和柔韧素质均呈下降趋势。医学专家认为，导致这一结果的主要原因是体育锻炼不足，锻炼时间偏少，锻炼强度也不够，尤其是缺乏长跑和球类比赛这类运动量较大的项目。长此以往，将会直接影响到国家建设所需的身强体健的"人力资源"和"人才储备"。

（3）成年人的"40岁现象"令人担忧

对成年人来说，40岁，是生理功能和运动体能的一个转折点。《报告》显示，40岁以后的国人，肺活量明显下降，血压却快速上升，体重呈现出逐渐增加的态势。在反映体能状况的各项身体素质指标上，其表现也是这样，如力量素质和平衡能力下降等。这种现象似乎在向我们彰示，40岁是国人健康下滑、体质衰退的转折点，同时也是肥胖症、高血压、冠心病、糖尿病等现代文明病引发的临界点。

民间谚语说得好："腾不出时间运动的人，早晚会腾出时间来生病。"运动不足的危害实在不能小看。在上世纪末，医学专家就告诫人们：因缺乏运动而导致的疾病在我国已经相当普遍，单以糖尿病来说，我国现有糖友已达四千多万人，如果不能有效的控制，到2010年，这个数字可能要翻上一番，接近一个亿。另外，社会文明的发展造就了一个人数越来越多的"坐工族"，高管、文职、白领、白骨精是专门表述他们的新概念。出门坐汽车，上班坐电梯，工作坐在椅子上，回家坐在沙发上，悠闲自得地看电视，是他们大多数人的生活模式。长此以往，由于机体的新陈代谢逐渐减弱，血液循环减慢，心跳乏力，呼吸变浅，胃肠消化吸收功能退化，肌肉松弛，体力下降，疾病就该找上门了。

运动医学专家特别提醒，办公室文员、会计、电脑操作员，以及编辑、翻译、作家等长时间坐着工作的劳动者，容易招惹以下几类健康问题：

一是血液循环变差，血运不畅，导致下肢和肛门静脉曲张，引发蚯蚓腿和肛裂、痔疮。妇女还会因盆腔静脉回流受阻，导致内脏下垂、盆腔发炎等妇科疾病。

二是脊柱的负荷大。久坐者的骨关节连续受压，失去滑液的滋润而变得干燥，继而引发骨质增生、退行性骨关节炎和颈椎病、腰椎病。

三是易于引发心脑血管疾病。久坐少动者，血液循环减慢，心脏功能减退，血液中的代谢废物容易在动脉中淤积，以致出现动脉粥样硬化，引发心肌衰弱、高血压、冠心病、脑中风等心脑血管疾病。

四是肌肉功能受到不利影响。由于血液流量减少，肌肉供氧量不足，因而引起肌肉松弛、衰弱、僵硬、酸痛，甚至发生萎缩。

五是消化功能紊乱。久坐者每天正常摄入的食物聚积于胃肠，使胃肠负荷加重，长此以往，会出现胃炎、胃下垂、胃及十二指肠球部溃疡等慢性顽症，令人痛苦不迭。

不去运动、缺乏运动可以归纳为运动不足。运动不足对健康的危害是巨大的。"适量运动"，是世界卫生组织在《维多利亚宣言》中，为我们开出的应对良方。它告诉我们，必须告别过去，大胆地、放心地投入到运动中来，这对任何人都是有利无害的。这是我们在解读《维多利亚宣言》时，首先要明白的道理。那么，《维多利亚宣言》还有什么含义呢？下面，我们继续进行解读。

生命在于运动，这个道理浅显易懂。然而，运动也是双刃剑，缺乏运动不好，而过度运动也有害。现实中经常有这样的情况，有的人在明白自己的问题是缺乏运动以后，马上改弦易辙，并且非常投入，恨不得一下子把多年的欠账全都补回来，结果却是适得其反，因运动量过大而晕厥在操场上，反而住进了医院。而个人的一个同事老孟，说来就更惨，他在骑自行车进行锻炼的途中，竟从车上摔了下来，倒在了公路边上，后被路人发现，立即报警，当救护车来到时，已经没了心跳和呼吸。所以说，运动养生有学问，关键就在于《维多利亚宣言》所说的"适量"。缺乏运动，过量运动，都会损害健康。只有"适量运动"，才能有益于身心健康，从而达到抗病防病、延缓衰老、延年益寿的目的。这就是我们解读《维多利亚宣言》得到的第二层含义。

所谓"适量运动"，就是排除了"不足"和"过度"这两种运动的极端状态，而是取中，采用适时、适量、适度、愉悦的运动平衡状态。也可以这样说，适量运动就是平衡运动。平衡运动，乃是"生命在于运动"的真谛，也是运动养生的根本之所在。早在18世纪，德国著名的哲学家、思想家康德就告诫我们："器官得不到锻炼，同器官过度紧张一样，都会影响健康的"。现代生理学的常识告诉我们：因为遵循着同样的生物进化法则——用进废退、过犹不及、欲速则不达，所以，运动过度和运动不足，都必然会无情地导致机体素质的不断退化，以致出现整体健康水平的持续下降。

当我们开始用更加科学的方式来实现"运动养生"的时候，平衡运动就自然变成了我们的最佳选择。它要求我们根据每个人的个体差异，开出适合自己特点的"运动处方"；然后按照这个充满个性化色彩的处方，进行平衡运动。这种平衡运动的独有特点是，它不仅带有体育运动的韵味，还带有娱乐休闲的趣味，实为适时、适量、适度和愉悦的一体化。

那么，什么是适时、适量、适度、愉悦呢？

适时，是指不仅运动的起始要选择合适的时间，而且，运动的延续时间还要合适。一般而言，运动的最佳时间，应在上午日出以后，或者定在下午，每次以30～60分钟为佳。如果条件允许，可以检测评估个体的体质特点，按照体质特点制订出运动养生的时辰和时间，使运动的个性化更强，效果就会更为突出。

适量，是指运动的量要达到个体心身的最佳适应次数，不能过多，也不能过少。一般而言，每周以3～5次为好。

适度，是指运动的强度要适合个体心身的最佳适应限度，不能过大，也不能过小。

愉悦，是指运动时要使个体心身保持轻松、舒畅，带着愉悦的心情去投入运动，这样才对健康更为有益。

衡量运动是否适量的指标，主要在于运动的"度"和"量"，而其中又以"度"最为关键。

这个度，涉及到运动的强度与频度，而两者又以前者更为重要。强度过低，锻炼无效，或效果不佳；强度过大，效果不但不会提高，还可能促使机体的免疫功能下降。比如，有的时候，运动员反而比一般人更容易患感冒，就与免疫功能的下降有关。

如何才能确定正确的运动强度，这就需要通过专门的运动试验，显然，这不是一般人轻易就能做到的。因此，最好的办法就是"摸着石头过河"，自己逐渐摸索，即开始用相对较小的强度进行锻炼，然后根据适当的脉搏，对运动强度进行调整。这样就可以逐步确定用什么样的速度走或跑比较适合自己，从而制订出个性化的适度运动处方。

有很多医学专家在健康讲座中向大众推荐，运动时的脉搏次数，为170减去个人年龄的差，此为有氧运动。实际上，适当的脉搏次数，并不只与年龄有关，其数值的高低，取决于每个人的心脏功能。人在中年之后，伴随年龄的增长，心脏功能会逐渐下降。但这只是大的趋势，那些经常运动的人，心脏依然保持年轻态，功能肯定高于缺乏运动的人。而健康状况一向不佳，特别是患有心血管系统的慢性疾病，如冠心病、高血压、血脂异常、糖尿病以及体重超标等，其心脏功能的下降会更加明显。所以，比较全面、比较科学的说法应是，以人的年龄为基数，心脏功能好的人，适当的脉搏次数可以定的稍高一些，而心脏功能较差的人，则应定得稍低一点。具体的计算方法为：

适当的脉搏次数＝最大心率次数×（60%～80%）

式中：最大心率次数＝170－个人年龄

对青壮年，也可参照以下简便数据：

20 岁：120～140 次/分钟；30 岁：115～130 次/分钟；40 岁：110～125 次/分钟。

若属一般病情稳定的慢性病患者，可按前面提到的公式计算，用 170 减去个人的自然年龄，所得的差值，作为运动中的每分钟心率数的最高限度。如果运动后的心率在这个限度之内，就表示运动没有过度。

以上述为前提来规范运动，有以下几个要点需要把握。

第一，选择合适的运动方式。

锻炼的形式和方法很多，可根据个人的兴趣、爱好和现有条件加以选择。老年人宜于选择运动强度较小的步行、体操、太极拳等。中青年人可选择中等强度的慢跑、游泳、爬山、划船、自行车等，原地跑、登楼梯、跳舞、保龄球、球类活动等，亦可选择。

第二，选择合适的运动量。

运动量的大小取决于运动的强度和时间这两个因素。其中运动强度决定于运动的效果，可以通过自测脉搏的方法来检测。其方法是，运动一停，马上测出 10 秒钟的脉搏数，然后乘以 6，得出 1 分钟的脉搏数，即为脉率。桡动脉、颈动脉为测脉搏的常用部位。参照前述最高心率＝170－年龄的计算公式，开始阶段，应先把这个标准定得低一点，然后随着身体的逐渐适应，再慢慢地逐渐增加。每次运动的时间，亦应照此原则，可从 10 分钟开始，以后逐步延长至 45～60 分钟，其中可有必要的间歇。这对以往没有健身习惯的人来说，尤为重要，即运动量应当随身体适应和功能提高的程度逐渐加大。

第三，注意运动后的自我监测。

如果每次运动后，仅有微汗，脉搏在休息几分钟后，即恢复到运动之前的水平，并且运动后自我感觉良好，感到轻松愉快，食欲和睡眠有所改善，说明运动比较适宜。如果运动后出现疲劳、气喘、心慌、睡眠不佳、食欲减退等，说明运动量过大，这时应用减少运动量来加以调整。

四、可供选择的健身运动项目

1. 民间传统健身法的类别和流派

我国民间流行的传统运动养生法，种类甚繁，归纳起来，大致有两个大的类别，一是各具特色的民间健身法，二是出自流派的套路健身法。

（1）民间健身法

这一大类健身法形式多样，方法简便，趣味性强。运动量相对较小的有漫步、郊游、踢毽子、荡秋千、放风筝、保健球等。运动量较大的如登山、爬树、跳绳、跳远、跑马、射箭、拔河等。这些健身方法，寓运动养生于娱乐、玩耍之中，民众喜闻乐见。

我国是一个地域辽阔的多民族国家，各个民族、不同地域的民众，都有自成传统的风俗习惯。其中以运动养生为目的的健身活动，更是独有特色。如北方的伴玩、踩高跷、摇旱船、扭秧歌，南方的划龙舟、舞狮子、玩龙灯，少数民族的摔跤、赛马、跷板、舞蹈等，皆属此类。

（2）套路健身法

这类健身法具有理论导引、动作复杂、自成套路、层次较高的特点，需要经过系统学习和反复训练后才能掌握。这类健身法主要有道家和佛家所创，一般都有功法的大名。由于世代相传，不断改进，因而形成了很多流派。其中，道家健身术的理论源于老子和庄子，主张以养气为主，提出了导引、养形、练气以养生的观念。最具代表性的道家功法有华佗五禽戏、八段锦、马王堆出土的"导引图"胎息经、太极拳等。佛家健身术的理论源于禅定修心，为了保证"坐禅"的顺利进行，需要先采取一些手段，以活动筋骨、疏通血脉。最具代表性的佛家功法有达摩易筋经、天竺国按摩法、心意拳、罗汉十八手、少林拳、禅密功等。

中国的武术闻名天下，其发源地主要有两个，一个是位于河南省的中岳嵩山，这是佛教禅宗和少林派武术的发祥地；一个是位于湖北省的武当山，这是道教和武当派武术的发祥地。因此，自古以来，宗教有道、佛之分，武术有少林、武当之别。武术虽然是搏击之术、但其上乘功法则是以防身、健身为宗旨。尤其是当代武术的发展，均以强身健体为目的，比如徒手的拳、掌、脚，用械的剑、棍、刀、枪、鞭、钩等。

运动养生分为不同的流派，说明了我国民间传统的运动养生健身法丰富多彩，但它们之间，并不排斥，且有互相借鉴、互相渗透、相互融合的趋势。学习、传承和挖掘这些健身方法，对于丰富我们的运动养生，具有重要的现实意义。

2. 大众喜用的健身运动

目前，既简单又实用，且为大众所喜好的健身运动，主要有以下几种。

（1）行走。

祖国传统医学认为："走为百练之祖。"现今的养生专家也纷纷倡导推荐——最好的运动是步行。

用走路步行来进行运动锻炼，可以刺激脚底的穴位，激活下肢的六条经脉，从而运行气血，营养全身，达到防病治病、延年益寿之目的。相对而言，走的运动强度较小，时间可长可短，安全性强，易于掌控。日本的科研人员，曾在《国际运动医学杂志》的著文中指出：一个成年人，如果每周步行锻炼不少于两次，每次不少于 20 分钟，并逐渐增加步行的速率，连续锻炼 32 周，其耐力、活力和心理健康状况，均会得到显著改善。科研人员把 200 名 42~75 岁的成年人，随机分成了对照组和运动组，32 周后，运动组成员的行走耐力及 30 秒内坐下站起的次数，均有显著的提高。与对照组相比，运动组的男性在综合健康和心理健康方面改善更明显，女性则在身体机能、综合健康和活力方面提高得更快。现在，养生专家推荐的健步走就具有这种独特的养生价值。健步走的速度比平常走要快，这速度一快，能量消耗就随之加大，从而促进了身体的能量代谢。健步走好处众多。对青少年来说，可以养成正确的走姿，塑造良好的体形。对中老年而言，可以加强腿部骨骼、肌肉的坚韧度，保持良好的心肺机能。

健步走的要领是，身体放松、头部端正、目视前方、两臂自然摆动、两腿自然迈步，步幅较平时步行稍大，速度较平时步行稍快，且精神饱满，呼吸匀称，自然而有节律。时间可选在上午有日照后或在傍晚。健步走亦可倒着走，每次 300～500 米。倒走时，上体直立，不要后仰，步幅较平时步行稍小，速度较平时步行略慢，且全神贯注，精力集中，落地时脚掌先着地，起步时脚趾先蹬地，摆臂与迈步要相互协调，可用眼睛的余光注意两侧和身后的路面。倒行锻炼可利用晚上散步或工间操的时间，地点要空旷、安全。平时身体素质不佳、平衡机能不高的人，则需忌讳倒行。

（2）跑步。

可有短途快跑和长时慢跑两种形式。短途快跑特别适合于年轻人，这可以有效地提高人体脏腑在缺氧情况下的工作能力，提高大脑皮层兴奋与抑制的交替速度，对优化速度、力量、灵敏等身体素质有积极的作用。而长时慢跑，一是持续时间长，能量消耗大，能增强心血管、呼吸、神经等系统的功能，对某些慢性病有辅助治疗的作用；二是运动强度相对较小，特别适合中老年人采用。不过，长时慢跑不宜单人独行，最好是几人结伴，既可避免孤单，又可相互照应。

（3）跳跃。

原地跳跃，不需大的场地，可谓方便灵活。经常进行跳跃锻炼，可以锻炼骨骼、肌腱，有效地发展腿部力量；可以有效地提高神经调控过程的灵敏性，提高神经系统支配肌肉收缩与放松的能力。此外，还能改善位觉感受器官和前庭器官的功能，提高人体的平衡与协调能力。

（4）骑车。

自行车一直是国人喜爱的代步工具。骑自行车进行健身锻炼，对心血管健康很有好处，同时还可以使下肢变得更加强健有力。但要注意，男性则不适合将骑车作为日常的运动项目。因为长时间骑车，会使男性的睾丸、前列腺等器官受到狭小车座的挤压，极易出现过热、缺血、水肿、发炎等情况，从而影响生殖系统的功能和健康，严重者可能影响精子的生成，导致不孕不育。此外，骑车虽然对预防心血管疾病有好处，但如果已经患病，则忌讳骑车。因为骑车运动，会使已经患有高血压的人血压升高，冠心病患者的心脏负担加重，疝气患者的严重程度加深，还有脑震荡后遗症患者和癫痫病患者，他们都容易出现意外摔倒的情况，所以这五类病人都不适合以此作为锻炼项目。有的青少年为追求时髦，选用车把较低的自行车进行锻炼，时间一长，就会影响脊柱的弯曲度，损害形体的正常发育。因为青少年时期是人的生长发育阶段，骨质尚相对柔软。

（5）游泳。

游泳的全过程，人体一直处于悬浮状态，全身都能得到很好的锻炼，而不会有施压于关节和肌肉的问题，这对肌肉和关节有问题的人来说，的确是一个不错的选择。但若以减肥为目标，则不是最好的锻炼方式。投入游泳运动，应循序渐进，逐渐增加持续时间，以每次游半个小时为宜，最长不要超过 45 分钟。因为长时间泡在水中，身体的热量很容易散失，倘若人体的体温调节功能不能很好地适应，就会出现体表皮肤的血脉瘀滞，导致皮肤青紫、嘴唇发黑，身上起"鸡皮疙瘩"，甚至会造成肢体的痉挛、抽筋，反而对身体健康不利，尤其是水温较低时。

（6）体操。

体操可分为健身操和健美操两类。不用器械的徒手操，如早操、工间操、课间操，均属于健身操类，男女均可，老少皆宜。而时下流行的健美操，则对动作的要求较高，运动量也较大，主要适合于中青年。它可以增强人的骨骼与肌肉，使人的体形匀称健美，显得强劲有力。目前从国外引进的瑜伽术也与体操一样，成为大众健身服务中心的热门项目。

（7）武术。

武术可分为徒手及持械两大类别。徒手的主要有五禽戏、八段锦、易筋经、太极拳、形意拳、八卦掌，其中又以太极拳流传最广，习练者也最多。持械的则十八般兵器均有，譬如刀枪剑戟。还有的是以沙袋、木棍来捶击身体，俗称金钟罩、铁布衫，意在保身，是武术中未学打人、先学挨打的一种功夫。铁裆功也可归属于此类。但它们仍以御敌保身为首要，与养生健体并不完全等同。

（8）其他。

其他的还有登山、跳舞、气功，以及众多新创的项目，如抖空竹、爬行、太极柔力球等。

3. 特种人群的项目选择

对大多数人来讲，可以根据自己的喜好和实际条件，来选择健身方式和运动项目，坚持进行经常性的锻炼。但如果属于患有疾病的特种人群，则应选择有针对性的运动处方。在按照运动处方进行锻炼之前，应先进行身体状况的医学检查，听取主治医师的意见。这是极为重要的步骤。如果不进行体检，不尊重医生的意见，盲目启用运动处方，不但不能辅助疾病的治疗，而且还可能造成难以挽回的后果，让疾病冰上加霜。

有的朋友只是单纯的体质虚弱，抵抗力差，经常来点头痛脑热的小病，平时很少进行户外运动，只知有病求医，打针吃药。其实，迈出家门，来一点运动锻炼，则是最好的良药。前面说过，18世纪的法国医生蒂索说过："世界上的一切药物对身体来说，都无法代替运动的良好作用。"生活实践也告诉我们，单单依靠吃药，疾病的症状可能会得以消除，但身体却不会强壮起来。只有坚持运动锻炼，让身体"经风雨、见世面"，才能会逐渐强壮起来。刚开始锻炼时，可选择和缓的项目，从小运动量练起，以后再循序渐进。

已有慢性病的患者，一定要先征求主治医生的意见，按照医嘱，参加病情允许或有益于治疗的运动项目，并严格控制运动量。

心血管疾病患者，可以多做些徒手操，散散步，打打太极拳，跳跳交际舞。一定要严格掌握运动量，并且根据病情变化，及时做出相应的调整。

呼吸系统疾病患者，应避免静止状态的肌肉用力，在天气骤变、风沙太大时，一定要暂停锻炼。寒天锻炼，要坚持用鼻呼吸，或者是鼻吸口呼，千万不可用口呼吸，防止冷空气直接刺激咽喉和气管，引起咳嗽气喘，加重病情。

消化系统疾病患者，要多进行增强腹肌的锻炼，以提高腹内压，刺激胃肠道的蠕动，从而促进消化功能的恢复和好转。还要注意锻炼和饮食的时间间隔，餐前、饭后1小时之内，最好不要进行剧烈的运动。

骨关节疾病患者，更要进行有的放矢的运动锻炼。惧怕运动引起疼痛，不愿活动、不敢运动，会使关节内和周围的组织器官更加血运不畅、代谢不良，只会使病情加重，而不能消除关节疼痛的原因。如果能在疼痛能够忍受的限度内，按照医嘱，进行一定的有益无害的运动，不但可以辅助疾病的治疗，而且还能从根本上消除疼痛的诱因。

对于特种人群，需要特别注意的是，用于疾病患者的运动处方，不同于一般的治疗方法，更不是普通的体育运动，而是由专业医师依据患者的疾病特征专门设计的，实际上是一种极富针对性的个性化运动疗法。所以，它不是万能的，也没有通用性。从医学的角度来看，有些疾病患者是忌讳运动、限制运动的，并不是任何疾病都可以开出运动处方。因人而异，遵从医嘱，才是保险的万全之策。

五、现代人的运动养生指南

进行运动健身，关键是要明晰运动养生的意义，提高认识，端正态度，坚定地与缺乏运动这种不健康的生活方式，来一个"拜拜"。接下来的问题，是要坚持正确的原则，选择适宜的项目和方法。有关运动养生的指导法则，最主要的是以下几条。

1. 安全第一的原则

我们无论做任何事情，坚持预防为主、安全第一的原则，是求得成功的不二法门，运动养生自然也不能例外。"处处有危险，时时要防范，安全要第一，第一是安全。"这是一首儿歌的歌词，幼儿园的小朋友们都知道。倘若将其挪用到运动健身中来，似乎也不为过。在运动养生中，贯彻安全第一的原则，有三重含义：

（1）进行运动养生，有出现事故意外的风险。比如：在公路上骑车锻炼，可能遭遇车祸；到野外爬山游乐，可能遭遇蛇兽、滚石；在社区休闲场地健身，可能被恶狗、宠物咬伤。生活中就有这样的实例：有的人下河游泳，下肢突然抽筋，同伴急忙搭救，拖上岸来，已经死亡。

（2）进行运动养生，有出现身体意外的风险。比如：在运动过程中，与他人发生碰撞，或被他人误伤；个人在运动中突发眩晕、摔倒，或者出现低血糖、高血压、心梗、脑梗等。

（3）进行运动养生，有出现顾此失彼的风险。比如：有人在酷暑、严寒、风沙、雨淋等不良的气候条件下锻炼，结果引发了中暑、感冒、风湿；有的体弱老人用步行减肥，结果引起了膝盖髌骨损伤和膝关节滑膜炎；有的老太太用爬楼梯减肥，发生踩空滑倒，结果骨折致残。

安全是人的第一需要，安全与健康是人最基本的诉求。当前，社会进入了转型期，天灾人祸，事故频发，因为运动养生而出现意外的事例也屡见报端。小心无过错，防患于未然。诸葛一生唯谨慎，还落了个"壮志未酬身先死，空使英雄泪满襟"，更何况我们常人！离开了安全二字，任何事都将变得毫无意义，更与我们保健延年的宗旨背道而驰！

2．持之以恒的原则

人贵有志，学贵有恒。我们无论做任何事情，要想取得理想的成效，没有坚定的信念，不行！而没有坚持到底的恒心，更是不行！。俗话说："冰冻三尺，非一日之寒。"运动养生绝非一朝一夕之事，"三天打鱼，两天晒网"是绝难如愿以偿的。我们还要知道，运动养生不仅仅是锻炼身体，更是对我们的意志、毅力的考验。千万不要找寻各种足以自我解脱的借口，那只会害了自己！如果确实因为工作忙、任务重，导致原定计划变得难以履行，也需及时地作以变通。即使每天只能进行 10 分钟、8 分钟的短时锻炼，也千万不要放弃。即使因种种原因不能到野外锻炼，在办公室、居室或搭乘的公交车上，来点原地操练也未尝不可。如果朝令夕改、随心所欲，高兴就练、不高兴就算，实在是不可取的。

持之以恒还有另一层含义，就是不要朝三暮四，盲目地变更锻炼项目。前日跟人练长跑，昨日跟人学气功，今天又想舞宝剑……人云亦云，见异思迁，这样不断地改来变去，只能是蜻蜓点水，很难建功奏效。

3．动静结合的原则

运动养生，要动静结合。动主练形，静主养神，不能因为强调动而忘了静，应该动静兼修，神形兼顾，内外俱练。这样，在锻炼过程中内练精神、外练形体，使内外和谐，体现出"由动入静""静中有动""以静制动""动静结合"的整体思想。因此，我国传统的运动养生，特别强调协调统一，形神兼炼，非常讲究意识活动、呼吸运动和躯体运动的密切配合，即所谓意守、调息、动形的协调统一。意守是指意识要专注，心无杂念；调息是指呼吸的调节，要均匀、有节奏；动形是指形体的运动，要自然、连贯、刚柔相济。运动养生紧紧抓住这三个环节，就能使整个机体得以全面而协调地锻炼，就能增强人体各种机能的协调统一性，从而促进健康，祛病延年。

在中国传统养生文化的发展进程中，形成了多种不同的流派，其主要模式可分为"清静"和"运动"两种。其实，古人早有"动以养形，静以养神"之说，方法虽异，但目的归一，均为促进机体的气血流畅和恢复机体的阴阳平衡。

运动养生，始于庄子的《刻意》，内云："吹呴呼吸，吐故纳新，熊经鸟伸，为寿而已矣"。运动派的代表人物吕不韦在《吕氏春秋》中倡言："流水不腐，户枢不蠹，动也，形气亦然，形不动则精不流，精不流则气郁。"时至西汉，有《导引图》问世。再到三国，华佗推出了五禽戏。在这种运动养生思想的影响下，历代养生家在实践中不断丰富这方面的内容。如唐代药圣孙思邈谓："养性之道，常欲小劳，但莫大劳及强所不能堪耳。"宋代思想家欧阳修亦说："劳其形者长年。"清代思想家颜元则称："养身莫善于习动，夙兴夜寐，振起精神，寻事去做，行之有常，并不困疲，日益精壮。"他们认为，人体内部的气血及器官组织都处于永恒的运动状态，运动养生能使这种内在的运动状态得以加强，不但使肢体矫健，而且能促使气血流畅，有助于脏器功能的健全和机体的阴阳平衡，从而能达到健康长寿的目的。

清静养生，在中国传统养生文化中，一度占据主流地位。这是由于中国传统养生文化长期受到道家的影响。早在先秦时期，道家以"清静"学说立论，不仅蕴含人生观的理论，也包含养生观的理论。静止派的代表人物要算老子和葛洪。老子在文献《老子》中有"致虚极，守静笃"，"无欲以静，天下将自定"，"静为躁君"的说法，主张"塞其兑，闭其门，终身不勤"。所谓"塞其兑"，也就是闭上眼睛的意思。晋代养生家葛洪善于观察，他从乌龟蛰伏不动反而得以长寿中受到启发，创立了龟息养生大法。

清静养生的学说，对中医学、中医养生学的发展有着重大的影响。所以，《黄帝内经》的《素问·上古天真论》就说："恬淡虚无，真气从之，精神内守，病安从来。"三国"竹林七贤"之首、思想家嵇康在《养生论》中也说："善养生者，清虚静泰，少私寡欲。"清静养生学说的理论依据为，神乃是生命的主宰，人体的脏腑器官、四肢百骸都由神来统御，而神的属性喜静，但人的社会生活又使神经常处于躁动不安的状态，容易伤神，神的耗损，又伤及精气，乃至形体，导致人体衰弱，患病夭折。清静养生的"静"，实际有两层含义：一是指机体不可过劳，二是指心不可妄动。所谓清静养神，就是要求人体保持生理和心理的平衡，即《黄帝内经》所说的"和喜怒，养心神"。只有做到"内无思想之患，以恬愉为务"，才能排除七情对机体气血的干扰，使气血始终保持旺盛和流畅。现代医学的研究发现，当人的身心都入静之后，人的腑器、肌肤、心血管、神经等系统都处于松弛状态，这时机体的气血调和，血脉流通，脏腑功能活动有序，这也证实了清静养神可以达到养生益寿之目的。

中国养生文化中的动静观是一对关系复杂的范畴，它们被辩证地应用于国人的养生实践中。这种辩证关系主要体现在三个方面：第一是动与静互为因果和前提。如宋代理学家朱熹所说："若以天理观之，则动之不能无静，犹静之不能无动也，静之不可不养，犹动之不可不察也。"第二是动与静相互包容和相互蕴涵。没有绝对的动与静，而是静中有动，动中有静，或外动内静，外静内动。明末清初的思想家王夫之所谓："方动即静，方静旋动，静即含动，动不舍静"，"静者静动，非不动也"，即以动为本，把静视为动的另一种表现形式，说的就是这个意思。第三是动与静相互消长、彼此转化。如宋代思想家、哲学家周敦颐在《太极图说》所讲："无极而太极，太极动而生阳，动极而静，静而生阴，静极复动，一动一静，互为其根。"这种动中有静、静中有动、动静结合的养生观，充分体现了中国古代养生文化的科学性。

令人啧啧称奇的是，大洋彼岸的美国人也创立了静以养生的安静冥想疗法。美国哈佛医学院的研究证明，安静冥想，可以改善大脑活动、代谢、血压、呼吸、心率等生命活动指标，能使血压下降，心肺功能得到有效地改善。经测试，安静冥想，可以使心神平静、肌肉放松、焦虑减轻，可以使紧张激素的活跃程度下降，对防治各种疾病包括预防癌肿大有裨益。安静冥想的方法是，平卧或坐位，先以鼻深深吸气，让肺脏充满空气，腹部鼓起，吸气过程念"喜"字；再以鼻和嘴缓缓呼气，呼气过程念"哈"字，直至肺部气体完全排空，随即是下一轮的深呼吸。这样的习练，每天练 10～30 分钟即可。即使练习只有几分钟，对身体也会大有好处。

4. 运动适度的原则

运动养生是以形体运动来达到健身的目的，锻炼的效果取决于运动量的大小。运动量过小，则效果甚微。运动量太大，则会超过机体的耐受限度，反而会因过劳而使身体受损。就如孙思邈在《千金要方》中所说："养性之道，常欲小劳，但莫大疲及强所不能堪耳"。美国的一家保险公司，曾对五千名已故运动员的生前健康状况进行调查，调查后发现，许多人的寿命，竟低于一般人，有些人在 40~50 岁，就已患上了心脏病。究其原因，是运动生涯中经常的剧烈运动，破坏了人体的内外平衡，加速了某些器官的磨损老化，导致生命进程缩短，出现早衰和早夭。所以，运动健身特别强调适量，不可急于求成。

如若运动后食欲减退，出现头昏头痛，自觉劳累汗多，精神倦怠，这说明运动量过大，超过了机体的耐受限度，必须加以调减，否则，会使身体因过劳而受损。一般说来，应以锻炼结束后，感到有点劳累但并不过度为宜。脉搏和心跳频率亦可作为衡量运动量大小的参考指标。若运动量太大，脉搏和心率就会升高加快。对于正常的成年人，以每分钟心率不超过 140 次为宜；若是老年人，则以不超过 120 次为佳。养生专家推荐的计算公式是：170 - 年龄 ± 10 = 合适的心率。例如一个 40 岁的人，在运动后，如果他的脉搏是 130 次/分左右，表明运动量合适，若是超过了 130 次/分，又感到疲劳，即说明运动量过大。

5. 循序渐进的原则

为了保持健康而进行的运动锻炼，应当是易于做到又充满乐趣的。美国运动生理学家莫尔豪斯就提醒人们："运动应当在顺乎自然和圆形平面的方式下进行。"为了投入健身运动，付出疲劳和痛苦是完全不必要的。正确的做法是，重在参与，贵在坚持，让身体在轻松、愉快的体验中，感悟到运动的种种好处，随之逐渐增加运动量，直至适宜的程度。企图"一口吃成个胖子"，则欲速则不达，只能是不切实际的幻想。遵照循序渐进的原则，运动量由小到大，动作由简单到复杂，才是稳妥而又聪慧的抉择。比如练习跑步，刚开始要跑得慢一点，路程要短一点，经过一段时间的适应性锻炼后，再逐渐增加跑步的速度和距离。

6. 因人制宜的原则

在运动项目的选择上，应遵循因人制宜的原则。每个人所处的年龄段不同，身体素质特别是体力也会有所不同，因此，所选择的运动项目就应有所差别。比如老年人，由于年龄增长，肌肉力量减退，神经系统的协调能力变差，宜于选择那些动作缓慢柔和、肌肉协调放松、全身都能得到活动的锻炼项目，像步行、健身操、太极拳等。而对身强力壮、身体素质又好的年轻人来说，可选择运动量相对较大的锻炼项目，如长跑、打篮球、踢足球等。另外，正在工作期的人，由于工作的性质和劳动强度不同，所选择的运动项目亦应有所区别。比如超市营业员、理发师、厨师等工作，需要长时间的站立，易于发生下肢静脉曲张，在运动项目的选择上，要忌讳多跑多跳。经常伏案工作者，易于发生颈椎病、胃下垂和下肢静脉曲张，要选择那些具有扩胸、伸腰、仰头动作的运动项目。经常在电脑前工作的，由于用眼较多，还应多进行看绿色、望远之类的活动。对以脑力劳动为主的工作者来说，那些易使精神趋向紧张的运动项目要较少的参与。而对体力劳动者来说，则应多运动那些在职业劳动中很少活动的部位。既要考虑自己的兴趣爱好，又要适合自己的身体条件，做到统筹兼顾，好中选优，乃是确定运动项目的最佳选择。

7. 有张有弛的原则

运动养生，并非要求持久不停地运动，而是要有张有弛、有劳有逸，这样才能达到养生的目的。孔子在《礼记·杂记下》篇中说："张而不弛，文武弗能也；弛而不张，文武弗为也；一张一弛，文武之道也。"这段话中的"文武"，是指善于治国的周文王、周武王。这段话的意思是说：一直把弓弦拉得很紧而不松弛一下，这是周文王、周武王也无法办到的；相反，一直松弛而不紧张，那是周文王、周武王也不愿意做的；有时紧张，有时松弛，宽严相济，才是周文王、周武王有效治理国家的道法。

所谓有张有弛，就是紧张的运动要与放松的休息相结合，交替进行。在持续一段时间的运动之后，一定要注意好好地休息。否则，就会导致体力不支、精神疲惫，不仅会影响工作效率，而且对养生健身也是非常不利的。

8. 勤奋劳作的原则

现代社会的快节奏让人们感到越来越忙，越发感到难有时间专门锻炼。因此，有很多朋友就把上班劳作和家务劳动当成了运动锻炼或体育活动。表面看来，这种做法无可厚非，但却隐含着一定的片面性。

上班劳作和家务劳动并不等于运动锻炼。因为任何体力劳动都不可能全面地活动身体。不论是工业劳动，还是农业劳动，每天的劳动动作几乎都是重复的，这种单调动作的结果，只能使身体的某一部分频繁活动，而其他部位则处于相对安逸的状态。这种由劳动形成的锻炼显然是局部的，不均衡的。它只能使身体的局部组织增加供血量，只能改善局部组织的营养，而不是全身的血液循环。相比而言，通过科学的体育运动，则可以使全身各部都得到锻炼，全面改善皮、肉、筋、脉、骨的气血运行，更好的调节脏腑和经络的功能，并且能够消除因体力劳动所造成的局部疲劳。所以，我们不能认为有了体力劳动，就不需再参加运动锻炼，体力劳动是不能完全取代运动锻炼和体育活动的。

同样的道理，生命的养护也不能单靠运动锻炼。广义的运动，也包含劳动在内。体力劳动者的运作四肢，脑力劳动者的开动脑筋，皆为建设性、创造性的行为活动，都属于"生命运动"的范畴。贪图享受、厌恶劳动，比贪图安逸、厌恶运动更为有害。

生物进化的法则是"用进废退""过犹不及"。18世纪的德国哲学家、思想家康德早就明确地指出："器官得不到锻炼，同器官过度紧张一样，都会影响健康的。"因此，康德反对过分追求舒适的享受，反对游手好闲，反对人在体力和智力上的懈怠，他曾谆谆教导青年人："如果你珍惜你的百年人生的话，就不要放过眼前的一秒，每一秒钟都应该充满创造。"俄罗斯的文学巨匠托尔斯泰也告诉人们："我若停止给自己找点工作干，那么我可能早就不行了，因为这种工作能增进我的健康，使我能睡个好觉，情绪饱满。"托翁一生笔耕不辍，勤于写作，就是到了晚年，还经常下地耕作。由于勤奋劳作，他享年83岁，成为文坛上的大寿星。

俄国的巴甫洛夫是享誉世界的生理学家。他曾作过这样一个实验：将两只同胎降生的小兔，用同样的饲料喂养，一只每天放在田野里活动，另一只则整天关在笼内，结果前者比后者多活了两年多。再看看巴甫洛夫本人，他在主持领导整个实验室工作的同时，经常动手解剖动物，观察实验结果，撰写实验报告，另外还兼任杂志的编辑，为病人看病，去大学授课，每天都忙得不亦乐乎，经常一天工作 12 小时以上。他从事了 60 多年紧张而又精确的科学研究，用勤奋劳作谱写了一生的辉煌，为人类的科学事业做出了卓越的贡献。

在我国广西的巴马瑶族自治县，长寿老人特别多，可谓是全国出名的"长寿之乡"。医学工作者曾专门拜访了该县 30 多名 90 岁以上的老人，发现"勤劳"即是他们的长寿秘诀之一。这些长寿老人，一般在 10 岁左右就开始下地干活，到了七八十岁，还在坚持农耕劳作。这些 90 岁以上的高龄老人，大部分都能生活自理，有的还从事力所能及的家务劳动。甚至已逾百岁的老人，还能爬坡上山，割草砍柴。这就告诉我们，勤奋劳作是长寿者的特征，懒惰的人是绝不会享有高寿的。

众所周知，生命在于运动。经常勤奋地劳作，犹如每天都在进行运动锻炼。诚然，勤奋劳作不能完全替代运动锻炼，但是，由于它们都能促进人体的新陈代谢，促使人的德智体得到全面发展，确实具有异曲同工之妙。这正如达尔文所说："寿命的缩短与思想空虚是成正比的。"因为一个人如果饱食终日，无所事事，久而久之，由于思想空虚，就会精神颓废，情绪抑郁，进而在思想上产生老朽感，导致心理上的失落和生理上的紊乱，身心健康失去保障是必然无疑的。

六、运动养生的误区

伴随健康知识的普及，越来越多的人意识到养生保健的重要性，"养生热"如潮水般的到处涌现，运动健身也越来越成为许多人的生活内容和日常习惯。但是，许多人并不清楚，对运动养生的错误认识，不适宜、不恰当的运动方法，会把人带入歧途。它不仅对养生保健毫无裨益，反而会给身体带来损害，甚至使人早夭致残！下面要说的，是人们在思想上、在行动上，最易进入的误区，也是我们平时最容易看到的误区。

1. 信奉俗语造成的误区

进行运动养生，不能人云亦云，盲目跟从，更不能受俗语所惑，盲目延伸，否则，极易步入误区。

（1）误区 1——生命在于运动

说到养生保健，很多人都会脱口而出——生命在于运动！由此延伸，在许多人的思想上形成了这样的观念：哲人说了，生命在于运动，那么，养护生命就是要多多进行运动锻炼！说句实在话，这种理解，叫作望文生义，就如同我们听到"三个和尚没水吃"，就认为"三个和尚都要渴死"一样。因为许多人并不知晓，这句十分经典的格言，虽然被我们经常引用，但是，"生命在于运动"中的"运动"一词，只是一个哲学意义上的概念，与我们平时所理解的传统意义上的"运动"概念，并不完全是一回事。

"生命在于运动"，是 18 世纪的法国哲学家伏尔泰提出的著名论断，这是哲学运动观和生命观的一个重要命题。

"生命在于运动"的概念内涵是：

——生命的产生在于运动，运动是生命诞生的前提条件，没有物质运动，就不会有生命的产生；

——生命的存续在于运动，运动也是生命存续的基础，要维持生命体的存续，就离不开运动；

——生命的发展在于运动，运动又是生命发展的动力源泉，要实现生命的发展，也离不开运动。

"生命在于运动"的概念外延是：

——生命运动不仅包括植物、动物、微生物的运动，更是人类的生命体运动；

——对人体生命来说，运动不仅指机械运动，还包括物理运动、化学运动、社会运动和思维运动；

——对人的生命运动来说，不仅包括宏观的躯体运动，还包括微观的细胞运动、分子运动等运动形式。

由此可见，"生命在于运动"的本意，是指生命体为实现生命物质的新陈代谢，每时每刻都在进行的生命活动，没有这些运动，就没有生命的产生、存续和发展。这种哲学意义上的运动概念，与传统意义上的运动概念，完全不是一回事。只有外延中提到的"宏观的躯体运动"，才和传统意义上的运动概念扯上了联系。

其实，即使是传统意义上的运动，也并非人人都适合，人人都需要。比如，癌症病人在开刀手术后的恢复期，由于身体非常虚弱，应尽量少动，以减少能量消耗才是硬道理。需要卧床，安静休息的，还有患肝病、结核病的患者。养生运动，讲究因人而异。对于严重的心脑缺血、缺氧者，极易引发心梗、脑梗，即使不运动，这类人的大脑和心脏都已缺氧，如果再运动，由于一部分血液分配于肢体，分配于心脑的血量就会减少，并且，由于运动又增加了心肌的耗氧量，这很容易导致人人都不愿意见到的严重后果。

我们都知道，《现代营养学》是一部厚厚的书，要读懂学会实不容易，但是，如果将其概括成这样简短的一句话——"什么都吃，但要适量"，问题就 OK 了。至于运动，也是如此，适合与你的，就是最好的。不必人人都按专家的教导，非要选择什么有氧运动不可。对于那些长期患病，或者手术不久，身体还很虚弱的人，即使挪动一下身躯，到阳光怡人、空气流通的地方搓搓手、跺跺脚，就是很不错的运动了。

（2）误区 2——矫枉必须过正

"矫枉必须过正，不过正不能矫枉"，是毛泽东同志的一条很著名的格言，也是我国民间非常流行的一条俗语，因为它出自《毛泽东选集》第一卷的《湖南农民运动考察报告》，在那个火红的年代，这篇文章很多人都读过。由此俗语延伸，过去是"运动不足"，今后呢？必须显著地加大力度才能补偿过来，于是，"运动时间越长越好""运动强度越大越好"之类的认识，以及把竞技体育作为日常锻炼项目的行为，就有了合理的依据。

众所周知，我们无论做什么事情，都有个适度的问题，在众多情况下，并不是越多越好，这运动锻炼，自然也是如此。在我们进行紧张的劳动，或者是剧烈运动的时候，机体会因新陈代谢而产生大量的乳酸。如果运动的时间过长，运动的强度过大，就会让乳酸大量堆积在我们身体的内部。而乳酸，正是造成我们肌肉疲劳、酸痛和机体疲惫、氧亏的主要原因。所以，运动的时候，必须掌握适量原则。此外，运动之后，应以轻松、舒缓的运动方式进行整理运动，以提升乳酸的排泄效率。

运动有很多种，有的运动强度很大，有的比较缓和。运动的时候一定要注意强度的选择。在运动的时候，如果选择自己身体"承受"不了的极限运动，会使心脏和机体超负荷，对心脏和机体的健康十分不利。

从体育运动的角度看，一定要区分大众体育和竞技体育，竞技体育属于极限运动，这种运动极易给人体带来伤害。

奥林匹克运动是人类文明的产物，是推动现代社会发展的重要动力之一。但是，由于其高度的竞争性和观赏性，以及高度的利益驱动，促使人们几乎动用了一切手段，去开发和挑战人体的机能极限，以实现创优夺冠，其对运动员身体健康的损害，以及对运动员寿命的负面影响已经日益凸现出来。也就是说，运动纪录的刷新，运动成绩的提高，是以透支生命与健康为代价的。它不但很容易造成人体肌肉、骨骼和内脏的损伤，甚至会导致早衰与猝死，有很多世界级的运动健将就是这样命丧赛场的。

据相关部门的统计，1949 年以来，我国累计退役的运动员总数，已高达 27.9 万人，在他们中间，许多人都是留下了一身的伤病。我国 90% 以上的运动员，是从少儿就开始投入专业训练，运动训练中常用的手段是拼时间、拼体力，以"吃苦耐劳"为常态，以延长训练时间来增加负荷。每周都是高达 30 ~ 40 小时的训练，致使正处在成长发育阶段的青少年运动员出现较高的运动损伤比例。以某省为例，在 60 岁以下死于心脏病的全省总死亡人数中的占有比例：田径选手为 56.26%；排球选手为 62.53%；举重选手为 67.12%。而 40 ~ 60 岁的退役足球运动员，有心脏病的竟然为 100%。显而易见，这些数字大大高于普通人的比例。竞技体育对人体机能的过度开发，导致运动员们的健康状况，乃至天赋寿命，明显不及一般人。因此，把运动养生和竞技体育混为一谈，实为不智。坚持运动养生的适度原则，避免身体出现缺氧，施行有氧运动，才是比较稳妥的做法。

生理常识告诉我们，一个成年人在静休状态时，为了维持各组织器官的基本生理活动，需氧量约为 250ml/min。而在运动状态，其强度愈大，需氧量就愈大。如百米冲刺时，折算成每分钟的需氧量可达 40L/min，是静休时的 160 倍。中等强度的马拉松长跑时的需氧量约为 2 ~ 3.5L/min，是静休时的 8 ~ 14 倍。运动过程的总需氧量则随运动持续时间而异。如百米赛跑历时仅 12 秒左右，其总需氧量竟达 7 升左右；持续两小时以上的马拉松，其全程的总需氧量高达 700 升以上。

人体单位时间（min）内从肺泡气中获取的氧气量，或全身各组织器官从毛细血管中抽提的血氧量称为吸氧量。人体单位时间（min）所消耗的血氧量称为耗氧量。人在从事时间短、强度大、高负荷的运动项目时，需氧量极大。

例如，用 12 秒（或更短的时间）跑完 100 米，需氧量为 7 升，计算折合为 1 分钟 35 升，而平常仅为 1 分钟 250 毫升，二者相差 140 倍。通常，人体从 1 升动脉血中能够摄取的氧为 180 毫升，要达到 1 分钟 35 升的供氧量，心脏就需在 1 分钟输出 200 升的血，才能满足这个要求。然而，人体心脏无论如何强大，也不可能达到如此巨大的输出量。因此，在这种高强度的运动中，即使吸氧运输系统的功能发挥到极致，其供氧量依然达不到需氧量的水平。这时的供氧量与需氧量之差，变为负值，就称为"氧亏"，这在医学上叫作"缺氧"。

人体在运动中，随着运动强度的增大，由于运动肌肉出现缺氧即血氧供应不足，为了给机体提供能量，使得一部分肌糖原在缺氧无氧的条件下分解。分解代谢所产生的乳酸，由肌细胞扩散，进入血液之中，导致血浆乳酸浓度大大增高。

当运动强度较低时，机体运动主要是有氧供能。随着运动强度的增大，当有氧代谢产生的能量满足不了机体的需要时，依靠肌糖原的无氧酵解代谢来提供能量的比例开始增多。这就是有氧运动和无氧运动的区别。

有氧运动还是无氧运动的区分，并不是依据运动项目，而是依据机体维持运动的能量是来自于有氧代谢还是来自于无氧代谢。

有氧运动也叫作有氧代谢运动，是指人体在氧气充分供应的情况下进行的体育锻炼。有氧运动的好处是：可以提升氧气的摄取量，能更好地消耗体内多余的热量。也就是说，在运动过程中，人体吸入的氧气与需求相等，达到生理上的平衡状态。因此，它的特点是强度低、有节奏、持续时间较长。通过这种锻炼，氧气能充分酵解体内的糖分，还可消耗体内的脂肪，增强和改善心肺功能，预防骨质疏松，调节心理和精神状态，是运动健身的主要方式。常见的有氧运动项目有：步行、慢跑、滑冰、游泳、骑自行车、打太极拳、跳健身舞、做韵律操等。

无氧运动是机体在氧亏或缺氧状态下进行的运动。无氧运动是大负荷、高强度、瞬间爆发力强的运动。其最大特征是：运动中的吸氧量远远低于需求，不得不依靠"无氧供能"。这种运动会在体内产生过多的乳酸，导致肌肉疲劳，不能持久，运动后感到肌肉酸痛，呼吸急促。常见的无氧运动项目有：赛跑、举重、投掷、跳高、跳远、拔河、肌力训练等。

由此可知，有氧运动和无氧运动的区分主要取决于运动的强度。在运动强度较小时，氧的供给充分，机体以能源物质——肌糖原的有氧氧化获得能量，即有氧运动；当运动强度较大时，氧的供给不足，机体则利用肌糖原的无氧酵解，生成乳酸来获得能量，即无氧运动。

对普通人而言，锻炼应以有氧运动为主，这是因为有氧运动强度相对较小，机体各器官的负荷相对也小，不易出现伤害事故，而又能取得较好的锻炼效果。而对有训练基础的年轻人、运动员而言，为了提高自身的身体素质，提高机体承受剧烈运动的能力，提高竞技运动的水平，则允许也需要安排一定比例的无氧运动。

（3）误区3——饭后百步走，活到九十九

"饭后百步走，活到九十九"的前半句，出自《十叟长寿歌》。《十叟长寿歌》在我国民间流传甚广。歌谣中的十位百岁老人，依次用一句话来介绍自己的长寿秘诀。尽管只是短短的一句话，但十位百岁老人活龙活现的神态举止，却跃然展现，栩栩如生，读来感到别有情趣。全文如下：

昔有行路人，海滨逢十叟，

年皆百余岁，精神加倍有。

诚心来拜求：何以得高寿？

一叟捻须曰：我不缅旨酒。

二叟笑莞尔：饭后百步走。

三叟颔首频：淡泊甘蔬糗。

四叟拄石杖：安步当车久。

五叟整衣袖：服劳自动手。

六叟运阴阳：太极日月走。

七叟摩巨鼻：空气通窗牖。

八叟摸赤额：沐日令颜黝。

九叟扶短须：早起亦早休。

十叟轩双眉：坦坦无忧愁。

善哉十叟词，妙诀一一剖。

若能遵以行，定卜登上寿。

《十叟长寿歌》以简洁的语言，生动地阐述了未病先防、主动保健的养生之道。归纳起来，主要有以下几点：

一是饮食清淡。不贪图美味佳肴，不嗜酒，平时的主要食物是各种蔬菜和五谷杂粮。

二是坚持锻炼。饭后散步，出门安步当车，打太极拳，坚持活动筋骨，增强体质。

三是生活自理。不懒惰，不养尊处优，能自己动手做的事，不让家人代劳。

四是起居有常。不熬夜，不恋床，早睡早起，生活起居有规律。

五是心胸坦荡。情绪稳定，遇事不愁，永远保持乐观、开朗的精神状态。

据史料记载，此首长寿歌谣，是由清代名医、温病学家叶天士，沿袭《三叟长寿歌》的风格，收集整理的。《三叟长寿歌》的作者为三国曹魏时代的文学家应璩。全文为：

古有行道人，陌上见三叟。

年各百余岁，相与锄禾莠。

住车问三叟，何以得长寿？

上叟前致辞：内中妪貌丑。

中叟前致辞：量腹节所受。

下叟前致辞：夜卧不覆首。

要哉三叟言，所以能长久！

"饭后百步走，活到九十九"，是我国流传很广的民间谚语。饭后适当的小歇和散步，对促进胃肠道有规律的蠕动，帮助消化和吸收是很有益处的。一些长寿老人几十年如一日坚持饭后散步，虽已高龄，仍然消化功能良好，精神矍铄。耳聪目明，身体健壮，不减当年。

"饭后百步走，活到九十九"这句老话，眼下，已经被许多人，尤其是老年人，当成了养生健身的格言。但从医学的角度来看，这句话并非对所有人都适宜。

"饭后百步走"的说法，首先是针对那些饱食终日，不爱活动的人来说的。我们平时开玩笑好说，这家伙"属猪"，吃饱了就睡，说的就是这种人。现在看来，"饭后百步走"作为一种锻炼方法，特别适合那些平时活动较少、不好运动、长时间伏案工作、形体较胖、胃酸过多的人。这类人饭后进行散步，有助于减少脂肪堆积和胃酸分泌，有利于身体健康。

平时体质较差、体弱多病的人，就不宜"饭后百步走"。因为这会增加胃的震动，加重其负担，严重时会导致胃下垂，已有胃或其他脏器下垂的，则会进一步加重这种下垂。

"饭后百步走"，对患有高血压等心脑血管疾病的患者也不适合，因为饭后胃肠活动增加，胃肠部的血流增加，而流向脑部的血流也相应减少。当然，此类患者，饭后也不宜卧床，以免在起身时，因脑供血一时不足，而引发中风意外。

"饭后百步走"，对老年人也不合适。老年人因为消化功能本来就比较差，饭后大量食物集中在胃肠内，正需要较多的血液来帮助消化。如果此时马上"百步走"，势必要使较多的血液向下肢肌肉输送，胃肠供血就会明显减少，这就会影响食物的消化吸收。对患有冠心病、高血压、动脉硬化等病症的老人来说，饭后更不宜立即"百步走"。因为老年人的血压在饭后一般都趋向下降，再"百步走"，就会增加心脏负荷，使心脑供血不足，容易出现头昏、眼花、乏力、肢麻，甚至还可能突然昏厥跌倒，这样就十分危险。对于老年人来说，饭后一到两小时之内，最好静坐休息，或简单的运动，而不要立即外出"百步走"，这样才有利于身体健康。

古人修辞，多爱含蓄。实际上，"饭后百步走"并非指数着走上100步，真正的"百步走"，应该说是"摆步走"，是漫不经心、心无杂念地"闲庭信步"。

对上班族来说，我们都是一日三餐，而这"饭后"，到底指的是哪一顿呢？早饭后要急急忙忙地上班，午饭后自然也没有松闲的时间，而晚饭后，才是真正属于自己的时间。忙忙碌碌一天，晚饭后轻松轻松，悠然自得地散散步，对身体肯定大有好处。如果吃了晚饭，就一卧不起，久而久之，自然就会造成运化失调，导致体内杂物、废气的积聚、积存而生病。所以，晚饭后，散散步，放松一下紧张的身心，可使身体保持健康而寿命倍增，这才是"饭后百步走，活到九十九"的本来寓意。

现在的生活水平高了，人们的健身兴趣浓了，晚餐后走路的人都成群结队，一伙一伙的。有的人，特别是那些身体虚弱的人，还有腿脚不好的老年人，也都是一放下饭碗，就立即加入到走路队伍中。如此的迫不及待，令人叹为观止！但愿大家能根据个人的实际，来一番深层次的思考。有的时候，搭顺风、随大流，并非最佳选择。

（4）误区4——一日之计在于晨

常言道，一日之计在于晨。全民健身的热潮方兴未艾。晨练，以其独有的魅力，吸引着愈来愈庞大的养生大军。我们到处可以看到，那些珍爱生命的中老年人，已经成为晨练活动的中坚。他们焕发着生命的活力，追索着逝去的青春，体味着生活的乐趣，增进了身体的健康。然而，晨练活动虽然倍受人们青睐，却也引来了众多的非议。因此，对晨练的科学性，以及科学晨练的方法，进行一番仔细而又深入的探究，对于我们的运动养生，无疑甚为必要。

"一年之计在于春""一日之计在于晨"，是我国民间几乎人人知晓的民间俗语。它最早出自南北朝时的梁元帝萧绎的著作《纂要》一书中。时隔数百年以后的明朝万历年间，《增广贤文》一书面世，"一年之计在于春，一日之计在于晨"这两句就变成了四句："一年之计在于春，一日之计在于晨，一家之计在于和，一生之计在于勤。"

"一年之计在于春"的原意是，春回大地，万物复苏，春天是一年中最宝贵的时间，对全年的耕作收获具有决定性意义，一定不能误了农时，好为全年夯实基础。同理，"一日之计在于晨"的意思是，早晨是人一天中最宝贵的时间，一定要好好利用，绝不能轻易放过。这在以前，此话是很多人的口头禅，常用来激励年轻人用心攻读，以夺取功名，好出人头地，光宗耀祖！与之对应连接的俗语是："晚睡觉，早起来，天上掉下元宝来。"著名的诗句——三更灯火五更鸡，说的就是士子们读书的用功之勤奋。勤劳是我们中华民族的优良传统和文化特征。先民们起早摸黑，辛勤劳作，这也是最值得弘扬的民族精神。因此，许多人以此为据，将其延伸到养生锻炼中来。"早晨空气好，是锻炼的最好时刻"，这种说法似乎很有普遍性。事实果真如此吗？

第一种说法：晨炼不好，因为早晨的空气质量不好。

祖国传统医学认为，"阳气"的运动贯穿于天地自然和人体生命的每一个环节。在中医文献《黄帝内经》里就有这样的记载，早上湿气大，没有太阳不要锻炼。

从现代科学的角度来看，由于植物叶片一夜的呼吸，吸收氧气，放出二氧化碳，早间空气的含氧量低下是显而易见的。太阳升起，有了阳光，植物开始"光合作用"，吸收二氧化碳，放出氧气，空气中的污染物也得以下沉减少，污浊的空气开始变得新鲜起来。

有鉴于此，《中国体育报》就曾在报道中，向人们发出这样的警示，早晨锻炼，尤其是冬季晨练，最好等到日出以后再开始。因为日出之前，不但是一天中气温最低的，也是空气最潮湿的时候。必等日出之后，地表温度升高，污染物才能向高空扩散。所以，晨练宜迟不宜早。

运动医学专家也指出，有些老年人认为，晨练越早越好，喜欢天还没亮就出门锻炼，其实是不科学的。经过了一夜，污染物在空气中的堆积较多，吸入这类污浊的空气，对健康极为有害。太阳出来后，污染物在空气中稀释分解，空气质量就会相对好起来，在这样的情况下晨练，就比较适合人体的新陈代谢。因此，在日出前晨练，是不太符合养生宗旨的。

现在的天气预报，有了晨练指数的预报，可用作指导晨练活动的参考。晨练指数共分为5个级别，主要依据一些基本的气象信息，比如风向、风速、温度、湿度和大气污染等，然后进行综合评级。其中的第1级，表示各种气象条件均好，属于"最为适宜进行晨练"。第2级相对于1级，会有一些落差，但整体上不会引起明显的变化，属于"适宜晨练"。以此类推，到了第5级，就是指各个气象参数都不理想，属于"不适宜进行晨练"。

那么，在什么时间锻炼最好呢？在夏秋季，太阳出来得早，可以在五六点钟起床锻炼。在冬春两季，应避开早晨六七点钟空气污染的高峰期。在平时，可以选择上午九点，或者下午四点，做做课间操、工间操，或进行其他运动。

此外，若逢早上有雾，最好不要到户外锻炼。因为下雾加重了空气的污染。人们在雾中锻炼，就会大量吸入雾汽中所含的众多有害物质，身体敏感部位也会接触这些有害物质，从而引起气管炎、喉炎、咽炎、结膜炎和过敏性疾病。所以，在有雾的早上，可以把晨练改在室内。

现实中有很多忙人。曾有人实话实说："我从早上一上班，一直忙到黄昏，在这中间，绝对找不到运动的间歇。晚上不是继续加班，就是料理家事、充电学习，实在是难有锻炼的时间，只能是压缩睡眠，早起锻炼。”

对这类大忙人来说，早上靠挤压得来的时间必然是很短暂的，这样匆忙的晨练，极可能会将他们导入“雷区”，比如闻鸡起舞、晨起即练。实际上，清晨刚离床，我们的大脑和脏器都刚刚苏醒，功能水平尚低，需要有一个适应外界、活跃起来的过程。因此，起床后应做一会儿准备活动，然后开始晨练，以避免和降低发生意外的风险。

第二种说法：晨练不好，因为早晨是空腹锻炼。

从目前情况来看，许多晨练者都没吃早饭，胃肠道处于空腹状态。不少人还这样认为，只要前一天晚餐正常进食，能量的储备足够满足晨练运动的需要，因此，晨练可以空腹。

现有的科研证明，饭前运动，可以提高人体的基础代谢率，还能降低肌糖元、肝糖元的储备量，使碳水化合物不易转化为脂肪，这的确有利于减肥，然而，通过早饭前的空腹锻炼，来实施减肥，或强壮体质，均不可取。因为人体在此时进行强度较低的慢运动时，运动能量的获得，主要来自脂肪的分解，由此会使游离脂肪酸在血液中的含量显著增加。这些游离脂肪酸，虽是维持运动和心肌活动的能量来源之一，但是，当其蓄积过多时，却又会成为危害心肌的毒素，尤其易使老年人出现心律失常等意外。同时，空腹锻炼，耗损体内血糖，极易引起低血糖，使人头晕目眩、四肢乏力，甚至出现昏厥现象。空腹锻炼的前提是身体健康状况良好，没有任何心血管、糖尿病之类的慢性疾病。并且还要做到，昨晚正常进食，晨起后适量饮水，晨练的时间和强度都是身体适宜的。

老年人年事已高，不能进行空腹锻炼。在晨练之前，应该进食少量碳水化合物，如吃些饼干，饮一杯糖水、牛奶或豆浆。先吃点食物，对有慢性病的老人尤其需要。由于营养物质经过一夜的消化吸收，身体正处于低代谢阶段，如果不在运动前得到一些补充，那么会很容易会引起心脑血管疾病。但是也不要吃得过饱，防止运动的时候，身体各部位供血不足。

第三种说法：晨练不好，因为早晨的血压最高。

现代医学的研究证明，从早上的 6 点到 9 点，是人一天中血压最高的时段，如果进行晨练运动，更易促使血压升高；清晨时段，也是心血管疾病的高发期，如果进行晨练运动，特别是运动量过大，会使心肌耗氧量大大增加，极易造成冠状动脉痉挛或形成血栓，从而诱发心脑血管意外。因此，中老年人中的高血压、心脑血管疾病和糖尿病等慢性病患者，参与晨练尤其要慎重。最好把时间改在上午 9 ~ 10 点或下午 3 ~ 4 点。如果实在要坚持晨练，一定要采用相对和缓、比较轻盈和便于自控的项目。

一般来讲，老年人晨练，时间控制在 20 ~ 30 分钟为佳。在运动之前，最好先热身，进行一些如伸展、弯腰和下蹲等使肌肉伸拉的准备活动。锻炼时，要避免突然的爆发用力而引起肌肉拉伤，同时也能保护心肺功能的稳定。应多进行一些内在肌肉协调和柔韧性的肢体活动，选择那些强度较小的有氧运动，如快走、慢跑、骑车、健身操、太极拳等，尽量避免那些强度大或对抗性强的竞技性项目。有时，由于天气不好等原因，晨练必须在室内进行。这时，可以进行一些简单的运动，例如扭腰、下蹲、弓步走、摇脚踝等。如果身体条件允许，也可进行仰卧起坐或哑铃操，但运动量切忌过大，一般掌握在室外运动量的 50% ~ 60%，就可以了。

2. 运动减肥的误区

在日益红火的健身运动浪潮中，身态臃肿的减肥者愈来愈多。运动减肥是肥胖者通过躯体运动的方式，促进机体的新陈代谢，从而将体内多余的脂肪消耗掉，以达到瘦身减重、消除肥胖体征的目的。运动减肥是最可靠、最科学的绿色减肥方法。通常，运动量越大，运动时间越长，消耗的糖和脂肪就会越多，减肥效果的呈现也就会越早、越明显。

运动减肥之所以科学有效，是基于下述的原理。

首先，运动可以调节人的神经与内分泌功能。正常人能够保持相对恒定的体重，主要得益于神经和内分泌系统的调节作用，体内的合成代谢与分解代谢保持相对的平衡。人之所以肥胖，就是这种调节机制发生紊乱、出现障碍，导致营养代谢失衡，分解代谢落后于合成代谢，多余的养分就以脂肪的形式储存在体内，因而形成肥胖症。增加运动，可以改善人的神经与内分泌功能，恢复其对营养代谢的正常调节，促进脂肪的分解，减少脂肪的累积。

第二，运动可以增加体内热量和脂肪的消耗。高热量的食物摄入过多，由于运动不足而得不到消耗，就会转变为脂肪储存起来，形成肥胖体征。当运动增加之后，分解代谢旺盛，多余的热量得以消耗，脂肪细胞得不到补充，反而还要支出，缩小变瘪，于是，肥胖体征就得以消除。

第三，运动减肥采用有氧运动，可以确保健康。有氧运动时，由于血氧供应充足，能够充分酵解体内的糖分和消耗体内的脂肪，既能减去多余的脂肪，还能增强和改善心肺功能，调节人的心理和精神状态，从而提高人的整体健康水平。运动减肥的奥秘还在于它能提高人体血液中复合胺的含量，使其达到正常的水平。复合胺乃是人脑中的一种化学组分，会对人的情绪和个性施加影响，较低的复合胺水平，易使人抑郁、焦虑和怒火中烧，并且增大心脏病发生的风险。

许多人一直惊讶，为什么有的人能狼吞虎咽般地吃得很多，却依旧保持着苗条的身材？这可能取决于一种神经递质——含于血液中的复合胺的作用。美国加州大学的科研人员在《细胞代谢》杂志上著文指出，这种神经递质，不仅控制你是否需要吃和应该吃多少，还会帮助身体确认是需要燃烧多余的能量，还是以脂肪的形式将它们存储在体内。市场上名目繁多的减肥药，都是试图提高人体血液中的复合胺水平，以加速新陈代谢，但却常常被人们误解为用来降低、抑制食欲。美国加州大学的科研人员明确指出，该项研究的目的，不是要研制可以让人们不管吃什么、吃多少都能保持身材苗条的药物，保持健康还要要依靠营养均衡和身体锻炼。

通过上述可以看出，运动减肥是最好的减肥方法，也是目前人们最需要掌控的减肥手段。但是，运动减肥并不是一个很简单的问题，同样是参与运动，其效果却相差甚远。有的人非但没有看到减肥的功效，反而是越减越肥，以致让人更为苦恼。究其原因，是人们在运动减肥课题上，存在众多的观念和认识上的误区。

（1）误区 1——只要多运动，就能减肥。

肥胖的实质是营养过剩，是摄入过多、消耗太少交互作用的结果，因此，减肥应是两线作战，把住入口，控制饮食是其一，打开出口，运动增耗是其二，此为"两条腿走路"，只有单腿跳是不行的。实践证明，即使每天坚持锻炼，但只要多喝一两杯含糖的饮料，或者多吃几块美味的糕点，辛辛苦苦得来的减肥成果，便会付之东流，难见成效。因此，要想真的减肥，要想获得持久的减肥效果，除了"适量运动"，还应"膳食合理"，对饮食进行调控。正如人人都能脱口而出的那两句老话："迈开你的腿，管住你的嘴！"

（2）误区2——空腹运动不好，有损健康。

人在空腹运动中，会大量消耗体内贮存的糖原，有的可能会引发低血糖反应，如头晕眼花、心慌乏力等。然而，这只是对一般人来讲的，并不适用于肥胖者。科研发现，空腹适度运动，特别有助于减肥。这是由于人在空腹运动时，体内不仅没有新的脂肪酸进入脂肪细胞，而且更容易消耗体内多余的脂肪，因此，减肥的效果明显优于饱餐后的运动。但需注意的是，空腹运动必须适度！因为只有运动量适宜，热能的消耗才会较少，使体内贮存的能量足够应付使用，这样才不会影响健康。若属糖尿病患者，为了防止发生低血糖，应该避免空腹运动。

（3）误区3——每天坚持运动半小时，就可减肥。

每天坚持30分钟的运动，的确可以达到有氧锻炼的目的，但是对于减肥，却会难以见到成效。内中的道理其实非常简单，因为运动的开始阶段，为人体提供能量的并不是脂肪，而是糖原，只有当运动持续时间超过40分钟以后，人体内多余的脂肪才能被调动起来，与糖原一起供能，随着运动时间的继续延长，脂肪供能的比例越来越大，甚至可达总消耗量的85%。由此可见，当运动持续时间少于40分钟的时候，无论运动的强度如何，脂肪的消耗都是微乎其微的。要想取得明显的成效，每次运动的持续时间不得低于50分钟，若能再长一点，效果必然更加显著。

（4）误区4——强度越大效果越好。

有的人把运动减肥，当成了减肥药，一个劲的拼命锻炼，如同恨病吃药一般。这种急于求成的做法，很难收到理想的效果。因为"运动减肥"所指的运动，有特定的要求，就是舒缓的有氧运动。剧烈运动虽然也消耗能量，但对脂肪的分解作用不大。只有持久的、强度相对较低的有氧运动，才能消耗体内多余的脂肪。这是由于小强度运动时，肌肉的舒缩运动主要利用脂肪酸的氧化来获取能量，因而脂肪就消耗得快，从而能达到降脂减肥的目的。而运动强度越大，脂肪消耗所占的比例就越小，甚至从最高的85%降低到只有15%。因此，轻松和缓、较长时间的低强度运动对减肥最为有利。剧烈运动的好处是大量消耗能量，可以练就发达的肌肉，但这却不是我们运动减肥者的希望之所在。

（5）误区5——运动减肥需要专门的运动。

有人认为，运动减肥，非同寻常，得到专业的场所，穿上特制的运动衣，请专业教练进行指导，才能成功。这是对运动减肥概念的一种曲解。其实，我们在工作、学习和日常生活中的站立、行走乃至家务劳动，都在运动的范畴，而且都属于有氧运动，其减肥的效果，与那些自称的专业机构并不逊色。有些自称的专业机构、专业教练，其实是"王婆卖瓜"，并不真正专业。运动减肥完全可以贯穿在我们的日常生活中。上班、赶集、逛超市，凡是能不坐车的，就骑自行车，或者下步量，在无形之中就进行了最为简便易行的有氧减肥运动。运动虽有优劣之分。这种既不用求人破财，又不用单独占用时间的运动方式，岂不更好！

（6）误区6——喝水也会胖，运动减肥不管用。

生活中，有的人确实有点怪。人称"喝凉水也长肉"。他们自己也认为："我连喝水都会胖，即使运动，也于事无补。"对这类人来讲，肥胖的起因可能有家族遗传因素，但最主要的是起源于身体的内分泌失调，以致更容易堆积脂肪。所以，通过运动锻炼，照样能够有效地消耗脂肪，与普通人所不同的，是要付出更多的汗水。如果有条件的话，应该咨询保健医师的意见，根据自身的特点，制定一个全方位、个性化的治疗方案，其中当然也包括运动减肥。

（7）误区7——急于求成。

在运动减肥者的队伍中，绝大多数都属于单纯性肥胖症的患者。要实现运动减肥的理想，一是要坚定信心，二是要坚持"两条腿走路"的原则，三是不能急于求成，采用不合理的运动方式，下述的几种，既无益于保健，也不利于减肥。

◉ 大运动量运动

在运动过程中，若运动量加大，人体所需的氧气和营养物质及代谢产物也就相应增加，这无疑会加重心脏的负荷，因为这要靠心脏加强收缩力和收缩频率，以增加心脏的血输出量。做大运动量的运动时，由于心脏的血输出量不能满足机体对氧的需要，就使肌体处于缺氧的无氧代谢状态。无氧代谢运动不是动用脂肪作为主要的能量释放源，而主要依靠分解人体内储存的糖原来作为能量来源，脂肪不仅不能被分解利用，而且还会产生一些不完全氧化的酸性物质，比如酮体，从而降低人体的运动耐力。短时间大强度的运动之后，人的血糖水平显著降低，引起饥饿感，刺激人的食欲大增，只好再饱餐一顿，这与减肥降脂的初衷显然是背道而驰的。

◉ 短时间运动

有氧运动的初期，首先动用的是人体内储存的糖原来释放能量。在运动超过30分钟后，能量释放才开始由糖原释放向脂肪释放转化。在运动超过60分钟以后，运动所需的能量才转变为以脂肪供能为主。现在常见的减肥健身操或减肥塑身术，持续时间不足1个小时。也就是说，在脂肪开始大量分解之前，运动就停止了，其减肥效果自然会大打折扣。

◉ 快速爆发力运动

人体的肌肉是由许多肌纤维组成的。肌纤维主要分为两大类：白肌纤维和红肌纤维。在运动时，如只是进行快速的爆发力锻炼，得到锻炼的主要是白肌纤维。由于白肌纤维的横断面较粗，用此方法减肥，肌群将会变得粗壮发达，只会让人越练越"粗"，难以见到瘦身的效果。

通过上述不难看出，用急于求成的减肥方法运动锻炼，都是不可取的。正确地做法应该是，根据自身的条件，制订一个切实可行的运动减肥方案，选择低中强度的有氧运动项目，进行持续性的运动锻炼，每周力争5次以上，每次持续时间在60分钟以上，再配合膳食调控，每月减重1~2千克即可。如此这般，必然会轻松悠然地达到瘦身减肥的目的。

(8) 误区8——忽视细节。

俗话说：细节决定成败。采用运动减肥，既需要把握整体，也需要注意细节。以下几点，很容易被忽略的。

⊙尽量选择走、跑、跳绳等周期性的运动项目，进行全身性的耐力锻炼，以促进能量的快速消耗。运动负荷的掌控原则是：距离愈长，强度（指速度）就相对降低；反之，距离愈短，强度就相对加大。如果身体的健康状况较好，在走、跑中，可以有意识地增大步幅，提高下肢前摆的高度，加大髋关节的灵活性。这样，对消除腹部的脂肪也特别有效。

⊙有的身体部位，脂肪较多，可选择一些特别有针对性的运动方法，进行专门训练。譬如，若想消除腹部的过多脂肪，可采用仰卧起坐、卧姿摆腿、悬垂慢举腿等动作。

⊙在健身活动中，有意识增大动作幅度和提高关节的柔韧性与灵活性，以保持正常的肢体活动能力，这对减肥也是有"无形"的促进作用的。

3. 运动安全的误区

运动养生固然重要，但"预防为主、安全第一"的原则也必须坚持。比如"身体越练越强，关节越练越壮，膝关节扭伤、崴脚无所谓，歇一下就没事了"……诸如此类的说法看似有点道理，其实都潜藏着一定的隐患和风险。忽视安全是运动养生的一大误区。如果不加以消除，就不会主动地采取有效的事前措施来预防损伤，而且还可能在损伤之后，延误最佳的医疗时机，从而让养生变成受罪，把小伤变成大伤！

(1) 误区1——膝关节扭伤不必介意。

下肢中间的膝关节，承受人体全身的重量和身体运动产生的冲击，是人体中最容易发生损伤的大关节。在许多人眼中，膝关节损伤司空见惯，不必大惊小怪，稍事休息即可恢复。可人并非总是走运，事实并非全是如此。有的时候，膝关节的扭伤可能伤及半月板和韧带等重要架构，不仅影响肢体的活动，甚至严重影响日常的生活起居，治疗起来相当麻烦。因此，事先防范、及时治疗，实在是非常重要的。

在膝关节损伤中，前交叉韧带的损伤发生率最高。这种损伤往往发生在竞技性强、身体位移急速的篮球、足球、滑雪、羽毛球等运动项目中。单纯的前交叉韧带损伤的患者，几乎都有急性膝关节损伤史。刚受伤时，患者常有关节内撕裂感，随后出现肿胀与疼痛，一段时间内，由于出现关节不稳，会直接影响到站立和行走功能。损伤严重或治疗不及时，会引起关节内其他结构如左右半月板和关节软骨的继发性病变，个别的还会转化为慢性创伤性膝关节炎，迁延不愈。事情变得如此严酷，这对正处于创业期的年轻人和功业未成的运动员来说，实在是难以接受。因此，一旦出现此种变故，必须及早诊断与治疗，以恢复前交叉韧带的正常功能。

膝关节的扭伤，如果直接伤及半月板，就会造成膝关节的反复疼痛。有些年轻女性，或者是韧带松弛的人群，在膝关节扭伤之后，还会连带造成髌骨脱位，甚至演变成习惯性的髌骨脱位。令人不无担忧的是，这些损伤刚开始往往令人感觉并不严重而不加重视，直待远期效应出现，甚至酿成不可逆转的退行性骨关节炎后才恍然大悟，但却为时已晚。

（2）误区 2——关节会越练越壮。

有相当一部分老年人，把上下楼梯、登山爬高作为运动健身的主打方式。他们认为，人老先老腿，下肢锻炼多了，就会越练越壮。然而，天违人愿，在经过一段时间之后，不少人的膝关节出现了肿胀、疼痛，导致上下楼、出远门都变得困难起来。难道是"生命在于运动"这个深入人心的道理出了差错？

运动对生命健康确实重要，但是，健身运动必须根据每个人的身体素质、年龄条件选择适宜的项目。由于生理性衰老引起的退行性骨关节炎就成为老年人的易发疾病，关节疼痛和活动障碍就是它的主要表现。上下楼梯或登山爬高，会对膝关节带来连续的冲击，因为下肢有一个从弯曲到伸直的过程，在落脚受力、下肢伸直时，极易造成关节的撕裂，或关节软骨的压缩硬化，这必然会加重膝关节的负担，加剧关节软骨的磨损。这样不仅不会使膝关节越练越强壮，反而会给膝关节带来反复的伤害。所以，有人会突然发现，自己的个子变矮了。

膝关节已经有不适症状的老年人，应特别注意膝关节的保护，千万不要再进行加重膝关节负荷的运动。症状明显的，可以配合理疗、食疗，外用一些消肿止痛的药物。若膝痛症状长时间未得到缓解，则需要就医检查。直到问题缓解以后，可改成散步或其他轻松的运动方式，而且要注意运动的强度，这样才能达到强身健体的目的。

（3）误区 3——崴脚没有什么大碍。

许多人曾有这样的经历，行走运动中，一不小心，崴了脚脖子。这种踝关节扭伤由于易见，所以往往被人忽视。甚至有的人认为，这应该不会有什么大碍，休息一下，自然就好了。正是出于这种心态，常常是延误了最佳的医疗时机。据现代医学的统计资料披露，有高达 20% 的患者，由于早期的疏忽，贻误了治疗，造成了踝关节的慢性不稳，留下了甚为顽固的踝关节疼痛，一有风吹草动，就会发出"天气预报"。

踝关节的疼痛，一般有三个原因。一是踝关节扭伤后，引发局部韧带等软组织的炎性反应。这种疼痛有时在经过外部固定后，依然会长期存在，虽然可通过理疗、局部封闭来治疗缓解，但需避免再次损伤。二是踝关节的不稳。主要起因于踝关节的重复扭伤，导致关节松弛，并加速关节的退变，增加了关节软骨损伤的可能。三是踝关节滑膜炎和软骨损伤。患者可经常发生踝关节的肿胀，产生时轻时重的酸痛感。这是踝关节扭伤后，由于慢性不稳和一过性损伤，导致关节内软骨受损和关节内滑膜发炎，情况严重时，还会出现游离体，或者导致骨赘的生成。

（4）误区 4——运动穿鞋不当，造成关节损伤。

进行运动健身，应该穿什么样的鞋，许多人从没认真思考过这个问题。美国的科研人员发现，穿着市面上流行的跑鞋运动，可能比光着脚跑，或者穿着高跟鞋跑，更容易引起关节的劳损，造成膝盖、髋部和踝部关节的损伤。这项研究成果刊登在美国的医疗与康复学会会刊《理疗与康复》上。

在这个课题研究中，科研人员选取了 31 名男性和 37 名女性作为测试对象。这些人习惯于跑步健身，每周至少能跑 24 公里。在试验中，人们先是光着脚在跑步机上跑，然后是穿上跑鞋跑。科研人员在他们的膝盖、髋部和踝关节处分别做上标记，便于在摄像机中分辨，以此观察关节移动情况。同时，启用跑步机上的压力测试板，测量跑步者体重施加给关节的压力大小和方向，最终测算出跑步者单腿着力时，各部位关节的力矩和扭转力。

测试结果简直令科研人员倍感惊讶，穿着跑鞋跑的时候，膝盖、髋部、踝关节的力矩明显增加，比光脚跑的时候高出了38%。而女性在穿着高跟鞋跑的时候，力矩虽然比赤脚时也有所增加，但增加的幅度却只有20%～26%。

研究人员指出，运动虽然有益健康，但跑步或散步会增加对一些关节的压力，可能导致膝盖、髋部和脚踝等部位的软骨受伤或磨损，引发骨关节炎，使骨头之间直接摩擦，引起疼痛。人们无论步行，还是跑步，都应该尽量减少关节部位的受力和摩擦，以避免引发骨关节炎。

先前的研究显示，女性穿高跟鞋，会使膝关节比赤脚时承受更多的压力，容易导致关节损伤。以后的研究又发现，穿跑鞋比高跟鞋更容易引起关节的损伤。因为跑鞋里的软垫虽然增加了弹性，提高了穿着的舒适度，但同样提升了脚底的高度。然而，跑鞋虽然在某些方面不利于膝关节，但跑鞋却对人的脚部有保护作用，可以避免胫骨骨膜炎等损伤。因此，研究人员建议人们，应该根据自己的特点，选择让自己感觉最舒适的鞋。

（5）误区5——运动损伤发生后，处置不当。

损伤是健身运动过程中常会出现的问题。从轻到重，依次为：擦伤、扭伤、肌肉拉伤、挫伤，再严重的是昏迷、骨折、急性出血等。有的人由于不会处置，或者处置不当，也闹出了不少问题。

对一般的轻微擦伤，只需涂抹红药水即可。如果创面较脏，则需用生理盐水进行清洗。如果创面较小，伤痕较浅，亦可贴敷创可贴。如果出现扭伤、拉伤，需使用冷敷的方法，在疼痛点敷上冰块或冷毛巾，保持20～30分钟，能够防止局部充血。如果使用热敷或者进行揉搓按摩，反而使问题变得更加严重。由冲撞造成的软组织挫伤，可服用活血化瘀、消肿止痛的中药汤剂，亦可外敷膏药。如果疼痛明显，就要到医院检查治疗。

受伤之后，如属一般的擦伤和轻度挫伤，在进行相应的处理后，稍微休息一下，即可回到运动中。如属扭伤、肌肉拉伤这样的情况，一般应中止运动，以免重复受伤，让伤势进一步恶化。

如果运动损伤比较严重，或者出现运动意外，需立即报警求救，分秒必争，犹豫迟疑是千万要不得的。

4. 不敢运动的误区

运动养生尽管有益，有的朋友还是敬而远之。究其原因，是心存疑虑，害怕运动会带来危险，导致得不偿失。

（1）误区1——体质太弱，不敢运动。

由于体质虚弱而使人们不敢运动，在很多地方似乎具有普遍性。实际上，这种认识过于偏颇。我们说，具有运动禁忌症的人很少。除此之外的人，不论年龄、性别、健康状况如何，都可以参加适宜的运动锻炼，而不该完全放弃。所谓运动禁忌症，一是指疾病的急性期，比如急性传染性和感染性疾病，重要脏器病患的急性期，手术或创伤未愈，严重的贫血、出血倾向等；二是重度、消耗性疾病的康复期，比如肿瘤或癌症。对担心出现意外的体质较弱的中老年朋友人来讲，为了安全稳妥，求助于专业机构，或向专业人员咨询，为自己确立一个个性化的运动处方，是非常必要的。

不可否认，我们身边有很多中老年朋友，是自主自发地参与锻炼，且已取得了良好的健身效果，但对于已经罹患慢性疾病，以及有运动健身特殊需求的朋友（如瘦身减肥、美容美体）来讲，听从专业人士的指导性意见，既可避免运动性疾病和损伤，保证运动的安全，又可使运动的收益事半功倍。当然，个性化的运动处方也并非一劳永逸，而需依据身体状况和运动机能的变化，适时地进行优化调整。

（2）误区2——由于骨质疏松而远离运动。

骨质疏松，在老年人特别是绝经后的老年女性中，具有易发性的特点。许多骨质疏松症的患者，便对运动"敬而远之"，生怕动多了或动得不对，会使骨质疏松愈加严重，引发骨折，甚至导致"骨头散架"。这种认识并非全无道理，但却未免消极悲观，更不是什么万全之法。下面的信息可谓是骨质疏松患者的福音。

在由中老年学会骨质疏松委员会主办的"健康常青鼓舞中国"2007世界骨质疏松日大型公益活动上，来自中国老年协会的医学专家开诚布公地告诫大家：骨质疏松高危人群应当正视运动的重要作用，适当运动能够有益于防治骨质疏松症。并且，国内第一套骨骼健康操已经问世，这是专门为中老年人编排的。医学专家指出，定期参与健骨操锻炼，可以帮助中老年人解决自身业已出现的骨骼健康问题，让每个人都拥有健壮的骨骼架构和坚挺的身形体态。

一般说来，适当的运动，能够起到促进肌力、舒展关节、加强平衡、强身健体的作用，有助于强化人的骨骼架构。比如，通过背部锻炼，可以增加背部肌肉的力量；通过上肢和躯干的锻炼，可以增加上肢和机体的灵活性；进行机体的协调性运动锻炼，可以增加机体的平衡感，避免共济失调的发生。运动医学的研究表明，骨质疏松患者比较适合的运动项目是轻柔的拳操，如健骨操、太极拳等。这一类运动项目，强度较低，便于控制身体的稳定、平衡，并且能够有效地预防跌倒，引发骨折或肌肉拉伤等意外。对于绝经后的妇女，有过骨折经历的，以及自身骨架较小或者有家庭骨质疏松史的，都是骨质疏松的易发人群。为此，应该多学习一些预防骨质疏松方面的知识，随时关注自己的骨骼状况，定期进行骨密度检测，有针对性地采取预防措施，在日常生活中，改变那些对骨骼健康有害的不良习惯也是非常必要的。

（3）误区3——血压高不敢运动。

二十一世纪初，我国的高血压患者为1.6亿，占到成年人口的18.8%。现在最新的统计数据是两个亿，超过成年人口的1/5。因为患有高血压而不敢参与运动的情况非常普遍。

运动养生的作用很多，其中之一便是增强心血管系统的生理功能。身体健康的人，心血管系统均呈现良好的功能状态。对于高血压患者来说，参与运动，可以强化心脏的功能，肌肉的舒缩可以促使周围末梢血管大量开通，而血管的畅通与适度扩张均可降低血压，尤其是让舒张压下降，运动也能明显改善心肌的供血及供氧，有利于畅通冠状动脉，这些对高血压病人都是有利的。但是，高血压患者往往伴有左心室扩大或心脏功能损害、主动脉延长或伴有血管壁硬化，运动又会给心血管系统增加负荷，从而造成心率加快、血压上升、血管壁张力增大，这些对高血压病人来说，又都是不利的。所以，高血压患者不应消极地惧怕运动，而应该在专业医师的指导下，以积极的心态，进行趋利避害的医疗性运动锻炼。

第一，高血压病人不必追求大运动量，运动量大小须依据据病情，由医生决定。锻炼项目应避免静态性的紧张运动，如举重、负重蹲起、倒立、拳击等，也应避免快速冲刺、短跑、跳跃等高强度运动。

第二，高血压患者宜参加运动量中等偏下及轻松、柔和的运动项目，如散步、慢跑、游泳、太极拳、交谊舞及健美操等。有时，也可参加高尔夫球、桌球、保龄球等，当然，须以不感到疲劳为宜。

第三，运动中若感到不适，如出现心悸、眩晕、虚弱、气促症状时，应立即中止锻炼，进行必要的休息，最好能请医务人员即时检测血压和心率，以防不测。

只要注意了以上几点，参加适当的项目及选择合适的运动量，运动将给高血压病人带来很大的好处。所以，不必惧怕运动，不应拒绝运动。

(4) 误区4——手术后刚刚下床，不敢活动。

现在，医院里不缺手术治疗的病人。一般人在做完手术以后，都喜欢在床上多躺些时日。他们认为，这样既有利于恢复体力，也有利于伤口的愈合。其实，这种认识，偏差很大，可以说是错误的。其实，手术成功，拆线以后，患者即进入了康复期，若能及早下床活动，具有很多的好处：

一是防止肺部感染。早期下床活动，可使呼吸的深度和次数增加，新鲜空气进出肺脏的质量大为增多，呼吸幅度大而有力，还能使呼吸道分泌物易于咳出而减少感染。

二是减轻伤口的疼痛感。早期下床活动，能够振奋病人的精神状态，使其信心增强，恢复期缩短。这种积极的心态，可以有效地转移患者对刀口疼痛的注意力。

三是能促进伤口愈合。早期下床活动，不但不会撕裂伤口，还可以促进血液循环，增进食欲，改善营养，对伤口愈合极为有利。因为医生对刀口所做的逐层缝合，对一般的轻微活动是完全能够耐受的。

四是减轻胃肠胀气和便秘。刚刚手术后的患者往往出现胀气和便秘，这是因为连日来的卧床，导致胃肠道的正常蠕动受到限制所致。能够早一点下床活动，就可使胃肠道的正常功能及早得以恢复，从而减轻和消除胃肠胀气和便秘。

五是预防出现肠粘连。早期下床活动，可使肠管蠕动变得活跃，彼此之间有了位移，也就不易发生粘连，即使仍有粘连发生，程度也会相对较轻。

六是预防下肢静脉栓塞的发生。手术过后的卧床，导致下肢向心脏的回血变慢，加上术后饮水不多，血液浓缩，变得黏稠，这就很容易生成下肢的深静脉血栓，导致下肢静脉出现栓塞现象，倘若栓子脱落，还会酿成极为凶险的肺栓塞。患者若能早期下床活动，就能有效地避免或减少这类并发症或其他后遗症的发生。

七是避免褥疮的发生。一些特殊的病人，比如身体特别瘦削，或是身体特别肥胖，以及营养差、年龄高的患者，如果手术后卧床的时间一长，特别容易发生褥疮。如果能早一点下床活动，则可避免或减少褥疮的发生。

手术患者及早下床活动的好处很多，也是显而易见的。只要严格遵照医嘱，确保安全，从扶稳床沿、轻轻挪步做起，让身体慢慢地逐渐适应，别磕着、碰着、跌着就行了。

在很多情况下，如果不加分析，不做鉴别，对身体过分的关心，过分的溺爱，反而会害了它。

【小结】

养生必须全方位，是本章的主题。前面依次讨论了——日晒与养生、吸气与养生、饮水与养生、膳食与养生、睡眠与养生、排泄与养生、性事与养生、运动与养生这八个方面相互关系。我们说，养生必须全方位。怎样才叫全方位呢，全方位就是360度，一个完完整整的圆，没有丝毫的遗漏和空缺。显然，仅有前面所谈的八个方面，是远远不能称为"全方位"的。但是，这八个方面，却与我们平时的日常生活息息相关，是谁都会有，谁都脱离不了的。也就是说，它们都是具有共性的，具有普遍意义的。这八个方面的讨论十分鲜明地告诉我们——所谓养生，并不是靠什么秘诀高招，也不是靠什么灵丹妙药，不过就是正确的生活，好好的过日子而已。第二，这八个方面基本涵盖了我们日常生活的主体，或者大部，只要我们先抓住这八个方面，就等于解决了养生所涉及的绝大部分问题，余下的，基本上都是缺乏代表性、没有普遍意义的个性问题。对于只有个人才有的特殊问题，我们可以作为个案，然后遵循"具体问题具体分析"的原则，到相关的专著里去找答案，向精深懂行的专家咨询请教。现在是知识爆炸的信息时代，书报、电话、网络、媒体……都是您极为便捷的工具，许多看似非常复杂的问题，实际上是很容易解决的。

养生必须做到三周全，单有全方位还是远远不够的。养生尚须全天候，养生尚须全过程。接下来要谈的，就是"养生必须全天候"。欲知详情，请听下回。

第六章　养生必须全天候

在第四章"养生先养气"中，我们谈到，养生必须做到"三周全"，即：全方位、全天候、全过程。

在上一章，我们探讨了三周全的第一点——养生必须全方位。这一章所要探讨的是第二点——养生必须全天候。

第一节　因天之序——应时养生的法则

如果说，"养生必须全方位"是一个以人为中心，以养生保健为半径，横向旋转展开的平面圆，那么，养生必须全天候、养生必须全过程，就是在这个平面圆的圆心，竖起一条垂直的T轴，这条纵轴的立起，意味着养生有了时间延续的意涵，它把我们带入了一个三维的"应时养生"的立体空间。我们的养生就有了一个新概念——因天之序。那么，什么叫因天之序呢？

一、因天之序的概念

天者，老天爷，大自然。序者，秩序、时序、规律，比如昼夜轮换，四季交替，皆为大自然的时序。因天之序的字面解释，就是听老天爷的，不能违背老天爷的意旨，就是要遵循大自然的规律。数千年来，我们的先人，一直是"日落而息，日出而作"，这就是因天之序的典型表现。

古人云："大人者与天地合其德，与日月合其明，与四时合其序。"五千年来，我们华夏民族生生不息，就是因为我们遵循了"奉天时、合天序"的生存法则。

"因天之序，顺其自然，应时养生，得时不怠"，是国人养生保健的一条重要法则，这源于我们先人"天人合一"、"天人相应"的哲学智慧。

关于人与天地、自然之间的辩证关系，早在两千多年前的中医典籍《黄帝内经》中，就有十分精辟的论述。在《素问·宝命全形论》篇中，先人是这样说的："夫人生于地，悬命于天，天地合气，命之曰人。"而人的身体结构也恰恰体现了天地的结构，这种人天同构的类比取象是《黄帝内经》天人合一观的最为浅显而又朴实的层面。所以，《黄帝内经》的《灵枢·邪客》篇中说："天圆地方，人头圆足方以应之。天有日月，人有两目。地有九州，人有九窍。天有风雨，人有喜怒。天有雷电，人有音声。天有四时，人有四肢。天有五音，人有五藏。天有六律，人有六府。天有冬夏，人有寒热。天有十日，人有手十指。辰有十二，人有足十指、茎、垂以应之；女子不足二节，以抱人形。天有阴阳，人有夫妻。岁有三百六十五日，人有三百六十五节。地有高山，人有肩膝。地有深谷，人有腋腘。地有十二经水，人有十二经脉。地有泉脉，人有卫气。地有草蓂（读：míng，名），人有毫毛。天有昼夜，人有卧起。天有列星，人有牙齿。地有小山，人有小节。地有山石，人有高骨。地有林木，人有募筋。地有聚邑，人有蜠（读：jùn，俊）肉。岁有十二月，人有十二节。地有四时不生草，人有无子。此人与天地相应者也。"

这里把人体形态结构与天地万物一一对应起来。人体的形态结构可以在自然界中找到相对应的东西，人体仿佛就是天地的缩影。这种人的存在与自然存在的统一性，就是"天人合一"最直观的体现。

所谓"天人合一"，是说我们人类，本来就生活在天地之间，生活在自然环境之内，所以，人自然就是大宇宙的一个组成部分。也就是说，人和自然环境共同构成了一个密不可分的整体。由于二者之间，存在着紧密联系、相互影响的关系，所以，当自然环境发生变化时，人体也会随之发生相应的变化，这就是所谓"天人相应"。

二、天人相应的现代研究

"天人相应"既是一个很古老的命题，也是一个很现实的命题，世界各国均给予了高度的重视，并且发现了许多奇异的现象，也破解了很多未解之谜。近代、现代的科学发现，也在不断地提供这方面的证据，值得我们加以重视，并继续进行深入的研究。

1. 现代人的研究发现

（1）上海中医药大学等单位，曾就日全食对人体及动物的影响做过专门调查，统计资料显示，当日全食出现时，很多病人出现头昏头胀，有些病人还伴有头痛、耳鸣、视物模糊等征象，说明其体内的阳气受到了日全食的干扰。

（2）有的专题研究表明，当世间出现日全食时，属于阳虚的患者，以及阴虚心火旺盛的患者，其尿液中的 17 - 羟皮质类固醇及儿茶酚胺等组分，排泄量会有明显的变化。

（3）现代医学的科研证明：地球的周期运转，宇宙射线自身的变化，太阳光照的强弱，太阳黑子的活动，气象的变化，以及地磁、地热等外来的刺激，都能在人体内引起一定的反应。诸如体温、脉搏、血压、血糖、基础代谢率，以及激素分泌、酶活性的增减，尿中各种成分的排泄，对致病因子的感受性、药物的敏感性等，都会受到自然周期节律的影响。为此，人类正在改变传统思维和研究模式，制定新的全面科研的规划，实行"医学—生物学—太阳地球物理学—气象学"一体化的同步观察和研究。

（4）英国人类学家沃森在《生命潮流》中提出，我们人体内的液体是古代海洋的完美再现。人体血液中的钠、钾、镁等矿物质元素的含量和原始海洋中的含量是相似的。甚至有人提出，人体的每个细胞，都像一个微小的太阳系，并受天体电磁场的影响。

（5）国内广州中医药大学第一临床医学院妇科罗颂平教授的研究表明，妇女群月经的周期与太阴月节同步，即行经较多集中于月消期前后，排卵期较多靠近月满期。这是外界环境作用于松果体，影响人体内分泌"微观潮汐"所致。

上述事实足以证明，"天人相应"是"自然界—信息—生物进化"这一公式，在漫长的自然发展史中的经验积累而获得的。

2. 两个特别惊人的发现

在现代人的研究发现中，还有两个特别令人称奇的事例。一是每当 67 年一次的哈彗星靠近地球时，世界上就有"天文蛋"出现。二是人体具有"生物钟"。这后一个发现，表明人体的生理活动与大自然的变化节律密切相关。

（1）哈雷彗星天文蛋

下面，先说说天文蛋。

国人都知道，扫帚星是天上一种星星。当扫帚星掠过夜空时，拖曳着扫帚般的大尾巴，因而得其名。老人们的说法是，扫帚星主扫除，不吉利，它一出现，人间不是有瘟疫战乱，就是有天灾人祸。人们还常常把"扫帚星"用来骂人、咒人，把可能给家人带来灾难或厄运的女人，说成是"扫帚星"。考究扫帚星的说法，方知它出自古代的神话传说《封神演义》。书中有一个常常被人忽略的重要人物，那就是姜子牙的原配夫人马氏。马氏68岁的时候，由姜子牙的好友宋异人保媒，嫁给了姜尚。后来，姜尚因为顶撞商纣王，借水遁逃跑回家，让马氏随他一同去西岐，并许诺封侯之事，马氏死活不从，坚决要求离婚，姜尚无奈，只好写了休书。后来，姜尚到了西岐封侯拜相，打回朝歌。等姜子牙功成名就、登榜封神时，马氏羞愧自杀。姜尚思念旧情，就在封神时，将马氏封为"扫帚星"。

扫帚星的来历和说法，有很多迷信的色彩。民间所说的扫帚星，在天文学上的学名叫作彗星。我们要说的天文蛋就是哈雷彗星蛋。

哈雷彗星蛋，说的是当哈雷彗星靠近地球时，地球上出现的蛋壳上布满星辰花纹的蛋。每当哈雷彗星对地球进行周期性的"拜访"时，人世间就会有母鸡生下异乎寻常的蛋。那个蛋壳上绘有彗星图案的怪蛋，图案犹如雕刻的一般，任你如何擦拭，都不会有丝毫的改变，这实在令人费解。

哈雷彗星，这颗彗星家族的明星，曾给人类带来了众多有趣的话题。人们因为不明它的来历和底细，曾视它为扫帚星、妖星和灾星，由于看不清它的真面目，因而浮想联翩，惶恐不安。如今，人们借助于现代科学，揭开了它的身世，掀开了它的面纱，可仍有一样事情，至今令人们百思不得其解。这就是当哈雷彗星每隔76年回归拜访地球时，必有一只母鸡会产下一枚奇异的彗星蛋来。请看这一起起不可思议的记录吧：

⊙1682年，哈雷彗星访问地球，在德国马尔堡的一只母鸡，生下了一枚蛋壳上布满星辰花纹的蛋。

⊙1758年，时隔76年，哈雷彗星重访地球，英国霍伊克附近乡村的一只母鸡也下了一枚带有哈雷彗星图案的蛋。

⊙1834年，又隔76年，哈雷彗星再次出现在苍穹中，在希腊科扎尼一个名叫齐西斯·卡拉齐斯的人家里，有只母鸡生下一个蛋，蛋壳上有彗星图案，像雕印在上面的，怎么也擦不掉。他把蛋献给国家，得到了一笔不小的奖励。

⊙1910年5月17日，再隔76年，当哈雷彗星重新装饰天空时，法国一个叫阿伊德·布莉亚尔的妇女，她养的母鸡也生下一个蛋壳上绘有彗星图案的怪蛋，图案犹如雕刻，和先前的一样，任你怎么擦拭，都不改变。

⊙1986年，还是相隔76年，彗星蛋降生在意大利博尔戈的一户居民家里，母鸡的主人伊塔洛·托洛埃因此而名声大噪，一夜暴富。在科学技术突飞猛进的今天，这个蛋已经成了价值连城的稀世珍宝。

为什么天空出现哈雷彗星时，地球上就出现蛋壳上描有哈雷彗星的鸡蛋呢？有人认为是哈雷彗星的磁力使鸡蛋上出现星辰花纹，也有人觉得是哈雷彗星所散发的粒子射在了母鸡身上，而产生了哈雷彗星蛋。目前，产生哈雷彗星蛋的原因有很多种说法，这个谜尚待解开。

哈雷彗星为什么会和奇异的鸡蛋周期性地一起出现呢？一个在太空中遨游，一个在大地上诞生，它俩之间有联系吗？科学家一般认为，在二者之间，一定存在着某种因果关系，或许和免疫系统的效应原则，甚至与生物的进化是有关联的。例如，俄罗斯的微生物学家亚历山大·涅夫斯基就说："二者之间肯定具有某种因果关系，这种现象也许与免疫系统的效应原则和生物的进化是相关的。"但这终究只是一种猜测，仍需要进行科学的进一步验证。

显然，宇宙间的万物都不是孤立的，而是相互有联系的。月球围着地球运转，在地球的表面，就出现大海的潮汐现象。而每当巨大的哈雷彗星拖着它那美丽的长尾造访地球时，地球上就随之出现哈雷彗星天文蛋。这难道不是哈雷彗星对地球施加影响的表现吗？

在我国古代，有许多关于灾异和彗星天象相互联系的记录，虽然这其中有一些封建迷信的东西，但也客观反映了古人对自然的朴素而又直观的认识。随着现代科研的不断深入，人们终将会解开诸如此类的未解之谜。

（2）生物钟

接下来再说说生物钟。生物钟又叫生理钟。生物钟是生物体内的一种只能意会而看不到的无形"时钟"，它由生物体内的时间构序所决定，实际反映的是生物体生命活动的节律性、时序性。研究生物钟，在医学上有着重要的现实意义，并对人体生理学、病理学、养生学的理论研究具有重大的促进作用。

大自然的时间节律有时、日、周、月、年等不同的周期。人体的生理参数也会随这种时间节律而出现周期性的变化。例如，人虽是恒温动物，但是，作为人体四大生命体征之一的体温，在一天的 24 小时之内，并非恒定不变、完全一样，在早上的 4 时最低，到晚上的 18 时则最高，其差值在 1℃ 以内。如果人体的正常生理节律发生突然的改变，这往往是疾病的先兆，或预示着某种危险，而通过矫正生理节律，则可以防治很多疾病。

有关生物钟的科研成果表明，如果按照一个人的心理、智力和体力活动的生物节律，来编排他的一天、一周、一月、一年的作息时刻表，能够显著地提高工作和学习的效率，减轻疲劳，预防疾病，还能防止意外事故的发生。比如人的智力生物节律，体现在记忆力上，就是一天之中，有的时候记忆力很好，有的时候则较差，并且呈现一定的规律性。记忆力最好的时候，有的人是在早上的 5 ~ 9 时，而有的人则是在下午的 15 ~ 19 时。反之，如果违背体内生物钟的固有节律来安排作息，人就会感到精神不适，身心疲惫，还很容易引发意外事故。

现代科研的最新成果表明，不仅仅是人，凡是地球上的生物，都有自己的"生物钟"。比如，从白天到夜晚的一天 24 小时循环节律中，具有一个对感受光亮的明、暗周期，这个周期就与地球自转一圈的周期相吻合。我们人体的生物钟，是受下丘脑的视交叉上核（SCN）所控制的。和所有的哺乳动物一样，我们人类大脑中 SCN 所在的那片区域，正处于口腔上腭的上方。我们都有昼夜节律的睡眠？清醒、劳作？休息和一日三餐等周期性行为，都是生物钟在发挥作用。

松果体是我们人体生物钟的调控中心。由于褪黑素的分泌受光照和黑暗的调节，因此，昼夜周期中光照与黑暗的周期性交替，就会引起褪黑素的分泌量相应地出现昼夜周期性变化。褪黑素是下丘脑分泌的化合物，是作为调节昼夜节律的荷尔蒙。这种主要由松果体产生的激素，它的生产就表现出明显的昼夜波动。其在夜间生产的数量，竟高达白天的 50～100 倍。实验证实，褪黑素在血浆中的浓度白昼降低，夜晚升高。松果体就通过褪黑素的这种昼夜分泌周期，向中枢神经系统发送"时间信号"，转而引发若干与时间或年龄有关的"生物钟"现象。如人类的睡眠与觉醒、月经周期中的排卵以及青春期的到来。新近的研究发现，人体的智力"生物钟"以 33 天为周期进行运转，情绪"生物钟"则为 28 天，而体力"生物钟"则仅有 23 天。这三大生物钟的调控，也是由松果体来完成的。

对人来讲，生物钟具有四项功能：提示时间、提示事件、维持状态和终止改变。这四项功能是不可缺一的。

◉ 提示时间

是指你在一定的时间必须做某件事，到了这个时间，你就会想起这件事来。比如，你计划明天早上 6 点半起床，到时你就会自动醒来。在我们的现实生活中，有大部分事物都是时间提示在起作用。比如几点上班、某时会见某人、赶某趟车，等等。

◉ 提示事件

是指当你遇到某件事时，生物钟可以自动提示另外一个事件的出现。比如有人委托你，将一封信件转送给同事某某，当你遇到某某时，你就会马上想到这个信件来。就是生物钟的这一功能在自动发挥作用。用得最多的，是你在碰到某件事时，就会在你的大脑里，依次产生联想。比如，一看到熊猫，你就会想到，它是中国的国宝、它喜欢吃竹子、它是中国出使国外的友好使者等。再如，当你遇到一道难题时，你就会回忆、调动很多储存在大脑中的知识，在一些公式、规则的组合下，去求解它。

◉ 维持状态

是指人们在做某一件事情时，能够使人一直坚持做下去的力量。比如，上 8 个小时的班，就是生物钟这一功能的结果。再如，人的眼睛在观看某一事物时，能够聚精会神地看下去，也是它的作用。你会耐心地要听完一堂课，看完一场球赛，依靠的都是生物钟的维持状态功能。这种维持可以是连续的，也可以是断续的。比如，我们和家人的家庭维系就是断续的，因为谁都不可能长期呆在家里，你必须去工作，去交结，去谋取。

◉ 终止改变

是指机体的某个行为或某项功能，可以被生物钟所终止。例如我们遇到一个可怕的事件，比如野外旅游在山谷中，山洪突然爆发，你无论原先在做什么，都会马上产生逃离危险之地的念头，这种逃跑就是对前面所做事情的终止。再比如说，你正在上网聊天，此时有朋友来访，你就立即停了。你对上网的终止，就是生物钟的终止改变功能在起作用。如果没有这种作用，一个人就会永不停顿的做某件事。比如睡觉，如果没有这种功能进行终止控制，这个人就有可能一直睡下去，如同植物人一般。科学研究认为，好人变成植物人的机理，就有可能与这种功能的丧失有关。

相对这四项功能，在人的大脑里有对应的四个神经中枢：时间中枢、空间中枢、功能中枢和终止中枢。

人的生命过程是复杂的，又是奇妙的，它无时无刻不在演奏着迷人的"生物节律交响乐"。科学家发现，生物钟是多种多样的，就人体而言，已经发现了一百多种。生物钟对人健康的影响是非常巨大的。整个人类都是按 1 昼夜作为周期，进行作息的。人体的生理指标如体温、血压、脉搏；人的体力、情绪、智力和妇女的月经周期；体内的信号如脑电波、心电波、经络电位、体电磁场的变化，等等，都会随着昼夜变化作周期性变化。科学研究发现，当体内的生物钟发生紊乱的时候，人类甚至是所有的生命体，都容易生病、衰老或死亡。有的人的生物钟，几十年都是相对稳定的，他的健康状况是良好的，而固有的生物钟节律一旦被打破，或者较长时间地处于紊乱状态，就会产生各种各样的不适或疾病，有的甚至会直接危及生命。许多朋友都知道，欧洲名酒——威士忌的注册商标是一位老寿星的头像。老寿星的名字叫托马斯·伯尔，生于 1482 年，卒于 1633 年，活了 152 岁，经历了 9 个王朝。当时的英国国王查理一世知道其人后，很想见识见识这位罕见的老寿星，便将 152 岁的伯尔从希罗普郡的农村接到皇宫，每日盛情款待。伯尔老人面对从未享用过如此豪华的生活，终日吃喝玩乐，打乱了正常生活规律，结果一周后竟不治而亡，若无这次伦敦之行，老人肯定是不会当年死亡的。在我们的周围，有的老人退休了，这一松闲下来，本是好事，但却健康日下，身体状况反而不如上班的时候好。也有的老人，终日劳作，老当益壮，越显健康，这儿女一表孝心，让他停下来享享清福，结果周身不舒，一病不起。显然，这都是与人体生物钟的突然改变有关。作为老年人，要对几十年形成的生物钟好好保护，不要轻易改变它，免得引起生物钟紊乱而影响身心健康。在我国某市的一家"老人保健康复中心"里，有好几个九旬老人，他们在家的时候，身体状况、精神状态都很正常，儿女花巨资把他们送到中心来，是想尽尽儿女的孝心，让他们得到更好的顾护和医疗保障，多活几年。但结果呢，这几个老人都是不到半月，均"无疾"而终。这是否与老人的生物钟被改变有关呢？目前尚难以定论，也无法深究。不过，如果我们能相信生物钟，认识生物钟，掌握生物钟，顺应生物钟，这对保证和增进我们的身心健康，肯定不无裨益。

人体生物钟的研究表明，人在一天中的各种生理波动，具有如下的特征：

1 点钟：处于深夜，大多数人已经睡了 3～5 小时，由入睡期→浅睡期→中睡期→深睡期进入有梦睡眠期。此时易醒，有梦，对疼痛特别敏感，有些疾病，在此时容易加剧。

2 点钟：肝脏仍继续工作，利用这段人体安静的时间，加紧产生人体所需要的各种物质，并把一些有害物质清除体外。此时，人体大部分器官工作节律均放慢或停止，处于休整状态。

3 点钟：全身休息，肌肉完全放松，此时血压降低，脉搏和呼吸次数减少。

4 点钟：血压变得更低，脑部的供血量也最少，肌肉处于最微弱的循环状态，呼吸仍然很弱，此时，全身器官节律仍放慢，但听力很敏锐，易被微小的动静所惊醒。此时，人容易死亡。

5 点钟：肾上腺激素分泌减少，人体已经历了 3 ~ 4 个由无梦睡眠与有梦睡眠构成的睡眠周期。此时觉醒起床，很快就能进入精神饱满状态。

6 点钟：血压升高，心跳加快，体温上升，肾上腺皮质激素分泌开始增加。此时，机体已经苏醒，想睡也睡不安稳了。此时，为人的第一个最佳记忆时期。

7 点钟：肾上腺皮质激素的分泌进入高潮，体温上升，血液加速流动，免疫功能加强。

8 点钟：机体休息完毕而进入兴奋状态，肝脏已将身体内的毒素全部排尽。大脑记忆力强，为第二次最佳记忆时期。

9 点钟：神经兴奋性提高，记忆仍保持最佳状态，疾病感染率降低，对痛觉最不敏感。此时心脏开足马力工作，精力旺盛。

10 点钟：积极性上升，热情将持续到午饭，人体处于第一次最佳状态，苦痛易消。此时为内向性格者创造力最旺盛时刻，任何工作都能胜任，此时虚度实在可惜。

11 点钟：心脏照样有节奏地继续工作，并与心理处于积极状态保持一致，人体不易感到疲劳，几乎感觉不到大的工作压力。

12 点钟：人体的全部精力都已调动起来。全身总动员，需进餐。此时对酒精仍敏感。午餐时恰逢一桌酒席，下半天的工作会受到重大影响。

13 点钟：午饭后，精神困倦，白天第一阶段的兴奋期已过，此时感到有些疲劳，宜适当休息，最好午睡半到 1 小时。

14 点钟：精力消退，此时是 24 小时周期中的第二个低潮阶段，此时反应迟缓。

15 点钟：身体重新改善，感觉器官此时尤其敏感，人体重新走入正轨。工作能力逐渐恢复，此时为外向型性格者分析和创造最旺盛的时刻，可持续数小时。

16 点钟：血液中糖分增加，但很快又会下降，内分泌科医生把这一过程称为"饭后糖尿病"。

17 点钟：工作效果更高，嗅觉、味觉处于最敏感时期，听觉处于一天中的第二高潮。此时开始运动锻炼，比早晨锻炼效果要好。

18 点钟：体力活动的体力和耐力达一天中的最高峰，想多运动的愿望上升。此时痛感重新下降，运动员此时应更加努力训练，可取得好的运动和训练成绩。

19 点钟：血压上升，心理稳定性降到最低点，精神最不稳定，容易激动，小事可引起口角。

20 点钟：当天的食物、水分都已充分贮备，体重最重。反应异常迅速、敏捷，司机的精神状态处于最佳时刻，不易出事故。

21 点钟：记忆力特别好，直到临睡前，为一天中最佳的记忆时间。

22 点钟：体温开始下降，睡意降临，免疫功能增强，血液内的白细胞增多。呼吸减慢，脉搏和心跳降低，激素分泌水平下降。体内大部分功能趋于低潮。

23 点钟：人体准备休息，细胞修复工作开始。

24 点钟：身体开始其最繁重的工作，更换已衰老、死亡的细胞，产生新的细胞，为下一天做好准备。

第二节 十二时辰养生法

一、十二时辰养生法的由来

1. 干支纪时法

众所周知，我们现在所用的计时法都是小时制，即 1 天分为 24 个小时，分别用阿拉伯数字 1、2……23、24 来区分。而在我国古代，国人采用天干地支纪年法，计时所用的是时辰制，即将 1 天分为 12 个时辰，每个时辰相当于现在的两个小时。一天的十二个时辰用十二地支来命名区分，这被称为"干支纪时法"，其顺序为：子、丑、寅、卯、辰、巳、午、未、申、酉、戌、亥。

2. 子午流注

子午流注是我国古代中医圣贤发现的一种规律，其理论基础早在两千多年前的中医经典《黄帝内经》中就已奠定。何为子午流注？子为子时，午为午时，流是流动，注是灌注，子午是指时辰或时间变化，子午流注说的是，人的经脉气血周流灌注随着时间变化而变化。具体说来就是：每日的 12 个时辰对应人体的 12 条经脉，这 12 条经脉的气血周流出入皆有定时，由于时辰在变，因而不同经脉的血气，在不同的时辰，也是有兴有衰。血气应时而至为盛，血气过时而去为衰，逢时而开，过时为阖，泄则乘其盛，补者随其去。据此来养生、用药和循经取穴，即可取得更好的治疗效果。显然，掌握子午流注的规律，对养生、用药和外治取穴都会有很大的助益。

中医医理所讲的"因天之序"，就是要因循身体这个"天"的生理时序即子午流注的规律，要求我们按照人体的本性，到了什么时间，就做什么时间的事，从而让我们的生活习惯符合大自然的规律和法则，做到顺天道以养生，应天时以保健。为此，中医养生学将十二地支作为人的每日生命节律，以此来表征一昼夜中人体的阴阳消长和脏腑气血的盛衰变化，每天的 12 个时辰，对应人体的 12 条经脉，环环相扣，有序运行，依据此理，要求人们把良好的生活方式，与规律的作息时间相结合，这就形成了十二时辰养生法。

二、十二时辰养生法的内容和要求

下面所要说的，是十二时辰养生法的具体内容和要求。

1. 子时

一阳初生，睡觉是养护阳气最好的办法！

子时——23：00 ~ 1：00——胆经当令。

子时，是指从当晚的 23 点到次日凌晨 1 点的这段时间。子时又称"人时"。《黄帝内经》指出，"夜半为阴陇，夜半后而为阴衰。"这里的"夜半"即指子时，这句话的意思是说，夜半子时为阴气最重的时刻，夜半之后阴气渐衰，阳气渐长。阴主静，阳主动，与之相适应，人体此刻最需安静，我们此时最宜安然入睡。

中医养生特别讲究睡"子时觉"，因为子时气血流注于胆经，阳气开始生发，而睡眠就成了养护阳气最好的办法。阳气乃人的生命之本。"阳强则寿，阳衰则夭"，如果你在此时还在熬夜劳作，就会将刚刚生发起来的阳气消耗掉。一阳出生被抹杀在萌芽状态，这对人体的健康是极为不利的。

从夜里的 11 点到次日凌晨的 1 点，这个时辰是"胆经当令"。什么叫"当令"？当令就是值班的意思。在子时这个时辰，由胆经值班，所以叫作胆经当令，或者说，此时，胆经的气血最为旺盛。祖国传统医学认为："肝之余气，泻于胆，聚而成精。胆为中正之官，五脏六腑取决于胆。气以壮胆，邪不能侵。胆气虚则怯，气短，谋虑而不能决断。"由此可以看出，胆的功能对人体是多么的重要。所以，即使已有病患，除非万不得已，人的胆是不能轻易切掉了事的，否则，不仅不能了事，还会遗患无穷。为了实现胆汁的新陈代谢，人必须在子时之前入睡，只有这样，胆汁的代谢方能顺畅的完成。古人特别强调："胆有多清，脑有多清。"凡是能在子时之前入睡的，次日晨醒，人就能神清气爽，头脑清晰，气色红润，耳聪目明。反之，子时之前没有入睡，甚至子时依然不睡者，次日醒后，必然会萎靡不振，头昏脑胀，气色晄（读：huǎng，晃）白，耳钝目浊。长此以往，还会严重影响胆汁的代谢，导致胆汁因代谢不良而浓缩结晶，促使胆囊或胆管结石的形成。这就犹如海水经日晒浓缩，结晶成盐一样。其中有一部分人，还会影响到情志，变得畏首畏尾，优柔寡断，生成所谓"胆怯"之症。

在祖国传统养生文化里，非常重视子时这个时辰，因为子时是一阳初生，恰恰也是在一天中最黑暗的时候，阴气到头，阳气开始生发。在《黄帝内经·素问·六节藏象论》中，有这样一句话是这么说的："凡十一藏，取决于胆也。"为什么要取决于胆呢？看看《六节藏象论》原文的说法，我们就清楚了。原文为文言文，我们翻译成白话来说：

黄帝问道："人的脏象是怎样的呢？"

岐伯回答："心是生命的根本，为神所居之处，其荣华表现于面部，其充养的组织在血脉，为阳中的太阳，与夏气相通。肺是气的根本，为魄所居之处，其荣华表现在毫毛，其充养的组织在皮肤，是阳中的太阴，与秋气相通。肾主蛰伏，是封藏经气的根本，为精所居之处，其荣华表现在头发，其充养的组织在骨，为阴中之少阴，与冬气相通。肝，是罢极之本，为魄所居之处，其荣华表现在爪甲，其充养的组织在筋，可以生养血气，其味酸，其色苍青，为阳中之少阳，与春气相通。脾、胃、大肠、小肠、三焦、膀胱，是仓廪之本，为营气所居之处，因其功能像是盛贮食物的器皿，故称为器，它们能吸收水谷精微，化生为糟粕，管理饮食五味的转化、吸收和排泄，其荣华在口唇四旁的白肉，其充养的组织在肌肉，其味甘，其色黄，属于至阴之类，与土气相通。以上十一脏功能的发挥，都取决于胆气的升发。"

看完了《六节藏象论》原文的说法，我们是否茅塞顿开呢！在日常生活中，我们可能人人都有过这样的经历，一到晚上的九点、十点，我们就上眼皮和下眼皮打架，犯起困来，若是撑到 11 点，这睡意反而消失得无影无踪，感到精神起来。这又是为什么呢？因为此时是一阳初生，阳气到了这个时候，开始生发了。

那什么是胆经呢？胆经是人体十二正经中的一条阳经，胆经很长，左右各一，全称足少阳胆经，从头一直走到脚。到了子时，气血流注于胆经，从人的外眼角开始，沿着头部的两侧，走行到人体的侧面，再沿着身体的侧面往下走，一直走到双脚外侧的小趾与四趾。我们疲劳犯困时，打一个哈欠，人就精神起来，这就是胆气生发起来的表现。我们遇到难题，经常会挠头，这挠的地方恰好是胆经的领地。挠头本是人的本能，却会因刺激了胆经而有了主意，所以，胆主决断，并非妄谈。

中医气机升降沉浮理论认为：人身之气机，日日俱从子时生发。"子后则气生，午后则气降"（张介宾语）。这是《黄帝内经》中"凡十一脏取决于胆"一说的根本由来，也就是说，人体的脏腑功能，都取决于胆气能否生发。但子时的阳气，生发之力尚小，所以，在十二生肖属相中，"子"为"鼠"，寓意阳气虽小如鼠，但却异常活跃。因此，保证夜里11点之前入睡，就是为了通过睡眠来保存养护这一点点珍贵的生机。

子时，一阳初生，睡觉是养生的最佳选择！

2. 丑时

推陈出新，深度睡眠让肝血回归代谢！

丑时——1：00 ~ 3：00——肝经当令。

凌晨的1点到3点，属于丑时。此时，气血流注于肝经，肝经最旺，所以是肝经当令，也就是说，在这段时间是肝经在人体内值班。中医学认为：肝主藏血，"人卧则血归于肝"，因此，人在丑时应进入深度睡眠中，以利于肝血的回归代谢。如果我们在此时此刻，没有好好休息，甚至还没有躺下的话，由于肝血不能很好地回归，就会引起代谢失常，进而影响到肝的功能。倘若肝的功能连续受到伤害，就会引发肝功能的异常，甚至酿成肝病。俗话说："女怕伤肾、男怕伤肝。"其实，肝肾同源，谁都伤不得。现在肝有问题的人越来越多，就与这种不良的生活习惯脱不了干系。

肝脏功能出现异常，对人的情志，对人的工作都会产生一定的影响。肝为刚脏，受不得压抑、委屈。《黄帝内经》的《素问·灵兰秘典论》中说："肝者，将军之官，谋虑出焉。"肝与人的思维也是密切相关的。肝气足了，人的思维就会敏捷、通透，反应也会更加灵犀、准确。反之，就会头脑木讷，反应迟钝，工作效率也会大大降低。并且，由于肝开窍于目，人的视力也会受到连累。所以，无论是为了工作与事业，还是为了健康与长寿，保证丑时的深度睡眠是必不可少的。

中医学里有"左肝右肺"的说法，显然不符合人体的生理结构。那为什么还会有这样的说法呢？这是因为，肝气是主升的。比如说你血压偏高，琐事让你烦躁，出现了头昏脑胀的症状，中医大夫就会说你是"肝阳上亢"，就是肝的阳气拼命地向上走。换一种说法是，身体的收敛功能、肃降功能有了障碍，出问题了。如果阳气一直向上升，降不下来，就会导致你血压升高，头昏脑胀。我们的身体，左边主升，右边主降，而肝气是主升的，肺气是主降的，所以就有了"左肝右肺"的说法。也就是说，人体的气机调整，是升中有降、降中有升的。

丑时，气血流注于肝经。肝主藏血，保证丑时的深沉睡眠，就是在养肝，就是在养血。而血，相对于气，则属于阴，主敛藏，所以，十二生肖属相中，"丑"为"牛"，也就是说，此时的生发之气，虽然比子时更大了一些，但也不能只升不降，得有适当的约束与收敛，才会有更好的收效。中医学中，所谓"肝为将军之官，谋略出焉"所表达的，也是同样的意思：将军不只需要英勇善战，还需要考虑再三才能出击。由此可以知晓，中医文化的深邃与精妙！

丑时，肝血推陈出新，深度睡眠就是养生！

3. 寅时

日夜交替，气血整装待发！

寅时——3：00～5：00——肺经当令。

凌晨的3点至5点是寅时，此时，全身的气血都流注于肺经，肺经最旺，故值班当令。

在中医学里，肺为相傅之官，能朝百脉，主人体一身之气。寅时来到后，我们身体的这位"相傅"大人就开始忙活，对全身的气血进行重新分配，以负起"均衡天下"的大任。此时作为"娇脏"的肺，是最忌讳被打扰的。如果某一个器官此刻突然活跃起来，肺就不得不多分配给它一些气血，这就必然会引起气血的分布不均。对人体而言，这种现象是有相当凶险的。因此，为了能使肺正常工作，寅时，人体所有的器官，都必须进入"休眠"状态。

有的人，特别是老年人，在寅时就会醒来，这说明他们体内的气血已经亏虚，导致肺在分配气血时有些力不从心。这时不要忙着起床，可在床上练练腹式呼吸法，以达到化生气血的功效。另外，日常生活，适当多吃一些能润肺的白色食物，如百合、银耳等，对肺脏养护也是大有裨益的。

在《黄帝内经》的《灵枢·经脉》篇里，十二经脉是以肺经打头的，它们流注的顺序是：肺经→大肠经→胃经→脾经→心经→小肠经→膀胱经→肾经→心包经→三焦经→胆经→肝经，然后再是由肝经到肺经，开始下一周。就这样周而复始，如环无端。对于十二经脉的循行顺序，为什么《黄帝内经》是以肺经打头呢？

我们在前面刚刚说过，肺为"相傅之官"，这是《黄帝内经》里说的。所谓相傅，就是朝廷里的宰相和皇帝的师傅，如古代社会里的姜子牙、诸葛亮、刘伯温等人，均非寻常之辈。我们都知道，心为五脏六腑之大主。但看看人体的生理解剖图可知，在五脏六腑当中，肺脏的位置最高，并且高于心脏。心虽为君主之官，但肺是相傅之官，既是内阁的首领，又是君主的老师，所以，其位置就在君主之上了。十二经脉的循行顺序，以肺经打头，就很容易理解了。

对人的经络气血来说，寅时是一个很重要的时间段，人体的气机发动就是在寅时从肺经起始的。精气神为人体的三宝，而肺就主气。从凌晨的3点到5点，肺经当令，对人体全身的气血，进行重新分配，心需要多少，肾需要多少，其他的脏腑需要多少，全由肺经来完成。所以，从凌晨3点到5点，应该是我们的睡眠最深沉的时候。这是因为，我们人体的静动转换，一定要通过深度睡眠来完成。如果此时睡得不宁，甚至这个时候就已经醒来，就会干扰肺经的气血分配，这也说明，您的气血不足了。

在对应的十二生肖属相中，寅用来代表虎。寅时的气血流注于肺经，而且是"主肃降"的。这个时间段，应是人睡得最深沉的时候。我们都曾因事熬夜，一般熬到一两点钟，都还熬得住，而到了三四点，可就撑不住了。为什么三四点钟最难熬？因为这个时候，是肃降之气运行的阶段，要是再熬，对人体的伤害也最大。而有的老年人，往往会在这个时间醒来。有人会说，人老了觉少。实际是因为人老了之后，身体的各项机能比不得以前，肃降的能力、收敛的功能也越来越差，就只剩下宣发而没有肃降了，所以，老年人早醒是衰老的象征。如果平常人早醒，或者出现大汗淋漓，这也都是生理异常的信号，说明你的收敛和肃降功能已经很差，到了需要看医生的时候了。

在生活现实中，一些心脏病人，常常会在凌晨三四点钟谢世，这也是跟肺经在寅时对人体气血进行重新分配有关。此时，人体各部开始由静转动，各部分对血气的需求都开始增加，如果肺功能下降，导致"宣发"与"肃降"失调，心脏病人就会因心脏的负担加重而不堪重负。这就是许多心脏病患者死于凌晨三四点的原因。

寅时，气血重整，深度睡眠最相宜！

4．卯时

太阳升起，地户随着天门开，如厕排便正当时！

卯时——5：00～7：00——大肠经当令。

早晨的5点到7点，属于卯时，该轮到大肠经值班上岗了，此时大肠经的气血最旺。《黄帝内经·素问·灵兰秘典论》中说："大肠者，传导之官，变化出焉。"这就提示我们，卯时一到，气血流注于大肠经，这就是我们排泄大便的时刻。此时，我们该起床如厕了。如果能在起床之后，先喝上一杯凉开水，帮助冲洗胃肠道内的垃圾和毒素，且促进大便的顺畅排出，肯定是大有裨益。身体虚寒的人，怕凉的人，可以把凉开水改成温开水。对于顽固的习惯性便秘的患者，起床之前，两手并用，先用大拇指按摩肚脐两侧的天枢穴2分钟，再顺时针按揉腹5分钟，起床后喝上一杯凉开水，这对促进排便，肯定会有很好的作用。

早晨的卯时排便，是一种很好的生活习惯，更是人体生理上的一种正常行为。在古语里，有"地户随着天门开"的说法。早晨5点到7点的时候，东方红，太阳升，这天一亮，就叫天门开，此时，地户也要跟着打开。那么，地户在哪里？在中医学里，地户就是魄门，而魄门就是我们消化道的终点——肛门。有人提议大家要养成早晨定时排便的习惯，其实，这早晨定时排便，本是人体气机运行的一种自然趋势。如果这个习惯还需要人为地去养，无疑是气机运行出现了问题。我们知道，在中医学里，大肠为腑、为表，肺为脏、为里，大肠与肺相表里。表里是一种什么关系？所谓表里，是人体的内外或脏腑之间，天然具有的一种生理和病理上的联系，能够相互照应、彼此影响，比如，肝与胆，就有"肝胆相照"之说。大肠的排便就与人的肺气密切相关，当排便不顺畅、不痛快的时候，我们会憋一口气，用力向下挤压，以推动大便下行。这个气就是肺气。现在，便秘并不鲜见，大家往往都从排毒的角度，给予高度的重视。显然，这并不为过。然而，对某些朋友来讲，便秘真正的危险并不在在这里。而在于它极有可能引起心脏病、脑卒中的突发，下面一用力，上面的受不了了。所以，在中医四诊中的问诊时，大夫对你的二便会问得很详细，实际上是在了解、判断你的心肺功能。有的老年人常常在早晨五更时分拉肚子，中医称为"五更泄"，这就需要健脾补肾，以提升大肠经的经气。

需要特别注意的是，从卯时中点的6时开始，人的血压开始升高，心脑血管疾病也同时进入高发期，所以，心功能不好，或有心脑血管疾病的老年人，清晨起床之后，不要像常人那样，进行户外运动，可在床上盘腿坐禅，练练以意领气的"静功"。这既可以提升体内的阳气，又可以锻炼自己的心肺功能，待太阳升起后，再到户外沽动也不晚。

卯时，一觉醒来，如厕排便最为高！

5. 辰时

胃已排空，"嗷嗷待哺"，早餐一定要吃好！

辰时——7：00～9：00——胃经当令。

早上的7点到9点，进入辰时，这个时辰，人体气血流注于胃经，由胃经上班当值。经过一整夜的消化，人的胃内早已排空，这个时候，补充营养就成为当务之急。

子时，人体是一阳初生。到了卯时，人体内的阳气就完全生发起来。到了辰时，太阳升空，天地间阳光明媚，一片阳的气象。阳气的生发需要阴气来滋养。此时，人体需要补阴，以调节阴阳的平衡。而食物呢，就是属阴的。此时进食吃早餐，就如旱逢甘霖、雨润万物一般。又因辰时胃经最旺、阳气最盛，脾胃的运化功能也最强，就算摄入再多的热量，我们的身体也能把它们消化利用，所以，早餐一定要吃得好。早餐吃得再好，也不会使人发胖，并且会让人上午精力充沛。现在有很多年轻人，早上很少，甚至基本不吃早餐，这对身体健康是极为不利的。因为到了辰时胃经值班，该填饱肚子的时候，胃却空空荡荡，无事可做，就会过多地分泌胃酸，胃酸没有食物可以消化，就会腐蚀胃粘膜，长此以往，胃炎、胃溃疡、胃糜烂之类的胃病，就会纷纷登门拜访了。再者，早上没有食物补充，脾胃的气血生化就没有来源，这对各脏腑的功能发挥也会带来非常不利的影响。因此，辰时吃好早餐，对于保持我们的身体健康不可或缺，是极为重要的。

《黄帝内经》的《素问·灵兰秘典论》中说："脾胃者，仓廪之官，五味出焉。"《黄帝内经》还说："胃者，五脏六腑之海也"，"水谷皆入于胃"，"胃主血"，"五脏六腑皆禀气于胃"。由此可见，五脏六腑之精华全是从胃得到的，以致后来，"有胃气则生、无胃气则死"，成了中医学里的一种非常经典的说法。胃经从头到足，是走行于人体前面的一条很重要的阳经。在十二经脉中，阳明经是最多气多血的。其中，足阳明胃经第一，手阳明大肠经第二。胃经起于鼻翼两侧的迎香穴，往上一直到山根，然后分二支，一支走脸，另一支再沿着头角至额颅。胃经的主支，沿着我们的颈部一直往下走，经过乳中，然后沿着乳房的正中线下行。乳中就是乳头的中心点。有些育龄期妇女会有经前乳房胀痛的现象，这实际与胃经的瘀滞有关。哺乳期妇女的乳汁，就是胃所主之血的变现。我们吃下的食物，经脾胃的运化，变现出来的精华就是血。而乳汁又是血的变现，所以，母乳喂养，既容易让婴儿吸收，又利于婴儿的健康成长。

很多人都已经知道，足三里是足阳明胃经上的一个很重要的穴位，它在我们下肢外膝眼下的3寸处。足三里是人体第一保健延寿大穴，又是一个疾病治疗要穴。《四总穴歌》中说："肚腹三里留，腰背委中求，头项寻列缺，面口合谷收。"经常按摩足三里，对于养护胃气、消除胃肠道疾患，对于扶正固本、益寿延年，都是十分便捷而又大有裨益的。

辰时，吃好早饭，气血化生有保障！

6. 巳时

艳阳高照，运动锻炼正当时，莫迟疑！

巳时——9：00～11：00——脾经当令。

上午的9点到11点，为巳时。这时，人体气血流注于脾经，轮到脾经上班值勤了。我们在前面说过，辰时，应该吃好早饭，而食物在经过胃的消化之后，还要输布到五脏六腑、四肢百骸，以供养我们的全身。而脾是主运化的，这个任务，就义不容辞地落到了脾的身上。

中医学认为，脾与胃，一阴一阳，互为表里。《素问·灵兰秘典论》认为："脾胃者，仓廪之官，五味出焉"。这就说明，脾胃不分家，脾胃功能之重要就好比仓廪（读：lǐn，凛），即可以消化摄入的食物，又能把吸收的水谷精微分配输出，以供养全身。因此，脾胃又被誉为人的"后天之本"，中医学中说："内伤脾胃，则气血亏虚，气血亏虚，则百病丛生"。所以，要想身体康健、长治久安，就必须"兵马未动，粮草先行"，特别注意养护好我们的补给线。想要养好脾胃，这运动锻炼是必不可少的。由于脾主肌肉，通过强健肌肉，便可达到强壮脾胃的效果。老年人的活动时间，不宜过早，也不宜过晚。上午9点到11点之间，脾经当令，艳阳高照，此时进行运动锻炼，效果最好。所以，有的企业、学校，就把工间操、课间操定在了早上的9点。

在中医学里，脾和肺同属于太阴。所谓太阴，就是它们都具有分配的功能。肺分配的是全身的气血，而脾主要是把胃中腐熟了的食物精华，即水谷之气血输送到肺里去，所以脾相对于肺来说，是一个前期的初步的筹备工作。

脾主一身之肌肉，其华在唇。如果脾的功能很好，我们就会肌肉发达，四肢运动自如，我们的嘴唇会红润丰满。反之，就会肌肉萎缩，运动受限，嘴唇也会灰暗无华、瘪裂干枯。还有一些老年人，上眼皮耷拉下来。其实，上眼皮也是由脾所主，上眼皮耷拉下来，就说明脾的功能出现了问题。

脾在志为思，意则是脾的神明。脾功能好的人，头脑灵活，思维缜密，关联性强。"忧思伤脾"。如果人经常过分的忧伤、思虑，就会伤脾，脾气、脾神受伤，人就会意志薄弱，日渐消瘦。

巳时，艳阳高照，莫迟疑，运动锻炼最相宜！

7. 午时

进食与小憩，让身体气血充足，神清气爽！

午时——11：00～13：00——心经当令。

中午的11点到下午的1点，即11点到13点，时间进入午时。此时，人体气血流注于心经，心经最旺。

对古人的计时方法，现代人很难形成明晰的概念，只有午时，还比较熟悉。因为大家从古本小说、古装影视剧中知晓，午时三刻，是对犯人开刀问斩的时刻。

午时三刻，太阳挂在天空中央，是地面上阴影最短的时候，也是一天当中"阳气"最盛的时候。古人向来迷信，认为杀人是件"阴事"，无论被杀之人是否有罪，他的鬼魂都会来纠缠判斩的法官、监斩的官员和行刑的刽子手。所以，人们选择在阳气最盛的时候行刑，可以冲淡杀人的阴气，遏制被杀之人的鬼魂不敢出现、不能逞凶。这就是古人习惯在"午时三刻"行刑的原因。

古代一昼夜划分为 12 个时辰，又划分为 100 刻。"刻"原来指的是计时滴漏桶上的刻痕。一昼夜滴完一桶，划分为一百刻。"时"和"刻"，实际上是两套计时系统的单位，换算起来比较麻烦。一刻为 14 分 24 秒，约为 15 分钟。平均每个时辰，合八又三分之一刻。午时三刻大约在 11 点 45 分。以一日一百刻计算，午时三刻应是 11 点 43 分 12 秒。

对大多数人来说，按时辰计时，我们最熟悉午时。"如日中天"，午时是一天当中最重要的一个时辰。因为在这一时段，我们有两项养护生命的任务，那就是吃午饭和睡午觉。进食以养形，睡眠以养神，形神俱安，我们的身体才能康健，我们才会百病不侵。同时，养精蓄锐，午饭和午睡也是在为我们下午的工作和学习储备能量。因此，如何才能把这两件大事都做得很好，是关乎我们生老病死、生存发展的大计。

午时是心经当令，心主神明，心经是安心定神的"第一要道"。午时相对于子时，子时是一阳生，午时则是一阴生。在这种阴阳交替的转折点，人最好处于休息的状态，以免干扰了阴阳的交变。古人向来重视子时和午时这两个时辰，练功也选择子午功。为什么要练子午功呢？就是要解决心肾相交的问题。心和肾相交的能力越强，人的精神就能越振作。心的神明为神，肾的神明为志。选择这个时候练功，就是让心火沉下去，让肾水涌上来。这样练功，可以借助天地阴阳的转换，更多地获取对身体有益的能量。

睡午觉也能促进心肾相交。人在深度睡眠时，就是心肾相交的时刻。反之，如果睡不深沉，或者多梦挠心，就是心肾不交的表现。所以，午时和子时，我们要睡子午觉。特别是午饭之后，要争取来点小憩。即使睡不着，亦可施行闭目养神，即使只有三五分钟，也对身体大有益处。

《素问·灵兰秘典论》中说："心者，君主之官，神明出焉。"说的是心被封为灵应万机的君主，有号令众臣、统摄脏腑之功能，清静虚灵，而主管人的神明。所以心若患病，不仅表现为我们日常解剖学上所说的心脏病，而且还包括精神、意识、思维活动等方面的内容，如失眠、多梦、健忘，甚则精神错乱等。在《黄帝内经》的上部《素问》中，对心的功能，还有其他类似的阐述。比如"心者，五脏六腑之大主也，精神之所舍也"，"心者，生之本，神之变也"。我们常说"眉头一皱，计上心来"，而不说"计上脑来"，就是这个道理。心居最高的统治地位，倘若君主不明，就会出现指挥系统错误、失灵，人体的统一协调就会遭受破坏，各脏器就会因缺乏来自心脏的动力和血液而发生病变。心与小肠互为表里，在五行中属火，在五志中主喜。愉悦的心情，快乐的笑声，对心都是大有好处的。但五志不能太过，大喜过度同样会涣散、伤害心气。当我们去探视危重病人时，特别是心血管病人刚刚抢救过来，必须特别注意，切忌让病人太高兴、太激动，以防招致心脏骤停。南宋抗金名将岳飞的兄弟牛皋，捉住了金国主帅兀术，骑在他身上大笑而卒，就是一个典型的"喜伤心"的例子。

午时，阴长阳消，进食与小憩，气血充足神气爽！

8. 未时

分别清浊，吸取精华，小肠建功正当时！

未时——13：00～15：00——小肠经当令。

13点到15点，也就是下午的1点到3点为未时。未时，人体气血流注于小肠经，小肠经当班值勤，气血最旺。

《素问·灵兰秘典论》中说："小肠者，受盛之官，化物出焉。"小肠的主要生理功能是接受由胃而来的水谷，尔后主化物和分清别浊。所谓清者，即饮食中的精华部分；浊者，即食物经吸收养分之后形成的糟粕。

小肠接受由胃传来的食物，再进一步进行消化，并吸收其中的精华，通过脾转输于肺，然后送达全身各部。同时，将剩余糟粕中的水液渗入膀胱，由尿排出，渣滓部分下注大肠，成为粪便而排出体外。所以，当小肠有病变时，主要表现为消化、吸收不良和大小便异常。

我们吃午饭，都是在午时的12点前后，但消化吸收呢，却是在未时进行。因此，这午饭吃得如何，对我们的身体健康影响很大。午餐吃饱也要吃好，这样才能让小肠和全身得到充足的营养供应，小肠经的气血才会充足，才有能力加强全身的气血运行，并强化与心经的沟通联系，因为"心与小肠相表里"。心属里、属阴。小肠属表、属阳。阳若有问题，就会涉及到阴，阴若有问题，阳也会受到连累。我们知道，五脏之中心为主，心是不受邪的，因为它是主散的。因此，心脏病在早期，往往表现在小肠经上。有的人，每到未时的下午两点左右，就会胸闷、气短、心发慌，可到医院却查不出心脏有什么病变。因为小肠属表、属阳，在外边，里面的心脏要出问题了，敏感的外边先表现出来。所以，在未时这个时间段，如果出现脸红、胸闷、心慌、气短之类的现象，就应该联想到心脏。

未时，分清别浊，吸取精华，小肠建功正当时！

9．申时

夕阳生辉，多喝点水，膀胱才能保持青春与活力！

申时——15：00～17：00——膀胱经当令。

下午的15点到17点，为申时。此时，人体气血流注于膀胱经，膀胱经最旺。在一天之中，有两段时间最为特别，一是朝阳东升之际，二是夕阳西下之时。在这两个时间段内，我们的精力似乎最为旺盛，可谓身手敏捷，思维灵活，既是学习充电的良辰，也是劳作创新的吉时。对健康的人来说，这是创业和读书的最好时光。所以，古人向来主张："朝而受业，夕而复习"。我们知道，足太阳膀胱经从头走足，通过人的脑部。申时，膀胱经最旺，由于气血容易灌注于脑部，所以，我们的头脑就特别清爽，工作、学习的效率自然就高。我们的身体素质好不好，精气神足不足，主要看这两个时间段，尤其是下午3点到5点的申时。如果到了申时，我们也感到萎靡不振，觉得力不从心，那就可能是阳气衰弱、气血不足的"阳虚"了。

申时，是身体新陈代谢的高峰时段，因为此时是膀胱经当令。而以膀胱为中心的泌尿道，是我们人体最重要的排毒渠道。平时，我们应该勤喝水、勤排尿，保持这个"下水道"的清洁、畅通。如果平时不爱喝水，可在此时，多喝一点水，对这个"下水道"进行一下冲洗，也能有效地防止出现管道淤塞不畅之类的麻烦事！

膀胱在中医学上又有"净府"之称。《素问·汤液醪醴论》就告诫人们："开鬼门，洁净府。"膀胱是贮存和排泄尿液的器官，位于我们下腹的中央。膀胱与肾脏相连通，通过经脉相互络属，互为表里。

《素问·灵兰秘典论》中说："膀胱者，州都之官，津液藏焉，气化则能出矣。"州都是河流的口岸之处，而膀胱的位置最低，是全身水液汇聚的地方，所以将其称为"州都之官"。我们的身体只有通过膀胱的气化作用，才能使多余的水液成为小便而排出。

膀胱是参与津液代谢的脏腑之一，而尿液是从津液所化。人体饮入的水液，在肺、脾、肾等脏腑的综合作用下，化为津液分布于全身，而经过津液代谢后多余的水液，经三焦水道到达肾和膀胱，并由膀胱暂时收留。尿液在膀胱内贮留至一定程度时，在膀胱的气化作用下排出体外。

所谓的膀胱气化，就是指膀胱的贮尿和排尿作用。膀胱气化隶属于肾气的气化，尿液的贮藏和排泄，全赖于肾气的气化功能。膀胱气化失常多与肾气的气化功能失常有关。一般将膀胱病变的实证，仍归属于膀胱气化失常，而将其虚证归属于肾气的气化功能失常。膀胱的病变，主要表现为尿频、尿急、尿痛，或为小便不利、尿有余沥，严重者还会出现尿失禁，甚至尿癃闭。

膀胱与肾经气血相通，互为表里。很多人在冬天夜里就寝后，因怕冷而憋尿，这对膀胱危害很大。现代医学的研究证明，长时间憋尿，会使膀胱内的尿液越积越多，含有细菌和有毒物质的尿液不能及时排出，这样很容易引起人体代谢废物对人体的不良刺激，严重时逆行向上，蔓延至肾脏，影响到肾功能，引起肾炎或其他病变。另有资料表明，排尿次数与膀胱癌的发病率关系密切，排尿次数越少，患膀胱癌的危险性就会越大，因为憋尿增加了尿中致癌物质对膀胱的毒害作用时间。

古人非常强调，要在平时的坐、卧、立、行中养生，包括二便在内。在小便时，有一个重要的养生秘招，就是咬住后槽牙。因为"肾主骨""齿为骨之余"，牙齿是最致密的骨头，也是肾经的外现。所以，牙齿好不好，与肾气有关。在小便时咬住牙关有一个要领，就是"肾齿两枚如咬物"，就好像是咬住了东西。这在实际上，就是保持气机内收的一个状态，收敛、保护好自己的肾气，不让它出现外泄。

膀胱经在人体经脉中是最长的一条经脉。膀胱经起于目内眦的睛明穴，然后上头，沿着后背、下肢，一直到足外侧的小趾。对这条经脉进行刮痧、按摩或拔罐，既能诊病，又能治病，具有十分奇特的医学价值。

申时，多喝点水，膀胱才能青春依旧、活力不减！

10. 酉时

休息调养，让肾从容地贮藏人体气血的精华！

酉时——17：00～19：00——肾经当令。

傍晚的17点到19点，属于酉时，人体气血流注于肾经，肾经最旺。此时，太阳落山，进食晚餐，人体开始进入一天中的"秋冬时节"。"秋收冬藏"，秋冬季节就是收获和贮藏的季节。收获就好比把田里成熟的庄稼进行收割。贮藏就好比把收割的庄稼加工成食粮，然后存入仓库。如此说来，我们人体的"食粮"是什么呢？我们人体的"仓库"在哪里呢？这仓库就是我们的肾脏，这粮食就是气血。气血流注肾经，灌注于肾脏，变成肾精而藏之。所以，此时是人体贮藏精华、调养肾脏的最佳时机。前一时辰，是申时，膀胱排毒；紧接着，是酉时，肾脏藏精，有排有收，吐故纳新。如果排收正常，进出有序，则我们的人体就会健康常在，生命无忧！"酉"有成熟、成就的意思，酿造精熟的酒，就称为"酉泽"。如果说，早晨5~7点的卯时，代表一天或一年的开门，那么，晚上5~7点的酉时，则代表一天或一年的关门。大自然天地与人体这个小天地，从这一时刻起，都开始进入秋冬的收藏时机，此时，我们身体所表现出来的病变，都预示肾的收藏功能出现了症结，比如有的人酉时出现发热、低烧，这是肾气大伤的表现，尤其是那些青春火旺，或新婚蜜月后的男子，更要特别注意这一特点。肾脏位于腰的两侧，俗称"腰子"。肾是我们人体生命的原动力。我们提东西时，感到腰没力气，就提不起来。还有人走路哈着腰，直不起来。其实，这都是肾气不足的表现。

《黄帝内经·素问·灵兰秘典论》中说："肾者，作强之官，伎巧出焉。"这10个字，精炼、生动地描述了肾是一个作用力强大的器官。人的力气来自于肾，人能够精巧多能也源自于肾。这里的"作强"和"伎巧"包括了一个人的生殖、泌尿、思考和行为能力。中医之肾，具有肾主藏精、主水、主纳气、主骨生髓等若干功能。

肾主藏精，肾就是我们人体的藏宝之地。我们禀受父母的先天之精气，我们后天获得的各种营养之精气，都藏于肾。若肾气亏虚，就会发白齿落、弯腰驼背、行走不稳。养生之要是注重补肾。现在，各种药品、保健品都高举补肾、壮阳的大旗。然而，补肾却又需要有技巧。一味盲目地滥补，就会消灼肾精，影响肾的封藏功能。所以，补肾一定先要分清是肾阴虚，还是肾阳虚？是需要滋阴，还是需要壮阳？千万不可妄用补品，而导致肾精衰竭。

肾主纳气，说的是人的呼吸也与肾有关。大家一定纳闷，肺司呼吸，怎么会跟肾扯上了关系？肾的纳气功能就如同一个气筒，只有提起气筒内腔的柱塞，气体才能被吸入气筒。肾虚的人，吸气不顺畅，出现呼多吸少、动则气喘的现象，就是肾的纳气功能不良的表现。现在有很多哮喘的病人，不知道补肾，只喜好用含激素的药物和喷吸雾气来解除气管的痉挛，虽可治标，但不治本，效果肯定不会理想。

肾主水，水液代谢的最后完成，形成尿液排出体外，主要依靠肾。在水液代谢的过程中，中医特别强调肾阳对脾胃的温煦功能，有了肾的原动力，脾才能正常的运化水湿，膀胱才能正常的开阖。

肾主骨，这是肾的独特功能，它保证了人体的强健有力。在主骨含意中包括了肾生髓的功能，而脑又是髓海相汇的地方，所以肾气强，髓海充足，人就轻劲有力，耳聪目明、脑筋灵活，如前面所说的有"伎巧"。

肾在五色中主黑，与膀胱互为表里。如果我们看到一个人面发沉黑之色，肾就一定出问题了。平常有空，我们要是能多按摩腰部和膝盖，可以达到补肾的效果，因为腰为肾府、膝为肾关。我们脚底有个涌泉穴，是足少阴肾经的起点井穴，寓意是人的生命之水涌出的地方。如果常用热水泡泡脚，再按摩按摩涌泉穴，即可起到益精强肾、延年益寿的功用。

酉时，休息调养，吃好晚饭，让肾收藏好人体的精华！

11.　戌时

按摩弹拨心包经，悦心护心又强身！

戌时——19：00 ~ 21：00——心包经当令。

晚上的 19 点到 21 点，属于戌时。此时，人体气血流注于心包经，心包经最旺。

心包是心脏外面的包膜，为心脏的外围组织，其上附有运行气血的脉络，所以又叫心包络。由于心包络是心的外围组织，故有保护心脏、代心受邪的作用。中医脏象学说认为，心为君主之官，心包为臣使之官，心即为君主，就不能受邪，所以外邪来犯，侵袭于心时，首先侵犯的就是心包络。因此，《黄帝内经·灵枢·邪客》篇中说："心者，五藏六腑之大主也，精神之所舍也，其藏坚固，邪弗能容也。容之则心伤，心伤则神去，神去则死矣。故诸邪之在于心者，皆在于心之包络。"心包的临床病理表现，主要是"心藏神"的功能出现异常。比如，在外感热病中，因温热之邪内陷，出现高热神昏、谵语妄言等心神受扰的病态，就称之为"热入心包"。再如，由痰浊攻心引起的神志异常，表现为神昏模糊、意识障碍等心神昏乱的病态，就称之为"痰蒙心包"。实际上，心包受邪所出现的病变与心是一致的，故在辨证和治疗上也大致相同。如临床上常见的急性传染病，因高热引起的神昏、谵语、发狂，即"热入心包"之证候，在治疗上就是以"凉血清心"为主。这就说明，心包和心，从辨证的角度来看，是基本一致的，只不过在反映病情的深浅、轻重上，具有程度的不同而已。

心为五脏六腑之君主，包覆在外的心包络即为君主的外围。所谓外围就是外卫，如城墙一般，如卫兵、保镖一样，其职责自然就是保护心脏。由于"心主血脉"，而心包络的代君受过，就是主脉所生之病。故《灵枢·邪客》中说："故诸邪之在于心者，皆在于心之包络。包络者，心主之脉也"。

脉络阻塞，则气血不通；脉络通畅，则气血顺畅。也就是说，气血顺畅的关键，在于脉络是否通畅。脉络通畅，就好像国家的政令畅通。能够保证政令畅通的职务就是"臣使"。"臣使"接受君主的命令，尔后到全国各地"代君行令"，所以，将心包络比喻为"臣使之官"。就是说，用"臣使"来比喻输布的功能。

在中医经络学说中，手厥阴心包经与手少阳三焦经互相络属，相为表里。保护心脏的妙招就是：在每天的戌时，敲打我们的心包经，按揉我们的膻中穴。

《素问·灵兰秘典论》中说："膻中者，臣使之官，喜乐出焉。"膻中在胸中两乳中间，其部位接近心肺，为宗气的发源地，能助心肺运输气血，协调阴阳，使人身心健康、精神愉快，故比喻为臣使之官。膻中主气，是任脉的要穴、心包经募穴，又是任脉、足太阴、足少阴、手太阳、手少阳经的交会穴，称为"气会"。气行则血行，膻中穴能宽胸理气、活血通络、止咳平喘，使人气机通畅，周身舒畅快活。所以说"喜乐出焉"。

膻中还有一个重要的功能，就是阻挡邪气、宣发正气。如果膻中闭塞，人的气机就会很不顺畅。现在的人，工作紧张，思想压力大，膻中这个穴位就非常容易堵塞。因此，在平时要经常按摩膻中这个地方，用大拇指点压，或直接往下推、直接往下捋，就最好不过了。

现代医学的研究也证实，刺激膻中穴，具有调节神经功能、松弛平滑肌、扩张冠状动脉和舒畅消化道的作用，能辅助治疗各类"气"病，包括呼吸系统、循环系统、消化系统的病证，如哮喘、胸闷、心悸、心烦、心绞痛等。

　　许多人在按摩膻中穴后，自觉腹内气体流动，胸部舒畅宽松，有的还可听到肠鸣音。每天按揉此穴100下，时间约2～3分钟，便可达到《普济》一书中所说的："气和志适，则喜乐由生。"

　　我们民间有一句常用的短语，叫"捶胸顿足"。人在悲痛的时候，都是哭天喊地而捶胸顿足的。为什么呢？这与膻中、涌泉穴有很大的关系。人在悲痛时，气就郁结于胸中。敲打它可以把郁结之气给震开，心情就会改善好转。所以，在悲痛时捶胸，是人体的一种本能反应，是对身体机能进行的自我调节。大家不妨试一试，心情郁闷、烦恼生气的时候，来点"捶胸"，几下子就舒畅了。那么，为什么还要顿足呢？因为我们的脚底有个涌泉穴，顿足可以打开涌泉穴排放废气而同时又令肾的精气充沛，肾中精气振奋升起，则人就会从郁闷之气中解脱出来。

　　表面上看，捶胸顿足时，我们捶打的是胸脯，其实挨打的是胸脯中间的膻中穴，因为膻中穴是主喜乐的。在现代医学里，膻中穴的方位恰好是人体免疫系统的胸腺。胎儿在母体中的时候，胸腺很大。人在出生之后，胸腺就会逐渐退化、萎缩。我们经常按摩膻中穴，就相当于刺激了胸腺，可以增强我们的抗病免疫力。

　　在每天的戌时，敲打、弹拨我们的心包经，对解郁、减压非常有效。弹拨心包经时，首先要用手指掐住对侧腋下的一根大筋，然后拨动它，此时，小指和无名指就会发麻。这根大筋底下有一个重要的穴位，叫天泉穴。用手掐住它，并且感到手指发麻，就证明拨对位置了。如果每天晚上临睡前，弹拨十来遍，就可以排遣心中的郁闷，对安定心神、活血化瘀大有好处。这样还可以帮助降脂减肥，因为心包积液被除掉了，心脏的活力大增，全身的代谢都加强了。

　　戌时，人体气血流注于心包经。中医认为，此时，人体的阳气已衰，进入了阴的关口，即阴气正盛，阳气将尽。由于心包经之募穴"膻中"主喜乐，通常，人们可以利用此时，进行愉悦身心的娱乐活动。

　　戌时，按摩弹拨心包经，悦心护心又强身！

12．亥时

　　夜幕降临天色晚，养阴育阳在亥时！

　　亥时——21：00～23：00——三焦经当令。

　　夜晚的21点到23点，为亥时，人体气血流注于三焦经，三焦经最旺。此时，夜幕降临，天色已晚，天地归于安静，我们可以酣畅地放松身心，准备上床入睡，随后进入甜蜜的梦乡。亥时，乃是一天之中一个承前启后的特殊时刻。此时，阴气盛极将衰，阳气全尽将生，这也是我们结束一天的生活，准备迎接新的生命周期的时刻。亥时养生，有两件很重要的大事。一是男欢女爱，释放激情，以尽享夫妻性事之乐。但须切记，这并非每日例行之事，偶尔为之即可，以节欲保精，益肾护身。二是休养生息，进入梦乡，安身定神，养阴育阳。睡觉是天下第一大补，亥时入睡最佳，此乃每日必行之举，违则伤害健康！

　　在中医学里，三焦是一个很抽象、很特殊的概念。三焦是上焦、中焦、下焦的合称，为六腑之一，又称外腑、孤脏。一般认为，三焦是分布于躯干胸腹内腔的一个大腑，无与匹配，故有"孤府"之称。正如张景岳在《类经·脏象类》一书中所说："三焦者，确有一腑，盖脏腑之外，躯壳之内，包罗诸脏，一腔之大腑也"。总观三焦，横膈以上为上焦，包括心与肺；横膈以下到肚脐为中焦，包括脾与胃；肚脐以下至二阴为下焦，包括肝、肾、大小肠、膀胱、女子胞等。其中的肝，按其部位来说，应划归中焦，但因它与肾关系密切，故将肝和肾一同划归下焦。三焦的功能实际上就是五脏六腑全部功能的总体。仔细说来，三焦主要的生理功能是如下的三条。

（1）通行元气

三焦通行元气之说，首见于《难经》。如"三十一难"中说："三焦者，水谷之道路，气之所终始也。""六十六难"中又说："三焦者，原气之别使也，主通行三气，经历五脏六腑。"这就明确地说明人体元气是通过三焦而到达五脏六腑和全身各处的。元气根源于肾，由先天之精所化，赖后天之精以养，为人体生命活动的原动力。通过三焦入十二经脉而达于五脏六腑，故称三焦为元气之别使。因为三焦通行元气于全身，是人体之气升降出入的通道，故称三焦有主持诸气，总司全身气机和气化的功能。

（2）运行水谷

三焦具有运行水谷，协助输布精微，排泄废物的作用。其中，"上焦开发，宣五谷味，熏肤，充肌，泽毛"（《灵枢·决气》），有输布精微之功；中焦"泌糟粕，蒸津液，化其精微，上注于肺脉"（《灵枢·营卫生会》），有消化吸收和转输之用；下焦则"成糟粕而俱下入大肠，循下焦而渗入膀胱"（《灵枢·营卫生会》），有排泄粪便和尿液的作用。三焦运化水谷，协助消化吸收的功能，是对脾胃、肝肾、心肺、大小肠等脏腑，共同完成水谷消化、吸收与排泄功能的总括。

（3）疏通水道

《素问·灵兰秘典论》中说："三焦者，决渎之官，水道出焉"。三焦能"通调水道"，调控体内整个水液代谢过程，在水液代谢过程中起着重要作用。人体水液代谢是由多个脏腑参与，共同完成的一个复杂生理过程。其中，上焦之肺，为水之上源，以宣发肃降而通调水道；中焦之脾胃，运化并输布津液于肺；下焦之肾、膀胱，蒸腾气化，使水液上归于脾肺，再参与体内代谢，下形成尿液排出体外。三焦为水液生成敷布、升降出入的道路。三焦气顺，则脉络通而水道利。三焦在水液代谢过程中的协调平衡作用，称之为"三焦气化"。三焦通行水液的功能，实际上是对肺、脾、肾等脏腑参与水液代谢功能的总括。如果三焦气郁，则水道不利，肺、脾、肾等脏腑调节水液的功能将难以实现，从而引起水液代谢的失常，即水液的输布与排泄障碍，产生痰饮、水肿等病变。正如《类经·藏象类》所说："上焦不治，则水泛高原；中焦不治，则水留中脘；下焦不治，则水乱二便。"

综上所述，三焦是通行元气、运行水谷、水液代谢的通道，是人体脏腑生理功能的综合。

亥时养生，我国民间素有"睡前一盆汤"的做法。说明古人早就懂得用热水泡脚的养生功效，故民谣有云："春天洗脚，升阳固脱；夏天洗脚，暑湿可祛；秋天洗脚，肺润肠濡；冬天洗脚，丹田温灼。"

亥时，养阴育阳，入睡休眠，让身体孕育新的生机！

第三节　每日养生的最佳安排

一、一日之内的阴阳消长

一天之内，跟随昼来夜去，阴阳此消彼长，人体的新陈代谢也会随之发生相应的变化。《黄帝内经》的《灵枢·顺气一日分为四时》篇中说："以一日分为四时，朝则为春、日中为夏、日入为秋、夜半为冬。"虽然，一日昼夜的寒温变化，幅度相对较小，不会像四季那样非常明显，但对人体仍有相当大的影响。所以，《黄帝内经》的《素问·生气通天论》篇中又说："故阳气者，一日而主外，平旦人气生，日中而阳气隆，日西而阳气已虚，气门乃闭。"说明人体的阳气，白天多趋向于表，夜晚多趋向于里。由于人体阳气有昼夜的周期性变化，所以，对人体的生理和病理变化亦有直接的影响。正如《灵枢·顺气一日分为四时》所说："夫百病者，多以旦慧、昼安、夕加、夜甚……朝则人气始生，病气衰，故旦慧；日中人气长，长则胜邪，故安；夕则人气始衰，邪气始生，故加；夜半人气入脏，邪气独居于身，故甚也"。现代医学的科学实验证明，正常小鼠体内的血清溶菌酶含量和血中白细胞的总数，呈现白昼逐渐升高，夜晚趋向降低的节律性变化。这与中医养生学的"生气通天说"相互吻合。根据这一理论，我们可以利用阳气的昼夜变化节律，来安排一天的工作、学习，以充分发挥人类的智慧和潜能，求得最理想的效果。

二、一日的健康作息时间表

每个人都有自己的"生物钟"。晨起清醒精神爽，日间劳作气力足，晚间睡眠不起夜，上床很快能入睡，这说明人体的生物钟既准时又正常，也是身心健康的具体表现。如果人随意改变自己的正常生活节律，就会改变体内激素的正常分泌，造成内分泌和神经系统的功能紊乱，导致体内的生物钟失常。因此，我们要因天之序，顺应自然，倡导适应人体内部规律的生物钟养生法。以下，是参考当代医家、养生家的意见，编排的健康作息时间表。

7：30：起床。

在七点半起床，对处于谋生阶段的大多数人来讲，显然有点晚，也是难以做到的。但是，对于已经退休赋闲、进入养老阶段的人来说，则是最相宜的。英国威斯敏斯特大学的科研人员发现，在早上 5：22～7：21 分起床的人，有一种能引起心脏病的物质，在其血液中的含量较高。因此，待到 7：21 分之后起床，对身体健康更加有益。

打开台灯。拉夫堡大学睡眠研究中心的吉姆·霍恩教授说："一醒来，就将灯打开，这样将会重新调整体内的生物钟，调整睡眠和醒来模式。"

喝一杯水。水是身体内成千上万生物？化学反应得以进行的必需介质和营养物。早上喝一杯清洁的凉开水，可以补充一夜之后的缺水状态，并且有利于随后的二便排泄。

7：30～8：00：在早饭之前刷牙。

英国牙齿协会健康和安全研究人员戈登·沃特金斯指出："在早饭之前刷牙可以防

止牙齿的腐蚀，因为刷牙之后，可以在牙齿外面涂上一层含氟的保护层。要么，就等早饭之后半小时再刷牙。"

8：00～8：30：吃早饭。

"早饭必须吃，因为它可以帮助你维持血糖水平的稳定。"伦敦大学国王学院营养师凯文·威尔伦这样说。早饭可以吃燕麦粥等，这类食物具有较低的生血糖指数。

8：30～9：00：避免运动。

来自布鲁奈尔大学的研究人员发现，在早晨进行锻炼的运动员，更容易感染各种疾病，因为免疫系统在这个时间，功能最弱。

步行上班。马萨诸塞州大学医学院的研究人员发现，每天走路的人，比那些久坐不动的人，罹患感冒病的几率要低25%以上。

9：30：开始一天中最困难的工作。

纽约睡眠中心的研究人员发现，绝大部分人，在每天醒来的一两个小时内，头脑最清醒。习惯锻炼的老年人，此时，可以外出了。

10：30：保护眼睛。

离开电脑屏幕，让眼睛休息一下。如果你是一直在用电脑工作，那么每工作一小时，就应该至少让眼睛休息5分钟。

11：00：吃点水果。

这是一种解决身体血糖下降的好方法。吃一个橙子或一些红色水果，这样做，就能同时补充体内的铁含量和维生素C含量。

12：00～12：30：吃午饭。

面包类主食加一些豆类蔬菜。你需要一顿丰盛且可口的午餐，并且能够缓慢地释放能量。"烘烤的豆类食品富含纤维素，番茄酱可以当作是蔬菜的一部分。"维伦博士这样说。

13：00～14：00：午休一小会。

雅典的一所大学研究发现，那些每天中午午休30分钟或更长时间，每周至少午休3次的人，因心脏病死亡的几率会下降37%。

15：00～16：00：喝杯酸奶。

这样做，可以稳定血糖水平。在每天三餐之间喝些酸牛奶，有利于心脏健康。

17：00～19：00：运动锻炼。

舍菲尔德大学运动学医生瑞沃·尼克认为，根据体内的生物钟，这个时间是运动锻炼的最佳时间。

19：30：吃好晚餐。

晚餐宜少，如果吃得太多，会引起血糖升高，并增加消化系统的负担，影响睡眠。晚饭应该细嚼慢咽，多吃点蔬菜，少吃富含热量和蛋白质的食物。

20：30～21：30：看电视。

这个时间可以看一会电视，放松一下身心，这有助于睡眠。但要注意，尽量不要躺在床上看电视，也不要看那些惊险刺激的画面，因为，这会影响睡眠质量。

22：00：热水泡脚。

这时，最好来个热水泡脚或洗个热水澡。"体温的适当降低，有助于放松和睡眠。"这是拉夫堡大学睡眠研究中心的吉姆·霍恩教授说的。

23：00：上床睡觉。

如果是早上7点半起床，现在入睡就可以保证8小时充足的睡眠。如果是早上6点起床，就需要随之提起了。

三、一日之内的生命密码

起居有常乃养生之要，任何随意更改生物钟的行为，都将给身体留下隐患。世上没有卖后悔药的，等到20年、30年之后再后悔，那就来不及了。人体乃是一架精巧自为的机器，以下生命的奥秘，亦须记牢。

（1）晚上的9~11点，为免疫系统（淋巴）的排毒时间，此段时间，应安静或听点轻音乐。

（2）夜间11点到凌晨1点，为胆的排毒时间，需要在熟睡中进行。

（3）深夜1~3点，为肝的排毒时间，亦应熟睡。

（4）凌晨3~5点，为肺的排毒时间。咳嗽的人在这段时间，也会咳得最厉害，因为排毒动作已经走到肺。此时不应食用止咳药，以免抑制呼吸道废弃物的排除。

（5）半夜至凌晨4点为脊椎造血时段，必须熟睡。

（6）早晨5~7点，为大肠的排毒时间，应如厕排便。

（7）早上7~9点，为小肠大量吸收营养的时段，应吃一顿上好的早餐。正在疗病的患者最好早一点吃，可在6点半。平日不吃早餐者，应该坚决改变这个不良的习惯，即使吃得差一点、晚一点，都是比不吃要好的。

第四节　四季因时养生法

因时养生，就是因天之序，按照时令节气的阴阳变化规律，运用相应的养生手段，来保证健康长寿。这种"天人相应，顺应自然"的养生之法，是中医养生学的一大特色。前面，我们探讨了每日的12时辰养生，以及每天生活作息的最佳安排。现在，我们再把一天延长，延长到365天，延长到一年，再把一年划分为春、夏、秋、冬四季，按季进行探讨，这就是四季因时养生法。

一、四季因时养生的原则

1. 春夏养阳，秋冬养阴

《易经·系辞》中说："变通，莫大乎四时。"四时的阴阳变化，直接影响世间万物的荣枯生死。如果能够顺应四季的天气变化，就能保全人的"生气"，实现健康长寿，否则，就会招来疾病甚而短命夭亡。因此，《黄帝内经》的《素问·四气调神大论》明确指出："夫四时阴阳者，万物之根本也。所以圣人春夏养阳，秋冬养阴，以从其根，故与万物沉浮于生长之门。逆其根，则伐其本，坏其真矣。故四时阴阳者，万物之始终也，死生之本也。逆之则灾害生，从之则苛疾不起，是谓得道。"这就告诉我们，四时阴阳之气，循生长收藏之序，以化生养育世间万物，实为万物生机之根本。春夏养阳，秋冬养阴，乃是顺应四时变化以养生的关键。

所谓春夏养阳，即养生、养长。所谓秋冬养阴，即养收、养藏。春夏两季，天气由寒转暖，由暖转热，是人体阳气生发、旺长之时，故应以调养阳气为主。秋冬两季，气候逐渐变凉，有凉转寒，是人体阳气收敛、阴精潜藏于内之时，故应以保养阴精为主。

春夏养阳，秋冬养阴，以此作为养生的法则，是遵循了阴阳互根的规律。正如明代大医家张景岳所说："阴根于阳，阳根于阴，阴以阳生，阳以阴长，所以古人春夏养阳以为秋冬之地，秋冬养阴以为春夏之地，皆所以从其根也。"接着，大医又说："今人有春夏不能养阳者，每因风凉生冷伤其阳，以致秋冬多患病泄，此阴脱之为病也。有秋冬不能养阴者，每因纵欲过度伤此阴气，以及春夏多患火症，此阳盛之为病也。"所以，春夏养阳，秋冬养阴，寓养于防，防重于养，是因时养生之法中，必须遵循的第一项原则。

2. 春捂秋冻

由冬转春，阳气初生而未盛，阴气始减而未衰。所以，入春以后，人体肌表会因气候变暖而开始疏泄，使其御寒能力相对变差。为防春寒，尤其是那气温瞬间骤降的"倒春寒"，必须注意保暖，犹如保护刚刚萌出的娇嫩幼芽，避免受到寒邪突返的伤害，使其得以生息，逐渐走向强壮。这就是"春捂"的道理。

暑尽秋来，气候由热转凉。此时，阴气初生而未盛，阳气始减而未衰，人体肌表亦处于疏泄与致密的交替之际。故伴随气温的逐渐降低，人体阳气亦开始收敛，以为冬时藏精奠定基础。所以，我们不必过早、过多地添加御寒的衣物，以免妨碍阳气的收敛。而且，在秋凉时节，如能有意识地多接受一点冷空气的凉爽刺激，不仅有利于肌表的收紧致密，促使阳气内收潜藏，并且，还能增强我们人体的抗寒应激能力。这就是"秋冻"的道理。

由此不难看出，所谓"春捂秋冻"，究其实质，与那"春夏养阳，秋冬养阴"的原则，乃是路出一辙、一脉相通的。

3. 避识虚邪

人体具有适应气候变化维持正常生命活动的生理功能。但是，这种能力会因人而异，且有一定的限度。尤其是那些免疫抵抗力平素较差的人，或是已经染病在身的患者，他们在天气剧变或反常之时，更容易感邪发病，或使病情加重。因此，我们在因时养生的过程中，必须重视对外邪的审识避忌，以护卫我们的正气。只有这样，才能收到如期的良效。《黄帝内经·素问·八正神明论》中说："四时者，所以分春秋冬夏之气所在，以时调之也，八正之虚邪而避之勿犯也。"这话中所说的"八正"，又叫"八纪"，指的是24节气中——立春、立夏、立秋、立冬、春分、秋分、夏至、冬至这八个节气。这八个节气，是气候变化的转折点。天有所变，人有所应，因而在这些节气到来之时，人体亦会有所反应。那些体弱多病的人，往往在交节时刻感到病情趋重，甚至发病夭亡。所以，《黄帝内经·素问·阴阳应象大论》篇中说："天有八纪，地有五里，故能为万物之母。"把"八纪"视为天地间万物得生的一个基本条件，彰显了时令节气对人体生理的重要影响。因此，注意交节变化，避识虚邪，也是我们四时养生的一条重要原则。

二、四季因时养生的法则

1. 春季养生

《黄帝内经·素问·四气调神大论》篇中说："春三月，此谓发陈。天地俱生，万物以荣，夜卧早起，广步于庭，被发缓形，以使志生；生而勿杀，予而勿夺，赏而勿罚，此春气之应，养生之道也。逆之则伤肝，夏为寒变，奉长者少。"将这段话翻成白话，是这样的——

春天的三个月，是草木发芽、枝叶舒展的季节。在这个季节里，天地一同焕发生机，万物因此欣欣向荣。人应当夜晚睡觉，天明早起，多到室外散步，解开头发，伸展肢体，让情志舒畅宣发。天地让万物得到的生机一定不要去扼杀，天地赋予万物焕发生机的权利一定不要去剥夺，勉励万物生发而不要去破坏。这乃是顺应春气、养护人体生机的法则。违背这一法则，就会伤害肝气，到了夏天还会因为身体虚寒而出现病变。之所以如此，是由于春天生机不旺，以致供给身体在夏天茂长时所需的正气缺少的缘故。

春为四季之首，万象更新之始。春季三个月，包括立春、雨水、惊蛰、春分、清明、谷雨六个节气。严冬已去，冰雪消融，春暖花开，蛰虫苏醒，到处呈现万物生发的勃勃生机。所以，春季养生，必须顺应阳气升发、万物始生的特点，立足于精神、饮食、起居、运动和防病保健诸方面，注意保护好初生的阳气。

（1）精神调养

春季属木，与肝相应。肝为刚脏，主疏泄，在志为怒，恶抑郁而喜条达。所以，春季养生，宜胸怀开阔、心情愉悦，戒施暴动怒、情志不疏。在春光明媚、鸟语花香的风和日丽之时，应该踏青出游，问柳赏花，临溪戏水，行歌起舞，吟诗作画，借以陶冶情操，培植情趣，使自己的精神情志与春回大地的生气蓬勃相互适应，以利于体内的阳气生发。

（2）起居调养

春回大地，人体的阳气开始趋向于体表，皮肤腠理逐渐疏展，供应肌表的气血也逐渐增多，因而肢体反而感到困倦，往往日上三竿，依然睡意朦胧。唐诗中有"春眠不觉晓，处处闻啼鸟"的名句，即是对这种"春乏"的有感而发。然而，早上恋床，则不利于春阳的生发。因此，在生活起居上，要力求夜卧早起，不要贪睡，以助初生的春阳之气。

春季气候无常，极易出现乍暖乍寒、忽冷忽热的剧烈变化。此时的人体，毛孔已经开放，皮肤腠理开始变得疏松，因而对寒邪的抵御能力相对减弱。所以，春天刚来，不宜过早地脱去棉衣。特别是老年人和久病体弱者，冬装的减脱一定要审时度势，审慎而行，既不可骤然减少，又需在变天回寒之前及时地添加。

（3）饮食调养

春季阳气初生，宜食辛甘、发散之品，而不宜食味酸、收敛之物。故《黄帝内经·素问·藏气法时论》中说："肝主春……肝苦急，急食甘以缓之……肝欲散，急食辛以散之，用辛补之、酸泄之。"酸味入肝，且具收敛之性，不利于阳气的生发和肝气的疏泄，且对脾胃的运化功能具有不利影响，故《摄生消息论》中说："当春之时，食味宜减酸增甘，以养脾气。"春时木旺，与肝相应，肝木不及固当用补，然而，肝木太旺则克脾土，因而在《金匮要略》中，有"春不食肝"之训。由此可见，为适应春季肝木趋旺的特点，在膳食调配上应注意体现上述原则，即适当较多地食用辛温、升散的食品，以扶助春阳的生发。这一类食品，主要有小麦、大枣、豆豉、花生、葱、姜、香菜等。对生冷、黏腻之物则应少食，对掺杂、不洁之物则应丢弃，以免伤害脾胃。

我们需要特别注意的是，饮食调养之法虽好，尚需因人而异。在具体运用之时，还要辨明虚实表里，灵活掌握，切忌按图索骥、生搬硬套。不但春季如此，而且四时皆应如此。

（4）运动调养

在刚过去的冬天，天气寒冷，人体的阳气内敛，藏精多于化气，新陈代谢减弱，五脏六腑的功能都有不同程度的退缩。入春以后，应走出家门，到空气清新之处，加强运动锻炼。如城区公园、社区广场、山坡林地、田野地头、湖滨河边。漫步小跑、做操玩球、站桩弓步、打拳习功。可以因地制宜，形式不拘，取己所好，适量多动，以使春阳升发有序、增长有路。年长或行动不便之人，可乘这风和日丽之际、春光明媚之时，漫步于园林亭阁、宽阔虚敞之处，凭栏远眺，视景观云，以使生气畅达。尽量不要默坐，以避免滋生邪气，阻碍疏发。

（5）防病保健

立春以后，天气转暖，万物复苏，蛰虫清醒，风寒之邪未去，温热毒邪又来逞凶，细菌、病毒等致病微生物，随之生长繁殖，因而是风寒湿热诸邪与时役纷沓而来。现代医学所说的流感、肺炎、麻疹、流脑、猩红热等传染病常有疫情发生。为此，必须预先防范。一是要清洁卫生，扫除害虫，避免形成传染源。二是要开窗通风，让室外的新鲜空气入内交换。三是要加强机体的运动锻炼，提高免疫抵抗力。在有时疫流行之时，出门一定要戴好口罩，用烧灼的艾叶烟气或是加热的食醋水蒸气熏蒸房间，注意口鼻卫生，阻断外邪首先犯肺之路，都是应该采取的重要预防措施。

2. 夏季养生

《黄帝内经》的《素问·四气调神大论》篇中说："夏三月，此为蕃秀。天地气交，万物华实，夜卧早起，无厌于日，使志无怒，使华英成秀，使气得泄，若所爱在外，此夏气之应，养长之道也。逆之则伤心，秋为痎疟，奉收者少，冬至重病。"把这段话翻成白话，是这样的。

夏天的三个月，是万物繁盛壮美的季节。在这一季节里，天地之气已经完全交会，万物开始开花结实。人应当夜晚睡觉，天明早起，不要对天长炎热感到厌倦，要使情绪平和，不急不躁，使气色焕发光彩，使体内的阳气自然得到宣散，就像把愉快的心情表现在外一样。这乃是顺应夏气、保护身体机能旺盛滋长的法则。违背了这一法则，就会伤害心气，到了秋天又会发生肆虐之疾。究其原因，则是由于身体在夏天未能得到充分长养，以致供给秋天的收敛之力少而不足的缘故。到了冬天，还会再导致别的疾病发生。

从立夏之日到立秋之前，是为夏季。在这三个月内，有立夏、小满、芒种、夏至、小暑、大暑六个节气。入夏以后，天气转热，烈日炎炎，雨水充沛，万物竞长，日新月异。人到夏季，阳盛于外。夏季养生，要顺应这一特点，立足于一个"长"字，特别注意保护阳气。

（1）精神调养

夏季属火，与心相应，所以在赤日炎炎的夏季，要格外重视心神的调养。如《素问·四气调神大论》所说："使志无怒，使华英成秀，使气得泄，若所爱在外。"这也就是说，夏季要胸怀宽阔，精神饱满，神清气爽，平和欢畅，以利于气机的通泄，就如同那含苞待放的花朵需要阳光一样。如若懈怠厌倦、烦恼郁怒，则如火上浇油，有碍气机的畅达调顺。所以，养生家嵇康在《养生论》中提醒人们说："更宜调息静心，常如冰雪在心，炎热亦于吾心少减，不可以热为热，更生热矣。"这里暗合了"心静自然凉"的心境奥秘，实为养生之妙法，很有借鉴意义。

（2）起居调养

夏季暑热，暑易伤气。炎热易使人大量出汗。汗为心之液。人若排汗过多，则既伤心气，又易中暑，使人头昏脑胀，胸闷心悸，甚至虚脱昏迷。所以，不论是野外劳动，还是体育锻炼，一定要避开烈日炽热之时。午饭后，宜午睡小憩，一可躲避暑热，二可养精蓄锐。

夏季作息，宜晚睡早起。天热多汗，衣衫亦应勤换勤洗。

酷热盛夏，每天洗个温水澡，可洗掉汗渍污垢，使皮肤清洁爽快，也利于消暑防病。当无此便利条件时，亦可用毛巾蘸温热之水擦拭身躯，也能起到近似的作用。

夏日阳盛于外，腠理开放，易受风寒湿邪侵袭。夜晚睡眠时，不宜室外露宿。有空调的房间，也不宜内外温差过大。日间室外纳凉，可在树阴下、水亭中、凉台上，但不宜时间过长。乘凉之地，不要选在房檐下、过道里，或者应远离门窗之缝隙，以防虚邪贼风入侵，患得阴暑之症。

（3）饮食调养

夏时在五行中属火，人体则心火当令。五行学说认为，心火过旺则克肺金，所以，在中医文献《金匮要略》中，有"夏不食心"的说法。还有味苦之物，也能助益心气而遏制肺气，所以，药圣孙思邈又主张："夏七十二日，省苦增辛，以养肺气。"夏季出汗较多，盐分易随汗出，倘若人体缺盐，心跳脉搏即会失常。所以，进入夏日，宜多吃味酸之物以固表，多食味咸之品以补心。正如《黄帝内经·素问·藏气法时沦》篇中所说：逢夏时，"心苦缓，急食酸以收之"，"心欲耎（读：ruǎn，软），急食咸以耎之，用咸补之，甘泻之。"

夏日炎热，人的食欲下降，消化功能减弱，膳食宜清淡脆爽，不宜过食肥甘厚味。绿豆汤、红豆汤、乌梅汤、啤酒，以及西瓜、甜瓜等时令果品，为清热消暑、补水解渴之佳品，但不宜冰镇，以免温度过低，使脾胃受寒。

阴阳学说还认为，夏日虽然阳盛，但却伏阴在内，饮食不可过寒。古籍《颐身集》就曾经指出："夏季心旺肾衰，虽大热不宜吃冷淘冰雪、蜜水、凉粉、冷粥。饱腹受寒，必起霍乱。"所谓心旺肾衰，由于心主表、肾主里，心旺即外热，肾衰即内寒，是说人体在夏季是外热内寒，故凉食、冷饮不宜多吃，少量的食用还可以，多了定会寒伤脾胃，令人呕吐泄泻。按中医学的脏与脏之间的关系讲："肾无心之火则水寒，心无肾之水则火炽。心必得肾水以滋润，肾必得心火以温暖。"从中不难看出，心、肾之间的重要关系。

此外，夏季温高，致病微生物极易滋生繁殖，食物也易于腐败变质，由此引发痢疾、肠炎等肠道疾病的发生。为了防止"病从口入"，应特别讲究饮食卫生，残汤剩饭，馊了的变质食物，千万不能再吃。

（4）运动调养

夏天气候炎热，运动锻炼宜在清晨、傍晚或雨后较为凉爽的时候进行。运动不宜大汗淋漓，应以散步、慢跑、太极拳、气功、广播操等运动量相对不大的项目为好。场地宜选择公园、山林、湖滨、河边、庭院等空气清新、相对凉爽的地方，有条件的，最好能到高山林区、海滨地区、避暑胜地去疗养。运动不可过分剧烈。因为剧烈运动，可致排汗太多，不仅损阴，也会伤阳。汗泄过多时，可饮用盐开水或绿豆盐汤，不可只喝凉开水，也不能用冷水冲头、淋浴。否则，会让寒邪入里，引发寒湿痹证等多种疾病。

（5）防病保健

夏季酷热多雨，暑湿之气容易乘虚而入，易致中暑、疰夏等病。如果出现头昏乏力、胸闷心悸、注意力分散、大量出汗、四肢发麻、口渴、恶心等症状，乃是中暑的先兆。应立即移至通风处休息，喝些淡盐开水或绿豆汤，若食用西瓜水、酸梅汤，则效果尤佳。应合理安排工作时间，注意劳逸结合，避免在烈日下曝晒，以避免中暑的发生。另外，事先置办好防暑的饮料和药物，如绿豆汤、酸梅汁、仁丹、十滴水、清凉油、藿香正气水等，乃为上策。

疰夏主要表现为食欲不佳、胸闷气短、四肢无力、萎靡不振、大便稀薄、微热嗜睡、表虚易汗、日渐消瘦。疰夏重在预防。可在夏令之前，进食补肺健脾益气之品，并少吃油腻厚味，以减轻脾胃负担。入夏以后，可用芳香化浊、清解湿热之方，防治并举。如每天用鲜藿香叶、佩兰叶各10g，飞滑石、炒麦芽各30g，甘草3g，水煎取汁，代茶频饮。

3. 秋季养生

《黄帝内经·素问·四气调神大论》篇中说："秋三月，此谓容平。天气以急，地气以明，早卧早起，与鸡俱兴，使志安宁，以缓秋刑，收敛神气，使秋气平，无外其志，使肺气清，此秋气之应，养收之道也。逆之则伤肺，冬为飧（读：sūn，笋）泄，奉藏者少。"把这段话翻成白话，是这样的——

秋天的三个月，是万物果实饱满、已经成熟的季节。在这一季节里，天气清爽，秋风劲急，草木凋谢，大地明净。人应当早睡早起，与鸡同步作息。使情志安定宁静，用以缓和深秋的肃杀之气对人的不利影响，收敛以往宣发的神气，以平衡秋气，不要向外宣泄情志，使肺气保持清肃。这乃是顺应秋气、养护人体收敛机能的法则。违背了这一法则，就会伤害肺气，到了冬天还会衍生完谷不化的飧泄。究其原因，是由于身体的收敛机能在秋天未能得到应有的养护，以致供给冬天的闭藏之力少而不足的缘故。

秋季，从立秋之日到立冬之前。这三个月内，包括立秋、处暑、白露、秋分、寒露、霜降六个节气。秋风阵阵，秋雨绵绵，气候由热转寒，是阳气渐收，阴气渐长，由阳盛向阴盛转变的过渡阶段，也是万物成熟收获的季节。因此，秋季养生，不论精神情志、饮食起居、运动锻炼，都必须立足于收敛，着眼于一个"收"字。

（1）精神调养

秋属金，内应于肺。肺在志为悲，悲伤、忧思易伤肺气。肺气亏虚，则机体对不良刺激的耐受性下降，易生悲忧情结。

秋风萧瑟，云高气爽，秋天是个宜人的季节。但是，由于气候日渐干燥，光照减少，气温渐低，花木凋谢，草枯叶落，易使人触景生情，心生悲凉、忧伤、垂慕之感，引起忧郁、烦躁等情绪变化。因此，《素问·四气调神大论》提示我们："使志安宁，以缓秋刑。"意思是说，秋季养生首先要保持安定平和的心态、豁达乐观的情绪。阴历九月九日为我国民间的重阳节，有登高望远、观云赏景的习俗，可谓养收之妙法。极目远眺，可使人赏心悦目，心旷神怡，一切凄凉、忧伤、抑郁、惆怅等不良情绪，可顿然烟消云散，是一剂怡情调神、防治悲秋的良方。

（2）起居调养

秋季，自然界的阳气由疏泄趋向收敛，起居作息也要做出相应的调整，如《素问·四气调神大论》中所说的"早卧早起"。早睡，以顺应阳气收敛之势。早起，能使肺气得到舒展，且能避免收之太过。秋初，暑热依存，凉风时来，气候易变，反复无常。因此，应备好秋装，随时据情应变，酌行加减。不宜一入秋就增衣过早、过多。否则，极易削弱人的耐寒能力，反而容易受风着凉，引发感冒。进入深秋，风大温低，天气转凉，则应及时增添衣饰。有病在身的人，体质虚弱的人，还有老年人、婴幼、孕产妇，尤其应该这样。

（3）饮食调养

《黄帝内经·素问·藏气法时论》中说："肺主秋……肺欲收，急食酸以收之，用酸补之，辛泻之。"酸味有收敛之功，可补肺。辛味有发散之力，可泻肺。秋季养生，是宜收不宜散。所以，要尽量少食葱、姜、辣椒等辛辣之物，而适当多食一些带酸味的梨桃瓜果。秋时，肺金当令。按照五行，肺金太旺，则会克肝木，故《金匮要略》中，又有"秋不食肺"之说。

秋日气燥，易伤人体津液，所以，膳食搭配应以滋阴润肺为好。《饮膳正要》中说："秋气燥，宜食麻以润其燥，禁寒饮。"《臞仙神隐书》则主张，入秋以后，适宜食用生地粥，可以滋阴润燥。总之，进入秋季，可适当食用如糯米、粳米、芝麻、蜂蜜、枇杷、菠萝、乳品等柔润食物，以益气生津、滋阴润燥，对健康大为有益。臞仙，是指身体清瘦而精神矍铄的老人。

（4）运动调养

秋风拂人，天气凉爽，是开展运动锻炼的好时光。可根据个人的喜好，选择适宜的锻炼项目，亦可习练《道藏·玉轴经》所载的秋季吐纳健身功。具体做法是：每日晨起洗漱完毕，在室内闭目静坐，先叩齿36次，再用舌尖在口中搅动，使唾液泌出，待口水满嘴，漱涮几遍，分3次慢慢咽下，并意送至下丹田，稍停片刻，缓缓做腹式深呼吸。吸气时，舌舔上腭，用鼻吸气，用意将气送至丹田。再将气慢慢从口呼出，呼气时要默念"哂"（读：shēn，审）字，但不要出声。如此反复 36 次。坚持习练此功，有益气强肺、保健延寿之功效。

（5）防病保健

秋季是某些感染性、流行性疾病如肠炎、痢疾、疟疾、"乙脑"等的易发季节。事先预防格外紧要。要保持环境清洁，消灭蚊蝇，注意个人卫生，不饮生水，不吃腐败、变质和不洁之物。少儿晚间着凉，易得"秋季腹泻"，类似肠胃炎。用新鲜的马齿苋煎汤饮用，可对肠炎、痢疾的流行起到一定的防治作用。

秋季气候，主要在于干燥，故民间常以"秋燥"一盖之。燥邪袭人，最易耗伤津液，常见口干舌燥、嘴唇干裂、鼻干生疮、咽干少津、大便干结、皮肤干枯，甚至皲裂。预防秋燥，可适当服用宣肺化痰、滋阴益气的中药，如西洋参、百合、银耳、杏仁、川贝等，对缓解秋燥，多有良效。

4. 冬季养生

《黄帝内经·素问·四气调神大论》篇中说："冬三月，此谓闭藏。水冰地坼，无扰乎阳，早卧晚起，必待日光，使志若伏若匿，若有私意，若已有得，去寒就温，无泄皮肤，使气亟夺，此冬气之应，养藏之道也。逆之则伤肾，春为痿厥，奉生者少。"把这段话翻成白话，是这样的。

冬天的三个月，万物生机闭藏。水面结冰，大地冻裂，人不能再动扰阳气，要早睡晚起，等到日出再起床，使情志有所藏匿、隐伏，就像人有隐私、心得那样，还要注意避寒取暖，但也不能让肌肤腠理开启汗出，而导致阳气大量耗散。这乃是顺应冬气，让生机闭藏的养护法则。违背这一法则，就会伤害肾气，到了春天，就会出现四肢厥冷、痿弱的病症。究其原因，是由于身体的闭藏机能未能很好地养护，以致春天生机焕发的能量太少的缘故。

冬天的三个月，从立冬开始，包括立冬、小雪、大雪、冬至、小寒、大寒六个节气，是一年中最寒冷的季节。朔风凛冽，寒气凝野，阳气潜藏，阴气盛极，草木凋零，蛰虫伏藏，万物皆以"冬眠"来养精蓄锐，好为来年迎春生发早作准备。此时，人体阳消阴长，新陈代谢趋缓。因此，冬季养生，应着眼于一个"藏"字。

（1）精神调养

冬令来到，为了保证阳气伏藏的正常生理不受干扰，必须做到心神安定。为此，必须注意掌控、遏制自己的情志活动，就如同对待个人隐私那样秘而不宣，如同获得了珍宝那样心满意足，以求得精神的安静、情绪的稳定，从而养精蓄锐，为来春的阳气萌生、焕发，奠定坚实的基础。

（2）起居调养

冬季的起居作息，要按照《素问·四气调神大论》中所说："早卧晚起，必待日光"。《千金要方·道林养性》篇中也说："冬时天地气闭，血气伏藏，人不可作劳汗出，发泄阳气，有损于人也。"在寒冷的冬季里，不应当扰动阳气，以免给人体"阴已成形，大于阳所化气"的生理比值带来不利的影响。因此，要保证充足的睡眠，早点躺下，晚点起床，以利于阳气的潜藏、阴精的积蓄。御寒保暖，要恰如其分，适情增减。衣着过少过薄，或者室温过低，则既耗阳气，又易感冒。而衣着过多过厚，或者室温过高，则肌肤腠理开泄，阳气不得潜藏，风寒之邪，更易乘机而入。此外，《素问·金匮真言论》还提醒人们说："夫精者，身之本也，故藏于精者，春不病温。"这是告诫人们，冬季宜节欲保精，减少房事，这对于预防春季萌生温病，具有重要意义。

（3）饮食调养

对正常人来说，冬季的膳食搭配应当遵循"秋冬养阴"、"无扰乎阳"的原则，生冷固然不好，燥热也并不相宜，而以滋阴潜阳、产热量较高的食物为宜。为避免维生素的摄入不足，新鲜的蔬菜水果不能缺少。从五味与五脏的关系来看，《素问·藏气法时论》篇中指出："肾主冬"，"肾欲坚，急食苦以坚之，用苦补之，咸泻之。"这是因为，进入冬季以后，人的腠理闭塞，体表的阳气衰微，所以出汗很少，这就可以减少咸味食盐的摄入量，从而减轻肾脏的负担，而增加苦味食物的摄入，则可以起到坚肾养心的作用。

具体说来，为了保阴潜阳，冬季宜食谷类、黑豆、黑米、黑芝麻、核桃仁、黑木耳、羊肉、鳖、龟等热性、益肾的食品，适合吃喝温热饮食，以保护阳气。由于冬季重于养"藏"，所以此时进补，是绝佳的时机。

（4）运动调养

冬日室外虽寒，但仍需坚持运动锻炼。有句民谚说得好："冬天动一动，少闹一场病；冬天懒一懒，多喝药一碗。"由此可见冬季锻炼之重要。

室外锻炼要注意两点。一是要避免在冰天雪地、风雪雾霾等恶劣的环境、气候条件下锻炼。二是不能在逆温条件下锻炼。所谓逆温，是指在冬日的早上，由于冷高压的影响，往往会出现逆温现象，即上层的气温高，而地表的气温低，大气的上下对流几乎停滞，工厂烟囱、家庭炉灶等排放的煤烟废气，不能向大气层迅速扩散，使得地表的户外空气相当污浊。当早上出现逆温现象时，运动锻炼宜改在室内为好。

（5）防病保健

冬季是人体强身进补的最佳时机。补益的方法主要为两类，一是药补，二是食补。对中老年人来说，"药补不如食补"、"食补优于药补"。但不论药补，还是食补，均需根据个人的性别、年龄、体质等实际情况，有的放矢，区别对待，因时、因地、因人制宜。认真听取专业医师的意见，方能积极、稳妥，取得良效。

冬季是许多感染性、流行性疾病如流感、麻疹、白喉、流脑、腮腺炎等疾病的好发季节，除了注意精神、饮食调养和运动锻炼外，还可采用中草药预防。比如，板蓝根、大青叶、紫苏叶对流感、腮腺炎、麻疹，牛膝对白喉，黄芩对猩红热，鱼腥草对百日咳，均有预防和治疗作用，方法简便有效。可以请中医师处方，酌情采用。

冬季寒冷，易于诱发痼疾、陈病，如支气管哮喘、老慢支、风寒湿痹症等。心脑血管疾病、糖尿病等慢性病，也常因受风触寒而诱发，或加重。因此，防寒护阳，是至关重要的一环。同时，也要注意四肢、颜面的保健防护，避免冻伤。

以上所讲的四季因时养生法，与前面所讨论的十二时辰养生法、每日养生的最佳安排等，皆属"养生必须全天候"的范畴。接下来所要探讨的是三周全的第三点："养生必须全过程"。欲知详情，且听下回。

第七章　养生必须全过程

在第四章"养生先养气"中，我们谈到，养生必须做到"三周全"，即：全方位、全天候、全过程。

在前面两章，我们已经探讨了三周全的前两点——全方位和全天候。这一章再来探讨第三点——养生必须全过程。

养生必须全过程，就是把保健养生，贯穿到我们的生命的每一个阶段，贯穿于我们生命的全部历程。那么，怎样来做到这一点呢？先看看我们的先祖是怎么说的。

第一节　《黄帝内经》话人生

一、炎黄子孙与《黄帝内经》

众所周知，《黄帝内经》是我国最古老的医学文献，也是我们国人的养生宝典。作为中国人，我们也都知道自己是"炎黄子孙"。这是因为，我们都把我们的先祖——炎帝与黄帝，尊崇为我们中华民族共同的祖先。在我们的血液里，人人都有世代传承的中医文化的遗传基因。因为炎帝与黄帝，都是我们的国粹——中医学、中药学的开山之祖。

炎帝神农氏尝百草的故事流传久远。"神农氏作蜡祭，以赭鞭鞭草木，尝百草，始有医药。"这是司马迁在《史记》中说的。"神农尝百草，日遇七十二毒，得茶而解之"的说法，在《淮南子》《本草衍义》等古代典籍中均有记载。这就告诉我们，炎帝神农氏作为华夏文明的奠基者，不单是我们的农耕之祖，更是我们的医药之祖。

黄帝轩辕氏为最早统一"中国"的部落联盟领袖。他不仅被后人尊奉为中华民族的创始人，而且也被后人尊奉为医学诸家的祖师爷。因此，我国最早的医学专著，就是假托其名，叫作《黄帝内经》的。这本书是以问答的形式编写而成的。先是黄帝发问，接着，由精通医药、医理、疗法的臣子作答。相传黄帝的首席大臣岐伯，对医学理论最为精通，所以，在《黄帝内经》全书中，二人的问答最多，后世也因此将中医学，称为"岐黄医学"。

《黄帝内经》是我国现存最早的一部医学经典。它总结了秦汉以前，临床医学的实践经验，比较全面地记述了阴阳五行、气血精神、脏腑经络、诊法治则、针灸方药等古代传统医学的思想、知识和方法。它的出现，标志着我国古代医学理论体系的初步形成，为我们祖国的传统医学——中医学，奠定了翔实的理论基础。

《黄帝内经》原书 18 卷，包括《素问》和《灵枢》两部书，各 9 卷。书中记述的医学思想和临床知识，反映了古人对人体生命活动的朴实认识，以及在养生保健、防治疾病方面的经验和智慧。

《黄帝内经》总结阐述了疾病产生的内部原因和外部条件，认为疾病形成的机理，主要取决于人体正气的强弱和外界病邪的盛衰。如果人体正气强盛，即使有外邪作祟、流行，人也不会染病；相反，如果人体正气虚弱，邪气便会乘虚而入，导致疾病的发生。这就是说，人与疾病的抗争，实际上是正邪这两个方面的较量，在这个过程中，内因是基础，外因是条件；内因起决定作用，但外因也不可忽视。

此外，在《黄帝内经》中，还记有治病方药、养生保健等众多方面的内容。全书记述之广泛，理论之精深，史无前例。这正如前人所比喻的那样，像"深山大泽，实生龙蛇。"这确实是一部令后人为之振奋的中医学巨著，也是让我们为之自豪的民族瑰宝。

关于人生各阶段的生理状况，《黄帝内经》曾有两处概括而又精辟的论述。第一处是在《黄帝内经》上部《素问》的第一篇《上古天真论》中。第二处是在《黄帝内经》下部《灵枢》的第五十四篇《天年》中。下面分别作以解析。

二、"女七男八"论人生

首先，我们来看第一处，在《黄帝内经·素问·上古天真论》篇中，原文是这样说的：

帝曰：人年老而无子者，材力尽耶，将天数然也。

岐伯曰：女子七岁，肾气盛，齿更发长；二七而天癸至，任脉通，太冲脉盛，月事以时下，故有子；三七，肾气平均，故真牙生而长极；四七，筋骨坚，发长极，身体盛壮；五七，阳明脉衰，面始焦，发始堕；六七，三阳脉衰于上，面皆焦，发始白；七七，任脉虚，太冲脉衰少，天癸竭，地道不通，故形坏而无子也。丈夫八岁，肾气实，发长齿更；二八，肾气盛，天癸至，精气溢泻，阴阳和，故能有子；三八，肾气平均，筋骨劲强，故真牙生而长极；四八，筋骨隆盛，肌肉满壮；五八，肾气衰，发堕齿槁；六八，阳气衰竭于上，面焦，发鬓颁白；七八，肝气衰，筋不能动，天癸竭，精少，肾藏衰，形体皆极；八八，则齿发去。肾者主水，受五藏六府之精而藏之，故五藏盛，乃能写。今五藏皆衰，筋骨解堕，天癸尽矣。故发鬓白，身体重，行步不正，而无子耳。

这一段是文言文，逐一翻译成白话，是这样的——

黄帝有事不明，就向自己的大臣、医师岐伯问道："人到老年的时候，就不能生育子女了，这是由于精力衰竭了呢，还是自然规律所限定的呢?"岐伯听后，接着作了回答。

"女子七岁，肾气盛，齿更发长。"

岐伯回答说：女子到了七岁，肾气逐渐盛旺，奶牙开始更换，头发开始茂盛地生长。

在这篇《上古天真论》中，先哲们向我们披露了一个有关人生生命节律的秘密——"女七男八"。通俗地讲，就是男人与女人，具有不同的生理周期，在女性身上，每隔七年，生理上就会发生一次明显的改变，而在男性身上，则是八年。

我们一般人都知道，小孩子到了七、八岁，都会开始换牙，就是把初生时长成的奶牙换成恒牙。这开始换牙，就是肾功能变强的表征。因为肾主骨，齿为骨之余，所以牙齿是肾的花朵，由肾气所主。而人的头发乃是肾的精华，也由肾气所主。因此，这换牙和头发的茂盛生长都是肾气旺盛，肾功能变强的表现。

在中医学里，我们会经常见到这个"主"字。所谓"主"，乃是概括人体脏腑功能的一个专用称谓。例如，心主血、肺主气、肝主筋、肾主骨、脾主四肢和肌肉等。"主"在这里，是个动词，具有主持、主导、统辖、管理等多重含义。

"二七而天癸至，任脉通，太冲脉盛，月事以时下，故有子。"

女子到了十四岁，天癸来了，任脉通畅，太冲脉旺盛，月经按时来潮，具备了生育子女的能力。

所谓"天癸"，是人体内自生的一种让人能够生殖繁衍的物质精微，是人体正常发育的产物。

任脉是人体奇经八脉中的一条奇经。任脉起行于两腿和二阴之间的会阴穴，走行于人体前面的正中线，经人体胸腹部中线上行，一直到达人体面部鼻沟中的人中穴。任脉是主血的，又主女子的胞胎和生育。

太冲脉即指冲脉。冲脉也是人体奇经八脉之一。冲脉起于胞中，与任脉相并行，又与督脉相通，上至于头，下至于足，贯串全身，为总领诸经气血的要冲，故有"十二经之海""五脏六腑之海"和"血海"之称。"冲为血海"，说明了冲脉与妊产胎育，即女性的生殖机能关系密切，冲、任脉盛，月经才能正常形成。

女子到14岁，由于任脉通畅，冲脉旺盛，血气足了，所以就会来月经，长乳房，出现第二性征。在古人看来，来月经就标志着性成熟，能怀孕生子、传宗接代了。这时候的女孩子，就可把头发盘起来，让媒婆看到，才会有人上门来提亲。但就婚嫁来讲，则并非14岁。古时规定，女子二十而嫁，男子三十而娶。这个规定依然蕴含着女七男八的思维。

"三七，肾气平均，故真牙生而长极。"

女子二十一岁时，肾气充盛饱满，恒牙生出，牙齿也都长全了。

"四七，筋骨坚，发长极，身体盛壮。"

女子二十八岁时，筋骨强健有力，头发的生长达到最茂盛的状态，身体强盛健壮。

从三七到四七，为女子的黄金时期。因为女子三七的时候，"肾气平均，真牙生而长极"，身体状态开始出现第一高峰，并一直持续到四七，达到"筋骨坚，发长极，身体盛壮"，肝、肾功能均达到极点，身体达到最棒的顶峰。所以，古人主张，女子二十而嫁，可以在21～28岁的生命高峰期生育第一胎，显然，这对孩子、对母亲，都是最好的。

"五七，阳明脉衰，面始焦，发始堕。"

三十五岁时，阳明经脉的气血逐渐衰弱，面部开始憔悴，头发也开始脱落。

女子到了五七三十五的时候，开始走向衰老。一般认为，女人要比男人老得快。因为过了35岁，女人的阳明脉开始衰败。阳明脉，一是足阳明胃经，二是手阳明大肠经，两经相接于鼻翼之处的迎香穴。阳明脉衰，也就是说，胃经、大肠经的气血都开始走下坡路。由于胃经走的是脸面和额头，大肠经走的是面颊和上唇。所以，女性到了35岁左右，就开始显老，额头上出现抬头纹，脸面上出现鱼尾纹，面容显出憔悴，头发也开始出现掉脱。

"六七，三阳脉衰于上，面皆焦，发始白。"

四十二岁时，三阳经脉气血衰弱，面部憔悴无华，头发开始变白。

三阳脉即手三阳经和足三阳经。手三阳经，为手少阳三焦经、手阳明大肠经、手太阳小肠经。足三阳经，为足少阳胆经、足阳明胃经、足太阳膀胱经。由于"手之三阳，从手走头；足之三阳，从头走足"，手、足三阳脉都从人体的头部、面颊上走行，三阳脉皆衰以后，脉行部位的气血供应出现不足，营养、滋润大打折扣，所以，女人的面部变得憔悴无华，头上也开始出现白发。

"七七，任脉虚，太冲脉衰少，天癸竭，地道不通，故形坏而无子也。"

四十九岁时，任脉气血虚弱，冲脉的气血也衰退减少，天癸枯竭，月经断绝，所以形体衰老，没有生育能力了。

任脉虚弱，意味着阴血开始减少。冲脉衰退减少，相当于阳气减退。由于阳气阴血都不足了，所以，主生殖的物质精微——天癸就枯竭了，女人再也不能生孩子，体形也不再婀娜受看了。按现代的说法，是绝经期，或者叫更年期到了。

以上，是关于女人的说法。下边，再看看男的。

"丈夫八岁，肾气实，发长齿更。"

男子到了八岁，肾气充实起来，头发开始茂盛，乳牙也更换了，

男女具有不同的生理周期。在人生的第一个生命节律点，女子七岁，男子八岁，相差只有1岁。但是，后来，差距逐渐拉大，男子的八八六十四和女子的七七四十九，就相差了15岁。女子七七四十九，通常更年期来临，男子也是有更年期的，通常出现在八八六十四。

"二八，肾气盛，天癸至，精气溢泻，阴阳和，故能有子。"

十六岁时，肾气旺盛，天癸产生，精气满溢而能外泻，两性交合，就能生育子女。这就是说，男孩子到了16岁，性发育就开始了。

"三八，肾气平均，筋骨劲强，故真牙生而长极；四八，筋骨隆盛，肌肉满壮。"

二十四岁时，肾气充满，筋骨强健有力，真牙生长，牙齿长全。三十二岁时，筋骨丰隆盛实，肌肉亦丰满健壮。

从24到32岁，是男子生命的黄金时期，其脾肾功能逐渐增强，到32岁时，身心俱佳，达到高峰。所以，古人主张男子三十而娶。显然，这对养育后代非常有利。

"五八，肾气衰，发堕齿槁。"

四十岁时，肾气衰退，头发开始脱落，牙齿开始枯槁。

这就是说，40岁，是男人生命历程的一个坎。此时，身体的强壮，已经到了峰顶，接下来，就只有下坡路，也就是说，衰老开始了，如果出现脱发，感到牙齿松动，都是不足为怪的。在民间，历来有"男人四十一"的种种说辞，有人说，这是对成熟男人的作践与糟蹋。其实，内中蕴含着一定的道理，不妨认为是对男人的提醒或警示。

"六八，阳气衰竭于上，面焦，发鬓颁白。"

四十八岁时，上部阳气逐渐衰竭，面部憔悴无华，头发和两鬓花白。

阳气的衰竭，使男人明显地感到上气不足，力力大减，面容憔悴无光，两鬓银丝出现，头发开始斑白。这时的男人，让人真切地感到，确实"老了"。

"七八，肝气衰，筋不能动，天癸竭，精少，肾藏衰，形体皆极；八八，则齿发去。肾者主水，受五藏六府之精而藏之，故五藏盛，乃能写。今五藏皆衰，筋骨解堕，天癸尽矣。故发鬓白，身体重，行步不正，而无子耳。"

五十六岁时，肝气衰弱，筋的活动不能灵活自如，天癸枯竭，精气少，肾脏衰，形体衰疲。六十四岁时，牙齿头发脱落。肾主水，接受其他各脏腑的精气而加以贮藏，所以五脏功能正常，能够胜任各自的任务。现今，五脏都以衰退，筋骨懈惰无力，天癸全无。所以发鬓都变白，身体沉重，步履不稳，也不能生育子女了。

以上，是《黄帝内经》对"生育期"男女生命节律的概括和归纳。它让我们明白了人体"女七男八"生理周期的大致梗概。当然，这只是古人在两千多年前的说法，与我们目前的实际并不完全相同。因此，作为现代人，我们应以发展变化、与时俱进的眼光，进行科学而又辩证的审视，既不能完全拘泥，也不能求全责备。

三、十岁一段论人生

下面，我们再来看第二处，它在《黄帝内经》下部《灵枢》的第五十四篇《天年》中。在这一篇中，岐伯以十岁为一个周期，把人的一生划分为十个阶段。然后，就人在各个阶段的生理特点，以及气血的盛衰、脏腑的强弱，还有它们同寿命长短的关系，分别作了阐述。原文如下：

人生十岁，五脏始定，血气已通，其气在下，故好走；二十岁，血气始盛，肌肉方长，故好趋；三十岁，五脏大定，肌肉坚固，血脉盛满，故好步；四十岁，五脏六腑十二经脉，皆大盛以平定，腠理始疏，荣华颓落，发颇斑白，平盛不摇，故好坐；五十岁，肝气始衰，肝叶始薄，胆汁始减，目始不明；六十岁，心气始衰，若忧悲，血气懈惰，故好卧；七十岁，脾气虚，皮肤枯；八十岁，肺气衰，魄离，故言善误；九十岁，肾气焦，四脏经脉空虚；百岁，五脏皆虚，神气皆去，形骸独居而终矣。

下面，我们逐段翻成白话。

"人生十岁，五脏始定，血气已通，其气在下，故好走。"

人长到十岁的时候，五脏发育始达健全，血气的运行实现了畅通，精气植根于下部的肾脏，所以，人喜好走动。

满10岁，是人生的第一阶段。此时，心肝脾肺肾——人的五脏之气都已稳定，血脉畅通，血气流动，这流动之气主要活动在人体的下部，所以，10岁左右的小孩子，其特征就是喜"走"好动。此处的这个"走"字，不是我们现代汉语中的"走"，而是小跑、蹦跳的意思。这也道出了小孩子总是喜欢跑跑跳跳的原因。

"二十岁，血气始盛，肌肉方长，故好趋。"

二十岁时，血气开始充盛，肌肉也趋于发达，所以，行动起来机敏快捷。

到了20岁时，是人生的第二个阶段。由于血气强盛，肌肉结实，这个阶段的人，就是"好趋"。"趋"的意思是快步走，这比小跑要慢。从10岁到20岁，小跑改成了快步走，这个转变，既是生理的变化，也是心理、精神的变化。

"三十岁，五脏大定，肌肉坚固，血脉盛满，故好步。"

三十岁时，五脏已经发育完善，肌肉发达而坚实，血脉充盈旺盛，所以，喜好从容稳健的漫步。

　　30 岁时，是人生的第三个阶段。五脏之气更加稳定，筋骨肌肉更加坚固，所以就"好步"。这里的"步"，就是行走漫步。此时，人虽喜欢走步，但却比"趋"，又慢了一截。

　　"四十岁，五脏六腑十二经脉，皆大盛以平定，腠理始疏，荣华颓落，发颇斑白，平盛不摇，故好坐。"

　　四十岁时，人体的五脏六腑、十二经脉，都到了最旺盛的时候而保持平定，腠理开始粗疏，容颜的光泽逐渐消退，发鬓开始斑白，精气已发展到顶峰而开始衰减，所以，人不想活动而喜好坐着。

　　从 30 岁到 40 岁时，是人生的黄金时段。人的身体都强盛到了极点，从此开始衰退。虽然人走路的时候，还比较平稳，没到摇晃的地步，但已经不喜欢走动，而变得喜静"好坐"了。从小跑蹦跳到快步走，再到普通的漫步行走，再到喜欢坐而不动，这个过程，就是一个由强盛转向衰老的转折点。所以，人生到 40 岁，就开始有了衰老的迹象，但这还只是外在的衰老。

　　"五十岁，肝气始衰，肝叶始薄，胆汁始减，目始不明。"

　　五十岁时，肝气开始衰减，肝叶开始瘦薄，胆汁开始减少，两眼开始昏花。

　　从 50 岁开始，人就真正地开始走向衰老，衰老从五脏开始，先是肝气开始衰落，肝脏开始萎缩变薄。由于"肝胆相照"，胆也受到了牵连，胆汁的分泌也跟着减少。并且，由于"肝开窍于目"，因而，"庭院失火，殃及池鱼"，眼睛也开始视物不清了。

　　"六十岁，心气始衰，若忧悲，血气懈惰，故好卧。"

　　六十岁时，心气开始衰减，以致感到忧愁悲伤，由于气血不足而运行缓慢，所以，喜好躺卧。

　　"七十岁，脾气虚，皮肤枯。"

　　到七十岁，脾气开始虚弱，皮肤干枯而失去润泽。

　　"八十岁，肺气衰，魄离，故言善误。"

　　到八十岁，肺气衰减，魄散离去，所以，说话容易出错。

　　"九十岁，肾气焦，四脏经脉空虚。"

　　九十岁，肾气枯竭，其他四脏的经脉气血也都空虚了。

　　"百岁，五脏皆虚，神气皆去，形骸独居而终矣。"

　　到了一百岁，心肝脾肺肾——五脏的气血全都空虚了，所藏的神气全都消散，人只有形体躯壳的存在，生命即将终止了。

　　以上，就是《黄帝内经》的"十岁一段论人生"，其辨析之细腻、论述之精辟，浅显易见，实在让人叹为观止。

　　"十岁"是人的一个生命周期。从动作上看，一开始 10 岁，是小跑；20 岁是快走；30 岁是漫步；40 岁是喜坐；到了 50、60 岁，就变成了喜躺好卧了。再从脏腑功能衰落的顺序上看，50 岁是肝；60 岁是心；70 岁是脾；80 岁是肺；90 岁是肾。这个顺序刚好是"肝木→心火→脾土→肺金→肾水"五行相生的顺序。

四、生命进程的阶段划分

在古希腊的神话中，有一个狮身人面的女妖，名叫斯芬克斯。她每天坐在忒拜城堡附近的悬崖上，要求过路的行人，必须猜中她的一个谜语，如果猜不中，就要被她吃掉。结果，许多人因此送命。这个谜语是这样说的："什么东西早晨用四条腿走路，中午用两条腿走路，傍晚用三条腿走路。"最后，是一个流浪者猜到了答案。原来，它的谜底就是——人。

这就是闻名世界的"斯芬克斯之谜"。它把人的一生，巧妙地浓缩为一天的经历。人刚出生，呱呱坠地，是婴儿，一开始只能在地上爬，如同四条腿着地。长大后立起，是两条腿走路。年老以后，人变得步履蹒跚，需要借助拐杖，才能走稳，于是又变成了三条腿。如果，我们能站在一生的角度，全过程地认识我们自己，这个谜语自然就不攻自破了。

斯芬克斯之谜，也是以人的动作上来区分人的生命进程的。但在人生各个阶段的划分上，却区分得比较粗。而《黄帝内经》中的岐伯，就对此区分得很细。他从人走路的姿态、行走的快慢和动作的敏捷度，发现了人的生命周期，并与人在各个阶段五脏六腑气血的盛衰密切联系起来。这就把祖国医学和中医文化的博大精深，体现得淋漓尽致。

历史的车轮已经来到了二十一世纪，现代人对自己的生命历程又是如何进行阶段划分的呢？根据年龄上的差异，现代人体生理学将人的一生划分为五个区段，分别为胎儿期、儿童期、青少期、中年期、老年期。区段不同，养生的要求也不同。这也就是说，在人生每个区段，各有其保健养生的特殊要求，于是就有了后面的五个专题。

第二节　胎儿期的保健养生

现代人生命全过程的养生，通常是按照年龄区段的不同，分别提出相应的养生要求，各自采取对应的养生措施。这就需要从人生最早的胎儿期谈起。

一、胎儿的发育生长过程

从受精卵形成到小儿出生为胎儿期。胎儿期是儿童的胎孕阶段，约 280 天，共 40 周。通常以 4 周为 1 个妊娠月，故有"十月怀胎"之说。这段时期，受精卵在母体内分裂发展，迅速发育，成长为胎儿，而后诞生。在这期间，个体从微小的受精卵开始，长成约长 50 厘米、重约 3000～3500 克的新生儿。

关于胎儿期的发展，中国古代医学家曾作过探索。如唐代医圣孙思邈在《千金要方》中概括为："一月胚，二月胎，三月血脉生，四月形体成，五月能动，六月诸骨具，七月毛发生，八月脏腑具，九月谷气入胃，十月百神备则生矣。"这一叙述虽不精确，但在当时，已经非常先进。现代人体生理学是将胎儿期分为 3 个阶段的，即胚种阶段、胚胎阶段和胎儿阶段。

（1）胚种阶段

从受精到第 2 周。最初，受精卵还是一个游离的细胞，并不附着母体。它一方面不断分裂增生，一方面沿输卵管向下漂移，第三、四天时到达子宫，形成胚泡。约在第 6 ~ 8 天，开始着床，植入子宫内膜，从此依赖母体生存成长，直到出生。

（2）胚胎阶段

约 2 ~ 8 周。在这个阶段，胚泡分化出外胚层、中胚层、内胚层，这 3 个胚层最终分别长成身体的各种器官组织。外胚层逐渐长成皮肤的表皮、毛发、指甲、牙齿、感觉器官和神经系统。中胚层长成皮肤的真皮、肌肉、骨骼、排泄系统和循环系统。内胚层长成欧氏管、气管、消化系统、呼吸系统，以及甲状腺和胸腺等。

（3）胎儿阶段

从满两个月到出生。在此阶段，胎儿身体各部分渐次发育，肌肉迅速增长，中枢神经发展极快。4 个月末，母亲可以感到胎动。5 个月，胎儿已出现吸吮、吞咽现象，并开始长指甲和毛发。6 个月，眼睛已发育，眼睑能启闭。这时，胎儿的多数器官迅速成长，功能也渐趋成熟，但是肺的发育比较缓慢，如果这时发生早产，胎儿较难成活。7 个月，胎儿已基本成形，发育完整。如此时发生早产，一般能够存活下来。因此，常把第 28 周看作"生存的年龄"。这也表明，7 个月时，胎儿的神经、呼吸等系统已发展到可以维持个体生命的水平。8 ~ 9 个月，胎儿以肌肉发育为主，皮下脂肪积聚，胎体变得丰满，体重增加很快，待到妊娠第 10 个月，其五脏具备，六腑齐通，形神兼备，一朝分娩，顺利出生，就是"新生儿"了。

在胎儿的发育过程中，脑的发育生长很快。胚胎发育到第 4 周时，即已出现神经管。它膨大的头端，将发育为人脑。它细小的尾端，则发育成人的脊髓。从第 5 周起，头端开始分化，以后逐渐发育为各种功能不同的脑。第 7 周，出现纹状体。第 10 周，纹状体分出尾状核和豆状核。到 5 个月时，大脑半球形成，但表面还很光滑。6 个月时，大脑半球表面的主要沟、回均已形成，大脑的额、顶、枕三叶已能分辨。总的说来，在胎儿期中，神经系统首先发展的是低级部位，大脑半球虽也发展很快，但功能却远未成熟。胎儿期的脑发展，为儿童出生后的智力发展、心理发展，准备了生理基础。

二、胎儿期保健养生的意义

胎儿期的保健养生，是指从受孕至分娩这段时间，为促进胎儿智力和体质的良好发育所采取的一系列有利于孕妇和胎儿身心健康的保健措施。胎儿期的保健养生，对于人的一生有着深远的影响，所谓"先天之本，人生根基"，就表明了妊娠期胎儿发育状况的重要性。胎儿的保健养生只能依靠母体的孕期保健来实现。孕妇为使胎儿获得良好的先天素质，而采取的一系列养育、防护措施，就是古人所讲的"养胎"。明代医家万全就曾在《妇女秘科》中明确指出："妇女受胎之后，最宜调饮食，淡滋味，避寒暑，常得清纯和平之气，以养其胎，则胎元完固，生子无疾。"

显然，胎儿孕育在母腹的子宫内，依赖母体脏腑精血的滋养而生长发育。母体的健康状况，将会直接影响胎儿的发育、禀赋，甚而决定其一生的健康和寿命。现已查明，母亲的情绪、营养、疾病，以及服用药物等因素，均能影响胎儿的正常发育，对个体出生后的生理和心理是否正常具有很大程度的决定性作用。在我国古代，先人即注意到母体内外环境对胎儿的发育影响很大，所以倡导"胎教"之风，要求孕妇慎于喜怒，切戒盛怒、忧郁、惊恐等，以免给胎儿带来不良的刺激。而现代科学，则强调从孕妇的心理卫生上进行掌控，以保证胎儿的健康成长，达到"优生优育"的理想。因此，我们必须十分重识孕妇在胎孕期间的养生保健。通过事先防范，以避免因保养不慎，导致胎痿不长、流产，或让胎儿出现先天性畸形，罹患先天性疾病。

以胎儿的听力保健为例，在妊娠的初期就应开始。譬如，在产前期，母体腹部一般不接受放射性照射，也不接受预防注射，预防母体遭遇病毒性感染，一旦感染，要及时进行治疗。用药时，禁用耳毒性药物。

三、对胎儿的胎教

对母腹胎儿的所谓"胎教"，有广义和狭义之分。广义的胎教，是指胎孕保健的全部内容。狭义的胎教，是指孕妇在胎、孕、产全过程中，加强精神品德的修养，怡情养性，为孕妇创造一个舒适愉快的环境与心境，给胎儿以良好的影响，促进胎儿的智力发育。严格地讲，胎教不同于养胎、护胎，而以养神益智为主要任务。下面说的，就是狭义的胎教。

1. 正心端坐，涵养德操

孕妇要自觉加强思想品格的修养，培养高尚的道德情操，专心致志地学习工作，以获得事业的成功和心灵深处的满足和快乐。要胸怀开阔，乐观豁达，言行举止，端庄大方，待人宽厚，助人为乐。如隋代医家巢元方在《诸病源候论·妇人妊娠病诸候上》中所说：做到"坐无邪席，立无偏倚，行无邪径，目无邪机，口无邪言"。如此以来，胎儿就会禀气纯正，有助于良好气质与宽厚人格的形成。

2. 怡情养性，调摄情志

《叶氏竹林女科》认为，"宁静即是胎教"。要求孕妇遇事冷静，安心、静心，摒弃孤独、忧伤和烦恼，不为七情所伤，做到"无悲哀思虑惊动"（徐之才《逐月养胎法》），始终保持稳定乐观的情绪。这样，孕妇才能心态平和，气血调顺，胎元稳固，也有利于胎儿的生长发育。

妇人怀胎，母子一体，性命相连，气血相通。倘若精神内守，则母子平安。倘若七情过度，则母子皆可受伤。所以，孕妇应极端重视自己的精神调摄，做到无烦恼、无愤怒、无悲哀、无忧思、无焦虑、无大言、无号哭、无惊疑，喜怒哀乐都要适可而止。孕妇应培养多方面的兴趣和爱好，通过琴棋书画、读诗唱歌等途径来陶冶性情，可参加适宜的文体活动，以丰富自己的孕期生活。

现代医学研究表明，胎儿生长发育需要的营养和氧气，是母亲血液通过胎盘供给的，母亲情绪变化会影响激素分泌和血液的化学成分。积极乐观的情绪，会使血液中有利于胎儿健康发育的化学物质含量增加，而消极悲观的情绪，则会使血液中的有害物质含量增加。在孕期，母亲若情绪低沉，精神紧张，会使肾上腺皮质激素的分泌量过多，从而引起胎儿发育的畸形。据临床观察，孕妇的情绪状态对妊娠中胎儿的活动、发育有很大的影响。母亲心平气和，情绪安定，则胎动规律。倘若母亲精神紧张，焦虑不安，则胎动剧烈，胎儿出生后也往往多动，好哭闹，易激怒，甚至影响喂奶和睡眠。重庆医学院曾对儿童多动症进行调查，发现这些儿童在胚胎期，其母都曾有过较大的情绪波动和心理困扰的经历。由于情绪的剧烈变化，与大脑皮层边缘系统、植物神经系统都有密切的关系，所以会对胎儿产生了广泛的不利影响。

奥地利的医学工作者曾对 141 名孕妇，先进行情绪类型分类，然后再进行跟踪观察，以了解孕妇的不同情绪对胎儿所带来的影响。结果，他们发现：

（1）理想型的母亲——孕期情绪安定、平稳，分娩顺利，婴儿健壮、正常。

（2）灾难型的母亲——孕妇对生育持消极态度，早产率高，婴儿体重轻，心理上不安定。

（3）矛盾型的母亲——孕妇思想矛盾，既喜欢孩子又不想接受孩子，所生的孩子大多在行为和胃肠方面有毛病。

（4）冷酷型的母亲——因种种不同的原因，不愿意有孩子，孩子出生后，大多反应冷淡，精神不振。

众多的研究都表明，孕妇的不良情绪，在整个妊娠期内，均会对胎儿带来不利的影响。妊娠早期是胎儿的敏感期，易引起腭裂和唇裂等生理缺陷。妊娠中期可造成流产。妊娠晚期会导致早产或难产。因此，孕妇要经常保持心情的舒畅，情绪的安定，家人也要多多体恤，尽量避免孕妇受到过度的不良刺激，以使其气血安和，情绪稳定，这对以后孩子的德智体全面发展，都会产生深远的影响。

3. 接近美好，回避邪恶

在隋代巢元方的《诸病源候论·妇人妊娠病诸候上》中，有孕妇"近美好、避邪恶"的宜忌之说。倡导孕妇宜"数视白璧美玉着孔雀"，即多多接触或贴近世间的美好事物，以使秀美之气入胎养胎；勿"令见伛偻侏儒丑恶形人及猿猴之类"，即刻意回避世间的那些低俗、淫荡、丑恶、凶残、杀戮、血腥之类的邪恶事物，避免受到不良的刺激，给腹中胎儿带来危害。

4. 胎儿训练，适时进行

孕妇应在胎儿感觉系统机能发展的最佳期，及时对胎儿进行有计划、有步骤的感觉功能与动作训练，以促进各种感官与脑的信息渠道形成稳定的联系，有助于出生婴儿智力与行为的发展。

（1）听觉训练

妊娠中期，胎儿中耳的发育已经完成，前庭系统的发展也是在婴儿出生之前。因此，应当从妊娠中期的第 13 周开始，训练胎儿的听觉。孕妇可以每天坚持对胎儿说悄悄话、吟诵唐诗宋词、唱摇篮曲，也可播放录音，让胎儿听取悠扬动听的乐曲。此外，母亲与他人的谈笑话语、林间鸟语、昆虫啼鸣及潺潺的流水声，都是促进胎儿听觉和神经系统发展的良好信息。研究发现，孕妇多听轻快、悦耳的音乐，胎儿就会躁动减少，生长发育良好；如果孕妇经常听取嘈杂的噪声、震耳的摇滚乐，就会引起胎儿的躁动增加。

（2）动作训练

孕妇平躺在床上，双手放在隆起的腹部，用手指轻轻地抚摩，就会引起胎儿的蠕动。此法可激发胎儿运动的积极性，出生后的站立行走，要早于未受过训练的婴儿。此法可在晚上入睡前进行，怀孕末期尤为必要。但孕妇若有早期宫缩现象出现，当忌用此法。

巢元方指出，胎教实为"外象而内感"。认为孕妇的言谈举止、所见所闻及喜恶爱好会通过一定的途径对胎儿产生潜移默化的作用。现代医学认为，这种作用是通过胎儿的神经系统完成的。神经系统和大脑的发育主要是在人的成长期，其中以胎儿期和乳婴期尤为关键。胎儿压觉、触觉等受体，自怀孕10周后即已发生并有其功能，胎儿对音响反应大约在怀孕20周前后即已发生，耳、目和感觉在出生前已渐趋完善。这使胎儿能对外界丰富的信息刺激及其孕妇的生理、心理变化做出敏锐的感觉，触觉、听觉尤其敏感，这正是胎教的生理学依据。实际上，胎教是在胎儿神经系统形成过程中所采取的培育手段，也是婴儿早期教育的发端。

四、膳食丰富，营养均衡

1. 孕妇膳食的基本要求和分期侧重

调节孕妇的膳食，目的在于滋生气血，使胎儿化育有源，并为接下来的分娩、哺乳打好基础。孕妇的饮食，应当营养丰富、全面均衡、新鲜可口、易于消化、饥饱适中，又当谨慎忌宜，在不同的阶段，满足不同的要求。

（1）妊娠早期（怀孕头3个月）

妊娠反应频发，胎儿发育尚处于缓慢阶段，此时，饮食宜少而精。孕妇可选择适合自己口味的食品，亦可捎带略有酸味的开胃之品，瓜果蔬菜均以新鲜为佳，忌食辛辣刺激之品，以免加重恶阻。

（2）妊娠中期（怀孕4~6月）

胎儿增长开始增速，孕妇的营养也要跟上，宜摄食富含有蛋白质、钙、磷的食品。麦稻谷类、豆类，及肉、鱼、蛋类，含有丰富的蛋白质。钙含于蛋黄、乳类、虾皮、动物骨骼及绿叶蔬菜中，磷存在于黄豆、鸡肉、羊肉中。食用这些食品，可以生肌壮骨、益髓补脑，有助于胎儿的快速发育。

（3）妊娠中晚期（怀孕后4个月）

胎儿的生长发育进入特别迅速的阶段，又是脑组织发育的关键时期，孕妇体内需要储存的营养物质也特别多，应多吃优质蛋白，注意动物蛋白与植物蛋白的合理搭配，少吃盐和碱性食物，防止水肿。

2. 孕妇的饮食禁忌

清淡可口、营养丰富是孕妇饮食的总原则，要禁忌过冷、过热、肥甘油腻、辛辣炙烤的食物。因为这些食品，能够助湿生热，不但会引起胎热、胎肥、难产，还会因此导致小儿出生后发生目赤、肿烂、疮疡、疹毒、丹毒、口疮、便秘等疾病。如果过食生冷，还会导致胎寒，造成小儿出生后阳气不振，体弱多病，容易出现腹痛、腹泻等疾患。

在整个妊娠期内，孕妇当忌食辣椒、胡椒等刺激性强的食物，属于特禀体质的，还要忌食虾、蟹等易于引发过敏的食品，要戒忌烟酒，勿饮浓茶。现代医学研究证明，孕妇嗜好烟酒，有可能出现畸胎和先天性疾病，婴儿出生后智力低下或发育不良，还有可能造成流产、早产和死胎。

3. 孕母的热能和营养素

我们知道，胎儿的营养来自于母体，孕母所摄取的营养物质，不仅要满足自身的营养需要，尚须提供胎儿的营养需要，并为分娩后的婴儿哺乳作好储备。孕母热能和各种营养素的供给量多少与国家、地区、民族、经济、文化、民俗、习惯等因素均有密切关系，所以会有所差异。

（1）热能

在整个妊娠期进程中，热能供应要逐渐增加。一般认为，以平日供应量每日约8.37MJ（约2000千卡）为基数，妊娠早期每日增加0.42MJ（100千卡），妊娠中期每日增加0.84MJ（约200千卡），妊娠晚期每日增加1.26MJ（约300千卡）就已足够。1980年，美国国立研究院认为，妊娠期每日增加1.26MJ（约300千卡）热能即能得到充分保证。

（2）蛋白质

有人总结273个妊娠期氮平衡的结果认为，妊娠20周后，对体重48～72kg的孕母来讲，每日1.1g氮即可获得氮平衡，这相当于体内存积92g氮或572g蛋白质，其中50g氮用在胎儿和胎盘组织。孕母蛋白质供给量，各国有很大不同，这是因为饮食中蛋白质来源不同，质量也有差异。优质蛋白质的含量百分率较高者，总量可以略低。世界卫生组织（WHO）的建议是，每日每kg体重增加0.75g即可。

（3）矿物质

①钠

足月胎儿含有280mmol的钠，平均每日储留1mmol，但每日经胎盘运送至胎儿的钠约为4536mmol，故99.98%所转运至胎儿的钠又被运回母体，每日运送至胎儿的钠，实际上大大超过了其需要量。

②钾

整个妊娠期，胎儿及其附属物（包括胎盘、羊水）约存留钾200mmol，而母体（包括子宫、乳房及体液）存留120mmol钾，二者共计320mmol，平均每日储留1.1mmol钾，每日经胎盘运送至胎儿的钾可高达162mmol，故与钠一样，钾的供应也大大超过了胎儿的所需。

③钙和磷

自第8周起，胎儿骨骼的软骨已经开始出现钙化，到第26周胎儿约1kg体重时，已有钙6.0g，以后，钙储存即越来越多，至足月40周时，可达30g，其中98%沉积于骨骼系统。一般，要求妊娠期每日增加供给0.4g钙。

足月新生儿，体内含磷17g，80%储存于骨骼。妊娠期钙磷需要量不必精确计算，一般认为，孕母只要摄入富有钙和镁的食物，磷已足够，即不需要考虑另外增加。

（4）微量元素

①铁

足月新生儿储铁 280～300mg，整个妊娠期孕母约需多储存 500mg 铁，故妊娠期必须补充铁，以防止缺铁性贫血的发生。所有的孕妇，应每日补充 30～60mg 硫酸亚铁。

②锌

足月新生儿体内储锌 50～60mg，其中一半在肝脏，与蛋白结合或组成金属酶。血浆中锌与白蛋白结合，而白蛋白不能通过胎盘，故孕母体内的锌如何达到胎儿，其机制尚不明晰。锌严重缺乏时，有可能引起胎儿神经系统先天畸形，故孕妇应注意多食含锌食物。

③铜

自第 4 孕周起，胎儿血中铜含量渐增，到胎儿足月时，含铜 14mg，其中一半储于肝脏，大多与蛋白结合，存在于肝细胞线粒体内，故新生儿肝含铜量约为成人的 1.5 倍，其浓度要比成人高出 10 倍。

（5）维生素

通常，保持均衡饮食的孕母一般不再需要补充维生素，但若膳食营养较差者，须注意补充维生素 B_6 及叶酸。叶酸的每日补充量为 200～400μg。

妊娠期孕母的营养状况，可直接影响胎儿的生长发育，母亲若营养不良，可引起胎儿生长发育滞缓，出生时婴儿体重较轻，出生后也大多体质虚弱。营养素严重不足时，可影响胎儿的脑组织增殖与分化，使神经细胞数量减少，胎儿娩出后脑发育落后，智力发展滞缓。

孕母的膳食，应根据各期营养素的建议供给量，进行合理的调配。牛乳、蛋类含优质蛋白质与丰富的钙、磷和维生素 A、D。动物肉及肝含优质蛋白、铁和维生素 A、B、D。蔬菜水果富含维生素 A、B、C 及矿物质。豆类可提供植物中最优蛋白质及铁、维生素 B 族，营养相对丰富。谷类供应热能及维生素 B 族，最好能吃一些粗粮。脂肪也很需要，供给热能和脂溶性维生素。孕母膳食应全面均衡，合理搭配，满足对各类营养素的要求，以保证胎儿的正常生长和发育。但也需防止营养过剩，以免胎儿过分肥胖，导致难产的发生。

五、谨慎起居，讲究卫生

妇女受孕怀胎以后，气血逐渐移聚于冲、任二脉，以涵养胎儿，以致卫外功能相对低下，易为外邪所乘，侵袭致病。倘若邪气入内，就会损伤胎气，既可导致各种胎病，甚而引起流产。现代研究也表明，各种感染性疾病，特别是病毒感染，对胎儿的发育极为不利。一则因感染后，可能引起胎盘炎，而影响母体与胎儿之间的物质交换，干扰胎儿的生长发育；再则，病毒通过胎盘，可使胎儿也受到感染，严重者会使胎盘和胎儿产生血管炎，引起循环障碍，供氧不足，使组织细胞坏死，染色体变异，从而直接损害胎儿，导致畸形或流产。如孕妇不慎感染了风疹病毒，会导致小儿先天性心脏缺损、失明、耳聋、小儿畸形及智力发育障碍等。

因此，孕妇一定要谨慎起居，科学地安排作息时间，早起早睡，有规律地工作、学习与生活。要顺应四时气候的变化，及时增减衣饰，注意防寒避暑，适当地进行一些户外活动，但应不去或少去嘈杂、拥挤的公共场所，以避免感染疾病，给胎儿健康带来不利影响。孕妇的生活环境宜幽静雅致，以利于孕妇情绪的稳定。孕妇的居室宜勤打扫，保持清洁和空气流通。孕妇的衣着宜宽松、舒适，不能紧束胸部和腰部，以免影响气血运行和胎儿发育。孕妇穿鞋也有讲究，应大小合适，鞋底宜厚宜软不宜硬，不能再穿高跟鞋，以免步履不稳，给胎儿带来危险。

胎损常起因于孕妇的性情急躁、动作不慎。中医妇科文献《产孕集》就提醒孕期妇女："毋登高，毋用力，毋疾行，毋侧坐，毋曲腰，毋跛倚，毋高处取物，毋向非常处大小便，毋久立久坐，毋久卧，毋犯寒热。"此外，还应行动谨慎，防止腹部受到磕碰、撞击，避免接触铅、汞、苯、砷等有害物质和放射线辐射，不宜穿梭往来于人口拥挤密集的地方，以防发生意外伤害，导致伤胎或流产。

孕妇应保持二便通畅。要养成定时排便的习惯，多喝水，多吃含纤维素较多的新鲜蔬菜及瓜果。若便秘不得缓解或排尿困难，应及时去医院治疗。

孕妇宜常洗浴、勤换衣，保持皮肤清洁。洗浴水温要适当。提倡淋浴，避免池浴、盆浴，以免脏水灌入阴道，引起感染。此外，每日须清洗外阴。怀孕6个月后，要经常擦洗乳头，宜常用手将乳头向外牵拉，预防产后哺乳时乳头凹陷。每日早晚要刷牙，条件许可者，每餐后都刷牙，以免口腔感染及牙齿疾病而引起产后感染。

六、动静相兼，劳逸结合

生命离不开运动。孕妇应该动静相兼，劳逸结合，"不可过逸，逸则气滞，不可过劳，劳则气衰"（《产孕集》）。孕妇不能贪图安逸，一味休息，适当地运动与劳作，可以促进孕妇和胎儿的血液循环，有利于胎儿的发育，也有利于分娩的顺利进行。过逸则因气机涣散，而导致气血凝滞，不利于胎儿发育，或造成肥胎、难产。过劳则耗伤气血，对胎元不利。以往有习惯性流产史的孕妇，更要特别注意，切不可过分操劳，更不要担重、高举、蹦跳、闪挫、登高、临险等，以防再度引起流产。

在妊娠过程的不同时期，劳逸的协调安排应有所侧重。

在妊娠的早期，由于妊娠反应频显，胃纳差，应"不为力事"、"无太疲劳"（徐之才《逐月养胎法》）。只能进行一些相对轻快的家务劳动，长途颠簸、搬抬举重、晚间劳作、重体力劳动等均不适宜。还应经常到户外，悠然散步，接受漫散阳光的照射，呼吸新鲜空气。

在妊娠的中期，不可过于安逸，应适当增加一些适度的体力劳动和运动锻炼，如，购物、做饭、散步、打太极拳等，适当的劳累，有利于消化和睡眠。而长跑、骑车、骑马、游泳、登山之类的剧烈运动及重体力劳动均应避免。

在妊娠的后期，应当减少劳作，以安逸为主，但也不宜久卧恋床，可经常地散步，作一些家务或适当的活动。

孕妇要有充足的睡眠，每天应保证不少于8小时的睡眠时间，到了妊娠后期，每日中午应卧床休息1小时。临产前数周，应再增加睡眠时间，睡姿宜取左侧卧位。

七、谨戒房事，节欲保胎

胎儿的生长发育，有赖孕母肾气的维系。肾气足则冲任固，肾气亏则冲任损。孕妇若房事不节，恣情交合，必然损伤肾气，引起胎动、胎漏，甚而流产、早产。古籍《幼幼集成·保产论》就有这样的记载："古者妇人怀孕，即居侧室，与夫异寝，以淫欲最当所禁。"主张孕妇清心寡欲，分房静养。在妊娠初期及产前的三个月，尤其要戒绝房事。在妊娠早期，倘若房事不节，让相火动于内，阴气泄于外，可致胎毒、胎漏、流产。在妊娠后期，倘若房事无度，往往引起早产、难产，即幸不堕，所生之子，也会愚鲁多疾、体弱早夭。

现代医学的研究业已证明，妇女怀孕后，在最初的90天和最后的45天内，如果性事频繁，极易引起流产、早产和宫内感染。国外也有学者研究证实，临产前1个月有性生活的孕妇，其羊水感染及胎儿死亡率较高，而羊水感染之胎儿，日后智商低者比对照组要高68%。在临产前一个月性事频繁的妇女中，新生儿黄疸的发病率比平常要高出1倍多，因此，孕妇应当节制房事以保养胎儿。

八、审慎用药，遵从医嘱

进入妊娠期以后，母体各系统都发生了一系列的生理变化。孕妇无病，一定不可乱服药物，以免妄伐无辜，即使补药，也不能过服滥用，以免引起胎肥难产。

对妊娠期妇女，一定要强调："无病不可妄投药饵，有病谨慎服药"，即使必须用药，也要"中病即止"。孕妇倘若患病，应及早诊治，但须掌握"病去母安，胎亦无殒"的原则，遵从医嘱，慎重从事。如果不恰当地用药，不仅可能造成医源性疾病，而且还会损胎致畸，甚则引起难产、流产。

现代科研已经证明，几乎所有的药物，都可通过脐带由母体进入胎儿。而由于胎儿肝脏中酶的活性较低，解毒功能不全，以致胎儿体内的药物浓度明显高于母体，药物易经血液循环进入胎儿的脑组织，可由此而引发胚胎早期死亡，或者发生致病、致残、致畸、致癌等严重后果。因此，孕期切莫随便服药，特别是抗生素、激素及抗肿瘤、抗惊厥类药物。即便对成人可能无害，但对胎儿都会造成不可挽回的影响。特别是西药中的某些药物，对胎儿的不利影响更大，如安定、阿司匹林、四环素、抗癫痫药等，一般情况下，不要服用这类药品。如果病情需要，必须使用时，应严遵医嘱。

做好胎儿期的保健养生，至关重要。它不仅可以避免死胎、流产、早产、先天畸形等不良后果的发生，更可以为小儿创建一个优越的先天环境，从而为出生后的健康发育，奠定坚实的体格基础。

第三节　儿童期的保健养生

从出生到年满 12 周岁，为人的儿童期。有的人喜欢称为童年期或少儿期。也有的人认为，人的儿童期，应是从出生之日到女孩的 14 虚岁、男孩的 16 虚岁这段时期。

儿童期的养生，包括了自出生至学龄期的一切保健措施。其特点是以保养真元、教子成才为目标，做到养教并重，德智体全面发展。

一、儿童的生理和心理特点

儿童正处于生长发育的初期阶段。《黄帝内经·素问·病机气宜保命集》篇中指出：儿童"和气如春，日渐滋长"。这就明确指出儿童期就像一个人一年中的春天，充溢着勃勃生机。《小儿药证直决》篇中说：小儿"五脏六腑，成而未全……全而未壮"。也就是说，少年儿童是一个人生命历程中的成长阶段，一切都有了最初的基础，但又都没有定型。《温病条辨·解儿难》篇中说：小儿"脏腑薄，藩篱疏，易于传变；肌肤嫩，神气怯，易于感触"。小儿幼稚娇嫩，不会伪装，不懂耐受，身体一有不适，马上就有反应，以不同的方式做出表达。我们在宝宝的小屁股上轻轻地拍一下，宝宝不是哇哇地哭，就是咯咯地笑，虽然打得很轻，但由于宝宝的感觉灵敏，所以反应就很快、很强烈。

综上可知，儿童在生理上，既有生机蓬勃、蒸蒸日上的一面，又有脏腑娇嫩、形气未充的一面。其抗病力低下，易于发病，病情发展迅速。儿童的心理发育也未臻完善，其精神怯弱，易受惊吓致病，情志不稳，可塑性大，易于接受各方面的影响和教育。针对儿童的生理、心理特点，不失时机地采取科学的保健措施，是促进少儿健康成长的重要保证。

二、儿童期的保健要点

儿童期的生理、心理发育很快，处于生长发育的动态变化过程中，不同的月龄和年龄，皆具有不同的生理与心理特征，体格、生理和心理的发育，会发生数次由量变到质变的飞跃。根据儿童各年龄段的生理与心理特征及发展规律，儿童期可分为新生儿期、婴儿期、幼儿期、幼童期、少儿期这五个阶段。各期的养生保健要点既有重叠，又各有不同。

1. 新生儿期

从出生至满 28 天为新生儿期。

这一时期，新生命诞生，小儿脱离母体，开始了个体的独立生活，由于内外环境发生了巨大的变化，其生理调节和适应环境的能力远不够成熟，因而易于发生各种疾病，如窒息、感染等。新生儿不仅发病率高，死亡率也高，即使在那些发达国家，也占到婴儿总死亡率的三分之二，尤以出生后的第一周为甚。基于这些特点，新生儿期的保健，特别要强调身体的护理，注意寒温调护，保暖散热，清洁卫生等，应坚持母乳喂养，提前做好疾病的预防和及时的治疗，以降低新生儿的发病率和死亡率。

2．婴儿期

从满 28 天至 1 周岁为婴儿期。

在人的一生之中，婴儿期是生长发育最迅速的阶段，也被称作人生中的第一个飞跃时期。此期由于生长发育最快，所需的热能和蛋白质比成人相对要高，因此，提倡母乳喂养和充足合理的营养就格外重要。母亲经常对婴儿进行逗引、嬉戏，可以促进婴儿的生长发育。婴儿的抗病能力较弱，易患传染性和感染性疾病，需要按防疫主管部门的安排，有计划地接受预防接种，完成基础免疫程序，并应重视卫生习惯的培养，以提高婴儿的免疫抵抗力。

3．幼儿期

从 1 周岁到 3 周岁为幼儿期。

此期是小儿语言、思维、动作、神经、精神发育较快的时期。根据这一特点，应该有目的、有计划地进行早期的启蒙教育，促进幼儿的智力增长，培养幼儿良好的卫生习惯、生活习惯。加强断奶后的营养供应，注意小儿口腔卫生，继续做好计划免疫接种，以及常见病、多发病、传染病的防治工作。还要定期进行查体。

4．幼童期

从 3 周岁到 6 周岁为幼童期，亦称学龄前期。

这一时期，儿童的体格生长较以前放缓，达到稳步增长，而智力发育更趋完善，求知欲强，能做较为复杂的动作，学会照顾自己，语言和思维进一步发展，是人的一生中最重要的受教育阶段。应根据这个时期具有高度可塑性的特点，从小培养优良的人格品质，养成良好的卫生习惯，以及初步的独立生活能力。此期儿童所接受的教育，属于儿童启蒙教育，这对其终生的学习能力及接受获得新知识的能力极为重要。因此，有条件的家庭都应该把孩子送进幼儿园去接受系统的启蒙教育，使其转入有伙伴的集体生活。此学龄前期，小儿与外界环境的接触日益增多，故易发生意外伤害，应根据这些特点，加强管护与安全教育，以防意外事故的发生。还要做好预防保健工作，可以每半年查体一次。

5．少儿期

从 7 周岁到 12 周岁为少儿期，亦称学龄期。

这一时期，小儿的体格仍保持稳步增长的态势，大脑皮层功能更加发达，对一些事物具有一定的理解能力。儿童进入学龄期的重大变化，是从以游戏活动为主的生活方式转变为以学习知识为主。这一时期，应重视对儿童的德、智、体、美教育，使之全面发展。

从家庭或幼儿园进入学校，这对儿童是一个重大的转折，因此要做好衔接工作，即要做好儿童适应学习生活的心理准备，否则，将会发生对学校环境、学习环境、生活环境适应不良等心理障碍。这个时期发病率较前为低，但应继续做好儿童保健，要特别注意预防近视、龋齿和脊柱变形，端正坐、立、行姿势，安排有规律的生活作息，保证充足的营养和休息，注意情绪和行为变化，避免思想过度紧张，要加强体育锻炼，使体格和智慧进一步发展。可以每年查体一次。

三、养生指导

1. 早期教育

所谓早期教育，是指对自出生至幼童期的儿童，进行适时而又恰当的教育。其中包括德行教育、健康心理的培养、智力开发等方面。在早期教育过程中，应当注意以下几点。

（1）德智体美兼顾结合

儿童健康心理的树立，依赖健康的体魄。倘若身体不好，势必影响智力的发展，而且容易形成孤僻、任性、骄横、自卑、软弱等不良个性或习性。而智力的发展，能够增加幼童的自信心，有助于知识水平、思想品德和身体素质的提高。良好的品德与个性，可激发幼童学习、锻炼的自觉性和吃苦耐劳的精神。美育可以促使正确人生观和世界观的萌发与形成，使生活充满情趣，从而促进智力发展和身心健康。由此可见，德育、智育、体育、美育是相辅相成、相得益彰的。在早期教育的过程中，注意四者的相互兼顾和有机结合，可使孩子的身心和谐，协调统一。

（2）抓住适时恰当的有利时机

早期教育是依据人的脑神经系统发育的特点，总结古今中外教育的大量实例和经验提出的。在妊娠期的第 11~18 周，是胎儿脑组织发育的第一个高峰。在出生后的头三个月，是人脑发育的第二个高峰。到 3 岁时，脑重已经相当于成人的 2/3。满 7 岁时，则已达到成人的 9/10。此时，脑的结构虽未达到成人水平，但已相当成熟。脑生理的这些变化，带来大脑智能的飞跃发展。孩子出生后 6 个月，大脑智能已达到其总能力的 50%，到 3 岁时就达到 80%。因此，从出生至学龄前这段时间，确实是早期教育的最有利时机，而 3~6 岁的孩子，则是早期教育的重点施教对象。对此，古人先哲早有明训。譬如，《颜氏家训·勉学》就指出："人生小幼，精神专利，长成以后，见虑散逸，固须早教，勿失机也。"再如，明代医家徐春圃于《古今医统·婴幼论》提出："凡婴儿六十日后……便当诱其正性。"

现在，人们都已认识到，教育应从孩子出生就开始，在 3 岁以前，就应进行智力开发。特别要抓住关键期，因为关键期就是幼童学习发展的"最佳期"。在关键期内，幼童的学习兴趣大、速度快、掌握牢固，可获得最佳的学习效果。通常情况下：从出生到 4 岁，是儿童形状、知觉发展的关键期；2~3 岁，是口头语言及计数能力发展的关键期；4~5 岁，是开始学习书面语言的关键期；5~6 岁，是掌握词汇和数字概念的关键期。

早期教育的内容，应与幼童成熟的程度相适应。教育内容过早、过迟、过深、过浅，都是不对的，亦不能取得好的成效。把握适时与恰当，是总的原则，但个体之间的差异，也必须充分顾及。

（3）坚持积极引导的正面教育

幼童天真幼稚，情绪不稳，是非观念不清，对自己的言行不善于控制。但是，他们求知欲望强，好奇好问，勇于探索，可塑性大，容易先入为主。徐春圃指出，对幼童"便当诱其正性"，就是强调早期教育宜采用积极引导的正面教育。坚持这样的原则，可以使孩子从小学会抵制社会、生活环境中不良因素的侵蚀，使孩子的体力、智力、情感、意志与道德向健康方向发展。在向孩子提出要求，甚至在他们犯错误时，要耐心、冷静地循循善诱。要以鼓励表扬为主，切忌强制胁迫、讥讽威吓和滥用体罚，尤其不可采用传统的"人前教子"方式，防止当众羞辱等可能损伤孩子自尊心的行为。

幼童活泼好动，模仿力强，抽象思维能力差，追求趣味情境和丰富多彩的活动，注意力容易分散。因此宜采用形象具体的直观教育，教育内容要丰富新颖，形式宜生动活泼，富于直观性、趣味性和知识性，要多采用游戏、讲故事以及文体活动等形式。要通过游园、参观、听广播、看电视等途径，让孩子们尽可能多地接触大自然。

心理学的研究表明，对孩子持什么样的心态是影响幼童身心发展的重要因素。小儿感情丰富，在心理和行为上均有相当大的依赖性。对孩子既不应冷漠也不能溺爱，而应当宽严相济、恩威并施，给予足够的爱抚。爱抚是一种恰如其分的意识行为，表现为和蔼的态度、细微的关怀、适宜的方法，以及对孩子标准明晰、前后一致的严格要求。

2. 精心护养

少儿年幼，生活不能自理，父母应当精心护养，防止发生疾病与意外事故。《黄帝内经·素问·病机气宜保命集》指出，小儿"内无思想之患，外无爱慕之劳"，少有七情损伤为病，然而却不能自调寒暑节饮食，易于罹患肺与脾胃之疾。因此，少儿养生防病当以"节饮食，适寒暑，宜防微杜渐"为主。

（1）合理喂养

小儿生长发育迅速，体格、智力以及脏腑功能均不断地趋向完善成熟、对各种营养物质的需要量较多，质量要求高。文献《幼幼集成·初生护持》篇中指出："盖儿初生，借乳为命。"母乳是婴儿最理想的天然食品，对6个月以下的小儿更适合。若无母乳或其他原因不能哺乳，可采用人工喂养，给予牛奶、羊奶、奶粉、豆浆等代乳品，鲜牛奶可作首选。若母乳不足或其他原因，不能全部用母乳喂养，亦可采用混合喂养。少儿不同阶段的食品应以营养充足，适应并促进发育为原则。及时添加辅食，并逐渐向成人膳食过渡。要注意食物品种的多样化及粗细粮、荤素菜的合理搭配。要特别注重提高幼童膳食中优质蛋白质的比重，让孩子食用足量的鱼、肉、蛋及豆类食物。肾气对人的生长发育起着极为重要的作用。幼童的肾气未充，牙齿、骨骼、脑髓均处于发育之中，因而不要忽视补肾食品的供给，如动物的肝、肾、脑髓及核桃仁、黑芝麻、桑葚、黑豆等。然而小儿为"纯阳之体"，宜少食或忌食温补滋腻厚味的食品，如羊肉、鸡肉、火腿、海参等。

脾胃为人的后天之本，但是小儿却是"肠胃脆弱""脾常不足"（《育婴家秘》），饮食又不能自节，倘若喂养不当，就会损伤脾胃，妨碍营养物质的消化吸收，影响生长发育。因此幼儿的喂养应着眼于保护脾胃。其饮食应以易于消化吸收为原则，辅食的添加应该由流质到半流质再到固体，由少到多，由细到粗。增加辅食的数量、种类和速度，要视小儿消化吸收的情况而定，宜随时观察孩子的大便以做到心中有数。食物的烹调宜细碎软烂、色香味美，通常采用煮、煨、烧、蒸等方法，不宜多用油煎、油炸。

要使孩子从小养成良好的饮食习惯。尤应注重节制饮食。《幼幼集成·初生护持》篇中强调："忍三分饥，吃七分饱，频揉肚。"随着人民生活水平的提高和电冰箱的使用，现代儿童要防止营养过剩，过食生冷，零食过多过杂。

（2）寒温调适

要顺应天时寒温变化增减衣衫，令小儿冷热适度，以小儿的手足暖而不出汗，体温保持在 36.5℃～37.3℃ 之间为宜。保暖要点是头宜凉，背、足宜暖。小儿衣被特忌厚热，平时穿衣不宜过多。所以，民谣有云："若要小儿安，三分饥和寒。"《诸病源候论》也指出："薄衣之法，当以秋习之"，使小儿慢慢适应寒冷刺激。

（3）安全防护

小儿精神怯弱，易受惊吓，大惊卒恐可致疾病。此外，小儿好奇心重、求知欲强，勇于探索，但又缺乏生活经验，对外界危险事物没有识别能力，所以很容易发生意外事故。成人必须谨慎看护，事事留意，切勿漫不经心、疏忽大意，或以简单粗暴的态、威胁恫吓的手段来处置。《育婴家秘》指出："小儿能坐能行则扶持之，勿使倾跌也。"书中又说："凡小儿嬉戏，不可妄指它物作虫、作蛇；小儿啼哭，不可令装扮欺诈以止其啼，使神志昏乱"，"小儿玩弄嬉戏，常在目前之物不可去之，但勿使之弄刀剑，唧铜钱，近水火。"这些，皆为经验之谈，值得借鉴。此外，要防止触电、车祸、溺水等意外事故的发生，冬天煤炉取暖，要防止煤气中毒。

3．进行适度的体格锻炼

《千金要方·初生出腹论》指出："凡天和暖无风之日，令母将儿于日中嬉戏，数见风日，则血盈气刚，肌肉牢密，堪耐风寒，不致疾病"。要鼓励孩子到户外活动，要充分利用大自然的日光、空气进行体格锻炼。10 岁以内的儿童，每天至少保证 2～3 小时的户外活动，增强机体抗病能力。要让孩子积极参加体育锻炼，但是不宜进行过多的力量练习，以体操、游泳、游戏、短跑、武术、跳绳和球类运动为宜。

4．培养良好的习惯

（1）睡眠卫生

睡眠对少儿健康成长至关重要。要让孩子从小养成按时起床和睡眠的习惯，应让其自然入睡，不要养成抱睡的习惯。入睡前勿逗引玩笑，对较大幼儿，睡前不讲恐怖故事，不做兴奋游戏。

被子不宜过重、过厚、过暖。枕头不宜过高。仰卧、侧卧均可，不能俯卧。要帮助婴儿经常调换睡眠姿势和侧卧的方向，以免影响颅骨的正常发育，导致畸形。

（2）讲究卫生

孩子六个月左右，就应该开始训练定时大小便的习惯。周岁左右，就要教他养成饭前便后洗手的习惯。晚上睡前要洗脸、洗脚。女孩儿每晚要洗臀部，而且要由前向后洗。要让孩子定期洗头洗澡，衣服要勤洗勤换，经常剪指甲。让他们随身携带手帕，不与他人共用毛巾等洗漱用具。应注意口腔卫生，养成饭后漱口和刷牙习惯，不可含着糖块入睡。孩子到了 4 岁，要逐渐培养自理能力，要注意培养正确的姿势，讲解卫生保健常识，预防龋齿、近视眼、沙眼、脊柱变形、扁平足和传染病的发生。要帮助孩子合理安排学习、生活和休息，为他们安排一些力所能及的家务劳动。学龄儿童要保证每天正常的学习时间。

J. 免疫防病

（1）预防接种

按照卫生主管部门的规定，定期到指定医院的防疫科，及时进行预防接种，可提高儿童对某些传染病的免疫力。这对保护儿童的健康成长，降低传染病的发病率，减少并阻止传染病的流行具有十分重要的作用。

（2）定期体检

定期体检也很重要。体检的对象，应以新生儿期到幼童期的儿童为主，重点为不满一周岁的小儿。在婴儿期，宜1~3个月检查一次。到幼儿期，可延长到3~6个月检查一次。进入幼童期后，半年检查一次就可以了。但对双胞胎儿、疳证患儿或有出生缺陷的小儿，应适当增加检查的次数。

通过专业的医学检查，可以系统地观察和了解小儿体能与智力的发育情况，并能早期发现小儿生长发育过程中存在的问题，从而做到有病早治，也利于改进和完善喂养、护理及教育的方法，促进和保证小儿的健康成长。

第四节　青少期的保健养生

从12岁到28岁这一阶段，是人的青少年时期。

一、青少期的生理和心理特点

人的青少年时期通常称分为青春期和青年期，从12岁至18岁为青春期，从18岁至28岁为青年期。就生理和心理而言，尚有很大的不同。

1. 青春期

12~18岁为青春期。这一期个体差异较大，可相差2~4岁。一般，女孩自11~12岁到17~18岁，男孩自13~14岁到18~20岁。青春期是从儿童到成人的过渡时期，开始阶段仍属于儿童范围。其显著特点是肾气盛，天癸至，生殖系统发育趋于成熟，女孩乳房发育、月经来潮，男孩精气溢泻，心理变化较大。近几年来，儿童进入青春期的平均年龄大有提早的趋势。

青春期是人生中生长发育的高峰期。此期的特点为生长发育在性激素作用下明显加快，体重迅速增加，身高增长很快，第二性征逐渐明显，生殖器官迅速发育，趋向成熟，女孩子出现月经，男孩子出现遗精，其他脏腑的机能亦逐渐成熟和健全，机体精气充实，气血调和。他们精神饱满，思想活跃，情感丰富，充满幻想，追求异性，个体的独立化倾向开始产生，逆反心理时常会凸显出来。另一方面，由于社会交往增多，来自外界的信息越来越多，影响越来越大，也遇到了不少新问题。青春期是人生发育最旺盛的阶段，是体格、体质、心理和智力发育的关键时期。但是此时，人生观和世界观尚未定型，还处于"近朱者赤，近墨者黑"、"染于苍则苍，杂于黄则黄"的未成型、不稳定阶段。

2. 青年期

18～28 岁为青年期。到了青年期，身体各方面的发育与功能，均达到了完全成熟的程度，最后的恒牙也长了出来。由于大脑机能的不断增强，生活空间的不断扩大，社会实践活动的不断增多，青年人的认知能力获得了长足发展。这个时期，他们的感觉、知觉灵敏，记忆力、思维能力不断增强，思维的独立性、批判性、创造性都有显著的提高。青年人已经开始用批判的眼光来看待周围事物，有独到的见解，喜欢质疑和争论。这时，他们会开始思考人生和世界，提出许多有关"人生意义"、"生活理想"等一类问题。

青年期身心发展的突出特点是变化迅疾，从而完成了从儿童到成人的衔接过渡。在身体方面，有形态结构与生理功能的一系列变化。在心理方面则有认识、情绪、意识、行为等的急剧发展。在社会行为方面，其活动范围已由家庭、学校步入更为广阔、更为复杂的社会。在这个时期，青年人是重任在身，需要完成进入成年期的各种准备，如通过学习训练获得为社会服务的技术、本领，成家立业，被社会所接纳。由于青年期是一个迅疾变化的过程，因而常会给人带来心理冲突和精神困扰。引起思想上的矛盾纠结等心理困惑。

二、养生保健的要点

青少期的养生保健，首先要供给足够的营养，以满足生长加速之所需，其次是加强体格锻炼和注意休息，此外，尚需根据其生理、心理、个性上的特点，加强教育和引导，使之树立正确的人生观、价值观和培养优良的道德品质。青少期中段已进入成年，自己也要主动地学习养生保健方面的知识与技巧，从而为一生的健康长寿，打下良好的基础。

1. 培养健康的心理素质

青少年处于心理上的"断奶期"，表现为幼稚与成熟参半、独立与依赖交错，具有较大的可塑性。他们热情奔放、积极进取，但又好高骛远，难能恒久。他们对周围的事物有一定的观察、分析和判断力，但情绪易于冲动，看问题易于偏激，有时甚至不能明辨是非而固执己见。他们虽然大多仍需依附于家庭，但与外界环境的接触日益增多，其独立愿望亦日益强烈，因而不希望父母过多地干涉自己。但由于缺乏社会经验，又极易误入歧途。鉴于青少年的心理特点，帮助其培养健康的心理素质就显得尤为重要。

（1）有的放矢地说服教育

家长和教师要采用说服教育、积极诱导的方法，与他们交朋友谈心，关心他们的学习与生活，并设法了解孩子的交友情况及周围环境的影响，探知他们的心理活动与情绪变化，从而有的放矢地予以教导和帮助。要从积极方面启发他们的兴趣与爱好，激发他们积极进取、艰苦奋斗的精神，培养良好的个性与习惯。要教他们慎重交友，避免与坏人接触。要鼓励他们积极参加集体活动，培养集体主义精神，逐渐树立正确的世界观和人生观，使他们有远大的理想与追求，锻炼坚强的意志和毅力，德智体美全面发展。对于他们的错误认识和错误行为，一定要坚持以情感人、以理服人、循循善诱、诲人不倦的原则，有的放矢地进行说服教育，千万不能简单粗暴，以免适得其反。

（2）主动加强自身修养

青少年的身体发育虽已接近成人，但对学习、工作、生活、环境的适应能力，以及对复杂问题的处理能力依然较差。青少年应该在师长的引导协助下，主动加强自身修养，力求养成独立自主、坚强稳定、开朗通达、遇事冷静的个性。切忌恃智好胜、恃强好斗，要有自知之明，正确地对待就业、婚姻、家庭问题；学会处理各种人际关系，以及个人与集体的关系；学会角色变换，学会待人处事，从而有利于社交活动的开展，促进人际事关系的和谐，拓宽自己的发展空间。

男女青年，肾气初盛，天癸始至，具有了性欲和生育能力，于是性意识萌发。由于自制力差，在当前诸多社会不良现象的影响下，常可滋长不健康的性心理，以致早恋早婚、荒废学业，有的甚至触犯刑律，走上违法犯罪道路。因此，青少年要正确认识自体的生理变化，以解除因性成熟带来的好奇、困惑。青少年要多多学习必要的性知识，树立高尚的性道德，千万不要染上手淫的坏毛病，如已染上，则要坚决改正。女青年还要做好月经期的卫生保健。

2. 饮食调摄

青少年生长发育迅速，代谢旺盛，必须全面合理地摄取营养，一日三餐要准时，特别注重蛋白质和热能的补充。碳水化合物、脂肪是热能的主要来源。碳水化合物主要含于谷类粮食中。青少年要吃好吃饱，保证足够的饭量，增加粗粮在主食中的比例，并摄入适量的肉类和脂肪。女青年不应为减肥而过度节食，以致营养不良。男青年也不可自恃体强而暴饮暴食，过食生冷，或不吃早餐，以致饥饱无节、寒热无度。若是体形瘦弱、体质较差的先天不足者，更应优化饮食调摄，配合食疗来扶正培元，通过后天的进补，来弥补先天的不足。

3. 培养良好的生活习惯

青少年精力旺盛，但不应自恃体壮而过劳，而应根据自己所处的实际环境与具体情况，劳逸结合，合理作息，做到"起居有常，不妄作劳"，既要保证学习、工作的顺利进行，又要有适当的户外活动和娱乐休息，保证充足的睡眠。如此才能时时保持充沛的精力，提高学习工作的效率，且有利于身心健康。

青少年要重视养成良好的卫生习惯，注意口腔卫生。读书、写字、站立、行走、办公时，应注意保持正确的姿势，还应避免沾染饮食无节、嗜好烟酒之类的坏毛病。

青少年的衣着宜宽松、朴素、大方。女青年不可束胸紧腰，以免影响乳房发育和肾脏功能。男青年不要穿紧身裤，以免影响睾丸正常的生理功能，引起不孕不育或遗精。

4. 积极参加运动锻炼

持之以恒的运动锻炼，是促进生长发育、提高身体素质的必备要素，对青少年而言，要特别注意身体的全面锻炼。因此，在选择体育运动项目时，要同时兼顾力量、速度、耐力、灵敏度等指标，以保证身体素质的全面提高。耐力素质的培养则是训练的重点。属于力量、速度锻炼的项目主要是短跑。属于耐力锻炼的项目则有长跑、游泳等。属于灵敏度锻炼的项目主要是跳远、跳高、球类。有的体育运动项目则对多项素质指标的提高都有助益，譬如游泳，既能锻炼人的耐力，又可锻炼速度和力量，是青少年最适宜的运动项目。

青少年参加体育锻炼，其锻炼的时间、内容和强度，要因人而异，根据自己的体质强弱和健康状况来合理安排。要坚持循序渐进的原则。一般安排一天锻炼一到两次，可将时间安排在清晨和晚饭前一小时，每次以 1 小时左右为宜。锻炼之前，要做好准备活动，锻炼中要讲究运动卫生，并且时刻注意运动安全。

第五节　中年期的保健养生

从 30 岁到 60 岁的 30 年，是人的中年期。国内也有人把 28 岁到 60 岁这段时期，称为中青年期或青壮年期。

一、中年人的生理和心理特点

中年期处于人的生命历程的中段，也是一个人建功立业、创造辉煌的时期。《黄帝内经·灵枢·天年》篇中说："人生……三十岁，五脏大定，肌肉坚固，血脉盛满，故好步；四十岁，五脏六腑十二经脉，皆大盛以平定，腠理始疏，荣华颓落，发鬓斑白，平盛不摇，故好坐。五十岁，肝气始衰，肝叶始薄，胆汁始减，目始不明。"这段论述，前面已经谈过，它比较全面地概括了中年人的生理与心理特点。中年是人生历程的转折点，人的生命活动在中年走向鼎盛，并由顶峰转向衰退。现代科学的研究表明，过了 30 岁以后，每增加 1 岁，人的生理功能大约要减退 1%。中年是心理的定型与成熟阶段，人的情绪多趋于稳定状态。但随着脏腑生理功能的变化，心理也有产生相应的变化。有些人对生理的逐步老化缺乏应有的认识和理解，加之医学知识的缺乏，常有不同程度的"恐病""疑病"倾向。中年又是人生的"多事之秋"，要承担来自社会、家庭等多方面的压力和重任，心理负担沉重。老化、嗜欲、操劳、思虑过度是促使中年人早衰的重要原因，也是许多老年慢性病的起因。因此，《景岳全书·中兴论》中强调："故人于中年左右，当大为修理一番，则再振根基，尚余强半。"这就说明，中年期的养生保健至关重要。如果调理得当，就可以保持旺盛的精力，有效地防止早衰和老年慢性病的侵染，有利于平稳地过渡到老年期，实现益寿延年。

二、保健养生的重点

1. 切忌操劳过度

中年人年富力强，而被委以种种重任，又担负着赡养老人、抚养子女和家庭事务安排等多项工作，要注意避免长期"超负荷运转"，防止过度劳累，积劳成疾。在保证充分营养的前提下，要善于科学合理地安排工作，学会休息。

休息的方式多种多样，适当地调整生活、工作的节奏，可谓积极的休息。对于繁多的事物，宜分清轻重、缓急、主次、先后，有条不紊地逐一完成。要根据实际情况，建立适合的生活秩序。要善于忙里偷闲，利用各种机会进行必要的运动锻炼。如做工间操、上楼下楼、骑车走路，室内踱步等等。亦可利用等车、坐车时间，做一些叩齿、咽津、揭肛等锻炼项目。还可采用脑力劳动与体力劳动的轮流交换，或改变一下作业的姿势、劳动的内容，如坐与站立的交替，思考与巡查的交替。要经常参加运动锻炼、文体活动，这不仅是积极的休息方式，而且也是积极的保健措施。习练诸如太极拳、八段锦、五禽戏等中国传统健身功法，以及开展或参与郊游、登山、游泳、垂钓等活动，既可怡情养性，又可锻炼身体，如能持之以恒，必定获益匪浅。

睡眠是重要的休息方式。中年人必须保证充足的睡眠时间，不可因工作繁忙而经常的夜以继日、通宵达旦。

2. 舒缓心理压力

中年人是承上启下的一代，肩负社会、家庭两副重担，加上现实生活中的诸多矛盾，易使思想陷入抑郁、焦虑、紧张的状态。长此以往，必然耗伤精气，损害心神，以致早衰多病。《养性延命录》强调："壮不竞时""精神灭想"，就是要求中年人要精神畅达乐观，不要为琐事过分劳神。不要强求名利、患得患失。中年人的精神调摄，应注意合理用脑；有意识地发展心智，培养良好的性格，寻找事业的精神支柱。工作、学习之余，可以听音乐、看电视，与子女嬉笑谈心，共享天伦之乐。也可以浇花养鱼、作画习字、美化仪容仪表，使自己装束趋向年轻化，以振奋精神，增添生活乐趣；或者宁心静坐、百事不思半小时，使大脑得以充分休息，使自己跳出紧张的思想氛围，生活在愉悦舒缓、充满活力的境况里。当精神紧张、思虑忧愁、情绪不佳时，可对亲朋好友倾吐自己的苦闷，或适当参加文体活动，使焦虑情绪聚集于体内的能量释放出来，以缓解心理上的压力。在社会实践中，塑造出有利社会和个性发展的性格特征。这对中年人调整神经系统功能，防止早衰也是极为重要的。

3. 科学合理的饮食

人过四十以后的中年期，既是人生的"厚实之秋"，又是人生的"多事之秋"。此时，人的体力、精力开始衰退，有的甚至出现早衰现象。我们知道，对绝大多数中年人来说，这正是人生事业的鼎盛期，正是硕果累累的收获期。因此，一些热爱事业的人，往往容易忽视饮食营养的合理供给，有的人甚至自恃体壮，饥一顿、饱一顿，从不考虑保健养生的问题。尤其是中年期的"白骨精"，即白领阶层中的骨干、精英，由于饮食结构不合理、生活习惯不科学，因而给肥胖症、高血压、高血脂、脂肪肝、冠心病、脑中风、糖尿病、癌症等疾病洞开方便之门。经常听闻明星、大腕中年遭厄、英年早逝，让人浮想联翩，痛心不已。因此，中年人提高对饮食养生的认识，重视科学的饮食保养，对于保持旺盛的精力、健康的体魄，防止沾染疾病，对于延缓老化、为益寿延年夯实基础，都是非常关键的。

科学饮食，营养保健，前提是满足中年人对各类营养素的总需要，做到营养全面，结构合理。具体说来就是：低脂肪、低胆固醇、充足的优质蛋白质、丰富的维生素和无机盐、适量的碳水化合物和膳食纤维。在品种、数量上，该增则增，该减当减。

（1）热量

应控制总热量，以维持标准体重为原则。体重偏轻的，应适当增加热能供应，主要是补充碳水化合物。体重超标者，应控制进食量，主要是限制动物性油脂和碳水化合物。

俗语说，若要小儿安，常带三分饥和寒。其实，过量的穿衣进食，对任何年龄的人都是不利的。而社交应酬中的大吃大喝，"舍命陪君子"，对中年人来说，则危害更大，有的人就是真的为此而"舍命""埋单"的。所以，饱食终日，是中年人的大忌！保持热能的摄入量与消耗量大致相等，方为万全。一般的脑力劳动者，和较轻的体力劳动者，每日约需热能 2200～2400 千卡。平时，可根据体力消耗的强度加以调节，但热量不应过度的超标摄入，否则，极易形成肥胖。

（2）蛋白质

蛋白质供应量，可以适当的多一点。与血气方刚的青年人相比，中年人对蛋白质的利用率有所降低，因此，供应量应该略高一些。标准为：每日每 kg 体重，应不少于 1g，而且优质的动物蛋白和豆类蛋白，要达到 1/3 为佳。

（3）维生素和无机盐

维生素和无机盐的供应，一定要充足。

维生素对中年人有重要作用。维生素 A、维生素 C、维生素 E 和 B 族维生素，对中年人尤为重要。因为它们可以促进机体的新陈代谢、增强免疫抵抗力，而且对动脉粥样硬化、高脂血症、胆结石和糖尿病，均具有防治作用。每日的供应量为：维生素 A——2200 国际单位、维生素 E——30 毫克、维生素 C ——70 毫克、维生素 B_1——1.2 毫克、维生素 B_2——1.2 毫克。

无机盐对保健免疫的作用重大。在膳食调配中，要增加钙、铁元素的摄入，限制钠盐的摄入，以预防高血压、缺铁性贫血和骨质疏松症的发生。每天的标准是：钙的摄入量应不少于 800 毫克，铁为 12 毫克，食盐的摄入量不超过 6 克。

（4）膳食纤维

膳食纤维对中年人的养生保健具有重要的作用。它不仅能防止便秘，而且能增加胆固醇的排泄，降低血液中的无益胆固醇的含量，有防治高血脂、动脉粥样硬化、胆结石和糖尿病的作用。因此，在饮食中，应粗细搭配，适量增加含膳食纤维的食物。不要只吃精米、精面，也要吃点糙米、粗粮。在稻米、小麦的麸皮中，不仅含有纤维素，而且还含有多种微量元素，如铬和锰。倘若只吃精米、精面，就会失去这部分营养。如果缺乏铬和锰这两种元素，人就易于发生动脉硬化、糖尿病和其他疾病。

4. 适当节制房事

人到中年体力下降，加之工作紧张，家务繁忙，故应适当节制房事。如果房事过于频繁，势必过分消耗阴精，损伤人的肾气。中年人应根据各人身体的实际情况，相应减少行房次数，以保护自己的脏腑功能。《泰定养生主论》指出："三十者，八日一施泄；四十者，十六日一施泄，其人弱者，又宜慎之"，"人年五十者，二十日一施泄……能保持始终者，祛疾延年，老当益壮。"这都是至理名言，需谨记。

第六节　老年期的保健养生

人过了 60 岁以后，即进入老年期。

一、老年人的生理和心理特点

风烛残年，人老珠黄，这都是对老年人晚景不良的形象化写照。在《黄帝内经·素问·病机气宜保命集》篇中，说得就更加明晰：老年人"精耗血衰，血气凝泣"，"形体伤惫……百骸疏漏，风邪易乘"。而《黄帝内经·灵枢·天年》则概括得更加具体："六十岁，心气始衰，苦忧悲，血气懈惰，故好卧；七十岁，脾气虚，皮肤枯；八十岁，肺气衰，魄离，故言善误……"在《寿亲养老新书·性气好嗜第四》里，则是这样说的："眉寿之人，形气虽衰，心亦自壮，但不能随时、人、事，遂其所欲。虽居处温给，亦常不足，故多咨煎背执，等闲喜怒，性气不定，止如小儿……"以上这段文字，将老人的心理变化描写得甚为细腻。由于老人之心常自壮（逞强），性情多孤僻，其精神状态之好坏，对形体影响很大。

人迈入老年以后，机体衰老的趋势更加明显，会出现生理功能和身体形态的退行性改变，具体表现为脏腑、气血、精神等生理机能的自然衰退，对机体阴阳平衡的自动协调能力逐渐降低。再加社会角色、社会地位的改变，退休和体弱多病等因素接踵而至，老人们的社会活动范围受到了约束和限制，生活圈子变得越来越小，这势必带来心理上的变化。所以，老年人常会产生孤独垂暮、寂寞忧伤、抑郁多疑、烦躁易怒等不利保健养生的消极情绪。由于适应环境和自我调控的能力越来越差，若再遇到不良的环境或者不好的刺激，老年人就易于诱发多种疾病，并且迁延缠绵，较难恢复。因此，老年人的养生保健，必须切准心理脉络，从调养精神入手，身心并治，方能建功。

二、保健养生的要点

1. 积德行善，老有所为

谈到老年人的保健养生，不能不提到我国明代的一部养生奇著——《寿世保元》，此书由明朝内务府大御医龚廷贤所著，龚氏自谓："采摄于名藩之异授，内府之珍藏，宇内大夫之所家袭，方外异人之所秘传，并发诸前人之所未发，参互勘验而成。"《寿世保元》的书名，就体现了作为医林状元的龚氏本人的养生观念："人之一身，有元神，有元气，神官于内，气充乎体，稍有不得，百病就会产生。今谬为保无云者，正是想保其元神，使其常为一身之主，保其元气，使其常为一身之辅，而后神因气全，百邪无能奸，百病无由发作。这样就可以达到使天下之人仁寿无疾的目的。"龚氏的主要养生思想是：固肾气，保根本；调脾胃，养后天；饮食重在有节，气血贵在流通；此外，亦很重视房室养生。

在《寿世保元》的《延年良箴》中，大御医龚廷贤明确指出："积善有功，常存阴德，可以延年。"接着，作为医林状元的龚氏又说："谦和辞让，敬人持己，可以延年。"原来，我们老年人的养生保健就是如此的简单，这就是：明事理，存敬戒，热爱生活，进取不止，积德行善，助人为乐，做到人老心不老，退休不怠惰，多做好事，充分发挥余热，为社会多做新贡献。这样，即可继续领略生活的乐趣，减慢生理功能衰退的进程，寓养生保健于学习、贡献之中。此外，老年人待人处世，宜宽宏、大度、豁达、谦让，与人为善，从容、冷静地处理生活中出现的各种矛盾，从而保持家庭多代同堂的团结和睦、各种社会关系的协调和谐，这也有益于身心舒乐，祛病延年。

2. 避邪喜宜，老有所乐

说到老年人的养生保健，最值得一谈的是——《寿亲养老新书》。《寿亲养老新书》是我国元代的医学家邹铉，以宋代的医学家陈直撰写的《养老奉亲书》为基础，续增篇幅后而写成的。这在祖国的医学遗产中，是目前所能见到的版本最早的老年养生学专著。该书对老年人的药治、食疗、摄养诸方面，均有详细的阐述。时与邹铉同郡的泰宁玉窗黄应紫在为《寿亲养老新书》作序中称谓："手之不释，如获隋珠和壁之宝，口之不置，如聆虞韶商之音。"据史载，邹铉的高祖、叔祖及至亲女眷等，用陈直的《养老奉亲书》之法进行调养，皆年过九十。而邹铉本人依之调理，也寿至古稀之年。

邹铉（1237～1320年）是开中国古代营养学先河的养生家。他在订正陈直所撰《养老奉亲书》一卷的基础上，增补了三卷，定名为《寿亲养老新书》。该书内容颇为详尽，大凡老人应当如何保养、饮食调治、服用哪些药物，直到如何照顾老人，可以说是应有尽有。

陈邹二氏在《黄帝内经》的理论指导下，结合自己的经验体会，针对老年人的生理、病理特点，提出了许多宝贵的养生之法。如重视精神摄养，强调饮食调治，顺应四时，安不忘危，导引运动，生活起居诸方面，皆有不少独到之处。譬如：在《寿亲养老新书·卷一》中，就极为细致地提醒人们，对养老中的老年人："若遇水火、兵寇、非横惊怖之事，必先扶持老人于安稳处避之，不可喧忙惊动。尊年之人，一遭大惊，便致冒昧，因生余疾。凡丧葬凶祸，不可令吊；疾病危困，不可令惊；悲哀忧愁，不可令人预报；秽恶臭败，不可令食；黏硬毒物，不可令餐；敝漏卑湿，不可令居；卒风暴寒，不可令冒；烦暑燠热，不可令中；动作行步，不可令劳；暮夜之食，不可令饱；阴雾晦暝，不可令饥；假借鞍马，不可令乘；偏僻药饵，不可令服；废弃宅宇，不可令入；坟园荒墓，不可令游；危险之地，不可令行；涧渊之水，不可令渡；暗昧之室，不可令孤；凶祸远报，不可令知；轻薄婢使，不可令亲；家缘冗事，不可令管。"不难看出，这是要求对老年人的奉养要特别注意细节，以避免各种不良的环境和精神因素的刺激。随后，书中又说："养老之法，凡人平生为性，各有好嗜之事，见即喜之。"这是告诉老年人，应根据自己的性格和情趣，怡情悦志，使生活丰富多彩，老有所好，老有所乐。如澄心静坐、老友畅谈、临池观鱼、养花听鸟等，均可自得其乐，有利于保健延年。

有的老年人可能体弱多病，也应树立乐观主义精神和战胜疾病的信心，主动参加一些有意义的活动和运动锻炼，既益于提高免疫力，也益于分散对疾病的注意力。同时，应积极主动地配合治疗，定期进行体检，争取尽快康复。为此，不妨经常背诵一下《祛病歌》，其歌词是这样说的：

"人或生来气血弱，不会快活疾病作。病一作，心要乐，病都却。心病还将心药医，心不快活空服药。且来唱我快活歌，便是长生不老药。"

这首《祛病歌》，是著名医家石天基专门为老年人作的。

3. 调摄饮食，以资气血

《寿亲养老新书·饮食调节》指出："主身者神；养气者精；益精者气；资气者食；食者，生民之天，活人之本也。故饮食进则谷气充，谷气充则气血盛……高年之人，真气耗竭，五脏衰弱，全仰饮食，以资气血。"故当审慎调摄饮食，以求祛病延年。反之，"若生冷无节，饥饱失宜，调停无度，动成疾患"，则损体减寿。老年人的饮食调摄，应该营养丰富，适合老年人的生理特点。

（1）食宜多样，缺者进补

年高之人，精气渐衰，应该摄食多样化，如《黄帝内经·素问·藏气法时论》所说："五谷为养，五果为助，五畜为益，五菜为充。"谷、果、畜、菜适当搭配，做到营养丰富、全面均衡，以补益精气，延缓衰老。老年人不要偏食，不要过分限制成过量食用某类、某种食品，但对机体缺乏的营养物质又应及时的补充。例如，老年人由于生理机能减退，都容易发生钙代谢的负平衡，出现骨质疏松症及脱钙现象，也极易造成骨折。同时，老人胃酸分泌相对减少，也会影响到钙的吸收和利用。因此，在饮食中选用含钙高的食品，适当多补充钙质，对老年人的防病保健具有特定意义。乳类及乳制品、大豆及豆制品、虾壳虾皮是理想的食物钙来源，芹菜、山楂、香菜等含钙量也较高。此外，针对老年人脾肾亏虚、体弱多病的特点，可以经常食用莲子、山药、藕粉、菱角、核桃、黑豆等补脾益肾之品，亦可辅食长寿药膳，进行食疗。

（2）食宜新鲜清淡

老年人之脾胃虚衰，消纳运化力薄，其饮食宜新鲜清淡。可以多吃鱼、瘦肉、豆类食品和新鲜的蔬菜水果，不宜多食甜咸厚味、过于肥腻的食品。要限制动物脂肪的摄入，宜食植物油，如花生油、芝麻油、玉米油、橄榄油、亚麻籽油等。不食残汤剩饭。现代营养学提出，老年人的饮食应是"三多三少"，即蛋白质多、维生素多、纤维素多，糖类少、脂肪少、盐少，这正吻合了新鲜清淡的原则。

（3）食宜温热熟软

老年人阳气日衰，而脾又喜暖恶冷，故宜食用温热之品，以保护脾胃，勿食或少食生冷之品，以免损伤脾胃，但也不可温热过度，应以"热不炙唇，冷不振齿"为宜。人老之后，脾胃虚弱，加上牙齿可能松动、脱落，引起咀嚼困难，故宜食用熟食、软食，切忌食用黏腻、硬实的不易消化之品。明代著名的儒医大家李梴在其所撰的《医学入门》中，就提倡老人多用粥食，书中说："盖晨起食粥，推陈致新，利膈养胃，生津液，令人一日清爽，所补不小。"这就说明，多吃粥，不仅容易消化，且益胃生津，对老年人的脏腑尤为适宜。

（4）食饮有节，细嚼慢咽

《寿亲养老新书》强调："尊年之人，不可顿饱，但频频与食，使脾胃易化，谷气长存。"主张老人少量多餐，既保证营养供足，又不伤肠胃。老年人应谨记"食饮有节"，不宜过饱。进食不可过急、过快，宜细嚼慢咽，这不仅有助于营养物的消化吸收，还可避免"吞、呛、暄、咳"的发生。

4. 生活起居，谨慎调摄

老年人的气血不足，护持肌表的卫气常虚，易致外感，当谨慎调摄生活起居。《寿亲养老新书》指出："凡行住坐卧，宴处起居，皆须巧立制度。"老年人的生活，既不要安排得十分紧张，又不要毫无规律，要科学合理，符合老年人的生理特点，这是老年养生之大要。

老年人的居住环境，以安静清洁、空气流通、阳光充足、湿度适宜、生活便当、交通便利为好。老年人要保证良好的睡眠，但不可嗜卧，嗜卧则损神伤气，影响人体气血营卫的健运。老年人睡眠时间相对较少，因而宜早卧早起，且以右侧卧位为佳，要注意避寒防冻，但忌蒙头而睡。

老年人应慎衣着、适寒暖，特别要注意胸腹、腰背、腿脚的避风保暖。应根据四时季节和气候气温的变化，随时增减和更换衣饰。

老年人的肾气逐渐衰退，房室之事应随增龄而递减。年高体弱者，要断欲独卧，避忌房事。体质强健有性欲者，也不要纵欲恃强，应该适可而止。

老年人机体功能逐渐减退，容易产生疲劳之感，尤当注意劳逸结合，量力适度。要尽可能地做一些力所能及的体力劳动或脑力劳动，但切勿过度疲倦，以免"劳伤"致病，尽量做到"行不疾步、耳不极听、目不极视、坐不至久，卧不极疲……量力而行，勿令气之喘，量力谈笑，才得欢通，不可过度"（《寿亲养老新书》）。这些论述，都说明了劳逸适度对老年保健的重要性。

老年人应保持良好的卫生习惯。面宜常洗，发宜常梳，早晚刷牙，饭后漱口。临睡之前，宜用热水洗泡双足。晨起要定时排便，保持大小便通畅，如有二便障碍，应及时排除，防止因二便失常而诱发疾病。

5. 运动锻炼，适时适量

年老之人，精气虚衰，气血运行迟缓，因而气滞血瘀，喜卧懒动。如能积极参加体育锻炼，则可促进气息运行，延缓衰老，并可在心理上造成一种良性刺激，使人情绪振奋、精神焕发，这对消除孤独垂暮、寂寞忧伤、抑郁多疑、烦躁易怒等不良情绪，具有很好的积极作用。

老年人的运动锻炼，应遵循因人制宜、适时适量、循序渐进、持之以恒的原则。在参加锻炼之前，要进行全面的体检，了解身体健康状况，在专业医生的指导下，选择适宜的运动项目，还要掌控好运动的强度、速度和时间。一般说来，老年人的运动量宜小不宜大、动作宜缓不宜快。适合老年人的运动项目有太极拳、五禽戏、气功、武术、八段锦、慢跑、散步、游泳、乒乓球、羽毛球、老年体操等。锻炼时要量力而行，力戒争胜好强，避免情绪过于紧张或激动。运动次数每天一般宜1~2次，时间以早晨日出后为好，晚上可安排在饭后一个半小时以后。老年人忌在恶劣气候环境中锻炼，以免带来不良后果。例如盛夏季节，不要在烈日下锻炼，以防中暑或发生脑血管意外。冬季冰天雪地，天冷路滑，外出锻炼，要注意防寒保暖，防止跌倒。大风大雨大雪大雾天气，不宜外出。还须注意不在空腹饥饿时锻炼。

对体质较差的高龄老人，不能跟风随潮、勉强锻炼，宜行随时可做、简便易为的

"小劳之术"。所谓"小劳之术",取自宋代气功养生家蒲虔贯所撰的《保生要录》一书。在此书的《调肢体门》一节,蒲氏专门介绍了可以代替导引的"小劳之术",很值得在中老年人中推广。现转载如下:

"养生者,形要小劳,无至大疲。故水流则清,滞则挎。养生之人,欲血脉常行,如水之流,坐不欲至倦,行不欲至劳。顿行不已,然后稍缓,是小劳之术也。故手足欲时其曲伸,两臂欲左挽右挽如挽弓法,或两手支拓如拓石法,或双拳筑空,或手臂左右前后轻摆,或头顶左右顾,或腰胯左右转,时俯时仰,或两手相足细细挼如洗水法,或两手掌相摩令热,掩目摩面。事闲随意为之,各十数过而已。每日频行,必身轻目明,筋节血脉调畅,饮食席消,无所臃滞。体中小不佳快,为之即解。旧导引术太烦,崇贵之人不易为也。今此术不择时节,亦无度数,乘闲便作,而见效且速。"

6. 遵从医嘱,合理用药

老年人由于生理上的退行性改变,新陈代谢减慢,脏腑功能衰退,无论是治疗用药,还是保健用药,都与中青年差异很大。在通常情况下,老年人保健用药,一定要遵从医嘱,且不得违背下述诸项原则:

扶正固本,保护胃气;

注重脾肾,兼顾五脏;

药宜平和,药量宜小;

宜多用补,而少用泻;

药食并举,因势利导;

坚持不懈,慢补缓扶。

只有如此用药,方能收到补偏救弊、祛病延年之良效。

第七节　对生命前期的沉重思考

人生最大的无奈,就是不能掌控自己的命运,或者多灾多难,或者厄运连连,至于保健养生,则根本无从谈起。而究其根源,问题却是出在生命的诞生之前。因此,养生若要全过程,尚需追溯到生命的前期。

我们都知道,宝宝新生命的诞生,是阴阳交合、父精母血的结果。在生命诞生之前,必须首先经历"十月怀胎",然后才有"一朝分娩",此为生命的孕育期。而在生命的孕育之前,则是青年男女的恋爱、婚配,以为生命的繁衍接续奠定情感和法律基础,此为生命的准备期。准备期、孕育期都是生命诞生的前夜,我们不妨将其合称为"生命前期"。生命前期也就是中医学所说的先天。在现实生活中,由于先天不足,使许多新生命不是短命夭折、胎死腹中,就是后天之路步履维艰、异常困难。于是乎,就有了我们的——对生命前期的沉重思考。之所以会提出这样的命题,是鉴于下面的那些骇人听闻的背景资料。

一、我国婴儿的出生缺陷

我国是世界上第一人口大国,也是遗传性疾病和先天畸形高发的世界大国。每年,我国约有 2000 万个婴儿出生，其中有先天缺陷的，为数众多，仅在出生时肉眼可见的，就有 20～30 万。加上出生后数月、数年、数十年后才显露出先天缺陷的，实际的先天残疾儿童总数，要高达 80～120 万，约占每年出生人口总数的 4%～6%，其中的 80%，归类为遗传性疾病。另外，我国每年约有 70 万个自然流产病例，其中一半为染色体异常。儿童住院病人中的 30%，成人住院病人中的 10%，患有部分或完全由遗传因素导致的疾病。我国现有智力低下者近 900 万人，白痴占了 10%。在智力低下人群中，由遗传缺陷所致的，高达 37%，约为 335 万多人。在国人中，已认识的单基因疾病有 8，000 多种，约有 3%～5% 的人受累；多基因疾病近百种，约有 15%～20% 的人受累；另有染色体疾病在 100 种左右。概算估计，现在的国人中，受到遗传病拖累的，竟高达 20%～25%。

总的说来，出生缺陷有多少种呢？加在一块，大概在八千种以上。有的在我国发生率比较高，其中发生最多的，一个是心脏的畸形，一个是神经管畸形，然后是唇腭裂、肢体畸形，还有染色体的异常，这些都是见得比较多的。其他的，种类非常多，但发生的数量则比较少。

这些有出生缺陷的孩子，他们出生后的命运如何呢？第一是短命早亡，这是最严重的。第二是造成今后的残疾，甚至是终生的残疾。有的即使能够治疗，但由于先天的严重不足，所以很难完全治愈。有些非常严重的残疾，终身不能站立，或者终身躺在床上。第三是经过很多的治疗，能够恢复生活和工作的能力，但是这个花费也是相当昂贵的，而且，对其今后的生活，都会带来诸多的麻烦和挑战。

以上这些事实和数据，令人触目惊心，不管是谁，心情都是沉重的。出生缺陷和先天残疾问题，在我国如此严重，毫无疑问，这已经成为影响国民素质的一个不容忽视的重要问题。同时，它也给我们的社会生活，给每个受累的家庭，带来了难以承受的沉重负担。统计数据表明，我国每年因神经管畸形造成的直接经济损失超过 2 亿元，唐氏综合征的治疗费超过 20 亿元，先天性心脏病的治疗费高达 120 亿元。因此，我国目前出生缺陷的现状，已不仅是一个严重的公共卫生问题，而且已成为影响国民经济发展和人们正常生活的社会问题。目前，政府、专业人员、社会上的有识之士和部分育龄夫妇，都已充分意识到问题的严重性。如何充分、有效地利用现有的社会、卫生资源，开展遗传病和先天畸形的预防，力争把出生缺陷控制到最低限度，是一个很值得深入研究、认真探讨的话题。

二、正确认识出生缺陷

1. 出生缺陷的概念

出生缺陷，也叫先天异常、先天畸形，是指孩子出生之前，还在母亲子宫里的时候，由于发育紊乱所发生的形态、结构、功能、代谢、精神、行为等方面的缺陷或异常。这种缺陷或异常，有的在出生时就可以表现出来，有的则要在出生后过一段时间，甚至是若干年之后才显示出来。"出生缺陷"四个字以"BD"两个英文大写字母来表示。

形态、结构方面的缺陷或异常表现为先天畸形。如无脑儿、脊柱裂、兔唇、四肢异常等。但不包括出生时，由于受到损伤所造成的形态与结构异常。

功能、代谢缺陷常导致先天性智力低下（俗称呆、傻）、聋、哑、先天性心脏病、白血病、青光眼等异常。

精神、行为方面的缺陷常表现为精神、神经症状，如遗传性痉挛性共济失调、肝豆状核变性、精神分裂症等。

先天畸形包括外表的和内脏的畸形。除那些形态结构方面的异常外，人们还发现，有的新生儿或婴儿，表现出功能障碍、代谢异常或痴呆，显然，这都不是畸形。故人们又用"出生缺陷"或"先天缺陷"这个名词，作为先天性结构畸形、功能缺陷以及先天性代谢障碍的总称。

我国出生缺陷的发生率比较高，平均每出生一千个婴儿，就有13个是出生缺陷，其中有3至4个是神经管畸形。

2. 出生缺陷的分类

（1）从临床症状和体征上来看，出生缺陷分为3种类型：

①形态结构异常；

②功能代谢异常；

③精神行为异常。

（2）从发生原因上来看，可以分为4种类型：

①畸形缺陷

胚胎发育早期，由于某种因素的作用，使其发育异常，这种类型的缺陷，是临床上最常见也是最严重的缺陷。

②裂解缺陷

精子与卵子结合后，在发育过程中，由于某种原因的作用，使其正常组织受损而引发的缺陷。

③发育不良

胎儿在发育过程中，由于某种因素的作用，使胎儿身体某部位或某组织发育不良所导致的缺陷。

④变形缺陷

异常压力作用到胎儿身体的某一部分，使胎儿形体发生改变所致的畸形。

3. 出生缺陷的病种

出生缺陷的常见病种如下：

无脑儿、脊柱裂、脑积水、腭裂、唇裂、唐氏综合征、先天性血管病、食道闭锁或狭窄、直肠或肛门闭锁、内脏外翻、肢体短缺、尿道上下裂、髋关节脱臼、畸形足、多并指（趾）症、血管瘤（>3cm）、色素痣（>3cm）、幽门肥大、膈疝、其他如生殖器官、耳、眼、皮肤畸形等。

4. 遗传性疾病

遗传性疾病占到出生缺陷的八成，是指完全或部分由遗传因素决定的疾病。遗传性疾病虽为先天性的，但也可后天发病。如先天愚型、多指（趾）症、先天性聋哑、血友病等。这些遗传病完全由遗传因素决定发病，并且在出生一定时间后才发病，有时要经过几年、十几年甚至几十年后才能出现明显症状。如假肥大型肌营养不良要到儿童期才发病；慢性进行性舞蹈病一般要在中年时期才出现疾病的表现。有些遗传病需要遗传因素与环境因素共同作用才能发病，如哮喘病，遗传因素占80%，环境因素占20%；胃及十二指肠溃疡，遗传因素占30%~40%，环境因素占60%~70%。遗传病常在一个家族中有多人发病，为家族性的，但也有可能一个家系中仅有一个病人，为散发性的，如苯丙酮尿症，因其致病基因频率低，又是常染色体隐性遗传病，只有夫妇双方均带有一个导致该疾病的基因时，子女才会成为这种隐性致病基因的纯合子（同一基因座位上的两个基因都不正常）而得病，因此多为散发，特别在只有一个子女的家庭，偶有散发出现的遗传病患者，就不足为奇了。遗传病主要有以下类型。

（1）常染色体显性遗传病

常见病种如：软骨发育不全、缺指并指症、成骨发育不全、马凡氏综合征、先天性外耳道闭锁、下颌面骨发育不全、先天性肌强直、扭转性痉挛、周期性麻痹、家族性多发性胃肠息肉、膀胱外翻、多囊肾（成年型）、神经纤维瘤、肾性糖尿病、结节性硬化症、先天性小角膜、先天性无虹膜、先天性白内障、视网膜母细胞瘤、先天性球形红细胞增多症、地中海贫血、鱼鳞病、遗传性血管神经性喉水肿、可变性红斑角化症、遗传性出血性毛细血管扩张症、慢性进行性舞蹈病、毛发红糠疹、特发性致纤维化肺泡炎等。

（2）常染色体隐性遗传病

常见病种如：白化病、苯丙酮尿症、半乳糖血症、糖元储积症、低磷酸酯酶症、神经鞘磷脂储积症、黏多糖储积症（Ⅱ型以外的各型）、同型胱氨酸尿症、尿黑尿酸症、家族性黑蒙性痴呆、肝豆状核变性、先天性聋哑、小头畸形、多囊肾（婴儿型）、先天性再生不良性贫血、先天性肾病综合征、进行性肌营养不良（脐带型）、劳蒙毕综合征、恶性贫血（先天型）、遗传性小脑性共济失调、先天性青光眼、先天性小眼球、先天性全色盲、视网膜色素变性、着色性干皮病、垂体性侏儒、早老症、肝脑肾综合征、遗传性Q-T延长综合征、心内膜弹力纤维增生症、婴儿型遗传性粒细胞缺乏症、婴儿型进行性脊肌萎缩症、肺泡微结石症、肺泡性蛋白沉积症、散发性克汀病等。

（3）X连锁隐性遗传病

常见病种如：进行性肌营养不良（非脐带型）、血友病（甲、乙型）、无丙种球蛋白血症、无汗性外胚层发育不良、黏多糖储积症（Ⅱ型）、自毁容貌综合征、肾性尿崩症、慢性肉芽肿、导水管阻塞性脑积水等。

（4）X连锁显性遗传病

常见病种如：抗维生素D佝偻病、遗传性肾炎、先天性眼球震颤、葡萄糖-6-磷酸脱氢酶缺乏症等。

（5）多基因遗传病

常见病种如：先天性心脏病、小儿精神分裂症、家族性智力低下、脊柱裂、无脑儿、少年型糖尿病、先天性肥大性幽门狭窄、重度肌无力、先天性巨结肠、气道食道瘘、先天性腭裂、先天性髋脱位、先天性食道闭锁、马蹄内翻足、原发性癫痫、躁狂抑郁型精神病、尿道下裂、先天性哮喘、睾丸下降不全、脑积水等。

（6）染色体病

常见病种如：21－三体综合征、13－三体综合征、18－三体综合征、猫叫综合征、杜纳氏综合征、克氏综合征、不平衡重排及脆性 X 综合征等。

很多人都听说过"地中海贫血"，这是一种血液病，属于第（1）类——常染色体显性遗传病，在遗传病中很有代表性，由于此病最先在地中海沿岸国家居民中发现，因此命名为地中海贫血，简称"地贫"。我国是地中海贫血的高发国。广西、广东、海南、云南、贵州为高发区，福建、四川、湖北、湖南等地也较为常见。仅在广西，α－地中海贫血发病率为 15%，β－地中海贫血发病率为 5%，地中海贫血基因携带者高达 900 多万。按照遗传学规律，如果夫妻两个均是地中海贫血基因携带者，则有 25% 的几率生出重型地中海贫血患儿，这样每年将有大量地中海贫血患儿出生。轻型地贫多见于成年人，平时无症状或仅为轻度贫血，但轻型地贫也会将"致病基因"遗传给下一代，一个轻型地贫的人与正常人结婚，其子女中出现轻型地贫的几率会高达 50%。在遗传学上，地贫是由常染色体缺陷引起的珠蛋白链合成障碍，由于一种或数种珠蛋白数量不足或完全缺乏，因而红细胞易被溶解破坏而酿成溶血性贫血。我国自然科学名词审定委员会建议本病的名称为"珠蛋白生成障碍性贫血"，但习惯上仍称为地中海贫血。正常人血红蛋白中的珠蛋白，是由四条肽链所组成的，本病是由于珠蛋白基因的缺失或点突变所致。组成珠蛋白的肽链有 4 种，即 α、β、γ、δ 链，分别由其相应的基因编码，这些基因的缺失或点突变可造成各种肽链的合成障碍，致使血红蛋白的组分改变。通常将地中海贫血分为 α、β、γ 和 δ 等 4 种类型，其中以 β 和 α 型地中海贫血较为常见。不同类型的临床表现差别极大，最重者可于胎儿出生前即死亡，最轻者可以终身不贫血，无症状。临床所见的病人，大多是介于这两者之间的贫血患者，具有低色素小红细胞和靶形红细胞，并有血红蛋白成分的各种改变。重型患者多生长发育不良，常在成年前死亡。轻型及中间型患者，一般可以活至成年，并能参加劳动，倘若注意节劳及饮食起居，可以改善症状，减少并发症的发生。

三、出生缺陷的致病因素

造成胎儿畸形、出生缺陷的致病因素众多，但就其产生的根源，则可从内因与外因两个方面去寻找。

1. 外因

出生缺陷的致病的外因主要来自环境因素。环境因素包括生物、理化、药物、代谢、营养等。孕早期过量接受放射性物质有可能导致畸形儿的产生，因此孕早期尽可能不做腹部 X 线透视或摄片，否则有引起先天性心脏缺陷、小头畸形、死胎等危险。同时，孕早期应用雌激素、雄激素及孕激素，可引起胎儿性别的变化及其他畸形。孕妇连续用链霉素可致新生儿耳聋。此外，四环素、激素类的药物都有致畸的报道，所以妊娠期用药应在医生指导下合理使用。

准父母长期大量饮酒、吸烟，都有可能产生死胎、低体重儿、智力低下等情况。同时，孕妇病毒感染也是导致畸形儿的原因之一，常见的是孕早期母亲患流感、风疹、巨细胞病毒、单纯疱疹病毒等病毒感染，可使胎儿患小头畸形及脑积水、脑钙化等组织或器官畸形。

2. 内因

出生缺陷的产生的内因主要来自遗传因素，这是由来自父母亲的遗传物质的异常而造成的。人体内的遗传物质存在于细胞核内的染色体上。通常染色体是稳定的，但在日常生活中一些不良因素的影响下，染色体的数目、结构可发生异常，而染色体上的一个或多个基因发生了突变，则可造成畸胎。不良因素如放射线、药物、疾病、被污染的水、空气等。

近亲婚配生子也易致畸。某些遗传性疾病，致病基因是隐性的，只有当夫妇双方都携带这种隐性基因且结合时，后代才明显发病。非近亲婚配时，两个相同致病基因互相遇合而引起发病的可能性较低，而近亲结婚的夫妇，由于他们的基因来自同一祖先，双方携带有相同致病基因的可能性明显大于一般群体，子女中某些遗传性疾病的发病率就远远高于非近亲结婚者所生的孩子，因此近亲之间应避免婚配生子。

一般说来，在出生缺陷的致病因素中，遗传因素要占25%，环境因素要占10%，而属于遗传与环境因素共同作用的，要占65%。

四、出生缺陷的预防

出生缺陷已经成为一个社会问题。对出生缺陷的预防是全社会的责任。总的原则是：充分利用已有的科学知识和技术成果，积极主动地进行预防。

现在，国家已经在全国各地开展了出生缺陷的预防、检测和治疗工作。2002年，卫生部与中国残联，公布了一个提高出生人口素质、减少出生缺陷的行动计划。在这个行动计划里，提出了一整套预防和减少出生缺陷的具体措施。

2005年9月12日，第二届发展中国家出生缺陷与残疾国际大会在北京人民大会堂隆重开幕，来自45个国家的政府和科学家代表，以及我国31个省、自治区、直辖市的政府官员和妇幼卫生工作者，出席了这次盛会。开幕式上，卫生部蒋作君副部长做了大会的主题发言。为了进一步推动中国出生缺陷和残疾预防工作的深入发展，为了对全世界减少出生缺陷和残疾、降低婴儿及儿童死亡率做出更多的贡献，借大会在中国召开之机，蒋作君副部长代表中国政府宣布，将9月12日定为"中国预防出生缺陷日"，并提议联合国将每年的9月12日确定为"世界预防出生缺陷日"。从此以后，每年到了9月12日这一周，在全国都要开展大规模的预防出生缺陷的宣传教育活动，动员全社会来关心、救助那些有出生缺陷的孩子，这是国家为落实出生缺陷预防工作推出的又一重大举措。

现代人类医学对出生缺陷的原因和机理，已经有了相当的认识，这就为出生缺陷的预防提供了可靠的理论依据。2009年9月12日，世界卫生组织（WHO）提出了预防出生缺陷的三级概念，以预防为主，尽量减少出生缺陷的发生及缺陷儿的出生，并进行可能的治疗。

1. 提前防止出生缺陷的发生

此为一级预防。一级预防的主要内容是：广泛而深入地开展生殖健康、优生优育的宣传教育，增强广大干部、群众以及医务卫生人员的优生意识。要加强和推广遗传咨询、婚前检查、妇女保健（特别是孕前和孕期的保健、分娩保健）。要防止近亲婚配，避免妇女在有重要疾病，或身体差，或营养差的时期受孕。同时，对不应、不宜婚育或应延期婚育的对象，要加强教育和指导。

2．尽量减少缺陷患儿的出生

此为二级预防。二级预防的主要内容是：通过运用早期绒毛活检、B超、甲胎蛋白测定等技术手段，进行产前诊断检查，以提前发现胎儿的异常，从而及时做出准确的诊断，以减少缺陷患儿的出生。孕妇在怀孕4~6个月时，都应进行产前检查和遗传咨询，并进行相关的产前诊断。

3．出生缺陷的早期治疗

此为三级预防。三级预防的主要内容是：新生儿筛查。这是在新生儿期，通过特殊的血生化检查，以达到对新生儿的某些遗传性疾病，如代谢病、先天性聋哑等进行早期诊断。目前广泛开展的苯酮尿症新生儿筛查，一旦查出，即可马上进行早期治疗。

通过开展出生缺陷的三级预防，认真落实优生优育的科研和培训工作，可望有效地降低出生缺陷的发生。

五、在生命前期，我们该做点什么呢？

为了国民素质的提高，为了确保每一个鲜活的生命都是健康的，政府在努力，科技工作者、医务工作者、计生工作者也都在努力。对于我们这些盼望宝宝健康、早得贵子的准爸爸、准妈妈们来说，在生命前期，我们也该为此做一点该做的工作吧！这些工作是什么呢？我们可以将其划分成三个大项，在生命前期之内，按照时序、按照进程，有条不紊地分阶段进行。为了便于表述，我们将其简称为：偶择、婚检和孕检。

1．偶择

俗话说，男大当婚，女大当嫁。婚配成家是人的终身大事，择偶恋爱则是婚配成家的序曲或前奏。为了婚姻幸福，为了后代的健康，对未来的配偶进行谨慎的选择，把防止出生缺陷作为决定取舍的若干关键性因素中的一个，是一种极具远见的明智之举。这就是所谓的"偶择"。偶择主要包含下述几个方面的内容。

第一，查明对方来路，避免近亲相恋、亲上加亲。

婚姻法明令禁止近亲结婚，这又是为什么呢？

专门研究遗传的科学家推算，世界上的每个人，都至少携带5~6个不同的隐性遗传致病基因。在随机结婚的情况下，夫妇双方因致病基因相同而产生纯合子，致病后代的可能性极小。但在近亲结婚的情况下，双方从共同祖先那里继承同一种致病基因的机会就会大大增加，所生子女罹患隐性遗传病的几率也会随之大大增加。与非近亲结婚者相比，可能要高出几倍、几十倍，甚至上百倍。

有的遗传性疾病非常罕见，往往在患儿父母双方的家族中都找不到发病者。那么，这类疾病又是怎样产生的呢？原来，我们体内的遗传物质，包含十多万对基因，每个人都会或多或少带有几个不良的基因。这些不良的基因，平时隐藏不露，只有当夫妇两人的不良基因碰巧是同一个基因配成对时，孩子才会发病。由于可能性极小，所以，这类隐性遗传的发病率仅在几万分之一以下。若属近亲结婚，夫妻双方很可能拥有相同的不良基因，基因恰巧配对的可能性就增加了数十倍，甚至成百倍。因此，越是罕见的遗传病，近亲结婚所生患儿的比例就会越大。

在我国，汉族和其他多数民族，历来都禁止堂兄妹结婚，但是表兄妹结婚却很盛行，似成定俗。民间甚至素有"姑舅亲，亲上亲，打断骨头连着筋"的说法。《钗头风》的作者——大诗人陆游与原妻唐琬就是一对表兄妹。《红楼梦》中贾宝玉和林黛玉、薛宝钗的一段爱情悲剧中，也涉及了姑舅亲和姨娘亲。实际上，从遗传学的角度看，同姓的堂兄妹和异姓的表兄妹之间，无论是血缘关系的亲疏程度，或是携带相同基因的数量，实际上都是一样的。因此，堂兄妹结婚或表兄妹结婚属于等级相同的近亲结婚，子女患病的风险等级也都是相同的。现有的事实也表明，很多先天性遗传疾病的患者，都是各类近亲结婚的结果。

有的朋友可能会说，我们夫妻虽然在同一地区，但既不同姓，又不是三代以内的近亲，完全符合婚姻法的规定，为什么还会生出有缺陷的孩子呢？这是因为我国以前是比较封闭保守的社会，千百年来，人口很少流动，有不少地区，通婚半径很小。由于地理上的闭塞，或由于民族、宗教和风俗习惯的关系，我国的广大农村，常有嫁娶不出村，甚至几百年前，同是一个老祖宗的事。这样一来，一个地域内的人群，尽管不同姓，但在他们的体内，有很大一部分基因是相同的，这部分基因的缺陷就比较容易重合，体现在他们所生子女的身上。在我国某些相对闭塞的偏远地区，在人群相对集中的少数民族地区，智力低下等遗传病的发病率，竟然会高达50%以上，这就是明证。

明晰了其中的原委，主动地在较远的、无任何血缘关系的人群中，选择配偶或恋爱对象，就可有效避免问题的发生。切不可抱着侥幸心理，去强摘爱情的苦果，否则，一旦生出"养之不能，弃之不忍"的孩子，将会抱憾终生。

第二，进行"遗传商谈""遗传咨询"。

所谓"遗传商谈"，就是在恋爱交往的过程中，有意识的多方了解对方的个人和家庭病史，对双方结合后，能否生育和所生子女罹患遗传性疾病的概率作出判断，以决定交往是否继续。如果个人的学识有限，一时难以判定时，应向遗传学专家求助，听取专业人士的意见，这就是"遗传咨询"。

遗传咨询是卫生主管部门依据优生学原理，委托有资质的专业卫生机构进行的一项新业务。其任务是，了解恋爱中的双方有无遗传病史和其他可能遗传的疾病，就男女双方是否适宜婚配提出建议。例如，一方或双方为痴呆或有精神病尚未痊愈者，则遗传给下一代的几率就很高；有些疾病患者虽然外表正常，但生育时可出现流产、死胎、畸形、聋哑或出生其他生理缺陷儿。其他再如糖尿病、高血压、心脏病，以及某些遗传性癌症等，均可能遗传，如果家族中有上述类似的疾病，那么后代患这种疾病的可能性就比较大。在咨询过程中，专业机构会视需要进行抽血化验，再通过血液分析，对男女双方是否有遗传病，或携带可使后代患病的遗传基因，做出准确的鉴定。这就是遗传学上的遗传染色体检查。

在我们人体的每个正常细胞的细胞核内，均含有携带人类全部遗传基因的 23 对染色体。如果这23对染色体数目相结构恒定，人类就能正常的生育繁衍，传宗接代。若有异常，就可以引起各种各样的遗传性疾病。有部分人，染色体异常，但其外表正常，没有任何异常的感觉。这类人叫染色体异常携带者，在人群中的比例约为0.6%。这种人虽然无任何疾病表现，但在生育时，却会把异常遗传给后代，引起胚胎染色体异常、胚胎不能正常发育，有一部分自然流产或胎死腹中，胚胎继续发育形成胎儿出生的，就成为遗传病婴儿。染色体异常的婴儿有两种情况：一种有疾病表现，成为遗传性疾病患者，如发育迟缓、躯体畸形、智力低下、女性不孕或原发性闭经、男性不育、两性畸形等；另一种则和其父母一样外表正常，成为异常染色体携带者，但长大成人后同样要承受和父母一样的痛苦。染色体异常携带者由于平时无疾病表现，若不进行血液遗传染色体分析，根本难以知晓，往往在婚后生育时连续发生自然流产，到医院接受检查后才被发现确诊。但为时已晚，因为夫妻双方都已尝尽苦头，付出了沉重的代价。

第三，选择在适合的年龄段结婚生子。

现在，早婚和晚婚都不鲜见。其实，早婚和晚婚都不好。为什么？前面谈过，青年男女的身体发育，要到24～25岁才能完成，如果过早的结婚生子，对婚育双方及后代的健康都是不利的。妇女在20岁以下生下的子女，各种先天性疾病的发病率，要比24～34岁妇女所生子女的发病率高出50%。结婚生子过晚，也不利于优生优育。在40岁以上妇女所生的子女中，21－三体综合征患儿的发病率要比24～34岁妇女所生子女的发病率高出10倍。因此，在24～29岁这个适合的年龄段结婚生育，是应该大力提倡、尽力争取的。

2. 婚检

（1）充分认识婚检的重要意义

婚检，是指登记结婚前，对男女双方进行的医学体检，以便发现或确认有无影响婚后夫妻生活和正常生育的疾病，从而保证男女双方能够婚姻幸福、宝宝健康。婚检是提高人口素质、避免出生缺陷、预防先天性疾病的一道重要防线，对减少出生缺陷、保护公民健康、提高国民素质具有至关重要的作用。自2003年10月1日起，我国开始实施新修订的《婚姻登记条例》。新条例把过去实施的婚检由"强制"改为了"自愿"。我国各地的婚检人数锐减，而与之相对应的，则是出生缺陷的发病人数迅速增加，出生人口的质量问题日益突出。因此，即将登记结婚的男女，应该充分认识进行婚前医学检查的重要意义，把"自愿"改为"自觉"，主动地进行婚检。

（2）充分了解婚检的程序和内容

婚前检查是一次全面系统的健康检查，检查项目包括询问病史、体格检查和其他特殊检查。重点是遗传病方面的调查和生殖器官的检查。

◉在询问病史方面的内容是：

①了解双方的血缘关系，是不是直系血亲或三代以内的旁系血亲。

②了解双方现在和过去的患病史。如有无性病、麻风病、精神病、心脏病、肾炎、各种传染病、遗传病、重要脏器及泌尿生殖系统疾病和智力发育情况等。

③了解双方个人的生活史，询问有无可能影响生育功能的工作、居住环境和不良嗜好等。

④了解女性的月经史和男方的遗精情况，这对及早发现影响婚育的疾病很有帮助。

⑤了解双方的家族病史，家族中直系及旁系的患病情况，最少进行三代家系的调查，尤其问清在直系亲属中有没有遗传性疾病，如精神病、痴呆、先天畸形及其他遗传疾病，以便进行遗传病的分析及预防指导。

⑥如属再婚者，还要询问以往的婚育史。

⊙在体格检查方面的内容是：

①内科检查

内科检查就是全身体格检查。一般需要测量身高、体重、血压；检查全身及神经系统的发育情况；检查主要脏器如心、肝、肾、肺；检查第二性征，如毛发、脂肪的分布，喉结及乳房的发育。

②生殖器检查

生殖器检查的目的，在于发现有无影响生育的生殖器病变。女性需作腹部肛门双合诊，注意有无处女膜闭锁、阴道缺如或闭锁、子宫缺如或发育不良、子宫肌瘤、子宫内膜异位症等。男性检查时，需注意有无包茎、阴茎硬结、阴茎短小、尿道下裂、隐睾、睾丸过小、精索静脉曲张和鞘膜积液等疾患。

③实验室检查

实验室检查包括常规辅助检查和其他特殊检查。除了血常规、尿常规、胸部透视、肝肾功能和血型检查外，女性要作阴道分泌物的找滴虫、霉菌检查，必要时作淋菌涂片检查；男性要作精液常规化验。必要时，还要作血液转氨酶和乙肝表面抗原检测、染色体核型分析和梅毒螺旋体检查等。

根据体检的结果，检方专业人员还要对双方的婚育问题进行分类指导，并指导性生活及避孕问题。

（3）坚定自愿婚检的决心

要坚定主动进行婚检的决心，注意排除来自各方面的干扰，充分了解婚检的相关信息，是非常必要的。

①了解不进行婚检的危害

2003 年 10 月 1 日起，根据新颁布的《婚姻法登记管理条例》，婚前医学检查不再作为结婚登记的必要条件。据北京市的统计，在 2003 年的前 9 个月，北京市各卫生机构在婚检中查出的隐性梅毒者 51 例，而 2003 年 10 月到 2004 年 4 月，半年多才查出 1 例。难道是患性病的人少了吗？不，是有这类性病的人都隐瞒自己的病情，不来进行婚检了。

依据先前的统计资料，从 1996 年至 2002 年的 7 年间，北京市屡次在婚检中筛查出 HIV 感染者。通过婚检，共筛查出遗传性疾病 15，794 人，他们全部接受了咨询指导，其中 695 人不宜生育。

自婚检改为自愿后的半年多以来，在产前诊断中筛查发现的梅毒胎儿数量，呈现高速增长的趋势。以往，北京市每年结婚的男女有 8 万多对，约 16 万人，查出有疾病的在 10% 左右。但是，在强制婚检这道防线被冲破后，新生儿的出生缺陷就随之明显增加，增长迅速。不进行婚检的危害，在今后的几年，甚至十几年内，肯定会爆炸性地显

~~取出来~~

②婚检可以单独进行

个人有病，又不愿对方知道，婚检可以分别来查。有人不愿意婚检，有很多原因。其中之一是，来婚检时，往往是一对男女同来，一方可能有病，但不愿让对方知道，尤其是男方，好不容易找上个对象，担心会因此让婚事泡汤，或者害怕"隐私"暴露，给自己招来麻烦。其实，婚检可以两人分别来，婚检机构也允许分开检查，并保护个人的隐私权。

现实中，许多恋爱中人，往往一到谈婚论嫁的阶段，就随心所欲，涉身爱河，先有了性关系。在他们看来，结婚登记不过是走走法律的形式，至于婚检，就更没有必要。其实，未婚同居，未婚先孕，出问题的并不鲜见。如果进行婚检，有的传染病，即使查出一方有问题，一方没问题，那么，只要打上疫苗，就可以预防，对婚后的夫妻生活，对后代的健康，都是有益无害的。

③婚检能查出哪些有危害性的疾病

通过婚前检查，能够查出糖尿病、肾炎、尿路感染，女性的阴道炎、子宫内膜异位症、多囊卵巢综合征，男性的尿道下裂、包皮过长、精索静脉曲张及克氏征等病症。这些病症，对婚后的夫妻生活和正常生育或多或少都有一定的影响，严重的还可能导致不孕不育。如果能在婚前检查出来，就能提早医治，有利于新人婚后的身体健康和夫妻性生活。

值得重视的男性疾病如下：

◆ 尿道下裂

尿道下裂即尿道开口异常，是男性生殖系统常见的先天性畸形。有可能影响妊娠，不能怀孕，影响夫妻生活。有几种情况可以做矫正，将尿道口移至正常位置。

◆ 包皮过长

包皮过长系表示包皮掩盖了龟头，并且能自由翻转于冠状沟之上。包皮过长完全掩盖龟头和尿道口称为增殖型包皮过长；仅掩盖阴茎的一部分，则称为萎缩性包皮过长。包皮皮脂腺的分泌物和尿垢经常藏于包皮内，如果不清洗，龟头长期受尿垢和分泌物慢性刺激，除影响性生活外，还会导致阴茎癌。另外，包皮过长，在性生活时，藏在包皮下的污垢，会刺激女性的子宫颈，长此以往，易引发宫颈癌。

◆ 精索静脉曲张

精索蔓状静脉丛扩张、弯曲、伸长，称为精索静脉曲张。精索静脉曲张是由腹腔内肿瘤、巨大肾积水等压迫，使精索内静脉回流受阻所致。本病多发生在未婚男子。有些病人则有阴囊下坠感，左侧睾丸疼痛，站立过久或步行时间较长能使症状加重。严重的精索静脉曲张，有时会影响睾丸产生精子的能力。由于症状不明显，有不少男青年直到婚检时才被发现。精索静脉曲张，婚后可诱发性功能障碍，如早泄等，对结婚无影响，但有的影响生育，也是导致不育的因素之一。

◆ 克氏征

克氏征是一种性腺发育异常的染色体疾病，属于先天性遗传性疾病。青春期后出现症状表现，身体肥胖，性成熟延后，睾丸小而坚实，阴茎发育不正常，第二性征发育不良，性功能低下，精液中无精子，可以影响夫妻生活和生育。

值得重视的女性疾病如下：

◆ 卵巢囊肿

性生活时，可以引起扭转等，给自身增加很大的痛苦。如果不及时治疗，很可能会影响生育，甚至还会危及生命。

◆ 子宫内膜异位症

子宫内膜异位症是子宫内膜生长在子宫腔以外的任何部位所引起的妇科疾病。本身可以引起痛经，且进行性加重，子宫内膜异位症是导致不孕的主要原因之一。

◆ Ⅰ型糖尿病

常见于青少年及婚育年龄者，经常发生糖尿病酮症昏迷，因机体营养不良易合并结核病、糖尿病肾病等，故结婚宜慎重。女性如已结婚则不宜生育。原因有四：一是因为妊娠期的垂体生理性肥大和功能亢进以及胎盘分泌泌乳素、雌激素等水平增高，均可促使糖尿病的病情加重。二是妊娠可促使糖尿病患者的视网膜、肾脏等血管病变，引起不可逆的进展，从而导致失明或肾功能衰竭而死亡。三是还易并发羊水过多、妊娠高血压综合征、酮症性酸中毒、感染、产后出血和产伤等等。四是胎儿的先天性畸形发生率也较非糖尿病者高 2~3 倍，患者胎死宫内较正常者高 10 余倍，因此，女性患者最好不要怀孕。

◆ 慢性肾小球肾炎

女性在妊娠之前如已存有肾小球肾炎，则妊娠后往往会使病情恶化。因为妊娠本身存在着局限性血管内凝血，从而加重肾小球肾炎的缺血性病理改变和肾功能障碍，而使病情恶化。患者可以结婚，但是严重的女性患者不宜生育。

◆ 急性肾小球肾炎

急性期不宜结婚，更不宜生育。

◆ 外阴性阴道炎

以炎症为主，通过短期治疗可以治愈。其中：

霉菌性阴道炎是由白色念珠菌引起的。常人的皮肤、口腔，肠道及阴道黏膜中隐藏着白色念珠菌，可以互相传染。

滴虫性外阴阴道炎是由阴道毛滴虫引起的。阴道毛滴虫为一种寄生性原虫，当滴虫大量繁殖可波及外阴部，引起滴虫性外阴炎。在滴虫性阴道炎的急性期及治疗时，应禁止性生活。因为同房后病原体可在男方包皮内寄生与繁殖，如仅治疗女方的滴虫性阴道炎，而忽略了男方的治疗，在性生活时，存在于男方包皮内的病原体会再次感染女方。

◆ 多囊卵巢综合征

卵巢增大而且多囊，且有不同程度的肥胖、多毛症状的妇女，称为多囊卵巢综合征，此病虽不影响性生活，但该病不排卵，可导致不孕。

3．孕检

（1）孕检的必要性

出生缺陷是遗传因素、环境因素与母体健康状况、营养状况等多种因素综合作用的结果。在生命孕育的胎儿期，母亲接触环境有害因素，如农药、有机溶剂、重金属等化学品，或过量接受各种放射线的照射，或服用某些药物，或感染某些病菌、病毒及其他病原微生物，甚至平时的一些嗜好习惯，如洗桑拿、饮食偏好，这都可能引起胎儿的先天异常。先天异常还见于母体在怀孕早期缺乏叶酸，这会导致脊柱裂和无脑儿的出生几率上升。孕妇年龄过高或臀位分娩，常导致先天性髋关节脱位和智力低下。但这些均不在遗传因素之列。对付遗传病，尚需更可靠的办法，这就是孕检。

（2）孕检的目的和方法

为了宝宝的健康，孕检是最行之有效的方法，这在医学上叫作产前诊断，又叫出生前诊断。它是在孕期之内，对胚胎或胎儿进行有针对性的医学诊查，对其是否患有遗传性疾患或先天畸形做出准确的判断。倘若确认为异常胎儿，则建议孕妇终止妊娠，施行治疗性流产、引产，以避免缺陷儿的出生。产前诊断已有 20 多年的发展历史，方法包括 X 线、胎儿镜、生物化学及酶检查、超声波、染色体诊断等，其中以后两种最为常用。

B 超无痛无损，应用最广。它可以对胎儿的面部、四肢、脊柱等外部发育情况进行检测，还可直接对胎心和胎动进行动态观察。但 B 超不宜做的过多，因为超声波或多或少会对胎儿的听觉等功能有影响。在正常情况下，于妊娠的早期、中期和晚期，各做一次 B 超为宜。

染色体检查是遗传学诊断的一种，主要针对胎儿的先天性染色体病，目前能够诊断出 100 余种，包括先天愚型、猫叫综合征、两性畸形等，这些都是 B 超所无法做到的。孕期染色体检查分三个阶段、三个方法：

①孕 8～11 周的早期——胎儿绒毛吸取术

在 B 超监视下，胎儿绒毛经宫颈部取样。绒毛组织经处理或经短期培养后，即进行染色体分析。另外，绒毛组织处理后，还可做酶和蛋白质检测，也可以直接抽取 DNA 进行基因分析。

②孕 16～20 周的中期——羊膜腔穿刺术

此即羊水取样。羊水中有胎儿脱落细胞，经体外培养后，可进行染色体分析、酶和蛋白质检测、性染色质检查、DNA 分析等，可诊断出上千种疾病，目前应用比较广泛。

③孕 26～27 周的晚期——脐带穿刺术

在 B 超引导下，经母腹抽取胎儿的脐带静脉血。这项技术在我国已远较国外普及，成功率高，也比较安全。脐带血可作染色体或血液学的各种检查，亦可用于因羊水细胞培养失败、DNA 分析无法确诊，但能用胎儿血浆或血细胞进行生化检测来确认的疾病。倘若错过了绒毛和羊水取样的时机，这也是唯一的补救措施。在一些情况下，还可代替基因分析。例如，α－地中海贫血可直接测定 Hbarts，血友病可直接测定凝血因子Ⅷ等。

（3）孕检中的致畸五项检查

谁都想早得贵子，拥有一个健康的宝宝，那么，除了要注意营养均衡和及时补充叶酸外，还不能忽视孕检，其中极为重要的一项，就是怀孕前期的病原微生物学检查。很多准妈妈可能并不清楚什么是致畸五项，对为什么要进行检查，那就更不清楚了。这项检查对自己的怀孕和宝宝有多重要呢？看看下面的解说，您就可以明白了。

所谓致畸五项，又叫优生五项。在妊娠期内，由于外邪六淫作祟，孕妇很可能受到风疹病毒、单纯疱疹病毒、巨细胞病毒、B19 微小病毒及弓形虫等多种病毒或原虫的感染，并且可以通过胎盘，再传染给胎儿，从而导致胎儿染病。

致畸五项检测，就是对风疹病毒、巨细胞病毒、单纯疱疹病毒、B19 微小病毒以及弓形虫的检查。如果在怀孕的早期，孕妇感染了其中的任何一种病原微生物，都有可能造成流产、早产、死胎、胎儿畸形或残疾儿。所以，为了孕育一个完美的宝宝，孕期必查——致畸五项。

致畸五项的检查，最好在怀孕的前半期进行，这样可以早期发现，早期治疗，从而避免悲剧的发生。因为即使感染了这些病原，只要在医生指导下进行正规的治疗，大部分人都可以平安地孕育出正常的宝宝，根本不用担心。

①弓形虫

传染方式：这是一种人畜共患疾病，通过进食受感染的生的或未煮熟的牛肉、猪肉内被包裹的微生物，或接触感染的猫粪内的卵母细胞，或胎儿经胎盘感染。

感染后的症状：疲劳、肌肉痛、淋巴结病，但感染大多是亚临床症状的。

对胎儿的危害：孕期感染可引起流产或分娩有病的新生儿，胎儿感染的危险性随着妊娠持续时间的增加而增加，孕早期胎儿感染更具致死性，但并不常见。孕晚期感染的新生儿约60%有围产儿感染征象，而早期仅有10%，只有不到1/4的新生儿先天性弓形虫病出生时有临床表现，大多数患儿随后才逐渐表现出感染症状，如低出生体重、肝脾肿大、黄疸和贫血。有些为惊厥、颅内钙化灶、智力落后、脑积水或小头畸形，几乎所有感染的新生儿，最终都会发展为脉络膜视网膜炎。

如何预防：胎儿先天性弓形虫病的母亲一定是孕期有感染，因此，孕妇不宜接触生或未煮熟的牛肉、猪肉或猫狗等动物。母亲免疫力可保护胎儿免受感染。如果孕前抗弓形虫 IgG 抗体被证实，则该孕妇的胎儿没有先天性感染的危险性。

②巨细胞病毒

传染方式：这是一种普遍存在的 DNA 疱疹病毒，是围产期感染最常见的原因，病毒可通过飞沫和接触唾液、尿液等方式传播，也可母胎垂直传播。同时也是一种性传播疾病。

感染后的症状：大多数感染没有症状，约15%的成人以发热、咽炎、淋巴结炎和多发性关节炎为特征。这些特征有许多也常见于风疹。目前尚无有效的治疗方法。

对胎儿的危害：先天性感染，是一种包括低出生体重、小头畸形、颅骨钙化、视网膜脉络膜炎、智力和运动发育迟缓、感觉神经缺乏、肝脾肿大、黄疸、溶血性贫血和血小板减少性紫癜等的综合征。

如何预防：病毒在初次感染后潜伏，而且同其他疱疹病毒感染一样，尽管有血清抗体的存在，病毒的传播还会有一个周期性的复活过程。母亲对巨细胞病毒的免疫力不能预防复发，也不能预防先天性感染。

在一些病例中，胎儿感染通过 B 超、计算机断层扫描（CT）或磁共振成像（MRI）来检测的，可以看到小头畸形、心室肥大或颅骨钙化、肠道高回声。亦可通过 PCR 技术检测羊水和胎儿血清中的病毒 DNA。

③风疹病毒

传染方式：风疹，也称德国麻疹。在非孕期的感染并不严重，孕期感染引起的损害则难以估量，可引起严重的先天畸形。

感染后的症状：确诊风疹常常很难，它不仅与其他疾病的临床特征相似，而且 1/4 的风疹感染是亚临床型，但病毒血症可能感染胚胎和胎儿。

对胎儿的危害：先天性风疹综合征，包括以下一个或一个以上表现：眼睛损伤（白内障、青光眼、小眼和其他畸形）；心脏病（动脉导管未闭、间隔缺损和肺动脉狭窄）；感觉神经性耳聋；中枢神经系统缺陷（包括脑膜炎、脑炎）；胎儿生长受限，血小板减少症和贫血；肝炎、肝脾肿大和黄疸；慢性弥漫性间质性肺炎；骨质改变；染色体异常。

如何预防：由于不存在风疹大流行，为根治疾病，建议要孕妇进行疫苗接种。风疹是已知的最具致畸性的疾病之一。确诊风疹感染常常很难，孕妇血清抗体表示对病毒感染的免疫反应，缺乏风疹抗体说明易受病毒感染。

④单纯疱疹病毒

传染方式：单纯疱疹病毒分为Ⅰ型和Ⅱ型，Ⅰ型多引起非生殖道的感染，但成人Ⅰ型感染中约 1/3 可累及生殖道，Ⅱ型主要是通过性传播。

感染后的症状：感染部位会出现丘疹、红斑，伴有痒感、麻木，逐渐变成疼痛，随后可融合成末状小泡。病毒血症可引起短暂性感冒样的症状，偶尔发展为肝炎、脑炎或肺炎。

对胎儿的危害：约有半数胎儿发生早产。单纯疱疹病毒很少通过胎盘或完整的胎膜传播，新生儿几乎均是经过宫颈及下生殖道而受到释放病毒的感染，播放性感染新生儿死亡率高达 60%，半数幸存者，可能遗留严重的眼炎和中枢神经系统后遗症。

如何预防：与有疱疹病毒活动感染的伴侣有性接触，缺乏特异性抗体产生是导致临床发病的主要原因。因此，性生活时，要采取谨慎的防护措施。对于有活动性疱疹病灶或有即将发作的典型前驱症状的产妇适宜剖宫产。对于孕期生殖道疱疹患者，无病灶则不必剖宫产。

⑤B19 微小病毒

传染方式：B19 微小病毒存在于自然环境中，这是一种影响甚微的母体疾病，偶尔可导致胎儿死亡。

感染后的症状：B19 微小病毒可引起传染性红斑，大多数妇女感染者无症状，特异性 IgM 抗体可确定是否感染。

对胎儿的危害：孕早期感染可引起流产和胎死宫内或先天性畸形，如胎儿心肌受损、水肿等。

如何预防：血清学阳性的孕妇可进行 B 超检查。了解有无胎儿水肿，约 1/3 的胎儿水肿可自行消退。进行宫内输血治疗的水肿胎儿，几乎 85% 存活。

（4）哪些孕妇更需要进行孕检

孕检是防止缺陷儿出生的最后一道防线，是每位孕妇都应主动采取的优生措施。存在下述情况的孕妇，则更应高度重视、更需进行孕检。

①夫妻之间有相对较近的血缘关系。

②忽略了偶择、婚检的孕妇。

③年龄超过35岁的孕妇。因受精卵老化，染色体容易突变，产生胎儿先天畸形或先天愚型患儿的危险性较大。

④曾生过无脑儿、脊柱裂或其他畸形胎儿的妇女，再次怀孕后，应进行产前检查和遗传咨询。因为她们再次生育同类异常孩子的危险性较一般孕妇要高得多。

⑤有习惯性流产、死胎的妇女，再次怀孕后，要进行相关项目检查。因为这种情况有可能是由夫妇一方或双方染色体异常引起的，再次怀孕，仍可出现畸胎。

⑥家族中有遗传病史、有精神障碍或异常发育家族史。

⑦家族中有先天性代谢性疾病的患者，或孕妇本人曾经生育过有代谢性疾病的患儿。

⑧夫妇双方均为同一种地中海贫血的患者。

⑨怀孕早期，曾被风疹病毒、巨细胞病毒、单纯疱疹病毒、B19微小病毒等病毒感染的孕妇。因感染容易导致胎儿发生畸形，皆需作相关的检查和治疗。

⑩怀孕早期，曾服用可能导致胎儿畸形的药物，或者曾接受过放射线诊治的孕妇。

此外，就是孕前及孕期饲养并经常接触宠物的孕妇。宠物，尤其是猫，乃是弓形体原虫病的传染源。孕妇感染后，生下的婴儿可能患有脑积水、脑钙化、先天性失明等畸形。

凡具备上述情况之一的，都应进行产前检查和遗传咨询，并进行相关的产前诊断与治疗。因为，不怕一万，就怕万一，只有防患于未然，方能确保万全。

养生必须全过程，是本章的主题。把全过程养生的时间提前到了生命诞生的前夜。这种对生命周期的前延性追溯，是本书的一种探索性尝试，可能也是史无前例的。

养生必须全过程，就是把保健养生需贯穿于我们的一生一世，落实到生命的每一个进程。但是，这并不是说，只要年龄段相同，养生的要求就可以完全一样了。这是因为，虽然，我们的年龄段相同，但每个人的身体健康状况，却并不都是一样的，甚至是千差万别的。因此，养生不能一概而论，还必须因人而异。把世人大略地分为健康、亚健康、不健康这三种情况，分别探讨其应采取的养生措施，这就叫作"三对号"。由于有了这"三对号"，于是，就有了"健康人的养生""亚健康的养生""不健康的养生"这三个专题。接下来先要探讨的是其中的第一个——健康人的养生。

欲知详情，请看下回。

第八章　健康人的养生

前面我们说过，科学的养生，必须做到"三同时"三周全"。上一章所探讨的是三周全的第三点——养生必须全过程。

养生必须全过程，就是把保健养生需贯穿于我们的一生一世，落实到我们生命进程的每一个阶段。但是，这并不是说，只要年龄段相同，养生的要求就基本是一致的。这是因为，虽然，我们的年龄段相同，但每个人的身体健康状况却并不一样，甚至是千差万别的。因此，养生不能一概而论，还必须因人而异。把世人大略地分为健康、亚健康、不健康这三种情况，分别探讨其相应的养生举措，这就叫作"三对号"。由于有了这"三对号"，于是，就有了"健康人的养生""亚健康的养生""不健康的养生"这三个不同的章节和专题。

健康人的养生，就是这一章所要讨论的主题。为了便于讨论的展开，我们必须首先弄明白的是：什么是健康？

第一节　健康的概念和定义

什么是健康？古今中外，千百年来，这都是一个倍受世人瞩目的话题。国人传统的健康观就是："无病即健康"。而在我国权威性最高的词典—《辞海》中，健康的概念则是这样描述的——

"人体各器官系统发育良好，功能正常，体质健壮，精力充沛，并具有良好劳动效能的状态。通常用人体测量、体格检查和各种生理指标来衡量。"

这种解释与"健康就是没有疾病"相比，显然就更加完备。在生物医学模式的时代，这种对健康的认识，已经被国人广泛的接受，至今仍有很多人认为是正确的。然而，人不仅具有自然属性，也具有社会属性。虽然，它也提到了"劳动效能"这一概念，但却依然只把人作为生物有机体——自然人来对待，而没有把人也作为社会人来对待。所以，这种认识依然是不完整、有欠缺的。

下面，让我们看看世界卫生组织（WHO）是怎么说的。

一、世界卫生组织的健康定义

1. 世界卫生组织简介

所谓世界卫生组织，乃是联合国下属的一个专门机构，它的前身可以追溯到 1907 年成立于巴黎的国际公共卫生局和 1920 年成立于日内瓦的国际联盟卫生组织。二战以后，联合国成立，经联合国经社理事会决定，64 个国家的代表于 1946 年 7 月在纽约举行了一次国际卫生会议，签署了《世界卫生组织宪章》。1948 年 4 月 7 日，该章程得到 26 个联合国会员国批准后生效。1948 年 6 月 24 日，在日内瓦召开的第一届世界卫生大会上，世界卫生组织正式宣告成立，总部设在了欧洲瑞士的日内瓦。

世界卫生组织成立后，4 月 7 日也就成了全球性的"世界卫生日"。每年的这一天，世界各地的人们都要举行各种各样的纪念活动，来强调健康对于劳动创造和幸福生活的重要性。自 1950 年以来，人们每年为世界卫生日选定一个主题，突出世界卫生组织关注的重点领域、突出问题，并动员世界各国人民普遍关心和改善当前的卫生状况。世界卫生日期间，包括中国在内的世界卫生组织各会员国都会举行庆祝活动，推广和普及健康知识，借以提高人民的健康水平。2014 年世界卫生日的主题是——病媒传播的疾病。

世界卫生组织简称世卫组织，英文代号 WHO。世卫组织是联合国系统内卫生问题的指导和协调机构。它负责对全球卫生事务提供指导，拟定卫生研究议程，制定规范和标准，阐明以证据为基础的政策方案，向各国提供技术支持，以及监测和评估卫生趋势。

世卫组织的主要职能包括：促进流行病和地方病的防治；提供和改进公共卫生、疾病医疗和有关事项的教学与训练；推动确定生物制品的国际标准。世界卫生大会是世卫组织的最高权力机构，每年召开一次。主要任务是审议总干事的工作报告、规划预算、接纳新会员国和讨论其他重要议题。执委会是世界卫生大会的执行机构，负责执行大会的决议、政策和委托的任务，它由 32 位有资格的卫生领域的技术专家组成，每位成员均由其所在的成员国选派，由世界卫生大会批准，任期三年，每年改选三分之一。根据世界卫生组织的君子协定，联合国安理会 5 个常任理事国是必然的执委成员国，但席位第三年后轮空一年。常设机构是秘书处，下设非洲、美洲、欧洲、东地中海、东南亚、西太平洋 6 个地区办事处。

目前，世卫组织共有成员国 193 个、观察员 6 个。自 2007 年起，我国香港的陈冯富珍女士，开始出任世界卫生组织的总干事，2012 年 5 月 23 日，陈冯富珍女士又获得连任，任期至 2017 年 6 月 30 日。

2. WHO 关于健康的最初定义

世界卫生组织的宗旨，就是让全世界人民获得尽可能多的健康知识。在该组织成立之初，就对健康的含义做了科学的界定。

"健康乃是一种在身体上、心理上和社会适应方面的完好状态，而不仅仅是没有疾病和虚弱的状态。"

由此定义可知，健康是"身体、精神及社会生活中的完美状态"，也就是生理、心理及社会适应这三个方面全部良好的一种状况，而不仅仅是指没有生病或者体质健壮。以上这些内容，就记载在 1946 年签署、1948 年生效的《世界卫生组织宪章》的《序言》中。

为了更具体地评定健康，世界卫生组织又为健康制定了十大标准：

（1）精力充沛，能从容应对日常生活和繁重的工作，并且不感到过分紧张与劳累。

（2）处事乐观，态度积极，乐于承担责任。事无大小，不挑剔，不找客观理由。

（3）积极用脑，善于休息，睡眠良好，生活起居有规律。

（4）应变能力强，能适应外界环境的各种变化。

（5）能够抵抗一般性感冒和其他传染病。

（6）体重适当，身体匀称，站立时，头、肩、臀位置协调。

（7）眼睛明亮，反应敏捷，眼睑不发炎。

（8）牙齿清洁、坚固，无龋齿。牙龈颜色正常，无疼痛、出血现象。

（9）头发齐整，有光泽，无头屑。

（10）肌肉丰满，皮肤有弹性。

在这十条标准中，前四条主要是精神方面，后六条主要是身体方面，即包括了精神和身体两个方面，其中也有形体美的要求。这十条标准，具体地阐述了健康的定义，凸现了健康所包含的体格、心理和社会适应这三个方面的内容。

首先，阐明了健康的目的，在于运用充沛的精力承担起社会责任，而应对繁重的工作，不感到过分的紧张和疲劳。

第二，则强调心理健康，时时、处处、事事表现出对社会的责任感和乐观的积极态度。

第三，应该具有很强的应变能力，表现为对复杂多变的、包括自然与社会在内的外界环境的适应能力。

第四，又从能够明显表现身形健美、体格强健的几个主要方面提出标准，比如体重适当、身材匀称、眼睛明亮、牙齿清洁、头发光泽、肌肉丰满、皮肤有弹性等。

3. WHO 关于健康的新概念

进入快速发展的现代社会以后，人们的观念可谓日新月异。而现代人的健康观，则更加趋向整体性。1979 年，世界卫生组织又发布了关于健康的新概念。

"健康不仅仅是躯体没有疾病，还要具备心理健康、社会适应良好和道德健康，只有具备以上四个方面，才算是一个完全健康的人。"

我们应该怎样来看待这四个方面呢？

（1）健康的体魄

①生理功能状态良好，没有疾病，强健的体魄，能抵制各种急慢性传染病的侵袭，工作、学习效率高。

②身体匀称，站立时头、肩、臀的位置协调，体重适中。

③体温、血压、脉搏、呼吸符合标准，各种生理指标的检测、化验基本正常。

④眼睛炯炯有神、反应敏捷。

⑤牙齿结实、清洁、无龋齿、不疼痛。

⑥肌肉丰满，皮肤富有弹性，腰腿关节灵活自如。

⑦大、小便排泄正常。

（2）健康的心理

心理一般是指人的意识、思维和精神状态。现代高节奏的社会，特别强调人的心理健康，它是人们完成各种工作任务的重要条件。如古人所说："情急百病增，情舒百病除。"

①感觉、知觉、记忆正常，精神振作，思维敏捷，语言表达清楚，有丰富的想象力。

②心理上处于平衡的满足状态，正确评价自己，有自知之明，有自控和调节能力，能正确认识、评价周围的人和事。

③人际关系、家庭关系和谐，谦虚谨慎，不卑不亢，情绪稳定，比较乐观。

④自强不息，不怕挑战，有战胜各种困难的信心和毅力。

（3）社会适应良好

人的一生，实际上是一个不断学习新知识、不断适应新环境的过程。人体的健康与否，受着社会环境、自然环境等诸多因素的影响和制约。世事无常，瞬间万变，人生的未来与命运，常常无法预见。人要生存，人要发展，机体就必须与周围环境相互协调，使自己的思想、意识、情感、行为能与客观环境相适应，从而适时、顺势，变被动适应为主动适应，为生存与发展创造有利条件。社会适应良好，必须做到：

①用智慧、才干、意志、自信去适应和改善外部环境的变化，保持身体内外环境的平衡，抵御致病因素的入侵。

②合乎实际地给自己制定奋斗目标，把规划定在自己的能力范围之内，促使自己信心十足，积极向上。

③对他人、对社会的期望值不要过高，从而避免可能产生的过于失望。十九世纪达尔文曾说过："物竞天择，适者生存"，优胜劣汰是客观规律。为了不被社会所遗弃、淘汰，就要"活到老、学到老"，不断学习提高，不断自我完善。

（4）健康的道德风尚

一位伟人曾说："体者，载知识之舟，寓道德之车是也。"道德健康就是明白为人之道，具备应有的品格与德操。古语说得好："人有百行，道德为首"。

①道德健康的标准是：无私利他。

做到不损害他人的利益来满足个人的需要。有辨别善恶、美丑、荣辱、真伪、是非的能力。能接受社会公认的道德准则，并约束支配自己的言行。常言道："真情奉献莫问价，一片冰心在玉壶""送人玫瑰，手留余香""救人一命胜造七级浮屠"。积德行善、助人为乐，就是道德健康的表现。

②道德基本健康的标准是：为己利他。

具备道德底线，从来不做亏心事。虽有为己之心，但从不损人，即所谓"为己利他"。

③道德不健康的表现是：损人利己。

如生活中不能自律，患得患失、见利忘义、投机钻营，不惜损害他人利益，来谋取一己私利。

④道德很不健康的表现是：道德沦丧。

人格扭曲，不计后果，损公害人，既损人又害己。如贪污、受贿、腐败、淫乱、赌博、吸毒、盗窃、诈骗、杀人越货等，都是人性泯灭、道德沦丧者的行为表现。

以上所述，是健康新概念的四个方面。这四个方面，是互相联系，缺一不可的。只有不打任何折扣地完全做到，才能成为一个真正的、完美的健康人。

健康，是生命存在的前提，是我们迈向天年的阶梯。现如今，许多人短寿夭亡，英年早逝，让人非常痛心！痛定思痛，他们为什么会遭此厄运呢？有人说：他们不是死于疾病，而是死于愚昧，死于无知，死于不正确的思想理念，死于不健康的生活方式。仔细想想，确实有一定的道理。虽然，我们改变不了外部的世界，但是，我们可以改变我们自己。这就是，管理好自己的健康，改变一切不良的嗜好和习惯，以全新的、健康的生活方式，去过好自己的每一天。

4. 衡量身心健康的新标准

围绕健康新概念，世界卫生组织归纳和总结了在人群实践的经验，于1999年，又提出了衡量身心健康的新标准，它包括机体健康和精神健康这两种健康状态。学术界也为此提出过不同的衡量标准，目前比较通俗、比较一致的看法是：机体健康可用"五快"来衡量，精神健康可用"三良"来衡量，简称为："五快三良"。

（1）五快

五快是：吃得快、便得快、走得快、说得快、睡得快。五快，主要体现了人的机体健康。

①吃得快

吃得快，说明人有良好的食欲，吃饭时胃口好，能快速吃完一餐饭而不挑剔食物，食欲与进餐时间基本一致，这表明内脏的消化吸收功能正常。吃得快的确切含义并不是狼吞虎咽，而是吃饭时不厌食，不挑食，吃得顺利，吃得痛快。

②便得快

有便意时，能很快地排泄大小便，说明人的胃肠功能和排泄、排毒功能优良。一有便意，便能迅速地一泄了之，必然神清气爽、轻松愉快。

③走得快

行动敏捷、协调，迈步轻松有力，转体自如，反应迅速，动作流畅，说明身体的运动功能、躯体和四肢与神经系统的动作协调机能，都很正常，所以能行走迅速，步履轻盈。"人老先老腿"，我们身体的诸多病变会导致身体的衰弱，而衰弱往往先从下肢开始。即使患的是内脏疾病，下肢也常有沉重感。在心情焦虑、精神抑郁或心理状态欠佳时，谁都会感到四肢乏力、步履沉重，变得懒得动作。

④说得快

说话流利，语言的表达清楚、准确，说话内容有中心，合乎逻辑，能根据话题转换，随机应变，这不仅说明口齿伶俐，而且表明头脑清晰，思维机敏，正气充足，心肺功能正常。说话时感到吃力，常有停顿，或下意识重复，或前言不搭后语，说话过程不长即有疲倦之感，说明头脑迟钝，机体已衰。

⑤睡得快

入睡快，说明神经系统的兴奋—抑制过程协调自如，躺下能很快入睡，睡得深沉；晨起后能精神饱满，头脑清醒。睡得快，最重要的是质量，如睡眠时间过多，且睡后仍感精神恍惚，乏力不爽，则是心理的病态表现，常见于各种心理障碍或神经症。

（2）三良

良好的个性人格、处世能力和人际关系，谓之"三良"。三良，主要体现人的心理健康、精神健康。

①良好的个性、健全的人格。

外在表现为性格温和，情绪稳定，意志坚定，情感丰润，胸怀坦荡，豁达乐观。言行举止，在大众心理上均可认可，能够适应复杂的环境，充分发挥自己的主观能动性，没有情绪上的压抑感和思想上的冲动感，意志坚强，自我发展目标明确，工作学习具有自觉性和持续性。感情丰富，热爱人生和生活，总是向前看，具有坦荡的胸怀和达观的心境。

②良好的处世能力。

观察事物符合现实，分析问题客观公正，具有良好的自我调控能力，与人交往的行为方式能被大多数人所接受，能适应复杂多变的社会环境，对事物的变迁，能够保持情绪的稳定，对社会外环境和机体内环境，能始终保持平衡。

③良好的人际关系。

与人为善、助人为乐。有与他人交往的愿望，能有选择的结交朋友。与人相交，能设身处地，换位思考，珍视友情，尊重别人的人格。处事待人，能大度和善，既能善待自己、保护自己，又能严以责己、宽以待人。对个人得失与人际矛盾不过分计较。对人坦诚，充满热情，受到人们的尊重、信任和拥戴。

二、当代老年人的健康标准

伴随着文明的进步，社会的发展，人们的生活水平不断提高，国人的平均寿命也在渐渐的延长。我们中的每一个人，尤其是老年人，更是希望自己能够健康、能够长寿。那么，当代老年人健康的标准是什么呢？

1. WHO 制定的老年人健康标准

世界卫生组织为老年人制定的 10 条健康标准，与普通人群的 10 条健康标准大同小异，没有太大的差别。

（1）精力充沛，能从容不迫地担负日常繁重的工作。

（2）处世乐观，态度积极，乐于承担责任。

（3）善于休息，睡眠良好。

（4）应变能力强，能适应环境的各种变化。

（5）能抵抗一般的感冒和传染病。

（6）体重适中，身体匀称，立时头、肩、臀位置协调。

（7）眼睛明亮，反应敏捷，眼和眼睑不发炎。

（8）牙齿清洁，无龋齿，不疼痛，牙龈无出血现象。

（9）头发有光泽，无头屑。

（10）肌肉丰满，皮肤有弹性。

与之相配套，WHO 对老年人的健康标准还提出了多维评价体系，具体说来，是以下五个方面。

（1）精神健康。

老人一定要有良好的心理，心态要平和，常具宽容之心，切忌焦虑、疑心。能用爱心滋润身边的一切事物。

（2）躯体健康。

这就是平时说的身体健康。老人易见的病有高血压、冠心病等，而且易出现中风。所以，老人一定要经常、主动地参与锻炼，保证有一个健康的身体。

（3）日常生活的能力。

即生活上具有独立生活的自理能力，包括自己能照顾自己，自己能够处理家庭事务等。

（4）社会健康。

包括人际关系，社会参与程度，与子女的融洽关系等。

（5）经济状况。

当今的老年人，一部分靠退休金或养老金生活，也有的依靠子女接济或赡养，而老年人若能经济独立，则会生活得更有信心，更为开心快乐。

2. 社会学家认定的老年人健康标准

老年人怎样才是健康的呢？腰不弯背不驼，无病无痛，这样的老年人就是健康的，这是我们普通人的认识。然而，社会学家却不是这样看的。根据 WHO 对健康的定义，他们认为，应从以下四大方面，来评价老年人是否健康。

（1）生活自理

首先是生活可以自理，如洗澡、穿衣、进食等，不需要别人监护。当然也包括老人操持家务的能力，比如接打电话、外出购物、自理经济、做一部分家务等。

（2）精神健康

主要指没有精神障碍和精神症状。由于老年人的神经系统发生了生物学改变，信息加工速度减慢，认知功能会出现不同程度的衰退，容易出现焦虑、抑郁、固执、疑心、自私和偏执等心理障碍。

（3）躯体健康

躯体健康即传统意义上的健康。躯体健康不佳，可表现为多种器质性疾病和症状，如高血压、冠心病、气管炎、糖尿病及肿瘤等。

（4）社会健康

社会健康是指个体人际关系的数量和质量及社会参与的程度。如家庭居住情况，婚姻状况，与亲属、朋友、邻里的关系，与社会组织的联系，职业状况等。一个老人如果长期独自呆在家里，不与人打交道，不能进行社会参与，就不能算一个全面健康的人。

3. 我国制定的老年人健康标准

1982 年，中华医学会老年医学分会专门制定了我国的老年人健康标准。1995 年，依据医学模式从生物医学模式向"生物？心理？社会医学"模式转变的要求，又对这一标准进行了补充与修订。这 10 条标准如下所述。

（1）躯干无明显畸形，无明显驼背等不良体型，骨关节活动基本正常。

（2）神经系统无病变，如偏瘫、老年痴呆及其他神经系统疾病，系统检查基本正常。

（3）心脏基本正常，无高血压、冠心病（心绞痛，冠状动脉供血不足，陈旧性心肌梗死等）及其他器质性心脏病。

（4）无明显肺部疾病，无明显肺功能不全。

（5）无肝、肾疾病，无内分泌、代谢疾病，无恶性肿瘤及影响生活功能的严重器质性疾病。

（6）有一定的视听功能。

（7）无精神障碍，性格健全，情绪稳定。

（8）能恰当地对待家庭和社会人际关系。

（9）能适应环境，具有一定的社会交往能力。

（10）具有一定的学习、记忆能力。

我国制定的这一健康老人标准，既符合当前我国老年人的实际情况，又符合 WHO 对人体健康标准的具体规定。老年朋友可以对照上述标准，看看自身是否在健康的范围之内。如果发现尚有什么问题，要及时地进行治疗，确保自己能够完全健康。

4．祖国医学关于老年人健康的 8 条标准

从祖国传统医学角度看，一个老年人如果是健康的，必然具备如下生理特征：眼有神、声息和、前门松、后门紧、形不丰、牙齿坚、腰腿灵、脉形小。

（1）眼有神

目光炯炯有神，说明视觉器官与大脑皮层功能良好。祖国医学认为，肾开窍于耳，肝开窍于目，若肝肾充足，则耳聪目明。并且，目为心之使，五脏六腑之精气皆上注于目，眼睛乃人体精气汇集之处。目光炯炯有神，是五脏六腑均功能良好的表现。所以身体健康的老年人，眼睛应该是明亮的。

（2）声息和

说话声音洪亮，呼吸保持从容、顺畅、均匀，每分钟呼吸 16～20 次，说明发音器官、语言中枢、呼吸系统、循环系统均功能良好。祖国传统医学认为，声息和是正气内存的表现，正气充裕，邪不可干，就不容易得病。只有健康的老年人才能声音洪亮，呼吸从容、均匀、通畅。

（3）前门松

指前阴门的小便顺畅，说明泌尿、生殖系统大体无恙。祖国传统医学认为，若小便淋沥不畅，为"膀胱气化失利"，表明泌尿系统功能有损。健康的老人，每天尿量为 1，000～1，500 毫升，每天约 5～6 次，每次 200～250 毫升左右，且尿色清亮。如若每日尿量少于 400 毫升，或多于 2500 毫升，则说明肾功能不正常或有疾病。

（4）后门紧

指后阴门即肛门的约束力强。祖国传统医学认为，进入老年以后，由于肾阳衰弱，脾阳虚亏，导致中气下陷，脾脏和大肠传送运化失调，容易引发大便失常，可发生五更泻、便秘或大便失禁。但若多食少便，或大便保持规律性，一两天大便一次，则说明肾、脾和大肠功能并未衰减。健康的老年人，排便通畅，大便呈淡黄色，一般每天 1～2 次，或隔日 1 次，最好每天晨起定时大便，这样可减少大便内有毒物质重新被吸收，即所谓影响人类长寿的"自身中毒"之说。

（5）形不丰

即形体不肥胖。俗话说："有钱难买老来瘦。"老年人的体形以偏瘦为好，不应肥胖，最好始终保持标准体形。肥胖是一切慢性病的温床。中老年人体形肥胖，容易引起"肥胖综合征"，其中包括：高血压、高血脂、冠心病、糖尿病和胰腺炎、胆囊炎、胆

石症等。在高血压、冠心病、糖尿病等慢性病患者中，肥胖者的发病率明显高于体重正常者。有的科学家研究提出，如果体重超过标准10公斤，短寿13%；超过标准20公斤，短寿25%；超过标准30公斤，短寿42%。譬如，世界上最胖的女子，美国的约翰·史泰美丝女士，腰围两米，体重682公斤，仅仅38岁，就得病早死了。

标准体重的简单计算公式为：

男子：身高（厘米）－105＝体重（公斤）

女子：身高（厘米）－100＝体重（公斤）

如超过或少于标准体重5公斤以内，尚属正常范围；如超过或少于标准体重5公斤以上，则应引起重视。凡超过标准体重10公斤以上，就属于肥胖症，为病态。如体重低于标准体重10公斤以上，就属于瘦削症，也属病态。二者都是不能忽视的。

（6）牙齿坚

祖国传统医学认为："肾主骨"、"齿为骨之余"，肾精充足，则骨硬齿坚；如若肾亏，则骨败齿摇。老年人牙齿坚固，说明肾精充足，自然健康长寿。同时，坚固的牙齿还是饮食养生的保证。古代医书记载，汉代著名医学家华佗的弟子吴普，90岁高龄仍耳聪目明、牙齿完坚，说明长寿者口腔健康状况都是比较好的。

（7）腰腿灵

人老腿先衰，人弱腰先病。腰灵腿便，说明其筋骨、经络及四肢关节皆很强健。祖国传统医学认为，心主血、肺主气、肝主筋、脾主肉、肾主骨，而心好血旺、肺好气足、肝好筋柔、脾好肉丰、肾好骨硬，腿脚灵便，说明其心、肺、肝、脾、肾均好。

（8）脉形小

即把脉得到的脉形不太大，尚在"平脉""中脉"的正常范围之内。心律齐整均匀，每分钟心跳次数保持在60～80次的正常范围内，动脉硬化程度较低，血压不高，号脉时所得到的脉形就小。由于气血亏虚、气滞血瘀，多数老年人把脉得到的脉形以粗大为主。祖国医学认为，老年人多因肾水亏虚，肝阳偏亢，故脉常粗大而强。若60岁以后，仍保持较小的脉形，则说明其心脏功能良好，阴平阳秘，气血调和。长寿老人之所以身体健康，其重要原因，就是心脏功能好，血压、脉搏正常，血管硬化程度低，所以脉形就小。

三、现代国人的健康理念

以上说的，都是理论。那么，在现实生活中，我们的国人又是如何来看待健康呢？一说到什么是健康，许多人都会这么认为："健康嘛，就是没有病。"这种认识到底对不对呢？我们说，这种认识并不错，但却是很不完全的。

我们知道，科学是永无止境的。现代的医疗科学，已经从传统的、单纯的生理医学中脱胎出来，开始向"生理医学＋心理医学＋社会医学"这一新模式转变。因此，现代人对于健康概念的认识，自然也应与时俱进，不能再与过去的传统理解同日而语了。健康，绝不仅仅是指身体安康，不生病，而是包含身心两个方面的平安和谐，还包括人对环境的适应能力与个人的道德修养。就如世界卫生组织（WHO）发布的健康新概念所说：

"健康不仅仅是躯体没有疾病，还要具备心理健康、社会适应良好和道德健康，只有具备以上四个方面，才算是一个完全健康的人"。

按照这个标准来衡量，世界卫生组织的考查结果是，在全球50亿人口中，健康人只占5％，20％的人患有各种疾病，其余的75％，介于二者之间，处于"亚健康"状态。

显然，WHO对于健康的定义，其内涵更加丰富，其外延更加宽广，这是新形势下，我们现代人应该具有的健康概念。然而，我们不能强人所难，不少国人对于健康概念的理解，尚有相当的差距。所以，迄今为止，许多人还是坚持自己的老看法，这就是——

耳不聋，眼不花；吐字清，声音亮；胃口好，睡眠香；脑子灵，记性好；面红润，气色正；腿脚利，劲头足；精神好，身上没有不舒服。

仔细想来，这既不离谱，也无大错，不妨受而允之。

第二节　健康面面观

对我们来说，健康是一个人成家立业、事业成功的前提，是一个人自我实现、人生幸福的基石。健康既然如此重要，那么，我们应该怎样来理解健康的概念呢？

一、健康是一个具有相对性的概念

健康不是单独的、孤立的，乃是一个具有相对性的概念。这与健康相对应的概念是什么呢？大家可能都知道，那就是疾病。如同天对应地、男对应女一样，健康与疾病的关系，也遵循着矛盾统一规律。它们是对立的，但又是统一的。没有疾病，就无所谓健康；没有健康，也就无所谓疾病。两者是相互对应的，但又密不可分，在一定的条件之下，还可以相互转化。

先来看看健康。我们的躯体非常复杂，它是由众多的相互联系的组织、器官共同组成的。这些组织器官各自具有独特的结构和功能。由于中枢神经的统一调控，它们的组织结构、它们的生理功能、他们的营养代谢都处于相互协调、相对稳定的平衡状态。在我们身体的内部，所有的生命活动，都能够有条不紊、正常有序地进行。在我们身体的外部，机体也能对复杂的外部环境，保持良好的适应。这种人体内部相互协调、人与外部良好适应的和谐状态，就叫作健康。

再来看看疾病。人体不是静止的、孤立的。外部复杂多变的环境，还有各种各样的致病因素，无时不在对人体发挥作用，从而在人体的内部，引发侵害与防御的矛盾与斗争。如果人体自身的抵抗力不足，或者致病因素的作用力过强，就会使人体组织器官的机能或器质受到伤害，就会引起人体生理功能的紊乱，从而导致正常的生命活动发生障碍。这种机体的异常状态，就是疾病。人们的习惯说法则是：长病。

例如，从鼻腔到肺脏，为我们人体的呼吸道。在上呼吸道的鼻腔内，平时就有肺炎双球菌等30多种病原微生物的潜伏存在，但是，由于我们人体具有一定的抵抗力，所以，它们并不能对我们造成什么危害。但是，当气候剧烈变化，或者人体经受风寒、过于劳累、遭遇外伤，或者醉酒、失眠的时候，肺炎双球菌等病原微生物，就会借我们的防御功能降低之际，乘机滋事作乱。在我们的肺脏扩张向内吸气的时候，它们借着气流之力，沿着我们的气管，深入到下呼吸道，最终在我们的肺脏安营扎寨、生长繁殖，结果，我们的肺组织，就发生了纤维蛋白性炎症。由于炎症的作用，在我们的肺泡腔内，就充满了纤维蛋白性渗出物，导致肺泡原有的换气功能发生障碍，人体开始出现胸闷气短、呼吸困难、紫绀及感染中毒的症状。这在医学上称为大叶性肺炎。肺炎的发生，给我们的身体造成了病理性损伤，这又引起了人体内部的免疫应答。我们的免疫系统被激活，人体的防御功能自动增强，开始发挥威力。其具体的表现为，呼吸功能的活动水平明显升高，体温升高，血液循环加快，血液中的白细胞增多，淋巴系统和肾上腺皮质的活动能力增强，等等。这是人体为对抗损伤所作出的一系列防御反应。这种损伤与抗损伤的矛盾斗争，一直贯穿于疾病过程的始终。一般情况下，我们人体，在这场战斗中取得了胜利，肺炎双球菌等病原微生物被歼灭，肺泡内的渗出物被逐渐吸收，或以飞沫、痰液的形式被咳嗽、打喷嚏排出体外。同时，人体利用自身的再生、修复功能，排除了病菌引起的病理性损伤，在 7～10 天，又恢复了健康，并获得了对肺炎双球菌的免疫力。如能及时地就医，让抗生素协助灭菌，人体的康复可能就会更快。

从此例大叶性肺炎的病理与康复过程，我们可以探知疾病过程的普遍规律。

第一，来自外部的各种致病因素作用于人体后，是否能导致人体发病，除了取决于致病因素的强度、毒性外，还取决于人体内部的防御能力。当人体的防御能力较强时，肺炎双球菌侵入呼吸道后，不仅不能发病，还有可能被消灭。只有在受寒、过劳、醉酒等不利情况出现时，由于人体的抵抗力受到损害而显著降低，病菌才能有可乘之机，导致人体发病。这就说明，疾病的发生乃是内因与外因相互较量的结果。这正如毛泽东同志在《矛盾论》中所指出的："外因是变化的条件，内因是变化的根据，外因通过内因而起作用。"因此，对于任何疾病的发生，必须从内因和外因两个方面去认识，不能孤立地只看外部致病因素的作用，而忽视内因即人体自有抵抗力的作用。

第二，疾病的发展过程，就是以致病因素及其引起的损伤为一方，以人体抵抗损伤的防御、修复能力为另一方，双方进行矛盾斗争的过程。双方既相互联系，又相互斗争，在力量对比发生变化的情况下，又会相互转化。由此，构成了疾病的演化，推动着病程的发展。所谓慢性、迁延性疾病，乃是双方势均力敌、相互僵持的结果。

二、健康是一个动态的概念

健康的第二个特性是，这是一个动态的概念。

生命科学认为，人体内部的吐故纳新、新陈代谢等一切生命活动，时时都处在变化与波动之中，平衡只是相对的。如果这种动态变化的范围、幅度和频度，尚在人体的耐受和承载能力之内，并不影响人体的生理功能和生命活动，那么，人体就是健康的。但是，如果人体自身的耐受和承载能力不足或是下降，如果外界环境的急剧变化，或者致病因素的作用力过强，以致人体难以适应，不能再耐受承载时，那么，人体内部原有的平衡的状态就会被打破。此时，人体就被拖入了疾病状态。

由此可见，健康与疾病，乃是人体在整个生命存续期间，对外所呈现的两种不同的状态。

三、健康具有稳定性

健康是一个具有相对性的概念，健康又是一个动态的概念，这都让我们明白了，健康与疾病，无非是人体的两种状态。虽然，两者可以相互转化，但也各有其稳定性。因此，我们也可以这样说——健康是可以长久保持的，而且是能够长久保持的。这又是为什么呢？

1. 祖国传统医学的认识

祖国传统医学认为，人体的阴阳气血，虽然时时都在波动变化，平衡只具有相对性，但是，如果这种动态的变化，一直都在可控、可调的范围，即处于人体的承受能力之内，就不会威胁到人体正常的生命活动，人体就能一直保持稳定的健康状态。那么，能使人体一直保持健康稳态的力量是什么呢？乃是人体的正气！

正气又叫真气，也就是人体内的元气。它的具体表现为——人体对疾病的防御、抵抗能力和人体对损伤的再生、修复能力。当元气对应邪气来说时，就称为"正气"。所谓邪气，又是相对于人体的正气来说的。在祖国传统医学里，邪气用来泛指各种致病因素。属于外邪的"六淫"——风寒暑湿燥火，以及瘴疠、时疫；属于内伤的"七情"——喜怒忧思悲恐惊，以及水湿、瘀血、潮热、食积、痰饮等；还有现代人的饮食不节、起居无常、嗜好烟酒、妄自劳作、恣情纵欲等不良的生活方式与习惯，均都在邪气之列。人体的健康与疾病，都起源于、决定于正气和邪气这两个方面在人体内的矛盾与斗争。健康所以能保持，疾病所以能发生，乃是人体内部正邪较量的结果。这种斗争无时不在进行之中，并将伴随人的一生。所以，在《黄帝内经》的《灵枢·百病始生》篇中，就有这样一段话：

"风雨寒热，不得虚，邪不能独伤人。卒然逢疾风暴雨而不病者，盖无虚，故邪不能独伤人。此必因虚邪之风，与其身形，两虚相得，乃客其形。两实相逢，众人肉坚。其中于虚邪也，因于天时，与其身形，参以虚实，大病乃成。"

将这段话翻译成白话，意思是这样的：

风雨寒热等外邪，不遇到正气虚弱的人，是不能单独伤害人体的。人突然遭遇疾风暴雨而不发病，是因为正气不虚，所以，外邪是不能独自伤害人体的。病邪若能伤害人体，一定是虚邪贼风遇上了正气虚弱的身体，虚邪贼风与正气虚损相结合，病邪才能在人体上形成伤害。如果气候正常，人体的正气充实，大多数人都会体质坚实。那些被外邪侵袭的人，是因为气候反常，外邪附着在正气虚弱的身体上，由于正气虚、邪气盛，两相结合，就造成了严重的疾病。

从这段话中，我们可以看出，风雨寒热等外邪，只不过是感染疾病的外在因素；人体正气虚弱，才是外感发病的内在因素。因而，不遇到正气虚弱的人，风雨寒热等外邪是不能单独伤害人体的。所以，在《黄帝内经·素问·评热病论》中也说："邪之所凑，其气必虚。"

在《黄帝内经·素问·刺法论》中，还有"正气存内，邪不可干"的论述。原文如下：

"黄帝曰：余闻五疫之至，皆相染易，无问大小，病状相似，不施救疗，如何可得不相移易者？岐伯曰：不相染者，正气存内，邪不可干，避其毒气。"

这段话的意思是：

黄帝问：我听说五运疫疠之气，都很容易互相传染，不论病情轻重，症状都差不多，不施加救治，如何才能不互相传染呢？岐伯回答说：不被传染的人，体内都存有丰厚的正气，邪气就不能发挥作用，所以就避免了毒气的侵害。

这段文字更明确地告诉我们，疫邪是具有传染性的，但是，只要"正气存内"，就可以避免外来疫邪的感染。只有在人体正气相对虚弱、卫外不固、脏腑功能低下或亢进，或者由于阴阳失调、病邪内生的情况下，外邪才能乘虚而入，导致人体功能紊乱，疾病才得以发生。所以，《素问·评热病论》篇中说："邪之所凑，其气必虚。"与其相反，倘若人体的正气旺盛，卫外固密，气血充盈流畅，脏腑功能正常，外邪就难以入侵，内邪也难于产生，人也就不会发生疾病。

早在两千多年前，古希腊有一位名医，叫波西克拉底。他曾经明确地指出："病人的本能就是病人的医生，医生是来帮助病人恢复本能的。"大家知道，人生来就有的本能很多。而波氏在这里所说的本能，就特指人的抗病本能，或者叫抗病免疫力，也就是我们所说的"正气"。

波氏之言，十分精辟。这正应了那句老话："仁者见仁，智者见智，英雄所见略同！"

2. 现代生命科学的发现

现代生命科学的研究发现，人体能够保持稳定的健康状态，得益于人体固有的代偿功能和自愈力。而代偿功能和自愈力两者之间，既有一定的联系，又有相当大的区别。

首先要说的，是我们人体的代偿功能。

在人类的进化过程中，我们身体中许多器官的构建，不仅性能十分的精良，而且还采用了冗余设计，这就使很多攸关生命的重要器官，都有了代偿功能，实在是令人惊诧不已，叹为观止。那么，什么是冗余设计呢？

冗余就是多余、富余。在工程上，人们通常重复配置某些关键设备或部件，当系统出现故障时，重复（冗余）配置的设备或部件自动介入工作，承担起已损设备或部件的功能，从而保证了系统工作的正常，避免了停机事件的发生。譬如：笔记本电脑普遍采用双电源，这两个电源负载均衡，在电脑工作时，它们都为电脑提供电力，当其中一个电源如市电出现故障时，另一个电源——电池组就独自承担起供电任务。

我们人体器官的冗余设计到处可见。一个鼻孔的通畅即可满足呼吸的要求，但我们有两个鼻孔，耳朵、眼睛也是如此。在我们的内脏中，肾脏有两个，如果切除其中的一个，或只移植一个肾脏就可以担负起工作。生理学的研究确认，半个肾脏的功能良好，就可满足人体的生理需要。与其相类同的，还有肺脏。

肝脏虽然只有一个，但若已有三分之一的肝细胞受损，所剩下的部分——三分之二，也能承担起所有的工作。即使将肝脏部分的切除，肝脏仍能维持其基本的功能，并可生出新的组织细胞来，以致进行生化检查时，数值仍可呈现正常。

我们的心脏也只有一个。当我们进行剧烈的运动时，身体的需氧量就会加大，此时，代偿功能就会让心脏自动加快舒张和压缩的速度，提高心率和压力，以加大血流量，来满足机体的需要。我们的其他脏腑，也有类似的代偿功能。

代偿还蕴含代替、偿还的意思。一般说来，体内代谢旺盛的器官多有较强的代偿功能。流水线上，多用右手拧螺丝的工人，其右手臂将变得特别粗壮，就是代偿功能的作用。

第二，再来看看我们人体的自愈力。

（1）什么是自愈力

所谓自愈力，是指机体的自然愈合能力，是生命体依靠自身的内在生命力，修复肢体缺损，摆脱疾病与亚健康状态，维持生命健康的能力。自愈力是生来就有、人人都有的自身调控能力。之所以称为自愈力，是相对于他愈力来说的。自愈力来自于生命体的自身。他愈力则来自于非自体的药物、手术和各种医疗手段。

自愈力是人们在医学研究中发现的。人们认识到，包括人体在内的诸多生命体，都存在一个与生俱来、自发作用的自愈系统。当生命体受到来自外界的机械的、物理的、化学的、生物的，以及其他不利因素的侵害时，自愈系统就会立即发挥作用，进行自我的调理和治疗，从而避免了生命力的丧失。由生命体自愈系统所发挥出来的这种自我保护作用，就表现为自愈力。

（2）自愈力的三个核心属性

人的自愈力具有三个核心属性，分别是：遗传性、自发性、可变性。

⊙遗传性

一切生物的自愈力都包含在遗传信息当中，经过亿万年的进化，再通过遗传途径来获得。人类也是如此。这是我们各自的先祖遗留给我们的，我们每个人所承继的，虽然会有所不同，但是，最基本的能力则是一致的。

⊙自发性

自愈力会依据身体的需要，自动发挥作用，除了要求生命体必须具备满足生命活动的基本要求之外，可以不依赖其他任何外在的条件。

⊙可变性

自愈力的强弱，与个体自身生命指征的强弱，具有直接的关系，同时，也受其外在环境的优劣，以及生命体与外界进行信息、物质、能量交换状况的影响，可以向正与反、好与坏两个方向变化。

（3）正确理解自愈力

当我们有幸来到这个世界时，伴随生命的降生，一位贴身的保镖——大内高医，也同时在我们的身体里安营扎寨了。我们身体内的每一个组织器官，每一种内外分泌物、酶、荷尔蒙，都是这位"内医"生成、支配和使用的灵丹妙药。生活中，小伤口会不治自愈，小毛病不用吃药也能自己好了，都是这位"内医"在为我们开方配药，为我们祛病保健。这位"大内高医"不是别人，就是现代医学上所说的自愈力。在我们罹患重病时，应该尽快就医，因为这求医用药也是我们战胜疾病的必要手段。但是，我们务必清楚的是，求医用药不过是我们为了争取时间、掌握主动，为这位"内医"找了个帮手、配了个搭档而已。因为我们病体的痊愈康复，归根到底，还要靠我们自己的自愈力。倘若我们本身的自愈力皆失，神仙来了也是无计可施、无能为力的！就是在名医荟萃、设备一流、水平最高、条件最好的医院里，照样有人撒手人寰、驾鹤西去，原因就在这里。我们日常的养生保健，其实都是为了增强和激发我们人体的自愈力。

科研人员发现，单单仅靠我们自身的自愈力，人体就能治愈 60% ～ 70% 的不适和疾病。当人体产生不适或生病时，聪明的人体即可自身制造 30 ～ 40 种"内药"来对症治疗。这种治疗是由酶、荷尔蒙、免疫细胞和抗体、补体等因素协同合作来完成的。报道这则消息的，是德国的健康期刊《生机》。

说来，我们对自愈力并不陌生，显而易见的事实，早就发生在我们的身上。譬如：我们的体表，在不经意中，皮被蹭破、出血了，不大一会，出血就自然止住了；再过几天，伤口自动结痂，再不久，结痂脱落，皮肤再生，逐渐又恢复成原来的老样子，受伤的痕迹一点也看不到了。许多朋友都知道，出血之所以能自己停止，是因为我们体内有血小板。血小板就是人体自生、自备的天然止血药。由此可见，自愈力乃是人体一种功能强大的自我修复能力。

一直以来，人们都认为，人体抵御疾病的能力就是免疫力，免疫力强了，人就不会得病了。其实，这种观点虽有道理，但却是不全面的。免疫力只是人体抵御外来的致病微生物（真菌、细菌、病毒）的侵袭，以避免出现传染性疾病的能力，但在面对中毒、肿瘤、创伤、血压异常、内分泌紊乱等异常情况的时候，则会无能为力，毫无建树。因此，免疫力只是人体自愈力中的一个部分，它需要与身体的修复系统、排毒系统、神经系统、抗氧化系统、抗压力的应激系统密切协作，才能够完成保卫人体健康的任务。

比如：我们在运动中不慎跌倒，我们在出行中遭遇事故，这使我们的肉体的某个部位遭受创伤。在第一时间，神经系统报告大脑，让人体在主观上立即产生防止创伤扩大的意念，并致意自愈力诸因子投入救助。于是，血液系统中的血小板，立即向创伤部位聚集，发挥凝血作用，以阻止血液的继续流失。免疫系统立即组织血流中的粒细胞、淋巴细胞、巨噬细胞等向创口部位积聚，防止漂浮在空气中的微生物侵入人体，并阻止造成创伤的物体携带的其他物质从创口进入人体。修复系统则立即动员创口两侧的细胞增殖，修复被破坏的各种人体组织。显然，在这个过程之中，免疫力既不能帮助止血，也不能帮助愈合，仅仅是防止出现感染和发生破伤风而已。

在自愈力的内涵中，除了通常所说的针对致病微生物的免疫能力之外，还有包括愈合和再生的修复能力、内分泌反馈调节能力、排异能力、应激能力等。诸如断裂骨骼的接续、黏膜的自行修复或再生、受伤皮肤和肌肉以及软组织的愈合、通过免疫系统杀灭肿瘤细胞和入侵人体的微生物、通过减食和停止进食的方式恢复消化道机能、通过发热的物理方式辅助杀灭致病微生物等，都是自愈力发挥作用的体现。

（4）自愈力理解上的误区

自愈力时刻都在我们体内发挥作用，"内医"发现人体哪里发生问题，就会自动调理到哪里。在进行调理的过程中，我们会可能会感到身体有些不舒服。这些感觉，就是我们平时所常说的"疾病"症状。其实，这种短暂的令人不舒服的自我调理过程，正是为了保护我们长远的健康。在我们身上出现的所谓"疾病"证候，并不都对人体有害，而是自愈力在发挥作用。但是，很可惜，很多人对此并不理解。比如：

◉咳嗽

我们肺脏内的肺泡，是进行气体交换的场所。当肺泡的薄膜、气管表面的黏膜，有了灰尘和污浊的分泌物时，我们的身体就会做出反应，通过咳嗽来震动肺部，使停留在肺泡薄膜、气管表面上的灰尘和污物脱离。因此，咳嗽其实是在排出呼吸道内的垃圾。在我们呼吸道的黏膜表面，生有许多肉眼看不到的纤毛，这些纤毛会发挥清扫作用，把"垃圾"运送到咽喉部位，然后排出体外，或者咽入胃中。

在咳嗽出现的时候，大多数人并没想到这是人体的自我保护，而是赶紧吃药来止咳。这样，虽然暂时缓解了咳嗽的"病态"，但却如同"闭门留寇"，导致灰尘和污物依然滞留，并且是越积越多，结果让我们的肺功能受到了更严重的不利影响，进而损坏了我们的健康。

◉打喷嚏

打喷嚏，我们每个人都经历过。人为何要打喷嚏，其实是为了排出呼吸道内部的异物，是呼吸道的一种排斥异己的自洁行为，也是人体的一种自我保护。当我们伤风感冒的时候，通常都会打喷嚏，以排出侵入体内的细菌和病毒，随着感冒症状的好转，打喷嚏的现象也会逐渐消失。

在日常生活中，偶尔打几个喷嚏，不应大惊小怪。它可以将体内的一部分病菌释放出去，有益于人体的健康。有些人不明就里，常会把喷嚏硬憋回去，这样不仅会把喷嚏中的细菌咽回体内，给健康埋下隐患，还容易使咽部的细菌由咽鼓管进入中耳道鼓室，从而引发急性中耳炎。还有的人在打喷嚏时，急忙把口鼻捂住，这也不妥。打喷嚏时，上呼吸道内的压力很大，口鼻都被捂住，得不到释放的压力气流，就会窜入咽鼓管，作用于耳道内的鼓膜，有些人的鼓膜穿孔，就是由此造成的。

◉腹泻

同样吃了不洁的食物，有的人会拉肚子，有的人却平安无事。在一般人看来，这不拉肚子的，是因为身体好，其实，事实恰恰相反。

当不洁的食物进入胃肠道后，机体为了保护自身，会通过加快肠道的蠕动，以排出它认为不好的肠内容物，这就会导致腹泻。因此，在吃完不干净的食物后腹泻，说明肠胃的功能是正常的。如果人体消化道的内部环境比那些不干净的食物还要脏，当然就不可能出现腹泻的症状了。所以说，没有腹泻的人，他的肠胃功能反而可能并不怎么好。

◉发烧

很多人在发烧时，第一反应就是打退烧针、吃退烧药。发烧，其实是人体的免疫细胞和外来的病原进行抗争的过程，人体可以通过发烧来促进新陈代谢。引起发烧的原因有很多，最常见的是由细菌或病毒感染引起，它是机体对抗感染的正常反应。发烧可以加快血液循环，提高白细胞的杀伤力。一般说来，发烧只是在39℃以下，尚不会引起人体内环境的紊乱而造成损伤，大多通过休息、饮水即可得到缓解，所以，不必采用退烧措施，即请"外医"来帮忙。否则，不仅干扰了"内医"的正常工作，而且会使病情复杂化，实在是"越帮越忙"！

通过以上分析可知，当我们的身体出现不是很严重的异常反应的时候，不要急着去寻医吃药，而要给身体一个自愈的过程和机会，这样做，不仅能调动人体自身的能量，将细菌、病毒排出体外，而且还没有任何的毒副作用。

（5）让自愈力成为健康保护神。

与过去相比，现在的医学愈来愈发达，可人们罹患的疾病却是越来越多，并且是越来越难治。这又是为什么呢？明察秋毫之末、洞悉社会人心的学者得出了这样的结论——

一方面，许多人们并不认识自身的自愈力，而是过度地依赖医生，过分地迷信药物。另一方面，医疗卫生体系受到利益驱动，利用人们的无知和求助，施行了许多不该施加的医疗，或者是过度的医疗，甚至是错误的医疗。其结果是，我们身体的自愈力受到了我们自己的排斥，变成了可有可无的"软脚蟹"，变成了不屑一顾的"软柿子"。

抗生素的滥用，导致病菌、病毒产生耐药性，在新的抗药毒株逞凶、新型传染病肆虐时，人们却一筹莫展，无能为力，这就是最典型的例证。于是，健康和医学，似乎变成了一对难兄难弟，形成了一定程度上的恶性循环：健康难题的出现，促进了医学的发展；医学越是向前推进，健康难题就越来越多……

要想中止这种循环，是医学界的事，是全社会的事，也并非一朝一夕就能完成。而我们自己所能做的，就是充分认识健康和医学之间的这种矛盾，充分尊重生命自身的规律，充分发挥自愈力的潜能，让它成为我们人体健康的保护神。

四、健康具有易失性

前面说过，健康具有稳定性。也就是说，人体的健康状况是可以长久保持的。然而，事物都是一分为二的，健康也不例外。有的人，平时很健康，极少生病，这不到医院一检查，反而查出了大病，要命的病！有的人，平时忙忙碌碌，浑身有使不完的劲，自我感觉也不错，这不休假了，歇息了几天，反而出事了，小毛病一个接着一个，都来了。这不是传说，不是故事，而是许多人的见闻，甚至是我们自己的切身经历。所以，有的人说，生命是脆弱的，健康是易毁的，它就如同一个玻璃瓶子——易碎！由此，我们又看到了健康的另一个特性，这就是健康的易失性。健康得来不容易，它为什么又很容易丢掉呢？

1. 由知识贫乏带来的健康问题

世界卫生组织前总干事、日本的中岛宏博士曾经指出："只要采取预防措施，就能减少一半的死亡。"也就是说，有一半的死亡完全是可以预防的。中岛宏博士还十分明确地指出："许多人不是死于疾病，而是死于无知。"他一二三、再而三地告诫人们："不要死于愚昧，不要死于无知！"

"许多人不是死于疾病，而是死于无知。"这是中岛宏博士的忠告。现在，各地风行"健康讲座"，主讲人大多会引用这句话。有的人是健康讲座的常客，听的次数多了，也就疲沓了，这个耳朵进，那个耳朵出，再也没有那种惊世骇俗之感了。而对此不以为然的，似乎也大有人在。

这里不妨先讲几个故事。

第一个故事中说——

阿斌和阿兰是一对热恋中的男女，他们相约来到最初的约会定情地。故地重逢，欲火中烧，阿斌将阿兰一把搂到怀里，两人紧紧地拥抱在一起，一阵热烈的亲吻之后，阿斌把脸庞移到阿兰的面颊之下，紧贴阿兰的脖颈。可不大一会，阿兰的双手突然松开，头颅也耷拉了下来，双眼不睁，不省人事。阿斌一看，真吓坏了，连忙打车把阿兰急匆匆地送到了附近的医院。多名医生奋力投入抢救，折腾了半天，病情丝毫没有转机。就这样，阿兰一声不吭地走了，阿斌肝肠寸断，抱头痛哭。拥抱热吻，竟让身体一向康健的阿兰搭上了性命，令阿斌非常疑惑，他认为，是不是阿兰原先就已有重病在身呢？于是，他恳求医生为此作出鉴定。而医生却告诉他，阿兰并无什么基础病，阿兰所以丢掉性命，是因为他热吻了阿兰的脖颈，那里有颈动脉窦，这是人体的一个"禁区"。

第二个故事是这样说的——

公司研究所新来的女设计师阿芳和薇薇，不仅年轻漂亮，而且穿着打扮也十分新潮。深秋来临，气温骤降，她俩一起到商场，买了市场上刚刚开始流行的弹力紧身多彩高领套衫，接着就穿到身上，一起来到了所长家中，出席所长组织的全所员工联谊聚会。到场不多时，她俩就感到有点头晕眼花、胸闷欲呕，也没太在意。没想到，正当大家歌舞兴盛之时，她俩却突然双双发生晕厥。大家一看，急呼"120"求救。医院出急诊的大夫来后，急忙先将她俩的上衣解开，以便插入听诊器进行检查。又是一个没想到！就在大夫拿取听诊器的档儿，她俩居然奇迹般地自动苏醒过来，不一会，就完全恢复了正常。大家悬着的心终于落了下来，所长也认为是虚惊一场。可是，出急诊的李主任却告诉大家，她俩得的是一种叫"高领晕厥症"的时装病，原因是穿的紧身套衫的领口过高、过紧，长时间压迫了颈动脉窦，如果不是发现得早，处置得快，很容易导致患者死亡。大家一听，不由得倒吸了一口凉气。

在以上两个故事中，患者都出现过"晕厥症"，这在医学上被称为"颈动脉窦综合征"。生活中造成这种症状的常见原因，是由于压迫了颈动脉窦。

在人的颈部外侧中部，用手可以摸到一条跳动的血管，这就是颈动脉，就是在这个位置的颈动脉上，各有一个黄豆大小、呈卵圆状的组织，医学上叫"颈动脉窦"。颈动脉窦位于颈部外侧的中部，在相当于甲状软骨上缘的旁边，距喉结左右 2～3 厘米，是颈动脉搏动最明显的地方。颈动脉窦是颈内动脉的起始处，管道比较膨大，血管壁内有灵敏的压力感受器。这种压力感受器，能感受动脉血压对血管壁的牵张刺激，以调节动脉血压的相对恒定，同时也能感受外来的按压刺激，反射性地抑制心跳。在颈动脉窦血管壁周围，有着丰富的感觉神经末梢，并与人脑的生命中枢——延髓中的心血管运动中枢相连。当血压升高时，颈动脉窦上的感觉神经迅速将信号传递到脑部延髓中的心血管运动中枢，通过神经反射，使心跳减慢，血管扩张，血压降低；当血压降低时，同样可以通过神经反射的调节，使心跳加快，血管收缩，以使血压保持在正常的水平。由此可见，颈动脉窦就如同一个高敏感度的"稳压器"，自动地、忠实地履行着自己的职责。在临床上，当有的病人发生阵发性心动过速，心跳突然增快，心率高达 160～200 次/分时，医生往往应用机械性的方法来刺激迷走神经，其中最常用的，就是按压颈动脉窦。按压颈动脉窦可使压力感受器产生冲动信息，沿着窦神经、舌神经传入延髓的心血管运动中枢，使心搏抑制中枢的兴奋性增高，心搏加速中枢的兴奋性降低，于是，心跳随即减慢。所以，在人体生理学上，又把颈动脉窦形象地比喻为心脏跳动的"制动器"。但这种"制动器"不可随便使用。曾有医学实验报告指出：不适当地按压颈动脉窦，如果超过 5～10 秒钟，即可反射性地引起血压突降、心搏骤停。所以，在日常生活中，我们应当注意，莫用脸庞亲吻、莫用双手卡压他人的脖颈，莫穿领口过高、过紧的紧身上衣，以免造成颈动脉窦受压，引起血压的突降，造成脉搏的骤停，从而危及他人或自己的性命。

第三个故事是这样说的——

这年暑假结束，12 岁的媛媛回到了阔别已久的学校，突然，一双手从背后伸了过来，牢牢地蒙住了她的双眼，并且说道："你猜猜，我是谁?"显然，这是假后重逢的好朋友在跟她开玩笑。然而，就在这"你猜猜我是谁"的嬉闹声中，媛媛却突然全身抽搐，瘫倒落地。同学一看，媛媛面色苍白、口吐白沫、口唇发绀、不省人事，马上报告了学校领导，校方见此，急匆匆送往附近医院抢救。但为时已晚。就这样，一个我们可能小时候都玩过的游戏，就让一个鲜活的生命，黯然地离开了人世。

这个玩笑致人死亡的事例，其引发的机理，在临床医学上叫作"眼心反射"。远在 1908 年，医学界就有了由眼心反射引起心脏骤停的最早报道。

在我们的眼睛上，布满了异常敏感的神经末梢，在这些神经末梢受到压力刺激的时候，会立即传导给心脏，引起心血管效应。眼心反射的传导途径，系由眼球及球后组织，通过睫状神经和三叉神经眼支传入到人脑的生命中枢——延髓中的迷走神经核，再通过迷走神经传出，继而到达心肌。此为眼部组织正常的神经生理反应。眼科手术中，凡刺激眼球和眼部组织的各种因素，均可诱发不同程度的眼心反射，斜视手术主要以牵拉眼肌为主，因此，发生眼心反射的几率较高。眼心反射出现时，除心率变化外，还伴有呼吸、心脏功能的改变，严重者可引起死亡。在临床上，由眼科手术和眼科检查引起的轻度眼心反射较为常见，一般停止操作后，可以自行恢复。

人们常说：眼睛是心灵的窗户。实际上，眼睛也的确与我们的心脏息息相关。这虽是一般的医学常识，但是作为普通民众，则很少有人知道。一个小小的无伤大雅的游戏，竟造成了如此令人痛心的严重后果！这的确给我们敲响了警钟：无知害死人！

第四个故事是这样说的——

一天上午，某市育红中学的课间操一结束，15 岁的小涛，与几位同学你追我赶，一起嬉闹起来，不经意间，一位同学的拳头袭来，当胸就是一击，小涛猝不及防，立即站立不稳，身躯晃了两晃，接着尖叫一声，随即跌倒在地，不省人事。闻讯赶来的校医虽然竭尽全力，但也回天乏术，最终没能挽回小涛的生命。挥拳的同学痛苦万分，他疑惑不解地询问医生："平时我们戏耍，出拳很重都无事，这次，我不过在他的胸前轻轻地摇晃了一下，出拳并不重，他怎么就能走了呢?"医生告诉他，因为小涛受击打的部位是人体的"禁区"，这在医学上叫作"心脏震击猝死综合征"。

类似的事例，媒体也有报道，某地两名年轻人因口角动起粗来，一人的左胸挨了一拳，身体晃了几下，就瘫倒在地，心跳丧失、呼吸停止。事后经法医鉴定：心脏未见异常，也无外伤侵害，判定为心脏震击猝死综合征。何为心脏震击猝死综合征？健康人胸前的心脏区域，因突然受到撞击，引起心跳骤停而猝死，就是此征。尸检证实，受害者生前并未患过能引起猝死的心脏器质性病变。青少年是此病的高峰年龄段，70% 小于16 岁，几乎全是男孩。最多是在棒球运动中发生，其次为垒球和冰球，此外还见于手球、足球、橄榄球、空手道、曲棍球、拳击、散打等体育项目中，极少数发生在打斗、嬉闹或交通事故等意外中。其共同的特征是：胸部受到突然的、低能量的钝性撞击，撞击的部位多数在左胸的中部，几乎都在与心脏解剖位置相关的心前区，少数见于剑突部与胸骨上部等部位。

青少年人群容易发生心脏震击猝死综合征，是因为在此年龄段，人体尚处于发育之中，胸廓更富有弹性，容易将外来撞击所产生的能量传到心脏，诱发心脏电学不稳定而发生心室纤颤。随着年龄的增长，胸廓的骨骼逐渐发育成熟，胸壁也变得更加结实，对突如其来的震击所产生的能量，更多的是被周围组织吸收，而不是直接传至心脏，因此，成年人发生心脏震击猝死综合征，就很少见。

心脏震击猝死综合征可分为两个类型：

一是原发性心室纤颤。即胸部受到撞击后，直接发生心室纤颤，意识消失、心脏停搏与胸部受撞击几乎同时发生。此型约占60%。

二是继发性心室纤颤。即胸部受到撞击后，直接引发的是心律失常，而不是心室纤颤，先是室性心动过速继而蜕变为心室纤颤。此型被撞击者，在意识丧失之前，有一短暂间隔，可挣扎站起来哭喊、惊叫或呕吐等，随即意识丧失、昏迷、心脏停搏，此型约占40%。

由于心脏震击猝死综合征预后凶险，约90%的患者来不及抢救或抢救无效而发生猝死。因此，遇到这样的病例要分秒必争进行除颤和心肺复苏，抢救越早，心脏复苏的机会就越大。不管发生何种心律失常，在无法区别的情况下，都应进行"盲目除颤"，例如：用拳头叩击心前区，或有节律的按压心脏区，同时进行人工呼吸。

以上这几个故事都提示我们，人体有很多"禁区"，而颈部、眼部、左前胸的心前区等部位，则是人体最危险的"雷区"。在日常生活中，我们应该尽量多多了解这方面的知识，以避免受到伤害，也避免误伤他人，给自己留下终生的遗憾。

2. 由代偿功能带来的健康问题

在前面的"健康具有稳定性"一节，我们说过，"人体能够保持稳定的健康状态，得益于人体固有的代偿功能和自愈力。"人体的代偿功能，对于维持人体生命活动的连续性和稳定性，使我们的身体保持健康的状态，是极为有利的。但是，事物都有两面性，我们还应该看到，人体代偿功能的存在，还有对人体健康极为不利的一面，甚至，它能让我们的"健康"身体毁于一瞬之间。因此，对于人体的代偿功能，我们应该有一个辩证的、完整的认识。

（1）由代偿功能衍生的疾病

①骨质增生

人过了50岁以后，由于血中的甲状旁腺激素增加，导致破骨活跃和骨吸收增加，骨骼中的钙会游离到血液之中，其结果是血钙含量增高，骨密度降低，从而形成骨质疏松。由于骨质疏松的形成，这种状态又会刺激一种叫作降钙素的荷尔蒙分泌，进而促进了成骨活动，以使机体自动进行代偿，以数量的增多来弥补质量的下降，于是，在靠近关节的骨端四周，就有新的骨头长了出来，以增加负重面，减少压强。与此同时，关节软骨摩擦面在长期负载劳累的刺激下，趋向老化，逐渐出现变性硬化，弹性减低，软骨层磨损变薄，导致承重能力明显下降，其外围的软骨面便代偿性地增殖，形成貌似刺一样的突起。这两种情况，就是人们所说的"骨刺"。骨刺在医学上称为"骨赘"，又叫骨质增生。在人的一些负重关节，比如颈椎、腰椎、髋关节、膝关节附近，都可见到这种骨质增生。不难看出，骨质增生实际上就是对骨质疏松的一种生理代偿反应。考古学家发现，史前动物化石就有骨质增生的证据，我们的祖先——古人类也早已有之。如在法国出土的一具完整的尼安德特人骨架，根据骨龄推测，死时70多岁，脊柱与膝关节都有骨质增生。历经漫长的人类进化历程，骨质增生的现象未见消失，反而延续至今，这也足以说明，它在生理上具有必然性和合理性。但是，发生在某些特殊的部位的骨赘，或者骨质增生过度，就会刺激或压迫神经、血管和周围软组织，引起关节疼痛、血运不畅及其他不适症状，因此，必须作为"疾病"来进行必要的处理和治疗。

②左心室肥厚

作为代偿功能负面作用的另一个例证，是由人体代偿功能引发的左心室肥厚性心脏病。1999年，世界卫生组织专家将左心室肥厚确定为高血压造成的心脏损害。人们知道，左心室肥厚本身是心血管疾病的独立危险因素，可能会造成一系列严重的后果。譬如：使心脏的储备功能进一步减少，心脏冠状动脉发生粥样硬化，增加心肌耗氧量，增加室性心律失常，导致心力衰竭，诱发猝死。

左心室肥厚的发生与高血压密切相关，即血压升高使左心室负担加重，致使左心室的心肌发生代偿性的增生而越来越肥厚。当然，左心室肥厚不单单与血压密切相关，而且与是否伴有心血管病的其他危险因素，以及危险因素的多少也有密切关系。如糖尿病、高脂血症等。

（2）由代偿功能衍生出来的虚幻的健康假象

在现实生活中，不乏这样的人，本来，他们已经惹病上身，但由于代偿功能的存在，便以为自己是健康的。殊不知，这种所谓的"健康"，只不过是一种虚幻的假象。其中最有代表性的，就是肝病。许多人的肝脏，已经有了诸如脂肪肝、酒精肝之类的早期病变，但由于自我感觉良好，或肝功能的化验结果显示正常，就误以为自己尚属健康，而不去珍惜和护养，等问题进一步恶化，肝功能严重衰退，身体出现明显症状时，才想到就医，但已经为时已晚，变得不可收拾。

我们以工厂的生产设备来比喻。假若厂内有三分之一的机器坏了，为了赶订单的工期，只好利用三分之二的好设备，日夜不停地连轴转。此时，虽然生产照样进行，但是，如果不赶快将已坏的机器修好，那好的也经不起长久的日夜加班，终究也会陆续损坏，最后，只好停工罢产，工厂倒闭。

2004年，在祖国的宝岛台湾，新闻媒体曾报道了一件让全球医学界震惊的奇事。在台湾高雄市的某大医院里，有一位大名鼎鼎、专治肝癌的专家，他在三四个月以前，刚进行了健康检查，结果同以往一样，都显示正常，但在后来，却发现罹患了肝癌，结果不到一个月，就辞世了。这件事披露后，引起了全球医学界的广泛热议。实际上，这就是忽略肝脏代偿功能的结果。

三四个月以前，刚做过全身的健康检查，一切指标都显示正常，结果，却因癌症、中风或心肌梗塞而猝死或致残了。类似这样的事例，在我们的现实生活中，并不鲜见。

问题出在哪里呢？难道是检查仪器、检验人员出现了失误？其实，问题既不在仪器的性能上，也不是检验人员的水准不佳，而是仪器的本身，即使是最新的高科技，也有它的局限，这就是难以诊察到早期的病变。譬如，大多数的恶性肿瘤，早期可能只有针尖、小米粒般的大小，后来，则以等比级数快速的分裂增殖，一变二，二变四，四变八，八变十六……很快就由小而大。到三四个月以后，癌细胞可能已经繁衍了几十代，变得成千上万了。其他的疾病，情况也大致如此，这就是几个月前的健康报告正常，后来还是发生重病的原因。

从这类事例中，我们也可以窥探到某些疾病的特性，这就是疾病的隐蔽性。圣人有云："生于忧患，死于安乐。"对健康人来说，当我们认为拥有健康的时候，不妨打上一个问号："这健康是否有虚幻的成分？"务必不要盲目的乐观与自信。"一失足造成千古恨"，"千里之堤毁于蝼蚁之穴"。在这个世界上，在我们每个人的身边，只要稍加留意，就会闻悉这类让人心惊肉跳、悔不当初的实例。在这些活生生、血淋淋的事实面前，难道我们不应该有所反思、有所禅悟、有所警惕吗？

第三节　保持健康的不二法宝

一、牢记八句箴言

人人都希望拥有健康，人人都希望获得健康。实际上，如何来获得健康，如何来保持健康，如何来保护健康，乃是一个内涵丰富、异常复杂的大问题。它将时时刻刻，如影随形，伴随我们的一生一世；与此同时，它又与我们的衣食住行、行为习惯、社会环境、医疗条件等诸多因素，息息相关。所以，我们说，这是一个涉及方方面面，时间跨度不定，不确定因素众多的系统工程。在著名的《维多利亚宣言》中，世界卫生组织（WHO）曾经提出了保持健康的四大基石。这四大基石就是——

"膳食合理、适量运动、戒烟限酒、心理平衡。"

毫无疑问，这四大基石，可谓——放之四海而皆准，是完全正确的。但是，根据我们的国情和民情，可以看出，单有这四块石头，还比较单寒，尚不能完全地、可靠地支撑国人的健康大厦。为此，我们又总结提炼出保持国人健康的"八句箴言"。这八句箴言是——

营养均衡巧补弃，洁水净气境相宜。

兴趣广泛勤锻炼，戒烟限酒去陋习。

意外伤害防在前，心态平和会调理。

保健养生早起步，体检就医要及时。

这八句箴言押韵上口，通俗易懂。其中第一句："营养均衡巧补弃"，就对应 WHO 的"膳食合理"；第三句："兴趣广泛勤锻炼"，就对应 WHO 的"适量运动"；第四句："戒烟限酒去陋习"，就对应 WHO 的"戒烟限酒"；第六句："心态平和会调理"，就对应 WHO 的"心理平衡"。而第二句："洁水净气境相宜"，则强调了饮水、吸气的洁净和生活环境条件的相宜性；第五句："意外伤害防在前"，则强调了对天灾人祸、安全事故的预先防范。《八句箴言》的最后两句，则具有纲领性和归纳性。第七句"保健养生早起步"，第八句"体检就医要及时"，既是我们养生保健的指导方针，又指明了确保健康的具体措施。

请您务必明白和记住这八句箴言，因为这是我们留住健康、保持健康和夺回健康的致胜法宝。

二、心灵更须保养

近日，从《报刊文摘》上看到了一个图书发行排行榜，阅后方知，排在前面的居然都是个人也喜爱的保健养生新书。显然，保健养生方面的知识，受到了国人的普遍青睐，现代人对养生保健开始给予高度的重视。的确，这是一件可喜可贺的大好事。

生命是宝贵的，因此，高度重视身体的保养，极为重要，也是无可厚非的。但是，对养生大潮中的热心人士来说，心灵的保养似乎更为重要。因为忽视心灵的保养，你就不可能得到完全的健康。在大哲学家康德的墓碑上，有这么一句话："世界上可震撼人之心灵者有二，一曰高天深邃之星空，一曰内心崇高之道德。"高天深邃之星空、内心崇高之道德，这分别代表了人类两种探索的方向。前者，是向外的探索，它促进了科学技术的不断发展，丰富了我们的物质世界。后者，是向内的探索，它净化了我们的心灵，丰裕了我们的精神世界。

现如今，经济在快速发展，文明也在不断进步，而那些一向被国人信奉的做人、处世的"崇高之道德"，却在不断地被蚕食、被践踏，甚至在一些人的心目中，早已变得荡然无存。毋庸置疑，这种道德的沦丧、世风的败坏，与我们建立文明社会的初衷大相径庭、格格不入。因此，众多具有社会良知的社会学家们，频频地向全社会呼吁：现代人不仅需要身体的保健，而且也需要道德的修养，需要"心灵的保健"！

如此这般的呼吁，惊世骇俗，自然令人百感交集、浮想联翩。曾几何时，"保健"这一个词，"养生"这两个字，在我们的生活中，突然变得如此地受人宠爱。手里攥的是养生杯，口里喝的是大补汤，脚下蹬的是足疗鞋，抽空去的是健身房……从岭上的山泉水，到农家的散养鸡，从地里的紫玉米，到河里的大蚂蜱，无不因为贴上了"保健"的标签而身价倍增。如今的所谓"新潮养生族"，真是殚精竭智、用尽心思，燕之窝、鱼之翅、熊之掌、鳖之精，总是先尝为快；鹿之茸、蜂之蜜、牛之乳、驴之血，可谓千方百计！然而，在这一派浮华的背后，又有多少人想过道德的纯化、心灵的净化呢？

传统之道德，乃做人的根本。所谓同情之心、恻隐之心、是非之心、羞耻之心、恭敬之心、孝顺之心，皆在其内。如果忽视道德健康，不进行"心灵保健"，自然养不成浩然之正气、高尚之情操。那些摒弃人品、丧失人格的行为，即使可以瞒天过海，但却瞒不过高高在上的苍天——高天深邃之星空，也瞒不过自己尚未泯灭的良心——内心崇高之道德。

"人有百行，道德为首"。重操守、讲道德，历来在中华民族的优良传统中居于首位。国人的道德修养，一向强调"正心诚意"，"修身、齐家、治国、平天下"。在泥沙俱下、鱼龙混杂的污泥浊水中，坚守道德的底线，加强道德的修养，在我们今天的养生实践中，显得尤为重要。厚德才能载物，德高才能望重。缺乏道德，不讲操守，伦理就会丧失，行为就会堕落，思想就会沦陷，灵魂就不得安宁。一个德行不佳、心灵不美的人，纵服金丹玉液，也对康健无补。在我们健康人的养生措施里，特别不能缺了这一条，那就是心灵的保健。因为我们要做的，是一个既身体壮、又心灵美的人！也就是完全健康的人。一般人由于做不到这一点，所以，他们不可能获得完全的健康。

健康人如何养生，排在"三对号"的首位。这"八句箴言""心灵保养"，就是我们获得健康长寿的不二法宝。

在现实生活中，也有的朋友疏忽保健，其结果可想而知，那就是健康的贬值或流失，因而使自己沦入亚健康甚至是不健康的境地。接下来先要研讨的，是"三对号"的第二种——亚健康的养生。欲知详情，请看下回。

第九章　亚健康的养生

健康人的养生，是上一章讨论的主题。这一章所要探讨的则是三对号的第二种——亚健康的养生。

第一节　认识亚健康

一、亚健康的概念

人体有了一些功能上的减退性改变，但是机体尚无器质性的病变，这种既不健康又非患病的身体状况，世界卫生组织（WHO）将其称为"第三状态"。在我国，人们则将其称为"亚健康"。通常，亚健康是指以下几种情况：

（1）身体已有生理功能的改变，但不是器质性的病变。

（2）生命体征有改变，但现有的医学技术不能发现病理性的改变。

（3）个体的生命质量不高，长期处于较低的健康水平。

亚健康是否会发展为严重的器质性病变，具有一定的不确定性。但是，亚健康本身，就是一个亟待解决的问题。

一般说来，如果我们的身体并无很明显的病症，但又长时间的处于生理功能低下的状态之中，并经常出现下述的几种症状，那就是亚健康发出的警报。这几种典型的症状是：

精神紧张易激怒、心烦意乱觉难睡；

胃口不佳食欲差、体倦乏力易疲劳；

感冒时常来光顾、口腔溃疡好便秘。

根据调查发现，处于亚健康状态的患者年龄多在 18～45 岁之间，其中以城市白领居多，尤其是女性，占了大多数。由于目前尚无明确的医学指标来确认，因此，亚健康很容易被人们所忽视。由此衍生"都市人疏忽保健综合征"。

二、现代医学中的亚健康

亚健康是指界乎于健康与疾病之间的一种非病、非健康状态，故又有"第三状态""中间状态""灰色状态"等称谓。亚健康是处于疾病与健康之间的一种生理机能低下的状态，亚健康状态也是很多疾病的前期征兆，如肝炎、心脑血管疾病、代谢性疾病等。

一般说来，亚健康包含着前后衔接的几个阶段：

（1）初发期

初发期的亚健康有多种表现。其中与健康紧紧相邻，而又刚刚别离的，可称为轻度心身失调，它常以疲劳、乏力、失眠、胃口差、情绪不稳为主要表现。这些功能上的失调比较容易恢复，恢复了则与健康人并无多大的不同。它在亚健康人群中的比例约为25%～30%。

（2）进展期

这种轻度心身失调若是继续发展，可进入"潜临床"状态。此时，已呈现出发展成某种或某些疾病的病理倾向，潜伏着向疾病进展的可能性。在亚健康人群中，处于这类状态的，超过30%，且在40岁以上的人群中，比例陡增。他们的表现比较错综，相对复杂，可为慢性心理疲劳或持续性的心身失调，既包括前述的各种症状持续达两个月以上，又常伴有慢性咽痛、反复感冒、精力不足、体力不支等征候。也有的医界专家，将其错综的表现，总结归纳为三种减退：生命活力减退、反应能力减退、适应能力减退。从实际的临床检测来看，都市人这个群体，比较集中地表现为四高一低倾向，即存在着接近临界水平的高血压、高血脂、高血糖、高血粘，以及免疫功能低下。

（3）稳固期

亚健康人群中，另有超过10%的人，已经进展至介于潜临床和疾病之间的"前临床"状态，此为稳固期，是指已经有了病变，但症状还不够明显，或者因为没有引起患者的足够重视而未求诊断，或者虽然作了医学上的检查，但尚未查出，暂难定论。严格地说来，这一类人已不完全属于亚健康，而是有病的"不健康"状态，只是由于症状尚不充分，有待于继续观察或明确诊断而已。

国内外的研究表明，在现阶段的人群中，符合健康标准者不过在15%左右；已被确诊为患病者，属于不健康的也在15%左右。如果我们把健康和疾病看作是生命过程中的两个端头的话，那么，它就很像一个两头尖的橄榄，而中间凸出的一大块，正是处于健康人与有病者之间的过渡状态——亚健康。

三、传统医学中的亚健康

亚健康是一个现代社会才有的概念，所以，在历史悠久的祖国传统医学中，是不可能有亚健康一说的。但中医学阴阳平衡的理论和观念，对我们理解和认识亚健康也有重要的现实意义。

中医学的基础理论认为，健康人的机体应是阴阳平衡和协调的。在《黄帝内经·素问·生气通天论》篇中有云："阴平阳秘，精神乃治。"这里的"阴平"与"阳秘"均有平衡的含义。"阴平阳秘，精神乃治"所表述的是，阴精宁静不耗，阳气固密不散，阴阳双方保持动态平衡，才能使人精力旺盛，生命活动保持健康、正常的状态。故明代大医家李中梓在《内经知要·阴阳》中说："阴血平静于内，阳气秘密于外，阴能养精，阳能养神，精足神全，命之曰治。""治"即身心健康的根本。然而，人体的平衡和协调不是绝对的，也会时时处于动态的变化之中。正常健康的机体，能在一定限度之内，通过自我调节，维持人体阴阳气血、升降出入的相对平衡。如果超出了这个限度，即出现了阴阳的偏盛偏衰的征候，偏离了平衡态，但尚未形成明显的疾病状态，即为我们现代人所说的亚健康。对付亚健康，在中医，则称之为"治未病"。保健养生，祛邪治病，中医有治未病、治欲病、治已病之别，还有未病先防、欲病早治、已病防变之说。对此，拟在后面一并解说。

第二节　都市人疏忽保健综合征

一、问题的由来

改革开放的基本国策，促进了我国经济的快速腾飞。喜看全国各地，一个又一个的小城镇、一个又一个的大城市拔地而起。在这些五光十色、繁华喧嚣的都市里，车水马龙，人流如潮，到处都可以看到一个人数众多，而又与众不同的族群。他们肩挑道义，背负责任，为了生计，为了理想，人人都是披星戴月，来去匆匆。显然，他们是都市建设中的中坚，是都市人群中忙于劳作的一族。然而，正是这些叫人敬畏的都市人，他们在养生保健问题上的认识和做法却非常令人担忧。

众所周知，健康是人的第一财富，是一切生命活动的动力源泉。因此，没有人不希望自己拥有健康，尤其是那些疲于奔命的都市文化人。他们更清楚地知道，健康乃是他们赖以成家立业的根基和资本。如果没有健康，那还有什么生计和希望可言呢？道理虽然简明而又浅显，但是，真实展现在我们面前的社会现实呢？却与其相距甚远。对于忙于劳作、疲于奔命的都市人来说，养生保健固然重要，但与谋生赚钱相比，还得先靠边站，因为"民以食为天"，挣钱吃饭才是最为紧迫的。鉴于眼下精力有限、体力有限、财力有限、时间有限，这二者是不可能同行兼顾、相提并论的。基于这种认识，加上盲目的自信——自我感觉良好，这就使许多都市人在如何对待自身健康的问题上，自觉不自觉地采取了漠视和放任的态度。毋庸置疑，这就为各种疾病的滋生、侵扰洞开了方便之门。对于这种疏于防范、忽视保养，一心忙于生计与劳作，无暇顾及养生保健的倾向和行为，我们在这里姑且称之为——都市人疏忽保健综合征。

二、问题的表现、成因和发展

上医治未病，保健贵在防。如果疏忽保健，必然要为此买单，付出各种沉重的代价，此谓因果报应。

1. 都市人族群的工作特点

下面，我们先来看看几个都市人族群的工作特点，并且探究一下他们可能所面临的健康威胁，就不难发现其中蕴含的玄机了。

（1）内工族

内工族俗称"白领"，主要是指在室内工作的脑力劳动者。例如从事行政管理、文教卫生、科学技术、经营企划等专业工作的政府机关、学校、企事业单位的文职人员。

内工族都是劳心者，工作条件最为优越，是很多人羡慕、向往的热门。但是，由于他们长期处在关系复杂、利益交错、明争暗斗、竞争激烈的环境氛围中，头顶指标，任务繁重，还要时常加班加点，因而平时空闲时间不多，很少顾及运动锻炼、养生保健方面的问题。长此以往，周而复始，他们就会身心疲惫，陷入亚健康状态。生活不规律，思想压力大，精神过度紧张，缺乏必要的生活调理和心理调适，就会逐渐酿成累积性心理疲劳，使人郁闷、烦恼或焦虑不安。在这种精神状态下，人的免疫力逐步下降，感染性疾病常会乘虚而入，有的人还会患上肠胃病、高血压、糖尿病，或植物神经紊乱、内分泌失调。如果再放任自我，吸烟贪酒，滥用药物，夜生活无度，还会诱发泌尿系统感染、性功能障碍、药物依赖或其他心身性疾病。

（2）公关族

今天找政府，明天请媒体，后天邀伙伴……整日在社交中周旋。寻靠山、求帮助、拉关系、争项目，招商引资，催货清欠，推销产品，答谢客户……总是没完没了的应酬。为了摆平公关对象，实现公关目标，甘愿为朋友"两肋插刀"，举杯频饮，先干为敬，醉死也不认那半壶酒。宁可对不起自己的肠胃，也不能慢待了上级、客户或朋友。由于工作压力大，过度紧张与劳累，加上睡眠无序、缺乏运动，必然导致肚腹肠胃受屈，患上各种消化系统疾病。应酬饭不断，酒肉穿肠过，膳食上档次，肥甘厚味多，营养失均衡，这又会导致机体代谢失常，免疫力低下，易于罹患肥胖症、糖尿病、痛风和心脑血管疾病。为了"攻关"应酬，常要出入酒店、旅馆和娱乐场所，"舍命陪君子"，烟酒不分家，熬夜成了常事，这不仅使健康严重透支，极易造成内分泌失调、前列腺炎、脂肪肝、酒精肝、女性盆腔炎、乳腺炎、溃疡性结肠炎等慢性疾患，还可能诱发急性感染，招惹凶险的急性胰腺炎、急性胆囊炎和急性肠胃炎等。

（3）夜工族

夜工族主要是指常年上夜班的人，但是近年来夜工族的队伍越来越大，自由职业者，创作者，工作狂，IT人士，出租车司机，夜间执勤的警察、保安、医生、救护车司机，24小时便利店的夜班员工，喜爱上网、泡吧、看电视连续剧的人，都可归入夜工族。也有人将其戏称为"夜猫族"。

生活方式多元化，不仅生活起居不规律，而且还容易沾染上吸烟、酗酒、泡吧等不良习惯。夜深人静，正是他们纵情拼命的大好时光。在单位里忙碌，在岗位上劳作，在辖区内奔波，在电脑前奋战，在网络里游弋，或泡吧、蹦迪、赏夜色……

夜工族长期熬夜，正常人的生活节律被打乱，身体经常超负荷运转，很容易造成内分泌失调、生理功能紊乱，导致出现神经衰弱、失眠健忘、头昏脑胀、反应迟钝等症状。熬夜者的饮食起居失常，饥饱不定，易于酿成肠胃疾病，还会伴有腰酸腿软、手脚畏凉、精疲力乏、肾虚阳痿等症候，由此导致夫妻生活不协调、不和谐的现象常有发生，严重影响夫妻感情，甚至直接威胁到家庭的和睦与稳定。

（4）坐工族

日复一日，年复一年，在静态中埋头忙碌，在座椅上伏案劳作，是众多编辑、作家、办公室文员等都市白领的工作特点，这也是他们如今面对的最大健康威胁。调查结果显示，有五成以上的人一旦坐下，除非二便告急，轻易不站立；有三成以上的人，只有在感到身上不适、觉得肢体难受时才站起来活动；平均半小时起身一次的只占一成二。同时，业余时间的文体活动也被绝大多数人所忽略，高达六成八的人几乎从来不锻炼，坚持每周固定锻炼的人还不到一成。

这种习惯于久坐的工作方式，往往会带来让人意想不到的严重后果。易于罹患颈椎病和腰椎病，导致心脏功能减退，提前发生动脉硬化、静脉曲张、高血压和心脑血管疾病。同时，久坐容易引发消化不良、胃下垂、腹胀、便秘之类的消化系统疾病，还会造成胯下血液循环不良，严重时可以导致男性发生前列腺炎、睾丸下垂、精索静脉曲张，女性发生下腹胀痛、盆腔与子宫病变。倘若平时喜食辛辣，亲近烟酒，还常常憋尿，就会直接刺激尿路，导致泌尿系统发生感染或结石，反复发作，迁延难愈。

2. 病征的起因和发展

显而易见，都市人对养生保健的疏忽淡漠具有一定的普遍性。在社会文明高度发展、科学技术日新月异的今天，这种不智的行为似乎是一个不该发生的低级错误。然而，如果细加探究，人们就会明白，这个问题的形成其实原因众多，并不简单。诸如：

⊙社会竞争日趋激烈带来的生存压力。

⊙个人社会角色与相应责任的多重性。

⊙传统习俗的沿袭与积淀。

⊙流行时尚的影响和挤兑。

⊙经济、时间、环境、条件等因素的限制和制约。

⊙意外变故或不幸事件的突袭和侵扰……

当它们——要么持久施压，要么轮番逞强，要么突然降临，要么交互作用时，必然会使都市人捉襟见肘，难以招架。由于"人在江湖，身不由己"，只能"听天由命"，随波逐流。由此可见，让都市人顾此失彼、放任健康透支、招致疾病上身的都市人疏忽保健综合征，原来具有催生助产的社会土壤。在现今激烈变革的社会条件下，这似乎具有一定的历史必然性。

然而，外因只是条件，内因才是根据。在同样的社会环境条件下，病征的形成与否主要取决于个人的主观因素。个人的价值取向、思想观念、生活方式、嗜好习惯，尤其是对养生保健的认识、态度和知识底蕴，即个人的"健商"高低将起到至为关键的决定性作用。因此，许多人就一针见血地将其归咎于当事人的"健商不高"。所谓"健商"，是仿照"智商""情商"的概念称谓推演而来的。它泛指人们对健康问题的理解深度和知识水准。"前半生拼命挣钱、后半生筹钱保命"的说法，是目前舆论界和业内人士对所谓"健商不高"的形象化概括。实际上，这种带有几分嘲讽意味的说法，有失公允。人非圣贤，人都是环境的产物。常人都很难超脱他所处的时代和环境。应该说，健商问题是基础，社会、环境等客观因素则起到了点火引燃和推波助澜的作用。都市人疏忽保健综合征的形成，应该是主、客观因素交互叠加、综合作用的结果。

对大多数人来说，病症的酿成会有一个潜移默化、悄然渐进的发展过程。在问题刚刚显现的时候，症状只表现为单纯的心理疲劳。这时，如果能够引起重视，及时加以解决，情况就会逆转。如果此时不加控制，情况就会进一步恶化。有的人可能会演变成更为严重的心理疾患，譬如抑郁症。也有的人由于免疫力低下，可能演变为躯体器官的功能失调或组织病变，罹患上各种各样的现代疾病。

3. 心理疲劳的外在表现

所谓疲劳，乃是人在疲惫、劳累时，对自身躯体状况的一种感觉。从性质上看，人的疲劳有生理性、病理性和心理性之分。生理性疲劳通常是由于参与体力劳动、干重活或进行激烈的体育运动引起的，只要经过一定时间的休息调养即可很快消除。病理性疲劳是由于受伤失血或罹患疾病引起的，疲劳乏力也常常是某些隐性疾病，如贫血、肿瘤的早期症状。而心理性疲劳则是由过度劳心所引起的。这种疲劳主要体现在心理与精神层面。精神不振、心情不爽、思维迟钝、身心疲惫，学习和工作的效率明显下降，则是其最突出的外在表现。

现代心身医学的研究已经明了了，心理疲劳是由长期的精神紧张、思想压力和恶劣的心境——反复刺激、相互作用的结果。心理疲劳会严重影响人的思维、情感和待人处事的态度。有的人心情压抑，百无聊赖，心烦意乱，无精打采。有的人忧郁寡欢，闷闷不乐，沉默厌语，自我封闭。有的人忧心忡忡，焦虑不安，瞻前思后，茶饭无味。也有的人出现了类似神经衰弱的症状，如头昏脑胀、精神恍惚、心燥上火、失眠多梦、丢三落四等。

心理疲劳是一种报警信号。它向人们昭示，个体所承受的心理负荷已经几近饱和，即将突破所能忍受的正常限度，到达了心理危机的临界点。对当事人来说，这是一个坎，一个需要休养生息和心理调适才能跨越的关口。只可惜，现行的医疗体制，尚没有帮助患者轻松过关的有效手段和方法。有很多的都市人，就是在这样的境况下，任由事态发展，在无奈、无助中陷入了病态，由健康人变成了病人。

4. 心理疲劳的恶性演化——抑郁症

由过度紧张、过大压力造成的心理疲劳，如果没有及时消除和缓解，有的人就会演化成为躯体疾病，成为传统意义上的病人，也有的人继续在心理层面向恶性演化，发展成为心境障碍——抑郁症。

现代心身医学的研究证明，抑郁症已经成为威胁人类健康的一种重要疾病。这是一种严重的、能够轻易地夺人性命的现代型心理疾病。其危险性在于，它具有很强的隐蔽性，很难在发病前事先被人发现，有的甚至连患者自己都不知晓，人们常常将患者的病理表现误解为性格内向、情绪低落，以致延误治疗而铸成大错。轻者让患者饱受精神折磨、生不如死，重者可导致患者痛不欲生、自杀殒命。

据世界卫生组织（WHO）的统计，目前，全世界的抑郁症患者已达两亿多人。在这些人当中，竟然有高达15%的人，最终都以自杀来了却了自己的人生。

抑郁症的发生与人的个性有关，又与人的境遇密切相连。希望是催人奋进的动力。人们在遇到与自己的理想、愿望相悖的事件或遭受挫折时，往往会产生失望、困惑、不安等不良的消极情绪和心理感受。这样的情绪变化和心理反应，对绝大多数人来说，应该是正常的，在经过一段时间的辩证思考和心理调适以后，也是可以逐渐消除的。但是，潜在的抑郁症患者就不同了，他们的情绪变化和心理反应是非常剧烈的、与众不同的。其特点是明显的情绪消沉、精神萎靡，并且思维迟滞、言语减少。先是突然出现无精打采、兴趣索然、厌食、乏力、失眠、烦恼等心理疲劳症状，进而迅速发展成为思想抑制、情感麻痹，患者不能进行思考，整日发呆，悲观厌世，缄默无语，对外界刺激反应迟钝，甚至没有任何反应。有的还伴有想象和幻觉，表现为恐惧和猜疑，导致正常的生理功能受到损害而呈现病态。

据史料记载，历史名人牛顿、达尔文、丘吉尔、毕加索等都曾患过抑郁症。英国王妃戴安娜生前曾四次患过抑郁症，心理医生为其诊疗了好多年。

要判断、识别抑郁症，可依据下面的五个特征。

（1）懒：突然疲乏无力，自觉懒散无能，甚至连日常生活，简单的工作、家务活，也懒得应付。

（2）呆：语言、行动明显减少，动作呆木、被动，思维迟钝，构思困难，注意力下降，记忆力、理解力大不如前。

（3）变：性格、脾气、处事风格与态度明显改变，甚至前后判若两人。

（4）忧：忧郁悲观，意志消沉，无活力，无信心，精神压抑，心情苦闷，对外界一切事物缺乏兴趣，甚至有万念俱灰之感。

（5）虑：焦躁不安，胡思乱想，自责，沮丧，自言自语，自艾自叹，悲愤厌世，怨天尤人，

另外，原因不明、久治不愈的长期失眠，可能是抑郁症最重要的表现特征。各种身心性疾病皆会引起抑郁。长期服用利血平、降压药、安眠药、抗肿瘤药，也会导致抑郁。更年期、老年期、妇女的月经期、妊娠期、产后哺乳期，都可能出现抑郁。就连正常人一年患 6 次感冒，也会出现忧郁、自卑的心理反应。现已查明，75% 以上的抑郁症都是由各种精神负担、思想压力造成的。有许多患者，饱受抑郁症熬煎，但常规的生理检查，却显示身体健康，无任何毛病，是完全"正常"的。

三、现代人形成心理疾患的若干诱因

现今的社会是高速发展的社会。伴随社会进步和生活节奏的不断加快，各种精神、心理疾病的发病率也呈急剧上升之势。发病患者不仅仅局限于劳作中的都市人，而是涉及到现在所有的现代人。那么，导致现代人形成心理疾患的诱因都是有哪一些呢？

1. 高强度的工作压力

现今，社会的整体节奏迅速加快，都市中的白领更是被高强度的工作压力所困扰。许多人长期处于高度紧张的状态之中，由于不能得到及时的心理调适，久而久之，便会产生焦虑不安、力不从心的精神抑郁症状，严重的则会演变成为心理与精神障碍。

2. 生活贫困的思想压力

现代贫困人口主要涉及两类人。一是长期进项少的低收入家庭。二是意外变故造成的新贫困户。其中又以后者为剧。例如困难企业的下岗职工，尤其是夫妻双双下岗，其心理压力可想而知。有的人对自主创业有疑虑，对给人打工，或从事一些费力费时、挣钱不多的行当又不屑一顾，形成了"高不成、低不就"。在这种两难取舍的心理压力和生活困难的经济压力作用下，极易造成心理疾患。也有的因生活无着，夫妻反目，家庭破裂。正应了那句歌词："夫妻本是同林鸟，大难来了各自飞。"

"贫困生"已成为现今高校的一个敏感话题。一面是跨越龙门后的喜悦，一面是经济窘迫的苦恼。由于攀比和虚荣心作祟，有的人因此而陷入心理冲突，不能自拔。

3. 学业上的压力

现今是知识经济的时代，学习知识、获取技能已成为一个潮流。基础教育、学历教育、技能培训、进修考研……不仅儿童、青少年，许多成年人、老年人也加入了学习的

行列。然而，学习任务的繁重并不是人人都能从容以对的。以高三学生为例，读不完的课本，看不完的资料，老师的督促，家长的叮念，让许多人不堪重负。目前，无论是小学生、中学生，还是大学生，由学习压力引发的心理疾患并不鲜见，其表现形式也是多种多样。如讨厌上学，恐惧考试，焦躁不安，反应迟钝，心情抑郁，精神恍惚，情绪激奋等。为此而逃学、退学、弃学出走的事件也常有发生。

4．事业挫折

功利主义是人们从业、创业的原动力，这本是天经地义、无可厚非的。但在事业的追求上，有的人往往急功近利、一厢情愿，对可能遇到的困难、风险估计不足，因而一旦遇到挫折，马上就六神无主、惊慌失措，更不能经受失败的打击，或接受破产的结果。由于他们对成功的期望值定得过高，又不想耗费太多的投入，总想以小搏大，企盼幸运女神的垂青，可现实又往往不因人的主观愿望而改变，因而很容易感到失望、失落，陷入心理失衡。还有的人，因急于求成，不断自我施压，总是苛求自己，结果常因力不从心、事与愿违而挫败，由此诱发自责、自卑、自怜、自闭或抑郁等心理障碍。

5．投资失败

当今社会，一日暴富、一夜成名的事例并不鲜见，因此，步其后尘、模仿效法者大有人在。如炒股票、搞期货、买彩票、置房产、办公司、做生意等。这其中既有投资的成分，又有投机的操作。当大量投入没有得到预期回报，甚至巨额资本严重亏空时，难免使人心理落败。强烈的挫败感受，加上巨额投入流失后的痛惜与懊恼，极有可能摧毁一个人的心理防线。有的人可能会陷入抑郁，有的人可能会精神崩溃，有的人可能会因此而走上不归路。

6．情感受挫

在现今社会中，交友恋爱、结婚成家一直是年轻人的热门话题。但男女双方在相互交往的过程中，因情感受挫引发的精神和心理问题也越来越多。热恋是一种甜蜜而又浪漫的心灵体验，而失恋则将人推入痛苦的深渊。失恋的一方往往难以割舍热恋的幸福感受而悲痛不已。也有的人因对方绝情而心生怨恨，由此导致心理失衡，甚至采取不理智的报复行为，结果是既给对方，也给自己带来了难以弥补的伤害。

7．网络依恋

网络的出现，是社会文明的一大进步。但其负面作用也是不容忽视的。尤其是成长中的青少年，对网络有着极大的兴趣，上网成了他们生活中最重要的事情。为此，有的人宁可丢了工作，荒了学业，甚至离家出走，连续几天几夜泡在网吧里，这样的事例已经屡见不鲜。应该说，适当上网学习知识，对一个人的工作学习都是有益的。但是每天以大量的时间上网，玩电脑游戏，拜访不健康的网站，聊天，搞网恋等，极有可能使迷恋上网者因长期在虚拟世界中游弋，而使其在社会现实中的正常认知发生扭曲，网瘾严重者也可引起心理变态和人格分裂。

8．晚年失爱

我国已进入老龄化社会，对老年人的关爱是全社会都在关注的一件大事。然而，老年人晚年缺失关爱的事例常常见诸于报端。有极少数老年人子女不孝，生活无着，颠沛流离，令人愤慨。大部分老年人虽然衣食无忧，物质生活得以满足，但精神需求却不尽人意。有的空巢老人因孤独寂寞而哀叹人生凄凉。有的人想再婚又遭儿女阻挠。有关部门的一项调查表明，目前，我国老年人的心理疾病呈上升之势，而其主要原因是缺乏精神关爱所致。由此可见，晚年失爱是引发老年人心理问题的重要诱因。

9. 家庭纷争

家庭是社会的细胞，素有根据地、避风港、温柔乡的美称。如果说宦海沉浮、商海惊涛、职场风云、社交受挫等事件皆为"外患"的话，那么，若有温馨之家的依托、庇护和慰藉，人们的抗震能力就因有稳定的支撑而大为提高。所以，国人早就有"家和万事兴"之说。但是，如果家庭也发生了变故，由为家人挡风遮雨的幸福港湾，变成了硝烟滚滚的厮杀战场，这种内忧、内乱对人的心理摧残，就比任何外患都更有杀伤力。大如红杏出墙、婚外情、包二奶、家庭暴力、长幼反目、兄弟失和、财产争执、权益纠葛，小的如一件琐事、一句口角，都可能成为家庭纷争的导火索。一家人为此对簿公堂，一决雌雄，将血脉亲情荡涤一空。这还是好的。更有甚者，外战外行，内战内行，直接在家中演绎出一幕又一幕大打出手、骨肉相残、妻离子散、家破人亡的人间悲剧。许多人由于难以承受这种变故所带来的打击和伤害，因而引发成各种各样的心理疾患，由此导致精神崩溃、错乱分裂的也不乏其人。

10. 幼年受宠

现今社会，独生子女越来越多。不少独生子女任性、自私、不合群、不守纪，适应社会的能力很差，有的在上学期间还寻衅滋事，违法犯罪，成为害群之马，令家长和学校都很头痛。造成这一现象的原因很多，而其中最主要的根源在于孩子的父母。他们对子女过于宠爱，无微不至，娇惯有加。从小在家长的溺爱中长大的孩子，性格孤僻，任性执拗，不能经受挫折和委屈，不会尊重人，不会团结人，时时处处以我为中心，甚至有暴力倾向，这无形之中就给孩子造成了心理病灶。这种潜在的病灶就像不定时炸弹，一旦引爆，杀伤力巨大。也有的父母，在生活上溺爱的同时，在精神上却很专制，他们把自己年轻时未实现的愿望完完全全地寄托到孩子身上。这种望子成龙、望女成凤的期望和做法，毫不顾及孩子的愿望和感受，非常不利于培养孩子的独立自主能力。这不但给孩子造成了沉重的精神负担，而且也给自己平添了许多不必要的担忧和烦恼，严重影响了两代人的身心健康。由此造成的众多人间悲剧，对此媒体已屡有披露。

11. 内心冲突

一个人由于自己的失言、失误，使个人、他人、家庭、单位的声誉、财产或利益受到了不应有的伤害和损失，就会感到内疚。一个人认为自己做了出格的事，譬如做伪证、婚外情、手淫、占了不应得的便宜等，就会产生负罪感。一个人被人误解，或者蒙受了难以洗清的不白之冤，就会感到窝囊。一个人因为人际关系复杂难处，被无端牵入纠纷、摩擦之中，就会感到苦恼。一个人做了缺德事，如果良知尚存，就会遭受没有完全泯灭的良心的谴责。本人的一位同乡，是一个地市级的政府官员，因夫人私下收受别人送到红包而整日遭受良知的折磨。想主动上交，又怕说不清，可能要丢官受罚遭白眼。不自首又怕东窗事发后，受到更严重的惩罚。剧烈的内心恶斗，使他惶惶不可终日，懊悔"一失足造成千古恨"，不久，便以"神经衰弱"的诊断结果，躺倒了市中心医院的病床上。

诸如此类的事例很多。其共同特点是，当事人的内心失去平静，陷入剧烈的思想斗争和心理矛盾之中。这种内心冲突的结果因人而异。有的人由于找不到解脱的办法，引发心理疾患就在劫难逃了。上面提到的那位同乡，住院半月毫无成效。后经本人劝导，找到了破解之法，就立马痊愈了。出院后，立即携夫人向组织举报了行贿人的不法之举，随后还因祸得福，由副变正，获得荣升。正可谓：人生如戏，全在一念之间。

12. 怨天尤人

现代社会飞速发展，瞬息万变，每个人在社会坐标系中的位置各不相同，并且，各自又都处在不断地变动之中。有的人说，社会是个万花筒。有的人说，社会是个大染缸。有的人说，这个世界很精彩。有的人说，这个世界很无奈。有的人庆幸——恰逢盛世，心想事成。有的人哀叹——生不逢时，怀才不遇。也有的人因种种原因，对现实社会难以适应、不能认同。如对社会贫富悬殊、两极分化看不惯，又因无力改变而郁闷。如对单位的分配不公看不惯，常为自己的付出与回报不相对应而愤愤不平。也有的因信仰缺失、思想空虚而产生苍白感、失落感。也有的因家境贫寒、机遇不佳而感到焦虑、悲观和无奈。社会有社会的走法，不如意者占八九，只有顺其自然，才是人间的正途。不从自身找原因，整日怨天尤人，不仅于事无补，而且还会引发这样那样的"心病"。

以上 12 个原因，因为常见而具有代表性。但它们又不能代表全部。如果详加细察，人人都会有不少的新发现。

第三节　亚健康的养生指南

一、疏忽保健综合征的应对

1. 树立自主保健的观念

不久之前，世界卫生组织（WHO）在一份研究报告中明确指出："人类三分之一的疾病通过预防保健是完全可以避免的，三分之一的疾病通过早期发现是可以得到有效治疗的，三分之一的疾病通过信息的及时沟通是能够提高医疗效果的。"对我们来讲，这份报告有诸多的启示。其中最值得我们反思的，应是这样的一条：

呵护生命最好的办法，不是在得病后的救治，而是在事前就做好了预防和保健！

然而，令人不无担忧的是，现时的国人都已经习惯了"有病求医"的保健模式。在疾病未来时，疏于防范。在病象已现但尚不严重时，也并不在意。只有当病魔袭来、危象已现时，这才慌了手脚，病急乱投医！显然，这是一种非我的、被动的保健模式。医生应负的责任只有救死扶伤，而预防保健，则是我们个人应负的责任。把这两者不加区别，统统都交给人家医生，这靠得住吗？在过去，皇亲国戚们就是这么做的。可那是封建社会，皇家有大权，御医就是他们家的。眼下，我们是现代社会，又是平民百姓，如果也这般行事，能像人家皇亲国戚一样，达到预期的保健目的吗？显然，这种做法，是根本靠不住的。对此，我们都已有众多的亲身经历，体会多多，可能就不用多说了。

有的人是——"前半生拿命换钱，后半生筹钱保命。"东挪西借、坐吃山空，这还是那命好的。而有的人却是——"壮志未酬身先死，空使英雄泪满襟。"过劳猝死、英年早逝，这可就更惨了！正是由于这种靠不住的保健模式，每天都在演绎一幕接一幕的人间悲剧。关天的人命，竟然寄托于他人，草率到如此这般的境地，这和自毁长城、自掘坟墓，又有多少实质性的区别呢？

纵观古今中外，健康长寿的高龄寿星也不乏其人。但他们共同信奉的哲学却是：世上从来就没有什么救世主，只有自己救自己！

这些来自正反两个方面的事实，都在给我们上课：

——个人对养生保健的疏忽，将是我们对自身生命最致命的一击！

因此，每一个思维正常的人都会得出这样的结论：生命之舟的舵把必须由自己亲自来掌控——我的健康我做主！

充分挖掘我们个人的聪明才智，充分发挥我们个人的主观能动性，坚决地摒弃传统的、靠不住的"有病求医"的旧模式，改用主动预防、自我保健的新模式，才是现实的、可靠的，也是最为经济、最为适宜。

2. 建立自主管理、亲人互助的保健新模式

大家都说，东邻的王大姐命硬，很有活头，自打 52 岁中风偏瘫，至今已在病床上躺了整整 22 个年头，直弄得家徒四壁、债台高筑。儿女们个个焦头烂额、苦不堪言。西邻的老张一向体壮，从不生病，只因忙年，大年三十切菜伤了手，熬到初三，撑不住了才去就医，却因败血症延误，撇下了年迈的双亲和正读大一的小女，撒手西去。看到身边这众多类似的实例，人们都在哀叹：世事难料，人生无常！许多人又想起了那句老话："生死由命、富贵在天。"为了祛病消灾，有人求神拜佛，有人占卜问卦，有人供起了菩萨，有人信起了耶稣……然而，病魔似乎对人们的祈祷和虔诚并不买账。四处借贷，慕名求医，无功而返，人财两空的，照样不见减少。于是，人们又开始诅咒：看病贵，求医难，黑心的天使，暴利的行当！殊不知，正是由于我们的愚昧和无知，正是由于我们的漠视生命、疏忽保健，正是由于我们的闻病不镇定、有病乱投医，才造就、养育了这个泥沙俱下、鱼龙混杂、日益繁荣与庞大的医疗卫生行业，才把那些乘人之危、趁火打劫、天良丧尽、贪婪无度的吸血鬼们都吸引了进来。自然，这无形之中，也让原本圣洁的整个医疗卫生行业蒙羞受辱，遭受了不白之冤。如果我们人人都注重养生保健，人人都不生病，起码不长要命的大病，这种局面能够形成吗？

与其愤世嫉俗、怨天尤人，不如平和以对、自我拯救。从"人过七十古来稀"到"人过百年不是梦"，再到"四代同堂乐天伦""一百二三才高寿"，我们向您推荐的自主保健模式，必将开创人类走向长寿之路的先河，也将揭开人类生命史上的最为辉煌的新篇章。在老龄化社会、超老龄化社会到来之际，这难道不是最好的应对之策吗？

半个世纪以来，我们中国的千万个家庭，几乎都是清一色的"4·2·1"结构，一对小两口，一个宝宝要养育，四位老人要赡养。那些四代同堂的，老人上面还有祖辈。这对小夫妻，还要赚钱工作，他们在一家人的生存与保健问题上，要承载多少负荷，我

们想过了吗？他们是如何的诚惶诚恐、如何的如履薄冰、如何的不堪重负，我们体味、体验过吗？可以想象，在如此脆弱的家庭结构中，如果其中一人出状况，那老少几代还不马上就乱了章程。

古人云："自古不谋万世者，不足谋一时；不谋全局者，不足谋一域。"（清·陈澹然《寤言二迁都建藩议》）因此，我们首先必须明白：长病就是个无底洞，不说你并不是很有钱，就是你是很有钱，也不如不长病！健康才是最大的效益、最大的和谐、最大的幸福！第二，我们应该尽快规划一个自己的、父母妻小的、全家人的健康蓝图，对全家人的保健实行自主管理。这样，就可以调动全家人的智慧，共同应对在生存与保健问题上面临的挑战与难题。从而做到：该体检时体检，该就医时就医，该自疗时自疗，该互治时互治。"自主管理、亲人互助"，有了这种以家庭为核心、以亲情为纽带的保健新模式，我们就能以最小的投入，获得最大的收益。因为我们已经知道：

——最好的处方是学习知识；

——最好的药物是预防保健；

——最好的治疗是亲人互助；

——最好的医生是我们自己。

目前，在如何看待养生保健这个性命攸关的大问题上，人们的认识、理念、态度和行为区别很大，各不相同。大致划分，可以分成四大类。分别为：聪慧者、明白者、疏忽者、糊涂者。

——聪慧者养精蓄锐，能使健康增值。

——明白者防患未然，能使健康保值。

——疏忽者麻痹大意，易使健康流失。

——糊涂者肆意妄为，常使健康贬值。

由疏忽者变成明白人、变成聪慧人，只是一念之差，只有一步之遥。然而，只有富有责任心的人才能战胜自我，勇敢地跨出这一步。这既是心灵的成熟，也是亚健康的结束！

你能做的到吗？

二、心理疲劳的应对之策

人有七情六欲，又需要面对生活中的各种实际困难，因此，心生压力，精神紧张，或者情绪低沉、陷入抑郁，都是非常正常的生理现象。但是，如果思想长期压抑、负荷过大，以致形成心理疲劳，那就到了十分危险的边缘，必须立即加以调理。否则，将对躯体的健康极为不利。

古人曾有云："天下本无事，庸人自扰之。"倘若你能以乐观、豁达、平和的心态处之，则化解心情上的抑郁、消除心理上的疲劳并非难事。下面是为您准备的几种妙法。

1. 睡眠疗法

人人都知道，睡眠是保护大脑、恢复精力和体力的最佳手段和捷径。然而，这只是对自然而又正常的入睡而言，而不是依靠安眠药。

人的一生，三分之一的时间是在睡眠中度过的。良好的睡眠，可以维持人体正常的生命节律和全部生理机能。民间早就有"睡觉长个"的说法，这是因为，只有在睡眠中，脑下垂体才会大量分泌生长激素，使人发育成长。而失眠，尤其是长期睡眠不良，则会严重损害人的各种生理机能，尤其是免疫系统的功能，并会导致代谢紊乱，加速人体的衰老。据俄罗斯、法国、意大利、日本等二十多个国家的抽样调查，世界上有三分之一的人存在睡眠质量问题。仅在我国，睡眠有问题的人就达三个亿。如果您也是这三个亿中的一员，不妨先来个睡眠疗法。甜甜美美地睡上一觉，您的精神状态肯定会大大改观。为了达到顺利入眠的目的，您可以先用热水泡泡脚，躺下以后，再自我按摩脐部的神阙，以及天庭、内关、神门四个腧穴。如果穴位上有酸胀感，要继续按压，不知不觉，您就进入梦乡了。

2. 宣泄疗法

身心疲劳的根源是长期的精神紧张和持续的思想压力，使您的内心变成了一口"高压锅"。而在这口锅上，原本起泄压作用的安全阀已经失灵，您必须尽快地解决它，否则，一旦持续攀升的内压越过了临界点，高压锅就会爆炸，其后果自然是不堪设想的。而宣泄显然是减压、降压最为迅速、最为有效的手段。但是，如何进行宣泄，却是值得认真权衡的。有的人只图一泄为快，而不问后果如何。他们往往怨天尤人，把气撒在别人身上，随便找个目标，痛痛快快地吵上一架。所谓"打老婆骂孩子"，摔锅砸碗、毁物伤人，说的就是这种人。显然，这种宣泄之法，虽然易于实现，但却是下下之策。它不但解决不了任何问题，而且还会火上浇油、冰上加霜，给自己引来更大、更多的麻烦。倘若寻亲访友，向信得过的知心朋友，向有见地的良师高人，一吐衷肠，进行心灵层面的倾心交流，才是安全、有效的稳妥之法，才是更能提升自身品位的上上之策。

3. 兴趣疗法

所谓兴趣，乃是指能让人产生兴致、乐趣的事情。因此，人间就有了"兴趣是快乐的源泉""兴趣是最好的老师""有了兴趣就成功了一半"等说法。一个在家受气的人，就把兴趣放到了单位的事情上，拼命地工作。一个在单位受气的人，就把兴趣放到了家庭的事务上，无事找事做。一个在家、在单位都不顺心的人，就把精力和时光放到了通常的业余爱好上。下棋、打牌、养鱼、玩鸟、音乐、收藏、绘画、书法、旅游、探险，以及其他各种有意义的文体娱乐活动，都可以让人放松身心、忘却烦恼，并且还能闲情逸致、陶冶情操。寓快乐于趣味浓郁、让人醉心的兴趣活动中，可以让人在快乐中得到休养生息，从而实现压力的排遣，思想关注点的变迁，并使自己的聪明才智得到更为广泛、更为深入的开发和利用。有许多人就是这样，伴随注意力的转移，因祸得福，玩出了名堂，变成了榜上有名的高手、行家、大师、明星……

追求快乐、寻求刺激是人的天性。那些对劳作、家务和其他有利身心健康的兴趣活动都无兴趣的人，自然也不会闲着。在众多的诱惑面前，他们也有了自己的抉择，于是，人世间就有了这样的一个另类族群：酒肉穿肠过，烟酒不分家；网上冲浪急，废寝又忘食；麻将桌上论英雄，日夜豪赌拼输赢；家花不如野花香，一夜情缘赛神仙……正可谓，"林子大了，啥鸟都有"，猪往前拱，鸡向后刨，各有各的道业和神通。这种"跟着感觉走""何不游戏人生"的结果，与"慢性自杀"又有多大的区别呢！倘若我们不愿自我封闭、不愿与世隔绝，但有缺乏兴趣，那么，又该如何选择与建立自己的兴趣和嗜好呢？请——

4. 读书疗法

读书能疗伤治病，谁都可能认为是中外奇闻、天方夜谭。然而，这又确实是兴趣疗法中的最佳选择，具有纲领性。《红楼梦》开篇即说："世事洞明皆学问，人情练达即文章"。这就是警示后人，要做学问、多读书。谁都知道培根的那句名言——知识就是力量！现在是信息爆炸的知识经济时代，有学问的人，未必都能混出个人样来，但无知识、无专长的人必然没有好的出路。还有的知识不是上学堂就能学到的。这门学问叫作"适应世界、自我完善"。它需要你去自学和领悟。市场、官场、职场、情场都各有其道，都有一只看不见的手在操弄。不达到"世事洞明""人情练达"的境界，你自然会受人掣肘、壮志难酬。读书自学是使人开启智慧之门的金钥匙，是让人摆脱被动的最可靠、最有效的稳妥之法。俗话说得好——求人不如求己，让自己不断地自我完善，变得聪明起来，这才是万全之策。

学海无涯，书山无路，百事待举，时间有限，学什么？怎么学？读书的诀窍就是：带着问题找书，急用的知识先学。这样读，一定能收立竿见影之功。如果你已有慢性病在身，又想健康长寿，就学点疾病防治、养生保健的书。如果你觉得人际关系难处，做人难，活得累，就不妨读一读美国成人教育家卡耐基的《成功之路全书》……读书的另一个诀窍叫"领悟"。但要达到领悟，却并不容易。若想迅速领悟，诀窍就是多读，细读，反复地读。多读带来多思，思考得多了，思考地深了，自然也就领悟了。

热爱读书是一种高尚的情趣。爱书就意味着爱知识、爱学习、爱上进。人有各种各样的爱好，有的爱打牌，爱下棋，爱游逛，而爱读书却是人们所有的爱好中最高尚的爱好之一。看一下古今中外许多思想家、文学家、科学家的传记，我们就会发现，他们普遍都有着爱书的嗜好。所以，俄罗斯文学大师高尔基告诫人们："热爱书吧——这是知识的泉源！"他还说："读书，这个我们习以为常的平凡过程，实际上是人的心灵和上下古今一切民族的伟大智慧相结合的过程。""热爱书吧，它会使你的生命变得愉快、舒畅，它会帮助你辨别形形色色的思想、感情、事情，它能教会你尊重别人和自己，它会用爱世界、爱人类的感情振作你的头脑和心灵。"英国哲学家培根指出："读史使人明智，读诗使人聪慧，数学使人精密，哲理使人深刻，伦理学使人有修养，逻辑修辞使人善辩。"哲学大师萧伯纳在他的作品《华伦妇人的职业》中写道："人们通常将自己的一切归咎于环境，而我却不迷信环境的作用。在这个世界上，有所作为的人总是奋力寻求他们所需要的环境；如果他们未能找到这种环境，他们也会自己创造环境。"大师们的教导，鞭辟入里、入木三分，是何等的振聋发聩、惊世骇俗啊！记住这些格言吧，这将会让我们受益终生。

5. 概念疗法

心理压力的产生，心理疲劳的酿成，原因是多方面的，但其最根本的原因就是概念上的缺失和模糊。现代人的健康概念，早已超出了生理正常、身体无病的传统认识。它不仅是指生理上的健康，还包括心理上的健康，即身、心两个方面都健康。心理健康是现代人身心健康的一个不可分割的重要方面，而心理健康的概念也是现代人健康概念中不可缺失的一个极为重要的组分。

心理健康的概念是伴随时代的变迁、社会文化的进步而建立和发展起来的。推崇新兴的心身医学的专家、学者对此已有众多的表述。

——心理健康是指人对客观环境具有高效、超然的适应能力。心理健康的人应能保持稳定的情绪、敏锐的智能和对社会环境的应变与适应。

——心理健康是指在认知、情感、意志、行为方面的正常状态。心理健康的人能够相对客观地认识社会、环境和自我，具有发育正常的智力、稳定的情绪、高尚的情操、坚强的意志、良好的性格及和谐的人际关系。

——心理健康是指人的一种持续的心理状态。心理健康的人在各种情况下都能作良好的适应，具有生命的活力，能充分发挥其身心的潜能。

综上所述，所谓心理健康，是指对于环境及相互关系具有高效而愉快的适应。心理健康的人，能保持平静的情绪、敏锐的智能，具备适应社会的行为和气度。

现在，人们越来越清楚地认识到，心理健康与生理健康同样重要。具备心理健康的人，对外人际关系良好，行为符合规范，对内则具有功能正常的心理平衡调节机制，作为人的各种基本需求均能得到满足，活得非常快乐、非常充实。

为了更好地对人的心理是否健康做出评判，心理学家专门为其拟定了六条标准。

（1）对现实有正确的认识，看问题能持客观的态度。

（2）自知、自尊与自我接纳，能现实地评价自我。既不过分显示自己，也不刻意取悦别人；既接纳自己的优点，也接纳自己的缺点。

（3）具备自我调控的能力。能调节自己的情绪和行为，既能克制自己的冲动，又能调动自己的身心能量，在实践中实现自己的更高级目标。

（4）具备与他人建立和谐关系的能力。关心他人，善于合作，不会为了自己的需要而苛求于人、强人所难。这种人受人欢迎，有知心朋友，有亲密的家。

（5）稳定与协调的人格结构。这种稳定与协调，包括理想与现实差距的调适，包括认知与情感的协调和生活中各种矛盾的梳理与解决。

（6）积极乐观的生活态度。热爱生活，待人处事随和、豁达、大度，具有冲劲、耐心和韧性。

现实生活中充满了矛盾和问题。人人都会有自己挠心的烦事，人人都可能会遭遇不幸。一家门口一个天，一家不知一家难。坎坷挫折才锻炼人，酸甜苦辣才叫人生。心理健康的人能直面现实生活中的各种挑战和磨难，不漠视，不逃避，不怨天尤人，不幻想奇迹降临，因而能从奋斗和劳作中找寻到快乐，能以宁静、超然的姿态来享受生活，做到心态平和、心理平衡。

人是一架具有自调、自洁、补偿、再生功能的精密机器。人具有底蕴深厚、可以开发启用的巨大潜能。及早建立心理健康的概念极为重要，这是让我们自我拯救，助我们走出心理误区的纤绳。牢牢记住心理健康的六条标准，每天背诵 1~3 遍，把它印到脑海里，溶化到血液中，我们身体里尚未开发的潜能就会自动释放，我们身体的自愈代偿机制就会自动启动！什么抑郁症，什么焦虑症，什么心理饱和，什么精神疲劳，都会云飞烟灭，逃之夭夭。等待与迎接我们的，将是一个春光明媚、艳阳高照的明天！因为知识可以改变命运，只要我们敢于战胜自我、善于超越自我，就会时时充满生命的活力，不惧怕任何的难题和挑战！

概念疗法是一剂非常灵验的妙药。它与读书疗法前后照应，相辅相成。前者治标，后者治本。二者联用，可收标本兼治之功效。这是从实践中探索提炼出来的非常妙法。倘若心存疑窦，不妨先试一试再说。届时，事实会自动出来说话。

6. 谈话疗法

对心理上的不适，通过聊天、谈心的方式，进行治疗，谓之谈话疗法，简称"话疗"。从严格意义上讲，话疗应归属于心身医学中的心理治疗，话疗也是心理医生常用的一种治疗方法。最好的医生是我们自己，如果我们明白了心理治疗的原理，也可将其移植、融入我们的日常生活，在家人与亲朋好友之间，悄然地进行。语言交流，有的地方叫"唠嗑"，有的地方叫"拉呱"，这也是话疗可以借用的形式。

进行话疗的基本方法，是要把自己视为进行话疗的施者，把对方视为接受话疗的患者，按照双方易于接受的方式、步骤，进行单独的、专项的、深层次的话语交流。这种话疗，不同于平时的闲聊、漫谈，所以，应选择在安静、相对封闭的环境内进行。

（1）话疗的方法与技巧

通常，进行话疗的一般方法为，施者有意识地鼓励患者如实地谈出自己的问题，首先弄清问题的来龙去脉，然后帮助患者分析产生问题的原因，找出解决问题的途径和方法，从而釜底抽薪，从根本上祛除引起患者心理问题的病根。为达此目的，施者需要灵活地用好以下几种技巧。

①耐心倾听

倾听对方倾诉，让对方得到宣泄的机会和管道，本身就有神奇的治疗效果。有时，只需经此步骤，即可完全奏效。会听人讲话，这也是一门功夫、一门艺术。在倾听过程中，施者要全神贯注，一直以温和、珍视的目光，平静地望着对方，要尽量引导对方敞开心扉，一吐为快，让对方在畅所欲言之后，情绪得到放松，并从思想深处感受到施者的关切与真诚。实践证明，这种耐心、诚恳的倾听，有时比滔滔不绝的说教更有成效。

进行此步骤的要点共有三条。一是，由于交谈的内容，常常会涉及人的隐私，或者是不愿意让他人知晓的内心世界，因而必须向患者郑重承诺，为对方保守秘密。二是在对方倾诉的过程之中，尽量不要打断。三是要循循善诱，保持耐心，一次不行，可等下次、再次。因为，一涉及深层次的问题，人人都会有戒备、设防心理，需要有一个相互适应、建立信任的过程。

②解析指导

听了患者倾诉之后，施者要与患者一起讨论，首先帮助患者明晰自己面对的是什么性质的问题，然后分析原因，指导患者应该如何应对和解决。在释疑解惑的过程中，施者一定要根据患者的学识水平，尽量采用通俗易懂的语言，深入浅出地讲明道理。指导意见要简明扼要，主次分明。特别是对患者的要求、期望更要明确具体。必要时，应写成文案，以便于患者参照处理。

进行此步骤的要点有两条。一是当患者遭遇亲人亡故、离婚、失恋、罹患绝症等无法改变、难以克服的困境和事件时，应明确地帮助他们正视现实，接受现实，节哀顺变，主动地进行心理调适。因为，人活在世上，谁都有可能遭遇此类事件。二是当患者的问题专业性太强，超出了施者的知识视野时，应建议患者向更高层次的专业资深人士咨询求助，不能勉而为之，硬充明白人。这既可以避免贻误患者，也可以避免给自己招来不必要的麻烦。

③巧用暗示

在交流过程中，有的时候，暗示比明示更具影响力。这是由施者的权威性所决定的。施者的特质和威望是产生暗示的基础。学识广博、阅历丰富、远见卓识、老成持重，富有个人魅力等，则是产生暗示的重要条件。风趣的语言，幽默的谈吐，透过一个平平常常的小故事，却委婉地道出了一个发人深省、令人顿悟的大道理。此种做法，往往比直言说教，更容易使人受到诱导和启迪。成功的暗示，可立马见效。这时，茅塞顿开的患者会清晰地感受到自己的症状突然显著减轻。同时，暗示的含蓄，也不会给人留下故意为之的痕迹。这既保全了患者的自尊和颜面，又使其意识到自己完全有能力处理好目前面临的问题，从而坚定信念，自己动手，摘掉自己套在头上的枷锁，主动走出思想上的误区。

④保持距离

贴近患者，缩小距离是赢得患者信任、确保话疗成功的重要一环。但在成功突破之后，还要注意摆正关系，与患者保持适当的距离。之所以如此，是因为患者在充分信服施者之后，往往会对施者敬重有加，言听计从，并且，也易会将施者视为难得的知己，产生心理上的依赖。前者会强化治疗的效果，后者则易使患者丧失主见，不利于患者养成独立思考的习惯。每个人的人生之路都是不同的，都需要自己去走，谁也不可能代替谁，谁也代替不了谁。心理治疗只能是一次战斗，或一个战役，不应当成为一场打不完的战争。因此，保持距离是必要的。

"距离产生美。"保持一分矜持，保持一点神秘，对患者将更有吸引力，更具影响力。

⑤预见准备

"凡事预则立，不预则废。"（毛泽东语）"机遇只偏爱那些有准备的头脑。"（法·巴斯德语）施者如果对患者可能遭遇、面对的问题有所预见，对应该给予的指导方案事前就有所准备，那么，就掌握了迈向成功的主动权。

一般说来，当事人产生心病的问题主要有以下几类。

◉拥有的丧失

丧失的标的可能涉及人员、财产、职权、地位、荣誉、尊严、情感、机会、前途等。如：亲人亡故、失窃、受骗、遭劫、下岗、失业、丢官、罢职、离婚、破产等。

◉环境的改变

引起环境改变的因素众多。譬如：升学、转学、毕业、改行、转岗、退休、迁居、新婚、移民等。学习、工作条件的突然改变或生活地域的变迁，要求人们必须能够主动地调整心态，以适应新的环境。这对某些应变能力较差的人来说，常会变成一场灾难，从而形成一时难以承受的心理冲击。

⊙人际关系紧张

人际关系复杂、难处，或陷入人事纠纷之中，由此给事主带来烦恼，造成心理冲击。

⊙矛盾冲突

主要是指当事人目前所面对的急需决断或处理的矛盾和问题。例如：家庭暴力、亲人纷争、邻里不和、惹上官司、事业沉浮、个人头脑中的固有观念与社会现实之间发生激烈冲突等。

⊙意外事件

如遭遇天灾人祸、权利侵害、不公正待遇、蒙受冤屈等意外事件所带来的心理冲击或心理危机。

⊙认知调适

每个人受传统、学识和环境的影响，会形成各自不同的价值观念和认知体系，当面对社会生活中某一个具体问题时，自然会有不同的感受和判断。有的人由于缺乏自我调适能力，会因此而造成情感上的震荡和心理上的冲击。对此，施者应有的放矢，耐心地帮助患者进行认知上的调适。

以下是最为典型，具有普遍意义的三个问题。

◆ 该与不该的评判

在每个人的内心世界，都有自己的评判是非曲直的认知标准，由此形成了对与错、该与不该的概念体系。如果其目标过高，则会不堪重负，活得很累。如果其范围过广，则难以与人相处，造成人际关系的紧张。施者应对其进行辩证分析，使患者认识这些信条的片面性和局限性，从而在为人律己、待人处世中更为符合现实，更富有灵活性。

◆ 幸福与痛苦的感受

在对生活目标的追求上，有的人往往采取极端主义。例如："要幸福就必须样样达标、事事成功。"再如："不达目标决不罢休"、"不成功吾宁死！"这种一厢情愿的极端主义，一旦遭遇挫折，就会使事主陷入极度的痛苦和绝望之中。有的人甚至会愤世嫉俗、痛不欲生。施者应让患者知道，世间之事，难以事事如愿，不如意者常占八九，不能事事都追求理想、完美，应该审时度势，客观地、理智地对自己的追求目标和期望值，及时进行符合实际的调整，从而提高自己对挫折失败的承受能力、增强自己对客观环境的适应能力

◆ 危险与安全的评价

对个人目前处境的安全与危险评价，人们的认识会有一定的差异，有时甚至是大相径庭。如果对危险程度的估计过高，就会使人产生不必要的紧张，导致行动受限。如果估计过低，则易于发生意外事故，带来难以挽回的损失。前者易于形成心理障碍。施者应向患者指出这种过分担心的危害，使其明白，过高估计危险，会使人作茧自缚，畏葸不前，并带来心理上的恐惧和人际交往上的困难。

（2）话疗的注意事项

①有时，患者向我们所倾诉的问题或感觉，可能是荒诞的、怪异的，甚至是幼稚可笑的。对此，施者应保持冷静，不能有丝毫的耻笑、淡漠或惊讶的表示，而是应当首先表示理解、认同，然后再逐渐转入矫治。

②有的患者可能会有不合道德、有悖法制的想法与企图。如伺机报复他人、与眼中的仇敌同归于尽等。施者应以坚定的语气，首先给予严肃的批评和否定，然后再耐心规劝，晓以利害，促其改邪归正。千万不能姑息迁就，以免让患者产生默认、赞同之类的误解和错觉。

③承认、保护患者的隐私权是毋庸置疑的。但如遇到患者悲观厌世，内心冲突摇摆，可能自杀轻生的极端情况，为了防范意外或不测，施者则应当机立断，及时地做出恰当、稳妥的处理。因为大道理要管小道理，人命关天，生命权是高于隐私权的。

④需为患者提供的解决方案，应该是全面、稳妥而又切实管用的。如果一时还有欠缺，或暂时尚难以决断时，应为自己预留加以完善的空间，切忌急于求成。

第四节　自我实现——现代人的心理雾霾

很多人都知道这句诗：一将功成万骨枯。这是唐代诗人曹松《己亥岁》中的诗句。全诗原文如下：

泽国江山入战图，生民何计乐樵苏。

凭君莫话封侯事，一将功成万骨枯。

这是描写唐朝安史之乱之后，兵荒马乱、生灵涂炭，殃及平民百姓的史诗。晚唐时期，政治腐败，民不聊生，战祸连年，白骨蔽野，镇海节度使因残酷镇压黄巢起义而拜将封侯。在一个将军的功成名就之时，是千万士兵的身躯，变成了枯死的白骨！

历史已经成为过去。然而，时至今日，战争似乎并未结束。硝烟弥漫，杀人于棍棒、刀枪之下的已经不是战火，而是警匪沆瀣一气的社会黑道；不见硝烟，杀人不见血，害人于无形的，则是官商勾结、权钱交易的官场与市场。

真的很难想象，危楼危桥豆腐渣屡见不鲜，仍有那么多的政府要员热衷于形象工程。三聚氰胺毒奶粉、火腿肠里瘦肉精，传销屡禁不止，假货到处充斥，有那么多的厂家商户，敢置万千百姓的利益、生命于不顾，靠着沾满血腥的原始积累来发家。更可怕的是，就连教书育人、向来清净的大学学府也未能幸免，为跳龙门，舞弊成风，"高科技"进入考场传答案；沽名钓誉，学术造假，三个"院士"的头衔，竟是教授通过剽窃他人成果得来的。如今的国人，竟敢冒天下之大不韪，如此这般的行事，善良的人们不禁要问：这到底是怎么了？这到底是为什么？

现代人，尤其是那些具有现代意识的都市文化人，人人的心中都有一个梦。那么，这是一个什么梦呢？这个梦就是两个字："成功"。因为只有成功，才叫"自我实现"。所谓自我实现，就是一个人自我价值的社会体现。显而易见，自我实现乃是鼓励人们顽强拼搏、奋力进取，争取为社会多做贡献的助推器。平心而论，现代人的自我实现之心、立业成功之梦，本是无可厚非的，也是应该充分肯定的。然而，在"怎么样才是自我实现"、"应该采用什么途径和方法来达到自我实现"这两个问题上，人们的思想认识与实际做法，却是千差万别、五花八门的。以致很多人，整日被自我实现魂牵梦绕，变成了挥之不去、欲罢不能的心理梦魇，这不仅严重侵蚀了人们的心理健康，还让不少人为了追名逐利，陷入了不择手段，甚至是铤而走险的犯罪泥潭。因此，对追求自我实现这个现代人的心理欲望，进行一番深入细致的探究，是非常有必要的。

一、自我实现是人生圆满的最终需求

人是大自然的产物，是一种高等动物。但是，作为大自然的主宰，人与一般动物又有明显的不同，因为人具有双重属性。首先，人具有自然属性。人是自然界生物圈内的一个成员，其生理本能和生存需求，与其他生物，尤其是动物，是基本一样的。尽管在生存、繁衍的方式上，二者大相径庭，但就其本质而言，是类同的、相似的。第二，人有一般动物所没有的社会属性。不同肤色、不同种族、不同地域的人共同组成了一个人类社会大家庭。每个人都是这个大家庭的一名成员。人的存活在世，早已超越了肉体的存在、生理的满足、种族的延续等动物界普遍的诉求。人是头脑复杂、思想丰富的高等动物，不仅有物质上的需求，还需要有精神、情感和心灵上的体验和满足。这就是发展个性，融入社会，活得体面，活得美满。人们在表白赌誓时，常常会说："一定要活出个人样来！"说的就是这个意思。

美国著名的人本主义心理学家马斯洛博士，一生致力于人的潜能开发这个研究课题。早在二十世纪的四十年代，他就提出了影响世界的"层次需要理论"。他认为，人的需求是逐级爬升的，当低一级的需求满足之后，那些高层次的需求才能或者随即出现。从最低级到最高级的需要层次为：

对于食物、水和其他生存条件的诉求，即生理需要；

对于生命、健康不受威胁、侵害的诉求，即安全需要；

对于温情和人际关系和谐的诉求，即归属和爱的需要；

对于取得成就、威望和受人尊重的诉求，即自尊的需要；

在以上几个层次的需要都得到满足之后，人的能量就能更多地投入到社会生活中，以求更充分地体现自己存在的价值，即自我实现的需要。

在这五个层次中，前两个属于低级需求，以肉体、物质上的满足为主；后三个属于高级需求，以精神、情感上的满足为主。显然，自我实现处于金字塔的顶端，乃是人对自身人生圆满的最后需求。

二、自我实现是人生自我完善的里程碑

人生是一个漫长的历程。这是一个不断学习进步、不断自我完善的生命进程。而我们在人生历程中的"自我实现"，并不是叫人把"实现自我"当成一个具体的、明确的目标去追求。因此，这和人们通常所说的成就理想、功成名就并不是一回事。实际上，所谓自我实现，乃是一个人在积极投身于实现自我的奋斗生涯之外，无意中获得的一个副产品。自我实现的本意，是指一个人完成了从自然人向自主人的转变，达到了心灵的纯净与人格的成熟。显然，这应该与功利主义毫不沾边，也就是说，没有丝毫功利主义的色彩。

通常，一个人的自我实现一般要经历以下几个阶段：

（1）出生——生物人

一个人从出生到身体发育成熟，他（她）都具备生物（动物）的本能和人的自然属性，毫无疑问，他是一个生物人。

（2）成长——经济人

少年时代的学习成长，使他拥有了谋生的意识和本领，他必须自己养活自己以求生存，为了成家立业，养育子女，他必须用自己的劳动去挣钱、去换钱。对金钱的欲望和追求，使他从此踏上了从业谋生之路。这时，他从一个单纯的生物人成长为一个具有经济头脑、靠打拼赚钱的经济人。

（3）蜕变——社会人

从业谋生的过程是从"主观上为自己"开始的。然而，"客观上利他人"的结果，逐渐使他认识到了自己的社会价值。于是，他开始主动地开发自己，更加刻苦地学习，更加努力地工作。这不仅使他得到了更多的经济上的回报，也使他的才能和价值进一步得到了社会的认同、肯定和鼓励。这时，他开始蜕变脱皮，他开始把自己看作社会大家庭的一个重要成员，而不再只是一个会说话的挣钱机器，一个只知道为自己打算的经济动物，一个无足轻重的小人物、小角色。由于这种价值观的逐步确立，因而使他在内心深处也逐步建立起一种过去从未有过的社会责任感。

社会责任感的构建和确立，是一个人个性发展、自我完善进程中的一块十分重要的里程碑，也是一个人心灵成熟、人性完美的分水岭。由此，他变成了一个地地道道的社会人。

社会人是与众不同的。其最突出的标志，是他对自身社会角色多重性和自身归属多层次性的认知。他知道，在社会大家庭中，他的角色定位必须与面前的对象属性相适应。他也知道，他首先是属于我们这个社会的，然后依次是自己的祖国、自己的民族、自己的单位、自己的家庭，最后，才属于他自己。于是，一种发自内心的使命感，开始支配他的大脑，左右他的行动。

（4）升华——文化人

如果说，从经济人蜕皮进化为社会人，是一个人自我实现的起点，那么，再从社会人起步，最终进化为文化人，才是一个人自我完善的归宿，才是真正意义上的自我实现。

但需指出的是，这里所说的文化人，并不是指我们通常所说的有学问的人，也不是指从事文化事业、工作的人。在现代汉语中，文化是一个极易引起误解或歧义的词语，据说，它在人们的认知体系中，竟有160多种解释。在这里，我们只取其中的一种，即：文化是人类物质文明和精神文明建设的总和，是政治、经济、文学、哲学、科技和传统、风尚、习俗、价值的总括。所谓东方文化、西方文化、民族文化、企业文化、家庭文化……都是由此延伸、衍生而来的。电视剧《大染坊》中的主角陈六子，一个字不识，但却是一个很有"文化"的文化人。因为博大精深的中国传统文化在他头脑中的积淀和凝华，已经使他从一个目不识丁的叫花子，变成了一个有血有肉、有情有义、有勇有谋、有胆有识的中国人，也变成了一个充满传奇和智慧的文化人。因此，我们在这里所说的文化，应该看成是知识、经验、才华、智慧的凝聚和结晶。譬如，一位原来只注重时尚、新潮的魅力女性，当她感悟到魅力使人得到的东西，远远不如智慧来得多的时候，就会转向学习提高、自我完善，自动向文化人转移。在现实生活中，人们时常把文化人称为聪明人、智慧人、知书明理的人、善解人意的人……

显而易见，文化人是一个人个性发展、自我完善的最后归宿，也是一个人自我实现的最终标志。人为什么活着，人生的意义究竟是什么？文化人的概念内涵，对此做出了最好的诠释。

以上，是一个人完成自我实现所经历的四个阶段。早在两千多年前，著名的思想家、教育家孔老夫子曾对此做过高度的概括。他在《论语·为政篇二》中说："吾十有五而志于学，三十而立，四十而不惑，五十而知天命，六十而耳顺，七十而从心所欲，不逾矩。"现在看来，这"而立之年"就是经济人向社会人过渡的开始，而"不惑之年"，应是社会人向文化人的过渡，从"知天命"到"从心所欲，不逾矩"，应是文化人或智慧人的阶段。古典名著《红楼梦》开篇就说："世事洞明皆学问，人情练达即文章"。这"世事洞明"、"人情练达"，应该就是文化人的特征。在孔子那个年代，"人过七十古来稀"，所以，人过七十以后怎么样，孔夫子并未细说。而现今，人过百年不是梦，一百二三才高寿。我们不妨对孔子的话来一个接续。接续的是这样两句话："到米寿当青春再现，临茶寿而老当益壮。"所谓米寿是指八十八岁，所谓青春再现，是指返老还童。国之俗语说："老要张狂少要稳"，这"老要张狂"就是叫老年人的行为模式"返老还童"。显然，米寿之人如果能像儿童一样无忧无虑地快乐生活，自然就会青春再现了。所谓茶寿，是指人的年龄达到一百零八岁。88岁既已还童，到了108，自然也就更加壮实了。

三、自我实现是人生快乐的源泉

长寿者都是乐观的人。而快乐的人又都是自我实现的人。这其中又存在怎样的必然联系呢？

自我实现是一种意识、一种理念、一种境界。社会责任感的构建，自我完善的不断继续，都使人个性发展、素质提高，在处理个人与他人、个人与外界环境的关系上与众不同。例如，在个性发展的定位上，他们变得更加现实和理性。一首歌谣是这么说的："我是世间一块砖，东西南北皆随缘，盖了高楼是幸运，铺了地板也盎然。"在成长阶段，人们都有朦胧的理想，或者是对未来的憧憬。比如，将来要当科学家、作家、歌星；当企业家、大老板、大富翁；当市长、省长、大总统等等。在成熟以后，如果这些愿望根本不可能实现，他们会一笑了之，而不会去抱怨世道的不公、哀叹命运的不平。如果这些愿望已经实现，甚至超过了原先的预想，他们也不会沾沾自喜，更不会用来炫耀。他认为，自己不过是恰逢盛世，又有贵人相助而已，并非因为个人特别聪明。这种人具有独特的社会见解和价值观。他们能见贤思齐，向榜样学习，借以更好地发展自己，但却不会"东施效颦"，一味地崇拜、模仿，迫使自己成为XX第二。他们认为，世界上没有两片相同的树叶，也不会有完全相同的两个人，每个人都是独一无二、与众不同的，因此，每个人都会有自己的道路，每个人都会有自己的命运，对于其中自己能够主宰，应该由自己选择、把握的那一部分，尽力做好就是了。如果自己无缘成为一棵参天的大树，就不妨做一棵无名的小草，虽然只是无名的小草，也要郁郁葱葱，让人间春意盎然，充满生机。人生的能力、环境、条件、机会各不相同，能有一份光发一份热，就可以心满意足了。因此，空思幻想、与人攀比、哀叹命运、怨天尤人，都是与他们无缘的。与其相反，他们总是和不如自己的人相比，同情他们的遭遇和不幸，对自己的相对优越感到庆幸和珍惜。由于他们知足，所以他们长乐。快乐总是与他们如影相随的。尽管可能有人会嗤笑他们是自我安慰，是阿Q式的精神胜利法，但他们却毫不在意，不予理会。因为他们认为，人人都有权选择自己的生活方式，一个人一个活法。

人人都有可能遇到自我实现的人。他们可能是名人大腕，他们可能是有身份、有地位的人，但是，他们更多的是平民百姓，或在社会上默默无闻的所谓小人物。他们不是圣人、完人，而是常人、凡人。在发育成长、从业谋生的过程中，或者由于年幼无知，或者由于家境贫寒，他们也可能犯过这样那样的错误，有过这样那样的过失。但当他们自立、成熟以后，他们会为当年的行为感到羞愧，他们会在内心进行深刻的反省和忏悔。从此以后，他们再也不会超越道德的底线，更不会拿法律当儿戏。心灵的成熟，责任感的构建，使他们完成了人格上的独立，实现了心理上的自洁、精神上的内守，达到了言行上的自律。他们的心胸坦坦荡荡，为人光明磊落。他们对生活的乐趣快感来自心灵深处的自我净化。这种感觉是深沉的、生动的，也是十分踏实的。

四、"自我实现"是一个损人毁己的大陷阱

在现实生活中，我们也常会见到一些身居高位、腰缠万贯、声名显赫、成绩斐然的人。他们是通常意义上的"成功者"，非常令人羡慕的所谓大家、大腕、要人、明星。但是，细细考察后，可以知晓，他们中的许多人，活得并不踏实、并不快乐、并不轻松。因为"人在做，天在看"！他们的"事业有成"是怎么得来的，自己的内心非常清楚。良心的谴责、道德法庭的审判，让他们无法获得心灵的安宁。时时担心东窗事发、身败名裂的恐惧感，让他们只能生活在万般无奈的痛苦之中。于是，他们终于明白，所谓"自我实现"，原来是一个从悖德损人开始，以丧德毁己告终的大陷阱！

以上所述，是亚健康的应对。虽然，亚健康并不意味着有了器质性疾病，但却是所有器质性疾病的温床。如不积极地加以应对，就会导致健康的进一步流失，从而陷入三对号的第三种——不健康的疾病状态。不健康是一种可能让人短命夭亡的一种极端状态，如何来进行正确的应对呢？将是我们最后研讨的主题。欲知详情，请看下回。

第十章　不健康的养生

养生保健中，讲究因人而异，健康、亚健康、不健康需要"三对号"。亚健康没有积极应对，人就会陷入三对号的第三种——不健康的疾病状态。这是一种可能让人短命夭亡的一种极端状态，如何来进行正确的应对呢？将是我们下面所要探讨的主题。

第一节　认识不健康——疾病状态

一、疾病状态的概念

所谓疾病，是人体在一定的致病因素作用下，机体受到了损伤或损害，导致自身调节机制的紊乱而出现的生命活动异常。这种生命活动的异常，会引发人体功能、结构的病理性变化，表现为症状、体征和主观感觉上的异常。在这种异常状态下，人体正常的生命活动受到限制或破坏，开始进入不确定的变化状态。其最好的结局，也是我们最希望看到的结局，就是康复治愈，恢复正常的健康状态。次等的，则是缠绵迁延或长期残存。结局最不好的，也是我们最不愿看到的，这就是生命的终结，导致人的死亡。

二、疾病的定义

疾病应该如何来定义呢？如同健康一样，若从不同的角度考察，就可得到各种不同的定义。通常，人们应用最多的定义就是："疾病是对人体正常形态与功能的偏离"。

现代医学是怎样对疾病进行定义的呢？其做法是相当科学的。首先，是对人体的各种生物参数进行全面的测量，其数值大体上要服从统计学中的常态分布规律，然后计算出一个均值和95%健康个体的所在范围，这个范围就称为"正常"。个体的实测数值，偏离、超出了这个范围，数值过高或过低，便是"不正常"，疾病便属于不正常的范围。在许多情况下，这一定义是适用的。譬如感染，可以表现为一定时间内体温的升高和血中白细胞的增高。但是，正常人的个体差异和生物变异很大，有时，这一定义并不完全适用。如正常人心脏的体积大小有一定的范围，许多疾病可以造成心脏的扩大，但对于运动员来说，超过正常大小的心脏，并伴有心动过缓，心跳可慢至每分钟40次左右，这却是正常的，并非什么病态。这种偏离正常值的现象，属于个体差异。也有人从功能或适应能力方面来定义疾病。认为功能受损和与环境的协调能力遭到破坏才是疾病的表现。这样可以避免把正常人的个体差异误划为疾病。譬如，只有在人体缺氧时才会出现症状的镰状细胞性贫血，就表现为适应能力的缺陷。对许多精神病人，特别需要考察其与环境的协调能力。但是，适应功能的不良或缺陷，又并非全是疾病。譬如，一个长期缺乏体育锻炼的脑力工作者，可能难以适应常人能够胜任的体力劳动，稍有劳累就会感到腰酸背痛，这不一定就是"有病"。因此，又有人建议，在健康与疾病之间增加一个"无病状态"。所以说，所谓疾病，至今尚没有一个令人满意、无懈可击的完美定义。

三、疾病的类型

疾病的种类很多。在世界卫生组织于 1978 年颁布的《疾病分类与手术名称》第九版（ICD－9）中，所记载的疾病名称就已高达上万个。新的疾病还在不断地发现之中。譬如，获得性免疫缺陷综合征就是 1981 年才发现，尔后补充进去的，起初归在免疫缺陷病类属中，后来又改为病毒引起的疾病中。目前，人类所患的疾病，已被命名的有一万三千多种，概略划分，主要有两大类型。

1. 生物病原体引起的感染性疾病

生物病原体是指侵犯人体后可以引起感染，甚至引发传染性疾病的生物。生物病原体包括病毒、细菌、螺旋体、支原体、衣原体、立克次体、真菌、寄生虫（原虫、蠕虫、昆虫）等。其中，以细菌和病毒的危害性最大。

病原体侵入人体后，人体就是病原体生存的场所，医学上称为病原体的宿主。病原体在宿主中进行生长繁殖、释放毒性物质，会引起机体不同程度的病理变化，这一过程称为感染。但是，人体内环境不像人工培养细菌的培养基，可以让病菌不受限制地肆意生长繁殖，轻易地导致机体死亡。病原体入侵人体后，在发生感染的同时，能激发人体免疫系统产生一系列的免疫反应来与之对抗，这称之为"免疫应答"。

感染和免疫是一对矛盾，其结局如何，根据病原体和宿主两方面的力量强弱而定。如果宿主足够强壮，可以根本不形成感染，即使构成感染，病原体也多半会逐渐消亡，于是患者康复。如果宿主很虚弱，而病原体很凶猛，则感染会扩散，进而导致宿主死亡。

由于病原体均具有繁殖能力，也可通过一定的途径，在人群中扩散，从一个宿主传播到另一个宿主，使之产生同样的疾病，因此称其为传染性疾病。传染病在人群中大量流行传播时，则称为瘟疫。烈性传染病的瘟疫，常可造成患者的大批死亡。现在，在世界发达国家的死因分析中，传染病仅占 1% 以下，而在我们中国，要占 5% 左右。

2. 非传染性疾病

随着传染性疾病的逐渐控制，非传染性疾病的危害相对增大，人们所熟悉的高血压、冠心病、脑卒中、糖尿病、癌症、慢阻肺等，都属于这一类型。在中国大城市及发达国家中，这些疾病在死因分析中，一般都位居前面的 1 ~ 5 位。

四、疾病的类属

按照性质和成因的不同，人们一般把疾病分为以下几个大的类属。

1. 遗传病

在受精卵形成之前或在形成的过程中，因遗传物质（DNA）的改变而造成的疾病。

2. 物理和化学损伤

损伤可以是急性的，如化学物质的中毒、烧伤等，其损害可以立即显示出来，病因十分清楚。损伤也可以是慢性的，需经过多年，甚至下一代才表现出来，这时病因需经调查研究才能揭示。人类的慢性中毒，可出现于天然状态下，如饮用水中含氟量过高，可造成斑釉，甚至影响骨质生长，形成氟骨症。但更多的疾病，是由于人类活动造成的。许多职业病和公害病，如硅肺、有机汞中毒引起的水俣病，镉中毒引起的痛痛病等，即属此类。许多药源性疾病也是一种化学损伤。有些化学物品的损害可能出现在下一代的身上。譬如，"反应停"是二十世纪五十至六十年代初期，在全世界广泛使用的一种药物，它能够有效地缓解女性怀孕早期的呕吐症状，但也因此妨碍了孕妇对胎儿的血液供应，导致了大量"海豹怪胎"——短肢畸形婴儿的出生。这是一个很著名的实例。再如，在妊娠的早期，若孕妇服用了雌激素类药物，可使下一代女孩，在十多岁时罹患阴道癌。

物理因素造成的冻伤、烧伤、电击伤、放射性损伤、高原病、潜水病，以及各种噪声对听觉、血压的不良影响等等，已为人们所熟知。但是，手机、电话、广播、电视、雷达等电磁设备的广泛应用，使我们现代人，都整日浸泡在各种频率电磁波的辐射之中。日本大地震引发的核泄漏，使全人类都笼罩在核污染的阴影之中，这是人类发展史上从未接触过的新环境。它对人类的生存、繁衍和健康有何影响，仍是一个有待观测、探索的问题。

3. 免疫源性疾病

这是一类由人体的免疫反应出现紊乱所导致的疾病。它又可分为两大类别。一类是机体对外部或环境中某种抗原性物质反应过强，俗称为"过敏"。一类是免疫系统对自身的组织产生不应有的免疫反应，这称为"自身免疫性疾病"。

自身免疫性疾病又可分为以下两种类型。

（1）器官特异性自身免疫病

组织器官的病理损害和功能障碍仅限于抗体或致敏淋巴细胞所针对的某一器官。主要有慢性淋巴性甲状腺炎、甲状腺功能亢进、胰岛素依赖型糖尿病、重症肌无力、慢性溃疡性结肠炎、恶性贫血伴慢性萎缩性胃炎、肺出血肾炎综合征、寻常天疱疮、类天疱疮、原发性胆汁性肝硬变、多发性脑脊髓硬化症、急性特发性多神经炎等。

（2）系统性自身免疫病

由于抗原抗体复合物广泛沉积于血管壁等原因导致全身多器官损害，称为系统性自身免疫病，习惯上又称之为胶原病或结缔组织病。这是由于免疫损伤导致血管壁及间质的纤维素样坏死性炎症，及随后产生多器官的胶原纤维增生所致。常见的系统性自身免疫病有：系统性红斑狼疮、口眼干燥综合征、类风湿性关节炎、强直性脊柱炎、硬皮病、结节性多动脉炎、Wegener 肉芽肿病。

4. 异常的细胞生长

这是造成死亡最多的疾病之一。细胞不正常的生长称为增生。增生时，细胞的形态并未改变，仍具有原来细胞的功能。譬如甲状腺细胞增生，引起甲状腺增大，分泌的甲状腺素过多，出现甲状腺功能亢进症。人体内正常细胞的增殖有一定的限度，到了这个限度就停止增殖。增殖的调节机制削弱，就出现细胞的增生；而这一调节机制的完全丧失就会导致肿瘤的产生。

5. 心因性疾病

亦即精神障碍。大多数人总会罹患某些心因性疾病。据统计，在美国的住院病人中，每两个就有一个患心因性疾病。此类疾病可分为器质性及非器质性两大类别。器质性心因性疾病有明显的遗传倾向，特别是精神分裂症，常有家族史。还有一些遗传病，也表现为智力障碍，如先天愚型、亨廷顿氏舞蹈病、苯丙酮酸尿症。某些传染病，尤其是梅毒的晚期，可侵犯大脑，产生精神症状。药物和一些化学物质（如铅、类固醇激素），也常常引起精神症状。精神症状还可由营养因素产生，如叶酸和维生素 B_{12} 缺乏引起的恶性贫血常伴有精神症状。在饥饿中生长的儿童智力发育一般也会受到影响。任何严重的疾病也会构成心理压力，导致抑郁症状。非器质性心因性疾病是人面临生活中的压力时，所表现出来的精神症状。以焦虑和抑郁为最普遍的症状。

6. 营养性疾病

包括营养不良性疾病和营养过剩性疾病。

营养对许多疾病的发生和发展都有直接或间接的关系。如缺碘可患甲状腺肿，缺铁可患贫血，缺维生素 D 和钙会引起骨质软化、佝偻病和骨质疏松症，以及某些肿瘤，严重地不仅影响健康，甚至威胁生命。

7. 代谢性疾病

代谢性疾病是由代谢问题引起的疾病，包括代谢障碍和代谢旺盛等。代谢性疾病主要有：糖尿病、糖尿病酮症酸中毒、高血糖高渗综合征、低血糖症、痛风、蛋白质－能量营养不良症、维生素 A 缺乏病、坏血病、维生素 D 缺乏病、骨质疏松症。还有一种称为代谢性脑病，是系统性疾病在脑的表现，由于血脑屏障发生障碍，脑组织受到生化内环境的影响，发生代谢变化，导致脑功能障碍。其常见的病因有：糖尿病、尿毒症、高血钙症及肝功能衰竭等。往往脑功能障碍显著，但病理变化却不明显，提示本型脑病的性质主要是生化性障碍。例如：肝性脑病是严重肝病引起的中枢神经系统的综合征。临床上以扑击样震颤、精神和行为改变、意识障碍终至昏迷为主要表现。由于病至晚期常出现昏迷，又称为肝昏迷。

8. 内分泌疾病

这是内分泌腺或内分泌组织的分泌功能或结构异常时发生的疾病症候群，还包括激素来源异常、激素受体异常和由于激素或物质代谢失常引起的生理紊乱所发生的症候群。可分为以下三种类型：

（1）功能亢进

常伴腺体增生、腺瘤（癌），引起分泌激素过多而发生的临床症候群，如原发性醛固酮增多症、甲状腺功能亢进、甲状旁腺功能亢进等。

（2）功能减退

由于内分泌腺受到损伤破坏所引起的激素合成和分泌过少而发生的临床症候群，如垂体前叶功能减退、甲状腺功能减退、慢性肾上腺皮质功能减退等。

内分泌腺受到损伤破坏的原因很多，如先天发育异常、遗传、酶系缺陷、炎症、肿瘤浸润压迫、供血不足、组织坏死、变性、纤维化或自身免疫、药物影响、手术或放疗等。

（3）功能正常但腺体组织结构异常

如单纯性甲状腺肿和甲状腺癌等，其功能正常，但有组织结构的病理改变。

第二节　现今国人面临的疾病威胁

现在，养生保健已成为人们茶余饭后的热门话题。一谈到健康，人人都会想到当今社会最为流行的两句箴言：

——安全是人的第一需要；

——健康是人的第一财富。

然而，对于当代的中老年人来说，在过去那个火红的年代，健康却是一个让人讳忌莫深的话题。一方面，人们都知道，"身体是革命的本钱"，"发展体育运动、增强人民体质"。另一方面，社会的主流意识是提倡艰苦奋斗和拼命哲学，推崇"有条件要上，没有条件创造条件也要上"和"一不怕苦、二不怕死"的大无畏精神。由于担心被人扣上"活命哲学"的帽子，健康自然就成为被人们冷落的话题。是史无前例的改革开放，解放了人们的思想，开创了国人历史的新纪元。对人生性命攸关的健康问题，才得以解禁，被人们提上了议事日程。而几年前的非典大流行，则把人们对健康问题的关注推向了极致。随后的禽流感、手足口病、甲型流感等新型传染病的不断袭扰，更令人绷紧了那既脆弱、又敏感的神经。

我们知道，人人都希望自己的人生是幸福的。而幸福人生的终极方程是由四个要素组成的。即：

幸福 = 健康 + 实现 + 快乐 + 长寿。

由于健康是这个方程里的第一个未知数，因而被摆在了首位，而（自我价值的）实现、快乐和长寿，则都被排在了后面。这就说明，健康是人生幸福的第一要素，是实现自我、快乐、长寿的基石。如果没有健康，一切都是无从谈起的。因此，我们有必要对健康问题进行一番认真的研讨。

我们知道，目前，我国已经进入了老龄化社会，预计到2030年，将会进入超老龄化社会。

老龄化社会，这是一个什么概念呢？

老龄化社会是指老年人口占总人口达到一定比例的人口结构模型。联合国制定的标准有两个。以往的标准是：60岁以上老人达到总人口的10%；现在的新标准是：65岁以上老人达到总人口的7%。如果一个地区达到了上述标准之一，该地区即被视为进入了老龄化社会。

2010年第六次全国人口普查，数据显示，全国总人口为13亿3,972万人。60岁以上人口为1.7亿，765万人，占13.26%。其中65岁以上人口为1.1亿，883万人，占8.87%。按上述的两个国际标准衡量，我国都已进入了老龄化社会。

老龄化已成为21世纪不可逆转的世界性趋势，这也是一个地区社会进步的表现。我国进入老龄化社会，这对一个幅员辽阔、人口众多的世界大国来讲，无疑是一个令人振奋、令人欣喜的好消息。然而，一支玫瑰两样看，顶花带刺把人扎。老龄化社会的提前到来，也给我们带来了许许多多新的难题。尤其是在国人的保健问题上，我们现今所面临的挑战，从来没有像现在这样严峻！一方面，艾滋、非典、禽流感、甲流等新型传染病轮番向我们示威宣战。另一方面，一些原本灭绝了的老式传染病如天花、梅毒等，却又死灰复燃、卷土重来。与此同时，各种老年性慢性病也在悄然蔓延，到处逞凶……这一切的一切，无不让人触目揪心，如履薄冰！当今极为普遍的4·2·1家庭模式，使一对青年夫妇，既要维持生计，又要养育儿女，还有四位父母需要赡养和照顾。如果是处在一个四代同堂的大家庭里，上面还有祖辈至亲，那负担可就更大了。在这种脆弱的家庭结构中，如果一个人出事，那么，老少三代马上就会乱作一团，没了章程。都说是"人逢盛世，可以创建幸福家园"，"平安、和谐奔小康"，这时，谁还顾得上呢？不说天灾人祸，也不说意外伤害，单说患病这一项，就足以让人不寒而栗了！

一、现今国人的发病概况

当今国人所面临的疾病威胁，是非常严峻的。看看下面这些常见的多发病，就很容易明白了。

1. 癌症

每年的2月4日是世界癌症日。无论在发达国家，还是发展中国家，癌症都是导致人们死亡的主要"杀手"。

我国癌症患者的死亡人数，1970年为70万，1980年为90万，1990年130万，2000年为200万。全国肿瘤登记中心日前发布的《2012中国肿瘤登记年报》披露，全国每年新发肿瘤病例估计约为312万例，平均每天8,550人，每分钟有6人被诊断为恶性肿瘤，平均10秒钟就有一人确诊。每年因癌症死亡的病例高达270万例。调查资料显示，我国居民一生罹患癌症的概率为22%。癌症的总发病率在万分之十八左右，也就是每1万人中有18个人患癌症。目前，正在接受治疗的肿瘤患者已经接近1亿人，并以每年2.5%的比率逐年递增。如不加以防控，今后的20年中，我国的癌症死亡人数将翻一番。在我国，癌症不仅罹患人数多，而且在成年人的35～40岁这个黄金年龄段，因癌症死亡的人数，竟占各类死因的首位。这不能不让人倒吸一口凉气。

现在，我国用于癌症治疗的费用每年是几百亿，但就整体的癌症患者来说，早期治疗的患者还不到10%。医学研究发现，如果癌症到了晚期才发现、才治疗，其存活率只有早期发现的几十分之一，但是费用却是早期治疗的几十倍。

2. 高血压

在非传染性慢性病中，排名第一的就是高血压。

1960年，我国的高血压发病率仅为8.5%，到1980年就上升为14.4%，到二十一世纪初又迅速上升到18.8%。2000年，我国高血压的患者人数达到1.1亿，2005年达到1.2亿，2007年达到1.6亿，到2009年年底，已突破2亿，在成人中的发病率达到20%。最新的国家心血管病年报显示：2010年，在我国20岁以上的成年人中，高血压的发病率高达24%，患病人数超过2.66亿。这是全国高血压患病人数的最新数据。心血管疾病是致死率极高的一种病患，每年会夺走 300 万条生命，而高血压则是引起心血管疾病的最主要的危险因素。据调查数据显示，我国的高血压患病知晓率仅为 30%，治疗率仅为 25%，控制率仅为 6%。

3. 心脑血管疾病

心脑血管病是目前我国发病率、致残率和死亡率最高的疾病，平均每分钟就有 5 人因心梗或中风而倒下。

随着改革开放带来的生活水平逐步提高，不论是城市，还是农村，心脑血管疾病的发病率和死亡率均呈直线上升的趋势。近 30 年来，心脑血管疾病导致的死亡已占全部疾病死因的第一位。心脑血管疾病具有"发病率高、致残率高、死亡率高、复发率高、并发症多"即"四高一多"的突出特点。根据 2008 年全国死因监测数据集资料，目前，我国心脑血管疾病患者已经超过 2.7 亿人，心脑血管疾病的死亡率为 229/10 万。每年死于此病的患者，竟高达 300 万例以上，平均每小时即死亡 300 人，占我国每年总死亡病因的 51%。而幸存下来的患者，有 75% 的丧失劳动能力，40% 属于重度残疾。最令人担忧的是，发病年龄日趋年轻化，30 岁左右就发生心肌梗塞、脑梗塞和脑溢血的患者，越来越多。

我国脑中风病人出院后，第一年的复发率是 30%，第五年的复发率即上升为 59%。而后续预防做得好的发达国家复发率仅为 10%。由于医疗保险覆盖率较低，我国脑中风病人的复发率与国际平均水平相比，要高出 1 倍以上。

据目前最新的流行病学调查预测，在 21 世纪里，冠心病和脑中风仍会在人类死因顺序中占据第一位和第二位。因此，心脑血管疾病不仅是危害人类健康的主要病患，而且也是使人致死、致残的头号杀手。

4. 糖尿病

随着 GDP 指数节节拔高，某些以前只在发达国家才能常见的"富贵病"，如今，也堂而皇之地步入我国的寻常人家，糖尿病就是其中的突出代表。

在 1980 年以前，糖尿病在我国，只是一个名不见经传的"小弟"，在我国成人中的患病率仅为 1%。改革开放大大提高了国人的物质生活水平，从此以后，糖尿病异军突起，趁机以全球无可比拟的飞速，在我国急剧增长。到 2000 年就上升到 3.6%，患者总数超过 4000 万，占了全世界患者总数的两成，高居全世界的第一位。

2010 年，针对中国近 10 万名成人进行的一项全国范围的调查显示，糖尿病在我国成人中的发病率为 11.6%，患者总数高达 1.14 亿。

而在 2007 年，类似的调查显示，糖尿病在我国的发病率为 9.7%，患者为 9,240 万。只经短短的 3 年，患者就增加了 2,200 万。而今，糖尿病已经稳稳坐上了我国非传染性慢性病的第二把交椅，其飙升速度之快，真叫人咋舌！

5. 老年痴呆症

老年痴呆症又叫作阿尔兹海默症，是以发现者的名字命名的一种疾病，其病变部位在大脑深处的海马区。美国前总统里根就得了这个病，一治就是九年，花费不计其数，依然是不治身亡。老年痴呆症是老年人最容易罹患的一种疾病，现已成为继心脑血管疾病、恶性肿瘤、糖尿病、慢阻肺之后，老年人的第五大杀手。该病是一种原发性退行性脑病，多发生在老年期及老年前期，且随年龄增长而成倍增加。年过60岁，患病率为4%~8%；65岁后，增加到10%；80岁后，会超过30%。据统计，我国目前的患者总数约有600万，居世界首位，全球患者中大约1/4在中国。但患者的就诊率只有15%，因为人们普遍对老年痴呆症缺乏认识，都认为是老糊涂了。

老年痴呆症有不少提示性症状，归纳说来有"四不"：一是记不住事，表现为近期记忆减退，患者通常对早年的事情记得一清二楚，刚才说的话却忘得一干二净。二是算不清数，生活中很小的账目也算不清，或不会算了。三是认不得路，离家稍远一点，就可能找不到家门，回不了家。四是说不清话，患者变得言语絮叨，内容单调，时常自言自语，反复叨念某件事情。此外，患者的性格和情感都会有所改变，有些人原本很开朗，变得多疑，有些人原本很温和，变得很暴躁。患者能吃能喝，却啥事也不能自理，不是大骂二嚼，就是屎尿遍地。刚吃完饭就说还没吃，逼着你再作。谁家有这样的病人，那可就惨了，一家人受其拖累，可谓苦不堪言。

6. 慢阻肺

人们所说的慢性支气管炎、哮喘、肺气肿等，绝大部分都属于慢性阻塞性肺病。2011年5月上旬召开的第四届上海国际呼吸病大会指出，近年来我国的慢性阻塞性肺病患病率9%左右，慢阻肺已经成为国人因病死亡的第四大诱因。

慢阻肺发病率逐年增高的主要原因有：吸烟人数不断增加、家庭装修中散发的甲醛等有害气体、封闭场所换气差和空调系统原因、汽车尾气排放、物理污染等。

全世界共有8亿人患有呼吸系统疾病。中国现在的慢阻肺发病人数高达5200万，每年死亡人数130万，平均每分钟死亡2~3人。调查发现，男性病患超过7成，明显多于女性，半数以上的患者因呼吸困难而无法正常的活动与工作，43%的病人一年之内至少住院治疗一次，直接医疗费用年人均高达1.18万元。由于就诊太晚，多数慢阻肺病人的医疗费用沉重，生命随时可因并发症发作而终结。

7. 乙肝

目前，我国传染性乙型病毒肝炎的感染率，高居全世界第一位，患者总数已达3千万以上，尚有超过一个亿的乙肝病毒携带者，其中有四到五千万人处于肝炎的活动期，如果得不得有效的抗病毒治疗，将有三分之一的患者发展成为肝硬化，而在肝硬化的患病人群中，又将有50%左右的人，最终会发展成为肝癌。

8. 精神性疾病

精神性疾病已成为我国严重的公共卫生和社会问题。隶属中国疾病预防控制中心的精神卫生中心，在2009年初公布的数据显示，我国各类精神疾病患者人数在1亿人以上，但公众对精神疾病的知晓率不足5成，就诊率更低。另有研究数据显示，我国重性精神病患人数已超过1600万。

按照国际通行做法，评价各类疾病的总负担，精神疾患在我国疾病总负担的排名，高居第一位，已超过了心脑血管、呼吸系统及恶性肿瘤等疾患。各类精神疾患问题约占疾病总负担的1/5，即占全部疾病和外伤所致残疾及劳动力丧失的20%，预计到2020

年，这一比率将升至 25%。

目前，我国正处于社会的转型期，导致诱发精神疾病的因素增多，例如，生活节奏的加快，导致社会普遍的心理紧张；信仰缺失、价值观念混乱，甚至解体，造成普遍的无所适从感；社会严重的两极分化，贫富悬殊，差距拉大，造成很多人的心理失衡；过高的期望值与实际形成巨大的落差，等等。我国现今精神疾病患者人数不断攀升，乃是这种种因素的累积和综合作用的结果，其另一结果就是犯罪率飙升。

必须指出，从一般的心理障碍到严重精神疾患，中间尚有一段距离。前者中的许多人，平时与常人并无二致，通常认为是健康的好人。但是，其中一部分人，当面临就业、婚姻、子女、养老、破产等生存压力时，其无助的情绪和挫折感，即成为一触即发的导火索，一瞬间即可将那蓄积在心中的"炸药包"迅速点燃。

北京市安定医院精神疾病司法鉴定科，通过对 1984～1996 年的 13 年间所接手的精神病刑事鉴定案进行分析，得出了这样的结论：在接受刑事被告精神鉴定案的 1515 例中，患有精神疾病者 1248 例，约占 82%。这些精神病人所实施的社会危害行为，以侵犯人身、侵犯财产和妨害社会管理秩序三者为主，共占 94.1%。

公安系统一位基层民警曾经这样对媒体披露："根据多年来的案例分析，造成恶性事件的精神病患者，主要是具有暴力倾向的青壮年。他们具有较强的暴力性和攻击性，作案手段相当残忍。同时，受到侵害的对象具有不确定性，多是与精神病人经常接触的家人、周围邻居或同乡。精神病患者的犯罪行为具有突发性和无目的性，防不胜防。多数案例后果严重，社会危害极大，往往给被害人亲属造成极大的伤害，给周围群众带来极大的心理恐慌。"

9. 职业病

第 10 届职业性呼吸系统疾病国际会议于 2005 年 4 月 19 日在首都北京召开。会议披露，我国的有毒有害生产企业已超过 1600 万家，可能遭受职业病危害的职工人数超过 2 亿。国家卫生部的相关负责人也指出：我国的职业病防治形势十分严峻。在全国报告的各类职业病中，尘肺病占到了 80%，其他的如急慢性中毒等约占 20%。自二十世纪 50 年代以来，我国累计报告的尘肺病人 58 万多例，这个数字相当于全世界其他国家尘肺病人的总和，其中的 14 万多人已经死亡，现有患者 44 万多人。相关问题专家同时指出，由于现在厂矿企业劳动者的体检率较低，报告数据不全，因此估计，实际发病可能要比报告的例数多出 10 倍，尘肺病的实际发生病例数应该不少于 100 万例。

二、现今国人的发病特点

当今国人面临的疾病威胁和健康挑战，还表现出以下几个突出的特点。

一是某些中老年人的常见病如高血压等，呈现低龄化、年轻化趋势。

据国家卫生部调查发现，临床病理高血压最小的年龄为 8 岁，脑动脉硬化最小的年龄为 14 岁，脑血栓最小的年龄为 16 岁，脑出血最小的年龄为 18 岁。

二是过去很少见的营养代谢性疾病，如肥胖症、高脂血症、高尿酸血症、糖尿病等，呈明显增加、逐年上涨之势。现在国人中，每 7 个成年人就有 1 人体重超标，少年儿童中的肥胖率，更是高达 20%。

三是精神、心理性疾病如心理疲劳、心理变态、焦虑症、抑郁症、精神分裂症等，也呈明显的增加之势，单说睡眠障碍一项，竟有 3 亿人之多。

四是因环境污染、生态破坏、人的责任意识和道德水平下降，导致自然灾害、意外事故、人身侵害等天灾人祸频发，由此带来的病患和人员伤亡越来越多。

以上所说的，都是一些枯燥无味的数据堆砌和干瘪无趣的文字描述。但在这些数据、事件的背后，却连带着一件件让人肝肠寸断、惨不忍睹的故事。一人得病，全家遭殃，父母、配偶、儿孙们被折腾得焦头烂额、七窍生烟，有的不得不弃学、辞工。许多家庭因病致贫，弄得是家徒四壁，债台高筑，最后的结果是人财两空，苦不堪言。

第三节　世卫组织发出的疫情警报

一、全球面临新型致命疾病的威胁

2007 年 8 月 23 日，世界卫生组织（WHO）在年度报告中，向全世界人民发出警报：在未来的 10 年之内，世界可能面临一种新型致命疾病的威胁，其危害程度不亚于艾滋病、非典型性肺炎、"埃博拉" 等疾病。

埃博拉是一种病毒。病毒的名称以非洲刚果（金）的埃博拉河来命名，可导致埃博拉病毒出血热。罹患此病可出现恶心、呕吐、腹泻、肤色改变、全身酸痛、体内出血、体外出血、发烧等症状，具有 50% 至 90% 的致死率，致死原因主要为中风、心肌梗塞、低血容量休克或多发性器官衰竭。埃博拉病毒是引起人类和灵长类动物发生埃博拉出血热的烈性病毒，由此引起的出血热是当今世界上最致命的病毒性出血热，已造成 10 次具有一定规模的暴发流行。1976 年埃博拉病毒第一次爆发，共有 602 个感染案例，有 397 人死亡。2003 年又在刚果（金）让 100 多人命丧黄泉，2004 年 5 月下旬苏丹南部疫情再发，已有 4 人死亡，同时俄罗斯一实验室女科学家因针刺感染而丧命，这一病毒杀手已引起世卫组织的高度重视。

世界卫生组织在 2007 年年报中，呼吁各国联手应对，以便把疾病威胁降至最低。年报强调，目前，全球正处在有史以来疾病传播的速度最快、范围最广的时期，新型疾病的暴发之快是前所未有的，平均每年就有一种新型疾病出现。由于新型疾病正逐渐具有更强的抗药性，医学发展赶不上疾病的变化，人类健康面临严峻的威胁。年报指出，目前全球乘坐飞机的人数已经达到每年 20 亿人次，这是造成各大洲之间疾病传播加快的原因之一。新型疾病在世界范围内传播 "只需数小时"。

这篇名为《为健康的将来》的报告，共列举出 40 种近几十年新出现的疾病，过去的 5 年已出现 1，100 多种在全球范围传播的传染病。报告中说，二十世纪的最后 25 年，霍乱、黄热病和流行性脑膜炎再度出现；急性呼吸道疾病和禽流感仍持续对人类健康构成威胁；埃博拉、马尔堡出血热和尼派病毒感染等病毒性疾病继续威胁全球健康。

报告指出，一次流行性感冒可能感染 15 亿人，即全球人口的四分之一。即使流感本身不是严重疾病，但其流行程度会对全球经济和社会造成巨大的影响。此外，用炭疽病毒、天花病毒等攻击人类健康的 "生物恐怖主义" 威胁也不容忽视。世界卫生组织提醒各国政府,积极应对类似"9·11"事件后装有炭疽病毒粉末信件的生物恐怖袭击。报告中说:"如果我们放心地认为不会再次出现艾滋病、埃博拉或非典那样的疾病,那我们就太天真了!"世界卫生组织在报告中提议,为防范前所未有的新型疾病侵害,全球各国必须达到空前的团结。报告指出:"没有任何一个国家,不论它有多强大、多富有、科技多先进,能够独立预防、检测和应对所有公共健康面临的威胁。"

世界卫生组织总干事陈冯富珍博士明确指出:"全球人类居住习惯已发生根本改变,疾病发展极不稳定。人口增长、人类迁移至原先无人居住地带、城市化步伐加快、高密度农业、环境破坏和抗菌药滥用,导致全球生态环境失衡。每年出现一种新型疾病的速度前所未有。"

世界卫生组织向全世界倡议共享疾病信息资源,因为威胁无所不在。譬如,英国《卫报》举例说,2007 年 6 月,31 岁的美国公民安德鲁·斯皮克无视警告,在身患传染性肺结核的情况下,搭乘国际航班,引发全球对国际旅行传播疾病的忧虑。斯皮克在欧洲蜜月旅行期间被确诊患有广泛耐药结核,美国政府追查所有曾经与斯皮克搭乘同次航班的乘客,并在斯皮克返回美国后,立即将其隔离治疗。在南非,当局虽然已下令隔离患有广泛耐药结核的病人,但却无法排除大量未经诊断实已染病者的潜在威胁。

二、非传染性疾病已成最大的致死病因

2011 年 9 月 14 日,世界卫生组织发布了一份最新统计报告,详细说明了 193 个成员国在非传染性疾病方面所面临的形势及其发展趋势,并为各国政府指明了防治工作中的重点,以便更有效地应对四大杀手——心血管疾病、糖尿病、癌症和慢性呼吸系统疾病对人类健康的威胁。

世界卫生组织表示,非传染性疾病已经发展成为当今世界最大的致死病因,每年可夺去 3,600 多万条生命,约占全球总死亡人口的 63%。其中心血管疾病占这类死亡的 48%,癌症占 21%,慢性呼吸系统疾病占 12%,糖尿病占 3%,如不立即采取有效行动,预计到 2030 年,死于非传染性疾病的人口将会超过 5,200 万人。导致目前非传染性疾病持续恶化的原因,除了人口老龄化及传染病致死率下降等因素外,随着社会经济的发展、人民生活水平的提高和城市化进程的加快,由生活方式转变造成的慢性病发病率升高正在成为人类当代疾病发展的总趋势,尤其是在中低收入国家,这种状况更加突出。

世界卫生组织表示,此次发布的报告再次确认了烟草、酒精、饮食以及胆固醇、体重指数和血糖等是导致慢性非传染性疾病增加的主要因素。统计显示,很多风险因素在中低收入国家正呈上升态势。例如,在过去 30 年中,全球肥胖率翻了一番,其中发展中国家的增长比例,远远超过发达国家。很多中低收入国家人民的饮食习惯,正在因为经济发展而出现改变。生活节奏加快,代步工具增多,导致人们的户外运动减少。这都是造成慢性、非传染性疾病持续恶化的诱发因素。

三、埃博拉再次爆发的警示

自去年初爆发至今仍在肆虐的埃博拉疫情,牵动着全球每一个人的神经,国人自然

也不例外。

埃博拉是一种病毒，病毒的名称是以非洲刚果（金）的埃博拉河来命名的。感染埃博拉病毒后，可导致埃博拉病毒出血热，患者可出现恶心、呕吐、腹泻、肤色改变、全身酸痛、体内出血、体外出血、发烧等症状。埃博拉病毒病的致死率高达50%～90%，致死的原因主要为中风、心肌梗塞、低血容量休克或多发性器官衰竭。埃博拉病毒是一种引起人类和灵长类动物发生埃博拉出血热的烈性病毒，由此引起的出血热是当今世界上最致命的病毒性出血热，已造成10次具有一定规模的暴发流行。1976年埃博拉病毒第一次爆发，共有602个感染案例，有397人死亡。2003年又在刚果（金）让100多人命丧黄泉，2004年5月下旬苏丹南部疫情再发，导致4人死亡，同时俄罗斯一实验室女科学家因针刺感染而丧命。这一病毒杀手的肆虐引起了世界卫生组织的高度重视，所以在2007年年报中再次强调。

2014年2月以来，埃博拉病毒病在非洲西部又一次爆发，这充分证明了世界卫生组织发出的疫情警报既不是危言耸听，更不是空穴来风，而是实实在在的"狼来了"。

这一次的疫情是2014年2月首先在西非的几内亚出现的，随后在西非5个国家蔓延，疫情最严重的国家是塞拉利昂、利比里亚和几内亚三国。

在2014年的最后一天，世界卫生组织公布了埃博拉疫情的最新统计报告，截止到2014年12月28日，全世界9个国家共报告埃博拉疑似或确诊病例20，206例，其中7，905人已经死亡。显然，这一次的埃博拉疫情，无论在感染人数、死亡人数方面，还是在影响范围和蔓延速度方面，都是空前的、破纪录的，也是最为严重的。

第四节　祖国医学对疾病的认识

祖国传统医学对疾病的认识，又称为中医学的疾病观。这为我们普通人认识疾病，提供了一条简明、快捷的途径。

一、健康与疾病

人体与外环境之间，人体内部各脏腑之间，必须保持相对的阴阳平衡。这种阴平阳秘的关系，是维持正常生命活动的基础，也是机体健康的标志。所谓健康，不仅意味着机体内部脏腑、经络、气血、津液、形体、精神的阴阳平衡，也意味着机体与包括自然环境和社会环境的外环境的阴阳平衡。健康是机体形体血肉、精神心理和外部环境适应和谐的完好状态，而不仅仅是没有疾病和虚弱。机体的阴阳平衡是动态的，因此，健康是一个动态的概念。

所谓疾病，是指机体在一定的条件下，由病因与机体的相互作用而产生的一个邪正相搏的斗争过程。这个过程有一定的规律，表现为脏腑功能异常，经络瘀阻，气血紊乱，阴阳失调，机体对外界环境的适应能力降低，劳动能力明显下降，并表现出一系列的临床症状。换句话说，疾病是在一定的致病因素作用下，机体因阴阳失调而发生的异常生命活动过程。祖国传统医学一向认为，人体的生命活动是一个矛盾运动过程。人体内在环境之间，人体与外环境之间，存在着整体统一的联系，维持相对的动态平衡，从而保持人体的正常生理活动，即健康状态。但机体时刻处于各种内外因素的影响之中，这种动态平衡状态就时时会受到侵扰或破坏。在一般情况下，人体自身的调节机能，尚能维持这种平衡状态，保持着健康，即"阴平阳秘，精神乃治"（《素问·生气通天论》）。如果内外因素的影响超过了人体的适应能力，破坏了人体的阴阳平衡，而人体的调节机能又不能立即消除这种干扰，以恢复生理上的动态平衡时，人体就会因出现阴阳失调而发病。若患者经过适当的治疗，机体重新建立这种平衡，就是恢复了健康。健康与疾病共存于人的机体之中，在同一机体内此消彼长，成为矛盾的统一体。

二、人体发病的机理

在疾病的发生与发展过程中，致病因素引起的各种病理性损害，与人体正气的抗损害反应，相互格斗抗争，贯穿于疾病进展过程的始终，矛盾双方的力量对比，决定着疾病发展的方向和结局。疾病是人体正常生理功能在某种程度上的破坏，疾病的过程就是邪正斗争的过程。在人体的生命活动中，一方面，正气发挥着维持人体正常生理机能的作用，另一方面，人体也无时无刻不在遭受邪气的侵袭，二者不断地发生斗争，也不断地取得平衡和统一。因此，疾病的发生，取决于正气和邪气两个方面的斗争。

1. 疾病发生与邪正斗争

正气，简称正，通常与邪气相对而言，是人体机能的总称，即人体正常机能及所产生的各种维护健康的能力，包括自我调节能力、适应环境能力、抗邪防病能力、修复再生能力和康复自愈能力。正气的作用方式有三：一是自我调节，以适应内外环境的变化，维持阴阳的协调平衡，保持和促进健康；二是抗邪防病，或疾病发生后驱邪外出；三是自我康复，在得病后或虚弱时进行自我修复，以恢复健康。

邪气，又称病邪，简称邪，与正气相对而言，泛指各种致病因素。包括存在于外界环境之中和人体内部产生的各种具有致病或损伤正气作用的因素。诸如以前讲述过的外邪中的六淫——风寒暑湿燥火、时疫、瘴疠、外伤，还有内伤中的七情——喜怒忧思悲恐惊、中毒、痰饮、瘀血，再就是房事不节、妄自作劳等。

疾病的发生、发展和变化，是在一定条件下邪正斗争的结果。祖国传统医学认为，在疾病的发生、发展过程中，病邪侵害和正气虚弱都是必不可少的因素。一方面强调"邪之所凑，其气必虚"（《素问·评热病论》），"不得虚，邪不能独伤人"（《灵枢·百病始生》），另一方面也强调"必有因加而发"（《灵枢·贼风》），告诫人们"避其毒气"（《素问·刺法论》）。邪气与正气的斗争贯穿于疾病过程的始终，两者既互相联系又相互斗争，推动着疾病的发展进程。邪气与正气的斗争以及它们之间的力量对比，决定着疾病的趋向和转归。

（1）正气在发病中的作用

中医疾病观非常重视正气在邪正斗争中的主导作用

在一般情况下，人体如果脏腑功能正常，气血充盈，卫外固密，便足以抗御邪气的侵袭，病邪便难以侵入，即使邪气侵入，亦能很快驱邪外出。因此，一般不易发病，即使发病也较轻、较浅且易与康复。当正气不足时，或邪气的致病能力超过正气的抗病极限时，邪正之间的力量对比表现为邪盛正衰、正不胜邪，正气便无力抵御病邪，感染病邪之后，就不能及时驱邪外出，更无力尽快修复病邪对机体造成的损伤，于是便发生疾病。即所谓"邪之所凑，其气必虚"（《素问·评热病论》），"凡风寒感人，由皮毛而入；瘟疫感人，由口鼻而入。总由正气适逢亏欠，邪气方能干犯"（清·韦协梦《医论三十篇》）。因此，在病邪侵入之后，机体是否发病，一般由正气盛衰所决定。正能胜邪，正盛邪去，则不发病；正不胜邪，正虚邪入，则会发病。由于人体正虚的程度各不相同，因而所生疾病的严重程度也各不一样。一般而言，人感受邪气而生病，多是机体的抵抗力一时性下降，给了邪气以可乘之机。邪气侵入以后，人体正气也能受到激发而奋起抗邪，但在邪气尚未被祛除之前，生理功能已经受到破坏，所以会有相应的临床症状，从而说明某一性质、某一种类的疾病已经形成。但是，素体虚弱的病人，往往要待邪气侵入到一定的深度以后，正气才能被激发。因此，其病位较深，病情较重。"邪乘虚人，一分虚则感一分邪以凑之，十分虚则感十分邪"（清·沙书玉《医原纪略》）。在一般情况下，正虚的程度与感邪为病的轻重是正相关的。

邪气侵入人体以后，究竟停留于何处而为病，这取决于人体各部分正气之强弱。一般说来，人体哪一部分正气不足，邪气即易于损伤哪一部分而发病。如脏气不足，病在脏；腑气不足，病在腑；经气瘀阻不畅，则病在经络。

由上可知，人体正气的强弱，可以决定疾病的发生与否，并与发病部位、病情轻重有关。所以，正气不足是发病的主要因素。从疾病的发生之初来看，人体若脏腑功能正常，正气旺盛，气血充盈，卫外固密，病邪就难以侵入，疾病也就无从发生。从人体受邪之后来看，正气不甚衰者，即使受邪，也较轻浅，病情多不深重；正气虚弱者，即使轻微受邪，亦可发生疾病或加重病情。从发病的时间来看，正气不很弱者，不一定立即发病，而只有正气不足时，才能立即发病。即只有在人体正气相对虚弱，卫外不固，抗邪无力的情况下，邪气方能乘虚侵入，而造成疾病的发生。

（2）邪气在发病中的作用

邪气是发病的必备要素，在某些特殊的情况和条件下，甚至具有主导的作用。如高温水流、高压电流、化学毒剂、机械撞击、枪弹杀伤、毒蛇咬伤等，即使人体正气强盛，也难免不被伤害。在特殊情况下，时疫、瘴疠常常成为疾病发生的决定性因素，因而导致了疾病的区域性大流行。所以，中医学提出了"虚邪贼风，避之有时"、"避其毒气"的主动预防措施，以防止传染病的发生和播散。

疾病发生以后，其病理变化与感邪的性质、轻重，以及邪气作用的部位，具有非常密切的关系。

①疾病与病邪性质的关系

一般来说，感受阳邪，易致阳偏向亢盛而出现实热证；感受阴邪，易致阴偏向亢盛而出现实寒证。譬如，火为阳邪，心火炽盛，则现面赤、舌疮、心烦、失眠、小便短赤等实热之证。再如，寒为阴邪，寒邪入内，伤及脾胃，则现脘腹冷痛、大便稀泻、小便清长等阴寒之候。

②疾病与感邪轻重的关系

疾病的轻重，除体质因素外，决定于感邪的轻重，邪轻则病轻，邪重则病重。例如，同一风邪袭人，因感邪轻重不一，其病则有伤寒和伤风之异，邪甚而深者为伤寒，邪轻而浅者为伤风。

③疾病与病邪所中部位的关系

病邪侵犯人体的部位不同，临床表现也不尽一致。如寒侵肌表经脉，则全身恶寒、四肢冷疼。寒邪犯肺，则咳嗽喘促、痰液稀白。

（3）邪正相争的胜负决定了是否发病

①正能胜邪则不发病

邪气侵袭人体时，正气奋起抗邪。若正气强盛，抗邪有力，则病邪难于侵入，或侵入后即被正气及时消除，不产生病理反应而不发病。如自然界中经常存在着各种各样的致病因素，但并不是所有接触这些因素的人都会发病，此即正能胜邪的结果。

②邪胜正负则发病

在正邪斗争过程中，若邪气偏胜，正气相对不足，邪胜正负，从而使脏腑、气血、阴阳失调，气机逆乱，便可导致疾病的发生。

发病以后，由于正气强弱的差异、病邪性质的不同和感邪的轻重，以及所在部位的浅深，从而产生不同的病证。

中医疾病观坚持"邪正相搏"的发病观点，提出了"正气内虚"和"因加而发"之说。认为人体受邪之后，邪留体内，当时可不出现任何症状。由于某种因素，如饮食起居失调，或情志变化等，造成人体气血运行失常，抗病机能衰退，病邪乘机而起与正气相搏而发病。故临床上常见某些疾患，随着正气的时衰时盛，而出现时发时愈，或愈而复发的情况。所以，病邪虽可致病，但多是在正气虚衰的条件下，才能为害成病。

正气和邪气是相互对抗、相互矛盾的两个方面，疾病的发生与否，取决于正气和邪气双方斗争的结果，这就是中医疾病观的基本观点之一。

2. 影响人体发病的外部因素

正气和邪气是决定疾病能否发生的基本因素，邪正的抗争较量决定着疾病发生和发展的进程。但是，正气和邪气以及邪正斗争不是孤立的，而是受到机体内外环境中各种因素的影响。作为机体外环境的发病因素，包括自然环境和社会环境，这主要与邪气的性质和量化有关。下面，我们就来看看外环境与发病之间的关联。

人是生存在一定的环境之中的。不同的地区、不同的时间、不同的生活条件，环境的构成各不相同。由于环境的不同，给人体造成的影响也不同，因而其发病情况也会有相当的差异。一般说来，人若长期生活在一个相对稳定的环境中，便会获得对此种环境的适应性，因而就不易生病；倘若环境不稳，时常变动，或者稳态出现意外的突变，人就难以适应这种变化，就会易于感受外邪而发病。

（1）自然环境与发病

自然环境包括季节气候、地理特点及生活居所、工作环境等。人与自然息息相关。自然环境因素对疾病的发生有着直接的影响。它既可成为引发疾病的条件，又可成为影响疾病发生的因素。

①季节气候与发病

人体生活在一定的气候环境中。自然界气候的变化，不仅是六淫、时疫、瘴疬产生的条件，而且又能影响机体的适应能力和调节功能，间接地影响到人体正气的盛衰。

"天人相应"，人随着季节气候的演变而产生相应的生理变化。脏腑、经络之气，在不同的时令又各有进退旺衰，人对不同气候的适应能力也就会有所差异。因此，在不同的季节，都有各自不同的易感之邪和易患之病。如春易受风、夏易中暑、秋易伤燥、冬易着寒等。所谓"四时之气，更伤五脏"（《素问·生气通天论》），即由此而来。疫病的暴发或流行，也与自然气候的变化密切相关。反常的气候，一方面使人体正气的调节能力受限而处于易病状态，另一方面，又促成了某些疫病病邪的滋生与传播，从而易于酿成和引发"时行疫气"，即流行性疾病。

②地理特点与发病

地域不同，其气候特点、水土性质、物产特产及人们生活习俗的差异，对疾病的发生也有着重要的影响，甚则形成地域性的常见病和多发病。一般说来，西北之域，地势高峻，居处干燥，气候寒凉而多风，水土刚坚，人之腠理常闭而少开，故多风寒中伤或燥气为病；东南之方，地势低下，居处卑湿，气候温暖或炎热潮湿，水土薄弱，人之腠理常开而少闭，故多湿邪重着或湿热为病。

现代流行病学和地质学研究表明，地壳表面元素分布的不均一性，及其所造成的土质和水质差异，在一定程度上影响着世界各地居民，乃至所有生物的生长、发育和生理、病理，使得一些疾病带有浓烈的地区性和地方性。例如，中国东南沿海及长江流域多血吸虫病和钩端螺旋体病之流行，东北、西北二方则多有克山病及大骨节病的发生。鼻咽癌以广东为高发，食道癌则以华北、西北一些地方及习食酸菜的地区为多发，肝癌的高发地区是江苏省启东县等。瘿病则以水土作物中缺碘之地好发，脚气病则以常食精白米为主粮的地区易发。此外，易地而居，或异域旅行，也可因地域环境骤然变化，一时难以适应当地的水土气候，而促使疾病的发生或加重。此即人们常说的"水土不服"。

③工作生活环境与发病

生活居处与劳作环境的不同，亦可成为影响疾病发生或诱发的因素。譬如，生活居处潮湿阴暗或空气秽浊，易感寒湿或秽浊之邪；夏月炎热季节，在野外施工劳作，容易中暑；冬月严寒，在野外工作劳动，容易遭受风寒或冻伤；渔民水上作业，易感阴湿之气而发病；矿工在石粉迷雾中劳动，易为尘毒伤肺而成肺痨。

此外，不良的生活习惯，生活作息无常，以及个人和环境卫生不佳等，都会影响人体的正气而使人体易患疾病。

（2）社会环境与发病

人生活在一定的社会环境之中。因此，疾病的发生也必然与社会环境密切相关。一般而言，严密的组织，先进的社会群体架构，优越的社会福利水平，公共卫生条件较好，团结和谐的邻里关系和家庭氛围，就能有效地减少疾病的发生。而松散的组织，落后的社会群体架构，低等的社会福利条件，公共卫生条件较差，分裂不睦的邻里关系或家庭氛围，就会显著增加发病的机会。随着工业化社会的发展，环境污染日益严重。噪声污染、空气污染、水源污染、电磁污染及土壤污染等，纷纷成为严重威胁人类健康的新的致病因素，从而出现了许多前所未有的新型疾病，如噪音病、水俣病、放射病等。

3. 影响人体发病的内部因素

作为机体内环境的发病因素，包括体质因素、精神状态和遗传因素等，这主要与人体正气的强弱和多少相关。下面，我们再来看看内环境与发病之间的关联。

人体的内环境是生命存在的依托。它由脏腑、经络、形体、官窍等组织结构和精、气、血、津液等生命物质及其功能活动共同构成。人体通过阴阳五行调节、脏腑经络调节、气机升降出入调节等调节机制，保持了内环境的相对稳定。在正常情况下，人体通过内环境的自我调节来适应变化着的外环境，使机体内外环境之间保持阴阳平衡，从而维持内环境相对的动态平衡或保持稳态。但是，由于种种原因，人体内环境有时也会失去正常的调控能力，不能很好地适应外环境，从而导致内环境的气血亏虚、阴阳失衡。

（1）体质因素

个体的体质特征，往往决定其对某些外邪的易感性及某些疾病的易罹倾向。体质是影响发病的重要决定因素。感受外邪后，发病与否及发病证型也往往取决于体质。不同体质的人所易感受的致病因素或好发疾病各不相同，而某一特殊体质的人，往往表现为对某种致病因素的易感性或好发性。譬如，肥人多痰湿，易患中风；瘦人多火，易得劳嗽；老年人肾气虚衰，故多痰饮咳喘等。不同体质的人，对相同的致病因素或疾病的耐受性也有所不同。一般地说，体质强壮者对邪气耐受性较好，不易发病；体质虚弱者对邪气耐受性较差，容易发病。也就是说，要使体质强壮者发病，邪气必须较盛，而体质虚弱者只要感受轻微之邪就可发病。强壮者发病多实，虚弱者发病易虚。所以，《灵枢·论勇》中说："有人于此，并行而立，其年之长少等也，衣之厚薄均也，卒然遇烈风暴雨，或病，或不病，或皆病，或皆不病。"具体说来，不同体质类型的人，其所能耐受的邪气各不相同。例如体质的偏阴或偏阳，可影响机体对寒热的耐受性。阳偏盛者，其耐寒性高，感受一般寒邪而不发病，或仅稍有不适可自愈，而遇热邪却易病，甚至直犯阳明。阴偏盛者，其耐热性较高，而感受寒邪却易发病，甚至直中三阴。

外邪入侵，其致病性质随体质而化。外邪侵入人体后，究竟发为何种性质的病证，并不完全取决于邪气的性质，而往往与体质类型有关。人的体质有阴阳之偏，外邪入侵后，邪气致病因人而异，病证的性质和表现也随之变化。"人感受邪气虽一，因其形脏不同，或从寒化，或从热化，或从虚化，或从实化，故多端不齐也"（清·吴谦《医宗金鉴·伤寒心法要诀》）。

病情从体质而变化谓之从化。感受外邪之后，由于体质的特殊性，病理性质往往发生不同的变化。如同为感受风寒邪气，阳热体质者多从阳化热，而阴寒体质则易于从阴化寒。总之，体质的特殊性，不仅决定对某些病邪或疾病的易感性，而且也决定疾病的发展过程。

（2）精神因素

人的精神状态对正气的盛衰具有很大的影响。而情志因素则对人的精神状态具有很大的影响。情志舒畅，精神愉快，气机畅通，气血调和，脏腑功能协调，则正气旺盛，邪气难于入侵；若情志不畅，精神异常，气机逆乱，阴阳气血失调，脏腑功能异常，则正气减弱而易于发病。精神因素不仅关系到疾病的发生与否，而且与疾病的发展过程也有密切的联系。精神状态不同，其发病的缓急、病变的证候类型也不尽一致。大怒、大喜、大悲、大惊等剧烈的情志波动，易于引起急性发病。例如，五志过极，心火暴盛，阳气拂郁，心神昏乱，则突然倒仆；神虚胆怯之人，有所惊骇，则心神慌乱，气血失主，而骤然昏闷。若所愿不遂、抑郁不已、久悲失志等持续过久，则可影响脏腑气血的生理功能而促发疾病，并且起病相对缓慢。一般来说，兴奋性的精神状态多致实证，抑郁性的精神状态易致虚证，但是，因人的素质有强弱之别，故兼夹错杂之证亦常发生。如长期处于紧张的精神状态下，可使阴精损耗，以致肝阳偏亢、心火偏旺，出现头痛、眩晕、心悸、失眠等病症。

总之，七情为人之常性，但不良的精神情志，不仅能削弱人的正气，使之易于感受邪气而发病，而且又是内伤疾病的重要因素，通过影响脏腑的生理功能而发病。所谓"动之则先自脏郁而发，外形于肢体"（宋·陈言《三因极一病证方论》），最终形成"因郁致病""因病致郁"的"郁→病→郁→病"疾病进程，造成恶性循环。

（3）遗传因素

遗传因素与人的先天禀赋有关。中医学把遗传因素看成是疾病的胎传因素之一，可从两个方面影响疾病的发生。一是由遗传因素决定人的体质类型，不同体质类型在后天对外邪的易感性和耐受性不同，因此疾病的发生情况也有差异。二是在人类遗传过程中，亲代所发生的某些疾病也相应地遗传给了子代，由此而导致的疾病称为"遗传病"。遗传性疾病是从父精母血中接受到的致病基因所引起的，在胎儿时期就已形成，或处于潜在状态。遗传疾病是终生的，除非经特殊治疗或死亡，患者将会挟病终生、痛苦一生。遗传疾病是以垂直方式，一代传给一代，疾病常常以一定的比例出现于同一家族的成员之中。

中医学认为，遗传病虽是由先天禀赋不足所致，但其病机却是肾的精气亏虚。肾为人的先天之本，肾的阴阳为人体阴阳的根本，肾虚必然导致人体气血阴阳不充，影响脏腑的正常生理活动，从而出现相应的病理变化。

综上所述，中医的疾病观认为，疾病的发生关系到正气和邪气两个方面，正气不足是发病的内在因素，邪气是导致发病的重要条件。内外环境通过影响正气和邪气的盛衰而影响人体的发病。如体质、精神状态以及遗传因素等影响着正气的强弱。若先天禀赋不足，体质虚弱，情志不畅，则正气减弱，抗病力衰退，以致邪气易于入侵而发病。

三、人体发病的类型

由于个体的禀赋、体质和正气的强弱不同，由于邪气的种类、性质、致病途径及其对人体的作用不同，所以，人体发病的种类和类型也有很大的区别。在发病类型上，大致有卒发、伏发、徐发、继发、合病与并病、复发等几种。

1. 卒发

卒发又称顿发、突发，就是感而即发，急暴突然之意。一般多见于以下几种情况。

（1）感邪较甚

六淫之邪侵入，若邪气较盛，则感邪之后随即发病。如新感伤寒或温病，是外感热病中最常见的发病类型。外感风寒、风热、燥热、温热、温毒等病邪为病，多感而即发，随感随发。

（2）情志遽变

急剧的激情波动，如大喜、暴怒、悲伤欲绝等情志变化，可导致人的气血逆乱，而病变顷刻而发，出现猝然昏仆、半身不遂、胸痹心痛、脉绝不至等危急重证。

（3）疫疠致病

发病暴急，来势凶猛，病情危笃，常相传染，以致迅速扩散，广为流行。某些时疫、瘴疬，其性毒烈，致病力强，善"染易"流行而暴发，危害尤大，故又称暴发。

（4）毒物所伤

误服药物、毒物，被毒虫、毒蛇咬伤，吸入毒秽之气等，均可使人中毒而发病急骤。

（5）急性外伤

如金刃伤、坠落伤、跌打伤、撞击伤、烧伤、烫伤、冻伤、触电伤、枪弹伤等，均可直接而迅速致病。

2. 伏发

伏发，即伏而后发，指某些病邪传人人体后，不立即发病而潜伏于内，经一段时间后，或在一定诱因作用下才发病。如破伤风、狂犬病等，均经一段潜伏期后才发病。有些外感性疾病，也常需经过一定的潜伏期，如"伏气温病""伏暑"等，均属此类。

3. 徐发

徐缓发病谓之徐发，又称缓发，系与卒发相对而言。徐发亦与致病因素的种类、性质及其致病作用，以及体质因素等密切相关。

以外感性病因而言，寒湿邪气，其性属阴，凝滞、黏滞、重着，病多缓起。如，风寒湿痹阻滞肌肉筋脉关节而疼痛、重着、麻木等。某些高年患者，正气已虚，虽感外邪，常可徐缓起病，即与机体反应性低下有关。

内伤因素致病，如思虑过度、忧怨不释、房事不节、嗜酒成癖、嗜食膏粱厚味，常可引起机体的渐进性病理改变，积以时日，才缓缓呈现出种种逐渐明显的临床症状与体征。

4. 继发

继发系指在原发疾病的基础上继续发生新的病证。继发病必然以原发病为前提，二者之间有着密切的病理联系。例如：病毒性肝炎所致的胁痛、黄疸等，若失治或治疗失当，日久可继发，致生"癥积""臌胀"。亦如：癥瘕、积块、痞块，即是胀病之根，日积月累，腹大如箕，腹大如瓮，是名腹胀。间日疟反复发作，可继发出现"疟母"（脾脏肿大之症）；小儿久泻或虫积，营养不良，则致生"疳积"；久罹眩晕，由于忧思恼怒，饮食失宜，劳累过度，有的可发为"中风"，出现猝然昏仆、面瘫、半身不遂等症状。

5. 合病与并病

凡两种或三种的病证同时出现者，称之为合病；若一种病证未罢，又出现另一种病证者，则称为并病，后发之病一般称为前病的并发症。

合病与并病的区别，主要在于发病时间上的差异，即合病为同时并见，并病则依次出现。合病多见于病邪较盛之时。并病则多体现于病位传变之中。病位的传变，是病变过程中病变部位发生了相对转移的现象，并且，原始病位的病变依然存在。在不同类别的疾病中，病位的传变也很复杂，即病有一定之传变，有无定之传变。所谓一定之传变，多表现出传变的规律；所谓无定之传变，是指在上述一般规律之外的具体疾病的病后增病，即可视为并发病症。如胃脘痛可并发大量出血、腹痛、厥脱、反胃等。

6. 复发

所谓复发，是病愈后再次发作，又称为"复病"。复病具有如下特点：其临床表现类似初病，但又不仅是原有病理过程的再现，而是因诱发因素作用于旧疾之宿根，机体遭受到再一次的病理性损害而旧病复发。复发的次数愈多，静止期的恢复就愈不完全，预后也就愈差，并常可遗留下后遗症。所谓后遗症，是主病在好转或痊愈过程中未能恢复的机体损害，是与主病有着因果联系的疾病过程。

（1）复发的基本条件

疾病复发的基本条件有三：其一，邪未尽除。就病邪而论，疾病初愈，病邪已去大半，犹未尽除。因为尚有余邪未尽，便为复发提供了必要的条件。若邪已尽除，则不可能再次复发。因此，邪未尽除是复发的首要条件。其二，正虚未复。因为疾病导致正气受损，疾病初愈时正气尚未完全恢复。若正气不虚，必能除邪务尽，也不会出现旧病复发。所以，正虚未复也是疾病复发中必不可少的因素。其三，诱因。如新感病邪，过于劳累，均可助邪而伤正，使正气更虚，余邪复炽，引起旧病复发。其他如饮食不慎，用药不当，亦可伤正助邪，导致复发。

（2）复发的主要类型

由于病邪的性质不同，人体正气的盛衰各异，因而复发大体上可以分为疾病少愈即复发、休止与复发交替和急性发作与慢性缓解期交替等三种类型。

①疾病少愈即复发

这种复发类型多见于较重的外感热病，多因饮食不慎，用药不当，或过早操劳，使正气受损，余火复燃，引起复发。如湿温恢复期，病人脉静身凉，疲乏无力，胃纳渐开。若安静休启，进食清淡易于消化的半流质饮食，自当逐渐康复。若饮食失宜，进食不易消化的偏硬的或厚味饮食，则食积与余热相搏，每易引起复发，不但身热复炽，且常出现腹痛、便血，甚至危及生命。

②休止与复发交替

这种复发类型在初次患病时即有宿根伏于体内，虽经治疗，症状和体征均已消除，但宿根未除，一旦正气不足，或感新邪引动宿邪，即可旧病复发。例如，哮喘病，有痰饮宿根胶着于胸膈，休止时宛若平人，但当气候骤变新感外邪引动伏邪，或过度疲劳正气暂虚而无力制邪时，痰饮即泛起，上壅气道，使肺气不畅，呼吸不利，张口抬肩而息，喉中痰鸣如拽锯，哮喘复发。经过适当治疗，痰鸣气喘消除，又与常人无异。但胸膈中宿痰不除，终有复发之虞。欲除尽宿根，又确非易事。

③急性发作与慢性缓解交替

这种复发类型实际上是慢性疾病症状较轻的缓解期与症状较重的急性发作期的交替。例如胆石症，结石为有形之病理产物，会阻碍气机而致肝气郁结。在肝疏泄正常，腑气通降适度时，病人仅感右胁下偶有不适，进食后稍觉饱胀，是谓慢性缓解期。若因情志抑郁引起肝失疏泄，或便秘腑气失于通降，或因进食膏粱厚味助生肝胆湿热，使肝胆气机郁滞不通，胆绞痛发作，症见右胁下剧痛，牵引累及右侧肩背，甚则因胆道阻塞而见黄疸与高热，是谓急性发作。经过适当治疗，发作渐轻，又进入缓解期。但是，胆石不除，急性发作的反复出现，总是在所难免。

从上述三种情况看，其一是急性病恢复期余邪未尽，正气已虚，适逢诱因而引起复发。若治疗中注意驱邪务尽，避免诱因，复发是可以避免的。第二、三皆因病有宿根而导致复发。宿根之形成，一是正气不足，脏腑功能失调，无力消除病邪；一是病邪之性胶着固涩，难以清除。故治疗时，一方面要扶助正气，令其祛邪有力；另一方面应根据宿邪的性质，逐步消除，持之以恒，以彻底挖除病根。尽量减少复发，避免诱因十分重要。因此，必须认真掌握引起复发的主要诱发因素。

（3）复发的诱因

复发病的诱因，是导致病理静止期趋于重新活跃的因素。诱发因素，归纳起来主要有复感新邪、食复、劳复、药复四个方面：

①复感新邪

疾病进入静止期，余邪势衰，正亦薄弱，复感新邪势必助邪伤正，使病变再度活跃。这种重感致复多发生于热病新瘥（读：chài，拆）之后，所谓"瘥后伏热未尽，复感新邪，其病复作"（清·俞根撰《重订通俗伤寒论·伤寒复证》）。因而，强调病后调护，慎避风邪，防寒保暖，对防止复发有着重要的意义。

②食复

疾病初愈，因饮食因素而致复发者，称为"食复"。在疾病过程中，由于病邪的损害或药物的影响，脾胃已伤；"少愈"之际，受纳、腐熟、运化功能犹未复健，若多食强食，或不注意饮食宜忌，或不注意饮食卫生，可致脾胃再伤。余邪得宿食、酒毒、"发物"之助而复作，以致复发。例如，胃脘痛、痢疾、痔疾、淋证等病愈之后，可因过食生冷，或食醇酒辛辣炙爝之物而诱发。再如，鱼虾海鲜等可致荨麻疹及哮病新瘥之后得以复发。

③劳复

凡病初愈，切忌操劳，宜安卧守静，以养其气。疾病初愈，若形神过劳，或早行房事而致复病者，称为"劳复"。例如，某些外感热病的初愈阶段，可因起居劳作而复生余热；慢性水肿，以及痰饮、哮病、疝气、子宫脱垂等，均可因劳倦而复发加重；某些病症的因劳致复，如中风的复发、真心痛的反复发作等，均一次比一次的预后更为凶险。

④药复

病后滥施补剂，或药物调理运用失当，而致复发者，称为"药复"。疾病新瘥，为使精气来复，或继清余邪，可辅之以药物调理。但应遵循"扶正宜平补勿助邪、祛邪宜缓攻勿伤正"的原则，尤其注意勿滥投补剂，若急于求成，迭进大补，反会导致虚不受补，或壅正助邪而引起疾病的复发，或因药害而滋生新病。

此外，气候因素、精神因素、地域因素等也可成为复发的因素。例如，某些哮病多在气候转变的季节或寒冬复发；许多皮肤疾患的复发或症状的加剧，也与气候变化的联系至为密切。眩晕、失眠、脏躁、癫狂，以及某些月经不调病症的复发与加重，则与情志刺激密切相关。

四、疾病的转归

1. 转归的概念

疾病都有一个发生进展和变化终结的过程。大多数的疾病，在进展到一定阶段后，终将结束，这就是疾病的转归。疾病的转归，是指疾病发展的最后阶段，也就是疾病的结局。

2. 转归的形式

疾病的转归是邪正交争的趋势及其盛衰的表现。在疾病过程中，正气与邪气不断地进行着斗争，产生邪正盛衰的病理变化。这种病理变化不仅关系到虚实证候，而且直接影响到疾病的转归。一般而言，疾病的转归可分为痊愈、死亡、缠绵、后遗等几种情况。正胜邪退，则疾病趋向于好转而痊愈。邪胜正衰，则疾病趋向恶化甚至死亡。除痊愈和死亡之外，尚有缠绵、后遗等表现形式。

（1）痊愈

痊愈，痊谓病除，愈谓病瘳（读：chōu，抽），痊愈即病愈，是指疾病状态时的机体脏腑经络的阴阳气血紊乱消失，生理功能恢复正常，阴阳气血重新处于平衡状态。痊愈就是完全恢复健康，康复如初，即完全康复。痊愈是疾病转归中的最佳结局。疾病能否痊愈与痊愈的快慢，除依赖于病人的一般健康情况、抗病能力外，及时、正确的治疗是十分重要的。例如外感风寒，邪气从皮毛或口鼻侵入人体，若机体正气比较充盛，抗御病邪的能力较强，则不仅能防止病情的进一步发展，使病变局限在肌表，而且正气可以驱邪外出，使疾病痊愈。若用发汗解表之法治疗，可对疾病的痊愈过程起到促进作用，

在疾病痊愈的过程中，包括病邪对人体作用的消除或终止，人体脏腑经络的病理变化完全消失，阴阳气血重新归于相对平衡状态。虽然暂时可能会出现邪退正虚的局面，但到最后，终归恢复健康。

（2）死亡

生尽谓之死。"人身与志不相有曰死"（《素问·逆调论》）。死亡，是生命活动的断绝，是机体阴阳离决、整体生理功能永久终止的病理过程或结局。死亡，可分为生理性死亡和病理性死亡两类。生理性死亡，指享尽天年、无病而终，为自然衰老的结果。病理性死亡又分因病而亡和意外死亡。因病而亡，是各种疾病损伤，使机体气血竭绝，阴阳衰极而离决。意外死亡是指跌打、外伤、中毒、车祸等各种意外损伤所造成的死亡。病理性死亡是在邪正斗争及其盛衰变化的过程中，形成邪胜正衰，使疾病逐渐恶化而导致的一种不良的结局。

中医学形神合一的生命观认为："形存则神存、形盛则神明、形衰则神衰、形谢则神灭"，"得神者昌、失神者亡"。死亡则意味着形神分离，"五脏皆虚，神气皆去，形

骸独居而终矣"（《素问·移精变气论》）。死亡，不仅是机体生命活动和物质生化的永久性终止，而且还要神气皆去。换言之，形谢而神灭，神去则机息，生命告终而亡，故中医学把亡神作为判断死亡的重要标志。传统认为，死亡是一个过程，包括濒死期、临床死亡期和生物学死亡期。目前，一般认为，死亡是指机体作为一个整体的功能永久停止，但并不意味着各组织器官的同时死亡。因此，根据脑死亡的概念，把脑死亡作为判断死亡的一个重要标志。一旦出现脑死亡，就意味着机体作为一个整体的功能永久停止。

（3）缠绵

缠绵，是指久病不愈的一种病理状态，邪正双方势均力敌，处于邪正相持或正虚邪恋的状态，是病理过程演变为慢性、迁延性的表现。缠绵状态的基本病机为正虚邪恋。由于在邪正斗争过程中，正气虽未至溃败，但已因邪气的损伤而削弱；而邪气由于经过正气的奋力抗争，也趋于衰微。因此，邪正双方势均力敌，处于非激烈性抗争的一种相持不下的病理状态。

缠绵状态下，正气不能完全驱邪外出，邪气也不能深入传变，从而使病变局限并处于相对稳定的状态，具有病变表现不甚剧烈，疾病持久不愈的特点。在缠绵状态下，病势有相对稳定和不稳定的病理过程。其一，虽有缠绵，但病势稳定，经正确治疗和调护，可向治愈方向演变，可视作疾病的一种结局。其二，疾病缠绵而病势又不稳定，且有反复发作，或持续加重，或治疗和护理不当，则病势日趋恶化，乃至死亡。所以，应积极地进行治疗，设法打破缠绵状态的病理僵局，争取疾病的痊愈或好转。

（4）后遗

后遗，又称后遗症，是指疾病的病理过程结束，或在恢复期后症状体征消失，病因的致病作用基本终止，只遗留原有疾病所造成的形态或功能的异常。后遗与缠绵不同，后遗症是病因、病理演变的终结，是疾病的一种转归。而缠绵则是疾病的迁延或慢性过程，为疾病的自然延续。

后遗症为可见的形态变化或功能异常，如肢体震颤、身体畸形、失语、痴呆、偏瘫等。其功能异常，还包括脏腑、经络功能障碍和精神、情志障碍。此外，还有一种伤残，主要指外伤所致的人体某种组织结构难以恢复的损伤或残缺。如枪弹、金刃、跌仆、虫兽、手术等给形体、脏腑造成的变形、缺失等，就属伤残范围。总之，后遗和伤残都是涉及疾病半永久性结局的概念。

第五节　瞧病大观园

有一句俗语，大家都知道，叫作："态度决定一切。"在对待疾病这个问题上，患者、医者、旁观者，都是什么态度呢？其结果又会如何呢？是很值得认真探究一番的。

一、扁鹊见蔡桓公的故事

在先秦古籍《韩非子·喻老》篇中，记载了一个"扁鹊见蔡桓公"的故事。原文是这样的——

扁鹊见蔡桓公，立有间，扁鹊曰："君有疾在腠理，不治将恐深。"桓侯曰："寡人无疾。"扁鹊出，桓侯曰："医之好治不病以为功！"居十日，扁鹊复见，曰："君之病在肌肤，不治将益深。"桓侯不应。扁鹊出，桓侯又不悦。居十日，扁鹊复见，曰："君之病在肠胃，不治将益深。"桓侯又不应。扁鹊出，桓侯又不悦。居十日，扁鹊望桓侯而还走。桓侯故使人问之，扁鹊曰："疾在腠理，汤熨之所及也；在肌肤，针石之所及也；在肠胃，火齐之所及也；在骨髓，司命之所属，无奈何也。今在骨髓，臣是以无请也。"居五日，桓侯体痛，使人索扁鹊，已逃秦矣。桓侯遂死。

文中的桓侯即蔡桓公。将原文翻译成白话，是这样的——

扁鹊进见蔡桓公，站了一会儿，扁鹊说："在您的皮肤间有点小病，不医治的话，恐怕要厉害了。"桓侯听后，随即回答说："我没有什么疾病。"扁鹊走了，桓侯就对众人说："医生总是这样，喜欢给没病的人治病，以此作为自己的功劳来炫耀。"过了十天，扁鹊又去进见，对桓侯说："您的病已经到了肌肉里，不医治的话，会更加严重下去。"桓侯不于理睬。扁鹊走后，桓侯又一次不高兴。又过了十天，扁鹊再去进见，对桓侯说："您的病已经到了肠胃中，不医治的话，会更加深入下去。"桓侯还是不于理睬。扁鹊走后，桓侯再一次不高兴。再又过了十天，扁鹊复去进见，但却远远望见桓侯，转头就回去了。桓侯不解，就特地派人去问他。扁鹊回答说："病在表皮，用热水焐，用药物热敷就能治疗；病在肌肉，用针灸、砭石就能够治疗；病在肠胃，用火剂汤药也能够治疗；病在骨髓里，那是（阴曹地府）司命管的事，医生是无可奈何的。现在病入骨髓，所以我不能再过问了。"过了五天，桓侯觉得浑身疼痛，马上派人去寻找扁鹊，扁鹊已经逃到秦国去了。桓侯就这样死去了。

这个扁鹊见蔡桓公的故事，节选自《韩非子·喻老》。众所周知，韩非子是前秦时期的著名哲学家，也是法家的代表人物。何为"喻老"，就是用比喻来解说道家始祖老子的观点。韩非子叙述的这个故事，其本意是来说明老子"图难于其易"、"为大于其细"的观点。这个观点的意思是，若想解决困难的问题，要在它还比较容易解决的时候着手；若想克服大的困难，要在它还细小的时候下手。

这个故事给我们的启示是什么呢？首先，它告诉我们，一切祸患在刚开始发生的时候，都是细微的、难以觉察的，如果不注意防范，它就会发展，由小到大，由浅到深，由量变到质变，最终招来大祸、酿成大害。同时，它也提醒我们，要想避免祸患，必须一叶而知秋、见微而知著，将其解决在萌芽状态。

我们人人都会得病。得病并不可怕，可怕的是对疾病的态度。桓侯从得病到死亡，只有短短 35 天，却经历了一个由隐匿到凸显的发展过程。病先起于腠理，由腠理至肌肤，由肌肤再至肠胃，最后由肠胃至骨髓，终于使桓侯陷入了无法挽回的绝境。桓侯的悲惨结局发人深省！我们无论作什么事，认真听取别人的不同意见，尤其是注意听取那些功底深厚、具有远见卓识的行家、高人的意见，是十分必要的！而讳疾忌医、固执己见、麻痹大意、刚愎自用则是招灾取祸的源头。试想一下，桓侯若是能听进扁鹊的一丁点意见，即使到了病入肠胃之时，也还有救治的余地，而决不会寿夭丧命。正是由于他自以为是，一而再，再而三地拒绝了扁鹊的救助提议，才为自己招来了杀身大祸，此时，别说像扁鹊这样的名医，就是神仙来了，也是回天乏术了。

二、郭玉的"贵人难医"

《后汉书》是一部记载东汉历史的纪传体史书，书中记载了从王莽起至汉献帝止共195 年的史实。该书由南北朝时的南朝·刘宋的文人范晔所写。在《后汉书·郭玉传》里，记载了名医郭玉的故事。原文是这样的——

郭玉者，广汉雒人也。初，有老父不知何出，常渔钓于涪水，因号涪翁。乞食人间，见有疾者，时下针石。辄应时而效。乃著《针经》《诊脉法》传于世。弟子程高寻求积年，翁乃授之。高亦隐迹不仕。玉少师事高，学方诊六微之技，阴阳隐侧之术。和帝时，为太医丞，多有效应。帝奇之，仍试令嬖臣美手腕者，与女子杂处帷中，使玉各诊一手，问所疾苦。玉曰："左阳右阴，脉有男女，状若异人。臣疑其故。"帝叹息称善。

玉仁爱不矜，虽贫贱厮养，必尽其心力。而医疗贵人，时或不愈。帝乃令贵人羸服变处，一针即瘥。召玉诘问其状，对曰："医之为言意也。腠理至微，随气用巧；针石之间，毫芒即乖。神存于心手之际，可得解而不可得言。夫贵者处尊高以临臣，臣怀怖慑以承之。其为疗也，有四难焉：自用意而不任臣，一难也；将身不谨，二难也；骨节不彊（读：qiáng，强），不能使药，三难也；好逸恶劳，四难也。针有分寸，时有破漏；重以恐惧之心，加以裁慎之志，臣意且犹不尽，何有于病哉？此其所为不愈也。"帝善其对。年老，卒官。

郭玉是汉代的中医名家。据《华阳国志·先贤士女总赞》中记载："郭玉，字通直，新都人也。明方术，伎妙用针，作《经方颂说》。官至太医丞校尉。"这与此传的记载稍有出入。上段《郭玉传》译成白话，是这样的——

郭玉是广汉郡雒（读：luò，罗）地人。当初，有位不知从哪里来的老翁，常在涪水河边垂钓捕鱼，于是被称为涪翁。他在乡间糊口谋生，若遇见患病的人，常用针刺砭石加以治疗，总是能随即奏效。他著有《针经》《诊脉法》流传在世上。弟子程高寻访拜求他多年，涪翁才把医术传授给他。程高也隐藏行踪，不谋求官职。郭玉在年轻时以师礼侍奉程高，学习医方、诊法和辨别三阴三阳脉象的医技与探究阴阳变化的技能。东汉和帝时，郭玉出任太医丞，诊治疾病颇多效验。和帝对他的医术感到惊异，于是试着让具有白嫩手腕的宠爱男性近侍，与女人一起混处在帷幕之中，让郭玉诊察各人的一只手，询问所患的疾病。郭玉对答说："左边的属阳脉，右边的属阴脉，脉象有男女之别，其情状像不同性别的奇异之人，我怀疑其中别有缘故。”和帝对他的回答赞叹不已。

郭玉为人仁爱不自傲。即使是贫穷低贱的仆役，也必定尽心竭力为他们治病。但是治疗地位高贵之人的时候，却常有治不好的。和帝于是让贵人穿上破旧的服装，改变住处，郭玉一针就使病人痊愈了。和帝召见郭玉，追问其中的原委。郭玉回答说："所谓医是要尽心尽意思考的。人的身体构造最为微妙，要随着气血运行的规律施用巧妙的针术。用针之时，稍微有点毫毛芒尖般的失误就会酿成差错。用针的神妙，全在于医生的心手之间是否能够协调相应。此中道理只可意会而不能言传。贵人身处高位而俯视于我，我怀着惊恐畏惧的心情来面对他。像这样来进行治疗，有四种难处：他们自以为是而不信任我，这是一难；平时保养身体不小心谨慎，这是二难；筋骨不健强，不能根据病情来使用药物，这是三难；贪图享乐，好逸恶劳，这是四难。针刺深浅各有限度，用针之时均有禁忌，再加上我怀着恐惧的心理和谨小审慎的顾虑，我的恐惧审慎之意尚无尽止，哪里还有什么心思用在治病上面呢？这就是贵人难医，疾病不易治愈的原因。"和帝认为他回答得很好。郭玉后来年老，就死在任上。

在《郭玉传》里，郭玉有"贵人难医"一说，至今在医界广为流传。郭玉还讲到，医生治病有"四难"。这与现代人的现实状况也是非常吻合的。

第一难是病人"自用意不任臣"。就是他往往有一套自己的思想观念和思维方式，不尊重医生，不相信别人，即使真正的医学专家，他也不相信，这样，医生就很难为他治病。

第二难是"将身不谨"。对待自己的身体健康非常不认真，信马由缰，随心所欲，只图一时痛快，不管小命如何。

第三难是"骨节不彊，不能使药"。病人身体非常虚弱，不能受针、用药。

第四难是"好逸恶劳"。医生让他多运动、多静养、好好服药，他总是三天打鱼、两天晒网，这种情况下，医生一般都是没有办法治好的。

三、嵇康的"养生五难"

三国时期的养生家嵇康，是有名的"竹林七贤"之一。他有一篇《养生论》，写得非常精彩。嵇康在文中明确指出，一般人的保健养生，存有"五大难题"，五难不去，康寿难得。在书中，嵇康是这样说的——

"养生有五难：名利不灭，此一难也；喜怒不除，此二难也；声色不去，此三难也；滋味不绝，此四难也；神虑精散，此五难也。五者必存，虽心希难老，口诵至言，咀嚼英华，呼吸太阳，不能不夭其年也。五者无于胸中，则信顺日深，玄德日全，不祈喜而自福，不求寿而自延。此养生大理所归也。"

嵇康认为，名利难舍、喜怒难除、声色难去、美味难绝、忧虑难禁，是普通人养生保健难以逾越的障碍。因为人都生活在一个丰富多彩、物欲充斥的世界里，很难有超脱现实的勇气。人若背负"五难"，即使心中希望不老，口中天天念叨养生益寿的至理名言，皆吃营养精华之品，呼吸新鲜空气，照样也会"夭折"短寿。如果能从心中去除这"五难"，做到灭名利、除喜怒、去声色、绝美味、禁忧虑，恪守信念，彰显德行，则会不用祈福而福自来，不用求寿而寿自延。

从嵇康的《养生论》中，可以反照出当今的世人。现在，一些人迷恋于官场应酬，山珍海味，天天海吃狂饮；在名利场中殚精竭智、你争我夺；至于声色方面，更是红袖翠裙不离左右，这样的人就是再注意养生，再想长寿，也是不可能实现的。其实，大道至简，保健养生的大道理，就融合在日常的生活之中。看看现代的科研成果，和古人的观点也大多契合。养生之道本来就非常简单，但要真正做起来，坚持不懈地一直做下去，则很难、很难。所以，世上能结缘天年、寿过百岁者，实在是少之又少。难逃"五难"之拖累，不能不说是一个极为重要的原因。

四、扁鹊的"六不治"

祖国传统医学向来讲究阴阳平衡、天人合一，是真正的"生理？心理？社会医学模式"。扁鹊是中医学的开山鼻祖。世人敬他为神医。从司马迁的不朽之作《史记》及先秦的一些典籍中，可以看到扁鹊带有传奇色彩的一生。扁鹊是史载最早，也是对后世最具影响力的中医名家，他所提出的"六不治"一说，至今在医界影响深远。关于六不治，在古籍《史记·扁鹊仓公列传》中，是这样说的——

"人之所病，病疾多；而医之所病，病道少。故病有六不治：骄恣不论于理，一不治也；轻身重财，二不治也；衣食不能适，三不治也；阴阳并，脏气不定，四不治也；形羸不能服药，五不治也；信巫不信医，六不治也。"

这段文字的意思是——

人们所患的疾病是多种多样的，而医生治疗疾病的道术却远远不足。所以，有六种病人，是不能通过治疗来恢复正常的。第一是狂妄、骄横、不讲道理的。第二是只重视钱财而轻视身体健康的。第三是对衣着、服饰、饮食、药物过于挑剔、不能适应的。第四是阴阳错乱、脏腑衰竭的。第五是身体极度羸弱，连服药都不能承受的。第六是只相信鬼神巫术而不信任医生的。

扁鹊是中医学的奠基人之一，他所提出的"六不治"原则，不仅涉及到中医的"疾病观""诊疗观"，也触及到了中医的"医患观"。

1. 中医的"疾病观"

西医学是精微医学，中医学是整体医学。中医都是站在整体的角度来看局部，运用辩证的眼光来瞧病的。在中医看来，人之所以得病，首先是人体自身的因素，继而是各种致病因素的乘虚而入，这才导致了生理上的失调、心理上的障碍。因此，患者得病以后，必须积极配合医生的治疗，清心寡欲，主动改进自己的生活方式，以祛除最初的病因。而扁鹊"六不治"所描述的这几种情况却恰恰相反：狂妄骄横、重财轻身、衣食不适、迷信鬼神等，就是典型的不着调、不靠谱、不配合，这对疾病的康复显然是极为不利的。而患者往往又自以为是，积习难改。所以，本来需要医患双方共同努力才能解决的疾病问题，就不可能单单依靠医生的医术来解决。显然，这就是扁鹊提出"六不治"的原因之一。

2. 中医的"诊疗观"

中医诊断疾病，主要是凭借"四诊合参"，依赖于医患之间真诚的、全面的、直接的信息感悟。与西医依赖足量的、情病的高科技仪器不同，中医属于古典的、朴素的自然疗法，尽管其理论基础博大精深，治疗手段丰富多彩，但真正施治起来，大多简便易行，并且，在绝大多数情况下，中医都强调"三分治七分养"。无论是内治还是外治，不管是吃药食疗还是敷药针灸，也都需要患者的积极配合。如果病人对医生缺乏起码的尊重和信任，不愿意接受医生的指导，必然会使医生的努力功亏一篑，诊疗效果大打折扣。这就是扁鹊提出"六不治"的第二个原因。

3. 中医的"医患观"

中医认为，在疾病的诊疗过程中，医患双方是矛盾的两个方面。在双方的关系中，患者的努力是起主导作用的内因，医者的努力只是起辅助作用的外因，并且，外因只有通过内因，才能发挥其治疗作用。这在经典的《黄帝内经》中，也可以找到证据。譬如，在《素问·汤液醪醴论》中，就有这样的论述："精神不进，志意不治，故病不可愈……何者？嗜欲无穷而忧患不止，精气弛坏，营泣卫除，故神去之而病不愈也。……岐伯曰：病为本，工为标，标本不得，邪气不服，此之谓也。"在这句话里面，说到"病为本，工为标"，"病"，即病人；"工"，即医生；"病为本，工为标"的意思，就是摆正医患双方的位置，把病人视为治疗的根本。如果病人对自己的保健康复缺乏主动，或为所欲为，或不遵医嘱，或把责任都推给医生，医者的治疗就无法取得预期的效果。这就是扁鹊通过长期的临床实践，提出"六不治"的第三个原因。

分析扁鹊提出"六不治"的初衷，不仅仅是为了提醒医者，树立尽量避免医患纠纷的自我保护意识，而是对疾病的本质，进行了深刻的探究和思考。求医患病之人，是一个特殊的高危群体。医者的诊疗活动，实际上隐含着难以预料的风险。如果人们对这种特殊服务的复杂性、风险性认识不足，缺乏预见和应对措施，必然会使医疗活动出现意外的变数，让医患双方陷入尴尬的境地。在当今的社会条件下，正确理解扁鹊"六不治"的深刻内涵，对医患双方来说，都是非常必要的。

五、中医的"十不治"

扁鹊（公元前407～前310年）是春秋战国时期的名医。扁鹊本名叫秦越人。由于他的医术高超，所以，人们就用上古神话中神医"扁鹊"的名号来称呼他。扁鹊奠定了中医学的切脉诊断方法，开启了中医学的先河。相传有名的中医典籍《难经》，即为扁鹊所著。在中医学的奠基与发展上，扁鹊可谓功勋卓著第一人。在扁鹊"六不治"的基础上，后人又加以延伸，提出了古典中医的"十不治"。这"十不治"是咋说的呢？原文如下——

操欲慆淫，不自珍重，一也；窘苦拘囚，无潇洒之趣，二也；怨天尤人，广生烦恼，三也；今日欲愁明日，一年常计百年，四也；室人噪聒，耳目尽成荆棘，五也；听信师巫祷赛，广行杀戮，六也；寝兴不适，饮食无度，七也；讳疾忌医，使虚实寒热妄投，八也；多服汤药而涤荡肠胃，元气渐耗，九也；以死为苦，与六亲眷属常生难割舍之想，十也。

1. 古典中医的"十不治"解析

这"十不治"又该怎么理解呢？试解如下——

（1）操欲惛淫，不自珍重，一也。

这句话里的"淫"，是指过度，"惛淫"是指享乐过度、怠慢放纵。这句话的意思是：我们人的行动都是被欲望所驱使的，如果欲望、享乐太过度的话，就不知道自己珍爱自己了。一个人连自己都不珍惜自己，那就再谈什么都是很虚幻的。这是第一种病，没法治。

在《黄帝内经·素问·上古天真论》中，有一段话说得非常精彩："……是以志闲而少欲，心安而不惧，形劳而不倦，气从以顺，各从其欲，皆得所愿。""闲"，在古代另有一种解释，就是指"栅栏"，引申为有所约束的意思。"志闲"，就是给个人的理想和抱负设定一个界限，不能什么都追求。"少欲"指人不能有过多的欲望，应该让所有的欲望也有一个限度，这样才能"心安而不惧……皆得所愿"。

（2）窘苦拘囚，无潇洒之趣，二也。

这句话的意思是，一个人整天愁眉苦脸、郁闷难受，闭门锁户，把自己囚禁起来，没有一点洒脱开心的乐趣，医生是没法给他治病的，这是第二种。

很多人得病，就是因为孤独、寂寞，没有任何的情趣。不知道自己该干什么，不知道自己在干什么。比如，有的青春少妇，下班到家无所事事，老挑老公、家人的刺，结果闹得家庭很不和谐，自己也因为心情压抑，患上了乳腺增生，还有子宫肌瘤。其实，这都与情绪郁闷有很大的关系。

（3）怨天尤人，广生烦恼，三也。

这句话里的"天"，是指天命、命运，"尤"，是指怨恨、归咎。这句话的意思是：一遇到挫折或问题，就一味地抱怨天地命运，责备怪罪他人，心中生出无尽的烦恼，这是第三种病症，没法治。

过去，古人一向认为，君子是"人不知而不愠"，就是说，别人对他不了解，他也不会迁怒别人；而小人呢，则"多怨恨"。如果你总是在那儿一味地抱怨，永远都觉得天底下的人都对不起你，就必然会广生烦恼，而这种人老是烦恼，疾病自然就不会治好。

（4）今日欲愁明日，一年常计百年，四也。

在古籍《列子·天瑞》记载了一个"杞人忧天"的故事："杞国有人忧天地崩坠，身亡所寄，废寝食者。"传说杞国有个人，怕天塌下来，愁得寝食不安。这说的是西周时期的杞国，有一个人，胆子很小，且有点神经质，他常会想到一些让人觉得莫名其妙的奇怪问题。有一天晚饭后，他坐在门前乘凉，自言自语地说："假如有一天，天塌了下来，那该怎么办呢？我们岂不是无路可逃，而将活活地被压死，这不就太冤枉了吗？"众人听后，都觉得可笑，他却每天为此发愁。朋友见他终日精神恍惚，脸色憔悴，都跑来劝他说："老兄啊！你何必为这自寻烦恼呢？天怎么会塌下来呢？再说，即使真的塌下来，砸的也不是你一个，忧虑发愁是解决不了的，想开点吧！"可是，大家无论怎么劝说，他就是不相信，依然为此愁得寝食无思。后人根据这个故事，引申成"杞人忧天"的成语。它的内涵是，唤醒人们不要为一些不切实际的事情而忧愁。它与"庸人自扰"的意义大致相同。

如果说人们为已经出现的麻烦事烦恼，还事出有因、情有可原，还有一种人，却整口为将来不知道的事情发愁，则是典型的庸人自扰。老是想明天我会怎么怎么样啊，后天我又会怎么怎么样啊，这不是胡思乱想又是什么？这第四种人，真如那杞人忧天，病是没法治的。

（5）室人噪聒，耳目尽成荆棘，五也。

这句话里的"室人"，就是内人、老婆；"噪聒"，就是嘈杂刺耳。这句话的意思是说，男人一回到家，内人老是叨唠来叨唠去，使人耳目都像塞满了荆棘。这天天没完没了的唠叨，人的耳朵眼睛每天都如扎上了棘针芒刺，哪还有什么清爽可言？在外辛辛苦苦奔波了一天，回到家也不得安宁，时间长了，谁能受得了？自然就造出病来，这是第五种。

还有一些老人，不愿得闲，喜欢一天到晚瞎操心，这也问那也管，别人不听不从，就感到失落，忧思、烦恼加生气，还能不得病？

（6）听信师巫祷赛，广行杀戮，六也。

这句话的意思是，听信巫师的祈祷，经常地杀戮生命，这是第六种不治的人。过去，那些相信巫师的人，常以杀生来求生。巫师在作法祭祀之前，事先要杀鸡宰羊，杀戮一些畜生，见一见血。而祖国传统医学却认为，养生的本质就是护惜生命，如果通过杀生来求生的话，那么离生命的本意就会越来越远。所以，在中医典籍里有这样一句话，叫作："杀生求生，去生更远。"一个人如果经常杀生，双手沾满血腥，就会丧失对生命的敬畏之情，人性中正常的同情心、怜悯心，也会逐渐淡化，变得淡漠、残忍和冷血。这种人性的缺失，不仅对养生保健毫无助益，还易于导致人性泯灭、违法犯罪。

（7）寝兴不适，饮食无度，七也。

这句话的意思是，生活起居没有调适好，饮食没有节制，这是第七种不治之人。在《黄帝内经·素问·上古天真论》中，就专门讲到起居和饮食问题，叫作："食饮有节，起居有常。"

（8）讳疾忌医，使虚实寒热妄投，八也。

何为讳疾忌医？有了病，却不承认，还怕人家说。人家一看你气色不好，提醒你注意，一听就不高兴。人家一说你可能有病，马上就气不打一处来，和人家唧唧起来。这样的人，并不鲜见，这都是讳疾忌医的表现。

那么，"虚实寒热妄投"又是什么意思呢？这有两层含义。一是说病人"有病乱投医"，医者乱投药。你本来是热证，"热则寒之"，他却又给你下了温热药，结果是火上浇油，热上加热；你本来是寒证，"寒则热之"，他却又给你下了寒凉药，结果是冰上加霜，寒上增凉。也就是说，你没找对医生，结果呢，就是"虚实寒热妄投"，显然，是非常危险的，甚至是难以挽回的。这第二层呢，是说给医生听的，人家病人找你，要先辨虚实寒热，判断要准确，千万别下错了药，以免贻害患者，也避免给自己带来损失和麻烦。

（9）多服汤药而涤荡肠胃，元气渐耗，九也。

俗话说，"是药三分毒"，"药不对症，参茸也毒；药若对症，大黄也补"，"人参杀人无过，大黄救人无功"。可有的患者，就是不管这一套，今天大补丸，明天大补汤，听人说啥好，马上就跟风，至于是否对症，是否真的对自己的身体有益，则很少加以考虑,更没有考虑过滥用药物会造成元气的耗伤。元气是人的生命力之根。胃为血海,胃气是元气的源头。中医文献早就有"有胃气则生、无胃气则死"的警示之言。在《景岳全书》中也提到:"盖人自有生以来,唯赖脾胃以为立命之本,胃强则强,胃弱则衰,有胃则生,无胃则死,是以养生家必当以脾胃为先。"在各种致病、衰老的原因之中,脾胃虚损是最重要的因素。如果经常滥服汤剂来涤荡肠胃,导致元气渐耗,这样不明医理又自作聪明的人,还有治吗?

(10)以死为苦,与六亲眷属常生难割舍之想,十也。

有的人非常惧怕死亡,经常地牵挂不断,天天要和家人絮叨,今天说:"我舍不得你们呀,我不能死啊!"明天又说:"我不能死啊,我死了,你们可咋办啊?"反正这一天到晚,没有别的事,老想着自己如果死了怎么办,就是怕死怕的不要命了。只可惜,这世上从来就没有卖长生不老药的。这种不明事理的人,如此这般的不通透,一天到晚地担惊受怕,就是无病也会自己造出病来。这样的人,还有治吗?

2. 现代中医的"十不治"版本

以上所述,是古典中医的"十不治"。今人以此为基础,加以模仿、参照和创新,又编撰出现代版的"十不治"。这个现代新版的"十不治",让人耳目一新,不仅更加精辟明瞭,而且更加通俗易懂。现转载如下:

淫欲无忌,外伤其精,内伤其神,精神俱损,不自珍重,自毁其身,其一也。

瞻前顾后,忧心忡忡,心中整日如窘苦之拘囚,生活无半点潇洒悠闲之情趣,其二也。

怨天尤人,不知常思己过,贪心妒火,爱恨怨悔,广生烦恼,其三也。

昨日之事常自悔责,明日之事常自预愁,心中无半刻宁静,杂念纷飞,其四也。

喜闻市井流言,爱寻他人私事,嚼舌说人,随人噪聒,耳目尽成荆棘,其五也

喜吃生鲜,钓鱼射猎,随手杀虫,广行杀戮,杀生折寿,其六也。

起居无时,饮食无度,正气日虚,邪必凑之,其七也。

讳疾忌医,轻症成重,苦悔末及;无病妄补,伤阴助火,元气渐耗,无病自寻,其八也。

万事计较,无半点宽爱之心,吹毛求疵,无一丝谦和之相,其九也。

整日昏昏,纠缠于烦恼病苦,不知求明死生之理,愚痴之甚也,佛亦叹而无能度之,其十也。

六、中医的内规——医不叩门

祖国传统医学的传承,要么祖传,要么师授,拜师收徒,手把手地教,口对口地授,就成了中医行当的惯常做法。"传道、授业、解惑"是国人的为师之道。每个中医老师对徒弟先要讲的是:"作为医生,不管来人是谁,无论是哪个行当的,只要病人上门,就说明他有瞧病的愿望和需求,病人自己来了,任何情况下,都不能推托、拒绝,这是医生应尽的职责。也许,你瞧不了他的病,但也要尽力去帮助病人。这叫从医之道,也叫医德。"医德为先,是医界的规矩。大医精诚,医乃仁术,一心赴救,视病犹亲,医者父母心,"有问必答、有求必应、悬壶济世、活命救人",皆由此而来。

然而，普通人并不知道，所谓医德，实际上包括很多的内容，其中还有一条不成文的规矩，叫作："医不叩门"。以前的郎中都是这样做的。老师会对他的徒弟说："一个好的医生，应该集中精力和时间，认真地钻研医术，提高自己的真本事，凭真才实学吃饭，安心等待病人自己找上门来，而不能去敲别人的门，自己主动去找病治。"这种医道业内的潜规则，颇有点"守株待兔"的味道。老师这样教导他的徒弟，自有他的道理。其最初的用意是，如果在不明了别人病情的时候，随便去敲人家的门，甚至在不知道人家有病没病的时候，盲目地上门，主动给人家看病，是自讨无趣、自陷尴尬。所以，应该尊重病人的选择，施行"医不叩门"。

所谓医不叩门，似乎是降低了医者的身份，又有悖于"悬壶济世、活命救人"的医德要求。其实不然。病人是一个既非常特殊又异常脆弱的群体，瞧病、治病的过程，既复杂又具有风险，内中不可控的因素众多。从郭玉的医者四难，到嵇康的养生五难，从扁鹊的六不治，到中医的十不治，都说明了这一点。医家施行"医不叩门"，既体现了对病人的尊重，也为自己掌握主动提供了有力的保证，实乃无奈而又聪慧的选择。

七、中医"治未病"的思想理念

1. 治未病的概念与起源

治未病是中医学和中医养生学的独有术语

治未病是中华民族传统文化的瑰宝。"治未病"一词，学术渊源可追溯到我国夏商时代的《周易》、《吕氏春秋》等古籍中。如《周易》中说："水在火上，既济。君子以思患而预防之。"《国语·楚语》也说："夫谁无疾眚（读：shēng，生）？能者早除之……为之关藩篱而远备闲之，犹恐其至也。是之为日惕。若召而近之，死无日矣。"强调有了疾病当早期治疗，以防止传变的重要性。

治未病的思想观念是由中医典籍《黄帝内经》正式提出并确立的。这种未雨绸缪、防微杜渐的预防思想是中医学和中医养生学重要的理论基础。至今对后世具有深远的影响。

治未病一词在《黄帝内经》中，首见于《素问·四气调神论》，篇中说："是故圣人不治已病治未病，不治已乱治未乱，此之谓也。夫病已成而后药之，乱已成而后治之，譬犹渴而穿井，斗而铸锥，不亦晚乎！"这段话从正反两个方面强调了治未病的重要性，已成为预防医学的座右铭。在《黄帝内经》中出现治未病一词的还有三篇。一是《素问·刺热篇》中说："病虽未发，见赤色者刺之，名曰治未病。"此处的所谓"未发"，实际上是已经有了疾病先兆或小疾出现，即疾病尚处于症状较少且又较轻的阶段，类似于后世唐代孙思邈所说的"欲病"。在这种情况下，及时发现，早期诊断治疗无疑起着决定性作用。《素问·刺热篇》中还说："肝热病者左颊先赤，心热病者颜先赤，脾热病者鼻先赤，肺热病者右颊先赤，肾热病者颐先赤。病虽未发，见赤色者刺之，名曰治未病。"第二是《灵枢·逆顺》，篇中说："上工刺其未生者也；其次，刺其未盛者也，……上工治未病，不治已病，此之谓也。"第三是《黄帝内经·素问·集注》，篇中说："脏气热于内，必先见于色，病虽未发，见其色而即刺之，名曰治未病。"三篇均强调在疾病发作之前，把握时机，即行治疗，从而达到治未病的目的。

古往今来，历代医家对"治未病"这一指导思想都十分重视，并在理论上、实践上都有所发展。

神医扁鹊是治未病理论的最早实践者。前面说过的"扁鹊见蔡桓公"的经历，就是一个鲜明的例证。

司马迁在《史记》中为扁鹊写传的时候，把蔡桓公改成了齐桓公。他为此感叹道："使圣人予知微，能使良医得早从事，则疾可已，身可活也。"这个案例也从另一个侧面说明扁鹊能够预知疾病的发生、发展和转归，提出了对待疾病要"早发现"、"早治疗"的观点。见微知著，防微杜渐，体现出扁鹊治未病的思想。据传是扁鹊所作的《难经》，其中就有这样的记载："经言上工治未病，中工治已病者，何谓也？然：所谓治未病者，见肝之病，则知肝当传之于脾，故先实其脾气，无令得受肝之邪，故曰治未病焉。中工者，见肝之病，不晓相传，但一心治肝，故曰治已病也。"

在中国先秦时期的古籍《鹖冠子》中，还记载着一个"魏文王问扁鹊"的故事。原文是这样说的：

魏文王问扁鹊曰："子昆弟三人其孰最善为医？"扁鹊曰："长兄最善，中兄次之，扁鹊最为下。"魏文王曰："可得闻邪？"扁鹊曰："长兄於病视神，未有形而除之，故名不出于家。中兄治病，其在毫毛，故名不出于闾。若扁鹊者，镵血脉，投毒药，敷肌肤，因而名出，闻于诸侯。"

这段文字翻成白话是这样的：

魏文王问名医扁鹊说："你们家兄弟三人，都精于医术，到底哪一位最好呢？"扁鹊回答说："长兄最好，二哥次之，我最差。"魏文王又问："为什么是你最出名呢？"扁鹊回答说："我长兄治病是靠望神色，在病情未发作之前就治好了。由于一般人不知道他事先能铲除病因，所以他的名气无法传出去，只有我们家的人才知道。我二哥治病，是治病于病情初起于毫毛之时。一般人以为他只能治轻微的小病，所以他的名气不出乡里。而我扁鹊治病，是治病于病情严重之时，在经脉上扎针，开处方投药，在皮肤上贴敷药物，一般人看到我的手法，就以为我的医术很高明，所以名气就响遍全国了。"

这个故事给我们的启示，就如《朱子家训》中所说："宜未雨而绸缪，勿临渴而掘井。"小病不治会变成大病，要把问题解决在萌芽状态。

2. 治未病的概念与内涵

治未病是《黄帝内经》提出来的防病养生谋略。它包括未病先防、有病早治、既病防变等多个方面的内容。这就要求人们不但要治病，而且要防病，不但要防病，而且要注意阻挡病变发生的趋势、并在病变未产生之前就想好能够采用的救急之法，这样才能掌握疾病防治的主动权。故朱丹溪在《丹溪心法·不治已病治未病》中说："与其救疗于有疾之后，不若摄养于无疾之先。盖疾成而后药者，徒劳而已。是故已病而不治，所以为医家之法；未病而先治，所以明摄生之理。长如是则思患而预防之者，何患之有哉？此圣人不治已病治未病之意也。"

治未病是采取预防或治疗手段，防止疾病发生、发展的方法。治未病的概念内涵有三层。

第一是"未病先防"。要主动的养生保健，增强机体的抗病能力，对病邪侵害事先做好防备。就如《素问·刺法论》中所说："正气存内，邪不可干，避其毒气。"

第二是"有病早治"。病刚有端倪，就立即诊治。就如《素问·阴阳应象大论》中所说："故善治者治皮毛，其次治肌肤，其次治筋脉，其次治六腑，其次治五脏，治五脏者，半死半生也。"再如《灵枢·百病始生》篇中所说："是故虚邪之中人也，始于皮肤……留而不去，则传舍于络脉……留而不去，传舍于经……留而不去，传舍于输……留而不去，传舍于伏冲之脉……留而不去，传舍于肠胃……"这句话阐述了外感病的一般传变规律，即由表入里，由浅及深。故治疗之时，当邪在皮毛时，当以表散；在经脉时，当疏通经脉；入里时，当从里泄邪。由于疾病的不断传变，会逐次加重，故当早期治疗，防其传变，否则，必贻误时机，且预后不良。

第三是"既病防变"。病既已成，在治疗的同时，也要安定保护可能传变的"未病"之地。就如《金匮要略·脏腑经络先后病脉证》中所说："夫治未病者，见肝之病，知肝传脾，当先实脾……余脏推此。"

3. 治未病的概念与发展

治未病的理念早已根深蒂固地孕育在祖国传统医学的理论体系之中。丰富和发展这一理念的，首推东汉著名医家，史称"医圣"的张仲景。他对治未病有着独到的研究。据《针灸甲乙经·序》记载，一天，张仲景与侍中王仲宣相遇，告诉他已经患病在身，到40岁的时候，眉毛就会脱落，过半年后，就会死去，并且告诉他服五石汤可免除。俗话说，"忠言逆耳"，王仲宣嫌张仲景的话说得难听，也不相信，就没有服药。后来，果如张仲景所言，王仲宣到了40岁后，先是眉毛脱落，继则不治死去。从这个故事可以看出，张仲景诊察"未病"的造诣功底，已经相当深厚。他从未病先防、既病防变等多侧面论述了治未病的原理和方法，以《伤寒杂病论》（后人分为《伤寒论》和《金匮要略》）一书的问世为标志，治未病已经形成了较为完整的学说。

无病重防，是张仲景治未病的主要选项之一，强调在健康状态下，重在摄生以防病，从而提高机体内部的抗病能力，保持"五脏元真通畅"的生理状态，使病邪"无由入其腠理"。

既病防变，此为张仲景治未病的中心环节，具体表现为：首先，要早期治疗。在疾病之初，要不失时机地给予正确治疗，尽量祛邪于萌芽阶段。其次，治未病的脏腑。人体是一个有机的整体，脏腑经络在生理上相互联系，也必然成为在病理状态下疾病传变的内在依据。为此，仲景将治未病的脏腑作为既病防变的重要措施。如《金匮要略》说："见肝之病，知肝传脾，当先实脾。"第三，慎治防变。仲景列举了大量临床上因为医家误治而引发严重不良后果的例子以警示后人，如"淋家，不可发汗，复汗必便血"等。医圣还将顾护脾胃作为慎治防变的关键环节，在施治过程中念念不忘"勿犯胃气及上二焦"。

丰富和发展治未病理念的，药圣孙思邈也功不可没。这位唐代的大医家，相对科学地把人体的疾病状态划分为未病、欲病、已病三个阶段。"欲病"之说，源于孙思邈的《千金要方·论诊候第四》，在书中是这样说的："古人善为医者，上医医未病之病，中医医欲病之病，下医医已病之病，若不加心用意，于事混淆，即病者难以救矣。"这句话的意思是，从医的人，最高水平的医生，善于在人们身体健康之时担心生病，注重养生，以保持健康。中等水平的医生，是善于抓住将要生病而还没有发生疾病之时，担心疾病的发生而注重欲病早调，避免疾病的发生。一般水平的医生，治疗已经发生的疾病。然而待疾病发生了才诊治，那就困难了。因此，他反复告诫人们要"消未起之患，治未病之疾，医之于无事之前。"他论治未病，主要从养生防病和欲病早治着眼，其欲病早治和既病防变、先安未病之脏的思想，充实和丰富了治未病的概念内涵。

在其著作《千金要方》和《千金翼方》两书中，他还明确论证了"治未病"与养性的直接关系，指明"善养性者，治未病之病"。在《千金要方》中，还载有一整套养生延年的方法和措施。孙思邈认为："五脏未虚，六腑未竭，血脉未乱，精神未散，服药必活。"在五脏没有虚损，六腑尚未衰败，气血运行还未紊乱，神气犹未涣散，病势处于轻浅阶段时，及时服药调理，每能痊愈。突出了欲病早治。如果说已经错过了对未病的预防，那么，对欲病的早治，是千万不能再错过了。待发展到"五脏已虚，六腑已竭，血脉已乱，精神已散"时，疾病已成，脏腑功能衰败，气血运行紊乱，精神已经耗散，服药救治也不一定都有成效，即使保住了生命，其生命的质量也就难以保证了，即再也没有希望恢复到健康的状态了。孙思邈还说："凡人有不少苦似不如平常，即须早道，若隐忍不治，希望自差，须臾之间，以成痼疾。"意思是说，个人的感觉虽然不甚痛苦，只是感到身体不适，精力今不如昔，也需及早了解养生调理的方法，尽快施治。如果勉强自忍，不进行调理，过不了很久，就可能会发展为顽固之疾了。从目前的社会现实来看，抱有这种侥幸心理的实在是大有人在、屡见不鲜。

治未病的理念，体现了未雨绸缪、防患未然的中华养生文化的精髓。"养生"一词，最早见于《庄子·内篇》。所谓"生"，即生命、生存、生长之意。所谓"养"，即保养、调养、补养、护养之意。"养生"的内涵，一是如何延长生命的时限，二是如何提高生命期内的生活质量。

在中华养生文化的孕育发展过程中，不能不讲到老子和孔子的功绩，两者代表了两种相辅相成的养生思想。老子和庄子是养生学的开创者。以老庄为代表的道家养生思想是注重"清静无为"，"保养精气、顺乎自然、气功修炼"。以孔子为代表的儒家养生思想是倡导"天行健，君子以自强不息"。这两种思想形成了一个静动结合的思维方式，贯穿在中医养生学发展过程中。"德润身""仁者寿""大德必有其寿"是儒家在养生道德理念上的重要思想。

孔子是我国古代伟大的思想家、教育家。其实，他还是我国古代杰出的养生大师。孔子曾提出过许多颇具真知灼见的保健养生"治未病"的思想观念。如《论语·季氏》中有这样一段话："君子有三戒：少之时，血气未定，戒之在色；及其壮也，血气方刚，戒之在斗；及其老也，血气既衰，戒之在得。"在这里他明确地告诫人们，应当根据不同生理时期的体质与心理特点，陶冶情操，养护体魄。正是由于孔子注重养生防病之道，且身体力行，持之以恒，所以尽管他一生历尽坎坷，屡陷困境，仍能安于传道、授业、解惑，而尽享天年。

《黄帝内经》首篇《上古天真论》中说："上古之人，其知道者，法于阴阳，和于术数，食饮有节，起居有常，不妄作劳，故能形与神俱，而尽终其天年，度百岁乃去。"这一段话主要是说要掌握自然规律，根据天地阴阳法则，调整生活方式，有节制、有规律地安排饮食和起居。其中的一个重要的观点是"形与神俱"，也就是要求一个人要达到形神结合、形神统一的境地。

魏晋南北朝时，养生家与医学家结合。许多人既是医生，又将道家思想贯穿于医学之中。陶弘景在《养性延命录》中主张调神养形，提出了"小炷留灯"之说。他把人的生命看作是一盏油灯，生命的源泉就是灯盏里的油。灯盏里的油是有限的，如果把灯炷拨得很大，让灯着得很亮，那油就会很快烧完了。如果是"小炷留灯"，这灯自然就能燃烧更长的时间，人就能寿命延长。这是一种低代谢的思想，就类同于我们常说的"勤俭持家"。

到了明代，著名医家张景岳，对于什么是治未病，感受颇深。他说："祸始于微，危因于易，能预此者，谓之治未病，不能预此者，谓之治已病。知命者，其谨于微而已矣。"他还指出："履霜坚冰至，贵在谨于微，此诚医学之纲领，生命之枢机也。"可以说，张景岳是一语中的，切中要害，指明了"谨于微"乃"治未病"的关键之所在。"风起于青萍之末"，"山雨欲来风满楼"，世界上许多事情的发生，都是有其预兆或先兆的，人体的健康当然也不例外。能及早发现那些影响健康的微小征兆，并将其扼杀在萌芽之时，这便是掌握了医学的纲领、摄生的法则。

明代的中医药大家、人称"药王"的李时珍，在《本草纲目》的药物分类和注释里，别出心裁地提出了轻身、耐老、增年、益寿等概念，注明了那些中药在这些方面具有独特的功效，也是对治未病观念的丰富和发展。

清代名医叶天士，是温病学派的创始人。他对于治未病的"既病防变"研究颇深。在他撰写的《温热论》中，明确指出："务在先安未受邪之地。"这种提法进一步阐明了治未病的另一层含义，即在疾病过程中，要主动采取措施，防变于先，以控制病势的发展和传变。其预防传变的措施主要体现在护阴保津上，这是由温热病的特性所决定的。因为从温病的证情来看，一般是热偏盛，易出汗，这就更易伤津耗液。当邪热在胃时，除用清热益胃的石膏、知母外，还加入咸寒滋肾的阿胶、龟板，以防胃热下陷于肾。

4. 治未病的现代临床意义

治未病的思想观念源自《黄帝内经》，历代的中医世家，乃至现代的西医学家，对治未病这一思想观念都是极为重视。根据现代的西医学理论，将人体的健康状态划分为三种：一是健康未病态，二是欲病未病态，三是已病未传态。因此，治未病就是应对这三种不同状态的对策：未病养生，防病于先；欲病施治，防微杜渐；已病早治，防止传变。

结合现代医学的理论，综合中医各家的说法，我们可以将人群的健康状态分为三种：

一是健康未病态，即人体生理、心理均为正常，处于没有任何疾病的健康状态；

二是欲病未病态，即人体内的病理信息尚处于隐匿存在的阶段，或者已有少数先兆症状，或者体征为小疾小恙状态，但尚不足以诊断为某种疾病；

三是已病未传态，即人体某一脏器出现了明显病变，或者病灶，根据疾病的传变规律及脏腑之间的生理、病理关系，病邪有可能传入其他脏腑，或者其他部位，但病邪目前尚局限在某一脏腑，未发生传变。

现代的所谓治未病，就是分别针对以上三种状态，采用不同的应对之策，发挥各自独特的作用：

一是未病养生，防病于先。

指未患病之前先预防，以避免疾病的发生。这是医学的最高目标，也是一名高明的医生应该追求的最高境界。

二是欲病施治，防微杜渐。

指在疾病没有明显的症状之前，采取适合的治疗措施，治病于初始，避免机体的失衡状态继续发展。这是欲病未病态，或潜病未病态的治疗原则。

三是已病早治，防止传变。

指疾病已经存在，要及早诊断，及早治疗，防其由浅入深，或发生脏腑之间的传变。这是已病未传态的治疗原则。

另外，还有瘥后调摄、防其复发。

是指疾病初愈，正气尚虚未复，邪气残余留恋，机体处于不稳定的状态，机体功能还没有完全恢复之时。此时，机体或处于健康未病态、潜病未病态，或欲病未病态，故要注意调摄，防止疾病复发。

5. 治未病发扬光大的现实意义

当前，治未病的思想观念，已经在真养生一族中深入人心，也正在逐渐成为广大医务工作者关注的焦点。从上到下，人们逐渐认识到，治未病蕴藏着巨大的临床价值和社会效益。对于单个患者来说，可以借以来提高生活质量，增加个体为社会做出贡献的时限，创造更多的社会价值，还可以为国家节省大量的治疗花费，节省大量的医疗资源。

1996年，世界卫生组织在《迎接21世纪的挑战》的年度报告中指出："二十一世纪的医学，不应继续以疾病为主要研究对象，而应当以人类健康作为医学研究的主要方向。"显然，以发展人的自我保健能力和自我疗愈能力为目的的中医养生学的治未病的思想理念，正在被现代医学所吸纳。这也标志着，二十一世纪的西医学正在从"疾病医学"，向"健康医学"发展转变；从重治疗，向重预防发展转变；从针对病源的对抗治疗，向整体治疗发展转变；从单纯重视对病灶的局部改善，向全面重视人体综合素质的整体改善发展转变。

我们已经看到，无论是现代西医的发展战略，还是现代医疗体系中的三级预防思想，与中医治未病的思想理念有着许多契合之处。所谓"三级预防学说"，就是针对不同的人群，制定相应的预防保健措施。一级预防是针对个体体质的特殊性，积极改善特殊体质，增强自身的抵抗力，从而实现对特殊人群的病因预防，阻止相关疾病的发生。二级预防也就是临床前期的预防措施，即在疾病的临床前期，做到"三早"：早期发现、早期诊断和早期治疗。三级预防即临床预防，对已患某些疾病的患者，结合其体质的特异性，进行恰当及时的治疗，防止病情恶化。

在"治未病"原则指导下，它在临床各科疾病的预防中都具有重要意义，甚至可以指导人类已知的所有疾病的预防。治未病的理论研究和临床应用也愈来愈广泛。对于病因明确的疾病，人们可以主动地避免和远离致病的危险因素。但是，目前人类发现并命名的疾病已经愈万（超过 13000 种），而病因明确且能治疗的不过数百（不足 1000 种）。也就是说，绝大多数疾病的病因或危险因素并不明确，既不能实施有针对性的预防，更不能实施有针对性的治疗。因此，根据中医治未病的思想，采用中医治未病和辨证施治的方法，来对付这类疾病，无疑是最好的选择。

当前，现今的医学模式，已经从过去的生物医学转变为"生理—心理—社会医学"相结合的新模式。这样一来，就把影响人体健康的诸要素均纳入了医学的范畴，可以全方位、多视角、立体化地进行医学研究。从本质上看，祖国传统医学重视整体，强调心身并治、内外兼修和治未病，一来就是这种"生理—心理—社会"三位一体的医学模式。中医学与西医学在养生保健和疾病治疗上，各有各的优势，也各有各的短处，由于两者出自不同的社会背景，各有各的理论体系，所以，常有厚己薄彼的倾向。如今，治未病成了两者的交合点，从此就可以优势互补、相辅相成了。治未病作为祖先留给我们的宝贵遗产，作为奉献给人类的先进的、超前的思维，终于成为中西医学对话和交流的平台，就能为人类的健康事业做出更大的贡献。

治未病的实质就是让人人拥有健康，这是解决迫在眉睫的全球性医疗危机的唯一途径。只有治未病的医学才是经济实惠的医学，才是人人用得上、用得起的医学，才是公平、公正、深受大众青睐的医学，因而也是可持续发展的大众医学、人类医学。由此可见，治未病理念的发扬光大，意义重大而深远。二十一世纪是生命科学的世纪，治未病将为开创人类医学的新纪元，打开最初的一页，带来黎明的曙光。

第六节 不健康的养生指南

一、树立接受疾病的正确态度

人人都可能生病，"我们都会是不健康的"，这就是我们首先要树立的接受疾病的正确态度。

1. 认识我们自己

认识你自己——这是铭刻在希腊圣地德尔斐神庙殿柱上的著名箴言。哲学家和那些具有哲学思维、学术细胞的人，都喜欢引用此语来透视自己。对这句箴言，人们曾有三个层面的释读和理解。

第一个层面的释读和理解是，人要有自知之明。这应该是箴言本来的意涵。它表达了德尔斐神对人的基本要求，就是人应该知道自己在各方面的限度。

有人曾征询哲学大师泰勒斯："什么是世间最困难之事？"大师的回答是："认识你自己。"征询者接着又问："什么是世间最容易的事？"大师的回答是："给别人提建议。"显然，这位哲人是在警示世人，做到真有自知之明实非易事。只有聪慧的苏格拉底领会了箴言的真谛，他认识自己的结果，是知道了自己的无知，为此被人们称为全希腊最有智慧的人。

第二个层面的释读和理解是，在每个人的身上，都隐藏着世界的秘密，因此，人都可以通过认识自己来认识世界。

在希腊的众多哲学家中，好像只有晦涩哲人赫拉克利特接近了这层意涵。赫拉克利特是爱菲斯学派的代表人物，因其思想深邃，文字含蓄，故有"晦涩哲人"之称。赫拉克利特哲学的主要特征是强调变化。他认为，世界上的一切事物都处在永恒的变化之中，并认为事物的流转变化遵循着一定的秩序或规律。由于他对事物运动变化的规律的理解包含着朴素而又丰富的辩证法思想，因而他被称为辩证法的奠基人之一。赫拉克利特说："我探寻过我自己。"他还说，他的哲学仅是"向自己学习"的产物。

不说认识世界，至少就认识人性而言，我们每个人在自己的身上，的确都有着丰富的素材，可惜大多都被我们白白浪费掉了。事实上，古今中外，一切伟大的人性认识者，都是真诚的自我反省者，他们无情地把自己当作认识世界的标靶，藉之反而对人的自身有了更为深刻的理解。

第三个层面的释读和理解是，在这个世界上，每个人都是独一无二的个体，都应该认识自己独特的禀赋、个性和来到这个世界的价值，从而实现自我，成为自我真正的主宰。

这种释读和理解应该说是最有创意的。在一定意义上，"认识你自己"，可以理解为认识你的那个最实在的自我，那个使你之所以能成为"你"的核心和根源。认识了这一点，我们就一切都心中有数了，最起码，我们知道了应该怎样生活才合乎我们人类、才合乎我们自己的本性，我们究竟需要什么，我们实际又在干什么。

那么，现在我们又在干什么呢？我们正在研讨养生保健，目前进行的是"不健康的养生"这个专题。

我们都知道，养生保健、尽享天年，是一种哲学，是一种智慧。为此，我们既需要认识世界，更需要认识我们自己！对真养生一族来说，"认识你自己"还有另一层含义，那就是站在养生保健的基点，从生命科学的角度，来审视自己、剖析自己，通过自我反省，来战胜自己、超越自己。

2. 认识我们的疾病

人人都希望拥有健康。然而，诚如俗语所说："人吃五谷杂粮，没有不长病的。"因此，在人群当中，从来不长病的人几乎是没有的。健康与疾病，是人体两种不同的交替发生的状态。健康是相对的，动态的，既具有稳定性，也具有易失性。因此，在我们的一生之中，从来不生病是不可能的。对我们来说，生病则是难免的，只是有大病与小病、此病与彼病的不同而已。况且，人在进入老年期以后，衰老也会引起疾病。由此可以看出，不健康和健康一样，都是人体的一种常态，我们人人都会在某个时期、某种情况下，成为不健康的人，有病的人。

在我们的心灵深处，及早地树立"我们都会是不健康的"理念是非常重要的。因为——凡事预则立，不预则废。（《礼记·中庸》中说："凡事豫则立，不豫则废。言前定则不跲，事前定则不困，行前定则不疚，道前定则不穷。"这里的"豫"，亦作"预"。毛泽东同志在《论持久战》中说："'凡事预则立，不预则废'，没有事先的计划和准备，就不能获得战争的胜利。"）有了这一理念，我们才能为自己预先制定好应对疾病的措施和方案。

　　长期以来，国内医疗卫生行业几乎是西方医学的一统天下。人们在西方医学的反复熏染之下，一直视疾如仇，把疾病看作自己的敌人，一旦身体有了不适症状，即认为是敌人入侵——疾病上身，必欲立即除之而后快，此谓——疾病治疗。比如，一见发热，立即就设法退烧，要不，身体就会烧坏，人就会烧死。以此类推，腹泻了，立即止泻；有炎症，立即消炎；身体疼痛，立即止痛；咳嗽了，马上止咳；血压高了，马上降压；血糖高了，立即降糖……如此以来，这打针吃药自然就成为消症祛病的惯用手段，而挂盐水打吊瓶则更成为一种时尚。因为大家普遍认为，一旦症状消除，就是病治好了。现如今，临症求医、对症下药、越快越好，似乎已成为医患双方的共同思路、统一战线。至于后果吗？人们都心照不宣，更无人去做一番深入的探究。

　　近来，世面上流行着一本书，书名叫《疾病的希望》。作者在书中坦言："疾病是生命的一种状态，生病属于健康，就像死亡属于生命一样。"换一种角度看，疾病不是人类的敌人，而是人类的朋友。比如在人体的生长发育过程中，疾病或感染会增加人体的免疫系统、体温平衡系统和对环境的适应力，创伤会加速皮肤和骨骼的修复与新陈代谢，使之更具有抵抗力。再如，不小心吃了污染了的食物，上吐下泻拉肚子的疾病症状，其实是在帮助我们尽快地排出毒素。

　　《疾病的希望》是一本关于心灵成长的好书，它是春风文艺出版社在 1999 年出版的。在台湾，它的书名是《疾病的希望——身心整合的疗愈力量》。这本书在多个国家和地区得以出版，已经畅销全球 30 年。作者是两位德国的心理学家，名叫托瓦尔特·德雷特福仁和吕迪格·达尔可。

　　这本书名为《疾病的希望》，疾病还会有希望？这希望又是什么呢？但就这个书名，就给读者带来无尽的困惑。

　　此书分为两个部分，第一个部分是诠释疾病的形而上部分，也即是理论部分；第二部分是解释疾病的形而下部分，通过解释疾病的成因和机理，来启发人类，让疾病来疗愈我们的心灵。

　　当前，人类对于疾病的产生，非常关注于动力因的探究，即是什么原因导致了我们的疾病？是病毒，还是病菌？是体质差，还是过敏？是先天不足，还是后天失调……对于疾病的原因，我们可以找到成千上万条理由。对于疾病的态度，我们的本能反应就是消灭——消灭——再消灭！疾病是我们的敌人，我们必须把它赶走，以恢复人类的安宁和健康。

　　通过动力因的寻找，我们的确在疾病的治疗历史中战果辉煌，既消灭了许许多多的疾病，也救助了无以计数的病人。但是，反观我们的现代社会，我们每当到医院、到药店，可以看到无数的药品，真的可以算琳琅满目、目不暇接。我们很多人都知道，这个药治啥病，那个药治啥病……但是，虽然有了这么多的药品，有了先进完善的医疗设备，我们这个社会中的民众就健康了吗？我们的疾病就少了吗？没有，旧的疾病还未走，新的疾病又来了，什么癌症、艾滋病、抑郁病，等等。我们能把这些疾病都消灭光吗？它们到底是不是我们的敌人？这是需要我们反思的。

　　在很多疾病的背后，暗藏了连医学诊断也难以发现的东西。传统医学总是借助药物来压抑疾病的症状，而本书却告诉我们，要从症状中找到有价值的东西，看清内心的冲突和隐藏的问题，找到自己或别人发病的真正原因。它针对疾病提出一个全新的观点：生病是我们"不愿正视内心的问题"，是心理问题在生理层面的对应呈现，通过它可以探索心灵深处的问题，从而将人从疾病带向健康。读懂疾病的象征意义，也就在自我发现之旅上前进了一大步。

作者在书中表达了一个重要观点，人是生病了，人的病具有形而上的喻义。疾病其实不是我们的"敌人"，它是使我们通往完善之路的启蒙者，是我们终获正果的良师益友。疾病使人类变得诚实。生活中，我们的心灵不愿接受的东西，身体会通过生病来让我们体验、让我们醒悟，从而让我们正视那些被我们忽视的东西，最后通过接纳它们来完善自身，达到圆满的境地，这就是书中所说的"希望"，即"疾病的希望"。疾病——希望我们通过生病来完善自我，疾病——希望我们能够正视自己。

3. 认识疾病的奥秘

近几年，在国内新出现了一种崇尚自然与自我康复的养生新观念。在身体不适、生病的时候，就停止使用化学制剂、药品，少进饮食，多喝汤液和白开水，减少脏器在消化吸收和新陈代谢方面的负担，激发自身的自愈力，依靠自身的自愈机制，允许身体经历疾病发生、发展的自然过程，以此来促进机体的康复，增强自己的生命力。这就是给疾病一个两天到一周的观察期。如果是感冒咳嗽自然会好转。其他稍重一点的病，首先要注意休息，保持心情的平和，吃易于消化的饮食，补足清洁的水分和呼吸新鲜的空气，然后才是服用毒性小、副作用少的药物来减轻症状与体征。当然突发急症、重症或有危险的情况，需另当别论。

如今是知识经济、信息爆炸的时代，健康信息满天飞，医学权威遍地是，互相攻击，真假难辨，给人们的生活带来无尽的烦恼。在这种泥沙俱下、鱼龙混杂的市场经济氛围中，人们似乎已经丧失了对健康与疾病的自我鉴别能力。现代的心身医学认为，人类现在的许多疾病，在某种意义上可以说是一种信息病，是人们或多或少地接受了某些或某种包装为知识的信息的误导和冲击，使自己自觉不自觉地偏离了生命颐养的正确轨道所造成的。疾病虽然意味着人体生理功能的异常，但却是生命进程中的一种正常状态。洞悉疾病的奥秘，坦然地接受和面对疾病的发生，疾病可以成为人类的朋友。因为疾病，可以让我们坦诚，可以让我们反省，可以唤起我们对生命应有的敬畏之心，让我们感到自我的存在和价值，开始检视、关心，并珍惜自己。疾病还是灵敏的报警器，可以随时提示我们，该为自己的身体多做点什么、少做点什么了。如果讳疾忌医，惧怕疾病，拒绝疾病，甚至不惜用"饮鸩止渴"的方式来消除疾病，那疾病可能就会大发淫威，真正成为让我们走向不归路的催命鬼了。

二、树立对待疾病的正确态度

我们人人都有可能进入不健康的境地，疾病随时都有可能来光顾我们。疾病一旦发生，就会给我们带来痛苦，不仅会影响我们的机体和精神，降低我们的工作能力和生活质量，还会消耗我们的货币储备，甚至威胁我们的生命。因此，在疾病降临的时候，许多人会不安、沮丧，甚至恐惧，这应该是人性的一种正常的反应。客观地讲，对疾病的恐惧是人类自觉进行养生保健的动力之一。据央视的一个养生栏目报道，北京的一位直肠癌患者，在手术以后，移居山间乡里，开始了田园牧歌式的新生活。他深有感触地对记者说："感谢老天爷，让我得了癌症，是疾病教育了我。"疾病的教育功能之强大，由此可见一斑。

在疾病面前，仅有沮丧和恐惧是远远不够的，最重要的是，应该有一个正确的态度——正确地认识疾病，正确地接受疾病，正确地对待疾病。保持良好的心态，保持镇定的情绪，保持超然的态度，任何医生都能够妙手回春，任何疾病都变得并不可怕。因为从来就没有什么不可治的病，而只有种种不可治的人！感冒也会死人，这是人人皆知的小病！癌症患者照样健在、照样长寿，这可是让人闻之色变的所谓"不治之症"啊！

生命是神奇的，生命的奥秘是无尽的。医学科学再发达，也不可能完美无缺、无懈可击地来诠释生命！

态度决定命运，敬畏生命的可贵，相信生命的神奇，我们人人都会创造奇迹。

后面的两个专题研讨："养寿先荣发""如何来战胜糖尿病"，是在两个养生座谈会上的演讲。实在没想到，听众的反响竟然异常的强烈。借此机会，作为"延伸阅读"附载于后，希望能对此有所诠释，希望能对您有所启示。

【延伸阅读 I 】养寿先荣发

一、命题的提出

眼下，几乎人人都知道这样两句话：

健康是人的第一财富；长寿是人的最大福分！

因此，无论你走到哪里，防病保健、养生益寿，都是现代人的热门话题。尤其是那些具有先见之明，而又珍爱生命的仁人志士——真养生一族，更是乐此不疲，情有独钟。

众所周知，根据人类学家的研究与考证，人的正常寿限，应该是在 125～175 岁之间。改革开放的基本国策，生活水平的显著提高，大幅度地延长了国人的平均寿命。老龄化社会的提前到来，四世同堂、百岁老人的大量涌现，为我们展现了一个十分光明的前景。现今，在人们的心中，特别是那些有把年纪的老年人的心中，都燃起了一团祈求健康长寿的希望之火。而那些做晚辈的儿女、孝子们，则更是不敢懈怠，哪里有治病保健的灵丹妙药，哪里有延年益寿的保健新品，他们是不断地寻访、到处地打听。因为他们心中有了这样一个观念：老人长寿了，自己才有可能长寿；父母高寿，不仅是长辈的造化，更是做晚辈的福气。这正应了那首民谣：

老的不受罪，小的不受累，省钱又省心，繁荣了新社会。

否则，民谣就会立即变调，变成了这样的四句话：

老的遭了罪，小的受了累，费心又花钱，辜负了新社会。

那么，老年人的养生益寿，应该从何处入手呢？对此，仁者见仁，智者见智，大家肯定会有不同的见解。而个人通过多年来的研究和实践，得出的结论就是——

养寿先荣发！养生益寿，应该从荣发开始。

何谓荣发？荣发一词，出自我国古代的医学文献《黄帝内经》。荣是荣养的简称，发是头发的简称。荣，专用于表述人体气血对组织器官的濡养功能，其含义是滋养、润泽，与我们现在说的，血液对组织器官的"营养"，非常接近。所谓荣发，就是通过科学、适用的手段和方法，对有问题的头发进行滋润、育养，使其恢复乌黑、浓密、油润、亮泽、挺拔的正常状态，以满足人们对身心健康、形体健美的心理愿望和追求。荣发的内含包括乌发、润发、止脱、生发。从科学意义上看，荣发不仅属于医学的范畴，也可归属于美学。

二、头发再认识

按照国人的习俗，除非是很亲近的人，人的头发是不能随便触摸的。因为重视头发，尊崇头发，一向是国人的传统。在我们的民族文化中，头发具有许多鲜为人知的含义和功用。概括说来，主要有："发寓意""发表生""发主病"。下面，先对此加以说明。

1. 发寓意

何为发寓意呢？

灿然的中华文明，博大精深、源远流长，就连我们的头发，也有众多的文化寓意。尤其是它与人的情感、志向、礼仪、心意，融合交织在一起，可谓是风情万千，缠绵不断。

首先，头发与姻缘密切相关。古时，少年男女结亲，叫作"结发"。双方在喝交杯酒之前，要各自剪下一缕头发，捆扎在一起，打成死结，表示同命相连，不弃不离。为什么要这么做呢？因为在古人的心目中，头发对于身体相当重要，甚至具有象征意义，所以，不能轻易剃头剪发，除非是有特别重大的事件，或者应对特别重要的礼仪。结婚是人生最重要的一件大事，所以，可以为之作一点牺牲，剪下一缕头发，以示珍重。此外，头发乃肾之精华，心之血余，从生理上讲，洞房花烛夜，男女的第一次云雨交欢，就是精与血的交融结合，因此，把双方的头发捆结在一起，就象征着心心相印、血脉相融。再者，人身上永远不会腐烂的器官组织只有头发，结发，还蕴含着爱情永恒、从一而终的寓意。为什么只有原配，才能叫"结发夫妻"？这就很容易明白了。与之相对应，而断发，则意味着双方没有缘分，或者是情缘已了。

现代人在新婚祝词中，总少不了"永结同心、白头偕老"，显然，这也是用头发寓意，表达了对美好爱情和永久姻缘的祝福和向往。时下，有些年轻人，视"结发"为莒草，动不动就吆喝"离了"，这显然是文明的一种悲哀。

有一个成语叫"牵一发而动全身"。它的原意是，牵动一根头发，带动全身跟着移动。现代成语中的"牵一发而动全局"，即由此演化而来。另有一个成语，叫作"一发千钧"，或叫"千钧一发"。钧为古代的重量单位，一钧等于三十斤，千钧就是三万斤。一发千钧的原意是，只用一根头发，悬挂了三万斤的重物，比喻事态极端严峻。这些成语的初衷，是凸显头发对于人体的极端重要性，后来就借助此意，用来突出问题的重要性或事态的严重性。还有一个成语叫"怒发冲冠"，是说一个人由于极度愤怒，气得头发直竖，以致把帽子都顶了起来。故事出自司马迁的《史记》中的《廉颇蔺相如列传》，原文是："相如因持璧却立倚柱，怒发上冲冠。"

幼年丧父、中年丧妻、老年丧子，乃人生三大不幸。一句"白发人送黑发人"，就是对第三大不幸——"老年丧子"的委婉说明。用发寓意，借发说事，道出了痛惜，道出了悲伤，道出了凄凉，令人肝肠寸断，思绪万千。无疑，这是一种颇具震撼力、最为人性化的诠释。

我们都是炎黄子孙。当初，文明刚刚起步，我们的祖先炎帝在设立刑法的时候，就把髡（读：kūn，坤）刑定为最严厉的刑罚之一，行刑时要把犯人的头发全部剃光。古语有云："身体发肤，受之父母，不可损伤。"剃光头发，就是给父母带来奇耻大辱的最为严厉的惩罚。同时警示犯人，好好坐牢思过，耐心等待新发的萌生。因为长出了新发，就代表了一个人的"重生"。春秋时期，越王勾践被吴王夫差打败，丢了祖上传给的国土和王位，他就采取了剃光头、纹身等极端的做法来惩罚自己，通过摧残肉体，来提升自己的精神能量，在卧薪尝胆十六载后，终于打败吴王夫差，得以复国，一雪前耻。

我们都知道，清朝时，满人的发型很特别，四周全剃光，中间只留一点，再梳成一条大辫子。许多人至今不明其故，其实，这是满人借发励志。这种发型叫"削平四夷、定鼎中原"。也就是要打败周围的对手，独霸天下。果然，满人如愿以偿，入关占据了中原，长达二百多年。

所谓"一夜白发"，则是来自春秋时的另一个典故。说的是楚国大夫伍子胥欲过昭关逃命，却有画影图形截杀，焦虑之极的他，彻夜难眠，竟在一夜之间，变成了满头白发。而这个突如其来的变故，却使他得以蒙混过关，最终实现了逃到吴国、借兵复仇的夙愿。现在，人们经常挂在嘴边的一条养生箴言："笑一笑，十年少；愁一愁，白了头"，就是由此延伸而来的。

在文人墨客的笔下，所谓"白发三千丈"，常用来表达离愁、思念之深长；而"三千烦恼丝"，则又借用头发，表达了心中的无尽烦恼。闻名遐迩的才子苏东坡，在哀叹自己年华虚度的同时，也以头发寓意，表达了对美好未来的向往。他在《念奴娇》这首词中写道："故国神游，多情应笑我，早生华发"。在这里，"华发"，代表了美好的前程。

头发的礼仪和社交功能是人所共知的。所以，美容美发行业十分的红火。人们设计出愈来愈多的精美发型，以向世人展示：年轻、美丽、健康、活力。当然，这也很容易让人陷入误区，即误以为头发只有装饰功能，而忽略其真正的用途和生理功能。其实头发的功能很多。首先，它能保护你的头部，当头部受到打击、撞击时，头发如同软垫，可以显著减轻你所受到的伤害。炎夏的骄阳，扑头盖脸，我们的头发，既能散热，又能隔热。严冬腊月，冷风飕飕刺骨寒，这时，头发是既能隔风，又能保暖。毋庸置疑，头发总是这样，无声无息地为我们作着各式各样的奉献。

2. 发表生

所谓"发表生"，是说头发是人的生命历程的标志和表征。众所周知，头发的生脱荣枯，都有其共性，在大多数情况下，只要一看对方的面容和头发的外观，我们就能知晓其大致的年龄，最起码也能判断出其正处于一个人生命周期的哪个阶段。

我们知道，成书于两千多年前的《黄帝内经》，是祖国传统医学的代表作，也是我国最早的一部医学巨著。在《黄帝内经》的第一篇《素问·上古天真论》中，是这么说的：

"女子七岁肾气盛，齿更发长。二七而天癸至，任脉通，太冲脉盛，月事以时下，故有子，三十肾气平均，故真牙生而长极。四十筋骨坚，发长极，身体盛壮。五十阳明脉衰，面始焦，发始堕。六七三阳脉衰于上，面皆焦，发始白。七七任脉虚，太冲脉衰少，天癸竭，地道不通，故形坏而无子也。"

"丈夫八岁肾气实，发长齿更。二八肾气盛，天癸至，精气溢泻，阴阳和，故能有子。三八肾气平均，筋骨劲强，故真牙生而长极。四八筋骨隆盛，肌肉满壮。五八肾气衰，发堕齿槁。六八阳气衰竭于上，面焦，发鬓斑白。七八肝气衰，筋不能动，天癸竭，精少，肾脏衰，形体皆极。八八则齿发去。"

从这篇《上古天真论》，我们看到了一个有关人生生命节律的重要定律——女七男八。通俗地讲，就是男人与女人，具有不同的生理周期，在女性身上，每隔七年，生理上就会发生一次明显的改变，而在男性身上，则是八年。

前面说过，女子七岁"齿更发长"，男子八岁"发长齿更"。显而易见，这后面的两个词语，男女是相互颠倒的。这又是为什么呢？

成年人一般都知道，小孩子到了七、八岁，都会换牙。而换牙本身可以看作是肾功能的一个表现，因为牙齿是肾的花朵，由肾气所主，而头发的长短则是由肝气所主。肾是主收藏的，肝是主条达的、发散的、生长发育的。这就有一个很重要的道理，女子是收敛在前，生发在后；男子是生发在前，收敛在后。

女子到了五七三十五的时候，"阳明脉衰，面始焦，发始堕"，开始走向衰老。一般认为，女人比男人老得快。妇女到了 35 岁左右，就开始显老，脸面出现鱼尾纹，面容出现憔悴，头发也开始出现掉脱现象。

女子到了六七四十二时，"三阳脉衰于上，面皆焦，发始白"。由于三阳脉皆衰，所以，脉行部位的头发，其正常的营养、滋润都大打折扣，导致女人的两鬓、额头、后脑等部位，开始出现白发。

女性到了七七四十九的时候，"任脉虚，太冲脉衰少，天癸竭，地道不通，故形坏而无子也。"由于阳气阴血都不足了，所以，女人再也不能生孩子，体形也不那么婀娜受看了。用现代人的说法，是绝经期，或者叫更年期到了。

男子的生理周期是八年。在人生的第一个生命节律点，女子七岁，男子八岁，只差 1 岁。但是，到了后来，男子的八八六十四和女子的七七四十九，就相差 15 岁。男子也是有更年期的，通常出现在八八六十四岁。

男子"五八肾气衰，发堕齿槁"。这就是说，40 岁，是男人生命历程的一个坎。此时，身体的强壮，已经到了峰顶，接下来，就只有下坡路，也就是说，衰老开始了，如果出现脱发，感到牙齿松动，都是不足为怪的。

男子到了六八四十八的时候，"阳气衰竭于上，面焦，发鬓斑白"。阳气的衰竭，使男人明显地感到上气不足，力力大减，面容憔悴无光，两鬓银丝出现，头发开始斑白。这时的男人，让人真切地感到，确实"老了"。

男子到了七八五十六时，"肝气衰，筋不能动，天癸竭，精少，肾脏衰，形体皆极"。以致到了八八六十四的时候，"则齿发去。"

所谓齿，就是牙齿；发，就是头发。牙齿和头发都是肾气所主。"齿发去"，就是开始掉牙和脱发。这就标示，男人到了 64 岁，身体的收敛和生发都不行了。

3. 发主病

所谓"发主病"，有两层含义。第一层含义是，头发作为人体的组织器官，也会生病，我们称其为"发症"。这第二层含义是说，头发作为人体最高部位的组织器官，其形态外貌，体现了人的整体健康水平，也是人体器官是否衰老、生理功能是否正常的一种外在表征；如果头发出现病态，有了"发症"，就不单纯是头发问题，而往往是人的整体状况变差，器官衰减、功能劣化，在生理上、心理上，已经发生或者即将发生病理性变化的警示信号。

祖国传统医学认为：

◆一个人，如果头发乌黑、浓密、油润、亮泽、挺拔，是肾气强盛、精血充足和身体强壮的表现。

◆倘若头发出现发黄、变白、分叉、干枯、稀疏、脱落等异常，就不仅是头发的病症，而且是其肾气虚弱、精血不足，整体健康变差的表征。有的人在大病之后，或久病虚损，头发不仅会干枯脱落、甚至有可能全部掉光。

◆青壮年头发变白，稀疏易落，人称"少白头"，多属肾虚或血热。如果突然出现大片的脱发，多属血虚受风，俗称"斑秃""鬼剃头"。

中医瞧病，讲究审察内外、辨证寻因、望闻问切、四诊合参。对人的头部如何"望诊"，《中医诊断学》的教科书是这样说的：

"头为诸阳之会，精神之府，中藏脑髓，为肾所主。而肾之华在发，血之荣以发，故望头的形态和发的形色，可以了解脑、肾、气血的盛衰。头发盛长而色黑，为肾气盛；头发疏落，为肾气衰。发黄为血不足。久病发落为精气虚。发直干枯为气竭精枯。风病发落，多因血燥。小儿发结如穗，为疳积病。"

这段话告诉我们，通过观看头发的外观，就可以很容易地了解人脑、肾脏和人体气血的盛衰，识别正常与病证。我们每天都会梳头、照镜子，对自己头发的长短、形色，可谓了若知掌。但是，能否根据自己的观察，及时地对自己的健康作出判断，准确地辨识疾病，那区别可就大了。如果你是一个年轻人，看到呕心沥血、为自己日夜操劳的父母，脸上有了皱纹，头上出现银丝，过去，你可能熟视无睹，也可能认为是正常现象，而在此时此刻，你已经知道了"发主病"的内涵，你还会无动于衷吗？

三、头发问题的病机

所谓病机，就是疾病形成的病理机制。人的头发出现问题、呈现病证，主要与人体的气、血和五脏的功能有关，其中又以肾气与肝血最为密切，因此，中医历来就有发为肾之华、发为血之余之说。

深受历代中医后人推崇的中医文献——《诸病源候论》，是由隋代名医世家巢元方老先生所著。在《诸病源候论·毛发病候》篇中，巢元方老先生十分明确地指出：

"肾主骨髓，其华在发。若血气盛，则肾气强，肾气强则骨髓充满，故发润而黑。若血气虚，则肾气弱，肾气弱，则骨髓枯竭，故须发变白也。……足少阴之经血，外养于发，血气盛，发则黑润；虚竭者，不能荣发，故令发变黄。"

在《诸病源候论·须发秃落候》这个篇章中，巢元方老先生又进一步指出：

"足少阳，胆之经也，其荣在须；足少阴，肾之经也，其华在发；冲任之脉，为十二经之海，谓之血海，其别络上唇口。若血盛则荣于须发，故须发美；若血气衰弱，则经脉虚竭不能荣润，故须发秃落。"

显然，通过以上论述，我们可以十分清晰地明白头发问题的病机，同时，也十分清楚地明白了荣发的实质和意义：

——发为肾之华。头发有问题，说明人的肾气虚弱。所谓荣发，就是补肾。

——发为血之荣。头发有问题，说明人的血气虚弱。所谓荣发，就是补血。

四、补肾的功用

前面，我们说过，养寿先荣发，荣发的实质就是补肾，补肾不仅可以荣发，而且可以养寿，对于中老年人的晚年健康和延年益寿意义重大。这是为什么呢？要明白这个道理，必须先要弄清肾的功能。由此入手，问题就非常简单了。

在中医学上，肾是人体非常重要的内脏器官。由于肾藏有人最宝贵的"先天之精"，所以成为人体脏腑的阴阳之本，人的生命之源，故有"肾为先天之本"的说法。肾位于人的腰部，在脊柱的两边，左右各一。由于肾有病时，常会使人出现腰部酸、麻、胀、痛的征候，所以，又有"腰为肾之府"的说法。肾的功能很多，最主要的生理功能是主藏精，主命门之火，主生长发育和生殖，主水液，主纳气。与其他组织器官的关系是：肾主骨、生髓、通于脑，齿为骨之余。肾开窍于耳及二阴。肾在五华为发，在五色为黑，在五味为咸，在五志为恐，在五液为唾，在五声为吟，在五行为水。肾与膀胱有经络相互连通，形成相互络属的表里关系。其中，肾为脏，属阴，为里；膀胱为腑，属阳，为表。

1．肾的生理特性

肾的生理特性，主要有两个方面：

（1）肾性潜藏，为固摄之本

在五脏之中，肾处下焦，位置最低，属阴中之阴。而在生理功能方面，肾既主藏精，又主命火。肾精宜藏，最忌耗泄损伤，命火宜潜于水中，不宜升腾。所以，在《黄帝内经·素问·六节脏象论》中说："肾者，主蛰，封藏之本，精之处也。"古人以潜藏蛰伏之意，来比喻肾的这种生理特性。正是由于肾的封藏固摄作用，才使人体内的精微物质得以保留，元阴元阳得以闭藏，人才能保持旺盛的生命活力，身体才能健康。若肾有病变，使肾的封藏、固摄机能下降，就会引起阴精的过度耗损，出现遗精、带下、滑胎、尿浊、尿甜等病症。

（2）肾与冬气相通应

在五脏之中，肾属水，乃阴中之阴。而在冬季，天寒地冻，阴气最盛，恰好对应于肾，所以，肾与冬气相通应。这在病理上，具有一定的实际意义，即肾的病变，在自然界冬季大气的滋助下，易于好转、治愈，病人也会有比较舒服的自我感觉。当然，如果冬季的气候变化过于剧烈，忽冷忽热，也容易对肾产生不利的刺激作用。

2. 肾的主要生理功能

（1）肾藏精

人体有三宝，分称精、气、神。由于精能化气，气能生神，因此，精乃是人体内最宝贵、最基础的物质精微。在中医学的理论体系中，精的运用甚为广泛，归纳起来，其含义主要包括两个层面：一是泛指，精是构成人体的基本物质。也就是说，人体的各个脏腑，以及所有的组织器官，均是由精这种物质构成的，先有了精这个基础要件，才有了胚胎的发育，生命的产生。所以，《黄帝内经·灵枢·经脉》篇中说："人始生，先成精，精成而脑髓生。"二是单指，精是人体生长、发育及各种生命活动的物质基础。也就是说，人自出生后，从幼年、青年到壮年、老年，都在不断地消耗、利用体内的物质精微，"精"即是对这些精微物质、营养成分的概括。

藏精，是肾的主要生理功能，即是说肾对于精气具有收敛、闭藏作用。肾所藏的精，包括"先天之精"和"后天之精"两个部分。

所谓"先天之精"，是指禀受于父母的生殖之精，俗称"父精母血"。它是构成胚胎发育的原始物质，具有生殖、繁衍的基本功能和遗传属性，并决定着每个人的体质、生理、发育，在一定程度上还决定着一个人可能的寿命。在胎儿出生，离开母体后，这精就藏于肾中，成为肾精最初的组成部分，被喻为人体生命的"火种"。

所谓"后天之精"，是指人体的脏腑之精。它是人体通过饮食水谷，消化吸收所得到的精微物质。因为这精来源于出生之后，由被称为"后天之本"的脾胃所化生，所以，称之为"后天之精"。后天之精是维持人体生命活动的营养物质，经脾胃化生，输布到人的五脏六腑、四肢百骸、皮毛筋骨，以发挥滋养、濡润作用。在通过代谢平衡消耗利用之后，如有剩余，这富余的部分，就输注到肾脏收藏，成为肾精的另一个组成部分，被喻为生命之火的"存油"。

由此可见，先天之精不是孤立存在、恒定不变的，它必须要有后天之精的温煦、滋润、补充、荣养，方能增长壮大、生生不息，不致损耗殆尽。而饮食水谷之所以能化生为精，是因为有先天之精的启发与推动。两天之精相互依存，相互促进，不分彼此，合而为一，构成了人体最宝贵的精华，统称为肾精。由于肾精包括了生殖、生长发育和维持人体生命活动所必需的物质精微，因而中医认为，肾精是人的"一身阴精之根本"。这既说明了肾精和五脏六腑之精的关系，又说明了肾精与肾阴的同一性质。

肾精，由脾胃水谷之血气不断化生和补充，贮藏于肾中，形成肾阴。而各脏腑的基本物质，即心阴、肝阴、肺阴、脾阴等，也都在一旦需要的时候，由肾阴主动协助，前来补充。例如，心脏的功能——搏动泵血，这虽为心阳在工作，但尚需心阴不断地供给，如果心阴被过度消耗，肾阴就会自动地补充。换句话说，肾充当了护佑心的"保镖"。如果肾阴不足，"保镖""下岗"或者"退休"，那心脏可就危险了。

先天之精与后天之精相辅相成，从而保证了肾精的充盛。两者虽然来源不同，但均藏于肾，所以是不能截然区分的。由此，我们可以明白，肾精的盛衰，除了决定于个体先天的禀赋，与遗传密码有关外，还和人的后天营养是否充盛，具有极为密切的关系。

肾脏所藏之精的生理功能十分重要，它是我们保健养生、益寿延年的根本，所以，必须好好保护，善加利用，千万不能轻易耗损。

（2）肾主"命门之火"

在人的腰部脊柱、正对肚脐的位置，有一个督脉上的穴位，叫作"命门"，经常温灸此穴，可以使人延年益寿。所谓命门，就是生命之门。显然，命门具有生命之门槛的意涵。所谓"火"，在这里是指人体内的动力和能量。所谓"肾主命门之火"，是说肾有主管人体生命活动的能力和功能。之所以如此，是因为肾所藏之精虽然属于物质，但可以转化为功能，即精能化气。肾精所化之气，称为肾气。肾气代表了人体生命活动的能力和功能，所以，肾气即为人的"命门之火"。

从阴阳属性来分，精属有形，为阴；气属无形，为阳。所以亦称肾精为肾阴，称肾气为肾阳，两者又称为"元阴"和"元阳"及"真阴"和"真阳"。肾阴是一身阴液的源头，对机体各脏腑组织器官起着滋润、濡养的作用。肾阳是一身阳气的根本，它对机体各脏腑组织器官起着温煦和推动作用。肾之阴阳是人体各脏腑阴阳的根本。由于阴阳、水火同居肾中，故肾又被称为"水火之宅"。肾能藏精，精能化气。肾精充足，则肾气旺盛；肾精亏损，则肾气衰弱。肾精与肾气互为体用，故有时将二者合称为精气。肾中精气是人体生命活动的根本，对人体的各种生理功能和生命活动，均有极为重要的主导作用，故肾被认为是"先天之本"，把握着人的命运之门，掌管着人的壮衰存亡。显然，肾主命门之火属于肾阳的范畴，其功能可以概括为如下几条：

①肾主生殖

人体的生殖机能包括两个方面，即性功能和生殖能力，它是人类承继、繁衍、代代相传的根本保证。中医学认为，人体的生殖机能，主要和肾有关。一方面，肾藏精，肾精是人体胚胎发育的基本物质，是生命起源的物质基础。另一方面，肾精又能促进人体生殖器官的发育、成熟，并维持生殖机能长久旺盛，数十年不衰。

人在出生以后，由于先天之精不断得到后天之精的滋养、补充，肾的精气逐渐充盛，发育到青春期，体内就产生了一种中医学称之为"天癸"的物质。所谓天癸，乃是一种促进性腺发育、生殖机能成熟的物质。它来源于青年男女的肾精，主要由先天之精所化生，又不断得到后天之精的滋养和补充。天癸能促进人体的生长发育与生殖。当天癸发展到一定水平时，则男子出现排精现象，女子按时排泄月经，男女性机能开始成熟，并已具备生殖能力。此后，随着年龄的变化，肾精由充盛而逐渐衰减，天癸也逐渐减少，生殖能力逐渐减弱，直至丧失。由此可见，天癸的盛衰主要依赖于肾中精气的盛衰，而人体的生殖机能，主要通过天癸而发挥作用。所以，如果肾中精气耗损过多，将会导致"命门火衰"，直接影响到人的生殖机能或性功能。成年男性会出现阳痿、早泄或精少不孕；成年女性则会出现性冷淡、闭经或月经不调。而对于这类病变，必须采用填精补肾的方法进行治疗。

目前，有这么一伙人，人称"夜夜欢""天天乐"。他们不怕房事劳顿，每天乐此不疲，结果由于交欢过频，直接影响到肾精的储备，成为"阳虚"一族。对于他们来说，节制淫乐乃是当务之急、紧要所在。如果一味地吃药壮阳，继续热衷于寻欢作乐，这无异于饮鸩止渴、自寻短命。

②肾主生长发育

人体的整个生长发育过程，均和肾中精气的盛衰存在着极其密切的内在联系。人从幼年开始，肾中精气开始充盛，人体生长、发育迅速，生机活泼，在七、八岁时，由于肾中精气的逐渐充盛，出现了"齿更发长"的生理变化。到了青壮年，肾中精气更加充盛，不仅具备了生殖能力，而且身体强壮，筋骨坚强，精神饱满，牙齿坚固，头发黑亮，处于人生中身体最强壮的黄金时期。但在步入老年之后，由于肾中精气开始衰减，人的形体逐渐衰老，不仅生殖机能丧失，而且头发斑白，牙齿动摇，弯腰驼背，步履不稳，耳聋失聪，面憔无华。

有一句老话，"夕阳无限好，只是近黄昏。"这句话内含多少感慨，内蕴多少酸楚，只有已到暮年之人，才能真正地体会到。

由于肾中精气的盛衰，决定着人体的生长、发育，所以，在肾中精气不足时，往往会出现生长发育方面的异常。如在幼年时期，假若肾中精气不足，则可导致发育迟缓，智力低下，出现"五迟"（立迟、行迟、齿迟、语迟、发迟），或者"五软"（手足软、头软、颈软、肌肉软、口软）。再如成年时期，倘若肾中精气亏损过度，则可未老先衰，表现为发脱齿摇，头晕耳鸣，记忆力减退，性功能衰弱。因此，临床上常采用滋补肾精的方法进行治疗。另外，在肾主生长发育这一理论的指导下，对于预防衰老、延缓衰老的研究，历代医家都极为重视补肾。目前研制推出的抗衰老药物，和市场上名目繁多的保健品，尤以补肾者为多。

（3）肾主水液

肾主水液，主要是指肾脏具有主持和调节人体水液代谢的生理机能。人体水液代谢的调节，虽然与肺、脾、肝、肾等多个脏腑有关，但是，肾在其中，起的是主导作用。肾对调节水液代谢的主导作用，贯穿在水液代谢全过程的始终。

肾主水液的功能，主要是通过肾的气化作用来实现的。所谓"气化"，是指肾中阳气的蒸化作用。肾阳蒸化水液，使水能气化，又能使气聚而为水，以利于水液在体内的升降出入、布散排泄，从而使水液代谢维持正常。具体来说，肾主水液的作用主要表现在以下三个方面：

首先是升清降浊。在水液代谢过程中，水液有清浊之分，所谓"清者"，即指含有营养成分的部分水液；所谓"浊者"，即指含有各种代谢废物的水液。清者上升，浊者下降，是水液在体内气化的基本规律。水液代谢，首先是通过脾胃的受纳、消化和运化，其精微部分转输于肺，通过宣发肃降，使清者上升，浊者下降归于肾。归于肾的水液虽名为浊，但其中仍含有清的部分，故在肾阳蒸化作用下，浊中之清可进一步蒸腾气化，复上升于肺，再次布散周身，这种生理过程，称为"肾的升清功能"。而其中的浊中之浊，则注入膀胱为尿，这个生理过程称为"肾的降浊功能"。因此，在肾的气化作用下，清升浊降，维持着人体水液代谢的平衡。

其次是司膀胱开合。膀胱的主要功能是贮尿、排尿，与肾的气化作用密切相关。贮尿要依靠肾气的固摄能力，排尿也要依靠其控制能力，故称此作用为肾司膀胱开合。开，则使尿液顺利排出体外；合，则使水津保留在体内，维持体内水液量的相对恒定。

另外是对肺、脾、肝、三焦等脏腑的功能活动有促进作用。肾阳为一身阳气的根本，是各脏腑功能活动的强大动力，只有在肾中阳气的温煦和蒸化作用下，脾运化水湿，肺通调水道，肝疏泄水液，三焦司水道之决渎，以及上述膀胱适度开合等，方能并行不悖，各守其职，协调一致，维持水液代谢的平衡。若肾有病变，失去主水之功能，往往会影响水液代谢，使之发生紊乱，出现尿少，水肿等病理表现。若肾阳不足，失去温化蒸腾作用，则表现为小便清长或尿量明显增多等症。

（4）肾主纳气

肾主纳气，是指肾具有摄纳肺所吸入之清气而调节呼吸的功能，防止呼吸表浅，保证体内外气体的正常交换。

人体的呼吸虽然由肺来主司，还必须有肾的参与才能维持正常。具体来说，由肺吸入之清气必须下达于肾，由肾来摄纳，方能保持呼吸运动的深沉和平稳，从而保证体内外气体得以正常交换。只有肺肾协调一致，呼吸功能才会正常。实际上肾主纳气是肾的封藏作用在呼吸运动中的具体体现。因此，肾的纳气功能正常，则呼吸均匀和调。如果肾的纳气功能减退，摄纳无权，则肺吸入之清气上逆而不能下行，即可出现呼吸表浅，动则气喘，呼多吸少，或呼吸困难等病症。从临床实际来看，在许多老慢支、肺气肿、肺心病等疾患病例中，均可看到"肾不纳气"的征象，若在治疗上采用补肾纳气的方法，多可获得较好的效果。

3. 肾的附属功能

（1）肾主骨、生髓、通于脑，齿为骨之余

肾主骨、生髓的生理功能，实际上是肾之精气具有促进机体生长发育功能的一个重要组成部分。中医学认为，肾藏精，精生髓，髓藏于骨腔之中，髓养骨，促其生长发育。因此，"肾、精、髓、骨"组成了一个系统，有其内在联系。肾精充足，髓化生有源，骨质得养，则发育旺盛，骨质致密，坚固有力。反之，如肾精亏虚，骨髓化生无源，骨骼失其滋养。在小儿，就会骨骼发育不良或生长迟缓，骨软无力，囟门迟闭等；在成人，则可见腰膝酸软，步履蹒跚，甚则脚痿不能行动；在老年，则骨质疏松，骨干脆弱，易于在跌倒时发生骨折。临床上应用补肾的药物，来加速骨质的生长和愈合，治疗各种骨病和再生障碍性贫血，均收到了显著的好效果。就是依据了中医的肾藏精、气血同源、精血互生和肾主骨、精生髓的理论。

髓，有骨髓、脊髓、脑髓之分。藏于骨骼内腔中的髓，称为骨髓。位于脊背椎管内的髓，称为脊髓。位于头颅脑壳中的髓，称为脑髓。这三种髓，均由肾精所化生。因此，肾中精气的盛衰，不仅影响到骨的生长与发育，而且也影响到髓的发育和充盈。

《灵枢·海论》中说："脑为髓之海，诸髓皆属于脑，故上至脑，下至尾骶，皆精髓升降之道路"。《黄帝内经·素问》中说："肾主骨，骨生髓，髓通于脑，肾壮则脑健"。脑的功能是主持人的精神思维活动，被誉为："元神之府"。如果肾精充沛，髓海满盈，脑得其养，则人的精力充沛，思维敏捷，耳聪目明，记忆力强。反之，若肾精不足，髓海失充，在小儿，则表现为大脑发育不全，智力低下，或形成傻呆病；在成年人，多表现为记忆力减退，精神萎靡不振，思维迟钝，头晕，眼花，耳鸣，失眠；严重者，则可发展成为健忘症。

经常听到有的人爱说："人老了，好忘事。"其实，不是因为人老，而是由于肾虚。刚做的事容易忘，几十年前的陈芝麻烂谷子却铭记在心，经常喋喋不休，是早老性痴呆的先兆，也是肾虚的典型表现。

牙齿属骨的一部分，故称"齿为骨之余"。既然牙齿与骨同出一源，所以牙齿也依赖于肾中精气所充养。肾精充足，则牙齿坚固、齐全。若肾精不足，则牙齿松动，甚或脱落。对于牙齿松动等病证，临床上亦常采用补肾的方法治疗，多能获效。

肾主骨这一理论，近年来通过实验研究，也进一步得到充分的证实。例如研究发现，某些补肾药物，能增加骨的坚韧度，对于某些骨折的病人，采用补肾的方药治疗，多能加速骨质愈合。近年来，根据肾主骨的理论，从治肾入手，治疗多种骨的病变，都取得满意疗效。

（2）开窍于耳及二阴

肾窍和其余四脏之窍不同，它有上窍和下窍之分，在上开窍于耳，在下，则开窍于二阴。

耳是听觉器官。听觉灵敏与否，与肾中精气的盛衰有密切关系。只有肾精充足，才能使听觉灵敏。故《黄帝内经·灵枢》中说："肾气通于耳，肾和则耳能闻五音矣。"若肾精不足，则可引起耳的听力减退，甚或耳聋。至于高龄老人的耳聋失聪等，则是由肾中精气生理性衰减所致。

二阴，包括前阴和后阴。前阴，指外生殖器，有排尿和生殖功能。尿液的排泄虽由膀胱所主，但仍靠肾的气化功能才能维持正常。因此，排尿异常的病症，如小便清长、尿频、遗尿、尿失禁、少尿、尿闭、尿余沥等，常责之于肾气虚。生殖系统功能也受到肾功能影响，如肾虚则会出现阳痿、遗精、早泄等症。后阴，即肛门，主要排泄大便。粪便的排泄，虽然主要和大肠、脾等有关，但也与肾的气化、温煦、封藏功能有关。因此，肾有病时，常会影响到粪便的排泄。例如，肾阴虚，可见大便秘结；肾阳虚则大便溏泻；肾气不固，则久泄滑脱。

（3）其华在发

所谓"其华在发"，是指肾的精气充盛，可以显露在头发上，即发为肾之外候。故《黄帝内经·素问》中说："肾之合骨也，其荣发也。"头发的生长与脱落，荣润与枯槁，不仅和肾中精气的充盛程度有关，而且还和血液的濡养有关。所以，又有"发为血之余"的说法。但头发的生长，根本在于肾，这是因为中医有"气血同源"、"精血互生"之说，并且，肾能藏精，精能化气生血而充养头发的缘故。因此，头发的荣枯、黑白等变化常随着肾中精气盛衰的变化而变化。从幼年时期开始，肾的精气开始充盛，头发开始生长；青壮年时期，肾的精气旺盛，因而头发修长，乌黑、浓密、油润、亮泽。到了老年，肾中精气渐衰，故头发变白，枯槁少华，杂乱如柴，很容易折断或脱落。这些都属于正常的生理变化。我们在临床常见到的，凡未老先衰，头发枯萎，或早脱、早白者，多与其肾中精气的耗泄、亏损有关。

4. 补肾就是培元固本

通过以上所述，我们可以清楚地看出，肾的功能很多，最为重要的，是它代表了人体的一身"阴精"和"阳气"，实为人体随着下生，就从娘胎里带来的"安身立命之本"。何为本？汉字的本，很有讲头。"木"字的底部，加上一横，就成为"本"字。这就是说，所谓"本"，指的就是树木的底部——根。由此，我们可以推出：肾乃是人体—身阴精和阳气的根。

如果说生命是一棵树，肾就是树的根。根深，肥壮，绿树自然枝繁叶茂，郁郁葱葱。

如果说生命是一盏灯，肾就是灯里的油。存油多了，灯才会火旺光明，长亮不熄。

显而易见，只要肾壮了，人体就能生机勃勃，充满活力，长久地保持身体的康健和年轻态势。荣发补肾，实乃名副其实的"牵一发而动全身"，名为补一脏之虚，实际得益的则是人体的全身。

现今，在养生保健领域，有一个颇有创意、目前已广为人知的新说法，就是——储蓄健康。对这种说法，不少的人不以为然。他们认为，健康又不是货币，怎么还能储蓄呢？实在是牵强附会，不过是商家为了哗众取宠，推销所谓保健新品，又炒作出来的忽悠之词。

在这里，我们不参与这种文字上的论战，也不去研究谁是谁非，我们所关注的命题则是——"健康是可以，并且能够储蓄的！"

肾中的精气是什么？——肾中的精气，对于我们的肉体来说，就是积蓄存款，就是"钱"。提到钱，人人都知道，钱的作用可大了。你饿了，它就是饭菜；你渴了，它就是饮料；你要创业，它就是注册的资本，你要泡妞、你要娶亲，它就又变成了美女和娘子……在现今的社会条件下，你说，要是腰包干瘪，没有大把的现钞伺候，银行里再没有点存款，若是摊上个人情时事、头疼脑热，或者遭遇意外、天灾人祸，这小日子该怎么过？

同样的道理，我们在肾中储备、积蓄的精气，就是用来应对风吹草动，并且随时可以变现的存款。你若外伤出血，它就立即变成了新血；流感、非典来了，它就变成了你的免疫抵抗力，同样的环境，同样的条件，别人住进了医院，你却"正气内存，邪不可干"，安然无恙，照样的潇洒！

时下，有这样几句很时髦的大实话：

聪明人储蓄健康。明白人保护健康。

普通人疏忽健康。糊涂人损耗健康。

还有一个很时髦的新词，叫作"健商"。健商高低决定了一个人对自我保健的理念和态度，代表了一个人在保健养寿方面的文化层次。

我们说，小命不保，人没了，世俗的一切，再好的东西，还有什么意义？因此，健商高的才是最聪明的人。慧眼独具的聪明人都会主动养生，储蓄健康。而储蓄健康的正确途径，就是补肾！

对于这种说法，肯定有人会有疑问。曾有一位老者这样说："五脏之中，心为大，人家都说，养心为上，哪有说补肾优先的，再说，补肾真有那么大的作用吗？"

在《黄帝内经》中，心为至高无上的君主之官；肺被封为相傅之官，是宰相，又是皇帝的老师；肝被封为将军之官；脾被封为中州之官；而肾呢？则官小位卑，仅仅被封为——作强之官。作强之官是啥官？说白了，啥官也不是，就是大力士。我们人的力气从何而来，就是作为肾之府的腰。《黄帝内经》讲到足太阳膀胱经时，曾说："膀胱经循膂入肾。"膂是什么？膂字是上下结构，上面一个旅游的"旅"，下面一个肉月的

"月"。膂就是我们的肾脏，也就是腰子外皮的包膜，一层肥肉。我们常用"膀阔腰圆""膂力过人"来形容大力士，也是因为肾主人体的气力，是我们人体的大力士。肾这个大力士是个什么角色呢？远古战车上也有个大力士，我们从中可以受到启示。

春秋时代的对阵战车上，一定要有三个人。坐在前面中间的自然是驾车人。后排左为贵，自然是国君，元帅或者将军。而坐在右边的，就是大力士。他担负了两个很艰巨的任务。一是要推车。古代行军打仗，没有好路，道路坑洼不平，车陷入沟谷泥沼，就靠着大力士，把车推出来。二是要保驾。所以，大力士既要力大无穷，又要机敏善战，才能当好君王、重臣的卫士和保镖。"保驾护航"这个成语就是由此而来的。

用形象化的比喻来说事，可以使深奥复杂的事物变得浅显易懂。上面的比方，就很贴切。在我们的身体里，如果心、肺、肝、脾出了问题，肾都脱不了干系。

也有的人会说："医生、大夫都说，肾是管着泌尿、排毒的，哪有这么多、这么大的作用？"

不错，肾就是管着泌尿、排毒的，但，这是西医讲的肾。大家需要特别注意的是，我们在这里所讲的"肾"，是中医之肾，而不是西医之肾。此肾非彼肾。西医讲的肾，是单指脏器本身。而中医讲的肾，则是指的"脏象"。所谓脏象，内涵就大了。脏象学说是中医学的精髓。所谓"脏"，同西医一样，指的是脏器实体。而"象"呢？则是指为外在的、可见的、通过长期实践、总结归纳出来的功能体现和病理特征。上海第一医学院在经过大量的研究及临床实验后，得出了这样的结论：中医所说的"肾阳"，与西医的下丘脑—垂体—肾上腺皮质系统功能相当。肾阳又叫元阳、真阳，对心、肝、脾、肺及其他脏腑组织的功能具有鼎力扶持和相互促进的作用。如果肾阳不足，势必影响到其他器官的功能。肾精即肾阴。肾阴又叫元阴、真阴，心、肝、脾、肺及其他脏腑的组织实质都要依赖肾精的滋养。如果肾阴不足，滋养不力，就会引起其他器官的病变。由于肾的地位是如此的重要，肾的功用是如此的强大，因此，"从肾论病""补肾治病"，目前已成为现代中医，或者叫中医现代化的一个主流趋势。

我们说，人过中年以后，由于连年的谋生劳作，透支了健康，身体便会逐渐出现肾虚的症状。一般最先表现出来的是肾阳虚。例如，喜暖怕冷，四肢不温，精神不振，面色劳倦，腰膝酸软，头晕乏力，有时耳鸣，舌苔白滑，脉沉无力。或有阳痿、早泄、遗精；或有下肢浮肿，好出虚汗等。中医治疗，常常采用补益肾阳、温通气化之法。组方的药物，如枸杞子、菟丝子、覆盆子、肉桂、仙茅、仙灵脾、葫芦巴、阳起石、附子等。肾虚的进一步发展是肾阴虚。其表现为，日渐消瘦，头昏目花，耳聋耳鸣，腰酸腿软，失眠心烦，遗精盗汗，牙齿松落，须发变白，干枯脱落，等等。中医治疗，常常采用滋益肾阴、气阴双补之法。组方的药物，如枸杞子、女贞子、菟丝子、何首乌、生地、熟地、天门冬、麦门冬、山茱萸、鳖甲、龟板、玄参、知母等。

五、补血的功用

前面说过，荣发须补血。要明白补血的意义和功用，需要先明白中医学中血的内涵。

1. 血的内涵

（1）血的概念

血是运行于人体脉管、经络中的红色液体，具有很高的营养价值和滋润作用。血通过气的推动，循着经脉、血管运行全身，以维持脏腑和全身组织器官的正常功能活动。循着经脉运行的一般称为气血，循着血管运行的一般称为心血。后者就是我们通常说的血液。

（2）血的生成

中医认为，血由消化器官吸收食物中的营养物质化生而成。血液的生化与心、肝、脾三脏有着极为密切的关系，所以有"心主血""肝藏血""脾统血"的说法。血液的主要来源，是由脾胃所摄取的水谷精微，上输于肺，经肺贯注于心脉，而成为血。《黄帝内经·灵枢·营卫生会》篇中说："中焦受气取汁，变化而赤，是谓血。"因此，位于人体中焦的脾胃，被称为气血生化之源。此外，肾取五脏六腑之精而藏之。由于精能生髓，髓可生血，所以，中医学又有"精能生血"之说。

（3）血的功能

中医文献《难经·二十二难》中说："血主濡之。"这就是说，血具有营养和滋润全身的生理功能。血在经脉、血管中循行，内至五脏六腑，外达皮肉筋骨，如环无端，运行不息，不断地对全身各脏腑和毛发、皮肤、肌肉、骨骼，及所有的组织器官起着营养和滋润的作用。只有血气旺盛、血运畅达，才能使之器质稳定、性能完备，时刻保持正常的生理功能。否则，便会引起全身或局部血虚的病理变化，使人出现头晕目眩、面色无华、毛发干枯、肌肤干燥、四肢麻木等症状。

血也是人体神志活动的物质基础。血液充足，人才能神志清晰，精力充沛。正如《黄帝内经·灵枢·平人绝谷》篇中所说："血脉和利，精神乃居。"若血脉瘀阻，供血不良，则会导致神无所养，常会使人出现怔忡、惊悸、失眠、多梦、健忘等病症。

（4）血和气的关系

中医讲的气，通常称为元气或正气，气代表了人的生命活力和生理功能。《黄帝内经》中说："正气存内，邪不可干""邪之所凑，其气必虚"。这就非常简明地说明了气的功能和作用。我们前面讲的肾气，或叫肾阳，就是气的一个范畴。

血和气的关系非同寻常，血有形，属阴；气无形，属阳，并且，气不能独立存在，必须依附于血，所以两者是密不可分的。血的运行，有赖于气的推动；而气的生成，有赖于血的滋养。所以，中医有云："气推血运、血载气行"，"气为血帅、血为气母"。气血之间相辅相成的关系，还表现在病理上的相互影响。譬如，血虚气亦虚，气滞必血瘀，反之亦然。所以，《黄帝内经·素问·调经论》中说："血气不和，百病乃变而生。"

（5）血的病证

血的病理变化主要有四种，即血虚、血瘀、血热和出血。其中前三种与头发问题直接相关。

①血虚

所谓血虚，也叫血量不足、血气虚亏，是指血液的容量、品位、质量降低所出现的病理现象。相当于西医的缺血、缺氧和贫血。患者往往面无血色，苍白无华，疲倦乏力，胸闷气短，唇舌色淡，脉沉细弱。引起血虚的原因，不外乎外伤失血、内伤出血，或者新血化生不足。如为后者，又与下述因素有关：一是营养不良；二是消化不良；三是吸收障碍；四是肾精不足，骨髓不充，造血机能发生障碍，即为我们前面所讲的"肾阴虚"。

中医治疗血虚，一般都是"气血双补，心脾兼顾"。因为血虚气亦虚，而补气则能推动血运、促进新血生成，并能增强入食水谷的消化吸收，使血液的营养来源得到充分的保证。中医称为"气能生血"。同理，由于肾阴虚亏也是引起中老年人血虚的原因，并且"精能生血"，所以，补肾也是补血。

②血瘀

所谓血瘀，是指血行受阻、血运不畅的病理现象。它是指人体的某一个器官、某一个局部，由于气滞、外伤，或者因为高血压、高血脂、高血糖、动脉粥样硬化，所引起的血液循环障碍。若体表瘀血，常可看到青紫色的瘀斑；若内脏瘀血，常可触到硬实的肿块。患者往往面色晦暗，舌边青紫，脉象涩滞。如果血瘀发生在头部，很容易引发中风、脑瘫，或老年痴呆症。如果血瘀发生在心脏的冠状动脉，很容易形成可以诱发心肌梗死的冠心病。

中医治疗血瘀，常采用活血散瘀之法。药物如三七、丹参、红花、桃仁、赤芍、当归、益母草、水蛭等。

我们知道，气与血是一个统一的整体。人到了一定的年龄，由于连年劳作带来的透支、损耗，因而往往会气虚血亦虚，气滞血又瘀，这是生命活力逐渐退缩、生理功能逐渐衰弱的一个必然结果。而头发干枯、发色变白，只不过是其中的一个外在征象而已。现今，中风、心梗等心脑血管疾病已成为中老年人短寿早逝的头号杀手，这个促发的元凶就是瘀证。荣发需补血，补血必化瘀。显然，这对心脑血管疾病的防治也具有一定的意义。

③血热

所谓血热，是指血分遭受热邪或热毒侵犯而出现的病理变化。在临床上，常见于发疹性传染病，如麻疹、猩红热、流脑和各种出血性疾病。患者常有局部充血红肿，或皮下发斑发疹，或妇女月经超前，经量过多，心烦口渴，大便秘结，小便短赤，或有发热，甚至神志不清，四肢抽搐，舌红苔黄，脉大而数。

中医治疗采用清热凉血之法。药物如鲜生地、牡丹皮、金银花、紫草、藕节、小蓟、元参、白茅根、蒲黄、地榆等。少白头和中年脱发，常与风燥、血热有关。若要止脱生发，就需清热解毒、祛风凉血。

④出血

出血包括外表出血和内脏出血。脑出血是大家所熟知的、人人闻之色变的危症。就是人们常见的胃出血，以及咯血、呕血、尿血、便血、崩漏等出血征象，都不得忽视，应立即救治，以防止气随血脱，危及生命。此类病症祛除以后，方可言及荣发。

2. 补血的意义

除了肾虚以外，血虚就是导致血不荣发的另一个根本原因。有的人，头发很旺，长得快，得常剪头。有的人，头发长得慢，几个月理一次发也不要紧。这与人的肝血密切相关，因为肝主生发。肝主生发的功能来源于肝能藏血。中医讲，"人卧则血归于肝。"也就是说，人一躺下，血就流入肝内，藏起来。所谓"肝主藏血"，说的就是肝的一个重要功能，过滤和储藏血液。所以，血虚之人必然肝血不足。说起来，头发还有一个别名，叫"血余"。血余的名字就来自于"发为血之余"。这就意味着，如果肝血不足，头发就会干枯变白，最终死亡脱落。在古代的中医药谱中，有一味用于急救止血的良药，也叫作"血余"。实际上，就是剪下人的头发，用火烧焦，然后涂抹在流血的伤口上。

由此可知，补血、养血和补肝、养肝，常需并举。然而，由于在五脏之中，肝肾同源，即肝肾两脏，就如一对同命相连的兄弟，肝一伤风，肾也感冒，肾若不好，肝也不能独善其身，所以，补肾时也需要补肝，实行益肾养肝、肝肾同补。然而，十分有趣的是，很多补肾的中药，同时也能补肝，甚至还能补气养血。一物可多用，这为我们省去了不少的麻烦。

六、老年人荣发的谋略

在这一节，我们主要讨论老年人荣发这个专题。

所谓老年人，通常是指五六十岁以上，有把年纪，当了爷爷、奶奶的人，在我们的讨论中，它并不是一个很严格的概念，也包括那些显老、早衰的四五十岁的中年人。

1. 树立自主保健的理念

荣发、补肾、保健、养寿，是一个相互联系、密不可分的整体。全面理解内中奥秘，深入洞悉其中蕴藏的玄机，从而改变以往的消极态度，积极地、热情地、全身心地投入，乃是一个必不可少的前提。

对老年人来说，养老就是养寿，养寿就是养生。养生就需要谋生。因此，老年人树立"二次谋生，再铸辉煌"的观念，非常重要，可谓当务之急！如果说，你在早年的第一次谋生，谋的是全家人的生计，那么，你在晚年的第二次谋生，谋的则是个人的生计。如果说，你生命中的第一次谋生，是为他人谋，挣钱养家，拼命劳作，解决的是老老少少、一家人的生存问题，那么，你生命中的第二次谋生，则是要为自己谋，保健养生，荣发养寿，解决的是自己了无遗憾、安度晚年的问题。世界卫生组织（WHO）的研究成果表明，主动养生，自我保健，才是确保老年人晚年幸福的最佳选择，也是引导老年人走向健康长寿的必由之路。在我们这个已经老龄化的社会里，对于一个多代同堂的大家庭来说，如果老一代晚年幸福，健康长寿，则既能光宗耀祖，又能庇荫后代，而且，这也是对子女谋生创业的最大扶持和帮助。如果我们老年人过不了这个坎，信马由缰，得过且过，放任病魔上身，那后果可就不堪设想了。儿女就是再有孝心，他能不去工作，不要事业，不顾小家，一直陪你花钱受罪、坐吃山空吗？俗话说："三日床前无孝子!"假若真有那么一天，咱们自己受罪不说，那可真成了拖累全家、难为儿女的"老祸害"了。

2. 坚持慢补缓扶的原则

祖国传统医学认为，肾藏精、肝藏血，肝肾的慢性虚损，自然会导致精、血有形之质的不足，这在中医学上管它叫"肝肾阴虚"。老年人的腰膝酸软、失眠健忘、头晕眼花、耳聋耳鸣、牙松发脱等症状，甚至像高血压、脑中风等疾病，都是肝肾阴虚所导致的。

俗话说，冰冻三尺，非一日之寒。老年人的肝肾阴虚也不是一日之功。因此，荣发补肾，应该本着慢补缓扶、循序渐进的原则。态度积极是应该的、必要的，但在速度、效果上，却不必像寻常治病一样，太过在意，更不能像治疗急症那样，操之过急。这是因为，老年人已不年轻，组织器官逐渐老化，生理功能逐渐衰退，身体开始走下坡路。尽可能地让这段夕阳人生的下坡路，坡度减小，变得平缓，就是我们的理想。因此，只要满怀希望，锲而不舍地一直坚持下去，让身体有个逐渐适应的过程，就完全可以了。如果刻意地去追求快速、疗效，不但会欲速则不达，反而会横生枝节，适得其反。冰箱里冻透了的鱼，解冻急了，就会化成一滩泥。有些长期的老年慢性病患者，体质已经虚不受补，但由于急于求成，大补猛补，结果导致使病情恶化，甚至不治身亡的实例，媒体常有披露，我们千万不要重蹈他们的覆辙。

3. 多法联用、综合治理

荣发→补肾→养寿，实际上是一个大项目、大工程。其中，荣发是旗号，补肾是手段，养寿才是我们孜孜以求的最终目的。为了理想地实现这个目的，我们必须采用系统化的综合治理，要因地制宜，因人而异，根据老年人的习好、特点，有的放矢地施行多法联用，巧妙组合。

在祖国医学的医疗宝库之中，供人选用的传统方法有很多种。在老年人荣发这个课题里，我们优先向大家推荐的方法，第一是食疗，第二是理疗，第三是神补。那么，食疗、理疗和神补，应该如何进行呢？后面将逐项为您做出介绍。

七、老年人荣发之食疗

老年人荣发，应该施行"二分治八分养"，以食疗为主，药疗和食疗相结合。

食疗是饮食疗法的简称。成书于唐朝的《食疗本草》是我国的第一部食疗专著。此书的作者、唐代的名医孟诜明确地指出："药食同源"。在书中，他把国人常吃的多种食物，按照其具有的药性，也就是中药的四气五味，进行了分类，详细地阐明了食物，尤其是药食两用食物与疾病对症治疗的关系，并且，科学地为人们制定了药膳食疗的指导方针："以药为纲，不离本草，以饮食为法，使药助食力，食增药威，变良药苦口为良药可口"。

到了宋代，我国古代的第一部老年病学专著《养老奉亲书》出版问世。这是由宋朝的名医、学者陈直所著。陈老先生在这本书中，更加详细地阐述了各种食物的药性、特点，并且指出："人若能知其食性，调而用之，则倍胜于药也。"接着，他又更明确地告诉人们："缘老人之性，皆厌于药而喜于食，以食治疾，胜于用药。"

由此可见，药膳食疗，在我国历史悠久，并被医家和养生家所推崇。我们首选此法，可谓：古为今用——老树新花。

1. 首乌羹

以何首乌为原料，做成膳食、茶饮，统称首乌羹。要想了解首乌羹的作法，清楚首乌羹的功效，先把何首乌的来龙去脉了解清楚，是非常必要的。

说起来，何首乌本是一味普普通通的民间草药。但是，在它的头上，却戴有一个十分靓丽的桂冠，叫作"中药乌发第一味"，还有一个非常耀眼的光环，叫作"十大经典长寿中药补品第一名"。自打有了这两样东西，就使何首乌身价倍增，不仅在国内药材市场上异常走俏，而且，在国际市场上，也成了热门的抢手货，价格接连地轮番上涨。看来，这乌发美发，不光咱中国人喜好，外国人也是很热亲的！

所谓十大经典长寿中药补品，是由国内中医、西医专家组，从众多确有抗衰老作用的中草药中，经层层筛选，一致评选出来的。它们的名次排序为：

何首乌、黄芪、人参、三七、刺五加、灵芝、枸杞子、红景天、绞股蓝、蜂王浆

何首乌是蓼科植物何首乌的肉质块根，古代称为夜合、地精、马肝石，因其乌发功效特别显著，而改为现在的名字。"首"字的含义有二，一是指头颅，二是第一。首乌乃头发乌黑、乌发第一的意思。

何首乌作为荣发驻颜、延年益寿的中药上品，常与灵芝、人参齐名，被称为"成仙之药"。民间关于何首乌神奇功效的传说也有很多种。最出名的，莫过于"八仙过海"中的张果老因误食何首乌而飞升上天的传说。在鲁迅的《从百草园到三味书屋》一书中也曾提到，如果吃了根部像人形的何首乌，可以成仙。当然，这其中不乏夸张与迷信。

明代药王李时珍，在著名的药学专著《本草纲目》中，对何首乌作了详细的记载。书中说道，何首乌一名野苗，二名文藤，三名夜合，四名地精，五名何首乌。本出于顺州，江南诸道皆有。其苗如木藁，叶有光泽，形如桃柳。有雌雄之分：雄者苗色黄白，雌者苗色黄赤，根远不过三尺，夜则苗蔓相交。其根性味甘、温，无毒，若以茯苓为使，能治五痔腰膝之病，冷气心痛，积年劳瘦痰癖，长筋力，益精髓，壮气驻颜，黑发延年。《本草纲目》还对何首乌的功效，作了全面评价，评语是："可止心痛，益血气，黑髭发，悦颜色"，"养血益肝，固精益肾，健筋骨，乌髭发，为滋补良药，不寒不燥，功在地黄、天门冬诸药之上。"

在我国古代的其他医学文献中，对何首乌也多有著述。

现代版的《中药学》认为，何首乌，味苦、甘、涩，性微温，具有祛风、消痛、补肝、养血、补肾、益精等功效。适用于治疗肝肾阴亏，须发早白，血虚头晕，体质虚弱，腰膝酸软，筋骨疼痛，滑精，早泄，崩带，久痢，痈肿，瘰疬、肠炎，痔疮、慢性

肝炎、红斑狼疮等病症。

现代许多补肾乌发的中成药，如七宝美髯丹、养颜乌发丸等，其组方中的君药就是何首乌。

何首乌入药有生首乌与制首乌之分。直接切片入药的，为生首乌。用黑豆煮汁拌蒸，随后晒干入药的，叫制首乌。二者在效能上，有所不同。生首乌功在解毒、消痈、润肠、通便，适用于治疗瘰疬疮痈、风疹瘙痒、肠燥便秘；制首乌功在补肝肾、益精血、乌须发、强筋骨，适用于血虚萎黄、眩晕耳鸣、须发早白、腰膝酸软、肢体麻木、崩漏带下、久疟体虚等。

药王李时珍在《本草纲目》中指出，取何首乌赤白各一斤，竹刀刮去粗皮，用淘米水浸泡一夜，切片；取黑豆三斗，每次用三升三合三勺，以水泡过；在砂锅内竹箅上先铺一层豆，再一层首乌，层层铺满，然后大火伴蒸，豆子熟了，将其取出，把何首乌晒干，再用新豆如法炮制；历经九蒸九晒，得到的制首乌功效最好。《本草纲目》中还专门记载了以九蒸九晒制首乌为君药，加配茯苓、牛膝、枸杞子、菟丝子，当归、补骨脂、黑芝麻等，制作"长寿大补丸"的方法。书中说，服一剂后，乌须发、壮筋骨、固精气、续嗣延年，妙处难以尽述。

何首乌是荣发补肾、养生益寿的常用药物，现代药理研究证明，何首乌还具有抗衰老、增强机体免疫功能、降血脂、抗菌、通便等多种作用。

何首乌的主要药用成分是大黄素、大黄酚、大黄酸、大黄素甲醚、大黄酚蒽酮、土大黄苷等蒽醌类物质，另外还含有脂肪、淀粉、糖类、卵磷脂等营养物质。何首乌中的蒽醌类物质，具有降血糖、降低血中胆固醇、抗病毒、强化心脏、促进胃肠蠕动等作用，还能促进纤维蛋白的溶解活性，这对心脑血管疾病、糖尿病等慢性疾病的预防和治疗，显然大有裨益。此外，何首乌内含的卵磷脂达到 3.7%。卵磷脂是人体脑细胞、血细胞和其他组织细胞细胞膜的组成物质。经常食用何首乌，可以强壮人的心脏，促进血液增生；还可强壮人的神经组织，益智健脑，解毒止痒，对治疗神经衰弱、脑萎缩、贫血、心力衰弱、肌肤搔痒等病症很有帮助。

动物实验证明，何首乌还有抗肿瘤作用。

另据报道，生首乌及何首乌的各种炮制品，如酒蒸首乌、黑豆汁蒸首乌、清蒸首乌，其水煎药液，对金黄色葡萄球菌、白色葡萄球菌、福氏痢疾杆菌、宋内氏痢疾杆菌、伤寒杆菌 901、副伤寒杆菌、白喉杆菌、乙型溶血性链球菌等致病菌，均有不同程度的抑制作用。其中，生首乌煎剂对抗金黄色葡萄球菌的抑制作用，比其他炮制品煎液要强；制首乌水煎剂对白色葡萄球菌，酒蒸首乌水煎剂和地黄汁蒸首乌水煎剂对白喉杆菌的抑制作用，比其他首乌制品要强。

何首乌对流感病毒尚有一定的抑制作用。

此外，药理研究证实，何首乌还有扩张血管、缓解痉挛、减慢心率、增加冠状动脉血流量、对抗心肌缺血等作用。

综上所述，何首乌补肝肾，益精血，乌须发，强筋骨，与其功效相关的主要药理作用是，促进机体造血功能，提高机体免疫力，降低血脂，对抗动脉粥样硬化，保肝护心，润肠通便，调节内分泌，延缓人体的衰老进程。何首乌功效作用的物质基础，是其内含的卵磷脂、蒽醌类、葡萄糖苷类等成分。

何首乌的药用价值和经济价值都很高。其野生资源日益减少。有人在蒙山采挖到一棵人形何首乌，竟在国际市场拍出了天价。目前，药店供货多为人工养殖，制首乌只经一次黑豆汁伴蒸，药效略差。

首乌羹的做法很多，可以煲汤、煮粥、作茶。流传于民间的"制首乌煮鸡蛋"，就是一道简便易做的养寿膳食。

它的做法是：制首乌 100 克，先在锅内，用水浸泡 15 ~ 30 分钟，然后放入鸡蛋 1 ~ 3 个，再加入生姜 3 片、葱白 1 段和适量的对口调味品。用武火烧沸后，改用文火，煮至蛋熟后取出，用凉水浸一下，剥去蛋壳，复入锅内，再用文火煎煮 3 ~ 5 分钟，即可食用。吃蛋喝汤，每日最好一次。此法最适于体质较差、虚不受补的老年朋友。

用于中老年人白发、脱发的首乌茶的做法是：用制首乌 100 克，碎成小块，放入暖瓶，冲入开水，浸泡半个小时，颜色变成棕红色，即可倒出，频频饮用。饮用期间，用生姜片涂擦脱发露顶的患处，效果更好。家有电热杯的，煎煮 15 ~ 20 分钟，然后代茶频饮，水少了，就续加开水。每天两次，直至显效。

嗜酒者也可做成药酒：用制首乌 250 克、熟地 100 克，当归 50 克，浸于 3000 毫升的高度白酒内，密封浸泡 10 ~ 15 天后，开始饮用。每天 2 ~ 3 次，每次 15 ~ 20 毫升，连续饮至见效。

2. 核桃仁

现在，很多人都已经知道，经常地吃点核桃仁，就能乌发、润发。核桃属于长寿食品中的干果，也是很多人口中的美味。然而，核桃虽然可口，但是却不能暴食。《本草纲目》中记载了一个吃核桃的妙法，叫作"润面乌发——核桃百日巧吃法"。做法是，刚开始，每天吃一个，以后，每满五天，就增加一个，一直吃到每天 20 个，就保持这个水平，不再增加。历时 100 天，一共吃掉核桃 1050 个。采用此法，能使人胃口大开，吃得香，睡得甜，面色红润，须发黑亮，身轻力长，延年不老。

核桃又叫胡桃、羌桃。其性味甘、温，入肺、肾二经。古时就已被国人作为补肾固本、延缓衰老之佳品。

唐代名医孟诜说："常服令人能食，骨肉细腻光润，须发黑泽，血脉通润。"

《本草纲目》中说："核桃味甘，性平、温，无毒。吃了使人健壮，润肌，黑须发。多吃利小便，去五痔。将捣碎的核桃肉和胡椒粉放入毛孔，会长出黑发。另外吃核桃使人开胃，通润血脉，骨肉细腻。补气养血，润燥化痰，益命门，利三焦，温肺润肠，治虚寒喘嗽，腰脚重痛，心腹病痛，血痢肠风，散肿痛，发痘疮，制铜毒。……治损伤，尿道结石。吃酸导致牙酥的人，细嚼核桃便可解。"

现代药理研究证明，核桃仁具有扶正固本、补肾助阳、温肺定喘、润肠通便、滋润肌肤、乌发润面等功效。其所含的脂肪油达 58% ~ 74%，还富含蛋白质、糖类、维生素和微量元素钾、镁、钙、磷、铁。其营养价值相当于鸡蛋的 5 倍、牛肉的 4.5 倍、牛奶的 9 倍。每 100 克可产生 665 千卡的热量，比鸡鸭鱼肉都高。其所含的维生素 E、VD、VB_2、卵磷脂和其他有效成分，能降低血液中的胆固醇，对动脉硬化有重要的预防作用，并且能抗老防衰，使人轻身不老、延年益寿。但需注意的是，核桃仁性温，作保健食品时不可过量，口干舌燥、痰火积热和阴虚便溏者，不宜食用。

3. 黑芝麻

肾在五色中喜欢黑色，所以，黑色食品能补肾。将黑芝麻炒香，加少量食盐，共研为细末，民间称为芝麻盐。把芝麻盐作为小菜，连续服食，每顿饭一汤匙。此法可以强壮身体、延缓衰老、滋补肝肾、乌发养颜。特别适用于下列病症：

肝肾阴虚的眩晕、健忘、腰膝酸软、头发早白；肺阴虚亏的干咳少痰、肌肤干燥症；脾胃阴虚的大便秘结；阴血不足的产后缺乳。

芝麻味甘、性平，入归肺、脾、肝、肾四经。芝麻含有丰富的蛋白质、脂肪、糖类、维生素和微量元素。据营养学家检测：在 100 克芝麻中，含有蛋白质 21.9 克、脂肪 61.7 克、钙 564 毫克、磷 368 毫克、铁 50 毫克，另外还含有：芝麻素、芝麻酚、花生酸、叶酸、油酸、烟酸、尼克酸、棕榈酸、硬脂酸、甾醇、卵磷脂、矿物微量元素铜以及维生素 A、B、D、E 等营养物质。正因为芝麻含有如此丰富的营养，所以在抗衰老、补五脏以及乌发润面、美容养颜方面，才有了如此大的效用。

李时珍在《本草纲目》中说其："补五脏、益气力，久服轻身不老。"

依据外皮的颜色，可以将芝麻分为黑芝麻和白芝麻，论起功效来，二者可谓旗鼓相当。但黑芝麻强于滋补肝肾、乌发润面。白芝麻重在润肠通便、滋阴养血。故肝肾不足、头晕目眩、腰膝酸软、早生皱纹、早见白发者，应该常吃黑芝麻。而脾胃阴虚、阴血不足之便秘，及产后少乳者，则宜多吃白芝麻。

芝麻性味甘香、平和，又能入四经，可同补肺、脾、肝、肾四脏，实为滋补强壮之佳品。这种特性，尤其适用于气阴两虚之人。芝麻中的不饱和脂肪酸、维生素 E、卵磷脂等成分，都可以使人保持年轻态势，从而延缓衰老，益寿延年。

据中央电视台《中华医药》栏目披露，建国初期就已走红，饰演过《革命家庭》的著名影星于兰女士，年逾九十，又重现满头油润的乌发，被人称为"返老还童"。记者探寻其中的奥秘，她说，八十出头，自己也是头发斑白，剩不了几根，看到同仁中头发好的，就向人家讨教，人家坦诚，告知秘法两招，坚持数年，终见成效，其实，这秘法非常简单，一是坚持每天多次梳头，二是每餐必吃一小勺黑芝麻盐。

4. 二至饮

将女贞子 20 克、旱莲草 15 克，捣为粗末，置于保温杯中，用刚开的沸水闷泡 15 ~20 分钟，如茶频饮，直至显效。

二至饮出自古代补肾乌发名方，原方成药叫二至丸，汤剂叫二至饮，但制法为水煎，现改为保温杯沸水冲泡。

女贞子是女贞树的成熟种子。其性味甘、苦、凉，能补养肝肾、明目乌发，适用于肝肾阴虚所致的眩晕耳鸣、视物不清、腰酸膝软、须发早白等症。

《本草纲目》说其"强阴，健腰膝，变白发，明目。"

《神农本草经》说其"主补中，安五脏，养精神，除百疾。久服肥健。"

组方中的另一味是旱莲草。这是产自我国南方的一种野草，其叶片撕裂后，会渗出象墨汁一样的黑色液体，所以又叫墨旱莲。其性味甘、凉，能养肝益肾、凉血止血。主治肝肾阴虚所致的头昏目眩、牙齿松动、须发早白等症。据《本草纲目》所载，旱莲草具有"乌鬓发，益肾阴"等多种功效。与女贞子配伍合用，可使二药君臣相佐，更具补肾养肝、乌发明目之功。

二至饮可谓当代中老年人的上好饮品。若能代茶久服，可以固齿乌发，聪耳明目，健腰壮膝，气力回增，从而起到扶正固本，益寿延年的良好作用。

5．孝子奉亲系列

孝子奉亲系列包括粥、汤、茶三种膳食，是专为孝顺儿女设计、便于他们尽孝侍亲的奉亲药膳。

（1）孝子奉亲茶

将制首乌 10 克、枸杞子 10 克、大枣肉 15 克、山楂肉 5～15 克、甘草 5 克，放入保温杯中，冲入沸水，密封闷泡 15～25 分钟，然后交予父母，嘱其代茶频饮，每日 1 剂。此茶在初期，需由孝子亲自动手制作，待父母掌握要领，坚持自理，子女方可罢手，但要注意提醒和监督，不可放任自流。

关于何首乌的药性，前面已经讲过，不足重述。下面，介绍以下后面的几味。

枸杞子为茄科灌木——宁夏枸杞的成熟果实。其味甘、性平，入肝、肾、肺三经。枸杞子富含甜菜碱，还含有胡萝卜素、维生素 A、维生素 B_1、B_2、维生素 C、烟酸、玉蜀黍黄素、酸浆素和微量元素钙、磷、铁等。

《本草良方》说其"滋补肝肾、益精明目、强壮筋骨。用于虚劳精亏，腰膝酸痛，晕眩耳鸣，内热消渴，血虚萎黄，目昏不明。"

《本草纲目》说其"滋肾，润肺，明目。坚筋骨，耐老，除风，去虚劳，补精气。甘平而润，性滋而补，补肾润肺，生精益气。"

《本草再新》说其"甘、微温，滋肝补肾，生精助阳，补虚劳，强筋骨，利大小肠。治消渴，养营除烦，去风明目。"

《调疾饮食辩》中说："子可代茶常饮，久而不辍，必无皮肤、骨节诸风，及虚劳、吐血、目疾、痈疽、消渴等病。夫妻俱饮，其子女亦必无病。"

《本草述》中说："疗肝风血虚，眼赤痛痒昏翳。治中风晕眩，虚劳，诸见血证，咳血，痿，厥，挛，消瘅，伤燥，遗精，赤白浊，脚气，鹤膝风。"

枸杞子为平补之品，既能升阳，又能滋阴，能够补肾养精、强筋健骨、美容养颜、明目安神。凡气虚血亏、肝肾不足，均可作为补品首选，宜经常食之。枸杞子既可入药、入酒，也可做粥、作茶，由于其性偏滑润，对食积、便秘者尤其对路。但凡脾虚有湿、腹泻便溏者，应暂缓食用。若单味作茶，每次 10～25 克为宜。若入复方，每次 5～15 克即可。

大枣为鼠李科灌木——大枣的成熟果实。大枣味甘、性温，归脾、胃二经。大枣营养价值很高，含有蛋白质、脂肪、碳水化合物和微量元素钙、磷、铁、镁、钾，以及皂甙、黄酮、生物碱和维生素 A、VB₂、VC、VP 等。由于维生素 P 的含量之高为百果之冠，所以有"天然维生素丸"的美誉。

《本草纲目》说其："主治心腹邪气，安中，养脾气，平胃气，通九窍，助十二经，补少气、少津液，身体虚弱，大惊，四肢重，和百药。长期服食能轻身延年。"

《名医别录》说其："补中益气，强力，除烦闷，疗心下悬。"

《本草再新》说其："补中益气，滋肾暖胃，治阴虚。"大枣是民间补益气血的常用补品。能够补脾和胃，益气生津，调和营卫，解除药毒。可以治疗胃虚食少，脾弱便溏，气血亏损、津液不足，营卫不和，心悸怔忡，妇人脏燥，疲倦乏力，面黄饥瘦，烦闷不安。

现代药理研究发现，大枣还具有抗变态反应、保护肝功能、降低血清胆固醇、增加血清总蛋白和白蛋白、促进白细胞再生、抑制癌细胞增殖等功效。可用于过敏性紫癜、慢性肝炎、低血压、高胆固醇血症、白细胞减少症。由于红枣富含具有抑制癌细胞功能的三萜类化合物，因而常吃红枣能抗癌。此外，大枣所富含的维生素 C 和维生素 P，能软化人的毛细血管，对防治心脑血管疾病有重要作用。实践证明，经常吃枣能增强人的免疫功能，起到防病抗衰、延年益寿的作用。民谚有云："一日吃仨枣，一生不显老。"现在看来，的确很有道理。大枣做茶应切片去核，单味每次 5～10 枚，复方每次 3～5 枚。大枣虽好，但勿多食。因其味甘而能助湿生热，令人中满。凡湿盛苔腻、脘腹胀满者，应当忌用。

山楂为蔷薇科植物——山里红和野山楂的成熟果实。山楂味酸、甘，性微温，入脾、胃、肝三经。山楂可以健脾开胃，促进消化，尤其是善消油腻肉食之积滞。另外，山楂还可以破血瘀，散血结，消胀止痛。

《随息居饮食谱》说其可以"醒脾气，消肉食，破瘀血，散结消胀，解酒化痰，除痞疾，止泻痢"。

《本草纲目》说其可以"化饮食，消肉积，癥瘕，痰饮痞满吞酸，滞血痛胀。"

《本草再新》说其"治脾虚湿热，消食磨积，利大小便。"

山楂在很多人的眼里，属于很一般的普通果品，但却具有很高的营养价值。在 100 克鲜品中，所含的维生素 C 高达 89 毫克，仅次于鲜枣、猕猴桃；含钙达 85 毫克，这在鲜果中名列前茅。现代药理研究得出，山楂所含有的三萜类和黄酮类组分，对人的心血管系统有多方面的药理作用，如加强和调节心肌张力，增大心房、心室运动振幅，防止由于电解质分布不均衡而引起心律紊乱。再如扩张血管，降低血压，消减血脂，增加冠状动脉血流量。在其黄酮类成分中，还有一种能抗癌的壮荆素化合物，对防治癌症很有裨益。此外，山楂还有增强胃消化酶活性和收缩子宫的作用。临床上常用来治疗胃脘胀满、肉食积滞、泻痢腹痛、瘀血经闭、产后瘀阻、心腹刺痛、疝气疼痛、高血脂症。其药理特点是作用和缓，化瘀血不伤新血，开郁气不伤正气。气滞血瘀、纳呆、消化不良、吸收能力较差的人，应该经常食之。作茶可用山楂片。单用每次 10～25 克，复方每次 5～15 克。脾胃虚弱者暂时不宜。

甘草为豆科植物甘草，或胀果甘草的根及根茎。

甘草性平，味甘，有解毒、祛痰、止痛、解痉，以至抗癌等多种药理作用。甘草能够补脾益气，滋咳润肺，缓急解毒，调和百药。中医临床有"生用"与"蜜炙"之分。生用可以治疗咽喉肿痛、痈疽疮疡、胃肠道溃疡，还能用来化解药物之毒、食物中毒。蜜炙主要用于治疗脾胃功能减退、大便溏泄、发热、乏力，以及咳嗽、心悸等病症。

现代医学的药理研究发现，甘草具有抗炎和抗变态反应的功能。西医在临床上，主要作为缓和剂，用来缓解咳嗽，祛痰，治疗咽痛、喉炎，对肾上腺皮质功能减退症也有良好的疗效。甘草内的黄酮类物质，具有抗酸、消炎和解除痉挛的功用，能促进胃液的分泌和胃粘膜的形成，延长上皮细胞的寿命，因此，常用于治疗慢性胃部溃疡和十二指肠溃疡。并且，甘草也是人丹的主要原料之一。

甘草入药历史悠久。早在二千多年前，《神农本草经》就将其列为药之上品。南北朝时，有一位享誉盛名的医学家，叫陶弘景。这位老先生竟将甘草尊称为"国老"，并且在著作中说道："此草最为众药之王，经方少有不用者。""国老"，即帝师的尊称。把甘草推崇为诸药之"帝师"，其原因何在？这正如药王李时珍在《本草纲目》中所做的注释："诸药中甘草为君，治七十二种乳石毒，解一千二百种草木毒，调和众药有功，故有'国老'之号。"

据测定，甘草中甘草酸的含量多在百分之十左右，还有甘露醇、葡萄糖等多种成分。由于甘草酸的甜度高于蔗糖五十倍，所以，甘草的确是名副其实的"甜草"。

孝子奉亲茶又叫"五味神仙茶"。其中除了何首乌口感稍差外，甘草味甘发甜，其余三味，又都是人们喜闻乐吃的优等果品，甜中带酸，芳香醇厚，很适合中老年人的口味。五味又都是功效卓著的药品，能够填精补虚、去滞化瘀、理气活血、平衡阴阳，这又很适合老年人气虚带滞、血虚有瘀、肾虚精亏的生理特点。可谓切中病机，对症下药。这个配方，充分体现了"君臣佐使"的组方原则。其中，何首乌举旗领衔，为君；枸杞子、大枣肉紧随左右，为臣；山楂肉鼎力相辅，为佐；甘草调和诸药，为使；五味融合，相得益彰，齐心合力，奋勇建功，共奏扶元固本、大补气血、滋阴潜阳、荣发润面之凯歌。

（2）孝子奉亲粥

配方：小米、粳米各50克，黑豆、黄豆各15克，薏米、花生、核桃仁、黑芝麻各10克，允许适量增减。

制法：

①家中有豆浆机的，参照豆浆制法。

②家中有研磨机的，研磨后，下锅煮熟。

③家中无机的，按照通常的稀饭制法。

服法：三餐的饭前，两餐之间各吃一小碗。也可不拘次数，少量频服。

（3）孝子奉亲汤

配方：黑豆、绿豆、红小豆各20克，制首乌、芦根各15克，大枣5枚，甘草5克。

制法：常法熬汤，至豆烂熟，去除药渣，然后让老人吃豆当零食，喝汤代饮茶，少量频用，每日一锅。

6. 黑色、咸味食品

中医五行学说认为，五色、五味，分入五脏，心主红喜苦，肝主青喜酸，肺主白喜辣，脾主黄喜甜，肾主黑喜咸。因此，多吃某种颜色、味道的食品，可以分补对应的脏腑。民间有一俗语："咸能滋骨"，所以，有骨病的人就爱上了咸盐。实际上，这是一种表面化的误解。咸能滋骨，是说，多吃咸味的东西，对骨头的滋养大有帮助，但并不是让你去猛吃咸盐。属于咸味的食品很多，譬如：苋菜、海带、紫菜、海藻、海参、螃蟹、龙须菜等。

黑色食品对补肾乌发也有好处。譬如：黑豆、黑米、紫桑葚、紫葡萄等。

在食疗养生问题上，中医有一个很重要的原则，就是五色五味要均衡，要吃全。其目的是做到膳食合理，营养均衡。中医还有一个重要的原则，就是把人看成一个相互影响、密不可分的整体，任何部位的虚亏病变，都意味着整体的失调。因此，凡是肾精虚亏的人，往往是五脏俱虚，侧重于乌发补肾，也是着眼于补益整体，图谋"牵一发而动全身"。偏食是养生养寿的大忌，暴食暴饮、大吃大喝更不好。据营养学家统计监测，北方人吃盐普遍超标，对心脏、血管不好。我们应特别注意。

八、老年人荣发之理疗

祖国医学源远流长，博大精深，在其发展的进程之中，除了中药治疗以外，还形成了一套具有鲜明的民族特色，内涵十分丰富的自然疗法。而所谓的物理疗法，则是自然疗法中的一个门类。而理疗呢，则是物理疗法的简称。

大家都知道，中医理疗是一个大门类，其中主要包括针刺、艾灸、按摩、推拿、拔罐、刮痧、药浴、热敷等。巧妙地将理疗融入荣发补肾的过程之中，不仅是对食疗的有益补充，而且，许多理疗手法，本身就能达到补正祛邪、疗伤治病、保健预防、延年益寿的目的。若二者兼用，则更是锦上添花，好上加好。下面，介绍具体的绝活妙招。

1. 头部按摩法

中医经络学说指出，"头为诸阳之会"。为什么会这么说呢？《黄帝内经》中说："手之三阴，从胸走手；手之三阳，从手走头；足之三阳，从头走足；足之三阴，从足走腹"。由此可知，十二正经中的手三阳经和足三阳经，这六路正经，都走行于人的头部。其中，阳明经行于前颈，太阳经行于后项，少阳经行于两侧。另外，奇经八脉中的督脉，起于二阴之间的会阴，走行于人体的后背中央，经过头顶的中点——百会，过人中，止于上齿正中央的龈交穴。督脉也属于阳经，这样算来，走行于头部的阳经，至少是七路13条（六路阳经都是双数）。中医经络学说还指出，头为精明之府，是精神所居之处，中藏脑髓，外有发护；而发为血之余；心主血脉，其华在面；若头面部的血脉畅通，则上荣于发。根据中医经络学说设计的头部按摩法，一般分为三个步骤。

（1）首先，医师微曲双手的十指，深入发根，贴紧头皮，从前发际到后发际，进行纵向的循经梳理，时间 8~10 分钟。

按摩过程要做到轻柔、流畅，不浮不躁。对脱发和白发密集的部位，要有意识地加大刺激的力度和强度，从而达到益气生血、活血化瘀的理想目的。

（2）接着，按顺序，对要穴进行点穴刺激，每穴要求点按 36~64 下。

（3）最后，施行放松手法。双掌立起，轻柔地沿经叩击头部 3~5 分钟。此招可疏通经络，调和气血，提升头皮表面的温度，改善微循环。实践证明，这一招对付斑秃，效果特别明显。

概括说来，头部按摩的手法，主要是点、按、梳、理、揉、叩6种。

在第二步，需要进行点穴刺激的穴位有以下 5 个。

①百会穴

百会穴位于头顶正中心，两耳尖直上连线的中点处。此穴为人体督脉经络上的重要穴道之一，是人体保健和治风的要穴。按摩刺激百会，能够开窍醒脑，平肝熄风，升阳举陷，益气固脱，调节血压，平衡阴阳，乃治疗多种疾病的首选穴位，医学研究价值很高。

"百会"穴名中的百，数量词，很多之意。会，交会之意。百会名称的含意是手足三阳经及督脉的阳气在此交会。由于此穴处于头顶的中心、人体的最高点，因此人体各路阳经上传的阳气都交会于此，故名百会。本穴又叫三阳五会，三阳指手足三阳经，五会指五脏六腑的气血皆会于此。

百会穴主治的疾病很多，主要有：头痛、眩晕、惊悸、健忘、高血压、低血压、尸厥、中风不语、癫狂、痫证、癔病、耳鸣、失眠、鼻塞、脱发、白发、脱肛、痔疮、阴挺、泄泻。

按摩首选百会，可疏通经脉，调和气血，并能扩张头部的血管，改善血运，增加发根的营养供应。点按此穴时，医师可用拇指的指腹使力，力度轻柔、适中，以患者不觉晕眩为宜。

②四神聪

四神聪又叫神聪四穴，在头顶百会穴前后左右旁开各 1 寸处。按摩这四个穴位，能清利头目，通关开窍，活络止痛，醒神聪脑，是治疗神经系统疾病、精神科疾患的要穴。

按摩采用点法和按法。以双手拇指指腹施力，进行点击、按压，先点按左、右神聪，后点按前、后神聪。

③风池穴

风池穴位于人体的后颈部，后头骨下，两条大筋外缘的陷窝中。风池穴属于足少阳胆经，为治疗风邪疾患的要穴，能清热解表，疏风活络，醒脑明目，壮阳益气。其主治的疾病有：伤风感冒、气闭、中风、口眼歪斜、头痛、眩晕、头重脚轻、目痛泪出、眼睛疲劳、颈肩酸痛、落枕、失眠、鼻渊、鼻衄、耳聋、疟疾、热病、瘿气、宿醉。

施术时，医师用左手扶住受者前额，用右手的拇指肚和中指肚，成相对钳形，同时捏揉左右两个风池穴。自我按摩时，可用双手的四指朝上扶住头顶，再用双手的拇指指尖，旋转揉压左右风池穴。

④风府穴

风府穴位于人体的后颈部，后发际正中直上 1 寸，枕外隆凸直下，两侧斜方肌之间的凹陷中。相当于左右风池穴连线的中点。是人体督脉上重要的穴道，治风要穴。按摩此穴能祛风解热，舒筋通络，清心宁神，通关开窍，对于治疗多种颈部疾病、头部疾病都很有疗效。其主治的疾病有：癫狂、痫证、癔病、中风不语、悲恐惊悸、半身不遂、眩晕、颈项强痛、咽喉肿痛、目痛、鼻衄等。

施术采用点揉法，以拇指指端沿顺时针方向，点揉旋转，力度适中，在点和揉时，应向上用力，才能更好地收到疗效。点法、着力点较小，刺激性强，而配揉法可刚中带柔，取长补短。以患者感觉酸胀、不痛为准。

⑤太阳穴

太阳穴在眼眉外稍与外眼角中间，向后1寸处的凹陷中。按摩此穴，能清利头目，祛风止痛，主要治疗头痛、牙痛、三叉神经痛、目疾和面瘫。

按摩宜采用点揉法，医师用双手中指的指端旋转点揉，手法由轻至重，后又转轻，动作连贯而有节奏。此法可祛风止痛，解除头脑的紧张感或麻木感，并利于缓解头部、面部的血液循环障碍。

2. 头部刮痧法

头部刮痧法分为三个大的步骤，第一叫"兵分三路"，第二叫"八面开花"，第三叫"群星荟萃"。刮痧的器具，不是常规的刮痧板，而是用专用的宽齿木梳，如果梳子是用羚羊角、水牛角制作的，则会更好。

（1）兵分三路

从前发际到后发际，分为左中右三路，平行地梳理受者的全部头发。左右两侧，要从太阳穴梳至风池穴，中央一路，要从前额眉心的印堂穴开始，一直梳至后发际中线边缘的哑门穴。每路梳理36～64次。用力要轻柔，并随时了解受者的感觉，以舒适为宜。

（2）八面开花

以头芯的百会穴为起点，分为八个方向，向四周边缘梳理头发。前后左右十字线，加上四个直角的平分线，就如同米字的字形。梳理的要求和"兵分三路"一样。

（3）群星荟萃

刮痧疗法中有撮痧一法。"群星荟萃"就是利用刮痧板的棱角，或者医师的手指指肚，来撮痧，就如同按摩法中的"点穴"一样，对某些穴位进行撮揪和揉压刺激。撮揪刺激的穴位共有以下三种：

第一种叫荣发靶向穴。属于这种穴的，有百会、四神聪、风池、风府和太阳穴。

第二种叫适时对症穴。适时对症穴需根据患者的诊治意愿，结合患者当时身体不适的具体症状，临时和患者商定。

第三种叫保健养寿穴。属于这种穴的，有足三里、涌泉、内关、委中、列缺、合谷等。这种穴只适于按疗程接受服务的患者，是专为忠诚客户提供的长期服务项目。

文献《诸病源候论》曾有记载："当数易梳，梳之取多，不得使痛，亦可令侍者梳，取多，血液不滞，发根常牢"。头部刮痧法就是据此设计。显然，它能疏通经络血脉，促进头部的血液循环，从而达到育发、止脱的目的。

运用此法需要注意两点。一是梳子的齿宜宽，缝宜大，不可用密齿的，以免受者感到不适而生厌恶之情。二是不可用塑料梳子。塑料乃化学合成材料，梳发时，因长时间的摩擦，会产生高压静电，让发根动摇，发干也会受到损伤而产生空泡，易于分叉、断裂，反而对荣发有害。

3. 泡脚足疗

泡脚足疗的作用，有很多人早就有过亲身体验。古人对此也早有总结。民谣歌曰："春天洗脚，升阳固脱；夏天洗脚，暑湿皆除；秋天洗脚，肺润肠濡；冬天洗脚，丹田漏灼。"脚为人的第二心脏，又可代表人的全身。以泡脚、按摩为主要技术手段的足部反射区疗法，对于活血化瘀、疏通经络，补益正气，全面调理脏腑功能有着得天独厚的优势。

用足疗进行补肾荣发项目时，可采用高浓度中药汤剂，先进行深盆药浴，至受者颈部微汗，然后再进行反射区按摩。泡脚的药液可采用"四藤水"，配方是：夜交藤、忍冬藤、常春藤、枸杞藤各150克，文火煎熬30分钟后，先熏后泡。足部按摩的反射区可选肾、输尿管、膀胱和肝、肺、心、脾、头部、颈椎等，对足少阴肾经上的要穴——涌泉和太溪，一并进行刺激，则效果更好。

（以上三法，特别适于美容、美发和医疗保健机构，作为对外服务的专项业务，也可在家人、亲朋之间，作为自助医护的内容之一。）

然而，呵护生命的喻世明言，曾经这样告诫我们：

病势已成需就医，保健养寿当自理，

人命关天谁做主？须知求人不如己！

因此，那些健商高、有见地的老年人，都希望能掌握一些不用求人，个人独自就能完成的理疗技法。下面所要说的，就是遵照"自主保健"的思维模式，专门为这类老年人设计、推荐的理疗项目。

4. 十指梳头

用自己双手的十个指头，自前向后，梳理头发，每次36下，每日一到两次，多者更好。

头连百脉，为诸阳之会。发为血之余、肾之华。十指连心，又是手三阴和手三阳六条正经的起点和终点。运用此招，可疏通经络、运行气血、醒脑提神、活血荣发。

5. 双掌搓耳

用双手掌根压下耳轮，快速下滑，如能听到耳内回声，为1下，每次连搓49～64下，每日1～3次。

耳为肾之上窍，又是众多经络腧穴密布之处。耳道内伸，直入颅脑深处。由于搓耳所产生的震荡波及颅内，可收到活血散瘀、消滞助气的功效。双臂上举既能增强心肺功能，又能强化肩关节。由于耳廓上遍布人体各个系统、各个部位的对应反射区和应激反应点，因此，常做此招，蕴涵无穷奥秘，肯定疗效斐然。

6. 头面全荣 1·2·4

此招为个人所创，并常习之。1，指1个头颅，并且，在头颅被动地接受双手按摩的过程中，要主动完成1个动作：前后摇动。2，指两只手参与按摩，来完成头面全荣。4，指头面全荣由四个连贯的动作组合而成，需相互衔接，一气呵成。这四个动作是：

（1）浴面

浴面也就是干洗脸。双掌搓热，捂紧脸面，自下而上，摩擦浴面。此时，头颅主动前倾。

（2）梳头

双手接近头顶，十指随即弯曲，插入发根，贴紧头皮，从前向后，梳理头发。

（3）搓耳

双手越过头顶，双掌改而向下，用掌面大、小鱼际压下耳廓，顺势而下。此时，头颅改而后仰。

（4）捋脖

几乎与掌面搓耳同步，双手四指并紧，指肚贴紧颈椎的两侧，自上而下，用力揉摩。

搓耳、捋脖完成后，双掌换位，贴紧脸面，接着，开始下一个回合的浴面。

头面全荣1·2·4这个招式并不复杂，除了具有十指梳头和双掌搓耳的功效外，还可以同时进行美容浴面和颈椎按摩，可谓一竿子打下好几个枣，收获多多。此招每次可作36个回合，每日1~3次为佳。

九、老年人荣发之神补

养生学家有一句脍炙人口、十分经典的格言："药补不如食补，食补不如神补"。药补就是打针吃药，食补就是饮食调理。那么，何谓神补，怎样神补呢？下面的招式和措施，可以为我们做出具体的解答。

1．念念有词三级跳

（1）第一级

上身坐稳，双手合掌，置于胸前，五指朝向前上方，闭目凝神，排除一切杂念。3~5分钟后，在心中默念三句话、十二个字："我要长寿，我能长寿，我必长寿！"至少要念三遍。

（2）第二级

随后，睁开双眼，眺望前方片刻，然后闭目，摇头晃脑，用头写字，在空间写出这三句话、十二个字："我要长寿，我能长寿，我必长寿！"至少要写三遍。

（3）第三级

接后，睁开双眼，目视前方，然后，左顾右盼，用转动的眼球，在空间扫出这三句话、十二个字："我要长寿，我能长寿，我必长寿！"至少要写三遍。

演习这个招式，有两条要领。一是要集中精力，入静宁神，不能有杂念，不能受干扰。二是用头颅、眼球在空间写字时，范围宜大，越大越好。

"念念有词三级跳"，是一个内含玄机的奇妙招式，其功效甚多，难以言表。若从理疗、体疗的角度来看，它至少对人体的两个部位大有好处。一是眼睛，二是颈项。

闭目可养神，运球则养眼。《黄帝内经》中说："五脏六腑之精气，皆上注于目而为之精。"意思是说，眼睛需要所有脏腑精气的荣养，眼睛也可以反映人体各个脏腑精气的盛衰。《黄帝内经》还说："精之窠为眼，骨之精为瞳子，筋之精为黑眼，血之精为络，其窠气之精为白眼，肌肉之精为约束，裹撷（读：xié，协）筋骨血气之精而与脉并为系，上属于脑，后出于项中。"这段话的大意是：眼睛内外，整个眼窝，是人体精气的体现。瞳孔表现的是肾的精华。瞳孔外的黑睛由肝精来决定，因为肝开窍于目。心的精华表现在眼睛的血管脉络上。肺的精华在白睛部分。脾的精华表现为约束整个眼系。显而易见，我们的眼睛，与人体的五脏六腑、精气血神，全都密切相关。所以，国人都把眼睛视为人体健康的晴雨表，中医大夫也把眼睛作为疾病辨证的风向标。

《中医学》里讲："心藏神"，"眼为心之使"。这就是说，眼睛是心神派出的应对外部世界的使者。人们都把目光称为"眼神"，根源就在这里。因此，倘若人不能安心，心动则神散，神散则眼浊，看东西就会模糊不清，散光，花眼。俗语就曾说道："人老珠黄，半老徐娘"；"花不花，四十八"。其实，这只是一般现象，不能绝对化。现在有很多人，六十多岁了，耳不聋、眼不花，读书看报，不用带镜子。为什么？这在很大程度上，取决于你的神，是涣散了、流失了，还是能够集中，能够凝聚。有一个成语，叫作聚精会神。如果我们还能像年轻、上学时那样，能够聚精会神，这就好了。否则，就需要养眼补神了。演习"念念有词三级跳"这个招式，为的就是这个目的。

学过《人体解剖学》的朋友都知道，在我们人体中，有三个非常重要，但又非常脆弱易损的部位。一是前面的，为咽喉，二是后面的，为颈椎，三是身体中段的，腰。而咽喉和颈椎，又都长在脖子上。我们都清楚，欲要在瞬间取人性命，手掐、绳勒、刀斧砍，下手的地方都是人的颈项、脖子。可见此处是何等的重要，又是多么的脆弱。古人为了养脖子，就向长寿的灵龟学习养生，并据此创立了著名的龟息大法。乌龟的脖子经常地一伸一缩，上下、左右，不停地转动。龟息大法就是仿照灵龟的动作，加上了呼吸和意念，抬头时，气聚上丹田百会，低头时，气沉下丹田会阴，这叫小周天，若气沉足底的涌泉，则叫大周天。龟息大法属于比较复杂的高级气功，现在也有很多人练习，目的自然是养脖护体。"念念有词三级跳"中的"摇头写字"，虽然简单易作，但却与古人创立的龟息大法，具有异曲同工之妙。

人的颈项，号称咽喉要道，不仅是人体饮食、呼吸的通道，而且是人体头面经络气血、营养供应的通道。有的人头晕目眩，经常两眼发黑，突然摔倒。有的人大脑萎缩，健忘痴呆。有的人小脑萎缩，共济失调。其最原始的起因，竟是因为颈椎不好，患上了椎动脉型颈椎病，影响、妨害了头部的血液供应。因此，中西医大夫都知道，头面若有病，先要查颈椎。我们也应该明白，头面要祛病保健，先要把颈椎养好。这应该成为我们时刻牢记的养生信条。

从精神卫生、心理健康的角度看，这个招式可以改变人的心态、信念和那些致病、损寿的行为习惯，潜移默化地发挥心疗作用，产生难以预想的奇效。

现在，有许多老年人，一看到人家四代同堂、寿过百岁，就羡慕不已，眼红得很。你若说，现在生活好了，人都可以长寿，他相信。你若说，有病赶紧治疗，不要怕花钱，他会很高兴、很配合。你若送来灵芝、海参、保健品，他会很乐意吃。你若再说，您也来点自主保健，荣发养寿，争取也熬个老寿星，那可就难了。他会一笑了之。因为，他压根儿就不相信，幸运也能光顾自己。为什么老人们都是这个调呢？

暮年，犹如人生的冬天。当风吹草动、阵阵寒意袭来时，极易让老年人那已经绷紧了的神经，变得更加脆弱，变得异常的敏感。听听这个诗句："夕阳无限好，只是近黄昏"，是否有几分忧伤？再听听这个："对酒当歌，人生几何？譬如朝露，去日苦多。"这是三国曹丞相的酒后真言，那就不只是忧伤，而且有几分凄凉和悲哀了。当一个人被忧伤、凄凉和悲哀笼罩的时候，生活将变得索然无味，变得了无情趣。处于这种心境，谁还会有心思，去主动的保健，去自觉的养寿呢？这时的心态，心理学上叫作惶恐忧伤，信念的缺失，是一种心理障碍；中医学上叫作"失神"，也就是精神失去寄托，是一种失魂落魄的不祥之兆。如若是青年人，用医圣张仲景的"解郁汤"，或者求助于资深的心理咨询师，这种病态，均能治疗。因为青年人的元气尚在。然而，如果发生在老年人身上，这可就大事不妙了。因为老年人大多元气已衰，虚不受补，实在是无药可治！就是神仙来了，也怵头。

暮年哀伤，似乎是人生的必然，似乎是一种人人都在劫难逃的通病，更像是到了某个时刻，人人都会身不由己，自动跳入的泥潭。曾有乐善之人，试图进行规劝，而他呢，却老是一声不吭。你若不识时务，再继续苦口婆心，他就会与你翻脸了。这时候，老年人说的都是同样的话：——饱汉子不知饿汉子饥，站着说话不腰疼！你越想救援帮助，他反而陷得越深。就好比棒敲缩头乌龟的壳，你越敲，它就越不出来，并且缩得更紧，让你干急眼。到底应该如何办，才能有效地改变老年人这种消极颓废的心态呢？这就像那跨世纪的数学难题——哥德巴赫猜想一样，难以被人彻底破解。古今中外，概莫如此。

如果，你是一个至亲、至爱而又聪慧的真纯孝子，不妨学几招绝活。俗话说："人过七十赛顽童，看你会哄不会哄。"首先，你要编排一个高尚的理由，比如说，"经高人指点，这样做可以福荫后代"。然后，一家两代人，合在一起做。如果父母这一次，做得好，很认真，你就奖品马上奉上，立刻来点物质刺激。如果你能坚持不懈，一直这么做，那么，少则十日，多，不会超过一个月，你就一定会大见成效。

这是一套连环计。第一招叫"奉上高帽"，付诸高贵的动机，让爱子胜己的父母不但不能回绝，而且乐于接受。第二招叫"瞒天过海"，名义上，是让父母配你一起做，实际上，是你陪着父母做。第三招叫"投其所好"，以实惠来鼓励，以鼓励来强化。这些招式连环作，其目的就是实现心理学上所说的——"自我暗示"。这种连续进行的自我暗示，会在逐渐累积中，不断地得到强化，最终，从量变到质变，完成认识上的飞跃，固化到事主的头脑之中。最初的被动参与者，反客为主，变成了现在的主动参与者，不知不觉，他自己，终于走出了心理的泥沼。

如果你是一个热心的老龄工作者，如果你是一个虔诚的宗教热心人，如果你是一个老年人自助社团的召集人，那就更好办了。你可以把人组织到一起，一块做。若是这样，时间不长，就会大见成效。这叫骨干带头——从众效应。也叫抱团互暖——群体效应。当然，受益的不仅仅是大家，你个人的收获，也小不了。业绩卓著，功德大长。既帮助了别人，又升华了自己。自此以后，人们对你，可要刮目相看了。这就叫：

积德行善仁者寿，助人惠己最风流。

因果轮回有定数，苍天在上终有报。

这个招式的最大功效，就是要在连续不断地祷念中，让老年人潜移默化，萌生"我要长寿"的诉求和希望，建立"我能长寿"的认识和理念，树立"我必长寿"的信心和决心。这是一种精神、心态的转变，这是一种颠覆自我的根本性转变。对绝大多数老年人来说，这可是一件非同小可、决定人之大限的大事。

生命只是一个有限的历程。寿命再长，也终有一死。不可一世的秦始皇，一生追求长生不老，结果，46 岁就一命归西。康熙大帝，号称治国有方、养生有道，也只活了 69 岁。——人是怎么个死法？像梁山好汉鲁智深，回归山寺，坐在椅子上，面带微笑，悄然的"圆寂"。像 93 岁的台塑大王王永庆，乘机出差，夜宿美国的五星级宾馆，在深沉的睡梦中驾鹤西游。这种因生理性衰老而归西的死法，叫作"老煞了"。此种死法，从容、安详，个人没有痛苦，儿女不受拖累，实乃人之大幸。然而，对于绝大多数人来说，远没有这么幸运。因为，导致他们短命辞世的原因，不是纯粹的生理性衰老，而是病理性的结束。也就是说，他们在饱受病魔的折磨后，死于非命。

其实，人的一生，就是与疾病抗争的一生。谁没生过病，谁没当过病人？有病求医，打针吃药，病就去了，人就好了。于是，渐渐地，人们都懂了，西医能治病，中医能治病，吃保健品强身健体，也能间接地治病。这些观念，都来自人们的亲身经验，应该说，没有什么错。但是，如果我们将其过度的拔高，上升到依靠、依赖，甚至迷信的程度，如果我们把自己应负的责任，对个人生命的健康呵护，都统统交给医生，那可就大错而特错了。这既不可能，更不可靠！有的人，吃药不管事，花钱不治病，就不问青红皂白，大骂医院坑人。还有的人，四处求名医，到处寻灵药，吃了大半辈子的药，临死都不知道，自己为啥还会死掉。对此，大家可能要问，这问题的症结到底出在哪里呢？其实，这个问题很简单，就是因为，我们中的许多人，是只知其一，不知其二。您说求医吃药能治病，他知道。你若再问，求医吃药为啥能治病，他可就不明白了。可能，他压根就从未思考过这个问题。

这个问题在医学上，叫作"医理"，也就是疾病治疗的机理、原理。有一句话，老人们常爱说，"小车不倒只管推"。倘若你车技好，底气足，意志坚强，又恰逢平路、顺风，这小车会推得很轻松、很潇洒，就是遇到逆风、爬坡，你也能撑得住，照样前进。这车技差，劲小的，就不同了。平路、顺风还可以，一旦遇到逆风、爬坡，就撑不住劲了。若想继续驾车前行，就必须花钱雇人来帮忙。若是他请的人，精于此道，善帮会帮，恰到好处，这难关也就轻而易举地度过去了。倘若他请错了人，乱帮一气，则会越帮越忙。倘若他底气耗尽，已经掌握不住车把，或者意志薄弱，放弃握把，你就是请来了会帮、能帮之人，也已于事无补了。

如果我们把我们的生命之舟视为小车，把医生视为请来帮忙的人，把驾车人视为我们个人的思想、意志和信念，那么，前面所讲的，就是我们准备深究的"医理"了。这个道理非常的浅显。古希腊的哲学家、著名医师波希克拉迪早在两千多年前，就已经为我们道破了天机。他说："病人的本能就是病人的医生，医生是来帮助本能的。"这本能是什么？这本能就是人人生来就有的，从娘胎里带来的各种能力，这其中最大的，当然就数求生、就是自救了。而我们的先祖，则比西方人更先知、更聪明。这在《黄帝内经》中早就有了十分清楚的记载，原话是这么说的："正气存内，邪不可干"、"精神内守，病安何来"。你看，这保健延寿的方向，老祖宗给我们指的，是多么的具体，多么的明确！我们生来就有的求生自救的本能，我们体内存守的精神和正气，才是我们赖以抵御外邪、对抗疾病的力量所在。这才是我们的、真正靠得住的根本力量。而我们花钱买来的药物，花钱雇来的医生帮工，只不过是一种外来的，能力非常有限的辅助而已。倘若你家境贫寒，积蓄有限，自然连这个也指望不了了。难道我们还要掩耳盗铃，自欺欺人，非在这棵树上吊死不可吗？

2. 神补的意义

下面，我们可以回到本节的正题。所谓神补，就是帮助老年人改变目前的消极心态，主动走出忧伤、惶恐的心理泥沼，树立"我能长寿"的坚定信念。只有过了这个坎，老年人才会萌生"我要长寿"的希望和诉求，才能自觉自愿地进行自主保健，坚定不移地开展荣发养寿。如果缺了这一步，前面说过的食疗、理疗，就是进行的再好，也照样难有建树。为什么会这样呢？难道转变心态就那么至关重要吗？

先来看生活中的一件小事。自行车车轮没气了，我们就找来气筒，给车胎补气。可是，打了半天，车轮就是不鼓，这时候，我们才想到，可能带轧了，得先补带。

谈到治病疗伤、养生养寿，人们都知道，要补、要养。有的人看了很多书，听了很多专家的讲座，还真有见地。一谈到补，无论是补气、补血、补阴、补阳，还是补肝、补肾，补骨、补钙，应该吃什么、喝什么，他是津津乐道，毫不陌生。一听就是个内行。但是，有许多人照着去做，补了半天，却并无什么起色。其实，这是一个很大的误区，甚至是一个害人的陷阱。

老祖宗所说的补，最紧要的并不是补给、补充、补加，而首要的是收藏、保存，是不漏、不泄。保存现有的实力就是最大的补、最好的补、最有效的补。车胎轧了，你不去补胎堵漏，光一个劲儿的打气，有什么用？那么，什么又是最大的"漏"呢？是心情，是态度，是你的精神头。这正如研究长寿的著名学者——胡夫兰德先生，在他的《人生延寿法》一书中所说的：

"在一切对人不利的影响中，最能使人短命夭亡的，莫过于不好的情绪和恶劣的心境。如忧虑、颓丧、惧怕、贪求、怯懦、嫉妒和憎恨等。"

而世界上最著名的生物学家，俄罗斯的巴甫洛夫更是一针见血地告诉我们：

"愉快可以使你对生命的每一跳动，对生活的每一印象，都易于感受。不管是躯体，还是精神上的愉快，都是如此。它可以使身体发展，身心强健。一切顽固沉重的忧悒和焦虑，足以给各种疾病大开方便之门。"

因此，心态的转变，精神状态的改善，既是最大的堵漏，更是最大的补。难怪我们的先祖会告诫我们："药补不如食补，食补不如神补"。奥秘，原来就在这里！

诗人屈原曾为人类留下了不朽的诗句："路漫漫其修远兮，吾将上下而求索。"这么一说，人生好像很长。可实际上，人生只有三天，昨天、今天和明天。再仔细想一想，昨天已去，明天未来，我们所能拥有的，只有今天！快乐是人生五味中，最讨人欢欣的一味。快乐是生命历程中，最令人痴迷的乐章。快乐也是人类与疾病抗争中，最能快速起效的酵素。对我们来说，快快乐乐，是一天，烦恼忧伤不快乐，也是一天，我们何不快快乐乐地度过呢？只让自己生活在一个愉快的今天里，就是我们所追求的所谓"神补"！

人体是上天赋予我们的，一架精妙绝伦的机器。它有强大的自救本能，能再生，能合成，能补偿代用，能自我修复。它还有巨大的内蕴潜力，在我们遭遇灾难、碰上危险的时候，它就会自动释放，帮助我们对抗病魔，战胜灾难，赶走死神，引导我们奔向光明。然而，这一切的一切，都需要一个必备的前提条件，这就是我们的信念、我们的意志，我们的精神状态。只有我们像电视剧《士兵突击》中的许三多那样，始终坚持"不抛弃、不放弃"，它才会发挥作用，它才能真正地成为我们的保护神，真正地成为我们的平安灵符。从电视播放的新闻画面中，我们可以看到，在5·12汶川大地震的抢救现场，参与抢险救援的人员，一旦发现幸存者的气息，首先进行的，就是大声地、不停地喊话，为幸存者鼓劲、打气，以此来保证救援的成功。最终救出的，不是遇难者的尸体，而是鲜活的生命。精神的力量到底能有多大，这不就是最好的诠释，最形象的说明吗!?

曾有一个老年朋友对我这样说："我不是一个不明事理的人，这些道理我都明白，可不知为啥，我就是高兴不起来。"俗话说，当局者迷，旁观者清。这只是一层窗户纸，一戳就破，原因再简单不过了。人说"知足者常乐，能忍者自安"。原因就在你的贪念，因为你是一个求全责备、贪得无厌的人。

我们这一代老年人，大都出生在建国前后，是所谓"毛泽东时代的人"。毛泽东时代是个什么样？那时候，一穷二白，百废待兴。我们要吃苦，我们要拼命，我们要为生存而战。连续三年的自然灾害，我们吃过糠。三面红旗大跃进，我们炼过钢。老蒋反攻大陆，我们扛过枪。广阔天地，大有作为，我们下过乡。改革开放，为国分忧，我们下过岗……过五关，斩六将，走麦城，下江东，生儿育女，保家卫国，谁不是披肝沥胆、血泪斑斑，谁不是呕心沥血、伤痕累累，谁的经历不是一部可歌可泣的人生画卷，谁的人生不是一部艰难曲折的历史传奇。

然而，"滚滚长江东逝水，浪淘尽，多少风流!"劳作的艰辛，生活的磨难，工伤、车祸，地震、水灾，流感、非典，病魔、意外，这些天灾人祸，残酷无情，接连不断，不知夺走了多少鲜活的生命。不看大人小孩，不论平民精英，几乎每天都有噩耗！而我们呢？却能绕过黄婆桥，穿越鬼门关，躲过了一场又一场的人类大劫难。显然，我们还活着，还健在，还能吃、能喝、能喘气。这是先祖的庇佑，这是上苍的惠顾，这是人间最大的奖赏！对此，难道我们不该为之庆幸，为之欣喜吗？今天，不管你是漫步在城乡的小路上，还是卧榻在医院的病床上，只要你一息尚存，就是生命的光辉，就是人间的奇迹。难道我们不该为之欢呼，好好地庆贺吗？如果你还不知足，还是执着于圆满与完美，痴迷于红尘琐事，恩恩怨怨，是非得失，就是无法高兴起来，那可比和珅还要贪，比白痴还要傻。如此这般活着，类同行尸走肉，又有什么意义呢？

自主保健，补肾荣发，老年养寿，是宝贵人生的最后一战。当我们打定主意，势在必得的时候，等待你的，必将是严冬的溃退，必将是新春的开始，必将是人生的第二个轮回。因此，请您务必记住这四句话：

补药万千有一珍，最紧要的是开心。

因老得闲才享福，老树新花又一春。

十、康寿秘诀

1. 康寿秘诀——八句真言

从远古到现在，从国内到国外，关于人类的健康与长寿，始终都是一个非常热门的大课题。有的人说，这是一门学问。有的人说，这是一种文化。有的人说，这是一种智慧。有的人说，这是一个未解之谜。如果我们从科学的角度，来探究这一课题，就会深切地感到，它是既玄妙，又复杂。因为它伴随着人的一生一世，又与人的衣食住行、生存条件、环境变化等诸多因素，息息相关，的确是一个涉及方方面面，时间跨度不同，未知数众多，并且还要因人而异的系统工程。为此，世界卫生组织集中了全世界精于此道的学者、专家，专门进行了研究，并在世人瞩目的《维多利亚宣言》中，明确地为我们确立了保持健康、走向长寿的四大基石，这就是：

——膳食合理、适量运动、戒烟限酒、心理平衡

毫无疑问，这些原则是完全正确的，可谓"放之四海而皆准"。然而，当我们紧密结合我国的国情、民情，来加以审视、研讨时，却发现，单靠这四块基石，尚不能可靠地为国人的生命大厦，稳固的奠基。所以，我们又仔细斟酌，补充完善，终于归纳出专对国人的康寿秘诀——八句真言：

营养均衡巧补弃，洁水净气境相宜，
兴趣广泛勤锻炼，戒烟限酒去陋习，
意外伤害防在前，心态平和会调理，
防疫养生早起步，体检就医要及时。

这八句真言，几乎涵盖了支撑国人生命大厦的所有支柱与基石。如果，你也赞成和认同，那么，就请您牢记在心，身体力行，经常地进行对照检查。显然，这对我们充分发挥自己的主观能动性，珍爱生命，自主保健，肯定会有百利而无一害。

2. 康寿秘诀——一个链节

有的人，经常参加健康讲座，聆听了很多专家的精辟讲解。刚开始，可谓是茅塞顿开，大有收获。可再往后，却是越听越乱套，越听越糊涂，越听越感到高深莫测、无所适从。

其实，你仔细地看看我们刚刚谈过的八句真言，并没有什么深奥与玄妙，相反，这全都是很普通的，几乎人人皆知的生活常识，并且，其中的绝大部分，但靠我们的认知和本能，就已经做到了，或者早就已经做好了。而现在，真正需要我们去做的，只是其中可能被遗漏、被忽略的，很少的一点。这就是康寿秘诀的第二条——"一个链节"的奥秘。

假若生命是一条具有 100 个链节、环环相扣的铁链，那么，它的寿命，它所能承载的最大力量，就取决于其中最薄弱的一环；只要我们能及时、准确地找到，并加以修复，就能显著地延长铁链的使用寿命，并能大幅度地提高整条铁链的承载能力。这个比喻的寓意就是，在每个人的生命链条中，都有相对薄弱的环节，其中最弱的一环，就直

接决定着我们与病魔、与死神的距离，也直接决定着我们眼前的健康、未来的寿限。

"一个链节"，是我们在探索生命奥秘的过程中，迄今所得到的——最令人欣慰的发现。这样一来，保健养寿这个偌大的课题，就深入浅出，变得异常的简单。因此，我们可以成竹在胸，毫无疑问地告诉您：你与成功，永远只有一步之遥！这就是尽早、准确地找到——这性命攸关、最薄弱的一环。

我们都不是行家，不能单凭自己的主观感觉，妄加臆断，而是应该多听听专业人士的意见。经常地去看看医生，做做体检，让高科技来点透视扫描，这都是非常必要的。兼听则明，偏信则暗。西医、中医，有病、无病，都要去看看。当然，"姜还是老的辣"，尊重胡子长的资深老者固然不错，而对于那些出道不久、名气不大的新手、生手，也不能轻视。在大多数情况下，他们可能更精心、更细致，更能实话实说，更不会妄下断语。另外，我们心中还要明白，中医学、西医学，都是人类文明进步的科学结晶，各有其妙手、强项和特色，也各有其局限、欠缺和无能之处，千万不要先入为主，厚此薄彼，更不能以偏概全、求全责备。中医师、西医师，国营的，民办的，瞧病的，卖药的，都是人，都要创收吃饭，为了让您打开钱袋，免不了要来点——"营销策略"，或者危言耸听，或者夸大其词，这也无所谓。因为有的人就爱吃这一口。你若和他实话实说，他反而不信，该花的钱也不愿意掏。啥人啥命，咱们也管不了那么多。只要我们自己心中有数，那就你讲你的，我听我的，"任凭风浪起，稳坐钓鱼船"，一切都能明察秋毫、轻松应对。既不会：平时不烧香，临时抱佛脚，有病乱投医，任人来宰割。也不会：因噎废食，怀疑一切，自己放弃对生命的主宰，任由病魔逞凶作祟，坐等死神的召唤了。

这正是：

养寿好比修锁链，找准弱环是关键。

切中要害来调治，整体素质大改变！

以上，就是我们对"养寿先荣发"这个专题所做的探讨。聪明的朋友不难发现，这个论点的提出，实际上，就是我们最后所披露的康寿秘诀——"一个链节"之说，在老年人身上的运用和体现。显然，它不可能适用于所有的老年人，但对其中的五、六成具有借鉴和参考意义，是毋庸置疑的。

衷心祝愿当代的老年人——晚年快乐，健康长寿！

这是老人之幸，晚辈之幸，社会之幸，中国之幸！让我们翘首以待，立即付诸于行动。您看，希望，已经在向我们招手了！

【延伸阅读Ⅱ】如何来战胜糖尿病

下面，准备和各位朋友探讨的话题是：

——如何来战胜糖尿病。

兵法有云："知己知彼，百战不殆！"因此，我们首先要做的，是如何来认识糖尿病。

1. 病情简报

我们知道，健康是人的第一财富，长寿是人的最大福分。然而，各种非传染性慢性病，却给中老年人的身心健康和生命安全带来了极为严重的威胁。在这其中，高血压位居榜首，声名最为显赫。

目前，在我国20岁以上的成人中，高血压的发病率高达24%，患病人数超过2.66亿。而紧随其后的那位"二哥"呢？那就是令人不得不刮目相看的糖尿病！

据国家权威部门的流行病学报告：

在1980年以前，糖尿病在我国，是一个名不见经传的"小弟"，在我国成人中的患病率仅为1%。改革开放大大提高了国人的物质生活水平，从此以后，糖尿病异军突起，趁机以全球无可比拟的飞速，在我国急剧增长。

2010年，针对中国近10万名成人进行的一项全国范围的调查显示，糖尿病在我国成人中的发病率为11.6%，患者总数高达1.14亿。

2007年，类似的调查显示，糖尿病的发病率为9.7%，患者为9,240万。只经短短的3年，患者就增加了2,200万。

而今，糖尿病已经稳稳坐上了第二把交椅，其飙升速度之快，真叫人咋舌！

当然，糖尿病也是一个全人类都很关注的公共卫生问题。现代医学研究发现，以碳水化合物为主食的亚裔华人，是糖尿病的易患种族，糖尿病的发病率是欧美白人的两倍。国际糖尿病联合会估计，现在全世界共有患者3.7亿。这就意味着，全球有三分之一的病人来自中国。我国已经超过印度，成为全球第一糖尿病大国。尤其让人不无忧虑的是：最近的调查数据显示，我国目前至少有Ⅰ型糖尿病患者100万，Ⅱ型糖尿病患者1个亿，其中约有六成的患者未被诊断，可能因此而丧失治疗的最佳时机。

随着我国肥胖人口的不断增多，糖尿病的高危人群也在不断扩大。约有四成的18～29岁的青年人，已经成为糖尿病潜在人群。有约五成的成年人，进入"糖耐量低减"的糖尿病前期。这也就是说，约有5亿成年人，已成为糖尿病的预备队和后备军，随时可能被"转正"，加入糖尿病的患病大军。其数量之多、规模之大，不由得让我们倒吸一口凉气。

2. 疾病危害

"昔日王侯堂前燕，飞入寻常百姓家。"时光倒流30年，有多少人听说过糖尿病？

现在，又有几个人不知道糖尿病，过去是"谈癌色变"，现在又"谈糖心惊"。为什么？这叫人对糖尿病心惊胆战的，是它导演的一幕又一幕的人间悲剧，是那十分凶险的并发症。

"疾病是最好的老师！"表面看来，糖尿病似乎是一种很平和的疾病，但却又是一种致死、致残率很高，凶险无比的疾病。因此，人们给了它两个非常文雅的称号——"温柔的魔鬼"、"沉默的杀手"。平时，有许多患者并无病态，完全和正常人一样。有的接受胰岛素治疗患者，出现"胰岛素脸"，面色红润、气宇轩昂，还让人羡慕不已！

然而，这位"沉默的杀手"倘若变脸，可以在顷刻间取人性命，这就是糖尿病的急性并发症！比如：低血糖、急性感染、高渗性肝昏迷、酮症酸中毒、乳酸酸中毒。倘若抢救不及时，或者患者的病程较长、年龄偏大、体质虚弱、兼有他病，很容易因此而葬送性命！

糖尿病还有许多慢性并发症：

糖尿病性心脑血管病变、肾脏病变、眼部病变、足部病变、神经病变，以及皮肤、肌肉和关节病变。

病程 5～10 年的患者，血管病变逐渐呈现，半数以上的病人发生动脉粥样硬化。动脉病变主要累及心脏冠状动脉、脑动脉和肾动脉等，从而引起心梗、脑梗、尿毒症，让患者致死、致残。

周围动脉，尤其是下肢的足背动脉粥样硬化，可引起坏疽，由坏疽导致的截肢，也屡见不鲜。有的患者曾经为此 3 次锯腿。

在这些并发症中，出现率最高的要数让人失明的白内障和眼底视网膜病变，其次是全身大小动脉的粥样硬化，这是血液中过剩的葡萄糖以及糖毒、药毒长期腐蚀全身血管内壁的必然结果。由于糖尿病的光顾，严重损害了人体的免疫功能，各种麻烦也纷沓而来，患者不仅容易罹患感冒、肺炎、肺结核之类的感染性疾病，而且一旦酿成，都不容易治好。

受不完的罪，花不够的钱。只有痛苦，没有希望。只有黎明前的黑暗，看不到光亮的明天！邻居于德是一位 58 岁的老糖友，16 年前，因阳痿和皮肤瘙痒到市医院就诊，结果被查出了糖尿病。近十年来，各种并发症频繁拜访，害的儿子也找不上对象，病重了就嚎啕大哭："我这是做的啥孽啊？为啥让我得上了这个病啊？"

3. 疾病性质

什么是糖尿病？糖尿病又是怎么来的呢？这是许多人，包括很多糖友都很想搞清楚的一个问题。

有人说，糖尿病，顾名思义，就是病人的尿中含有糖分。由于体内血液中的葡萄糖存量过高，而随尿液排出体外，这就是糖尿病。

不错，有的病人确实尿中含糖。但这样来理解糖尿病却是错误的！因为某些肾脏疾病，大量进食、剧烈运动后，尿中可以有糖；尿路感染，妇女月经期，尿中可以有糖；服用某些药物后，也可以看到尿糖……所以，单凭尿糖一个指标，尚不能判定糖尿病。

这能判定糖尿病的，就是"高血糖"。如果在体检时抽血化验，发现血糖值过高，空腹血糖和餐后（2小时）血糖都超标，就是得上了糖尿病。

这糖尿病的病名，是西医的叫法，祖国传统医学则称之为"消渴病"，且有上消、中消、下消之分。肺热伤津、口渴多饮为上消，胃火炙盛、消谷善饥为中消，肾不摄水、小便频数为下消。"消渴"，即消瘦、烦渴之意。早在三千多年前，国人就已经发现了糖尿病。在两千五百多年前的中药典籍《黄帝内经·素问·奇病论》中，是这样说的："此肥美之所发也，此人必数食甘美而多肥也。肥者令人内热，甘者令人中满，故其气上溢，转为消渴。"到了明代，大医家张景岳在《景岳全书》中则说得更为简明："消渴病，其为病之肇端，皆膏粱肥甘之变，酒色劳伤之过，皆富贵人病之而贫贱者少有也。"

现代医学的病理学研究，为我们揭示了糖尿病的本质：

所谓糖尿病，是由遗传因素、免疫功能紊乱、微生物感染、自由基、精神因素、不良习惯等各种致病因子作用于机体，导致人体胰岛功能减退、胰岛素抵抗等而引发的糖、蛋白质、脂肪、水和电解质等一系列代谢紊乱综合征。

简单说来，糖尿病是由于体内胰岛素绝对缺乏或相对不足所引起的一种代谢障碍。临床上，糖尿病以高血糖为主要特征，典型病例可出现多饮、多食、多尿、消瘦的"三多一少"症状。

4. Ⅰ型糖尿病

我们要明白糖尿病的发病机理，先要明白我们人体的血糖调节平衡机制。

我们的生命活动，一刻都离不开能量。这最直接地给我们提供能量的营养物质，就是血糖。血糖随血液循环运行全身各部，在细胞中氧化分解，最终生成水和二氧化碳，同时释放出大量的能量，以维持我们的生命活动。

糖类又叫碳水化合物。食物中的糖类，大部分来自属于多糖的淀粉，此外还有少量的低聚糖、蔗糖、半乳糖、果糖。人体能直接利用的糖类，是血液中的单糖，即葡萄糖，或有果糖，但由于果糖通常量很少，且不需要胰岛素的参与，因而血糖主要是指血液中的葡萄糖（Glu）。

平时，人体正常的空腹血糖浓度维持在$3.9 \sim 6.0$mmol/L（0.1%）的范围内。低于3.9mmol/L时，即是所谓的"低血糖"。超过6.1mmol/L时，即称为高血糖。

进餐以后，食物中的糖类物质在胃肠道被消化分解为葡萄糖后吸收入血。由于血糖水平显著提高，胰岛β细胞分泌的胰岛素也随之增多。胰岛素带着葡萄糖，进入肝脏细胞，合成为肝糖元，进入骨骼肌细胞，合成为肌糖元。尚有一部分血糖直接进入各器官组织的细胞，被氧化分解，释放出能量，以维持人的生命活动。还有一部分血糖留在血液里"备用"，或者转化为脂肪等非糖物质。

当血糖由于消耗而浓度降低的时候，下丘脑通过有关神经使肾上腺和胰岛α细胞分别分泌肾上腺素和胰高血糖素，作用于肝脏，促进肝糖元分解，促进非糖物质转化为葡萄糖，从而使葡萄糖含量升高。以使血糖含量保持在一个相对稳定的数值范围内：$3.9 \sim 6.1$mmol/L。

这就是我们人体的血糖平衡调节机制。由此可知，人体对血糖的利用，离不开胰岛素。而胰岛素山白人体内分泌系统中的胰腺，是胰腺 β 细胞分泌制造的一种内分泌激素。显然，糖尿病是一种内分泌疾病。其病位就在人体的胰腺。我们知道，糖尿病有Ⅰ型、Ⅱ型之分。所谓"胰岛素绝对缺乏"，说的正是Ⅰ型糖尿病。

进故宫要买门票。坐动车要打车票。血糖要进入细胞，必须有胰岛素带路。胰岛素就好比血糖进入细胞的通行证。有了胰岛素在前面开道，血糖才能通过细胞膜上的胰岛素受体，进入细胞之内，被细胞摄取和利用。因此，胰岛素具有降低血糖的作用。Ⅰ型糖尿病患者，由于胰腺受损、胰岛功能衰退，胰岛素分泌量很少，必须长年补充外源性的胰岛素，才能利用血糖、维持生命。因此，Ⅰ型糖尿病又称为"胰岛素依赖型糖尿病"，又因为多在人的青少年时期发病，所以，又称为"青少年糖尿病"。显而易见，激活功能受损的胰腺，恢复胰岛素的正常分泌，乃是治好Ⅰ型糖尿病的关键。

说到这里，讨论似乎应该打住了，但有的朋友可能要问："这胰腺受损到底又是怎么一回事"，"胰腺本来好好的，怎么就受损了呢？"要说清这两个问题，必须从头上说起。

胰腺又叫胰脏，隐藏在我们肚腹的深处，是一个非常不起眼的小器官。胰脏虽然很小，也不在五脏六腑之列，但功能作用却十分了得。之所以这样说，因为它是一个非常特殊的器官，同时具有内分泌和外分泌的功能，它的生理作用和病理变化都与我们的生命安康息息相关。

胰脏位于上腹部的左季肋区，长约16厘米，重约70克。承担外分泌的腺体由腺泡和腺管组成，腺泡分泌胰液，腺管是胰液排出的通道，胰液通过胰腺管排入十二指肠，有消化蛋白质、脂肪和糖的作用。负责内分泌的腺体由大小不同的细胞团——胰岛所组成，主要分泌胰岛素、胰高血糖素，其次是生长激素释放抑制激素等。

由胰岛 β 细胞分泌的胰岛素具有众多的生理功能，最主要的功用就是调节血糖代谢。如果胰岛素因胰腺功能受损而分泌量不足，即为"胰岛素绝对缺乏"，那么，进入组织细胞内的血糖就会减少，由此引起血糖水平的异常升高，并超过肾糖阈值而从尿中排出，从而酿成Ⅰ型糖尿病。

胰腺其实非常娇嫩，这导致胰腺功能受损的元凶，首推胰腺的急性炎症。大量饮酒、暴饮暴食和胆道疾病则是胰腺炎的主要起因，其中胆源性胰腺炎占了发病人群的50%以上。胆道的结石、蛔虫、感染、瘢痕狭窄、肿瘤、炎性水肿等均可引起胰腺炎的发生，其中结石和感染最常见。胆总管开口于胰管末段中，两者的"共用通路"是胆源性胰腺炎发生的解剖学基础。如结石嵌顿于法特壶腹部，胆汁通过共同管道逆流入胰管内，感染即带入胰管。再如胆石排泄过程中，可使奥迪括约肌发生麻痹性松弛，造成肠内容物反流入胰管，引发胰腺炎。

大量饮酒、暴饮暴食也是胰腺炎的重要诱因。暴饮暴食促使胰液大量分泌，进入十二指肠的酒精会引起奥迪括约肌痉挛，于是没有"出路"的胰液便对胰腺进行"自我消化"。临床所见的急性胰腺炎患者，绝大多数具有暴饮暴食的经历。如果在短时间内一次吃进大量的蛋白质及脂肪类食物，就会刺激胰腺急速分泌大量的胰液，胰管一时宣泄不了这么多胰液至十二指肠，胰液即会倒流入胰腺组织内。若再加上酒的刺激，就加重了胰液泛滥的情况。这将导致胰脏本身被消化，引起水肿或出血性坏死，猝死的患者高达40%，成功获救者，其部分胰腺也受到了程度不同的损害。

急性胰腺炎痊愈后，胰腺内、外分泌的功能往往都会受到损害。外分泌功能的损害表现为消化功能减退，病人胃口差，体重下降，变得消瘦。内分泌功能的损害则表现为胰岛素的分泌量不足，从而导致Ⅰ型糖尿病。

显然，Ⅰ型糖尿病是继发于别的病症所造成的。除了急性胰腺炎，亦可由胰腺癌、胰脏切除手术、药物中毒所引发。这种胰脏已经坏死或者完全缺失的继发性糖尿病，将是永久性的，不可逆转的。

5.　Ⅱ型糖尿病

所谓"胰岛素相对缺乏"，说的是Ⅱ型糖尿病。Ⅱ型糖尿病多发生于40岁以上的中老年人，所以，又叫"中老年糖尿病"。

前面说过，血糖要被细胞摄取利用，必须能够打开细胞膜上的门户通道，这个专用的门户通道即是"胰岛素受体"，能够打开通道门锁的钥匙就是胰岛素。同样是血糖超标，Ⅰ型是起因于胰岛素绝对不足，缺乏打开通道门锁的钥匙，而Ⅱ型则与Ⅰ型不同，患者体内的胰岛素可以正常分泌，甚至高于正常水平，并无缺乏之虞。可是，有些门锁就是打不开，钥匙似乎是失灵了。这也就是说，相应浓度的胰岛素水平，并没有发挥与之相对应的降糖功效，其所产生的生物学效应，明显的低于正常值，客观上构成了"胰岛素相对缺乏"。

有门票也进不了故宫，有车票也上不了动车。这太反常了！到底是为什么呢？这是因为，在患者体内存在着一种十分离奇的现象，现代医学称之为："胰岛素抵抗"。

所谓胰岛素抵抗，是指胰岛素作用的靶器官对胰岛素的反应性滞后，敏感性下降，肝脏细胞、肌肉细胞和脂肪细胞对葡萄糖的摄取，进行抵制和对抗。

临床资料表明，高达90%以上的Ⅱ型患者，都存在着胰岛素抵抗。因此，胰岛素抵抗乃是Ⅱ型糖尿病的发病基础。弄清其诱发的机理，就可以揭示Ⅱ型糖尿病的发病机制，为此，需要从人体自身的能量储备机制谈起。

为了民生和备荒，国家都有自己的战略储备，譬如水库和粮仓。在我们人体内部，也有这样的储备机制，在这里，我们单说能量。我们在摄食后，能量物质经消化系统转化为葡萄糖进入血液，运送到全身的细胞，作为能量的来源。这暂时用不了的，则转化为糖原，储存在作为能量仓库的肝脏和肌肉细胞中，肝脏可储糖70～120克，肌肉可储糖200～300克。若再有富余，则把血糖转变为脂肪，储存在皮下和脏器内。肝糖原可以及时调节血糖浓度，防止出现低血糖。肌糖原可以随时为骨骼肌的活动提供能量。脂肪是高储能物质，其产热量是糖类的两倍。正是如此完美的储备机制，让我们可以应对食物欠缺、营养不足的荒年，这却也为我们埋下了罹患糖尿病的祸根。

一般说来，一个健康人由常人演变成一个糖尿病患者，大致需要经历4个阶段：常人→富人→脂人→糖人病人。

第一阶段：常人→富人

从"常人变成富人"，是Ⅱ型糖尿病的奠基阶段。

所谓"常人"，就是生理功能正常的人，也就是通常意义上的健康人。所谓"富人"，在这里，只是一个简称，特指"平日饮食营养丰富的人"，而不是通常意义上的家境殷实、生活富裕的人。

古人云："民以食为天。"改革开放大大提高了人们的生活水平，没有了衣食之忧的人们，物质生活也日益现代化，饮食结构的富营养化自然是首当其冲。

第二阶段：富人→脂人

从"富人到脂人"，是Ⅱ型糖尿病的起步阶段。

富人尊崇饮食文化，个个都是美食家，山珍海味常来，鸡鸭鱼肉不断，大餐三六九，小祭天天有，不知不觉，就发福了。这一发福不要紧，人也懒得动了。喜好肥甘厚味的"饮食富营养"，加上不愿活动的"运动缺乏"，坐实了"营养过剩"。用不了三年五载，富人就升级了，变成了脂人。

第三阶段：脂人

富人变成"脂人"以后，Ⅱ型糖尿病即进入待发阶段。

所谓"脂人"，就是"体脂率"超标的人，也就是大伙平时说的，肚里有油水的人。脂类物质与人体重量的比值叫"体脂率"。正常男子的体脂率为15%～20%，超重者在20%～25%，肥胖者则在30%～50%以上。女子比男子略高。在数值上要高出5个百分点。

显然，显眼的脂人就是超重和肥胖者，外表不胖、体重不超而体脂率却超标的人则是隐匿的脂人。这种人，只有腹部臃肿厚实，俗语谓其"偷胖"。

脂人都是脂肪在内脏大量蓄积的人，这首先被累及的肝脏，若是统一体检，脂人都是轻重不同的脂肪肝患者。脂肪肝是指肝细胞内脂肪堆积过多的病变。正常时，肝内贮存的脂肪只占肝湿重的3%～4%，如果超过5%，即为脂肪肝，重度患者可达30%～50%。临床研究发现，在脂肪肝患者中，罹患糖尿病的机会高达八成。这也就是说，80%左右的脂人，将演变为"糖人"，其余的，可能是更为凶险的肝硬化。

第四阶段：糖人

脂人变成糖人以后，Ⅱ型糖尿病即进入初发阶段。

所谓"糖人"，就是开始出现糖代谢异常的人。现代医学则称其为"糖尿病前期"。

糖尿病前期是介于正常与确诊为病人的一种中间过渡状态，此时，血糖调节已经受损，具体说来，就是：

空腹血糖受损：空腹血糖在6.1～7.0mmol/L之间；

糖耐量低减：餐后两小时血糖在7.8～11.1mmol/L之间。

脂人变糖人，有其必然性。由于肝脏内部的细胞内外，蓄积了大量的脂肪，肝细胞被挤压变形，肝糖进出交换的通道被严重堵塞，就使肝脏既不能有效地利用血糖，也不能有效地转化糖原。由于进食摄入的糖不能被转化，只好随血流到处游荡，由于血糖长时间停留在高位，就刺激胰岛β细胞，代偿性地大量增加胰岛素的分泌，无形之中，这又酿成了高胰岛素血症。

故宫有门票也进不去，为什么，先前的游人稠密，已经超员了。动车有票也上不去，为什么，车厢爆满，空位没有了。丰年连连，陈粮没得用，新粮也就入不了仓。雨季连连，下游不缺水，库闸不用开，这上游光来水，水库会出啥状况，只能是看着大水漫过水坝，干瞪眼！

由此可见，所谓胰岛素抵抗，就是由于人体营养过剩、脂肪超标，导致胰岛素促进血糖利用的功能被强制性地降低了。胰岛素抵抗会引起一系列的不利后果，对各脏腑器官都会带来不同程度的损害，其中首当其冲的受累器官自然就是胰腺。为了代偿对胰岛素需求的增加，胰岛素分泌也相应增加。在这种应激状态下，存在糖尿病易感因素的个体，其胰腺 β 细胞的凋亡速度就会加快，非常容易出现持续的高血糖，从而发展成为临床糖尿病。与此同时，高糖毒性和脂毒性都会对 β 细胞造成进一步的损害，促进了胰岛 β 细胞的凋亡。

胰腺中散布着 100～200 万个叫作胰岛的细胞群，其中 60%～80% 的细胞群为可以分泌胰岛素的胰岛 β 细胞。胰岛素主要作用于肝脏、肌肉及脂肪组织，控制着蛋白质、糖、脂肪三大营养物质的代谢和贮存。胰岛 β 细胞中的储备胰岛素约为 200U，每天分泌约 40U。空腹时，血浆胰岛素的浓度是 5～15μU/mL。进餐后，血浆胰岛素水平可增加 5～10 倍。

胰岛素抵抗导致胰岛素的敏感性和反应性降低，生物学作用被削弱，而为了维持一个较正常的血糖水平，机体自身的调节机制又促使胰岛 β 细胞分泌较正常多几倍甚至十几倍的胰岛素来降低血糖，这便造成了高胰岛素血症。高胰岛素血症的定义为：空腹时的胰岛素浓度 ≥85pmol/L。

结局：糖人→病人

所谓"糖尿病前期"，实为糖尿病早期，也是即将转为 2 型糖尿病的必经阶段和预警信号。如果病情依然没有得到控制，糖人即变成名副其实的糖尿病病人，临床诊断标准为：

空腹血糖：≥7.0mmol/L；餐后血糖：≥11.1mmol/L。

从此以后，Ⅱ型糖尿病即进入"代谢综合征"阶段。

人体的碳水化合物、脂肪、蛋白质等营养物质发生新陈代谢障碍所表现出来的一系列体征，现代医学称之为"代谢综合征"。例如：糖代谢紊乱时，就出现糖耐量低减，导致糖尿病；脂肪代谢障碍时，就出现高血脂、脂肪肝、肥胖症；蛋白质代谢障碍时，就出现痛风即高尿酸血症。以上三大营养物质的代谢障碍，还会衍生出各种各样的继发症、并发症，人们将其概括为"八高症"，即：

高血压、高血脂、高血糖、高血粘、高尿酸、高脂肝、高胰岛素血症、高体重。

由于这八位"王爷"都是心脑血管疾病的危险因素，所以，倘若"八爷"有多位光临，联手作乱，其致病能力就变得更为强势。显然，代谢综合征是一个概括了一组高度相关疾病的综合性病症概念。其中，高胰岛素血症是代谢综合征共同的发病基础。内脏脂肪堆积则是代谢综合征的前提条件和重要特征，也是引发胰岛素抵抗的主要原因。临床资料表明，内脏脂肪含量受遗传背景的影响，亚裔人群就具有脂肪容易堆积在内脏的特点，所以更容易罹患Ⅱ型糖尿病。

通常，从常人演变为糖尿病人，这个过程大约需要 5～10 年之久。如果在这个过程中，采用饮食调理和增加运动，或许就能使糖尿病终结在其中的某个环节。然而，由于人们对糖尿病的认识仅仅停留在得病以后的治疗上，一直没有认真地考虑过提前去进行干预，所以，导致国人中的糖尿病人不断增加，越来越多。

显然，消脂减肥，激活靶细胞上的胰岛素受体，修复受损的胰腺，恢复胰腺分泌胰岛素的正常功能，是治好 2 型糖尿病的关键。

6. 现行治疗模式

现今医学对糖尿病的治疗，是从五个方面来切入的。这五个方面是：宣传教育、饮食疗法、运动疗法、药物疗法和血糖监测。这种并驾齐驱、综合治理的模式被人们戏称为"五架马车"。在这五架马车中，饮食调理和运动锻炼是根本性的治疗措施，药物疗法则具有直接的治疗作用，糖尿病教育和血糖监测虽然只是辅助措施，但却是不可或缺的。

第一驾马车：糖尿病教育

宣传教育，是一切工作的先导。对患者进行糖尿病知识的教育，是极为必要的，这是由糖尿病的疾病性质所决定的。

虽然，糖尿病只是一种很常见的中老年慢性病，但却是一种复杂多变、预后不佳的代谢性疾病，一种内分泌疾病，一种全身性疾病，目前还被现今医学确认为终身性疾病。倘若患者对疾病缺乏一个全面、恰当的认识，就不会有一个坚定的正确态度，如果只是寄希望于医生的治疗，那是很难取得良好效果的。

第二架马车：血糖检测

患者自己动手，对每日经常变动的血糖值，进行及时、必要的检测，是治疗技术的一项重大进步。通过小巧的血糖测定仪，将一滴血滴在试纸上，即可快速地读出血糖的数值，这对糖尿病的药物治疗和饮食调控，显然是非常有利的。

需要补充外源性胰岛素的患者，每天对血糖值进行多次检测，并以检测数值为依据，来确定当日胰岛素的注射量，然后再自己动手，进行肌肉注射，将使疾病治疗变得更加便捷，效果自然也就更好了。

对血糖波动大的重症患者，每日检测的次数最好不少于 7 次，分别是：3 餐之前、3 餐之后两小时和晚上入睡之前。

第三架马车：药物治疗

药物治疗领衔，辅以饮食控制和运动锻炼，被人们称为应对糖尿病的"三大法宝"。下面先来说说药物治疗。

医治糖尿病的西药，有口服药和胰岛素针剂两大类别。对 I 型糖尿病，主要是补充外源性胰岛素。对 II 型糖尿病，则以口服药为主，需要时辅以胰岛素治疗。

口服药发展迅速，种类很多，从磺酰脲类、双胍类，到第 3 类 α - 葡糖苷酶抑制剂等，都可供临床应用。目前选用较多的是达美康、美吡达和优降糖。优降糖属于磺酰脲类，作用既快又强，临床上易于引起低血糖反应，被称为降糖药；双胍类和 α - 葡糖苷酶抑制剂，则不会引起低血糖反应，被称为抗高血糖药物。

II 型糖尿病的药物治疗，具有循序渐进的阶梯式特点。开始第一步，采用一种口服药。然后，再视病情需要，开始第二步，两种或多种作用机制不同、作用时间不同的口服药口服药联合使用。若还不理想，则进行第三步，单独或者配合使用胰岛素。

　　药物治疗对血糖控制的效果是显著的，但药物的毒副作用也日益凸现出来。为了避免西药治疗带来的损害，人们又把目光转向了相对安全的中草药制剂。目前，辨证论治的处方汤剂、准字号的中成药，以及各种各样的保健品，都已成为人们心目中的新宠。

　　第四架马车：运动疗法

　　经常参加文体活动和体力劳动，可以促进血糖的利用，减轻胰岛的负担。运动锻炼实为治疗糖尿病的重要手段，也是治疗糖尿病的有效方法。

　　运动锻炼能给糖尿病患者带来很多有益的影响，例如：

　　◆可以消脂减肥，减少身体内部的脂肪含量，提高肌肉细胞吸收、摄取葡萄糖的能力；

　　◆可以提高胰岛素的敏感性，改善葡萄糖的代谢利用；

　　◆可以降低甘油三酯、胆固醇和低密度脂蛋白的浓度，提高高密度脂蛋白浓度，减少血管淤堵、血栓形成的机会，从而降低引发心、脑血管疾病的危险性。

　　糖尿病患者应该劳逸结合，不必过于安逸，对Ⅱ型肥胖病人，尤其应进行运动锻炼，或者进行体力劳动。但要注意适度，不宜参与竞争激烈、令人精神紧张的体育比赛，以免兴奋交感神经及胰岛的α细胞，引起糖原分解和糖异生，导致血糖水平升高。

　　运动锻炼要讲科学。一般说来，经过主治医师的鉴定，可以进行运动锻炼的患者，每周可以锻炼5～6次，每次持续时间可在30～50分钟，锻炼要采用有氧运动，以微微发汗为度。运动中的心率约为170减去年龄后的余数。锻炼后，不太劳累，感到心情舒畅是最好的。

　　运动锻炼要有规律，持之以恒才有成效，亦可结合家务或体力劳动一并进行。为了提防低血糖，随身携带一点糕点糖果，以备应急，是应该提倡的。

　　第五架马车：饮食疗法

　　饮食疗法是治疗糖尿病的基础性疗法。糖尿病无论是哪种类型、也不管病情轻重和应用何种治疗药物，均应通过饮食调理，来降低过高的血糖，以减轻胰岛的负担，改善症状。

　　饮食调理的基本原则是合理控制总热量和食物的类别与比例。坚持低热量、低糖、低脂、低盐、高纤维素的饮食结构，三大营养素的热量配比为：

　　糖类——55%，脂类——25%，蛋白质——20%。

　　◆糖类

　　占总热量的55%，日进食量为250克，折合粮食为300克，也就是6两。空腹血糖偏高、超重及肥胖者，日进食量应控制在150～250克，折合粮食为3～5两。

　　◆脂类

　　占总热量的25%。每日的进食量为每公斤体重0.6～1克，肥胖者的每日进食量，不得超过40克。

　　◆蛋白质

　　占总热量的20%，每日的进食量为每公斤体重0.8～1.2克。肥胖者应严格限制总热量及脂肪，以瘦身减肥，可以酌情增加蛋白质的比例，允许达到总热量的25%。

　　此外，还应辅以足够的维生素、无机盐和微量元素等营养素，以及膳食纤维，再就是勤喝水，多饮水。

饮食疗法还包括以下要求：第一是保持食物多样性；第二是养成定时定量，少吃多餐的饮食习惯；第三是禁烟限酒。

7. 制胜法宝

糖尿病是一种难治性疾病。现今医学应对糖尿病的"五架马车"模式，环环相扣、相辅相成，体现了综合治理的系统化思路，在理论构建上，确实具有一定的合理性，但在实践操作上，却很难得到落实。因为在患者和医者的内心深处，所关注的只有"药物治疗"。饮食调理、运动锻炼，虽是最基本的治法，但由于无人监督和强制，患者往往是随心所欲、得过且过，不仅不能时时把控，更谈不到持之以恒。能够践行血糖检测的，也只有很少的一部分人。"糖尿病教育"本是一面旗帜，具有提纲挈领的作用，但却只停留在"红头文件"阶段。老糖友无人治好，预备队天天有人"转正"，事实在不断地告诫我们，这"五架马车"的治疗模式，是有缺陷的，也是不成功的。只有开拓创新、另辟蹊径，我们才有可能战胜糖尿病。

彻底根除糖尿病，是每个糖友的迫切愿望。那么，这制胜之路又在何方呢？

"治病如用兵！"这制胜方案就是我们现在向大家提供的由四句短语所组成的16字方针：

——心身并治、标本兼治、内外同治、患者自治。

这个由"四治"相互契合而构成的医疗方案，是一个密不可分的整体，也是我们战胜糖尿病的不二法宝！下面就来逐一解析。

8. 心身并治

先来看"心身并治"。

兵法有云："攻心为上。"所谓心身并治，就是对于疾病的治疗，不仅要驻足于身体，也要着眼于思想，对患者的躯体和思想，一并进行治疗。

俗话说：病由心生。通过前面的追根溯源，我们不仅明白了糖尿病的来龙去脉，同时也知晓了糖尿病并不是单纯的躯体疾病，而首先是一种心身性疾病！"心病尚需心药治"。我们的治疗要得法、要对路、要获效，就必须打破常规，从"治心"开始。首先通过思想沟通和心理疏导，帮助患者走出误区，清除掉那些阻碍治疗的思想障碍，从而为下一步的深入治疗铺平道路。

从现实来看，目前最有代表性的心理障碍是如下几种。

◆经常听到有的糖友这样说："要是能碰上一种神药、灵药，那就好了。"

糖尿病是一种常见病、多发病，自然成为许多人关注的焦点。自称什么"祖传秘方""民族圣药""高新科技""最新成果"之类的媒体广告，可谓铺天盖地，比比皆是。世上真有这样的"灵丹妙药"吗？如果真如他们自己所吹嘘的那样，能够"药到病除""彻底根治"，能够"妙手回春""返老还童"，是不是应该荣获诺贝尔医学大奖了！你听说它们获奖了吗？道理本来非常的浅显！可是，我们有许多糖友，还是心存幻想，受骗上当。隔壁的糖友于富，一听说是"神药"来了，立即就慷慨解囊，每次动辄上万元，在被人骗了七、八次之后，才明白过来！

◆也有的朋友这样说："我这病不好治，是遗传老爸的。""我这病没法治，是遗传老妈的。"

糖尿病是遗传得来的吗？有的家族几代人中，都有得糖尿病的，这就表明，糖尿病与遗传具有某种关联。然而，是不是可以因此认定，糖尿病是具有必然性的遗传性疾病呢？否也。因为那些有所谓糖尿病家族史的人，也并没有个个都成了患者。而现实中的绝大部分患者，也并没有什么家族史。现今的医学研究已经弄清，糖尿病虽然具有一定的遗传倾向，但这种遗传却是有限定条件的，即必须与后天因素相结合。这后天因素就是患者的生活水平、嗜好习惯。

现在，高血压、高血脂、高血糖，"三高"很普遍。这"三高"和肥胖症都属于现代文明病，属于富贵病。往往在某一个家庭内，罹患这类疾病的人扎堆。为什么？因为同吃"一锅饭"，同在一个屋檐下，一家人长期生活在一起，潜移默化，耳濡目染，就形成了相同的生活习惯，甚至是相似的性格脾气、处世风格。比如，喜食肥甘厚味，不爱活动，遇事较真等等。这些都是后天因素，也就是人们说的"习性造病"。

显然，这与遗传无关。如果患者把"遗传"挂在嘴上，把自己染病的原因，统统归咎到父母长辈身上，这实在是怨天尤人，不仅难逃"不孝"之嫌疑，而且还会自我迷惑，欺骗自己，从而自觉不自觉地解除了与疾病抗争的思想武装。

◆还有的朋友这样说："医学专家都说了，糖尿病是终生性疾病。我这病治的有年头了，看来是真的不好办了。"

糖尿病真的是终生性疾病、不治之症吗？我们的圣祖先哲，早就告诉我们，世上原本就没有什么不可治愈的疾病，疾病的可治与不可治，关键是要得法。正如《黄帝内经》的《灵枢·九针十二原》篇中所说：

"禀今夫五脏之有疾也，譬犹刺也，犹污也，犹结也，犹闭也。刺虽久犹可拔也，污虽久犹可雪也，结虽久犹可解也，闭虽久犹可决也。或言久疾之不可取者，非其说也。……疾虽久，犹可毕也。言不可治者，未得其术也。"

以上这段话是文言文，不好懂。用现代语言来说就是：

人体五脏六腑有了疾病，就像是身上扎了刺，就像衣物被污染，就像绳索打了结，就像水道被堵塞一样。扎刺的时日虽久，但还是可以拔掉的，衣物污染的时间虽久，还是可以洗净的，绳索打结虽久，但还是可以解开的，水道被堵的时间虽久，但还是可以疏通的。说人体的疾病久了就不能治疗，是没有道理的。……疾病虽久，也是能够治愈的，言说不可能治好的医者，是因为没有找到正确的治法。

纵观人类数千年来与疾病抗争的历史，这话一点不假！世上许许多多在当时被认为是不可治的疾病，不都在人们坚持不懈地探索、抗争中，一个接一个地都被攻克了吗！显然，像糖尿病这样的疾病，自然也不会例外。

我们现在推出的"四治"新模式，就是彻底战胜糖尿病的万全之法。

◆还有的朋友这样说："治来治去，就是管不了自己。"

俗语说："病是自家生"。糖尿病的酿成与患者的生活习惯密切相关。许多糖友似乎都有三个共同的特点，一是纳优好食，二是喜静恶动，三是善思较真。

何谓纳优好食？食欲不好，中医叫纳差、纳呆，纳优就是食欲好。好食，就是好吃，就是吃得好，时常大吃大喝。

何谓喜静恶动？就是缺乏运动，不爱活动，无论是文案工作，还是休闲打牌看电视，一旦坐下，就不想再起来。

何谓善思较真？就是好思虑、好忧愁，遇到意外之事、不平之事，不管事大事小，老装在心里，不是放不下，就是推不开，时常被精神紧张、心情激奋、思想压力之类的负面情绪因素，搞得心烦意乱、身心疲惫，导致某些应激性的激素分泌量大增。而这些激素都是升血压、升血糖的，也是与胰岛素相拮抗的。久而久之，就造成了人体的内分泌紊乱、代谢调节紊乱和免疫功能紊乱，从而为糖尿病的酿成起到了推波助澜的作用。

我们要想治好糖尿病，就必须坚决地去除这些不良的嗜好与习惯。具体的应对之策就是：

——管住嘴，迈开腿，推开心，勤喝水！

俗话说："江山易改，禀性难移！"要让患者洗心革面、颠覆自我，说起来容易做起来难！许多糖友经连续的多年治疗都难以奏效的主要原因，就是因为战胜不了自我。这也不难看出，对大多数人来说，病症虽然表现在躯体上，但根源却在患者的心中。这也就是说，糖尿病实际上还是一种患得患失、不能自律的心理性疾病。患者只有做到自我管理、自我约束，自觉地、主动地告别那些危害自身的不良行为与习惯，治疗才有可能取得理想的效果！这正如诺贝尔文学奖获得者、芬兰作家西兰帕所说："所有胜利的第一条件，是要战胜自己。"因此，把自己视为保健养生道路上的最大"敌人"、最大障碍，决心脱胎换骨，主动修身养性，从而战胜自我，超越自我，乃是战胜疾病的关键之所在。

唐代医学大师、药王孙思邈在《千金要方》中明确告诫人们，不良的行为与习惯不仅是疾病的起因，而且也是疾病复发的原因，书中说道："不减滋味，不戒嗜欲，不节喜怒，病已而可复作。"

这里说的病，指的就是"消渴"，也就是糖尿病。这里的"已"，是已经解决的意思，也就是现在说的"临床治愈"。

这句话的意思是说，如果不能很好地管束自己，糖尿病即使已经治愈，也可能会重新发作。

这句话隐含的另一层意义是："糖尿病是能够治愈的！"天津医科大学的王英博士，是我国著名的糖尿病专家，他在反复考证后指出，药王孙思邈关于消渴症具有临床治愈病例的记载是真实可信的。

9. 标本兼治

下面再说"标本兼治"。

"标本兼治"是一个中医学术语，也是中医治病的一条基本原则。什么是标？标是指各种外在的、可见的疾病表象，也就是症状。什么是本？祖先造字的时候，"本"是"木"的底部加"一横"，显然，"木"指的是树，"本"则是树的根。所以，对疾病来说，"本"指的就是引发疾病的根源，即俗语说的"病根"。在祖国传统医学里，"标本兼治"的含义是，要治好疾病，必须是治标与治本相结合，不仅要消除表面的病征，而且要彻底去除引发疾病的病根。

病有标本缓急，治有轻重先后。糖尿病的"标本兼治"通常有急则治标、缓则治本和标本同治三种情况。

"急则治标"，是指疾病症状明显，应着重进行对症治疗，以缓解症状，对病情危急者，更要刻不容缓，及时加以抢救。譬如，无论是哪种类型的糖尿病患者，都要首先注重于血糖值的检测和控制。再如糖友中的老病号出现中毒性昏迷、剧痛、出血等继发性急症时，应立即进行解毒、镇痛、止血，以挽救患者生命。

"缓则治本"，是指标病症状缓解，即着重针对病根，展开系统化治疗。如对 II 型糖尿病，要着眼于激活靶细胞上的胰岛素受体，恢复受损胰腺的正常功能。

"标本同治"，是指标病本病同时俱急，在时间与条件上皆不宜单治，只能采取同治之法。如对血糖值偏高、同时又显露并发症征象的患者，宜于施行标本兼顾以同治。

现今的医学成就可谓登峰造极，为什么对糖尿病却并无攻克的良策？其实，原因很简单，就是只治标不治本。这是为什么？因为治本实不容易！倘若我们静下心来，仔细地做一番考究，就会明白，真要想惹上这糖尿病，也着实不是一件易事，因为你必须具备三大优势：纳优、喜静、善思。

这第一条"纳优"，就是胃口得好，吃的得好！鸡鸭鱼肉不缺，肥甘厚味不断。这家境不好的，每天都是粗茶淡饭的，就不够格了！

这第二条"喜静"，就是人很文静，有车坐的，绝不骑车。无论做什么事儿，一旦坐下，就不想再起来。喜欢安静、听轻音乐等。

这第三条"善思"，就是人很精明，善于思考，好琢磨，会算计。大大咧咧、没肝没肺的，就不行了。再深一点讲，"善思"就是心思重，好想事，即使一点不起眼的小事，也会魂牵梦绕，推不开、放不下，搅得自己忧心忡忡。要么，遇人遇事总往坏处想，整日揪心如焚，心神不宁。要么，遇人遇事又总往好处想，一旦事与愿违，不遂己意，就怨天尤人，怒火填膺。

祖国传统医学有"情志致病"一说。我们知道，"脾在志为思""思伤脾"。在五脏之中，脾为仓禀之官，主统血，主运化，为人的气血生化之源，其生理功能与情志活动的"思"关系密切。思，即思考、思虑。适度的思维活动，对脾的功能并无妨害，但是，人若心眼小，又思虑过度，就会耗伤脾气，就能严重影响脾的生理功能，导致脾失健运，形成气血生化障碍，这就为糖尿病的酿成埋下了祸根。

心思重的人，自以为做事周密，精明过人，实际上却是自套精神枷锁。它所带来的是无尽的烦恼，让人心烦意乱，六神无主。这种烦恼的"烦"，杀伤力极大，因为它所直接伤害的，是人的肾！

众所周知，肾为人的先天之本，脾为人的后天之本。思伤脾，烦伤肾。先天之本和后天之本全都受到了伤害，这无疑直接损毁动摇了我们生命的根基。倘若再遇到那嘴馋好吃、懒惰恶动带来的营养过剩，还不把胰脏给活生生累坏，还能不被这糖尿病给黏上嘛！

常听到有人这样说："习性造病"，"病是自家生"。包括肥胖症、糖尿病、高血压在内的所谓"富贵病"，就为其做了最好的诠释。当今社会，拜金主义、享乐主义、利已十分倍受推崇，讲排场，图享受成为时尚潮流。糖尿病的最初根源到底是什么，人们并非一无所知，这恰恰是医者所无法掌控的，甚至许多医者本身就是追风赶潮、不能自控的富贵病患者。碍于情面，医家只能用"生活方式问题"来轻描淡写，病家则顺水推舟，继续我行我素，这事情还好办吗?!

10. 内外同治

接下来再说"内外同治"。

药物口服，直达内里，谓之内治；药物外敷，手法理疗，谓之外治。内治、外治一并进行，谓之"内外同治"。

先来说说内治法。

糖尿病患者对服用药物的内治法是非常熟悉的。对 I 型糖尿病患者来说，在胰腺功能得以恢复之前，补充外源性的胰岛素是必须长期坚持的。对 II 型糖尿病患者来说，不再坚持单用西药降糖，而是融合服用辨证论治的中药汤剂或中成药，可以避免和减轻西药的毒副作用，方为最明智的选择。

中药治疗的缺点是起效慢、疗程长。对病程不长、病情较轻、尚无严重并发症的平民大众来说，服用下面推荐给您的中药汤剂，应该是一种不错的选择。

【药方名称】通脉化瘀汤

【药物组成】黄芪30克、党参20克、丹参15克、葛根15克、川芎10克、山药10克、肉桂6克、桑叶6克、罗汉果5克、甘草6克。

【用法用量】每日1剂，水煎两次，混匀。每日3次，早中晚饭后温服。

【功效主治】扶正固本、补气养血、活血化瘀、疏经通脉。能够平稳、和缓地降低"三高"人群的高血压、高血脂、高血糖，可以预防、逆转和治疗动脉粥样硬化，从根本上消除肥胖症、脂肪肝、冠心病、脑中风、糖尿病、老年痴呆症的病理基础。亦可用于各种老年人慢性病在病情稳定期的巩固治疗。

【组方医理】本方遵循了君臣佐使的组方原则，其中：

黄芪甘、温，补气固表，止汗脱毒，可用于利尿退肿，敛疮生肌。党参甘、平，补中益气，健脾益肺，可用于脾肺虚弱，内热消渴。二者合用，功力倍增，共为君药。

丹参苦、微寒，活血化瘀，疏经通络，可开郁清心，止痛除烦。葛根甘、平，清热解表，透疹生津，可升阳止泻，解肌除烦。川芎辛、温，活血化瘀，温阳散寒，可祛风燥湿，行气止痛。肉桂辛、甘，大热，补火助阳，引火归源，可散寒止痛，活血通经。桑叶苦、微寒，疏散风热，清肺润燥，清肝明目。罗汉果甘、凉，清肺利咽、化痰止咳、清热凉血、生津排毒、润肠通便、嫩肤驻颜。六者为臣。

山药甘、平，健脾补肺，益胃补肾，可固肾益精、聪耳明目、助五脏、强筋骨、长志安神、延年益寿。此味为佐。

甘草甘、平，补脾益气，清热解毒，可缓急止痛，调和诸药。此味为使。

诸药合用，相得益彰，共建补气养血、活血散瘀、扶正祛邪、强身三降、延缓衰老、延年益寿之功!

【随症加减】

以上方为基础，患者根据自己的自觉症状灵活加减。

◉如Ⅱ型糖尿病临床辨证为气阴两虚的，加黄精、麦冬、天花粉各10克。

◉兼有高血压的，加钩藤、淫羊藿各10克。

◉入睡艰难、夜寐易醒的，加夜交藤、酸枣仁、合欢皮各10克。

◉视力下降，视物模糊的，加枸杞子15克，菊花、密蒙花、谷精草各5克。

◉大便秘结，加炒决明子、火麻仁各10克。

◉肢体麻木，加乌梢蛇、地龙各10克。

◉腰膝酸软，加杜仲、续断、牛膝各10克。

【随病加减】

罹患糖尿病的老年患者，大多是多病同存，复杂多变。同时，由于生理机能因高龄而日渐低下，气血津液皆趋于亏虚，因而会进一步影响脏腑的功能，使之更加紊乱与失调，形成互为因果的恶性循环。所以，高龄老人的糖尿病治疗尚应因人而异，随病加减。

◉并心脑动脉硬化的，加首乌、牡蛎、三棱以软化血管。

◉并高脂血症的，加山楂、决明子、泽泻以降血脂。

◉并冠心病、心绞痛的，加瓜蒌皮、薤白头以扩张冠脉。

◉并肥胖症的，加大黄、荷叶、炒莱菔子以化痰减肥。

◉并老慢支的，加杏仁、川贝母、桔梗以化痰止咳平喘。

明眼人一看便知，本方用材都是价廉易得的普通中药，具备鲜明的可行性和实用性，尤其适于平民大众长期使用。

再来说说外治法。

要实现糖尿病的标本兼治，单靠药物内治往往势单力薄，难以在短期内奏效，若同时进行外治，则成"内外夹击"之势，由于"里应外合"，易于早获良效。

中医外治法包括按摩、刮痧、针刺、艾灸、药物贴敷等多种疗法，乃是祖国医学宝库里的一朵奇葩。

清朝中期的医学家——吴师机先生乃中医外治法的开山之宗师。他在《理瀹骈文》一书中指出："外治之理，即内治之理。外治之药，亦即内治之药，所异者，法耳"，"凡病多从外入，所以与内治并存，而能补内治之不及者，此也。"这就清晰地向人们阐明了中医外治法的价值和作用，说明了二者同等重要，既可并存单用，又可并用以互补。现在有一种叫"降糖贴"外用成药，贴敷到肚脐神阙穴，可用来治疗糖尿病，这就是外治法的一个例证。若用外治法中的经络疗法来治疗糖尿病，还有其他任何疗法所不能替代的独特效用。具体做法和要求如下。

第1招：艾灸胰俞穴和胰岛穴

胰俞穴和胰岛穴是胰腺、胰岛的背俞穴，运用外治法对其进行刺激，可以修复受到损伤的胰腺，激活处于休眠状态中的胰岛β细胞，从而恢复胰腺分泌胰岛素的正常功能，达到治本的目的。

胰俞和胰岛两穴，左右各一，是现代中医新近发现并加以命名的。在足太阳膀胱经的背部走行路线上，有两个腧穴空白点。其一在膀胱经内线的膈俞与肝俞之间，即第8胸椎棘突下旁开1.5寸处，现在定名为"胰俞穴"。其二在背部，即第八胸椎棘突下旁开3寸的凹陷中，现在它名为"胰岛穴"。运用长条温灸盒，可以同时对横为一排的这四个腧穴施加灸疗刺激。此法简便易行，可每日1次，每次15～30分钟。

第2招：刺激中脘穴和梁门穴

上腹部的中脘和左、右梁门穴区域，是人体胰腺的投影区。医者运用点穴和掌振法，施加连续的击打刺激，对功能受损的胰腺也有同样的修复作用。

点穴时，患者仰卧，医者以右手中指指肚着力，自左至右，依次对左梁门、中脘、右梁门施加刺激。先是每穴点压10下，连作5遍；后再每穴叩击10下，也连作5遍。

振腹时，医者右手的掌根要放在患者肚脐下方的关元穴上，五指向上伸展，其手心的劳宫穴，与患者的神阙穴相对，中指的指尖与患者的中脘穴相对，食指、无名指的指尖与患者的左、右梁门穴相对。然后以掌根为支点，摇动自己的腕关节，以每分钟100～200次的频率，有节奏地上下扇动掌面，用指尖不断地击打对应的穴位点，连续振腹600～1000次，中间不得停顿。

第3招：推腹法

医学研究发现，腹部是人的第二大脑，所以有"腹脑"的美称。推腹法不但能减少胸腹部的赘肉，而且对包括糖尿病在内的很多慢性病，都有很好的调治作用。

患者仰卧，医者以右手掌根着力，从患者小腹底部的曲骨穴起始，沿任脉上行，一直推到两胸之间的华盖穴，宜连续上推30～50次。随后，医者以双手掌根着力，从患者下腹部两侧的气冲穴起始，一直推到两侧乳房下边的乳根穴。左右两侧要同步上推，也是连续上推30～50次。

推腹之前，可事先涂一点按摩膏或刮痧油。

第4招：敲打法

患者取便利的体位，医者攥空拳，或立掌作刀，对患者的肌肉丰厚之处施以敲打。顺序是：臀大肌、大腿后肌群、小腿后肌群、背部骶棘肌，最后是腰部的带脉区。所谓带脉区，就是从京门穴到五枢穴的这块区域。

凡是肌肉丰厚的部位，都要紧挨着敲打，每次以10～15遍、200～500下为宜。背部骶棘肌的敲打，也可改用膀胱经刮痧或走罐来代替。

敲打法不仅可以消脂减肥，而且能够增加、激活组织细胞上的胰岛素受体，减弱、消除对胰岛素的抵抗。敲打带脉区，对消除肥胖者腰部的"游泳圈"特别有效。

以上4招，每日作1次，连作6次为1个疗程，中间休歇1天继续下一个疗程。连作6个疗程为1个周期。

通常，糖耐量低减的患者需1个周期。Ⅱ型轻症患者需2个周期。Ⅱ型重症和Ⅰ型患者需3～5个周期。

外治法重在激活和修复胰腺，以恢复胰岛β细胞的正常分泌功能。对大多数患者来说，胰岛β细胞并非全部凋亡，而是部分受损，或者处于"自我保护"的休眠状态。只要持续给予外治刺激，休眠的胰岛细胞就有希望被唤醒，受损的也会逐渐得以修复或再生。对肥胖者来说，四招治法可消脂减肥，这样的瘦身之法才是最安全的养生之术。

标新立异，独辟蹊径，施行内外同治，是实现标本兼治的可靠保证。这就是我们声言能够彻底治愈糖尿病的奥秘之所在，也是确保我们最终战胜糖尿病的必然选择。

11. 患者自治

最后再说"患者自治"。

全身心投入，积极主动地参与治疗，就是"患者自治"。

"患者自治"包含下述三重含义。

第一，糖尿病的病情性质决定了治疗的复杂性和持久性。患者要让自己的身体从"乱"到"治"，首先必须使自己的思想由"乱"到"治"。因为思想决定态度，态度决定行为，行为决定命运。

世上从来就没有什么救世主，只有自己救自己。"糖尿病是不可治愈的终生性疾病"，这种说法之所以大行其道，是因为没有找到治本之法。现如今，我们已经拿到了标本兼治的金钥匙，还会人云亦云、犹豫迟疑吗？从此以后，我们不再是那种因不堪忍受疾病折磨而不得不求助于人的"被治者"，而变成了主动应战、决心与疾病抗争到底的"我治者"。这种姿态的根本性改变，就是"患者自治"的第一重含义。

第二，要战胜疾病，尚需要发挥个人的主观能动性，在配合治疗的同时，自觉地对自己的行为进行规范和约束，以有利于早日康复为最高准则，自己给自己立规矩，有所为，有所不为。施行严格的自我管理，就是"患者自治"的第二重含义。其要点前面已经说过，那就是："粗茶淡饭管住嘴、有氧运动迈开腿、修身养性推开心、消脂排毒勤喝水。"

第三，世界上最好的医生，就是我们自己。外聘医生治疗固然需要，我们自己也需见缝插针，积极参与治疗，这就是"患者自治"的第三重含义。自治的方法，有下述几种。

第一招：敲打法

患者以空拳、小棍着力，敲打自体的肌肉丰厚之处，依次是臀大肌、大腿后肌群、小腿后肌群。

第二招：揉腹法

每天晚上临睡前，双手搓热，以肚脐为中心，画圈揉摩腹部，每次不少于20分钟。

第三招：足疗法

在温水或药汤泡脚后，对双脚的胰腺、胃、十二指肠等反射区进行按摩，尤其是要捏揉10个足趾，这对于改善末梢循环，防止坏疽是非常有益的。

第四招：艾灸降糖穴

可采用雀啄灸，每次10~15分钟。若采用隔姜灸，每次3~5壮。

降糖穴是新发现的一个奇穴，位于前臂掌侧，腕关节至肘关节的下1/3处。艾灸此穴，可以扩张冠状动脉，能够降糖、降脂、降压、消炎、镇痛，现在用来治疗糖尿病、高血压、冠心病、心绞痛、失眠等病症。

俗话说，"解铃还得系铃人！"对付糖尿病这种病程漫长、迁延难愈的疾病，必须整合资源，形成一个强有力的拳头，这就是突破"五架马车"的框架，实行"四治"新模式。如果说，"心身并治"给我们指明了制胜的方向，"标本兼治"给我们奠定了制胜的基础，"内外同治"给我们指明了制胜的途径，那么，"患者自治"则让我们占据了总揽全局的的制高点。兵法有云：居高临下，势如劈竹！彻底战胜高血压，不仅让人信心十足、充满希望，而且变得唾手可得、指日可待了。

12. 结尾寄语

有一句千古名言，是这样说的："善始者实繁，克终者盖寡。"这句话出自唐朝著名谏议大夫魏征写给唐太宗的奏疏——《谏太宗十思疏》。这句话的意思是说，做一件很有意义的事情，刚开始的时候，做得好的人确实很多，但是能坚持到最后，圆满完成的人就很少了。

先哲还有云："士不可以不弘毅，任重而道远。"这句话的意思是，有思想的人必定志向远大、意志刚毅，因为他很清楚，自己身负重任而且路途遥远。

毋庸讳言，糖尿病确实是一位令人望而生畏的"温柔杀手"。然而，情势已经无情地把我们逼向了抗病斗争的最前沿！现在，我们已经没有退路、没有选择，唯有破釜沉舟、背水一战！诚然，在与疾病抗争的道路上，尚有太多的艰难险阻，尚有太多的转角拐点，我们也不清楚，还要经历怎样的磨难与考验，但是，我们清醒地知道，只要我们是珍视生命的禅悟者，就一定能够善始善终，战胜疾病，成为最后的克终者、胜利者。最后，祝您成功！

结 束 语

至此，《您的养生大谋略》一书，该到了结束的时刻。

所谓养生，就是对生命的养护。从头到尾，本书始终围绕"养生"二字，谈的都是一些很普通的基础知识，并没有什么高见。保健养生的大潮汹涌澎湃，这实在是一件快慰人心的幸事。然而，在当前知识爆炸、信息过剩的市场经济大环境下，也实在有暗流涌动，乘着人们的期盼，亵渎人们的信任，鱼目混珠，以售其奸，似乎也大有人在。拨云见日，以正视听，给真正养生一族提一点既实实在在、又简便易行的建议，就成了是撰写本书的动力。抖胆命笔，实言相告，抛砖引玉，一吐为快，真诚地向同好、高人和行家请教，就是撰写本书的目的。

由于水平所限，欠缺与错误在所难免，敬请大家批评指正，不吝赐教，以求相互交流、相互砥砺以共勉。

在本书的撰写过程中，笔者参考了很多书籍报刊与网络媒体的文献资料，也引用了众多养生大师的真知灼见。在此，谨表崇高的敬意，顺致诚挚的感谢。

收笔时间：2015 年 3 月 1 日 14：16：55 于淄博南定家中